D1699823

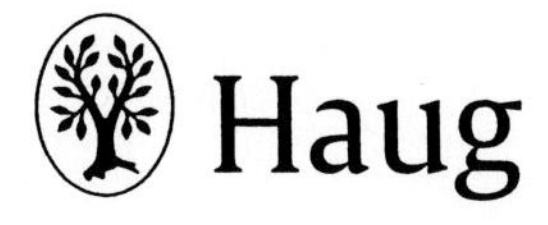
Haug

Vollwert-Ernährung

Konzeption einer zeitgemäßen
und nachhaltigen Ernährung

Dr. oec. troph. Karl von Koerber
Dipl. oec. troph. Thomas Männle
Prof. Dr. rer. nat. Claus Leitzmann

Mit Geleitworten von
Prof. Dr. Ernst Ulrich von Weizsäcker und
Prof. Dr. Hartwig de Haen

Unter Mitarbeit von

Dipl. oec. troph. Wiebke Franz
Mag. rer. nat. Sonja Grundnig
Prof. Dr. oec. troph. Andreas Hahn
Prof. Dr. oec. troph. Ingrid Hoffmann
Dr. oec. troph. Markus Keller
Dipl. oec. troph. Jürgen Kretschmer
Dipl. oec. troph. Anika Kühn
Dipl. oec. troph. Hans-Helmut Martin
Dipl. oec. troph. Stefan Weigt
Dipl. oec. troph. Gunther Weiss

Mit Beiträgen von

Dipl. oec. troph. Ulrike Becker
Dipl. oec. troph. Kathi Dittrich
Dipl. oec. troph. Gesa Maschkowski
Dr. rer. nat. Hartmut Meyer
Dipl. oec. troph. Susanne Sachs
Dipl. oec. troph. Pirjo Susanne Schack
Dr. oec. troph. Mathias Schwarz

11., unveränderte Auflage

Mit 21 Abbildungen, 63 Tabellen und 16 Übersichten

Karl F. Haug Verlag · Stuttgart

Bibliografische Information der Deutschen Nationalbibliothek
Die Deutsche Nationalbibliothek verzeichnet diese Publikation in der Deutschen Nationalbibliografie; detaillierte bibliografische Daten sind im Internet über http://dnb.d-nb.de abrufbar.

11., unveränderte Auflage
der 10., vollständig neu bearbeiteten und erweiterten Auflage von 2004

1. Auflage 1981

Oswald-Hesse-Str. 50, 70469 Stuttgart

Unsere Homepage: www.haug-verlag.de

Printed in Germany

Umschlaggestaltung: Thieme Verlagsgruppe
Umschlagfoto: Thieme Verlagsgruppe
Satz: Satzpunkt Ewert, Bayreuth
Druck: Grafisches Centrum Cuno, Calbe

ISBN 978-3-8304-7494-4 2 3 4 5 6

Auch erhältlich als E-Book:
eISBN (PDF) 978-3-8304-7598-9
eISBN (ePub) 978-3-8304-7790-0

Wichtiger Hinweis: Wie jede Wissenschaft ist die Medizin ständigen Entwicklungen unterworfen. Forschung und klinische Erfahrung erweitern unsere Erkenntnisse, insbesondere was Behandlung und medikamentöse Therapie anbelangt. Soweit in diesem Werk eine Dosierung oder eine Applikation erwähnt wird, darf der Leser zwar darauf vertrauen, dass Autoren, Herausgeber und Verlag große Sorgfalt darauf verwandt haben, dass diese Angabe dem Wissensstand bei Fertigstellung des Werkes entspricht.

Für Angaben über Dosierungsanweisungen und Applikationsformen kann vom Verlag jedoch keine Gewähr übernommen werden. Jeder Benutzer ist angehalten, durch sorgfältige Prüfung der Beipackzettel der verwendeten Präparate und gegebenenfalls nach Konsultation eines Spezialisten festzustellen, ob die dort gegebene Empfehlung für Dosierungen oder die Beachtung von Kontraindikationen gegenüber der Angabe in diesem Buch abweicht. Eine solche Prüfung ist besonders wichtig bei selten verwendeten Präparaten oder solchen, die neu auf den Markt gebracht worden sind. Jede Dosierung oder Applikation erfolgt auf eigene Gefahr des Benutzers. Autoren und Verlag appellieren an jeden Benutzer, ihm etwa auffallende Ungenauigkeiten dem Verlag mitzuteilen.

Geschützte Warennamen (Warenzeichen) werden nicht besonders kenntlich gemacht. Aus dem Fehlen eines solchen Hinweises kann also nicht geschlossen werden, dass es sich um einen freien Warennamen handelt.

Autoren, Mitarbeiter und Beitragsautoren

Autoren

Dr. oec. troph. **Karl von Koerber**
Beratungsbüro für ErnährungsÖkologie, München

Dipl. oec. troph. **Thomas Männle**
Verband für Unabhängige Gesundheitsberatung (UGB), Gießen/Wettenberg

Prof. Dr. rer. nat. **Claus Leitzmann**
Institut für Ernährungswissenschaft, Universität Gießen

Unter Mitarbeit von

Dipl. oec. troph. **Wiebke Franz**
Verband für Unabhängige Gesundheitsberatung (UGB), Gießen/Wettenberg

Mag. rer. nat. **Sonja Grundnig**
Beratungsbüro für ErnährungsÖkologie, München

Prof. Dr. oec. troph. **Andreas Hahn**
Institut für Lebensmittelwissenschaft, Universität Hannover

Prof. Dr. oec. troph. **Ingrid Hoffmann**
Institut für Ernährungswissenschaft, Universität Gießen

Dipl. oec. troph. **Markus Keller**
Institut für Ernährungswissenschaft, Universität Gießen

Dipl. oec. troph. **Jürgen Kretschmer**
Beratungsbüro für ErnährungsÖkologie, München

Dipl. oec. troph. **Anika Kühn**
Verband für Unabhängige Gesundheitsberatung (UGB), Gießen/Wettenberg

Dipl. oec. troph. **Hans-Helmut Martin**
Verband für Unabhängige Gesundheitsberatung (UGB), Gießen/Wettenberg

Dipl. oec. troph. **Stefan Weigt**
Verband für Unabhängige Gesundheitsberatung (UGB), Gießen/Wettenberg

Dipl. oec. troph. **Gunther Weiss**
Demeter-Marktforum, Darmstadt

Mit Beiträgen von

Dipl. oec. troph. **Ulrike Becker**
Verband für Unabhängige Gesundheitsberatung (UGB), Gießen/Wettenberg

Dipl. oec. troph. **Kathi Dittrich**
Verband für Unabhängige Gesundheitsberatung (UGB), Gießen/Wettenberg

Dipl. oec. troph. **Gesa Maschkowski**
aid infodienst Verbraucherschutz, Ernährung, Landwirtschaft (aid), Bonn

Dr. rer. nat. **Hartmut Meyer**
Europäisches NRO-Netzwerk zur Gentechnologie, Braunschweig

Dipl. oec. troph. **Susanne Sachs**
Verbraucher-Zentrale Hessen, Frankfurt

Dipl. oec. troph. **Pirjo Susanne Schack**
Abteilung für Haushaltswissenschaft und ihre Didaktik, Universität Münster

Dipl. oec. troph. **Mathias Schwarz**
Forschungsgruppe Körper und Gesundheit, Universität Kassel

Zu den Autoren

Dr. oec. troph. **Karl von Koerber**

Jahrgang 1955. Studium der Ökotrophologie an der Universität Gießen, Diplom 1979. Freiberufliche Tätigkeit in der Ernährungsaufklärung sowie Aus- und Weiterbildung von Ökotrophologen, Ärzten u. a. 1984–88 Promotion am Institut für Ernährungswissenschaft der Universität Gießen über Vollwert-Ernährung für Diabetiker. 1989–97 Wissenschaftlicher Mitarbeiter bei Prof. Dr. Claus Leitzmann im neuen Fachgebiet Ernährungsökologie in Gießen. 1998 Gründung des Beratungsbüros für ErnährungsÖkologie in München; Aus- und Fortbildung von Multiplikatoren; Beratung von Verbänden und Firmen des Öko-Landbaus, der Natur-/Reformkost sowie von Kliniken. Seit 2000 Lehrbeauftragter für Ernährungsökologie an der Technischen Universität München/Weihenstephan, außerdem an der Fachhochschule Münster u. a. Seit 2002 Mitarbeit am interdisziplinären Forschungsprojekt des Bundesforschungsministeriums „Von der Agrarwende zur Konsumwende?“. Arbeitsschwerpunkte: Ernährungsökologie, Nachhaltigkeit im Ernährungsbereich, Vollwert-Ernährung, Öko-Lebensmittel, Welternährung.

Dipl. oec. troph. **Thomas Männle**

Jahrgang 1953. Studium der Ökotrophologie an der Universität Gießen, Diplom 1979. Freiberufliche Tätigkeit in der Ernährungsprävention und -therapie sowie Ernährungsberatung für Ärzte, Zahnärzte, Ökotrophologen und andere Mittlerpersonen. 1981 Mitbegründer und seitdem Geschäftsführer des Verbandes für Unabhängige Gesundheitsberatung e. V. (UGB) und Herausgeber der Fachzeitschrift „UGB-Forum“. Seit 1983 Leiter der UGB-Akademie. Seit 2000 Koordinator im Netzwerk „Gesunde Ernährung“. Vortragsreferent und Seminardozent.
Arbeitsschwerpunkte: Vollwert-Ernährung und deren Anwendung, Ernährungsumstellung, Ernährungsberatung, Persönlichkeits-Training und Umgang mit Stress.

Prof. Dr. rer. nat. **Claus Leitzmann**

Jahrgang 1933. Studium der Chemie (Capital University, Columbus, Ohio, USA), Mikrobiologie und Biochemie (University of Minnesota, Minneapolis); Promotion. Bis 1969 Forschungstätigkeit am Molecular Biology Institute der University of California, Los Angeles (mit Paul Boyer, Nobelpreis 1997). 1969–71 Gastdozent an der Mahidol University, Bangkok, Thailand, für Biochemie und Ernährung. 1971–74 Leiter der Laboratorien des Anemia and Malnutrition Research Centers in Chiang Mai, Thailand. Seit 1974 am Institut für Ernährungswissenschaft der Universität Gießen: 1976 Habilitation im Fach Ernährung des Menschen. 1979–95 Professur „Ernährung in Entwicklungsländern“. 1990–95 geschäftsführender Direktor des Instituts für Ernährungswissenschaft. Mitglied in verschiedenen nationalen und internationalen Gremien, Kuratoriumsmitglied bei Fachzeitschriften und Stiftungen. (Mit-)Autor von zahlreichen wissenschaftlichen Arbeiten und Büchern.
Arbeitsschwerpunkte: Ernährung in Entwicklungsländern, Vegetarismus, Ballaststoffe, Bioaktive Substanzen, Vollwert-Ernährung, Ernährungsökologie.

Inhaltsübersicht

Teil I: Grundlagen der Vollwert-Ernährung

Teil II: Lebensmittelgruppen in der Vollwert-Ernährung

Teil III: Vollwert-Ernährung für besondere Bevölkerungsgruppen

Inhaltsverzeichnis

Teil I: Grundlagen der Vollwert-Ernährung

Teil II: Lebensmittelgruppen in der Vollwert-Ernährung

Teil III: Vollwert-Ernährung für besondere Bevölkerungsgruppen

Anhang

Verzeichnis der Abbildungen

Verzeichnis der Tabellen

Verzeichnis der Übersichten

Geleitwort

von Prof. Dr. Ernst Ulrich von Weizsäcker, MdB

Das Leitbild der nachhaltigen Entwicklung hat etwas Unausweichliches. Die Umwelt darf nicht weiter belastet werden. Aber die Wirtschaft muss wachsen, auch um der sozialen Entwicklung willen. Die nachhaltige Entwicklung ist der Versuch, die drei Ziele der ökologischen Stabilisierung, des wirtschaftlichen Wohlstandes und des sozialen Ausgleichs zusammen zu bringen.

Der Begriff der „Nachhaltigkeit" wurde Ende des 18. Jahrhunderts in der Forstwirtschaft geprägt, aber erst in den 1980er und 1990er Jahren mit verschiedenen Welt-Konferenzen und der „Agenda 21" populär. Historisch betrachtet haben frühere Kulturen vergleichsweise nachhaltig gelebt und gewirtschaftet – bis auf heute noch deutlich sichtbare Ausnahmen wie den weltweit verbreiteten Raubbau an Wäldern, beispielsweise im Mittelmeerraum.

Eine massive Abkehr vom Prinzip der Nachhaltigkeit erfolgte dagegen in der Neuzeit seit Beginn der Industrialisierung und Kolonialisierung vor etwa 200 Jahren. Besonders seit Mitte des 20. Jahrhunderts werden die globalen Energie- und Rohstoff-Ressourcen zunehmend ausgebeutet. Gleichzeitig wird die Umwelt mit verschiedensten Schadstoffen vermehrt belastet. Nach einem Bericht der UNO für die Rio-Nachfolgekonferenz in Johannesburg 2002 sind die globalen natürlichen Lebensgrundlagen ernsthaft gefährdet.

Aufgrund ihres aufwändigen Lebensstils sind hierfür zum überwiegenden Teil die Menschen in den reichen Industrieländern verantwortlich, die aber nur ein Fünftel der Weltbevölkerung darstellen. Die Folgen der weltweiten Umweltveränderungen treffen uns alle, besonders aber die Menschen in den Entwicklungsländern.

Relatives Neuland ist die ausdrückliche Behandlung des Themas Nachhaltigkeit im Ernährungsbereich. Dabei ist das „Bedürfnisfeld Ernährung" durch die damit verursachten Umweltbelastungen in hohem Maße relevant: Nach Untersuchungen des Wuppertal Instituts für Klima, Umwelt, Energie ist der Ernährungssektor für jeweils etwa 20 % des deutschen Primärenergieverbrauchs und der Treibhausgasemissionen verantwortlich. Somit besteht im Bereich Ernährung ein erhebliches Einsparpotenzial, um die mit dem Kioto-Protokoll eingegangene Verpflichtung zur Reduktion von Treibhausgasen zu erfüllen.

Mit der Vollwert-Ernährung wird in diesem Buch ein Ernährungsstil dargestellt, der eine erhebliche Umweltentlastung ermöglicht und zugleich zu einer gerechteren Verteilung der globalen Nahrungsressourcen und des Weltwohlstands beiträgt. Daher wünsche ich der neuen Auflage dieses Grundlagenwerkes eine weitreichende Resonanz – sowohl in der Ernährungsberatung und Ausbildung, als auch in der Wirtschaft und Politik.

Berlin, im Januar 2004

Prof. Dr. Ernst Ulrich von Weizsäcker

Mitglied des Deutschen Bundestages,
Vorsitzender des Umweltausschusses

Mitglied des Club of Rome

Präsident des Wuppertal Instituts
für Klima, Umwelt, Energie
von 1991 bis 2000

Geleitwort

von Prof. Dr. Hartwig de Haen, FAO

Konzepte einer zeitgemäßen und nachhaltigen Ernährung sind angesichts der drängenden globalen Probleme im Ernährungsbereich wichtiger denn je. Einerseits sind weltweit mehr als 840 Millionen Menschen chronisch unterernährt, davon 800 Millionen in den Entwicklungsländern. Jedes Jahr sterben etwa 6 Millionen Kinder unter fünf Jahren an Krankheiten, die sie bei besserer Ernährung mit großer Wahrscheinlichkeit überleben würden. Andererseits nehmen der Überkonsum an Nahrung und eine ungünstige Auswahl der Lebensmittel in alarmierendem Maße zu. In Verbindung mit Bewegungsmangel führt dies zu einer raschen Verbreitung von chronischen Erkrankungen – und dies nicht nur in den wohlhabenden Ländern, sondern auch in vielen Entwicklungsländern. Die sich hieraus ergebenden privaten und öffentlichen Kosten für das Gesundheitswesen und für die Produktivität ganzer Volkswirtschaften sollten, zusätzlich zu dem unmittelbaren menschlichen Leid, Anlass genug zum Handeln sein. Für Entwicklungsländer wird die „Doppelbelastung" durch Hunger und Überernährung immer mehr zu einem kritischen Entwicklungshemmnis.

Der im April 2003 erschienene Expertenbericht der WHO und FAO „Diet, nutrition and the prevention of chronic diseases" hat die Zusammenhänge zwischen Ernährung, Bewegungsmangel und chronischen Erkrankungen analysiert und gibt Empfehlungen, wie die drohenden Konsequenzen weltweit abgewendet werden können. Der Bericht der Experten fasst zusammen, was wir heute über eine gesunderhaltende Ernährung wissen. Gerade in den wohlhabenden Ländern haben es viele Verbraucher selbst in der Hand, ihren Lebenswandel entsprechend umzustellen. Es liegt in ihrem eigenen Interesse, die Wahrscheinlichkeit ernährungsabhängiger chronischer Erkrankungen zu senken. Regierungen und Privatwirtschaft sind aufgerufen, dabei durch entsprechende Angebote, durch wissenschaftlich solide Information und neutrale Beratung zu helfen. Konzepte, die den Zusammenhang von Ernährung und Gesundheit wissenschaftlich begründen und für den Verbraucher verständlich aufzeigen, sind daher dringend gefragt.

Allerdings sind sowohl Hunger als auch Fehlernährung für Millionen von Menschen, besonders in den Entwicklungsländern, nicht selbst gewählt, sondern zugleich Folge und Ursache von Armut. Der Übergang zu einer gesunden, vollwertigen Ernährung kann für diese Menschen nur im Rahmen einer umfassenden wirtschaftlichen und sozialen Entwicklungsstrategie erreicht werden, die auch diesen Menschen die Möglichkeit gibt, sich für eine gesunde Ernährungs- und Lebensweise frei zu entscheiden.

Das Konzept der Vollwert-Ernährung, das die Autoren mit diesem Buch vorstellen, entspricht weitgehend den Empfehlungen der Experten. Obwohl die Konzeption der Vollwert-Ernährung bereits vor über 20 Jahren entwickelt wurde, ist sie heute so aktuell wie nie zuvor. Die Vollwert-Ernährung und das dahinter stehende wissenschaftliche Fachgebiet der Ernährungsökologie haben einen ganzheitlichen Anspruch und gehen weit über den Aspekt der individuellen Gesundheit hinaus. Neben den physiologischen und toxikologischen Aspekten werden – anders als in der Ernährungswissenschaft oft üblich – im Sinne des Leitbilds „Nachhaltigkeit" die ökologischen, wirtschaftlichen und sozialen Dimensionen unseres Ernährungssystems gleichrangig einbezogen. Hierzu gehört auch der Beitrag, den die Vollwert-Ernährung zur Lösung der angespannten Welternährungssituation und der weltweiten Umweltprobleme leistet. Damit wird eine zukunftsfähige Ernährungsweise anschaulich dargestellt, die sowohl regionale als auch globale Aspekte berücksichtigt und praktische Lösungswege aufzeigt.

Den Autoren ist zur nunmehr 10. Auflage des Buches „Vollwert-Ernährung" zu gratulieren. Dieses verdient eine weite Verbreitung und Beachtung – sowie eine Übersetzung in andere Sprachen.

Rom, im Januar 2004

Prof. Dr. Hartwig de Haen
Beigeordneter Generaldirektor
der Ernährungs- und Landwirtschafts-
organisation (FAO, Food and Agriculture
Organization) der Vereinten Nationen
und Leiter der Hauptabteilung
Wirtschafts- und Sozialpolitik

Vorwort zur 10. Auflage

Das Anliegen, mit der Vollwert-Ernährung die Konzeption einer ganzheitlich orientierten Ernährung zu entwickeln, erweist sich weiterhin als hoch aktuell. Besonders nach der UNO-Konferenz für Umwelt und Entwicklung, die 1992 in Rio de Janeiro stattfand und an der 2002 in Johannesburg angeknüpft wurde, entstand eine weltweite gesellschaftliche Diskussion über nachhaltige Entwicklung und einen zukunftsfähigen Lebensstil. Durch diesen Diskussionsprozess und immer mehr wissenschaftliche Studien wird bestätigt, dass wir unseren Lebensstil ändern sollten – bevor uns möglicherweise eine durch verspätetes Handeln zugespitzte Situation wesentlich stärkere Kurskorrekturen aufzwingt. In den letzten Jahren häufen sich Besorgnis erregende Anzeichen großer globaler Probleme, wie allgemeine Umweltbelastungen und vom Menschen verursachte Klimaveränderungen oder gewaltsame Auseinandersetzungen um die Ressourcen der Erde und die Verteilung des Welteinkommens.

Mit der Vollwert-Ernährung, die nicht nur Genuss- und Gesundheitsaspekte beinhaltet, sondern auch die Verantwortung für weltweite ökologische, ökonomische und soziale Erfordernisse im Bereich Ernährung (und darüber hinaus) einbezieht, soll ein Beitrag zu mehr globaler Nachhaltigkeit geleistet werden.

Weltweit gibt es derzeit sehr unterschiedliche Ernährungsprobleme. Viele Menschen in wohlhabenden Industrieländern essen bekanntlich zu viel, zu fett, zu süß und zu salzig. Trotz Überernährung ist aber ein Teil der Menschen unzureichend mit bestimmten lebensnotwendigen bzw. gesundheitsfördernden Nahrungsinhaltsstoffen versorgt, wie verschiedenen Vitaminen und Mineralstoffen, Ballaststoffen und sekundären Pflanzenstoffen. Deshalb und wegen zu geringer körperlicher Aktivität entstehen neben Übergewicht bzw. Fettsucht zahlreiche weitere ernährungsabhängige Krankheiten, die die individuelle Lebensqualität und die Lebenserwartung deutlich vermindern. Über das persönliche Leid hinaus ergeben sich hieraus erhebliche Kosten für den Einzelnen und das Gesundheitssystem, d. h. für die Solidargemeinschaft der Versicherten und die gesamte Gesellschaft. Diese Situation kann durch ein bewusstes Gesundheits- und insbesondere Ernährungsverhalten verbessert werden, wozu Kenntnisse über eine gesundheitsfördernde Kost, praktische Fertigkeiten und die Motivation für ein entsprechendes Handeln erforderlich sind. In zahlreichen Studien verschiedener Länder wird inzwischen bestätigt, dass hierfür eine Kost wie die Vollwert-Ernährung besonders gut geeignet ist.

Demgegenüber haben viele Menschen in materiell armen Ländern nicht genug Nahrung zur Verfügung bzw. sie sind zu arm, um sich die vorhandenen Lebensmittel kaufen zu können. Dadurch entstehen Unterernährung und zahlreiche Mangelkrankheiten, bis hin zum Tod von Millionen Menschen. Die Hungernden in sog. Entwicklungsländern sind oft nicht in der Lage, ihre menschenunwürdige Lage durch eigene Anstrengungen zu verbessern. Es wird immer deutlicher, dass diese ethisch bedenkliche ökonomische Situation unter anderem mit unserem Lebens- und besonders Ernährungsstil in den reichen Ländern sowie den heutigen Bedingungen der Weltwirtschaft zusammenhängt. Auch in Deutschland und Europa geraten infolge der vergleichsweise niedrigen Lebensmittelpreise und der dadurch geringen Einnahmen besonders kleine und mittlere Betriebe der Erzeugung, Verarbeitung und Vermarktung von Nahrungsmitteln in wirtschaftlich existenzielle Schwierigkeiten.

Die sozialen Auswirkungen der genannten wirtschaftlichen Probleme sind in Entwicklungsländern oft dramatisch. Beispiele hierfür sind insbesondere mangelnde Verteilungsgerechtigkeit beim Zugang zu Nahrung, sauberem Trinkwasser und anderen natürlichen Ressourcen, zunehmende Zerstörung von Lebensräumen, Landflucht, geringe Bildungschancen sowie inhumane Lebens- und Arbeitsbedingungen (besonders Kinderarbeit). Außerdem findet ein grundlegender Wandel der Esskultur in Entwicklungsländern statt – wie in bestimmten Bereichen auch in Industrieländern.

Darüber hinaus werden heute viele Umweltprobleme sichtbar, unter anderem Schadstoffbelastung, Treibhauseffekt und Klimaveränderungen, Ozonloch, Waldsterben, Bodenzerstörung sowie Artenschwund. Bei deren Entstehung spielt die derzeitige Art unseres Ernährungssystems eine bedeutende Rolle, insbesondere der hohe Verzehr tierischer Produkte, die konventionelle Landwirtschaft sowie die globalisierte, saisonunabhängige Nahrungsversorgung mit teilweise weiten Transporten, aufwändigen Verpackungen usw.

Dieses Buch soll dazu beitragen, die genannten komplexen Probleme transparenter zu machen; es verdeutlicht einfache Handlungsmöglichkeiten auf verschiedenen Ebenen. Eine gesundheitsfördernde Ernährungsweise, die ökologische, ökonomische und soziale Aspekte berücksichtigt, ist nötig, da sich die schnell wachsende Bevölkerung der Erde die gegenwärtige energieaufwändige, umweltbelastende und nahrungsverschwendende Produktion von Lebensmitteln nicht länger leisten sollte. Die Vollwert-Ernährung ist somit eine zugleich zeitgemäße *und* nachhaltige Ernährung (dem entsprechend wurde der Begriff „nachhaltig" in den Untertitel der vorliegenden Auflage neu aufgenommen).

Bei der Vollwert-Ernährung wird auf Genuss und Bekömmlichkeit besonderer Wert gelegt. Sie besteht überwiegend aus pflanzlichen Lebensmitteln und einem mäßigen Anteil tierischer Erzeugnisse; sie kann auch als vegetarische Variante praktiziert werden. Besondere Bedeutung wird einem geringen Verarbeitungsgrad der Nahrungsmittel beigemessen, d. h. gering verarbeitete Lebensmittel werden bevorzugt, darunter reichlich unerhitzte Frischkost. Ferner werden ökologisch erzeugte Nahrungsmittel, regionale und saisonale Erzeugnisse, umweltverträglich verpackte Produkte sowie fair gehandelte Lebensmittel verwendet.

Dieses Buch richtet sich vorrangig an wissenschaftlich Tätige sowie an Studierende insbesondere der Fachgebiete Ernährung, Landwirtschaft und Medizin, an Praktizierende in den Heilberufen sowie an Mittlerpersonen in der Ernährungsberatung und Gesundheitsförderung. Wir haben darauf geachtet, den Text auch für interessierte Laien verständlich zu verfassen.

Die erste Auflage der „Vollwert-Ernährung" erschien 1981. Von den zwischenzeitlich erschienenen Auflagen wurde die siebte im Jahr 1993 grundlegend überarbeitet – der jetzt vorliegende Text der zehnten Auflage ist aufgrund aktueller Erkenntnisse vollkommen neu erarbeitet und erweitert. Das Buch enthält neuerdings drei Teile: Zunächst werden in sechs Kapiteln die Grundlagen der Vollwert-Ernährung beschrieben, einschließlich allgemeiner Empfehlungen. Erstmals aufgenommen wurde ein Beitrag über fördernde und hemmende Einflüsse bei der Umsetzung der Vollwert-Ernährung. Der zweite Teil umfasst elf Kapitel mit Details zu den einzelnen Lebensmittelgruppen, die jeweils mit den wichtigsten „Kernaussagen" abgeschlossen werden. Die Reihenfolge der Kapitel wurde ihrer Bedeutung entsprechend angepasst. Die Darstellung der Ernährung erfolgt aus praktischen Erwägungen anhand der Lebensmittelgruppen und nicht anhand von Nährstoffen, da wir Lebensmittel und nicht einzelne Nährstoffe einkaufen, zubereiten und essen. Im neuen dritten Teil werden spezielle Aspekte der Vollwert-Ernährung für besondere Bevölkerungsgruppen behandelt.

Die Darstellung der Konzeption und der Grundsätze der Vollwert-Ernährung sowie die systematische Einbeziehung des neuen gesellschaftlichen Leitbilds der Nachhaltigkeit erfolgten durch *Karl von Koerber* und seine Mitarbeiter *Jürgen Kretschmer* und *Sonja Grundnig* vom Beratungsbüro für ErnährungsÖkologie in München (vor allem Kapitel 1, 3 und 5). Bei der Erstellung der Teile II und III trugen die Mitarbeiter des Verbands für Unabhängige Gesundheitsberatung (UGB) in Gießen maßgeblich bei: *Ulrike Becker, Kathi Dittrich, Wiebke Franz* (die außerdem in vielfacher Hinsicht am gesamten Manuskript mitarbeitete), *Anika Kühn, Hans-Helmut Martin* und *Stefan Weigt.*

Außerdem unterstützten uns Prof. Dr. *Ingrid Hoffmann*, Prof. Dr. *Andreas Hahn* und *Markus Keller* – sowie bei der Aktualisierung der statistischen Angaben *Gunther Weiss.*

Weitere Kolleginnen und Kollegen* haben Beiträge von Unterkapiteln geliefert: *Mathias Schwarz* (5.3.4 Lebensmittelzusatzstoffe), Dr. *Hartmut Meyer* (5.3.5 Gentechnik), *Susanne Sachs* (5.3.5 Gentechnik), *Gesa Maschkowski* (5.3.6 Lebensmittelbestrahlung und 5.3.8 Mikrowelle) und *Pirjo Susanne Schack* (6.5 Umsetzung der Vollwert-Ernährung). *Susanne Sachs* übernahm außerdem eine Gesamtlesung des Manuskripts, *Pirjo Susanne Schack* und *Mathias Schwarz* lasen ausgewählte Kapitel. Bei allen genannten Personen bedanken wir uns ganz herzlich für die engagierte, fundierte und ausdauernde Mitarbeit.

Weiterhin gilt unser ausdrücklicher Dank allen, die mit konstruktiven Beiträgen und Rückmeldungen an der Erstellung des Textes beteiligt waren: Dr. phil. *Karl-Michael Brunner* vom Institut für Allgemeine Soziologie und Wirtschaftssoziologie der Wirtschaftsuniversität Wien, Dipl. oec. troph. *Kirstin Ellert*, Cand. oec. troph. *Maike Wenndorf* und Cand. oec. troph. *Kamilla Priwitzer* vom Verband für Unabhängige Gesundheitsberatung in Gießen, Dr. oec. troph. *Peter Glasauer* von der Food and Agriculture Organization (FAO) in Rom, Dr. agr. *Robert Hermanowski* vom Forschungsinstitut für Biologischen Landbau (FiBL) in Frankfurt, Dipl. oec. troph. *Carmen Hübner* vom Ganzheitlichen Gesundheits-Zentrum in Nürnberg, Prof. Dr. rer. nat. *Ulrich Oltersdorf* vom Institut für Ernährungsökonomie und Ernährungssoziologie der Bundesforschungsanstalt für Ernährung in Karlsruhe, Dipl. oec. troph. *Alexander Ströhle* vom Institut für Lebensmittelwissenschaft der Universität Hannover, PD Dr.-Ing. habil. *Heinrich Vogelpohl* vom Lehrstuhl für Brauereianlagen und Lebensmittelverpackungstechnik der TU München – und weiteren Personen.

Für die Unterstützung bei der technischen Umsetzung bedanken wir uns besonders bei *Elvira Kratz, Heribert Klasser* und *Ralph Wilhelm.*

Für die finanzielle Unterstützung danken wir der *Stoll VITA Stiftung* in Waldshut, der *Erich-Rothenfußer-Stiftung* in München und der *Eden Gemeinnützige Obstbau-Siedlung* in Oranienburg.

Anregungen zur Überarbeitung für die nächste Auflage nehmen wir gerne entgegen.

Wir wünschen uns, dass dieses Buch dazu beiträgt, über die Ernährung die Lebensqualität der Menschen in armen und reichen Ländern sowie die Umweltsituation *nachhaltig* zu verbessern.

Gießen und München, im Dezember 2003

Karl von Koerber
Thomas Männle
Claus Leitzmann

* Eine Anmerkung zum Gebrauch der männlichen Form von Personen im weiteren Text: Um eine leichtere Lesbarkeit zu ermöglichen, verwenden wir wie überwiegend üblich zumeist nur die männliche Form, wobei selbstverständlich auch Frauen einbezogen sein sollen.

Teil I

Grundlagen der Vollwert-Ernährung

Im ersten Teil dieses Buches werden die wissenschaftlichen Grundlagen der Vollwert-Ernährung erläutert, im zweiten Teil erfolgt eine Darstellung der einzelnen Lebensmittelgruppen (ab S. 227). Der dritte Teil beinhaltet Ausführungen zur Ernährung für besondere Bevölkerungsgruppen (ab S. 349).

1 Einführung in die Konzeption der Vollwert-Ernährung

Im ersten Kapitel erfolgt eine grundlegende Darstellung der Vollwert-Ernährung. Zunächst wird die Bedeutung der Ernährung für die vier Dimensionen Gesundheit, Umwelt, Wirtschaft und Gesellschaft – im Sinne der Nachhaltigkeit – erläutert. Es folgen Ausführungen zum erkenntnistheoretischen Hintergrund.

1.1 Bedeutung der Ernährung für Gesundheit, Umwelt, Wirtschaft und Gesellschaft

Den weiteren Ausführungen ist die **Definition der Vollwert-Ernährung** vorangestellt (Übersicht 1.1). Die Ernährung wird hierbei nicht nur unter individuellen gesundheitlichen Aspekten bewertet, sondern es werden gleichwertig Umweltaspekte sowie wirtschaftliche und gesellschaftliche Zusammenhänge mit einbezogen (Abb. 1.1).

Übersicht 1.1:
Definition der Vollwert-Ernährung
(*Leitzmann* u. a. 2003a)

Vollwert-Ernährung ist eine überwiegend pflanzliche (lakto-vegetabile) Ernährungsweise, bei der gering verarbeitete Lebensmittel bevorzugt werden. Gesundheitlich wertvolle, frische Lebensmittel werden zu genussvollen und bekömmlichen Speisen zubereitet. Die hauptsächlich verwendeten Lebensmittel sind Gemüse und Obst, Vollkornprodukte, Kartoffeln, Hülsenfrüchte sowie Milch und Milchprodukte, daneben können auch geringe Mengen an Fleisch, Fisch und Eiern enthalten sein. Ein reichlicher Verzehr von unerhitzter Frischkostwird empfohlen, etwa die Hälfte der Nahrungsmenge.

Zusätzlich zur Gesundheitsverträglichkeit der Ernährung werden im Sinne der Nachhaltigkeit auch die Umwelt-, Wirtschafts- und Sozialverträglichkeit des Ernährungssystems berücksichtigt. Das bedeutet unter anderem, dass Erzeugnisse aus ökologischer Landwirtschaft sowie regionale und saisonale Produkte verwendet werden. Weiterhin wird auf umweltverträglich verpackte Erzeugnisse geachtet. Außerdem werden Lebensmittel aus Fairem Handel mit sog. Entwicklungsländern verwendet.

Mit Vollwert-Ernährung sollen hohe Lebensqualität – besonders Gesundheit –, Schonung der Umwelt, faire Wirtschaftsbeziehungen und soziale Gerechtigkeit weltweit gefördert werden.

Die Bedeutung der Ernährung für den **einzelnen Menschen (Individuum)** liegt neben der Bedürfnisbefriedigung und dem Genuss vor allem in ihrer Wirkung auf die **Gesundheit** (*gesundheitliche* Aspekte). Eine sinnvoll zusammengestellte Ernährung ist für die Gesundheit eine wichtige Voraussetzung. Eine unzureichende, unausgewogene oder übermäßige Ernährung kann dagegen gesundheitliche Probleme verursachen, wenn sie auf Dauer praktiziert wird. Verschiedene ernährungsabhängige Krankheiten können in der Folge auftreten (s. Tab. 1.1, S. 9). Aus diesem Grund ist es wichtig, das Ernährungsverhalten auf seine individuelle gesundheitliche Wirkung, d. h. seine **Gesundheitsverträglichkeit**, zu untersuchen und zu bewerten. Daraus sind Empfehlungen für eine gesundheitsverträgliche Ernährungsweise abzuleiten (s. 1.1.1, S. 7).

Hierbei ist nicht nur von den körperlichen Aspekten, sondern vom umfassenden Begriff der

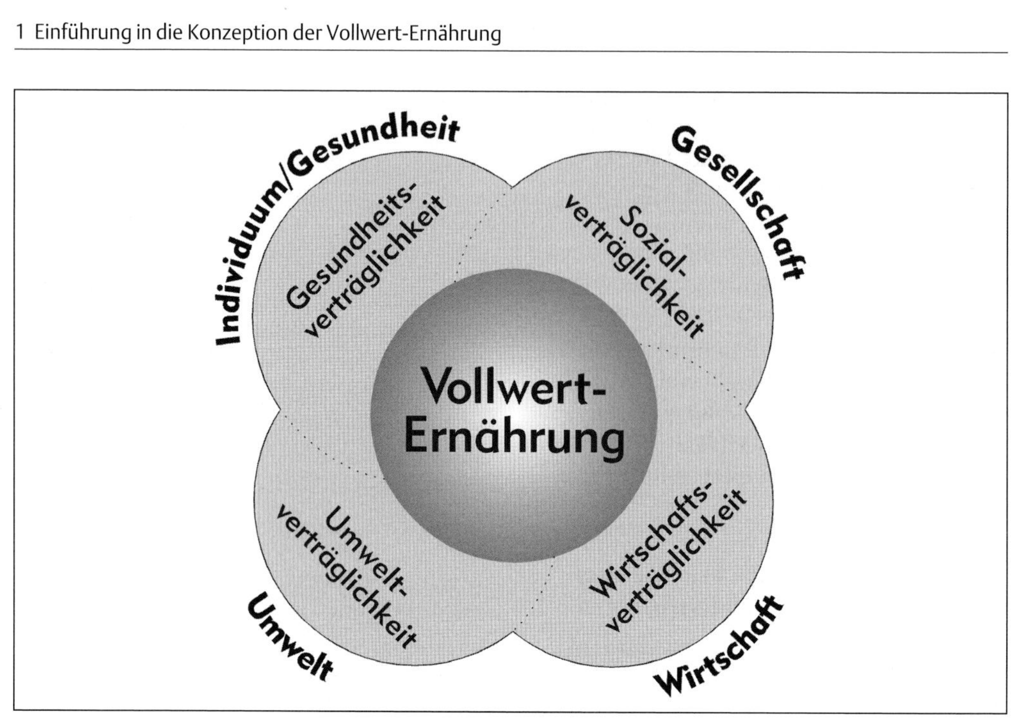

Abb. 1.1: Dimensionen und Ansprüche der Vollwert-Ernährung

Gesundheit entsprechend der Definition der Weltgesundheitsorganisation (*WHO* 1946; *WHO* 1990, S. 1) auszugehen: „Gesundheit ist ein Zustand vollständigen körperlichen, geistigen und sozialen Wohlergehens, nicht nur der Abwesenheit von Krankheit oder Schwäche." Diese Definition bezieht damit die *gesamte Lebensqualität* des einzelnen Menschen mit ein.

Neben den gesundheitlichen Aspekten hat jede Ernährungsweise auch direkte oder indirekte Auswirkungen auf die **Umwelt** (*ökologische* Aspekte). Umgekehrt wirkt der Zustand der Umwelt auch auf die Lebensmittelqualität und damit auf die Gesundheit des Menschen zurück. Die aktuellen globalen Umweltprobleme erfordern, das menschliche Handeln in allen gesellschaftlichen Bereichen auf den Beitrag zur Umweltbelastung zu untersuchen und schädigende Einflüsse möglichst zu vermeiden bzw. zu vermindern.

Dies gilt auch für den Bereich der *Ernährung*: Diesbezüglich sollte eine möglichst ressourcenschonende und emissionsarme Erzeugung, Verarbeitung, Vermarktung und Zubereitung der Lebensmittel erfolgen, außerdem eine möglichst umweltfreundliche Entsorgung des Verpackungsmülls und der organischen Reste. Die Gesamtheit dieser bei der Lebensmittelversorgung der Bevölkerung beteiligten Teilbereiche wird im Folgenden als Ernährungssystem bezeichnet (s. 1.1.2, S. 11).

Die Bewertung der **Umweltverträglichkeit** einer Ernährungsweise erfasst unter anderem den Energie- und Rohstoffaufwand, den Flächenverbrauch, die Schadstoffemissionen sowie die Müllentstehung in den einzelnen Teilbereichen des Ernährungssystems. Hieraus können Konsequenzen für dessen ökologische Gestaltung abgeleitet werden, einschließlich Folgerungen für ein umweltverträgliches Ernährungsverhalten des Einzelnen (s. 1.1.2, S. 11).

Außerdem existieren Beziehungen zwischen der Ernährung und der **Wirtschaft** (*ökonomische* Aspekte). Zu den wirtschaftlichen Rahmenbedingungen des Ernährungssystems gehören z. B. die (Welt-)Handelsbedingungen und die Agrarpolitik sowie die Entlohnung der Erzeuger, Verarbeiter und Händler von Lebensmitteln. Dies hat Auswirkungen auf deren Einkommenssituation und die Erhaltung der Arbeitsplätze und damit auf die Existenzsicherung der Beschäftigten und der Unternehmen. Die genannten makroökonomischen Zusammenhänge existieren in direkter Verbrauchernähe der jeweiligen Region – aber auch weltweit, unter anderem mit den sog. Entwicklungsländern (zum Begriff „Entwicklungsländer" s. Übersicht 5.4, S. 171; s. 5.7, S. 170).

Die jeweilige mikroökonomische Situation der Privat- und Großhaushalte beeinflusst deren Entscheidungen beim Kauf von Lebensmitteln, indem z. B. bestimmte sinnvolle Lebensmittel aus Geldknappheit nicht gekauft werden. Die wirtschaftlichen Aspekte der Ernährung werden auch bei den gesundheitlichen Folgekosten der ernährungsabhängigen Krankheiten deutlich (s. 1.1.3, S. 15).

Zur ökonomischen Bewertung unseres Ernährungssystems werden die Wirkungen auf diejenigen Menschen berücksichtigt, die in der Erzeugung, Verarbeitung, Vermarktung oder Zubereitung von Lebensmitteln arbeiten bzw. unternehmerisch tätig sind – oder die in irgendeiner Weise von den Nachteilen des (Welt-)Agrarhandels bzw. der Weltwirtschaft insgesamt betroffen sind. Für die **Wirtschaftsverträglichkeit**, d. h. die Förderung fairer Wirtschaftsbeziehungen, ist von Bedeutung, inwieweit die Akteure im Ernährungssystem mit ihren Produkten ein angemessenes Einkommen bzw. die wirtschaftliche Grundlage für ihre Existenz erreichen können. Auch die Verbraucher müssen die für wünschenswert angesehenen Lebensmittel – wie Bio-Lebensmittel und Erzeugnisse aus Fairem Handel mit Entwicklungsländern – in ihre Ernährungsweise ökonomisch verträglich integrieren können (s. 6.6, S. 209).

Schließlich gibt es Zusammenhänge zwischen der Ernährung und der **Gesellschaft** (*soziale* Aspekte) – und zwar innerhalb eines Staates und weltweit. So existieren soziale Ungleichheiten beim Zugang zu natürlichen Ressourcen wie Böden oder sauberem Trinkwasser, aber auch z. B. zu Bildung und menschenwürdigen Wohnverhältnissen. Insbesondere besteht im weltweiten Maßstab keine Verteilungsgerechtigkeit bei Lebensmitteln, d. h. die Zugangsmöglichkeiten zu Nahrung sind sehr unterschiedlich. Außerdem bestehen in den Entwicklungsländern oft inhumane Lebens- und Arbeitsbedingungen, besonders zu nennen ist die Kinderarbeit. Für eine Lösung ist ausschlaggebend, inwieweit die Menschen in Industrieländern ihre Verantwortung und Vorbildfunktion wahrnehmen, um für einen besseren materiellen Ausgleich zwischen allen Menschen weltweit zu sorgen (s. 1.1.4, S. 18).

Auch seelische Aspekte, Kommunikation und Gemeinschaft beim Essen haben Auswirkungen nicht nur auf die einzelnen Menschen, sondern auch auf das soziale Miteinander. Hierbei wird die *Esskultur* angesprochen, einschließlich der unterschiedlichen Rolle von Frauen und Männern bei der Versorgung mit Lebensmitteln (s. 6.5, S. 199).

Die genannten Aspekte der **Sozialverträglichkeit** des Ernährungssystems sind hilfreich bei der Formulierung von Grundsätzen für ein sozialverträgliches Ernährungsverhalten. Ziel dabei ist, soziale Gerechtigkeit weltweit zu fördern, d. h. beispielsweise die Befriedigung der Grundbedürfnisse nach Nahrung, Kleidung und Wohnung und eigene Gestaltungsmöglichkeiten der Lebensverhältnisse (s. 5.7, S. 170).

Vielfach werden in der **Ernährungswissenschaft, -medizin, -beratung** usw. im Zusammenhang mit der Ernährung fast ausschließlich *gesundheitliche* bzw. *physiologische* Aspekte berücksichtigt. Ernährung wird vorwiegend analytisch betrachtet, d. h. hinsichtlich des Nährstoffgehalts der Lebensmittel sowie ihrer hygienischen und toxikologischen Eigenschaften. Die dargestellten weiter gehenden Aspekte blieben dabei bisher häufig unberücksichtigt. Die bestehenden **Vernetzungen** innerhalb des Ernährungssystems erfordern jedoch, negative Rück- und Nebenwirkungen des jeweiligen Handelns auf das Gesamtsystem (oder dessen Teilbereiche) zu erkennen und zu vermeiden – bzw. positive Effekte zu fördern. Die Einbeziehung weiterer Anliegen verdeutlicht, dass die Bewertung ausschließlich gesundheitlicher Aspekte heute nicht mehr ausreicht, um die Ernährung bzw. das Ernährungssystem so zu gestalten, dass die Bedürfnisse aller Menschen weltweit und die Anforderungen an eine intakte Umwelt langfristig erfüllt werden können.

Die **Sensibilität für ethische Fragestellungen** hat in den letzten Jahren spürbar zugenommen. Hierzu zählen einerseits Themen der *Umweltethik*, z. B. umweltschonende Landwirtschaft, Transportentfernungen/Regionalität, Fleischanteil, Verpackungsart und Fischfangmethoden. Andererseits geht es um Themen der *Sozialethik*, beispielsweise faire Handelsbedingungen mit Entwicklungsländern, Überwindung von Armut, Unterernährung, Unwissenheit und Chancenungleichheit sowie Problematik der sozial nicht abgesicherten Wanderarbeiter und der Kinderarbeit (*Kutsch* 2001).

Ein relativ neues, sich entwickelndes Wissenschaftsgebiet, das sich mit den dargestellten erweiterten Aspekten der Ernährung befasst, ist die **Ernährungsökologie**. Sie wurde Ende der 1980er Jahre an der Universität Gießen aufgrund einer studentischen Initiative begründet; den Begriff „Ernährungsökologie“ prägte *Leitzmann* (derzeitige Definition s. Übersicht 1.2). In folgenden Veröffentlichungen finden sich grundsätzliche Darstellungen zur Ernährungsökologie: *Maschkowski* u. a. 1991; *Spitzmüller* u. a. 1993; v. Koerber 2000; *Verbraucherzentrale NRW* 2002; *Hoffmann* 2003; *Leitzmann* 2003a und b.

Übersicht 1.2:
Definition der Ernährungsökologie

Die Ernährungsökologie ist ein interdisziplinäres Wissenschaftsgebiet, das die komplexen Beziehungen innerhalb des gesamten Ernährungssystems untersucht und bewertet. Dieses beinhaltet alle Teilbereiche von der landwirtschaftlichen Erzeugung der Lebensmittel über Verarbeitung, Verpackung, Transport und Handel bis zu Verzehr und Abfallentsorgung. Über die in der Ernährungswissenschaft übliche Dimension Individuum bzw. Gesundheit hinaus werden die Dimensionen Umwelt, Wirtschaft und Gesellschaft gleichwertig einbezogen.

Ziel der Ernährungsökologie ist, wissenschaftlich fundierte Erkenntnisse über die vernetzten gesundheitlichen, ökologischen, ökonomischen und sozialen Bedingungen und Auswirkungen des Umgangs mit Lebensmitteln zu gewinnen. Dieses ermöglicht die Entwicklung von realisierbaren, nachhaltigen bzw. zukunftsorientierten Ernährungskonzepten und bietet die Basis für ein bewusstes Essverhalten.

Es gibt eine Reihe von **Forschungsansätzen** mit umfangreichen Kriterienkatalogen, die für eine ernährungsökologische Forschung genutzt werden können, beispielsweise die *Produktlinienanalyse* (*Projektgruppe Ökologische Wirtschaft* 1987; *Eberle* und *Grieshammer* 1996; *Jungbluth* 2000) und das *Ökologische Ernährungssystem* (*Müller-Reißmann* und *Schaffner* 1990).

Das Konzept der Ernährungsökologie entspricht damit dem späteren, 1992 auf der UN-Konferenz für Umwelt und Entwicklung (UNCED) in Rio de Janeiro verabschiedeten, gesellschaftlichen **Leitbild der „nachhaltigen Entwicklung“** bzw. **„zukunftsfähigen Entwicklung“**. Darunter wird eine Entwicklung verstanden, die die Bedürfnisse heutiger Generationen befriedigen soll, ohne die Bedürfnisbefriedigung kommender Generationen zu gefährden (nach *BUND* und *Misereor* 1997, S. 24). Die offensichtliche Begrenztheit unserer natürlichen Ressourcen und die weltweit bestehende Ungerechtigkeit waren Anlässe für die Entwicklung dieses weltweit anerkannten Leitbildes.

Auf dem UNCED-Gipfel in Rio wurde von 178 Teilnehmerstaaten mit der **„Agenda 21"** ein Aktionsprogramm für das 21. Jahrhundert verabschiedet. Das erklärte Ziel davon ist, **Chancengleichheit** für alle gegenwärtig auf der Erde lebenden Menschen (also ausdrücklich auch in Entwicklungsländern) und für zukünftige Generationen zu schaffen und zu sichern. Zum Leitbild der Nachhaltigkeit gehört unverzichtbar die *gleichberechtigte* und *integrierte* Berücksichtigung ökologischer, ökonomischer und sozialer Aspekte.

Die Erhaltung der natürlichen Lebensgrundlagen und die Verteilungsgerechtigkeit (in Bezug auf Wohlstand, Ressourcennutzung, Handelsbedingungen, Nahrungssicherheit usw.) sind dabei zentrale Säulen. Zur Annäherung an diese Ziele muss ein weit reichender Ausgleich zwischen den Ländern des Nordens und des Südens sowie innerhalb und zwischen den Generationen stattfinden. Die Umsetzung einer nachhaltigen Entwicklung hängt wesentlich davon ab, ob wir Menschen in den reichen Industrieländern willens und in der Lage sind, Werte wie Umwelterhaltung, Chancengleichheit und Gerechtigkeit ernst zu nehmen (weiterführende Literatur: *BUND* und *Misereor* 1997; *Club of Rome – v. Dieren* 1995; *Club of Rome – v. Weizsäcker* u. a. 1997; *Umweltbundesamt* 1998 und 2002a).

Die **Vollwert-Ernährung** ist die praktische Umsetzung der Ernährungsökologie, deren Forschungsergebnisse kontinuierlich in die Konzeption einfließen. Somit stellt die Vollwert-Ernährung eine Möglichkeit für eine **zeitgemäße und nachhaltige Ernährung** dar. Die verschiedenen Dimensionen sowie die Ansprüche und Ziele der Vollwert-Ernährung sind in Übersicht 1.3 zusammengefasst (vgl. Abb. 1.1, S. 4).

Die ganzheitliche Betrachtungsweise innerhalb des Ernährungssystems führt zur Konzeption der **Grundsätze der Vollwert-Ernährung** (s. Kap. 5, S. 110) sowie zu den **Empfehlungen** für die Auswahl und Zubereitung der Lebensmittel (s. Teil II, ab S. 227).

Übersicht 1.3:
Dimensionen, Ansprüche und Ziele der Vollwert-Ernährung

Dimensionen der Vollwert-Ernährung
1. Individuum bzw. Gesundheit (gesundheitliche Dimension)
2. Umwelt (ökologische Dimension)
3. Wirtschaft (ökonomische Dimension)
4. Gesellschaft (soziale Dimension)

Ansprüche der Vollwert-Ernährung an das Ernährungssystem
1. Gesundheitsverträglichkeit
2. Umweltverträglichkeit
3. Wirtschaftsverträglichkeit
4. Sozialverträglichkeit

Ziele der Vollwert-Ernährung (jeweils weltweit)
1. Hohe Lebensqualität, besonders Gesundheit
2. Schonung der Umwelt
3. Faire Wirtschaftsbeziehungen
4. Soziale Gerechtigkeit

1.1.1 Gesundheitliche Aspekte der Ernährung

Die Möglichkeiten zur Erhaltung der Gesundheit waren noch nie so gut wie heute – trotzdem ist die derzeitige **„Gesundheitssituation"** unbefriedigend:

- in Entwicklungsländern weit verbreitete Unterernährung, in vielen Fällen mit Todesfolge
- zunehmende Gesundheitsprobleme, insbesondere Anstieg vieler ernährungsabhängiger Krankheiten

- vielfältige gesundheitsgefährdende Einflüsse durch veränderte Lebensweise und -bedingungen
- Ursachen für Krankheiten in Bevölkerung vielfach zu wenig bekannt
- Prävention ernährungsabhängiger Krankheiten durch unabhängige Gesundheitsförderung möglich, aber zu wenig umgesetzt.

Bei der **globalen Gesundheitssituation** existieren ganz andere Problemfelder als in Deutschland: Obwohl ausreichend Lebensmittel für die gesamte Weltbevölkerung (derzeit 6,3 Mrd. Menschen) produziert werden, leben derzeit etwa 840 Mio. Menschen in **Hunger** und ständiger Unterernährung. In den Entwicklungsländern sterben mehr als 30.000 Kinder täglich; davon über die Hälfte an Unterernährung und deren Folgen (FAO 2002c, S. 4–6). Weit verbreitet ist außerdem ein Mangel an Mikronährstoffen (FAO 2000, S. 9): Der Eisenmangel betrifft etwa 1,5 Mrd. Menschen, vor allem Frauen und Kinder; von Jodmangel sind etwa 740 Mio. Menschen betroffen; 200 Mio. Menschen leiden an Vitamin-A-Mangel. Millionen von Menschen sterben an Seuchen wie Malaria, Cholera, Typhus, Tuberkulose, Hepatitis B, Wurmkrankheiten und AIDS (UNO 2002a, S. 10). Die ökonomischen Gründe für die Unterernährung werden im Abschnitt 1.1.3 (S. 15) behandelt.

In den reichen Industrieländern stellt sich die *aktuelle* Gesundheitssituation fast entgegengesetzt dar. Im 19. Jahrhundert starben auch in **Deutschland** Hunderttausende an Cholera, Pocken und Fleckfieber; Lungenentzündung und Tuberkulose waren lebensgefährliche Krankheiten. Heute treten dagegen Gesundheitsprobleme in den Vordergrund, die mit Bewegungsarmut, Überernährung, Stress, Rauchen und hohem Alkoholkonsum in Zusammenhang stehen (*Bundesminister für Gesundheit* 2001). So stieg der Anteil der Herz-Kreislauf-Erkrankungen, der Krankheiten der Verdauungsorgane und des Diabetes mellitus (also der Anteil bedeutender ernährungsabhängiger Krankheiten) an allen Todesfällen in Deutschland von 16 % im Jahre 1925 auf 43 % im Jahre 1952 (*Ernährungsbericht* 1980, S. 11) und auf 55 % im Jahre 1999 (*Bundesminister für Gesundheit* 2001, S. 171ff). Neue differenzierte Angaben des *Statistischen Bundesamtes* (2003a) zeigen, dass sogar bei nahezu jedem zweiten Verstorbenen der Tod durch eine Erkrankung des Kreislaufsystems ausgelöst wurde, ein weiteres Viertel der im Jahr 2001 Verstorbenen erlag einem Krebsleiden, besonders der Verdauungsorgane.

Ernährungsabhängige Krankheiten liegen vor, wenn ein bestimmtes Ernährungsverhalten eine Ursache bzw. einen Risikofaktor darstellt oder wenn Ernährungsmaßnahmen in der Therapie den Verlauf der Krankheit positiv beeinflussen (nach *Müller* 1998, S. 7).

Zu den ernährungsabhängigen Krankheiten zählen unter anderem Karies, Übergewicht, Herz-Kreislauf-Krankheiten (erhöhtes Serumcholesterin, Bluthochdruck), Obstipation (Stuhlverstopfung), Kropf, Gallensteine, Gicht und Diabetes mellitus (Tab. 1.1). Darüber hinaus werden Leberzirrhose, Pankreatitis, Divertikulose und Divertikulitis als ernährungsabhängig angesehen (*Ernährungsbericht* 1988, S. 36–48). Auch bei zahlreichen Krebsformen, insbesondere von Magen, Dickdarm, Brustdrüse, Lunge und Prostata, werden Zusammenhänge mit der Ernährung diskutiert (*Ernährungsbericht* 2000, S. 65 und S. 310ff). „Es besteht kein Zweifel mehr daran, dass den Umweltfaktoren – und hier insbesondere der Ernährung – bei dem multifaktoriellen, sehr komplexen und während langer Zeitspannen ablaufenden Prozess der Krebsentstehung eine entscheidende Bedeutung zukommt" (*Ernährungsbericht* 1992, S. 251). Von einigen Experten wird die Ernährung auch bei Rheuma als ein Einflussfaktor angesehen (*Lützner* 1991; *Ernährungsbericht* 2000, S. 326). Die gesundheitlichen Folgekosten durch Fehlernährung werden im Abschnitt 1.1.3 (S. 15) thematisiert.

Tab. 1.1: Häufigkeit ernährungsabhängiger Krankheiten in Deutschland

(Geschätzte Verbreitung in % der deutschen Bevölkerung, teilweise weiter berechnet und gerundet; [1] *Hellwig* u. a. 1995, S. 45ff; [2] *Robert-Koch-Institut* 1999, Angabe zur Gicht für West-Deutschland; [3] *Bundesminister für Gesundheit* 2001, S. 142; [4] *Thiede* 1995, S. 485ff; [5] *Hampel* u. a. 1996, S. 2; [6] *Kratzer* u. a. 1998, Angabe einer Studie in Ulm)

	Frauen	Männer	Gesamt
Karies[1]	–	–	99
Übergewicht[2] (BMI ≥ 25)	52	67	–
Erhöhtes Serumcholesterin[3] (≥ 250 mg/dl)	35	32	–
Bluthochdruck[2]	27	30	–
Chronische Obstipation[4]	–	–	20
Kropf (Struma)[5]	–	–	17
Gallensteine[6]	6,3	5,8	6,0
Gicht[2]	6,1	11,3	–
Diabetes mellitus[2]	5,3	4,7	–

Die **Ursache** für ernährungsabhängige Krankheiten ist in Industrieländern zumeist eine übermäßige, unausgewogene oder bezüglich der essenziellen Nährstoffe unzureichende Ernährung, die die Aufgabe der optimalen Struktur- und Funktionserhaltung des Organismus nicht erfüllen kann. Bei manchen Erkrankungen, z. B. Übergewicht, können weitere Ursachen wie Bewegungsmangel hinzukommen. Wenn ernährungsabhängige Krankheiten bereits vorliegen, ist teilweise eine Ernährungsumstellung *allein* zur erfolgreichen Behandlung nicht mehr ausreichend und es werden zusätzliche Therapiemaßnahmen notwendig. Wirksamer und aus Patientensicht vernünftiger ist es, durch Veränderung der Ernährung und anderer Lebensgewohnheiten der Entstehung dieser Krankheiten vorzubeugen.

Die durchschnittliche **Lebenserwartung** in Deutschland ist von 36 Jahren für Männer und 38 Jahren für Frauen im Zeitraum 1871/81 (*Statistisches Bundesamt* 1989) auf 74,4 Jahre für Männer und auf 80,6 Jahre für Frauen im Zeitraum 1997/99 gestiegen (*Bundesminister für Gesundheit* 2001, S. 21). Als Gründe dafür sind die Beseitigung bzw. erfolgreiche Behandlung von gefährlichen Infektionskrankheiten (z. B. Cholera, Pocken, Fleckfieber), die verbesserten materiellen Lebensbedingungen und die sinkende Säuglingssterblichkeit zu nennen (*Bundesminister für Gesundheit* 2001, S. 171). Deutschland steht bei der mittleren Lebenserwartung in der internationalen Rangfolge bei Männern auf dem 17. und bei Frauen auf dem 15. Platz. An der Spitze liegt Japan mit 77,2 für Männer und 83,8 Jahren für Frauen (*Ernährungsbericht* 2000, S. 76).

Die höhere Lebenserwartung darf jedoch nicht darüber hinwegtäuschen, dass die Menschen heute schon in jüngerem Alter und häufiger krank werden als noch vor Jahrzehnten (**gestiegene Morbidität** – nicht nur auf ernährungsabhängige Krankheiten bezogen). Außer zunehmenden gesundheitsgefährdenden Einflüssen (s. u.) gibt es dafür weitere Gründe. So deckt die verbesserte Analytik bei Routine-Untersuchungen bestimmte Krankheiten heute häufiger auf als früher. Außerdem wurden vor einigen Jahrzehnten viele behandlungsbedürftige Erkrankungen nicht mit der gleichen Aufmerksamkeit wie heute behandelt. Eine weitere Erklärung ist, dass manche sich über Jahrzehnte entwickelnde Krankheiten erst infolge des durchschnittlich gestiegenen Lebensalters manifest werden.

Untersuchungen gleicher Alters- oder Bevölkerungsgruppen in verschiedenen Kulturkreisen zeigen jedoch, dass bestimmte Krankheiten (wie Herz-Kreislauf-Erkrankungen und Krebs) vom Lebensstil abhängen. Junge Menschen in Industrieländern entwickeln teilweise die Grundlage einer asymptomatischen Arteriosklerose, die bei Jugendlichen aus Entwicklungsländern nicht vorzufinden ist. Der altersabhängige Anstieg des Blutdrucks ist typisch für Wohlstandsgesellschaften, bei Naturvölkern jedoch unbekannt (*Eaton* u. a. 1988).

Bei den **Ursachen** für den Anstieg der Krankheitshäufigkeit in Industrieländern spielen die Veränderungen der gesamten Lebensbedingungen bzw. -gewohnheiten eine Rolle, die infolge des westlichen Lebensstils aufgetreten sind (Übersicht 1.4). Das bedeutet jedoch nicht, dass *jede* Art von Zivilisation zwangsläufig vermehrt Krankheitsfolgen nach sich ziehen muss.

Übersicht 1.4:
Gesundheitsgefährdende Einflüsse durch veränderte Lebensbedingungen
(ohne Anspruch auf Vollständigkeit; die Reihenfolge stellt keine Gewichtung dar)

- belastende Arbeitsbedingungen, Leistungsdruck, Stress
- Störungen der sozialen (zwischenmenschlichen) Beziehungen
- ungenügender oder schlechter Schlaf
- Lärmbelastung
- schädliche Wohnbedingungen (z. B. Ausdünstung aus Baustoffen)
- Strahlenbelastung und Elektrosmog
- ungünstige Kleidung
- Bewegungsmangel
- Fehlernährung:
  Überernährung bezüglich Energie (Fett, isolierte Zucker, Alkohol), Protein, Salz u. a.
  Unausgewogene Ernährung bezüglich der Hauptnährstoffe Protein, Fett und Kohlenhydrate
  Mangelernährung bezüglich Vitaminen, Mineralstoffen, Ballaststoffen und/oder sekundären Pflanzenstoffen
- Aufnahme von Schadstoffen (vor allem über Nahrung, Wasser, Luft)
- Rauchen, Alkohol- und Medikamentenmissbrauch, Drogen u. a.

Die Weltgesundheitsorganisation (*WHO* 2003a) stellt in ihrem aktuellen „Gesundheitsbericht" fest, dass lediglich **zehn Risikofaktoren** für 40 % aller Todesfälle **weltweit** verantwortlich sind: Bluthochdruck, Tabakrauchen, Alkoholkonsum, hohe Cholesterinwerte, Eisenmangel, Fettsucht, ungeschützter Geschlechtsverkehr, schlechte Hygienestandards, Untergewicht in der Kindheit und von Müttern sowie Rauch durch das Verheizen von Biomasse in geschlossenen Räumen.

Dabei sei der **Kontrast zwischen reichen und armen Ländern** „schockierend". In den armen Ländern dominieren die fünf Risikofaktoren zu niedriges Körpergewicht, ungeschützter Geschlechtsverkehr, Eisenmangel, Rauch durch das Verheizen von Biomasse in geschlossenen Räumen und schmutziges Wasser. Dagegen kämpft die reiche Welt mit den Krankheits- bzw. Todesrisiken Tabakrauchen, Alkoholkonsum, Bluthochdruck, Übergewicht und hohem Cholesterin. Derzeit sterben weltweit jährlich rund 5 Mio. Menschen an den Folgen von Tabakrauchen, den Vorhersagen zufolge werden es bis 2020 etwa 9 Mio. Menschen pro Jahr sein, sofern keine Gegenmaßnahmen ergriffen werden (*WHO* 2003a). Die weiteren vier Hauptrisiken sind primär auf Fehlernährung zurückzuführen.

Für eine wirksame **Krankheitsverhütung bzw. -behandlung** ist es unerlässlich, die jeweiligen Einflüsse bzw. Ursachen zu kennen, die zu einer Krankheit führen. Es reicht jedoch nicht aus, die Ursachenanalyse auf die *individuelle* Ebene zu beschränken, d. h. die Krankheit eines Menschen nur auf seine „falsche" Lebensweise zurückzuführen und den *Einzelnen allein* dafür verantwortlich zu machen. Vielmehr gilt auch zu klären, wie es zu diesen gesundheitsgefährdenden Lebensbedingungen kommt, z. B. warum ein Mensch sich „falsch" ernährt oder warum die Umwelt mit Schadstoffen belastet ist. So gilt es, in die Diskussion der Krankheitsursachen nicht nur medizinische und ernährungswissenschaftliche Aspekte einzubeziehen, sondern auch psychologische und soziologische sowie wirtschaftliche und politische Zusammenhänge. Die Klärung dieser Fragen ist notwendig, wenn *vorbeugend (prophylaktisch, präventiv)* etwas gegen Krankheiten unternommen werden soll – und nicht erst dann, wenn diese bereits ausgebrochen sind.

Diese weitergehenden Voraussetzungen für Gesundheit werden in der *Ottawa-Charta* (*WHO* 1986, übersetzt) ausdrücklich betont: „Gesundheit wird von Menschen in ihrer alltäglichen Umwelt geschaffen und gelebt: dort, wo sie spielen, lernen, arbeiten und lieben. Gesundheit entsteht dadurch, dass man sich um sich selbst und für andere sorgt, dass man in die Lage versetzt ist, selber Entscheidungen zu fällen und eine Kontrolle über die eigenen Lebensumstände auszuüben, sowie dadurch, dass die Gesellschaft, in der man lebt, Bedingungen herstellt, die all ihren Bürgern Gesundheit ermöglichen."

Trotz der großen Bedeutung der Ernährung für die Gesundheit und trotz zunehmender Aufklärungsbemühungen herrscht in weiten Kreisen der Bevölkerung immer noch **Informationsmangel** und **Unsicherheit** bezüglich einer vernünftigen, gesunderhaltenden Ernährungsweise. Die Verunsicherung wird durch interessengebundene Werbung und gezielte Medienpolitik noch verstärkt. So wird beispielsweise die persönliche Entscheidungsfindung für die Verbraucher erschwert, indem im Bereich Gesundheit und Ernährung von den Medien vielfach widersprüchliche Meldungen verbreitet werden. Die Flut gesundheitsbezogener Aussagen kann von Laien nicht mehr auf ihre Stichhaltigkeit hin geprüft und bewertet werden.

Von wissenschaftlicher Seite besteht jedoch im Wesentlichen Einigkeit darüber, wie eine Ernährung zusammengestellt sein sollte, damit sie ernährungsabhängigen Krankheiten vorbeugt: **überwiegend aus pflanzlichen, ballaststoffreichen Lebensmitteln mit hoher Nährstoffdichte**. Die Konsequenzen für ein gesundheitsförderndes Ernährungsverhalten werden in Kapitel 5 *Grundsätze der Vollwert-Ernährung* (S. 110) und Kapitel 6 *Vollwert-Ernährung: Allgemeine Empfehlungen und Umsetzung* (S. 188) sowie in Teil II (S. 227) und Teil III (S. 349) dieses Buches ausführlich dargestellt.

Die **Realisierung einer gesunderhaltenden Ernährung** ist nicht nur ein naturwissenschaftlich-technisches Problem, sondern auch ein Informations- und vor allem ein Motivations- und Umsetzungsproblem (s. 6.5, S. 199). Es gilt, das Bewusstsein zu fördern, dass jeder Einzelne für seine Gesundheit mitverantwortlich ist und entsprechende Schritte zu seiner Gesunderhaltung unternehmen kann und sollte. So besteht in Deutschland eine Diskrepanz zwischen Ernährungswissen und den tatsächlichen Handlungen sowohl bei der Bevölkerung als auch bei den gesellschaftlichen Entscheidungsträgern. Eine rationale Wissensvermittlung wirkt im Bereich Ernährung weniger erfolgreich als praktische Erfahrungen, die mit Genuss gekoppelt sind (*Öko-Institut* 1999a, S. 20). Zusätzlich sind wirtschaftliche, rechtliche und (gesundheits-)politische Maßnahmen erforderlich.

Bereits im *Ernährungsbericht* 1980 (S. 11) heißt es dazu: „Einem häufig falsch verstandenen Recht auf Gesundheit sollte die Verantwortung für diese Gesundheit an die Seite gestellt werden. Demjenigen, der eine erwiesenermaßen gesundheitsschädliche Lebensweise mit dem Recht auf Selbstverwirklichung verteidigt und Gesundheit und Krankheit als Privatsache sieht, sollte deutlich gemacht werden, dass die Konsequenzen einer derartigen Haltung schließlich doch durch die Gemeinschaft der Versicherten zu tragen sind".

Eine **unabhängige Förderung der Krankheitsprävention bzw. Gesundheitsförderung** muss demnach im Interesse des Einzelnen und der Allgemeinheit unterstützt und verstärkt werden.

1.1.2 Ökologische Aspekte der Ernährung

Die heutige **Umweltsituation** ist gekennzeichnet durch zahlreiche besorgniserregende Umstände, die teilweise miteinander verflochten sind (ausführliche Beschreibungen: *Capra*

1998; *BUND* und *Misereor* 1997; *Club of Rome – v. Weizsäcker* u. a. 1997; *Öko-Institut* 1999; *Worldwatch Institute* 2002; *UNO* 2002a; *Umweltbundesamt* 2002a; *World Resources Institute* 2003). Zu nennen sind unter anderem folgende, bereits eingetretene Umweltschädigungen:

- Schadstoffbelastung von Luft, Wasser (Flüsse, Seen, Meere, Grundwasser), Böden und Nahrung mit chemischen und radioaktiven Substanzen (s. 3.2.2, S. 47)
- Treibhauseffekt: globale Lufttemperatur seit 1900 um 0,4–0,8 °C gestiegen (*IPCC* 2001)
- daraus folgende Klimaveränderungen: Abschmelzen der Polkappen und Gletscher, Anstieg der Meeresspiegel, Überflutungen, Stürme, Gewitter, Dürren usw. (*IPCC* 2001; *Münchner Rückversicherungsgesellschaft* 2000)
- Zerstörung der Ozonschicht („Ozonloch"; *IPCC* 2001)
- Waldsterben, zunehmende Abholzung der Wälder (*UNO* 2002a, S. 11)
- Bodenzerstörung durch Erosion, Verdichtung, Versalzung, Versteppung und Verwüstung (*Umweltbundesamt* 2002a, S. 15)
- rapider Artenschwund bei Pflanzen und Tieren (*UNO* 2002a, S. 11)
- Überfischung der Meere (UNO 2002a, S. 11)
- ungelöste Problematik der Abfallentsorgung (*UNO* 2002a, S. 14)

Die **Ursachen** für diese Umweltbelastungen sind vor allem durch den Menschen hervorgerufene (anthropogene) Emissionen oder andere Auswirkungen von bestimmten Technologien (s. 3.2.2, S. 47), unter anderem:

- bei der Strom- und Wärmeerzeugung
- in Industrie und Handwerk
- beim Verkehr, vor allem Kraftfahrzeuge und Flugzeuge
- in der Landwirtschaft
- in Haushalten, besonders durch Heizen, Waschen und Reinigen
- bei Freizeitaktivitäten

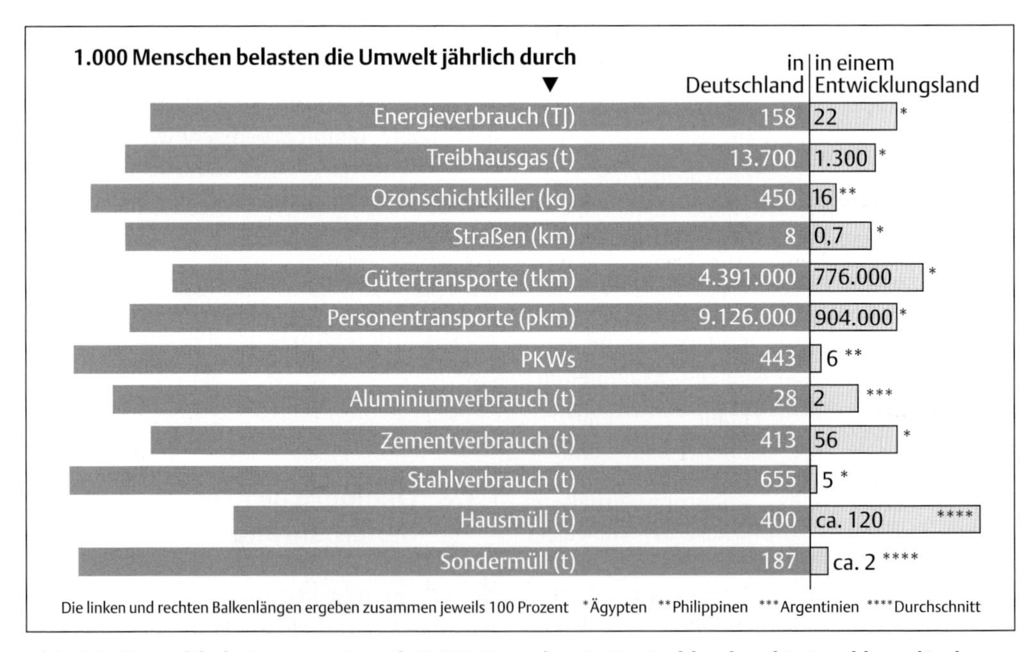

Abb. 1.2: Umweltbelastung von jeweils 1.000 Menschen in Deutschland und Entwicklungsländern (*BUND* und *Misereor* 1997, S. 15)

Bei der Nutzung der Umweltgüter wird deutlich, dass die **Verantwortlichkeit** für die schleichende weltweite Zerstörung der Lebensgrundlagen größtenteils in den reichen Ländern liegt (Abb. 1.2).

Ein erheblicher Teil der genannten Umweltprobleme innerhalb des **Ernährungssystems** resultiert aus der Art der Erzeugung, Verarbeitung, Vermarktung und Zubereitung unserer Lebensmittel sowie der Entsorgung von Verpackungsmüll und organischen Abfällen.

Nach der Studie „Zukunftsfähiges Deutschland" des Wuppertal-Instituts für Klima, Umwelt und Energie (*BUND* und *Misereor* 1997, S. 102ff) trägt allein das „Bedarfsfeld Ernährung" mit 20 % zur gesamtgesellschaftlichen Materialentnahme bei, d. h. zu den insgesamt in Bewegung gesetzten **Stoffströmen**. Diese bestehen aus biotischen und mineralischen Rohstoffen, fossilen Energieträgern, Bodenaushub, Erosion und nicht verwerteter Rohförderung (Abraumhalden). Etwa die Hälfte der Stoffströme im Bedarfsfeld Ernährung entfällt auf Erzeugung und Verarbeitung in Landwirtschaft und Ernährungsindustrie; ein Viertel auf Transporte, Verpackungen und Infrastruktur; und knapp ein Viertel auf den privaten Energieverbrauch bei Lebensmittel-Zubereitung und Einkaufsfahrten.

Der Ernährungsbereich beansprucht ebenfalls etwa 20 % der in Deutschland genutzten **Primärenergie** (vor allem fossile Brennstoffe wie Erdöl, Erdgas, Steinkohle). Die Ernährung ist somit erheblich am Ausstoß klimabelastender **Treibhausgase** beteiligt. In der genannten Studie wird die Ernährung für wiederum gut 20 % des in Deutschland vorhandenen Gesamtausstoßes von Treibhausgasen verantwortlich gemacht (CO_2 20 %, SO_2 22 %, NO_2 23 %, gerundete Werte; *BUND* und *Misereor* 1997, S. 124).

Somit trägt der Bereich Ernährung in hohem Maße zur Umweltbelastung bei – umgekehrt ergibt sich bei einer zunehmend umweltfreundlichen Ausgestaltung ein bedeutendes ökologisches Einsparpotenzial (*v. Koerber* und *Kretschmer* 1999 und 2000).

Das „Ernährungssystem" beginnt mit der **Vorleistungsproduktion** für die Landwirtschaft. Beispielsweise hat die Herstellung von Mineraldüngern und Pestiziden Umweltauswirkungen durch den hohen Rohstoff- und Energieverbrauch sowie die Emissionen; zu nennen ist auch die potenzielle Gefahr durch katastrophale Chemieunfälle, wie sie in Seveso, Bhopal und Basel aufgetreten sind.

In der **Landwirtschaft** erfolgt in verschiedenen Bereichen der Einsatz von Primärenergie, z. B. in Form von Erdöl, Kohle oder Erdgas. Dazu zählen beispielsweise Herstellung und Reparatur von Maschinen, Transporte sowie eventuell Trocknung von Lebensmitteln oder Heizen von Treibhäusern (s. 5.2.3, S. 116; s. 5.4.5, S. 155).

Auf die Erzeugung folgt im Ernährungssystem die **Lagerung**, der **Transport** und die **Lebensmittelverarbeitung** in Industrie und Handwerk. Auch hier erfolgen ein hoher Energie- und Rohstoffverbrauch (u. a. an Wasser) sowie mögliche Schadstoffemissionen (s. 5.3.9, S. 148).

Ein weiterer Bereich ist die **Vermarktung** der Lebensmittel sowie der landwirtschaftlichen Vorleistungserzeugnisse und Rohprodukte. Hierbei sind häufig **Transporte** zwischengeschaltet, die infolge von Konzentrationsprozessen und der Marktöffnung innerhalb der EU deutlich zugenommen haben und noch weiter zunehmen werden. Wichtige ökologische Beurteilungskriterien sind wiederum der Energie- und Rohstoffaufwand bei Transport, Verpackung und Kühlung sowie der Flächenbedarf und die Abgasbelastungen durch den Verkehr (s. 5.5.2, S. 163).

Anschließend erfolgt die mehr oder weniger energieaufwändige **Zubereitung** sowie der **Verzehr** der Speisen in Privat- oder Großhaushalten.

Der letzte Teilbereich im Ernährungssystem ist die Beseitigung des **Verpackungsmülls** (und der organischen Reste), wodurch Umweltprobleme bei der Deponierung oder Müllverbrennung entstehen können (s. 5.6, S. 167).

Der genannte Anteil des Bedarfsfeldes Ernährung an den Emissionen von Treibhausgasen in Höhe von 20% des Gesamtausstoßes in Deutschland lässt sich den einzelnen Bereichen des Ernährungssystems zuordnen (Tab. 1.2). Etwa die Hälfte (52%) der ernährungsbedingten Emissionen stammt aus der Landwirtschaft und davon der Hauptanteil aus der Produktion tierischer Nahrungsmittel. Schon hieraus wird deutlich, dass es die Umwelt ganz wesentlich entlastet, wenn weniger Fleisch gegessen wird. Dies erweist sich sogar als die wichtigste ökologische Maßnahme im Ernährungsbereich. Ein bedeutsamer Anteil der Emissionen entsteht im Handel (13%; einschl. Verpackung und Transport der Lebensmittel), wohingegen die Verarbeitung einen relativ kleinen Anteil (6%) erzeugt. Mit 29% sind jedoch die Verbraucher stark beteiligt, besonders durch Heizen, Kühlen und Einkaufsfahrten mit dem Auto (*Enquête-Kommission „Schutz der Erdatmosphäre"* 1994, S. ii–iii, 165).

Tab. 1.2: Beitrag der Ernährung zum Treibhauseffekt in Deutschland
(1991, in % der emittierten CO_2-Äquivalente pro Jahr innerhalb des Bereichs Landwirtschaft und Ernährung, nach *Enquête-Kommission „Schutz der Erdatmosphäre"* 1994, S. ii–iii, 165, z. T. eigene Weiterberechnungen, gerundet)

Landwirtschaft	**52**
– Tierproduktion	44
– Pflanzenproduktion	8
Verarbeitung	**6**
(Industrie, Handwerk)	
Handel	**13**
– Verpackung	5
– Transport	4
– Sonstiges	4
Verbraucher	**29**
– Küchen- + Essraum-Heizung	9
– Kühlen	6
– Gastgewerbe	4
– Lebensmitteleinkauf	4
– Erhitzen	3
– Spülen	3
Summe	**100**
(entspricht 260 Mio. t CO_2)	

Die Schadstoffemissionen in den genannten Bereichen wirken nicht nur auf die Umwelt, sondern auch auf die **Gesundheit der Menschen** zurück – denn die toxikologische Qualität der Lebensmittel kann nur so gut sein wie die Umwelt, in der sie erzeugt werden. Dies ist ein Beispiel dafür, dass Überschneidungen zwischen der Umweltverträglichkeit und der Gesundheitsverträglichkeit der Ernährung bestehen.

Umgekehrt beeinflusst die Ausgestaltung unseres Ernährungssystems den Zustand der Umwelt, wie zuvor dargestellt. Welche Folgerungen sich hieraus für die Konzeption eines umweltverträglichen Ernährungssystems und für ein umweltbewusstes Ernährungsverhalten des Einzelnen ergeben, wird im Kapitel 5 *Grundsätze der Vollwert-Ernährung* (S. 110) dargelegt.

Eine **umweltbewusste Ernährungsweise**, d. h. die gezielte Auswahl umweltfreundlich erzeugter, verarbeiteter, verpackter und vermarkteter Lebensmittel, trägt wesentlich zur Schonung der Umwelt und zum geringeren Verbrauch an nicht erneuerbaren Ressourcen bei. Persönliche Entscheidungen für ein umweltverträgliches Verhalten sind im Ernährungsbereich leichter in die Tat umzusetzen als in anderen Bereichen, beispielsweise bei der Wahl verschiedener Verkehrsmittel im Falle eines Wohnorts auf dem Land (häufig ungenügende Anbindung des öffentlichen Personenverkehrs und daher erforderliche PKW-Nutzung).

1.1.3 Ökonomische Aspekte der Ernährung

Viele Menschen verdienen ihren Lebensunterhalt damit, dass sie für andere Menschen Nahrung erzeugen, verarbeiten, handeln, zubereiten, entsorgen oder darüber beraten bzw. dafür werben. Im Einzelnen handelt es sich um Arbeitsplätze unter anderem in den Bereichen:

- Vorleistungsproduktion für die Landwirtschaft (einschließlich Saatgut-, Düngemittel-, Pestizid-, Landmaschinenindustrie u. a.)
- Landwirtschaft (pflanzliche und tierische Erzeugung)
- Ernährungsindustrie (einschließlich Diätprodukte und Nahrungsergänzungsmittel)
- Lebensmittel-Verpackungsindustrie
- Lebensmittel-Transportgewerbe
- Lebensmittel-Einzel- und Großhandel
- Lebensmittel-Kontrollstellen
- Beratung über Ernährung und Haushalt (u. a. auch Kücheneinrichtungsberatung)
- Haushaltswarenindustrie und -handel
- Gemeinschaftsverpflegung (einschließlich „Essen auf Rädern")
- Gastronomie
- Reinigungsunternehmen (allgemein und speziell Geschirrreinigung)
- Entsorgungsunternehmen
- Ernährungstherapie in Kliniken und Praxen
- Pharmaindustrie (Medikamente und Produkte zur Behandlung ernährungsabhängiger Erkrankungen)
- Werbeunternehmen

Insgesamt wurden 1998 in Deutschland 514,9 Mrd. € im Ernährungsbereich (sog. „Agribusiness" oder „Agrarkette") umgesetzt; dies sind fast 15 % des Produktionswerts der gesamten Volkswirtschaft. Dadurch werden 4 Mio. Arbeitsplätze gesichert, was rund 11 % aller deutschen Erwerbstätigen entspricht (*Umweltbundesamt* 2002a, S. 112). Der Ernährungsbereich stellt damit einen der bedeutenden Wirtschaftszweige dar.

Auf allen Ebenen des Ernährungssystems spielen ökonomische Aspekte eine wichtige Rolle, wie Kosten, Einkommen und Existenzsicherung. Die Ökonomie ist eng mit der sozialen Dimension (s. 1.1.4, S. 18) und mit der Politik vernetzt. Dabei ergeben sich im weltweiten Maßstab eine Reihe von **Problembereichen**, unter anderem:

- sehr unterschiedliche Verteilung des Welteinkommens zwischen Industrieländern und Entwicklungsländern, d. h. dort weit verbreitete Armut, die keinen ausreichenden Nahrungserwerb ermöglicht
- Lebensmittelüberproduktion in der EU sowie damit verbundene hohe Kosten, unter anderem für Preisstützungszahlungen, Lagerung und subventionierten Export
- umfangreiche Importe von Lebensmitteln, Futtermitteln und anderen landwirtschaftlichen Erzeugnissen aus Entwicklungsländern in Industrieländer (dadurch erfolgt dort teilweise eine Verdrängung der Nahrungsproduktion für die einheimische Bevölkerung), trotzdem hohe Auslandsverschuldung der Entwicklungsländer
- Existenzprobleme der kleinen und mittleren Betriebe in Erzeugung, Verarbeitung und Vermarktung von Lebensmitteln (u. a. in Deutschland, Europa und Entwicklungsländern)
- derzeitiges Preissystem für Lebensmittel, das die Knappheit der Ressourcen und externe Kosten nicht berücksichtigt (beispielsweise Verschmutzung von Wasser, Boden und Luft sowie staatliche Zahlungen bei Schließung landwirtschaftlicher Betriebe)
- Zunahme der Gesamtausgaben im Gesundheitswesen, vor allem der Kosten für ernährungsabhängige Krankheiten

Die Weltwirtschaftssituation ist durch ein starkes Nord-Süd-Gefälle gekennzeichnet. Die 20 % Ärmsten der Weltbevölkerung verfügen nur über 1,4 % des **Welteinkommens**, die 20 % Reichsten dagegen über 83 % (*Club of Rome – v. Dieren* 1995, S. 144). Dieses Missverhältnis verdeutlicht die sehr unterschiedliche Verteilung des weltweiten Wohlstands.

Von den 6,3 Mrd. Menschen auf der Erde leben 2,8 Mrd. (also fast die Hälfte) in sog. **relativer Armut**, d. h. von weniger als 2 US-$ pro Person und Tag. Davon befinden sich sogar 1,2 Mrd. Menschen in sog. **absoluter Armut**, d. h. ihnen steht weniger als 1 US-$ pro Person und Tag zur Verfügung (*Weltbank* 2001, S. 3). Die meisten der Hungernden sind demnach zu arm, um sich die durchaus vorhandenen Lebensmittel zu kaufen. Hieraus ergeben sich große gesundheitliche Probleme durch Unterernährung und deren Folgeerscheinungen (s. 1.1.1, S. 7).

Insofern erscheint die **Lebensmittelüberproduktion** in der EU paradox, weil Überschüsse an Lebensmitteln produziert werden, für die ein erheblicher Teil des EU-Haushalts zwecks Exportsubventionierung oder Lagerung verwendet wird. Dies waren im Jahr 2000 6,6 Mrd. €, das entspricht 16 % des Agrarhaushalts und 8 % des Gesamthaushalts der EU – in den 1980er und 1990er Jahren betrug dieser Anteil noch etwa die Hälfte des Agrarhaushalts (*Deutscher Bauernverband* 2001, S. 131; s. 5.7, S. 170).

Die Warenströme bei **Import und Export** von landwirtschaftlichen Produkten sind weltweit sehr unterschiedlich. Die Entwicklungsländer (die „Länder des Südens") sind im internationalen Handel mehrheitlich Exporteure von Rohstoffen (für den Norden) und Importeure von Fertigprodukten (aus dem Norden). Da die Preise für Rohstoffe gegenüber Fertigprodukten seit den 1950er, besonders in den 1980er Jahren, stark gesunken sind, verschlechterte sich das reale Austauschverhältnis („terms of trade") für die Entwicklungsländer kontinuierlich; damit ist ein großer Einkommensverlust verbunden.

Eines der schwierigsten Probleme der Länder des Südens ist ihre oft extrem hohe **Verschuldung** im Ausland, verbunden mit großen Zahlungsschwierigkeiten für Zinsen und Tilgung. Um die benötigten Devisen zu erwirtschaften, wurde der Anbau von Exportprodukten verstärkt, wie Futtermittel, Südfrüchte, Kaffee, Kakao, Tabak, Tee, Baumwolle und Blumen (s. 5.7.1.3, S. 178).

Dadurch entsteht eine **Flächenkonkurrenz** gegenüber der Produktion von Nahrungsmitteln für die einheimische Bevölkerung. Der Konflikt besteht dabei weniger in einer *direkten* Verdrängung der Lebensmittelproduktion für den einheimischen Markt als vielmehr in *qualitativer* Hinsicht: Für Exportprodukte werden oft die besten Böden und die meiste Arbeitszeit verwendet. Viele Staaten fördern den Exportanbau zusätzlich mit Kreditprogrammen und Bereitstellung von Saatgut und Dünger.

Besonders kritisiert werden die **billigen Importfuttermittel**, da sie keinen notwendigen Beitrag zur Nahrungsversorgung der Menschen in Industrieländern leisten. Sie tragen lediglich zur höheren Rentabilität der Intensivtierhaltung in Deutschland, zum niedrigen Fleischpreis und damit auch zum überhöhten Fleischverzehr bei (s. 5.7.1.2, S. 176).

Die Landwirte in Entwicklungsländern können mit Exportprodukten und bestimmten tropischen Früchten und Gemüsen bei geeigneten Vermarktungsformen mehr Einkommen erzielen als mit lokal verkäuflichen Lebensmitteln. Dies tritt aber nur dann ein, wenn eine angemessene **Verteilung der Erlöse** an die Bauern erfolgt. Oft unterliegen sie jedoch einem unfairen Zwischenhandel, der – verbunden mit der eigenen Verschuldung – zu einer Verschlechterung der Einkommens- und Ernährungssituation führen kann.

Zunehmend treten auch in **Deutschland und Europa** erhebliche **Existenzprobleme** der kleinen und mittleren Betriebe innerhalb des Ernährungssystems auf. Infolge einer fragwürdigen Agrarpolitik wurde und wird die Industrialisierung und Konzentrierung in der Landwirtschaft, in den Verarbeitungsbetrieben und im Lebensmittelhandel gefördert. Kleinere und mittlere Betriebe können dabei wirtschaftlich immer weniger konkurrieren und müssen vielfach ihre Existenz aufgeben. So fielen beispielsweise in Deutschland seit 1965 von den ursprünglich 1,4 Mio. landwirtschaftlichen Betrieben über eine Mio. dem sog. **„Hofsterben"** zum Opfer (*BMVEL* 2002a, S. 1; s. 5.7.1.3, S. 178).

Auch **Lebensmittelindustrie** und **-handwerk** unterliegen einem hohen Preisdruck. Sie sind gezwungen, landwirtschaftliche Rohstoffe möglichst billig einzukaufen, teilweise europaweit oder global. In vielen Ländern der Erde, besonders in Süd- und Osteuropa sowie in Entwicklungsländern, kann wegen niedrigerer Löhne billiger produziert werden. Infolge der weiterhin vergleichsweise geringen Transportkosten sind die Preise für ausländische Rohstoffe trotz der langen Wege meistens niedriger als für inländische. Diese Konkurrenz drückt zusätzlich auf die Erlöse einheimischer Bauern.

Im **Lebensmittelhandel** ist eine starke Konzentration der Anbieter eingetreten, die in einem teilweise ruinösen Wettbewerb zueinander stehen. Vor 20 Jahren lag der Marktanteil der fünf Branchenführer zusammen noch bei etwa einem Viertel, mittlerweile liegt er bei etwa 60 % – Tendenz steigend (*Verbraucherzentrale Bundesverband* 2001, S. 80). Diese Konzentration führt zu weiter fallenden Verbraucherpreisen, wobei die Gefahr besteht, dass beim derzeitigen Verdrängungswettbewerb weitere Lebensmittelanbieter vom Markt verschwinden (und auch die in diesem Bereich vorhandenen Arbeitsplätze). Zu befürchten sind dann wieder steigende Preise und auch eine sinkende Lebensmittelqualität durch zunehmende industrielle Fertigung sowie eine geringere Lebensmittelsicherheit. In diesem Prozess der sich gegenseitig unterbietenden Konzerne griff das Bundeskartellamt regulierend ein, da Waren unter dem Einkaufspreis angeboten wurden (sog. *Dumpingpreise*).

Eine Alternative dazu ist ein **Preissystem für Lebensmittel**, das die Knappheit der Ressourcen (z. B. saubere Luft, Wasser und Boden sowie Energie) und auch die Fairness in den Handelsbeziehungen berücksichtigt. Dies drückt sich in den höheren Preisen für Öko-Lebensmittel und fair gehandelte Erzeugnisse aus (s. 6.6, S. 209). Durch die Umstellung auf ökologische Erzeugung bzw. Verarbeitung konnten viele landwirtschaftliche und verarbeitende Betriebe ihre Existenzen sichern.

Fragwürdig dagegen sind billige **Massenerzeugnisse**, z. B. Fleisch aus Intensivtierhaltung. Denn damit kann problematischen Methoden im Ernährungssystem Vorschub geleistet werden, um zu versuchen, mit billigen, qualitativ minderwertigen Rohstoffen im „Preiskrieg" zu bestehen. In diesem Zusammenhang sind Skandale, wie die BSE-Krise, Maul- und Klauenseuche oder der unerlaubte Einsatz von Hormonen und Antibiotika, möglich geworden. Die Folgekosten der großen Landwirtschaftskrisen übernahm hauptsächlich der Staat und damit der Steuerzahler – die Kosten wurden jedoch *nicht* auf die Lebensmittelpreise umgelegt.

Deutschland ist ein stark exportorientiertes Land, wobei der überwiegende Anteil des deutschen Außenhandels innerhalb Europas stattfindet. Um sich auf dem expandierenden Markt der EU zu behaupten, hat Deutschland die Möglichkeit, sich mit qualitativ hochwertigen, ökologischen und traditionellen Produkten am Markt zu positionieren.

Es bestehen **Vernetzungen zwischen gesundheitlichen und ökonomischen Aspekten** der Ernährung. Die mittlerweile sehr hohen Kosten für ernährungsabhängige Krankheiten stellen – neben der Belastung für die Betroffenen – einen bedeutenden Wirtschaftsfaktor dar, sodass viele Akteure auf dem sog. „Gesundheitsmarkt" an der Therapie von Krankheiten gut verdienen.

Im Jahre 2000 beliefen sich die **Gesamtausgaben im sog. Gesundheitswesen** auf etwa 427 Mrd. DM (entspricht 218 Mrd. €; *Statistisches Bundesamt* 1998). Schätzungen des Bundesministeriums für Gesundheit ergaben, dass

Tab. 1.3: Entwicklung der Kosten ernährungsabhängiger Krankheiten in Deutschland
(in Mrd. DM; Zahlen von 2000 für Deutschland (West und Ost): *BMBF* 2001; Zahlen von 1990 für westliche Bundesländer (alte Gesundheitsausgabenrechnung): *Kohlmeier* u. a. 1993, S. 4, 261; Zahlen von 1980 für alte Bundesrepublik Deutschland: *Henke* u. a. 1986, S. 25, 274)

Kosten (in Mrd. DM)	1980	1990	2000
Ernährungsabhängige Krankheiten	42	84	142
Gesamtausgaben im Gesundheitswesen	200	276	427
Anteil der ernährungsabhängigen Krankheiten	21 %	30 %	33 %

rund ein Drittel dieser Kosten (also 142 Mrd. DM, entspricht 73 Mrd. €) direkt oder indirekt den **ernährungsabhängigen Krankheiten** zugerechnet werden kann (*BMBF* 2001). Die jeweiligen Kosten sind in den letzten 20 Jahren drastisch gestiegen, wobei der Anteil für ernährungsabhängige Krankheiten von 21 % auf 33 % angewachsen ist (Tab. 1.3).

Von den 427 Mrd. DM Gesamtausgaben im Gesundheitswesen entfallen lediglich 1,5 % auf **präventive Gesundheitsförderung** und 0,7 % auf Früherkennung von Krankheiten. Dagegen betragen ärztliche Leistungen 27 %, pflegerische/therapeutische Leistungen 23 % und Waren wie Arzneimittel, Hilfsmittel und Zahnersatz 26 % der Gesamtausgaben (*Statistisches Bundesamt* 2003b). Trotz ständiger erfolgloser Einsparbemühungen im Gesundheitswesen wird das langfristige wirtschaftliche Potenzial der Prävention durch Ernährungsberatung nur unzureichend ausgeschöpft.

Ein wichtiges Ziel der Wirtschaftspolitik ist die **Förderung regionaler Wirtschaftskreisläufe** und damit des ländlichen Raums. Regional agierende (oft kleine und mittlere) Unternehmen können – besonders durch Kooperationen und Vernetzungen mit allen Beteiligten des Ernährungssystems einschließlich der Konsumenten – mit regional erzeugten, verarbeiteten und gehandelten Lebensmitteln Arbeitsplätze und Einkommen in der Region sichern. Außerdem tragen sie aufgrund der kürzeren Entfernungen zur Schonung der Umwelt bei, unter der Voraussetzung voller Auslastung der Transportmittel (s. 5.5.2, S. 163).

Verbraucher können durch den Kauf von ökologisch und regional produzierten und verarbeiteten sowie von fair gehandelten Lebensmitteln die beschriebenen ökonomischen Probleme positiv beeinflussen. Dadurch kann der Import von Futtermitteln aus Entwicklungsländern und die daraus folgende Flächenkonkurrenz entfallen.

Für die Verbraucher sind die ökonomischen Aspekte der Ernährung in den unterschiedlichen Preisen für Lebensmittel spürbar. Insofern können die Verbraucher mit der „Abstimmung an der Ladenkasse" sehr wesentlich dazu beitragen, gezielt ein wirtschaftsverträgliches Ernährungssystem zu fördern, das unter anderem auch die Existenzsicherung kleinerer und mittlerer Betriebe bewirkt (weitere Ausführungen dazu finden sich im Kap. 5 *Grundsätze der Vollwert-Ernährung*, S. 110).

Allerdings ist auch zu bedenken, dass manchen Menschen, insbesondere kinderreichen Familien, Alleinerziehenden, Arbeitslosen und Sozialhilfeempfängern, aufgrund ihrer ökonomischen Situation Grenzen beim Einkauf von ökologischen und fair gehandelten Lebensmitteln gesetzt sind (s. 6.5, S. 199; s. 6.6, S. 209).

1.1.4 Soziale Aspekte der Ernährung

Die heutige soziale Situation in der Welt weist sehr große Unterschiede auf – sie ist eng mit den vorher dargestellten ökonomischen Aspekten verflochten. Zu den *ernährungsbezogenen* Problembereichen zählen dabei:

- weltweites Bevölkerungswachstum zwar prozentual verlangsamt, aber nicht gestoppt (daraus folgend sinkende Ernährungssicherheit)

- Zerstörung von Lebensräumen und Landflucht in Entwicklungsländern – mit zunehmender Verstädterung und Ausweitung der Elendsviertel, dadurch Zunahme der Unterernährung und Verschlechterung der Gesundheitssituation
- geringe Bildungschancen für Frauen und Kinder in den Ländern des Südens
- inhumane Lebens- und Arbeitsbedingungen in Entwicklungsländern (besonders Kinderarbeit)
- Übertragung von ungünstigen Lebens- und Ernährungsgewohnheiten aus den reichen Industrieländern in Entwicklungsländer (fragwürdige Vorbildfunktion)
- hohe Veredelungsverluste bei der Produktion tierischer Lebensmittel – ungerechte Verteilung der weltweit knappen Nahrungsressourcen
- Wandel der Esskultur durch neue Nahrungsmittelangebote in Industrie- und Entwicklungsländern

Ernährungs- und Nahrungssicherheit werden oft im direkten Zusammenhang mit der Weltbevölkerungszahl gesehen. Das **Bevölkerungswachstum** verlangsamt sich zwar prozentual, ist aber nicht gestoppt: Im Jahr 2050 werden 9,3 Mrd. Erdenbürger erwartet, heute sind es etwa 6,3 Mrd. Das derzeitige Wachstum von jährlich etwa 80 Mio. Menschen findet fast ausschließlich in den Entwicklungsländern statt – und dort vor allem in den Städten. Mitte des 21. Jahrhunderts werden weltweit erwartungsgemäß etwa so viele Menschen in Städten leben wie heute insgesamt auf der Erde.

Ein Grund für das rasche Anwachsen der Städte liegt in der zunehmenden **Industrialisierung der Landwirtschaft**, die zur Vernichtung von Arbeitsplätzen der Kleinbauern und damit von Einkommens- und Versorgungsmöglichkeiten führt. Die daraus folgende **Landflucht** der Familien bedeutet eine zunehmende **Verstädterung** und verschärft die ohnehin schlechte Ernährungs- und Hygienesituation in den Elendsvierteln.

Die **Bildungschancen** sind weltweit und besonders zwischen Frauen und Männern oft ungleich verteilt. So sind die Zugangsmöglichkeiten zu Bildungsangeboten für Frauen geringer als für Männer: Etwa zwei Drittel der weltweit lebenden Analphabeten/-innen sind Frauen. Dabei zahlen sich laut *UNO* (2002a, S. 20) Investitionen in die Ausbildung von Frauen erfahrungsgemäß durch bessere Ernährung der Familie, bessere Gesundheitsversorgung, weniger Armut und auch eine geringere Geburtenrate aus.

Auch in **Industrieländern** ist der Bildungsstand – neben dem Einkommen – mit entscheidend für den Ernährungsstatus: So kam eine schweizer Studie zum Schluss, dass Menschen mit niedrigerem Bildungsniveau weniger gut mit essenziellen Nährstoffen versorgt sind als solche mit hohem (*Hofer* 1999, S. 45).

Viele der bei uns verkauften Konsumartikel (z. B. Kaffee, Tee, aber auch bestimmte Obst- und Gemüsearten) werden in Entwicklungsländern unter teilweise **inhumanen Lebens- und Arbeitsbedingungen** erzeugt, wie geringer Lohn und menschenunwürdige Arbeitsplätze und -zeiten.

Besonders die **Kinderarbeit** in gefährlichen und nicht fair entlohnten Produktionsprozessen ist ethisch nicht vertretbar, z. B. bei der Herstellung von Teppichen, Bällen und auch Orangensaft sowie bei der Ernte von Kaffee- und Kakaobohnen. Obwohl Kinderarbeit eine Menschenrechtsverletzung darstellt, zwingt unter anderem die Armut in Entwicklungsländern 250 Mio. Kinder zur Arbeit, etwa die Hälfte davon als Ganztagsbeschäftigte. Mindestens 60 Mio. Kinder arbeiten unter extremen Bedingungen in der sog. Schulden-Sklaverei – oder auch in der Prostitution. Da diese Kinder keine Bildungschancen haben, führt das zu einer riesigen Verschwendung von „Humankapital" (*UNICEF* 2001 und 2003; s. 5.7.3, S. 183).

In den Industrieländern ist in den letzten zwei Jahrzehnten eine starke Zunahme des Verzehrs von vorgefertigten Lebensmitteln (sog. Convenience-Produkten) und Fast-Food-Produkten feststellbar. Aufgrund der **Vorbildfunktion**, die der „reiche Norden" bedenklicherweise für Menschen in den Ländern des Südens besitzt, halten diese Lebensmittel mittlerweile auch verstärkt Einzug in die Esskultur der Städte in Entwicklungsländern. Für die dortigen Menschen verdrängen die teuren Luxusprodukte die traditionellen „street foods" (Mahlzeiten auf der Straße). Frauen verlieren damit die Möglichkeit, das Familieneinkommen aufzubessern (*Rau* und *Leitzmann* 1998, S. 89).

Ein veränderter **Ernährungsstil in den Städten** der Länder des Südens (mehr tierische Lebensmittel, mehr Fertigprodukte) geht einher mit einer Zunahme sog. Zivilisationskrankheiten. Außerdem stellt dies erhöhte Anforderungen an Logistik und Infrastruktur. Entsprechend steigen auch der Einsatz an Futtermitteln sowie die Transporte – und damit der Flächenbedarf sowie die Umweltbelastung.

Über ein Drittel der **Welt-Getreideernte wird an Tiere verfüttert**, um Fleisch(-Erzeugnisse), Milch(-Produkte) und Eier zu produzieren (*FAO* 2002b, S. 3) In Deutschland sind es sogar 67 % des Getreides, die an Tiere verfüttert werden (*Statist. Jahrbuch ELF* 2002, S. 211).

Aus energetischer Sicht ist die Umwandlung pflanzlicher Lebensmittel, die auch der Mensch direkt verzehren könnte, in tierische Produkte höchst ineffektiv: Für die Erzeugung von 1 kcal in Form von tierischen Lebensmitteln werden durchschnittlich 7 kcal aus pflanzlichen Futtermitteln gebraucht (*Strahm* 1995, S. 46f). Dabei gehen 65–90 % der Nahrungsenergie aus den Futterpflanzen als sog. **„Veredelungsverluste"** verloren, was im Sinne der ökologischen *und sozialen* Kriterien der Nachhaltigkeit eine große Ressourcenverschwendung darstellt (s. 5.2.5, S. 117). Durch den überhöhten Fleischverzehr in Deutschland nehmen wir somit von der weltweit produzierten Nahrungsmenge mehr, als uns nach Aspekten der Gerechtigkeit zusteht. Das Welternährungsproblem ist folglich kein *Produktionsproblem*, sondern ein *Verteilungsproblem*.

Essen ist viel mehr als bloße Nährstoffversorgung. Es hat weitreichende **seelische, soziale und kulturelle Funktionen** und ist Ausdruck für soziale Beziehungen und Kommunikation. Essen kann Genuss, Freude und Erholung bereiten, besonders wenn es in Gemeinschaft und in angenehmer Atmosphäre eingenommen wird (s. 5.1.1, S. 110). Durch neue Angebote wie Convenience-Produkte und Fast Food ist die Esskultur einem tiefgreifendem Wandel unterworfen. Weitere Ausführungen zur **Esskultur** finden sich unter *Soziokultureller Wert* als Teil der Lebensmittelqualität (s. 3.5, S. 58) und unter *Umsetzung der Vollwert-Ernährung* (s. 6.5, S. 199).

Eine Neuorientierung unserer Gesellschaft zu mehr Nachhaltigkeit bedarf auch der **Überschaubarkeit (Transparenz)** sozialer Beziehungen. Eine wiedergewonnene „Nähe" kann den Raum schaffen für Verantwortung und Vertrauen (*Schneider* 1997, S. 245). Insbesondere das Vertrauen ist in den letzten Jahren durch die Skandale im Lebensmittelsektor zurückgegangen, auch weil die einzelnen Stufen und Orte der Herstellung und Verarbeitung für die Verbraucher kaum mehr nachvollziehbar sind.

Selbstverständlich kann ein verändertes **Einkaufsverhalten** eines *einzelnen* Menschen nicht landes- oder weltweite Probleme lösen. Eine *gemeinsame* solidarische Haltung möglichst vieler Menschen, besonders der Verbraucher in den reichen Ländern, kann zu einer Lösung der Probleme beitragen, z. B. durch den Kauf fair gehandelter Lebensmittel (s. 5.7, S. 170). Hierzu sind allerdings Aufklärung, Bewusstseins- und Verhaltensänderungen sowie grundlegende politische Weichenstellungen erforderlich.

Die Folgerungen aus den beschriebenen Zusammenhängen für die Gestaltung eines sozialverträglichen Ernährungssystems und für ein **sozial verantwortungsvolles Ernährungs-**

verhalten des Einzelnen werden im Kapitel 5 *Grundsätze der Vollwert-Ernährung* (S. 110) dargestellt. Damit ist ein individueller Beitrag zur weltweit gerechteren Verteilung der vorhandenen Nahrungsressourcen, zum Abbau der Armut sowie zu besseren Lebens- und Arbeitsbedingungen möglich.

1.2 Erkenntnistheoretischer Hintergrund

Ein zentrales Anliegen der Vollwert-Ernährung ist es, das **Phänomen „Ernährung" in seiner Gesamtheit** zu erfassen. Dabei werden – im Gegensatz zur klassischen Ernährungswissenschaft – nicht nur die üblichen physiologischen und toxikologischen Daten berücksichtigt, sondern auch zahlreiche weitere Aspekte mit einbezogen. Im Folgenden wird skizziert, warum dieser Anspruch wichtig ist und wie er sich erkenntnistheoretisch begründet.

Wie jede wissenschaftliche Disziplin strebt auch die Ernährungswissenschaft nach einer **Erweiterung von Erkenntnis.** Um zu wissenschaftlichen Aussagen zu gelangen, bedarf es dabei immer geeigneter Methoden, mit deren Hilfe *objektive* Erkenntnisse gewonnen werden können. Dies bedeutet, dass die erzielten Ergebnisse reproduzierbar sein müssen und unabhängig davon sein sollen, wer sie erzielt (Intersubjektivität). Außerdem müssen sie durch alternative Methoden überprüft werden können (*Mahner* und *Bunge* 2000, S. 74).

Allerdings hängen die gewonnenen Resultate davon ab, welche **wissenschaftliche Herangehensweise** gewählt wird. Hierbei können unterschiedliche erkenntnistheoretische Ansätze gewählt werden. Unter dem Begriff „Erkenntnistheorie" wird die philosophische Disziplin verstanden, die sich mit den Möglichkeiten, den Grenzen und der Methodologie von Erkenntnis beschäftigt. Innerhalb der Erkenntnistheorie wird zwischen zwei grundsätzlich verschiedenartigen theoretischen Vorgehensweisen und entsprechend daraus abgeleiteten Methoden unterschieden, die als *reduktionistischer* bzw. *holistischer Ansatz* bezeichnet werden.

Die **Erkenntnistheorie** und damit auch die Erkenntnismethode besitzt eine zentrale Bedeutung für den Erkenntnisgewinn und daher ebenfalls für die daraus abgeleiteten Handlungskonsequenzen. Dies gilt selbstverständlich auch im Bereich der menschlichen Ernährung: Hinter jeder Auffassung (z. B. von üblicher Ernährungsweise, Vegetarismus, Makrobiotik, Vollwert-Ernährung) findet sich ein bestimmtes Wissen, das durch einen Erkenntnisprozess gewonnen wurde. Die unterschiedlichen Ansprüche der einzelnen Ernährungsformen verdeutlichen, dass je nach erkenntnistheoretischem Ansatz offenbar stark voneinander abweichende Ergebnisse und Empfehlungen resultieren können.

1.2.1 Die reduktionistische Sichtweise

Als Begründer der reduktionistischen Sichtweise (lateinisch *reducere* = zurückführen) gilt der französische Philosoph *René Descartes* (1596–1650). In seiner „Abhandlung über die Methode des richtigen Vernunftgebrauchs" forderte er unter anderem folgende methodische Vorgehensweise:

- zunächst Problemlösungen soweit wie möglich in ihre Teile zu zerlegen,
- und dann vom einfachsten Objekt stufenweise zu komplexeren Systemen zu gelangen.

Reduktionistisches Vorgehen erfordert also, eine komplexe Fragestellung in einzelne Teile zu zerlegen, die jeweils methodisch erfassbar sind. Dadurch sollen lineare kausalanalytische Erkenntnisse erzielt werden (Untersuchung von Ursache und Wirkung). Aus den Teilen wird dann auf das Ganze geschlossen. In der Praxis wird dabei nach dem Prinzip der **Induktion** vorgegangen: Aus einer begrenzten Anzahl von (experimentellen) Daten wird verallgemeinernd auf das Verhalten aller Teile, d. h. auch der nicht untersuchten, geschlossen.

Ein einfaches Beispiel aus der Ernährungsforschung verdeutlicht diesen Sachverhalt: Aus der Tatsache, dass der Blutzuckerspiegel bei Versuchspersonen nach Gabe von Vollkornprodukten durchschnittlich langsamer ansteigt als nach Gabe von Weißbrot, wird die allgemeine Schlussfolgerung gezogen, dass dies prinzipiell bei *allen* Menschen so ist.

Der Aufstieg der modernen Naturwissenschaft und Technik ist untrennbar mit diesen Verfahren der Reduktion und Induktion verbunden und hat zu einem in der Menschheitsgeschichte einmaligen Wissenszuwachs geführt. Dies gilt auch für die Ernährungswissenschaft. So konnte z. B. hierdurch die Existenz und Wirkungsweise der Vitamine nachgewiesen werden.

1.2.2 Grenzen des Reduktionismus

Reduktionistische Methoden sind in der Lage, lineare, monokausale Zusammenhänge mit hoher Genauigkeit zu beschreiben und zu erklären. Die **Aussagekraft** bleibt aber immer auf die untersuchte Fragestellung beschränkt, sodass Fehlschlüsse möglich sind.

Dies wird besonders deutlich am Beispiel der Ballaststoffe. Galten sie Anfang des 20. Jahrhunderts als unnötiger und unerwünschter „Ballast" in der Nahrung, so ist ihre Notwendigkeit für die langfristige Gesunderhaltung heute unumstritten. Die ursprüngliche Auffassung rührte daher, dass ausschließlich berücksichtigt wurde, ob Ballaststoffe zur Energieversorgung beitragen. In dieser Hinsicht war die damals gewonnene Erkenntnis richtig. Werden andere Kriterien (wie langfristige Gesundheit) zur Beurteilung herangezogen, muss jedoch die negative Aussage bezüglich Ballaststoffen revidiert werden. Die aus Erkenntnissen abgeleiteten Empfehlungen sind deshalb relativ, d. h. sie beziehen sich immer nur auf bestimmte, zeitabhängige Kriterien. Hierin zeigt sich ein typischer Fehlschluss, der bei ausschließlichem, streng reduktionistischem Vorgehen auftreten kann: Der Aspekt („Ballaststoffe in der Ernährung") wird auf einen speziellen Gesichtspunkt („Energielieferung") reduziert.

Auch die heutigen Empfehlungen für eine gesunderhaltende Ernährung beruhen auf dem *derzeitigen* **Erkenntnisstand.** Vieles gilt so lange als wissenschaftlich akzeptiert, bis neue methodische Ansätze zu neuer Erkenntnis und damit zu veränderten Handlungskonsequenzen führen.

Ein weiteres, aus der jüngeren Vergangenheit stammendes Beispiel findet sich im Bereich der Medizin: Lange Zeit wurde die wissenschaftliche Meinung vertreten, Magengeschwüre könnten nur auf Basis einer übermäßigen Säurebildung im Magen entstehen. Erst in den 1980er Jahren gelang es zwei australischen Forschern, bestimmte Bakterien (*Helicobacter pylori*) zu identifizieren, die hierfür verantwortlich sein könnten. Die aus ihren Untersuchungen gezogenen Schlussfolgerungen wurden anfangs stark kritisiert und abgelehnt – binnen weniger Jahre sind sie jedoch allgemein akzeptiertes Wissen geworden.

Der **Wandel der Erkenntnis** und der damit verbundenen Handlungskonsequenzen ist auch und gerade im Bereich der Ernährung spürbar. Die Isoliertheit, wie sie der Reduktionismus nutzt, gibt es in der Praxis nicht. „Ernährung" kann deshalb nicht vollständig durch linear-reduktionistische Ansätze erklärt werden. Wie das Beispiel Ballaststoffe zeigt, ist es bereits auf der Ebene der ernährungsphysiologischen Bedeutung eines Nahrungsinhaltsstoffes schwierig, **allgemein gültige Empfehlungen** auf der Basis einzelner reduktionistisch gewonnener Daten abzuleiten. Noch schwieriger wird es, wenn komplexe wechselseitige Beziehungen zwischen unterschiedlichen Bereichen in die Bewertung mit einbezogen werden, d. h. verschiedene *Systeme* gemeinsam analysiert werden. Gerade im

Bereich der Ernährung, die in Wechselwirkung zu zahlreichen anderen Gebieten steht, wie Lebensmittelerzeugung und -verarbeitung, Ökonomie, Umwelttoxikologie und Medizin, ist es deshalb mit ausschließlich reduktionistischen Ansätzen nur unzureichend möglich, Handlungskonzepte abzuleiten.

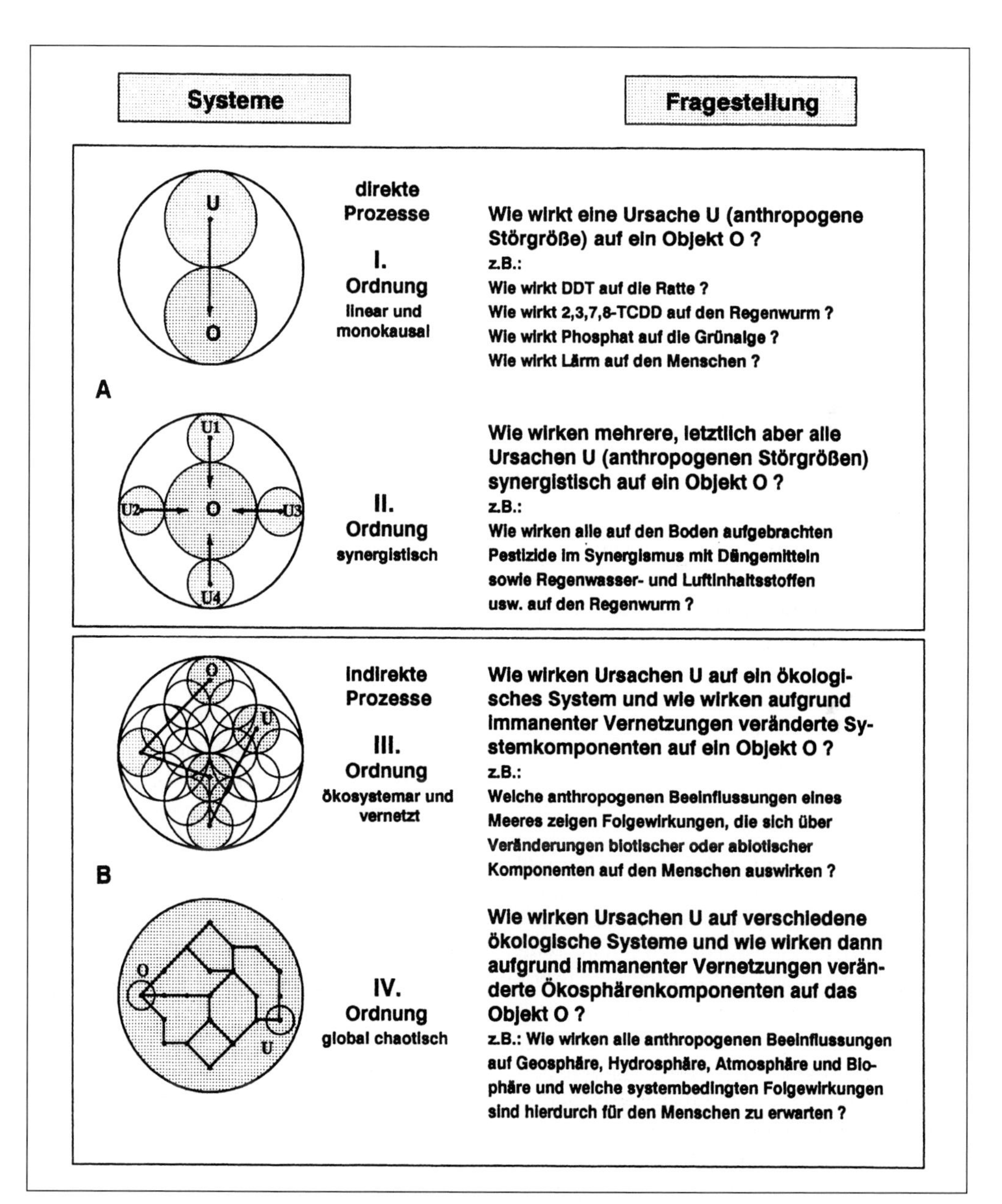

Abb. 1.3: Modell zur Störfaktor-Evaluation in Systemen (MOSES)
(nach *Mersch-Sundermann* 1989)

Deutlich wird dies unter anderem im Bereich der **Toxikologie:** Toxikologen und Umweltchemiker sind beispielsweise in der Lage, mit Hilfe reduktionistischer Methoden (z. B. tierexperimentell oder anhand von Bodenproben) die potenziellen Schadwirkungen von Pestiziden zu untersuchen und zu bewerten. Allerdings gelingt es ihnen dabei nicht, das Zusammenspiel verschiedener Stoffe zu erfassen und Effekte zu beschreiben, die sich nicht unmittelbar zeigen, aber indirekt Einfluss auf die Gesundheit nehmen können. Es kann deshalb zwar gezeigt werden, ob, wie und in welchem Umfang ein Herbizid direkt auf den Organismus wirkt oder die Bodenqualität verändert, weitergehende Erkenntnisse sind aber ausgeschlossen. So ist es nicht möglich zu untersuchen, ob ein Eintrag des Stoffes in die Gewässer oder in die Luft langfristig zusätzliche Effekte hat, die z. B. die direkt beobachteten Wirkungen verändern (s. 3.2.2.8, S. 54).

Das **Modell zur Störfaktor-Evaluation in Systemen** beschreibt, dass der Grad einer wissenschaftlichen Erkenntnis immer davon abhängt, wie die Fragestellung der Untersuchung formuliert und wie das zu bewertende System definiert und „nach außen" abgegrenzt wird. Es ist ein methodologisches Systemmodell, das primär für ökotoxikologische Prozesse konzipiert wurde, aber auch für die Ernährungswissenschaft von Bedeutung ist (Abb. 1.3, S. 23; *Mersch-Sundermann* 1989).

So lässt sich beispielsweise die Frage „Wie wirkt DDT auf die Ratte?" im linear-kausalen System I. Ordnung reproduzierbar (und damit scheinbar objektiv) beantworten (akute Toxizität, Organschäden, Karzinogenese usw.). Schon im System II. Ordnung relativiert sich diese Erkenntnis, da sich gegenseitig beeinflussende Prozesse die Wirkung von DDT auf die Ratte entscheidend verändern können (Synergismen, Subtraktionen, Additionen usw.). Im System III. und IV. Ordnung ist der Zusammenhang zwischen DDT und Ratte durch ein System stofflicher, energetischer und informeller Prozesse unterbrochen (Ursache-Wirkungs-Entkopplung). DDT wirkt in Systemen III. und IV. Ordnung nicht mehr direkt auf die Ratte, sondern indirekt über multifaktoriell beeinflusste, ökobiologische Systeme (z. B. durch Verschiebung ökologischer Nischen, Veränderung von Räuber-Beute-Beziehungen, Systemdekompensation usw.). Die Fragestellung „Wie wirkt DDT auf die Ratte?" lässt sich – bezogen auf Systeme III. und IV. Ordnung – also nicht durch die Methodologie der Systeme I. und II. Ordnung beantworten. Immer dann, wenn nur Erkenntnisse im System I. oder II. Ordnung gewonnen werden, kann daraus nicht auf das Verhalten von Systemen höherer Ordnung geschlossen werden (*Mersch-Sundermann* 1989).

1.2.3 Der holistische Ansatz

Während der Reduktionismus typischerweise versucht, Zusammenhänge monokausal, d. h. in einer direkten Ursache-Wirkungs-Beziehung zu beschreiben und von den Teilen auf das Ganze zu schließen, strebt der **Holismus** (griechisch *holos* = ganz) ein entgegengesetzes methodisches Vorgehen an. Biologisch bezeichnet Holismus den Versuch, alle Lebensphänomene aus einem ganzheitlichen Prinzip abzuleiten. Danach lassen sich biologische Vorgänge nur dann angemessen erklären, wenn Organismen nicht als isolierte Systeme, sondern als strukturell und funktionell untrennbar mit den eigenen Teilsystemen in Interaktion aufgefasst werden.

Hieraus ergibt sich eine grundlegende Denkweise. Das Ganze ist immer mehr als die Summe seiner Teile. Deshalb kann Erkenntnis über das Ganze nicht durch Analyse der Teile herbeigeführt werden. Lebensprozesse sind eben nicht linear-kausal, sondern bestehen nebeneinander (Koexistenz) und zeigen vielfältige Wechselwirkungs- und Rückkopplungsprozesse (*Capra* 1998).

Allerdings sollte der Holismus nicht – wie häufig zu finden – mit einem **Systemismus** verwechselt werden. Die Hauptthese des Systemismus lautet, dass jedes Ding mit einigen anderen Dingen verbunden ist, während der Holismus die These vertritt, dass *alles mit allem* verbunden ist. Zudem ist der Systemismus nicht anti-analytisch wie der echte Holismus (*Mahner* und *Bunge* 2000, S. 171).

Außerdem wird häufig ein weiterer Fehler begangen: Holismus ist nicht dadurch zu erreichen, dass vielfältige reduktionistische Untersuchungen vorgenommen und am Ende zusammengeführt werden. Gerade dies ist *nicht* Holismus, denn bei diesem Vorgehen gelänge es eben nicht, das Ganze zu beschreiben und zu erklären. Diese **Fehlinterpretation von Holismus** wäre gleichbedeutend mit der Vorstellung, durch Zusammenmischen der chemisch analysierten Einzelkomponenten eines Lebensmittels wieder das komplexe Lebensmittel herzustellen. Aufgabe holistischer Forschung ist es viel mehr, den gesamten Untersuchungsgegenstand in seinen grundlegenden Systemeigenschaften (Systemgesetzlichkeiten) zu erfassen.

Die derzeitige Erkenntnisbasis holistischer Wissenschaften ist relativ gering, weil komplexe nicht-lineare Systeme bisher kaum verstanden werden. Dies ergibt sich unter anderem daraus, dass der Holismus, wie jede Methodologie, Grenzen aufweist.

Die **Komplexität** solcher Systeme zu erfassen, erscheint deshalb als ein zumindest theoretisch begründetes und notwendiges Anliegen, wenn ein wissenschaftlich fundierter und zukunftsorientierter Lebensstil gefunden werden soll. Allerdings ist ein solcher holistischer Ansatz nicht einfach einzulösen, weil er in seiner Komplexität schwer erfassbar ist.

Nach *Mahner* und *Bunge* (2000, S. 111) bietet sich auch die Strategie des „**moderaten Reduktionismus**" an. Dies bedeutet, dass Fragestellungen soweit wie möglich reduziert werden sollten, ohne jedoch die Verschiedenheit und die sog. *Emergenz* des Untersuchungsgegenstandes außer Acht zu lassen. Als Emergenz wird das Phänomen bezeichnet, wonach zu den einzelnen Teilen eines Systems *neue* Eigenschaften hinzutreten, wenn alle Teile zusammenwirken. Das bedeutet eben, dass das Ganze mehr ist als die Summe seiner Teile. So sind die Gesetze der Chemie und der Physik zwar für alle Lebewesen gültig. Physik und Chemie gemeinsam machen aber noch nicht das Phänomen „Leben" aus.

Ein moderater Reduktionismus, kombiniert mit der Integration verschiedener Ansätze und Forschungsgebiete, gibt die Möglichkeit, die Nachteile sowohl des reduktionistischen als auch des holistischen Ansatzes zu überwinden (*Mahner* und *Bunge* 2000, S. 112). Diese Möglichkeit erscheint derzeit als eine pragmatische Vorgehensweise überlegenswert.

1.2.4 Bedeutung der Erkenntnistheorie für die Vollwert-Ernährung

Wie dargelegt, können wissenschaftliche Erkenntnisse auf unterschiedlichen Wegen gewonnen werden. Reduktionismus und Holismus bilden dabei zwei gegensätzliche, aber sich gegenseitig ergänzende Denkansätze mit unterschiedlicher Aussagekraft. Entsprechend nutzen sie auch unterschiedliche Methoden.

Bisher basiert **Ernährungswissen** allerdings fast ausschließlich auf **linear-kausalen, reduktionistischen Bewertungen**. Aus reduktionistischer Sicht besteht beispielsweise ein Apfel aus seinen mit den Sinnen erkennbaren Eigenschaften (Farbe, Form, Aussehen, Geschmack, Geruch, Struktur) und seinen analysierbaren chemischen Bestandteilen (Wasser, Kohlenhydrate, Ballaststoffe, Proteine, Fette, Mineralstoffe, Vitamine, sekundäre Pflanzenstoffe sowie toxikologisch erfassbare Rückstände und Umweltkontaminanten). Wenn alle in der Analyse ermittelten Bestandteile des Apfels zusammengemischt werden, ergibt sich aber kein Apfel. Beim Verzehr dieses Gemisches wird keine Ähnlichkeit mit einem Apfel feststellbar sein.

Beim holistischen Ansatz wird der Apfel in seinem gesamten Beziehungsgefüge einbezogen. Er ist damit *ein Teil* eines komplexen Systems, das globale materielle, energetische, informelle, ökologische und soziale Vernetzungen umfasst. Wie der Apfel als Teil das gesamte System beeinflusst, so beeinflusst das System auch den Apfel.

Für die **Vollwert-Ernährung** ist es – wie für die Ernährungswissenschaft überhaupt – wichtig, welche Inhaltsstoffe ein Lebensmittel liefert und wie sich dieses Lebensmittel deshalb auf die Gesundheit auswirkt. Darüber hinaus gilt es aber auch, dieses Lebensmittel in seinen „**Systemeigenschaften**" zu sehen, d. h. wie es sich durch Erzeugung, Verarbeitung, Transport, Zubereitung und Entsorgung von Restbestandteilen auf die Qualität der Ökosysteme auswirkt. Ferner spielt eine Rolle, welche Konsequenzen sich dabei letztlich für die weltweite Ernährungssituation ergeben und welche ökonomischen Effekte es erzielt. Aus all diesen Gründen werden in der Vollwert-Ernährung sowohl streng reduktionistische Betrachtungen angestellt, als auch umfassendere systemische Aspekte und Überlegungen berücksichtigt.

Eine zeitgemäße und zukunftsorientierte Ernährung sollte sinnvollerweise durch die Kombination verschiedener Erkenntnismethoden erfasst und bewertet werden. Über die individuelle Ebene hinaus (Ernährung zur *direkten* Erhaltung der eigenen Gesundheit) müssen Erkenntnisse gewonnen werden, die die Umwelt-, Wirtschafts- und Sozialverträglichkeit einer Ernährungsform berücksichtigen. Wenn möglichst alle Einflussfaktoren und Interaktionen einbezogen werden, kann es seltener zu folgenschweren Fehlentscheidungen kommen, die später nur mit großem Aufwand oder gar nicht korrigiert werden können.

Diese notwendige Kombination zwischen reduktionistischem und holistischem Denkansatz in der Ernährungswissenschaft ist auch der Anspruch und die methodische Grundlage des neuen Fachgebiets **Ernährungsökologie** (s. 1.1, S. 3).

2 Entwicklungsgeschichte der Ernährung des Menschen

Welche Ernährungsweise als *artgerechte Ernährung* des Menschen bezeichnet werden kann, lässt sich anhand der Ernährungsweise der Vorfahren des Menschen und der traditionell lebenden Naturvölker sowie im Vergleich mit den genetisch nächsten tierischen Verwandten abschätzen. Weitere Anhaltspunkte sind anatomische und physiologische Gegebenheiten.

Grundsätzlich ist für den Menschen und seine Vorfahren eine hohe Anpassungsfähigkeit an eine unterschiedliche Nahrungsverfügbarkeit kennzeichnend. Dies belegen die heute noch natürlich lebenden Naturvölker in verschiedenen Regionen der Welt, von denen manche ausschließlich pflanzliche, andere fast ausschließlich tierische Nahrung verzehren. Die jeweilige Nahrungsverfügbarkeit als Teil der Lebensbedingungen des Menschen beeinflusste den Organismus in vielfältiger Weise, besonders den Verdauungstrakt und den Stoffwechsel. Kauapparat, Darmmorphologie und Stoffwechselmechanismen der Vorfahren des Menschen konnten sich über viele tausend Generationen an die jeweilige Ernährung anpassen.

2.1 Entwicklungsphasen der Ernährung des Menschen

Die ältesten Vorfahren der Primaten (einschließlich des Menschen) waren spitzmausgroße Lebewesen, die primär Insekten verzehrten. **Vor etwa 50 Millionen** Jahren begannen einige Primaten, anstatt Insekten überwiegend Früchte zu verzehren (*Andrews* und *Martin* 1991). Die nachfolgenden Primaten lebten auf Bäumen und ernährten sich hauptsächlich von Blättern und Früchten. Ein geringer Anteil tierischer Kost stammte weiterhin von Insekten (*Eaton* und *Konner* 1985; *Milton* 1987).

Gegenwärtig noch lebende Menschenaffen, insbesondere Orang Utan, Schimpanse und Bonobo, sind ausgesprochene Spezialisten für reife Früchte. Darüber hinaus sind Blätter und Pflanzenmark von Bedeutung. Samen und unreife Früchte spielen mit 4 % eher eine untergeordnete Rolle. Die übrigen Nahrungsmittel betragen weniger als 2 %, davon weniger als 1 % tierische Nahrung. Die saisonale Schwankungsbreite der Energie- und Nährstoffzufuhr korreliert stark mit der Verfügbarkeit reifer Früchte. So schwankt bei einer durchschnittlichen Fettzufuhr von nur 5 % der Nahrungsenergiezufuhr die monatliche Zufuhr zwischen 1,5 und 17,5 Energie %. Die Proteinzufuhr kommt mit etwa 10 % den heutigen Empfehlungen für Menschen nahe (nach *Conklin-Brittain* u. a. 1998). Die Ballaststoffzufuhr ist mit etwa 200 g pro Tag um eine Größenordnung höher als bei heutigen Menschen (*Milton* 1993). Natrium wird nur zu einem Bruchteil dessen aufgenommen, was bei heutiger Ernährung des Menschen üblich ist (*Denton* u. a. 1995).

Im Zeitraum von **vor etwa fünf Millionen Jahren** bis vor etwa 2 Millionen Jahren lebten die späteren Vorfahren des Menschen – die als *Australopithecus* bezeichnet werden – in der Savanne und ernährten sich überwiegend von pflanzlicher Kost. Dazu zählten Blätter, Früchte, Samen und Wurzeln (*Wrangham* und *Peterson* 1996). Der Anteil tierischer Kost, vor allem von Kleinlebewesen, nahm in diesem Zeitraum zu. Unklar ist jedoch, ob tierische Nahrung aus der Jagd stammte oder ob Tierkadaver verzehrt wurden (*Eaton* und *Konner* 1985; *Gordon* 1987; *Milton* 1987).

Vor etwa zwei Millionen Jahren erfolgte das eigentliche Auftreten der Gattung Mensch. Mit dem ersten Einsatz von speziell angefertigten Steinwerkzeugen zur Jagd kam es zu einem Anstieg des Fleischverzehrs (*Cordain* u. a. 2000a). Damit verringerte sich die Zufuhr des für Hominiden essenziellen Vitamin C und der sekundären Pflanzenstoffe mit antioxidativer Wirkung (*Eaton* und *Konner* 1985). Die hohe Zufuhr von gut bioverfügbarem Eisen aus dem Fleisch und die erhöhte UV-Exposition in der Savanne könnte die Mutationsrate unserer Vorfahren deutlich erhöht haben (*Challem* 1997). Unbestritten ist, dass für die Weiterentwicklung des menschlichen Gehirns eine Ernährung notwendig war, die das Hirnwachstum in evolutionären Zeiträumen unterstützte (*Eaton* u. a. 2002). Durch den Verzehr von Knochenmark und Hirn, das für Raubtiere nicht zugänglich war, wurden die für das Hirnwachstum benötigten langkettigen mehrfach ungesättigten Fettsäuren in vorgefertigter Form zugeführt. Im Wechselspiel mit der erhöhten Mutationsrate konnte so das Volumen des Gehirns in evolutionsgeschichtlich rasantem Tempo von 650 cm^3 beim *Australopithecus* bis auf 1200–1600 cm^3 beim *Homo sapiens* ansteigen.

Feuer gehörte in der Savanne zu den natürlichen Erscheinungen. Unsere Vorfahren als ausgesprochene Opportunisten haben sich die Mahlzeit eines in den Flammen umgekommenen Tieres nicht entgehen lassen (*Goudsblom* 1986). Auf diese Weise konnten Erfahrungen gemacht werden, welche Rolle das Feuer bei der Zubereitung von Nahrungsmitteln spielen kann (*Wrangham* u. a. 1999).

In diesem Zeitraum stand jedoch die pflanzliche Kost immer noch im Vordergrund. Diese Epoche wird auch als Zeit der „Jäger und Sammler“ bezeichnet, wobei es wegen der größeren Bedeutung pflanzlicher Nahrung korrekter wäre, von „**Sammlern und Jägern**“ zu sprechen. Bei heute noch in semi-tropischen Gebieten lebenden Sammlern und Jägern stammen 60–80 % der Nahrungsmenge von Pflanzen, etwa 20–40 % sind tierischen Ursprungs (*Eaton* und *Konner* 1985).

Vor etwa 10.000 Jahren begann der systematische Anbau von Nahrungspflanzen und damit das **Ackerbauzeitalter.** Diese Entwicklung hatte sich in den Jahrtausenden vorher allmählich angebahnt, in denen die Menschen bereits intensiv Getreide und weitere stärkehaltige Nahrungspflanzen sammelten (*Gordon* 1987). Pflanzliche Lebensmittel lieferten nach wie vor mit bis zu 90 % den überwiegenden Teil der Nahrungsmenge (*Eaton* und *Konner* 1985). Gegen Ende des Neolithikums (Jungsteinzeit, 4500–2000 v. Chr.) stieg der Anteil tierischer Kost wieder an, was sich auf die Domestikation von Haus- und Nutztieren zurückführen lässt (*Grupe* 1992).

Der Zeitraum seit Beginn des Ackerbaus (unter Verwendung der Milch von domestizierten Wiederkäuern) dauerte in Mitteleuropa höchstens 6.000 Jahre, was etwa 200 Generationen entspricht. Dies wird als eine zu kurze Zeit für eine vollständige genetische Anpassung an die durch die gezielte Nahrungsproduktion veränderte Ernährung angesehen (*Cavalli-Sforza* 1981).

Ein Beispiel für die unvollständige Anpassung ist die Milchzucker-Unverträglichkeit bei Erwachsenen in verschiedenen Regionen der Welt. Die Enzyme zum Abbau, zur Resorption und zur Metabolisierung der Milch als entwicklungsgeschichtlich sehr jungem Lebensmittel sind noch nicht bei allen Menschen genetisch fixiert (*Gordon* 1987). Die weitgehende Verträglichkeit des Milchzuckers bei erwachsenen Mittel- und Nordeuropäern sowie ihren Nachkommen weltweit gilt jedoch als Hinweis für eine genetische Anpassung bestimmter Menschengruppen (*Cavalli-Sforza* 1981).

Menschen, die vom Ackerbau leben (Nahrungs-Erzeuger) verzehren im Vergleich mit Sammlern und Jägern (Nahrungs-Sammlern) eine viel geringere Vielfalt an Pflanzen sowie einen höheren Anteil an Kohlenhydraten. Die Aufnahme an tierischem Protein, Fett und

Vitaminen liegt entsprechend bei den Nahrungs-Erzeugern niedriger (*Cavalli-Sforza* 1981).

Eine **Bewertung der verschiedenen Entwicklungsphasen** der Ernährung zeigt, dass der Mensch und seine Vorfahren während der Evolution (mit Ausnahme der frühen Phase des Insektenverzehrs) als *Allesesser (Omnivoren) mit Schwerpunkt auf pflanzlicher Nahrung* eingestuft werden können. Eine rein vegetarische Ernährung liegt nicht in der Natur des Menschen begründet, sondern ist eine Erscheinung der Kultur (*Becker* 1975; *Harris* 1991, S. 16–19; *Teuteberg* 1990). Weder eine rein vegetarische, noch eine rein tierische Ernährung hatte offensichtlich für den über alle Entwicklungsphasen omnivor gebliebenen Menschen einen arterhaltenden oder artfördernden Auslesewert (*Becker* 1975).

Die tierische Komponente der Kost setzte sich erst zu Zeiten der Sammler und Jäger zunehmend aus Fleisch, Hirn und Knochenmark von Säugetieren zusammen. In der Zeit vorher waren nicht Muskelfleisch, sondern Insekten, Echsen und andere Kleinlebewesen Hauptkomponenten des tierischen Nahrungsanteils (*Gordon* 1987; *Harris* 1991, S. 164–187).

2.2 Nahrungsverfügbarkeit und körperliche Merkmale

Bei den körperlichen Merkmalen im Zusammenhang mit der Ernährung müssen die verschiedenen Phasen während der Entwicklungsgeschichte berücksichtigt werden. Diese bestehen aus einer Phase mit fast ausschließlich tierischer Ernährung (Zeitraum bis vor etwa 50 Mio. Jahren) sowie aus Phasen mit fast ausschließlich pflanzlicher Ernährung, weshalb sich anatomische und physiologische Besonderheiten verschiedener Phasen beim Menschen nachweisen lassen.

Die **anatomischen** und **physiologischen Merkmale** des Menschen weisen darauf hin, dass die pflanzliche Kost in fast allen Entwicklungsphasen (mit Ausnahme der frühen Phase des Insektenverzehrs) mengenmäßig eine größere Bedeutung besaß als die tierische Kost.

Die Proportionen zwischen **Magen, Dünn-** und **Dickdarm** sowie die Größe der einzelnen Verdauungsabschnitte lassen beim Menschen und seinen Vorfahren Rückschlüsse auf eine gemischte, jedoch überwiegend pflanzliche Kost zu. Bei reinen Fleischfressern, wie bei Katzen, nimmt allein der Magen 70% des Volumens des Verdauungstraktes ein. Bei reinen Pflanzenfressern, die nicht zu den Wiederkäuern zählen, haben Blind- und Dickdarm ein sehr großes Volumen. Hingegen stellt beim Menschen der Dünndarm mit etwa 60% des Verdauungstraktvolumens den größeren Teil des Verdauungstraktes dar, was auf eine Stellung zwischen Pflanzenfressern und Fleischfressern hinweist (*Milton* 1987).

Der Dickdarm des Menschen besitzt bestimmte Muskelfasern, sog. Tänien und Haustren, die zeitweise Gärkammern zum Abbau unverdaulicher Nahrungsbestandteile bilden können. Tänien sind typische Merkmale von Pflanzenfressern und Allesfressern mit überwiegend pflanzlicher Ernährung (*Langer* 1991).

Ein anderes Kriterium zur Klassifizierung von Fleisch- und Pflanzenfressern ist das Flächen- oder Volumenverhältnis zwischen Dünn- und Dickdarm. Bei typischen Fleischfressern nimmt der Dünndarm mehr Volumen und Fläche ein als der Dickdarm. Dieses trifft auch beim Menschen zu und weist auf die bereits erwähnte Abstammung des Menschen von insektenverzehrenden Primaten hin.

Informationen über die Zusammenhänge zwischen Ernährung und Darmmorphologie sind somit nur bedingt aussagefähig, da die Darmmorphologie des heutigen Menschen offensichtlich stärker durch die Abstammung von insektenfressenden Primaten als durch die überwiegend vegetarische Ernährung der zeitlich folgenden Primaten beeinflusst wurde. So entwickelten die Primaten trotz der starken

Tab. 2.1: Anatomische und physiologische Unterschiede der Verdauung bei Pflanzenfressern und Fleischfressern

Organe/Funktionen	Pflanzenfresser (Herbivoren)	Fleischfresser (Carnivoren)
Maul- bzw. Mundöffnung	klein, Hautfalten bzw. Backentaschen	weit, z. T. bis zum Kiefergelenk
Kaubewegung des Unterkiefers	senkrecht und waagerecht	nur senkrecht
Zähne	schneiden und mahlen	reißen und festhalten
Zunge	muskulös, kräftig, rau	dünn
Speichelsekretion	viel	wenig
pH-Wert	alkalisch	sauer
Speichelenzyme	Amylase, Ptyalin	keine
Gärmagen	teilweise mehrere	keinen
Magensäuresekretion	schwach	stark
Magenverweildauer	lang	kurz
Darmoberfläche	Zotten	glatt
Dickdarmmuskeln	Tänien, Haustren	glatt
Unverdauliches	bakterieller Abbau von Zellulose	Auflösen von Haaren, Knorpel und Knochen
Fäzesgeruch	unauffällig	stinkend
Verhältnis von Darm : Körperlänge[1]	groß (Schaf 20 : 1)	klein (Wolf 4 : 1)

[1] Mensch 12 : 1

Abhängigkeit von pflanzlicher Kost (Anteil 85–100 %; *Milton* 1987; *Conklin-Brittain* u. a. 1998) nur eine geringe Spezialisierung des Darms im Vergleich zu anderen pflanzenfressenden Säugetieren.

Die Bedeutung der pflanzlichen Kost für die Ernährung des Menschen und die seiner Vorfahren ist auch daran erkennbar, dass der Mensch nicht in der Lage ist, **Vitamin C** zu synthetisieren. Offenbar war Vitamin C immer ausreichend in der Ernährung vorhanden (Früchte, Blätter), sodass auf die Fähigkeit zur Synthese dieses Vitamins verzichtet werden konnte (*Kretchmer* 1981). Außer dem Menschen sind nur noch Menschenaffen, Meerschweinchen und einige Vogelarten *nicht* in der Lage, Vitamin C zu synthetisieren. Typische Fleischfresser synthetisieren Vitamin C selbst.

Ein weiterer Beleg für einen überwiegenden Verzehr pflanzlicher Kost liefert die Art der **Zähne** der Vorfahren des Menschen (Mahlzähne) und deren Morphologie (Dicke des Zahnschmelzes). Auf Mahlzähnen vorhandene Abnutzungsspuren beim *Australopithecus* deuten auf ein intensives Kauen pflanzlicher Kost hin (*Gordon* 1987). Weiterhin sind der Schluckmechanismus (gegenüber Schlingen der Nahrung), Schweißdrüsen sowie das Vorkommen eines stärkeabbauenden Enzyms im Speichel typische Merkmale von Pflanzenfressern, die bei Fleischfressern fehlen. Eine Übersicht der verschiedenen Aspekte der Verdauungssysteme von Pflanzenfressern und Fleischfressern zeigt diese grundlegenden Unterschiede (Tab. 2.1).

2.3 Artgerechte Ernährung des Menschen

Eine artgerechte Ernährung des Menschen ist in ihrer Zusammensetzung von der jeweiligen Region abhängig und kann unterschiedliche Anteile pflanzlicher und tierischer Kost beinhalten, da der Mensch sich bei der Nahrungsauswahl opportunistisch verhält (*Grupe* 1991).

Das heißt, bevor der Mensch hungerte oder verhungerte, hat er alles überhaupt Essbare verzehrt. Dieses Verhalten trägt zu einer erhöhten Sicherheit bei der Nahrungsversorgung bei.

Es ist heute allgemein anerkannt, dass die für Verdauung und Verstoffwechselung der Nahrung wesentlichen Gene des Menschen durch das während der Evolution vorhandene Nahrungsangebot festgelegt worden sind. Voraussetzung dafür sind lange Zeiträume (bis mehrere Millionen Jahre) mit konstantem Nahrungsangebot. Solche Bedingungen waren bis zum Ende der Zeit der Sammler und Jäger (bis vor etwa 10.000 Jahren) gegeben (*Cavalli-Sforza* 1981; *Eaton* und *Konner* 1985; *Eaton* u. a. 1988). Für eine vollständige genetische Anpassung an die Änderungen des Nahrungsangebots der letzten 10.000 Jahre war nicht genügend Zeit vorhanden (Beispiele für unvollständige Anpassung: Milchzucker-Unverträglichkeit; Getreideprotein-Unverträglichkeit, z. B. von Gluten). Daraus sollte aber nicht gefolgert werden, dass Milch und Getreide für den Menschen allgemein nicht zuträglich sind. Diese wertvollen Lebensmittel müssen allerdings bei Unverträglichkeiten reduziert oder auch ganz gemieden werden.

Die überwiegend pflanzliche Ernährung der Vorfahren mit starken saisonalen Schwankungen der Energie- und Nährstoffzufuhr kann als **artgerechte Ernährung** des Menschen bezeichnet werden, wofür Verdauung und Stoffwechsel des Menschen genetisch optimal programmiert sind (*Eaton* und *Konner* 1985).

Mit Einführung des **Ackerbaus** wurde der geringe Anteil an tierischer Nahrung beibehalten, allerdings zunehmend aus eigener Produktion bereitgestellt. Der pflanzliche Anteil blieb weiterhin hoch, es erfolgte jedoch eine Begrenzung auf einige Pflanzen mit teilweise hohem Kohlenhydratanteil (besonders Getreide). Diese Ernährung entspricht – trotz der Verschiebungen – im Prinzip der früheren, überwiegend pflanzlichen Kost und kann deshalb noch als artgerecht bezeichnet werden.

Allerdings stellt die durch verschiedene Entwicklungen *in den letzten 200 Jahren* stark veränderte Ernährung keine artgerechte Ernährung mehr dar (Genaueres folgt unten: 2.4).

Aus archäologischen Funden und der DNA-Analyse von Fäces-Überresten (*Poinar* u. a. 2001) sowie aus Kenntnissen über die Ernährung heute noch lebender Sammler und Jäger wurde die ungefähre **Zusammensetzung einer Sammler-und-Jäger-Kost** abgeleitet (*Cordain* u. a. 2000a). Aufgrund dieser geschätzten Zahlen wurden von den Vorfahren des Menschen vor zwei Millionen Jahren bei einem Anteil tierischer Nahrung von etwa einem bis zwei Drittel an der Gesamtnahrungsmenge bis zu 400 g Protein täglich verzehrt, wobei bis zu 350 g davon aus tierischen Quellen stammten. Es liegen keine Informationen über die gesundheitlichen Folgen dieser sehr hohen Proteinaufnahme vor.

Die nach den Schätzungen sehr hohe Proteinaufnahme der Vorfahren des Menschen in bestimmten Zeitperioden verleitet dazu, die heute als zu hoch bekannte Proteinzufuhr zu relativieren. Vergleiche von nur einer Komponente (Protein) sind aber problematisch, da viele andere gravierende Unterschiede bekannt sind. So stammte das verzehrte Fleisch ausschließlich von frei lebendem Wild. Das darin nur in geringen Mengen vorhandene Fett besteht nicht primär aus Depotfett, wie bei gemästeten Tieren, sondern vornehmlich aus Strukturfett mit einem hohen Anteil an mehrfach ungesättigten Fettsäuren. Dadurch war trotz der hohen Aufnahme tierischen Proteins der Anteil tierischer Fette in dieser Kost sehr niedrig und betrug 30 g im Vergleich zu heute 90 g (Frauen) bis 100 g (Männer; *Ernährungsbericht* 2000, S. 46f). Die Zufuhr mehrfach ungesättigter Fettsäuren war im Vergleich zur heutigen Kost trotzdem ausreichend.

Zu berücksichtigen bleibt auch, dass das Nahrungsangebot saisonalen Schwankungen unterworfen war, was zu Perioden mit Nahrungsmangel führte. Zusätzlich war eine hohe körperliche Aktivität zur Nahrungsbeschaffung notwendig. Dem gegenüber stehen heute ein sicheres Nahrungsangebot über das ganze Jahr und eine meist sehr geringe körperliche Aktivität. Es muss auch bedacht werden, dass früher viele Wildkräuter verzehrt wurden, die meist hohe Konzentrationen an essenziellen und gesundheitsfördernden Inhaltsstoffen aufweisen.

Ergebnisse aus neueren Untersuchungen zeigen, dass unter anderem eine hohe Zufuhr von Gesamtfett und gesättigten Fettsäuren sowie der häufige Verzehr von Fleischwaren mit einem höheren Risiko für Diabetes mellitus Typ II einhergeht (*v. Dam* u. a. 2002). Die heute beobachtete nahrungsinduzierte metabolische Azidose stellt ein Missverhältnis zwischen derzeitig üblicher westlicher Kost und des genetisch bestimmten Nährstoffbedarfs dar. Ein optimaler Säure-Basen-Haushalt wird durch eine überwiegend pflanzliche Kost erreicht, die auch nur mäßige Mengen an Getreide-Erzeugnissen enthalten sollte (*Sebastian* u. a. 2002; s. 4.6, S. 98).

Heute ist demnach mit den vorhandenen Lebensmitteln eine Ernährung wie zu Zeiten der Sammler und Jäger nur in den Anteilen pflanzlicher und tierischer Kost möglich, aber kaum in ihren Anteilen von Protein und Fett. Eine artgerechte Ernährung kann nicht in exakten Zahlen und für alle Menschen angegeben werden, da diese immer von der jeweiligen Region abhängig ist. Abgesehen von einigen Extremregionen (z. B. Arktis) kann jedoch **eine überwiegend pflanzliche Ernährung mit geringem Verarbeitungsgrad** als **artgerecht** und damit optimal für die individuelle Gesundheit bezeichnet werden, wobei die Nahrungsenergiezufuhr der körperlichen Aktivität angepasst sein sollte.

2.4 Ernährung seit Beginn der Industrialisierung (etwa ab 1800)

In diesem entwicklungsgeschichtlich für die genetische Anpassung unbedeutsamen Zeitraum von nur etwa 200 Jahren haben sich die Ernährungsgewohnheiten in den Industrieländern in einem Umfang geändert wie nie zuvor. Die artgerechte voluminöse, überwiegend pflanzliche, wenig verarbeitete, d. h. kohlenhydrat- und ballaststoffreiche Nahrung wurde abgelöst. An deren Stelle trat eine energiedichte, einen hohen tierischen Anteil enthaltende, stark verarbeitete, d. h. fettreiche und ballaststoffarme Kost. Auf eine solche Ernährung ist der Organismus von seiner Anlage her nicht eingestellt. Die Änderungen im Lebensmittelverzehr der letzten 200 Jahre stellen demnach eine starke Abweichung von der genetisch vorgegebenen Ernährungsweise dar, welche die hohe Anpassungsfähigkeit des Menschen an das jeweilige Nahrungsangebot teilweise überfordert. Diese Diskrepanz ist ein bedeutender Faktor bei der Entstehung der sog. Zivilisationskrankheiten.

Einen Überblick über die wichtigsten Verbrauchsänderungen dieses Zeitraumes geben die folgenden Tabellen 2.2 bis 2.5. Zu den statistischen Angaben sind einige Vorbemerkungen wichtig. Es lassen sich daraus keine exakten Mengen für den einzelnen Menschen, sondern nur Tendenzen und ungefähre Größenordnungen des Durchschnittsverbrauchs der Bevölkerung ableiten. Sie beruhen außerdem auf zwei unterschiedlichen statistischen Grundlagen, die zu gewissen Abweichungen führen.

Daten auf der Grundlage **agrarstatistischer Erhebungen** werden für Angaben in den *Statistischen Jahrbüchern über Ernährung, Landwirtschaft und Forsten (ELF)* verwendet. Sie umfassen die insgesamt für den **Verbrauch** zur Verfügung stehenden landwirtschaftlichen Produkte und liegen deshalb höher als die tatsächlichen *Verzehrs*mengen. Verluste durch

Schwund, Verderb, nicht zum menschlichen Verzehr verarbeitete Lebensmittel usw. wurden abgezogen, nicht dagegen Lebensmittelabfälle, Kleintierfutter u. a.

Daten auf Grundlage der *Einkommens- und Verbrauchsstichprobe (EVS)* des Statistischen Bundesamtes weisen den **Verzehr** der Lebensmittel aus und dienten bis 1984 und wieder ab 2000 für Angaben in den *Ernährungsberichten* der *Deutschen Gesellschaft für Ernährung (DGE)*. Die EVS-Daten werden verhältnismäßig verbrauchernah erhoben und gelten als genauer, da hierbei Verluste durch Verderb im Haushalt, Zubereitung und Abfall abgezogen werden. *Exakt* durchgeführte Erhebungen zeigen, dass die *tatsächlichen* Verzehrsmengen durchschnittlich um 10 % *unter* den EVS-Werten liegen. In den *Ernährungsberichten* 1988, 1992 und 1996 dienten dagegen die vorher genannten agrarstatistischen Erhebungen als Datengrundlage.

Grundlage der folgenden Tabellen sind die *Statistischen Jahrbücher über Ernährung, Landwirtschaft und Forsten (ELF)*, also agrarstatistische Daten des Lebensmittel*verbrauchs*.

Tab. 2.2: Verbrauchsentwicklung von ausgewählten Lebensmitteln in Deutschland[1]
(kg pro Person und Jahr; *Lemnitzer* 1977, S. 60: Angaben für 2. Hälfte d. 18. Jhs.; *Teuteberg* und *Wiegelmann* 1986, S. 236–241: Angaben für 1850 bis 1900; *Statist. Jahrbücher ELF* 1962, S. 150f; 1980, S. 161f; 1984, S. 167f; 1991, S. 172f; 2002, S.195f: Angaben ab 1935/38)

Jahr	Getreide	Kartoffeln	Gemüse[2]	Obst[2]	Zucker	Milch[5]	Butter	Margarine	Käse u. Quark[6]	Fleisch[7]	Fisch[8]	Eier (Stück)
2. Hälfte d. 18. Jhs.	255	50	–	–	–	–	6	–	8	17	–	40
1850/54	91	138	37	15	2	–	–	–	–	22	3	46
1900	139	271	61	43	13	–	–	–	–	47	6	90
1935/38	111	176	52	44	26	137	8	6	4	53	12	133
1950/51	99	186	50	51	29	122	6	9	5	37	12	136
1960/61	80	132	49	108	30	120	9	11	7	57	12	228
1970/71	66	102	64	116	34	96	8	9	10	79	11	280
1980/81	68	81	64	116	36	86	7	8	14	91	11	283
1990/91	73	75	81	126[3]	35	99	7	8[10]	18	100	15	249
2000/01[4]	76	70	92	146[3]	36	99	7	6	22	88	14	222

[1] zwischen 1950/51 und 1989/90 BRD (alte Bundesländer), ab 1990/91 Deutschland (alte und neue Bundesländer)
[2] der Gemüse- und Obstverzehr lag früher weit höher als die angegebenen Zahlen, da der Eigenanbau nicht erfasst wurde
[3] Obst aus Marktobstanbau und übrigem Anbau, Zitrusfrüchte und Trockenobst; ohne Schalenfrüchte und Obstkonserven
[4] vorläufige Werte
[5] einschließlich Sauermilch- und Milchmischgetränke und Sahne
[6] ab 1970/71 Käse und Frischkäse (einschließlich Quark)
[7] Zahlen beinhalten Nahrungsverbrauch, Futter, industrielle Verwertung und Verluste. Der geschätzte Verzehr durch den Menschen nach Abzug von Knochen, Futter, industrieller Verwertung und Verlusten ist deutlich niedriger als der Gesamtverbrauch: 1990 = 66 kg pro Person und Jahr
[8] in Fanggewicht
[9] tierische Produkte werden ab 1990 nach Kalenderjahren aufgelistet; im Gegensatz zu pflanzlichen, die nach Wirtschaftsjahren (Juli bis Juni) aufgelistet werden
[10] Berechnungsmethode ab 1989 geändert, daher Daten mit den Vorjahren nur bedingt vergleichbar
– keine Angabe

Tab. 2.3: Verbrauchsentwicklung von ausgewählten Genussmitteln und Salz in Deutschland[1] (pro Person und Jahr; *Lemnitzer* 1977, S. 60: Angaben bis 1909/13; *Statist. Jahrbücher ELF* 1962, S. 205; 1973, S. 216; 1980, S. 220; 1984, S. 224; 1991, S. 228ff; 2002, S. 256, 259: Angaben ab 1935/38)

Jahr	Bier (l)	Trinkwein (l)	Trinkbranntwein (l)	Kaffee (kg)	Tee (g)	Zigaretten (Stück)	Salz (kg)
2. Hälfte d. 18. Jhs.	–	–	3,5	–	–	–	–
1850/54	–	–	2,4	1,5	–	–	–
1880/84	–	–	4,4	2,3	–	–	–
1909/13	–	–	3,1	2,7	–	–	–
1935/38	75	7	1,1	2,1	71	612	7,4
1950/51	39	6	1,1	0,6	47	481	6,9
1960/61	97	13	1,9	2,9	114	1.276	5,9
1970/71	143	16	2,6	4,1	134	1.946	5,7
1980/81	146	21	1,8	5,8	248	2.088	5,7
1990	142	21	–	6,5[2]	225[2]	2.019	–
2001	123	20	–	5,6[2]	236[2]	2.100	–

[1] zwischen 1950/51 und 1989/90 BRD (alte Bundesländer), ab 1990/91 Deutschland (alte und neue Bundesländer)
[2] berechnet nach *Statist. Jahrbücher ELF* (s.o.): ab 1990 erfolgt Angabe in Liter (Kaffee: 1 Liter = 35 g Röstkaffee, Tee (ohne Kräutertee): 1 Liter = 9 g Schwarztee)
– keine Angabe

Tab. 2.4: Verbrauchsentwicklung von Nahrungsenergie und Hauptnährstoffen in Deutschland[1] (pro Person und Tag; *Lemnitzer* 1977, S. 62: Angaben bis 1909/13; Statist. *Jahrbücher ELF* 1956, S. 140; 1965, S. 148; 1983, S. 165: Angaben ab 1935/38 bis 1980/81; *Ernährungsbericht* 1992, S. 28f: Angaben für 1989; *Ernährungsbericht* 1996, S. 26: Angaben für 1994)

Jahr	Energie kcal		Energie kJ		Protein g		Fett g		Kohlenhydrate g	
	insges.	davon tier.	insges.	davon tier.	insges.	davon tier.	insges.	davon tier.	insges.	davon tier.
2. Hälfte d. 18. JhS.	2.210	–	9.250	–	ca. 60	ca. 10	ca. 25	–	ca. 420	–
1850/54	2.120	–	8.870	–	–	–	–	–	–	–
1880/84	2.760	–	11.530	–	–	–	–	–	–	–
1909/13	2.940	–	12.300	–	87	34	91	–	442	–
1935/38	3.040	1.000	12.700	4.170	85	43	111	–	434	–
1950/51	2.820	810	11.800	3.390	76	36	101	–	412	–
1960/61	2.980	1.050	12.480	4.400	80	48	127	–	383	–
1970/71	3.160	1.240	13.221	5.200	85	56	144	99	352	18
1980/81	3.240	1.300	13.556	5.440	90	61	152	104	350	16
1989	3.325	1.148	13.900	4.800	99	66	130	82	364	18
1994	3.253[2]	1.069	13.600	4.470	95	63	134	80	349	18

[1] zwischen 1950/51 und 1989/90 BRD (alte Bundesländer), ab 1990/91 Deutschland (alte und neue Bundesländer)
[2] Berechnung aus kJ (1 kJ = 0,2392 kcal)
– keine Angabe

2.5 Ernährungsphysiologische Konsequenzen

Die Verzehrssteigerungen von Nahrungsenergie und Protein bis zum Ende des 19. Jahrhunderts bedeuteten eine allmähliche **Verbesserung der Ernährungssituation**, weil in Deutschland seit dem ausgehenden Mittelalter eine verbreitete Unterversorgung an Nahrungsenergie und Protein bestand. Etwa zwischen 1880 und 1890 konnte wohl zum ersten Mal seit dem späten Mittelalter – zumindest gesamtwirtschaftlich – die Lebensmittelversorgung den Nährstoffbedarf decken (*Lemnitzer* 1977, S. 82).

Die weitere Steigerung der Nahrungsenergieaufnahme, verbunden mit einem gleichzeitigen Rückgang körperlicher Aktivität, bewirkte dagegen im 20. Jahrhundert eine **Überversorgung**. Außerdem führte die Industrialisierung auch in der Verarbeitung von Lebensmitteln zu einschneidenden Neuerungen, z. B. zur weiten Verbreitung von Produkten wie Auszugsmehlen, isolierten Zuckern, industriell verarbeiteten Fetten und anderen ballaststofffreien Produkten (Tab. 2.5). Wie im Teil II dieses Buches (ab S. 227) erläutert wird, bedeuten diese Neuerungen im Allgemeinen keine Verbesserung, sondern meist eine Verschlechterung der ernährungsphysiologischen Qualität.

Die **Lebensmittelverarbeitung** hat mehrere **Ziele**. Vorrangig war und ist das Haltbarmachen von Lebensmitteln bei möglichst gleichzeitiger Qualitätserhaltung, d. h. bei möglichst geringen Verlusten an wertvollen Inhaltsstoffen. Heute werden jedoch zunehmend neue Produkte entwickelt, bei denen die ernährungsphysiologische Qualität oft vernachlässigt wird (s. 5.3.5, S. T T).

Die verarbeiteten Nahrungsmittel lieferten in den alten Bundesländern bereits 1980 über 80 % der insgesamt aufgenommenen Nahrungsenergie (*Altenburger* u. a. 1987). Dabei ist zu beachten, dass diese Produkte in der Regel mehr Energie enthalten als unverarbeitete Lebensmittel. Die deutliche Entwicklung zu Produkten mit hohem Energiegehalt ist offensichtlich, d. h. es findet eine **Erhöhung der Energiedichte** statt (s. 3.2.1.5, S. 45).

Verarbeitete Nahrungsmittel können schneller zerkaut und geschluckt werden. Sie führen pro aufgenommener Nahrungsenergiemenge zu

Tab. 2.5: Die wichtigsten Änderungen des Lebensmittelverbrauchs in Deutschland seit der Industrialisierung
(2. Hälfte des 18. Jhs. bis heute; Literaturangaben: s. Tab. 2.2 bis 2.4, S. 33–34 und Kapitel über die einzelnen Lebensmittelgruppen, jeweils 3. Unterkapitel im Teil II, ab S. 227)

In den letzten 200 Jahren ist der Verbrauch folgender Produkte bzw. Inhaltsstoffe wesentlich *gesunken*:
- **Getreide** auf unter 30 % des früheren Getreideverbrauchs
- **hoch ausgemahlene Mehle** von fast 100 % auf unter 10 % des Getreideverbrauchs
- **Ballaststoffe** auf unter ein Viertel der früheren Ballaststoffaufnahme
- **Kohlenhydrate** von fast 60 % auf unter 45 % der Gesamtenergiezufuhr

In den letzten 200 Jahren ist der Verbrauch folgender Produkte bzw. Inhaltsstoffe wesentlich *gestiegen*:
- **niedrig ausgemahlene Mehle** von geringem Anteil auf über 80 % des Getreideverbrauchs
- **isolierte Zucker** von geringer Menge auf etwa 115 g pro Person und Tag
- Fett von etwa 25 g auf etwa 100 g pro Person und Tag, nachdem der Fettverbrauch zwischenzeitlich deutlich höher lag
- **Energie tierischer Herkunft** von mäßigem Anteil auf etwa ein Drittel der Gesamtenergiezufuhr
- **Protein tierischer Herkunft** von unter 20 % auf etwa zwei Drittel der Gesamtproteinzufuhr
- **Alkohol** auf etwa 5 % der Gesamtenergiezufuhr
- **ballaststofffreie Lebensmittel** auf das Fünffache

einer **Verminderung der Sättigungswirkung** der Nahrung. Die physiologischen Regulationsmechanismen für die Sättigung haben dabei nicht genügend Zeit, aktiv zu werden. Bis der Magen gefüllt ist und Sättigung eintritt, wurde bereits zu viel Nahrungsenergie aufgenommen. Hierin liegt eine wesentliche Mitursache der Energie-Überernährung.

Zusätzlich zur Energiekonzentrierung der Kost ergibt sich eine weitere schwerwiegende Folge der industriellen Verarbeitung von Lebensmitteln, nämlich der Verlust essenzieller (d. h. lebens- und zufuhrnotwendiger) Nährstoffe, z. B. Vitamine und Mineralstoffe. Daraus ergibt sich eine Verminderung der **Nährstoffdichte** (s. 3.2.1.2, S. 44). Außerdem tritt eine Verminderung gesundheitsfördernder Inhaltsstoffe ein, d. h. von Ballaststoffen (s. 4.1, S. 64) und sekundären Pflanzenstoffen (s. 4.2, S. 71).

Die Eingriffe in das natürliche Gefüge der Lebensmittel sind oft so weitgehend, dass heute die empfohlene Zufuhrmenge an einigen Inhaltsstoffen – zumindest bei bestimmten Bevölkerungsgruppen – nicht gedeckt wird. Zu diesen „kritischen" Inhaltsstoffen zählen derzeit die Vitamine D, E und Folsäure, die Mineralstoffe Eisen, Calcium und Magnesium sowie die Ballaststoffe. Diese Unterversorgung ist besonders bei einseitiger Ernährung zu finden, wie sie teilweise von Jugendlichen und alten Menschen praktiziert wird.

Zu berücksichtigen ist ferner, dass die körperliche Aktivität in den letzten 100 Jahren erheblich abgenommen hat. Der **Bewegungsmangel** betrifft neben der beruflichen Tätigkeit auch alle anderen Lebensbereiche. Körperliche Aktivität führt zu einer intensiven Atmung sowie kräftigen Durchblutung und regt Verdauung und Stoffwechsel an. Der Energiebedarf vieler Menschen liegt weit unter deren tatsächlicher Energieaufnahme.

Der Bewegungsmangel ist jedoch bei weitem nicht die einzige Veränderung unserer Lebensweise infolge der Industrialisierung und damit auch nicht die alleinige Ursache für eine positive Energiebilanz. Neben den erheblichen Veränderungen der Nahrungszusammensetzung spielen auch die ständige Verfügbarkeit, die Aufmachung und die niedrigen Preise der Lebensmittel sowie soziale und psychologische Faktoren eine wichtige Rolle.

3 Lebensmittelqualität

Der **Begriff „Qualität"** leitet sich vom lateinischen *qualitas* ab und taucht seit dem 16. Jahrhundert im deutschen Sprachraum auf. Übersetzt bedeutet er soviel wie Beschaffenheit, Verhältnis, Eigenschaft (*Duden* 2001). Erst ab Ende des 19. Jahrhunderts wurde der bisher benutzte Begriff „Wert" eines Lebensmittels von der aufkommenden Ernährungswissenschaft durch den Begriff „Qualität" ersetzt. Diese wurde bis Anfang des 20. Jahrhunderts im Wesentlichen am *Energiegehalt* gemessen, da die Versorgung mit Nahrungsenergie hohe Priorität für das Überleben besaß und der Energiegehalt relativ einfach zu bestimmen war (*Spiekermann* 1998). In sog. Entwicklungsländern ist diese Bewertung weiterhin wichtig, auch wenn zur Verbesserung der dortigen Ernährungssituation zusätzlich die adäquate Zufuhr nicht-energieliefernder Nährstoffe, wie Vitamine und Mineralstoffe, von großer Bedeutung ist.

An der veränderten Bewertung des Energie- und Ballaststoffgehalts von Lebensmitteln wird die Abhängigkeit der Lebensmittelqualität von der Wertschätzung des Menschen und dem jeweiligen Stand wissenschaftlicher Erkenntnisse deutlich. Früher galten in Industrieländern energiereiche und ballaststoffarme Lebensmittel als wertvoll, heute werden – genau umgekehrt – energiearme und ballaststoffreiche Lebensmittel empfohlen (s. 1.2, S. 21).

Die wohl bekannteste **Definition von Qualität** ist die der internationalen Standardorganisation ISO (nach *DIN EN ISO 8402*, 1995). Danach ist Qualität die *„Gesamtheit von Eigenschaften und Merkmalen eines Produktes oder einer Dienstleistung bezüglich ihrer Eignung, festgelegte und vorausgesetzte Erfordernisse zu erfüllen"*. Diese relativ offene Formulierung stellt einen formal-juristischen Rahmen dar, innerhalb dessen die verschiedenen Partner am Markt einen Ausgleich ihrer Interessen herbeiführen sollen.

Lebensmittelqualität als Summe sämtlicher bewertbarer Eigenschaften und Merkmale eines Lebensmittels ist wissenschaftlich nicht einfach zu definieren, da sie als multidimensionales Phänomen eine Vielzahl unterschiedlicher Aspekte beinhaltet. Der Qualitätsbegriff ist, wie die Wissenschaft und die Gesellschaft, ständigen Veränderungen unterworfen und wird darüber hinaus auch von regionalen Gegebenheiten beeinflusst. Das aktuelle Verständnis von Lebensmittelqualität ist folglich durch ein Nebeneinander verschiedener Modelle und Meinungen gekennzeichnet, die sich teilweise ergänzen, aber auch widersprechen (*Meier-Ploeger* 2001; *Hofer* 2002).

Widersprüche in der Diskussion über die Qualität von Lebensmitteln ergeben sich vorrangig infolge verschiedener Interessen der Erzeuger, Verarbeiter, Händler und Verbraucher. Hinsichtlich der Wertschätzung einzelner Qualitätsmerkmale unterscheiden sich diese Interessengruppen oft deutlich voneinander (*Leitzmann* und *Sichert-Oevermann* 1990). Während für die Landwirtschaft beispielsweise die Höhe des Ertrags einer Nutzpflanze ein wichtiges Kriterium darstellt, sind es für die lebensmittelverarbeitende Industrie und das Handwerk die technologischen Merkmale (z. B. Verarbeitungseignung), für den Lebensmittelhandel die Lager- und Transportfähigkeit und für die Verbraucher beispielsweise Aussehen, Geschmack oder hoher Gehalt an essenziellen Inhaltsstoffen.

Traditionell werden **drei Kategorien** der Lebensmittelqualität unterschieden:

- Genusswert
- Gesundheitswert
- Eignungswert

Zunehmend werden **weitere Kategorien** zur Qualitätsbeurteilung von Lebensmitteln herangezogen, die im Laufe der Zeit messbar wurden oder die sich als wichtig erwiesen haben. Hierzu zählen **in der Vollwert-Ernährung** folgende Kategorien, die sich den **vier Dimensionen** Gesundheit, Umwelt, Wirtschaft und Gesellschaft zuordnen lassen (Abb. 3.1):

- Psychologischer Wert
- Soziokultureller Wert
- Ethischer Wert
- Ökologischer Wert
- Ökonomischer Wert

Der Begriff Qualität kann nach *Meier-Ploeger* (2001) entweder die *objektive Qualität*, die *subjektive* oder die *soziale Qualität* eines Gegenstands oder einer Dienstleistung bezeichnen.

Die **objektive Qualität** von Lebensmitteln beschreibt üblicherweise die physiologisch-stoffliche Seite, beispielsweise die Zusammensetzung eines Lebensmittels, und kann anhand objektiv messbarer Eigenschaften bestimmt werden. Die traditionelle Ernährungswissenschaft, die Lebensmittelchemie und das Handelsrecht beschäftigen sich primär mit diesen objektiven Aspekten.

Die **subjektive Qualität** umfasst individuelle Empfindungen und Gefühle, die z. B. die Verbraucher dazu motivieren, ein bestimmtes Lebensmittel zu kaufen bzw. zu meiden. Die subjektive Qualität ist Gegenstand der Ernährungspsychologie sowie von Konsumforschung und Marketing.

Der Begriff der **sozialen Qualität** beschreibt die Bedeutung sozialer und kultureller Werte und Normen, die durch Lernerfahrungen in einem bestimmten Umfeld geprägt werden. Neben der Esskultur lassen sich auf diese Weise auch die Kultur der Verarbeitung und Zubereitung der Lebensmittel, beispielsweise in regional variierenden Küchen, unterscheiden.

Weiterhin lässt sich die Lebensmittelqualität in Produktqualität und Prozessqualität unter-

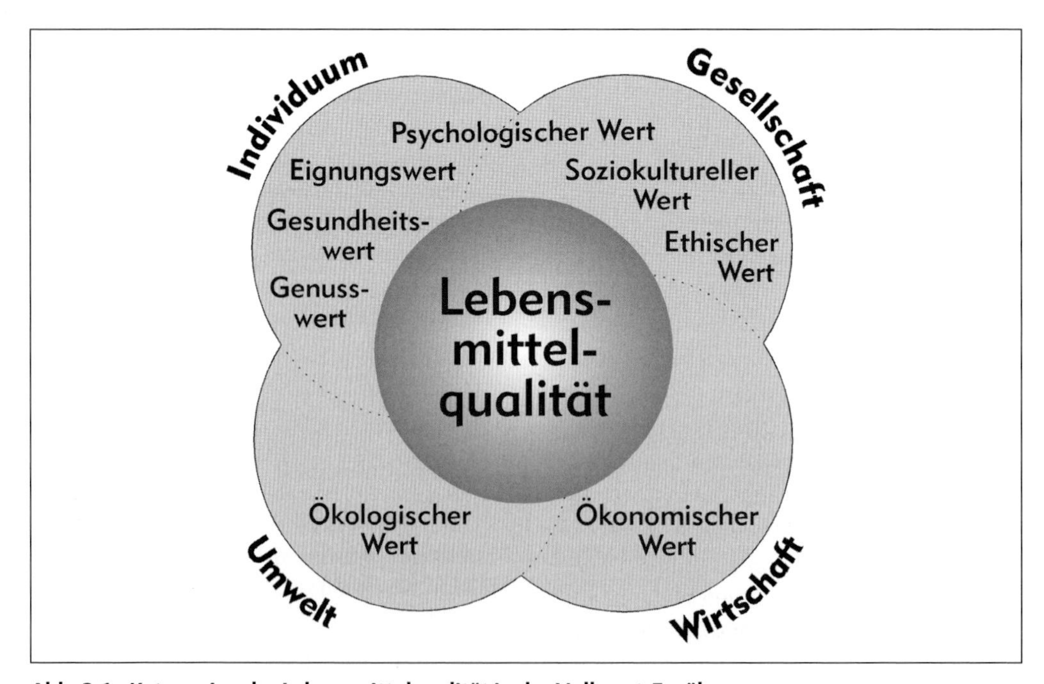

Abb. 3.1: Kategorien der Lebensmittelqualität in der Vollwert-Ernährung

scheiden. Unter **Produktqualität** werden die Merkmale verstanden, die direkt auf den Menschen wirken und sich am Produkt selber wahrnehmen oder messen lassen, wie Genusswert, Gesundheitswert (wertgebende oder wertmindernde Merkmale) und Eignungswert. **Prozessqualität** bezeichnet die Eigenschaften, die sich während des Prozesses der Erzeugung, Verarbeitung und Vermarktung eines Lebensmittels herausbilden, d. h. die Wirkungen des Produktionsprozesses auf die Umwelt und das soziale Umfeld. Diese sind am Produkt selber nicht festzustellen (auch „Lebensweg", „Lebensgeschichte" und „Produktlinie" genannt). Hierzu zählen unter anderem der soziokulturelle, ethische, ökologische und ökonomische Wert (nach *Meier-Ploeger* 2001).

Neben den genannten Qualitätsbetrachtungen kann außerdem eine Einteilung in Such-, Erfahrungs- und Vertrauenseigenschaften von Nahrungsmitteln erfolgen (*Meyer* 2002). Während die **Sucheigenschaften** (z. B. der Preis und die Abfüllmenge) *vor* dem Kauf erkannt werden können, sind die **Erfahrungseigenschaften** erst *nach* dem Kauf in der Verwendung feststellbar (z. B. Geschmack und Verarbeitungsmerkmale). Die **Vertrauenseigenschaften** schließlich können vom Verbraucher selbst bei der Verwendung nicht überprüft werden (z. B. ökologische Erzeugung, geographische Herkunft, Schadstofffreiheit), sondern müssen durch entsprechende Kontrollsysteme garantiert werden (z. B. zertifizierte Kontrollstellen, Laboruntersuchungen).

Insbesondere die Vertrauenseigenschaften werden nach den Lebensmittelskandalen der letzten Jahre (z. B. BSE-Krise, Maul- und Klauenseuche, Arzneimittelrückstände in Fleisch, Acrylamid in frittierten, gebratenen und gebackenen Produkten) von den Verbrauchern stark in Frage gestellt.

Alle beschriebenen Kategorien bzw. Einteilungen sollten zur Beurteilung der Lebensmittelqualität herangezogen werden. In der **Praxis** ist es jedoch teilweise nicht möglich, alle von verschiedenen Interessengruppen gewünschten Eigenschaften *gleichzeitig* zu optimieren.

3.1 Genusswert

Der Genusswert (sensorischer Wert, sensorische Qualität) eines Lebensmittels ist für Verbraucher von besonderer Bedeutung. Allgemein werden diejenigen Lebensmittel bevorzugt, die der individuellen Genusserwartung am meisten entsprechen. Der Genusswert umfasst alle Eigenschaften, die ein Mensch bei der Aufnahme eines Lebensmittels mit seinen Sinnen direkt wahrnehmen kann. Hierzu zählen die folgenden sensorischen Aspekte, wobei manche einer wissenschaftlichen, analytischen Erfassung relativ leicht zugänglich sind, andere hingegen nur schwer:

- Aussehen
- Geruch
- Geschmack
- Konsistenz
- Temperatur

In Zusammenhang mit dem Genusswert steht auch die **Freude am Essen**, die bei allen hohen Ansprüchen nach Gesundheits-, Umwelt-, Wirtschafts- und Sozialverträglichkeit unbedingt erhalten bleiben sollte (s. 1.1, S. 3). Weitere Ausführungen zum Genuss beim Essen finden sich im ersten Grundsatz der Vollwert-Ernährung (s. 5.1.1, S. 110).

3.1.1 Aussehen

Das Aussehen (Farbe, Form, Größe, Mängel u. a.) eines Lebensmittels oder einer Kost ist der erste **sensorische Eindruck**, den der Essende wahrnimmt. „Das Auge isst mit" sagt ein Sprichwort, welches die bekannte Erfahrung wiedergibt, dass attraktiv aussehende Lebensmittel bevorzugt werden.

Das Aussehen hat auch ernährungsphysiologische Bedeutung, denn die **Farben** von Lebensmitteln beruhen auf enthaltenen sekundären Pflanzenstoffen, die eine Vielzahl gesundheitsfördernder Eigenschaften aufweisen (s. 4.2, S. 71). So gibt es in der Ernährungsberatung sogar die Empfehlung, nach Farben zu essen, d. h. verschieden farbige Lebensmittel zu wählen.

Die **Form** und **Größe** von Obstarten ist für Geschmack, Geruch und Gesundheitswert unbedeutend. Die vom Handel verlangte Normierung der Form und Größe ist ausschließlich für die genormten Transport- und Angebotsbehälter wichtig. Dadurch wurde und wird das Verschwinden beliebter geschmackvoller Gemüse- und Obstsorten, gefördert.

Die als **Mängel** bezeichneten Flecken auf Gemüse und Obst haben gesundheitlich keine Relevanz. Für die Einteilung in Handelsklassen haben sie allerdings eine überragende Bedeutung, wie alle äußeren Merkmale. Manche Verbraucher werten Flecken dagegen als positives Qualitätskriterium, weil daran ersichtlich wird, dass keine „Spritzmittel" eingesetzt wurden.

3.1.2 Geruch

Der Geruch ist ein Sinneseindruck, der im oberen Teil der Nasenhöhle erfolgt. Der Geruchssinn ist ein im Laufe der Evolution entwickeltes **Auswahlkriterium**, welches dazu befähigt, geeignete von ungeeigneter und besonders von verdorbener Nahrung zu unterscheiden.

Der Geruch wird in drei Phasen eingeteilt. Der Anfangsgeruch (Kopfnote) hält nur kurz an, gefolgt vom Hauptgeruch (Körper) und Nachgeruch (Ausklang), der nach Verschwinden des Hauptgeruchs verbleibt.

Die bis zu 50 Mio. Riechzellen der Nasenschleimhaut nehmen Aromastoffe wahr, die beim Kauen von Lebensmitteln durch Zerkleinern, Durchspeicheln und Erwärmung flüchtig werden. Die Fähigkeit des Menschen, bis zu 4.000 Geruchseindrücke wahrzunehmen, lässt mit zunehmendem Alter nach.

3.1.3 Geschmack

Der Geschmack ist ein Sinneseindruck, der vorwiegend auf der Zunge, aber auch in der Mundhöhle wahrgenommen wird. Auch beim Geschmack wird wie beim Geruch von drei Phasen gesprochen. Die Gesamtheit von Geruch und Geschmack eines Lebensmittels wird als „flavour" bezeichnet. Die Geruchsstoffe sind jedoch viel stärker daran beteiligt als die Geschmacksstoffe.

Ein Erwachsener besitzt bis zu 6.000 Geschmackszellen, die etwa alle zehn Tage erneuert werden; ältere Menschen besitzen etwa die Hälfte und Neugeborene bis zu 12.000.

Die Geschmackszellen befinden sich auf den Geschmacksknospen der Zunge und registrieren mit ihren Rezeptoren die vier klassischen **Grundgeschmacksqualitäten** süß, sauer, salzig und bitter. Diese unterliegen dem Phänomen der Adaptation, welches leicht mit den Geschmacksrichtungen süß und salzig nachvollzogen werden kann: Bereits eine Woche nach Verringerung der Zuckermenge in Speisen und besonders in Getränken wird der reduzierte Süßungsgrad als „normal" empfunden und akzeptiert (s. 17.2, S. 336).

Vor einigen Jahren wurde eine weitere Geschmacksqualität, umami, wissenschaftlich bestätigt. Hierbei handelt es sich um den charakteristischen Geschmack der natürlichen Aminosäure Glutamat, die hauptsächlich in eiweißreicher Nahrung wie Milch, Käse, Fleisch oder Sojabohnen zu finden ist.

Die Geschmacksempfindlichkeit nimmt im Alter ab, welches zur Mangel- und Fehlernährung durch Appetitlosigkeit und falsche Nahrungsauswahl und -zubereitung führen kann.

3.1.4 Konsistenz

Die Konsistenz eines Lebensmittels ist die **Beschaffenheit des Stoffgefüges**, die durch Sehen, Berühren, Kauen und Hören wahrgenommen werden kann. Zur Konsistenz zählen eine Reihe von Merkmalen wie Härte, Elastizität, Plastizität, Knusprigkeit, Knackigkeit, Zähigkeit, Viskosität, Mehligkeit, Saftigkeit u. a.

Die Konsistenz wird unter anderem durch **Wassergehalt** und **Ballaststoffgehalt** bestimmt. Ballaststoffreiche Nahrung muss intensiver gekaut und damit eingespeichelt werden; dieses führt zu einer früheren und länger anhaltenden Sättigungswirkung und besseren Bekömmlichkeit von sonst weniger bekömmlichen Lebensmitteln wie Vollkorn-Erzeugnisse und Kohlgerichte.

3.1.5 Temperatur

Die Temperatur einer Speise ist die darin enthaltene **Wärmeenergie**. Je nach traditionellen und kulturellen Gewohnheiten, aber auch nach saisonalen und klimatischen Verhältnissen sowie individuellen Präferenzen werden manche Speisen (Suppen, Hauptgänge) überwiegend erhitzt verzehrt.

Es spricht einiges dafür, dass Speisen und Getränke **nicht zu heiß** konsumiert werden sollten, weil ansonsten die Krebsentstehung an Lippen und Zunge sowie im Rachen gefördert wird. Im Nahen Osten treten diese Krebsarten häufiger auf, was primär auf den Konsum heißer Getränke (Kaffee, Tee) zurückgeführt wird.

Eiskalte Speisen und Getränke werden von vielen Menschen gut vertragen, können aber für die Zähne und den Magen auch unangenehm bis schmerzlich wirken. Hier gibt es sehr unterschiedliche persönliche Vorlieben und Empfindlichkeiten.

Manche Speisen entwickeln ihr **Aroma erst durch Erhitzen**, andere schmecken unerhitzt am besten. Letztlich wird die Temperatur einer Speise von ihrer Art und der individuellen Präferenz vorgegeben.

Die Tradition und Empfehlung in unserem Kulturkreis, einmal am Tag eine **warme Mahlzeit** zu essen, steht wohl in der kalten Jahreszeit auch mit der damit zugeführten Wärmeenergie in Verbindung. Unter den heutigen Lebensumständen spricht für diese Empfehlung, dass durch die Abwechslung von warmen und kalten Speisen eine vielseitigere Nährstoffversorgung ermöglicht wird, da bei kalten Mahlzeiten oft Brot, Butter, Käse und Wurst dominieren.

3.2 Gesundheitswert

Der Gesundheitswert (ernährungsphysiologischer Wert, ernährungsphysiologische Qualität) ist für viele Verbraucher von besonderer Bedeutung, ähnlich wie der Genusswert. Er wird im Folgenden ausführlich dargestellt. Seine Beurteilung erfolgt vorrangig über die Summe wertgebender bzw. wertmindernder Merkmale, wobei sich zahlreiche Kriterien unterscheiden lassen:

Wertgebende Merkmale

- Gehalt essenzieller Inhaltsstoffe
- Gehalt gesundheitsfördernder Inhaltsstoffe (bioaktive Substanzen)
- Dichte essenzieller Inhaltsstoffe (Nährstoffdichte)
- Gehalt an Hauptnährstoffen
- Energiegehalt
- Energiedichte
- Sättigungswirkung
- Bekömmlichkeit (Verträglichkeit)
- Verdaulichkeit und Bioverfügbarkeit
- Reife und Frische

Wertmindernde Merkmale

- Gehalt natürlicher Schadstoffe (biogene Substanzen)
- Gehalt an Stoffen durch unsachgemäße Lagerung oder Verarbeitung
- Vorkommen pathogener Mikroorganismen und deren Toxine
- Gehalt an Rückständen
- Gehalt an Umweltkontaminanten
- Gehalt an Lebensmittelzusatzstoffen.

Die letzten drei Gruppen werden zu den *Fremdstoffen* oder *anthropogenen Substanzen* zusammengefasst.

Im Rahmen des Gesundheitswerts sind auch die Eigenschaften des **Genusswerts** von Bedeutung, denn eine noch so vernünftige Nahrung, die nicht gut schmeckt oder unappetitlich aussieht, wird die Gesundheit nicht fördern können (s. 3.1, S. 39).

3.2.1 Wertgebende Merkmale

3.2.1.1 Gehalt essenzieller und gesundheitsfördernder Inhaltsstoffe

Essenzielle Inhaltsstoffe sind Substanzen, die der Mensch für die Erhaltung seiner Lebensvorgänge benötigt, die er aber im Stoffwechsel nicht selbst herstellen kann und darum mit der Nahrung aufnehmen muss. „Essenziell" bedeutet demnach *lebensnotwendig* und *zufuhrnotwendig*. Dazu zählen nach dem gegenwärtigen Stand der Forschung (neben Wasser):

- die Vitamine (wasser- und fettlösliche)
- die Mineralstoffe (Mengen- und Spurenelemente)
- neun Aminosäuren (für Kinder mindestens zehn)
- die mehrfach ungesättigten Fettsäuren Linolsäure und alpha-Linolensäure

Es ist sehr wahrscheinlich, dass heute alle essenziellen Inhaltsstoffe bekannt sind, deren Fehlen in der Nahrung zu *lebensbedrohlichen* Gesundheitsschäden führen würde. In Zukunft werden möglicherweise noch einige Ultra-Spurenelemente, wie Brom, Nickel oder Arsen, als essenzielle Inhaltsstoffe anerkannt (*Elmadfa* und *Leitzmann* 1998; *Biesalski* u. a. 2002). Jedoch ist eine eventuelle Essenzialität dieser Elemente von rein akademischem Interesse, da hiervon nur so geringe Mengen gebraucht werden, dass aufgrund des weitverbreiteten Vorkommens dieser Elemente in Lebensmitteln eine unzureichende Versorgung kaum zu erwarten wäre.

Alpha-Linolensäure, deren Essenzialität erst in den 1990er Jahren nachgewiesen wurde, ist ein Beispiel, bei dem eine Mangelversorgung nur experimentell oder unter pathologischen Bedingungen möglich ist (*Ziegler* und *Filer* 1996).

Neben den essenziellen Inhaltsstoffen gibt es jedoch eine Vielzahl von Substanzen, die an der Förderung von Gesundheit und Leistungsfähigkeit beteiligt sind. Zu diesen sog. **gesundheitsfördernden Inhaltsstoffen** zählen vor allem die Ballaststoffe und die sekundären Pflanzenstoffe. Zusammen mit den Substanzen in fermentierten Lebensmitteln werden sie als **„Bioaktive Substanzen"** bezeichnet. Die *Ballaststoffe* üben, anders als noch vor einigen Jahrzehnten angenommen, vielfältige günstige Wirkungen auf den Organismus aus (s. 4.1, S. 64). Die *sekundären Pflanzenstoffe* haben ebenfalls verschiedenste positive Effekte; sie wurden in der ernährungswissenschaftlichen Forschung jedoch lange vernachlässigt (s. 4.2, S. 71).

Es ist in jedem Falle empfehlenswert, nicht nur die wissenschaftlich anerkannten lebens- und zufuhrnotwendigen (*essenziellen*) Substanzen mit der Nahrung zuzuführen, sondern auch die *gesundheitsfördernden* Inhaltsstoffe. Denn es ist problematisch, eine Grenze zwischen Leben und Gesundheit zu ziehen, d. h. durch Aufnahme der *lebens*notwendigen Substanzen für das *Leben* zu sorgen und die *Gesundheit* weniger wichtig zu nehmen. Ein uneingeschränktes Leben, zu dem eine vernünftige Ernährung beitragen soll, ist ohne Gesundheit jedoch nicht möglich.

Aufgrund von Erfahrungen der parenteralen und Sonden-Ernährung wird die Existenz von bisher unbekannten, aber lebensnotwendigen Inhaltsstoffen in Lebensmitteln in Frage gestellt. Die Ernährungsforschung kann aber heute noch nicht beantworten, ob wirklich *alle* Komponenten der Nahrung identifiziert sind, die der Mensch über seine gesamte Lebensdauer braucht, um gesund, widerstandsfähig, fruchtbar und leistungsfähig zu sein sowie den vielfältigen physischen und emotionalen Belastungen durch seine Umwelt gerecht zu werden.

Durch Verarbeitungsprozesse entstehende **Verluste an essenziellen und gesundheitsfördernden Inhaltsstoffen** können nicht vollständig durch nachträgliche *isolierte* Zugabe dieser Substanzen ausgeglichen werden, wie dies z. B. durch die Vitaminierung von Margarine und Getränken oder durch die Einnahme von Nahrungsergänzungsmitteln versucht wird (s. 5.3.7.2, S. 143). Auf diesem Wege können immer nur die bekannten und industriell isolierbaren bzw. synthetisierbaren Substanzen zugeführt werden, aber nicht die natürlich vorkommende Vielfalt der sekundären Pflanzenstoffe.

Aus den beschriebenen Überlegungen entstand schon vor längerer Zeit der Vorschlag, die beschriebenen Substanzen vorsichtshalber als *möglicherweise essenziell* zu bezeichnen (*v. Koerber* u. a. 1985, S. 53); sie wurden auch *semi-essenziell* genannt (*Kühnau* 1976a und b). Zu diesen Begriffen kam der Einwand, sie hätten eine zu nahe Verbindung zu der wissenschaftlich eng definierten Bezeichnung „essenziell = *lebens-* und zufuhrnotwendig". Vielleicht ist der Begriff *gesundheitsfördernde* Inhaltsstoffe eher geeignet, um den langwährenden Streit über die Begriffswahl zu beenden.

Entscheidend ist jedoch, bei der Konzeption von Ernährungsempfehlungen sicherzustellen, dass diese Substanzgruppen auch tatsäch-

Tab. 3.1 Nährstoffdichte ausgewählter Lebensmittelgruppen
(mg/1.000 kcal; *Bundeslebensmittelschlüssel* 1989; *Souci* u. a. 1989; jede Lebensmittelgruppe (Zeile enthält den Durchschnittswert der in den Fußnoten aufgeführten Lebensmittel)

		Vit. A*	Vit. B_1	Vit. B_2	Folsäure+	Vit. C	Mg	K	Ca	Fe	Zn	Ballaststoffe (g/1.000 kcal)
Vollkornprodukte, erhitzt[1]		0,04	1,18	0,35	0,09	0	369	833	118	9,9	8,8	19,0
Auszugsmehlprodukte, erhitzt[2]		0,08	0,39	0,20	0,06	0	154	430	78	3,7	3,7	10,0
Frischkornmüsli[3]		0,29	1,08	0,85	0,16	37	323	1.846	457	7,6	8,5	27,7
Gemüse, unerhitzt[4]		7,27	2,89	2,73	2,06	1.200	810	13.160	1.940	45,2	13,9	105,5
Gemüse, erhitzt[5]		6,14	2,18	2,29	0,27	1.100	532	8.055	1.254	23,4	13,3	82,8
Obst, unerhitzt[6]		0,41	0,92	0,89	0,23	505	253	3.800	370	10,9	2,2	42,7
Kartoffelprodukte, erhitzt[7]		0,03	0,98	0,53	0	173	216	5.236	148	10,6	3,4	22,3
Hülsenfrüchte, erhitzt[8]		0,78	1,83	1,24	–	–	–	3.685	336	18,2	–	88,8#
Milch, past., 3,5 % Fett		0,48	0,47	2,81	0,08	15	187	2.453	1.875	1,5	5,6	0
Fleisch, erhitzt[9]		1,12	1,27	0,71	0,01	0	111	1.756	31	8,6	11,2	0
Wurstwaren[10]		0,19	0,96	0,77	0,02	0	100	1.268	65	6,8	8,8	0
Empfehlung (mg/Tag;	**m**	1,0	1,2	1,4	0,4	100	350	2.000	1.000	10	10	≥ 30 g/d
DGE u. a. 2000)ˣ	**w**	0,8	1,0	1,2	0,4	100	300	2.000	1.000	15	7	≥ 30 g/d
Empfehlenswerte Nährstoffdichte (mg/1.000 kcal; eigene	**m**	0,35	0,41	0,48	0,14	35	121	690	345	3,5	3,5	10
Berechnung nach *DGE* u. a. 2000)ˣ	**w**	0,35	0,43	0,52	0,17	44	130	870	435	6,5	3,0	13

* in Retinoläquivalenten
\+ in Foläquivalenten
\# eigene Berechnung auf Basis der Rohware
ˣ Erwachsene im Alter von 25–50 Jahren mit überwiegend sitzender Tätigkeit (Richtwerte für die tägliche Energiezufuhr: Männer 2.900 kcal, Frauen 2.300 kcal)
m männliche Personen
w weibliche Personen
– keine Angabe

[1] Haferflocken, Weizenvollkornbrot, Vollkornnudeln, gegart, Vollkornreis, gegart

[2] Weizenmischbrot, Weizenbrötchen, Eierteigwaren, gegart, geschälter Reis, gegart

[3] 160 g Weizen, 260 g Joghurt, 3,5 % Fett, 230 g Apfel, 140 g Birne, 20 g Haselnüsse = etwa 1.000 kcal

[4] Kopfsalat, Radieschen, Tomaten, Karotten, Gurken, Weißkraut

[5] Grüne Bohnen, Blumenkohl, Kohlrabi, Karotten, Sauerkraut, Zwiebeln, Rosenkohl

[6] Äpfel, Bananen, Birnen, Erdbeeren, Pfirsiche, Pflaumen, Orangen, Weintrauben

[7] Kartoffeln, gekocht, Kartoffeln, gebraten, Pommes frites

[8] Bohnen, Erbsen, Linsen

[9] Rindfleisch (Hackfleisch), Schweinekotelett, mager, Schweinekotelett, mittelfett

[10] Salami, Frankfurter Würstchen, Fleischwurst, Bierschinken, Schweineschinken

lich in ausreichender Menge mit der Nahrung aufgenommen werden. Am wahrscheinlichsten gelingt dies mit einer überwiegend pflanzlichen, bevorzugt gering verarbeiteten Kost (s. 5.2, S. 113; s. 5.3, S. 118).

3.2.1.2 Dichte essenzieller Inhaltsstoffe (Nährstoffdichte)

Für den Gesundheitswert eines Lebensmittels ist nicht nur der *absolute Gehalt* an essenziellen Inhaltsstoffen sowie deren Verhältnis untereinander wichtig, sondern auch das Verhältnis von essenziellen Inhaltsstoffen zu energieliefernden Nährstoffen. Dafür wurde der Begriff *Dichte essenzieller Inhaltsstoffe* bzw. *Nährstoffdichte* geprägt, gemessen beispielsweise in µg oder mg pro 100 kcal oder 1.000 kJ.

Bezüglich der Dichte essenzieller Inhaltsstoffe schneiden z. B. Gemüse, Obst und Vollkornprodukte im Vergleich zu isolierten Zuckern, Pommes frites und Auszugsmehlprodukten wesentlich besser ab (Tab. 3.1).

Erwachsene nehmen pro Tag durchschnittlich zwischen 2.000 und 3.000 kcal an Nahrungsenergie auf. Anhand der jeweiligen Nährstoffempfehlung lässt sich erkennen, welchen Beitrag ein Lebensmittel zur Deckung der Empfehlung leistet. Der ernährungsphysiologische Wert eines Lebensmittels ist auf diese Weise schnell zu ermitteln.

3.2.1.3 Gehalt an Hauptnährstoffen

Zu den Hauptnährstoffen zählen Proteine (Eiweiße), Kohlenhydrate und Fette.

Proteine sind wesentlicher Bestandteil aller lebenden Organismen, ihre Grundbausteine sind die *Aminosäuren*. Proteine dienen als Bau- und Gerüstsubstanzen der Zellen und Gewebe (z. B. Kollagen) und sind somit wesentlich am Aufbau und Erhalt der Körpersubstanz beteiligt. Sie bestimmen Funktion und Stoffwechsel aller lebenden Zellen als Transportproteine (z. B. als Bestandteil des Hämoglobins), Schutzproteine (z. B. Immunglobuline), Steuerproteine (z. B. Hormone) und Bio-Katalysatoren (Enzyme). Außerdem ermöglichen sie als Kontraktionsproteine die Bewegung der Muskeln (s. 4.3, S. 81).

Der Begriff **Kohlenhydrate** ist ein weit gefasster Sammelbegriff für viele verschiedene Substanzen. Um problematische Vereinfachungen zu vermeiden, können die Kohlenhydrate zunächst nach ihrer Molekülgröße bzw. Bindungsart in drei Gruppen aufgeteilt werden, nämlich Zucker (= Mono- und Disaccharide), Stärke (= verdauliche Polysaccharide) sowie Zellulose und Hemizellulose (= unverdauliche Polysaccharide, Ballaststoffe).

Kohlenhydrate sind fast ausschließlich in pflanzlichen Lebensmitteln enthalten. Während verdauliche Kohlenhydrate dem Körper in erster Linie als Energielieferanten bzw. zur Energiespeicherung dienen, haben unverdauliche Kohlenhydrate vor allem Ballaststofffunktion und entfalten verschiedene gesundheitsfördernde Wirkungen (s. 4.1, S. 64).

Kohlenhydrate stehen nicht nur als natürlicher Bestandteil von Lebensmitteln zur Verfügung, sondern auch als isolierte Produkte. Der Begriff *isoliert* wird hier im Sinne von *nicht mehr im natürlichen Verband des ganzen Lebensmittels* verwendet, wobei diese Unterscheidung nicht in jedem Falle streng möglich ist. Beispielsweise gibt es beim Getreide zwischen den Extremen Vollkornmehl und Auszugsmehl weitere Mehltypen, darüber hinaus sind Auszugsmehle nicht *völlig frei* von anderen Inhaltsstoffen. Für die Nährstoffversorgung ergeben sich große Unterschiede, da bei isolierten Produkten essenzielle und gesundheitsfördernde Substanzen weitgehend abgetrennt sind. Außerdem gibt es Unterschiede unter anderem in der Zeitdauer bis zur Aufspaltung in resorbierbare Bestandteile, im Ort der Resorption und im Genusswert.

Aus den genannten Unterscheidungskriterien ergibt sich eine Einteilung der Kohlenhydrate in sechs Gruppen (Tab. 3.2).

Tab. 3.2: Einteilung der Kohlenhydrate bzw. kohlenhydrathaltigen Lebensmittel

Lebensmittel mit natürlichem Kohlenhydratgehalt

a) Lebensmittel mit natürlichem Zuckergehalt, z. B. Obst, Gemüse, Milch, Honig
b) Lebensmittel mit natürlichem Stärkegehalt, z. B. Getreide, Kartoffeln, Hülsenfrüchte, Gemüse
c) Lebensmittel mit natürlichem Gehalt unverdaulicher Kohlenhydrate (Ballaststoffe), z. B. Getreide, Gemüse, Obst, Kartoffeln, Hülsenfrüchte

Isolierte Kohlenhydrate

a) Isolierte Zucker, z. B. isolierte Glucose (Traubenzucker), isolierte Fructose (Fruchtzucker), isolierte Saccharose (Haushaltszucker), isolierte Laktose (Milchzucker)
b) Isolierte Stärke, z. B. Speisestärke, begrenzt: Auszugsmehle
c) Isolierte unverdauliche Kohlenhydrate (Ballaststoffe), z. B. isolierte Zellulose, isoliertes Pektin, begrenzt: Kleie

Fette sind wichtige Energieträger; sie weisen mit 9 kcal/g einen mehr als doppelt so hohen Energiegehalt auf wie Kohlenhydrate und Proteine. Sie bestehen aus einem Alkoholrest (Glycerin) und zumeist drei Fettsäuren. Darüber hinaus dienen Fette als Transportmedium für *fettlösliche Vitamine* (A, D, E, K) sowie als Quelle für die essenziellen, mehrfach ungesättigten Fettsäuren *Linolsäure* und *Alpha-Linolensäure*.

Fette machen durchschnittlich 10–20 % des Körpergewichts bei Männern aus, bei Frauen liegen die Werte zwischen 20 und 30 %. Die Fettspeicher des Körpers dienen als Energiereserve für Hunger- bzw. Fastenzeiten. Bei normalem Körpergewicht verfügt der Mensch über Energiereserven für zwei Monate, Übergewichtige für einen deutlich längeren Zeitraum.

Fett dient außerdem als Unterhautfettgewebe zur Isolierung des Körpers gegen Kälte und zur Polsterung bestimmter Organe wie Augen und Nieren.

Wie bei den Kohlenhydraten ist es nicht gleichgültig, ob Fette und Proteine in isolierter und konzentrierter Form aufgenommen werden (z. B. als reines Fett bzw. Proteinpräparate) oder als natürlicher Bestandteil eines Lebensmittels.

3.2.1.4 Energiegehalt

Der Energiegehalt (physiologischer Brennwert) eines Lebensmittels gibt die Menge an Wärmeenergie pro Gewichtseinheit an (z. B. kJ/g oder kcal/g), die bei der Verbrennung von Nährstoffen im Organismus frei wird. Seit 1978 ist international die Einheit Kalorie offiziell durch die Einheit Joule ersetzt worden (1 kcal = 4,18 kJ). Da es in der Praxis unüblich ist, von Joulegehalt, joulereich usw. zu sprechen, bietet es sich an, die Begriffe *Energiegehalt, energiereich* usw. an, wobei damit der Wärmeenergiegehalt gemeint ist.

Für den Gesundheitswert eines Lebensmittels ist der Energiegehalt *allein* nicht aussagekräftig, da ein gesundheitlich wertvolles Lebensmittel weder durch einen hohen noch durch einen niedrigen Energiegehalt bestimmt wird.

3.2.1.5 Energiedichte

In Anlehnung an den Begriff *Nährstoffdichte* wurde der Begriff *Energiedichte* geprägt, der den Energiegehalt eines Lebensmittels pro Volumeneinheit angibt (z. B. kcal/cm^3 oder kJ/cm^3). Die Energiedichte ist für die Praxis wichtig, denn eine Kostform mit Lebensmitteln hoher Energiedichte (d. h. mit konzentrierten, ballaststoffarmen Produkten, die gleichzeitig schnell schluckfähig sind) kann leicht zu einer Energie-Überversorgung führen.

3.2.1.6 Sättigungswirkung

Die Sättigungswirkung (Sättigungswert, Sättigungseffekt) eines Lebensmittels ist nur schwer zu messen, da sie von zahlreichen Parametern abhängig ist. Bisher gibt es keine zufrieden stellenden Methoden zu ihrer Bestimmung. Es ist ein Erfahrungswert, dass **ballaststoffreiche Lebensmittel** eine längere Sättigungsdauer bewirken als ballaststoffarme.

Eine Einflussgröße für die Sättigungswirkung eines Lebensmittels ist seine **Konsistenz** und die damit verbundene **Kaudauer** beim Verzehr (s. 3.1.4, S. 40). Durch intensives Kauen unerhitzter oder wenig verarbeiteter Lebensmittel wird vermehrt Speichel abgesondert, der zur Magenfüllung und somit zur Sättigung beiträgt. Außerdem aktiviert das lange Kauen physiologische Sättigungsmechanismen. Da die heute übliche Kost häufig zerkleinert, raffiniert, konzentriert und/oder gekocht wird, erfolgt in kürzerer Zeit mit weniger Kauaufwand der Verzehr größerer Nahrungsmengen. Auf diese Weise wird bereits zuviel Nahrungsenergie aufgenommen, bevor die natürlichen Regulationsmechanismen aktiv werden können (meist erst nach etwa 20 Minuten).

Die **Magenfüllung** ist ein weiterer Faktor für die Sättigungswirkung. Ein gefüllter Magen bedeutet Sättigung, relativ unabhängig vom Energiegehalt der Mahlzeit. Beim Verzehr energiekonzentrierter Mahlzeiten wird mit einer Magenfüllung erheblich mehr Energie aufgenommen. Ballaststoffreiche Lebensmittel sind daher besonders empfehlenswert, weil sie eine geringe Energiedichte aufweisen und die Kaudauer verlängern (*Leitzmann* 1978; *Elmadfa* und *Leitzmann* 1998, S. 35–58).

3.2.1.7 Bekömmlichkeit (Verträglichkeit)

Die Bekömmlichkeit bzw. Verträglichkeit eines Lebensmittels ist individuell sehr unterschiedlich und hängt nicht nur vom jeweiligen Lebensmittel selbst ab, sondern auch von der Zusammensetzung der Gesamtnahrung. Klinische Erfahrungen zeigen, dass beispielsweise Produkte mit isolierten Zuckern sowie gekochtes Obst und Säfte Unverträglichkeiten von Vollkorn-Erzeugnissen und Frischkost bewirken können (*Bruker* 1993, S. 247ff).

Wegen der individuellen Unterschiede sollte und kann jeder selbst durch Ausprobieren leicht herausfinden, ob für ihn ein Lebensmittel in einer bestimmten Form, Menge und Zubereitung bekömmlich ist oder nicht. Weil die Bekömmlichkeit eine individuelle Größe ist, gibt es in der Vollwert-Ernährung keine Detailempfehlungen (z. B. „Essen Sie Paprika, Zwiebeln oder Tomaten") sondern nur allgemeine Empfehlungen für die einzelnen Lebensmittel*gruppen*. Nähere Ausführungen zur Bekömmlichkeit finden sich im Unterkapitel 6.2 (S. 192).

3.2.1.8 Verdaulichkeit und Bioverfügbarkeit

Wissenschaftlich definiert ist die **Verdaulichkeit** ein Maß für den prozentualen Anteil der Nahrung, der während der Verdauung im Darm in resorbierbare Bausteine zerlegt wird.

Die **Bioverfügbarkeit** (Ausnutzung) ist der prozentuale Anteil der Nahrungsbestandteile, der nach der Verdauung tatsächlich vom Darm ins Blut resorbiert wird.

Die Verdaulichkeit kann im *allgemeinen* Sprachgebrauch eine andere Bedeutung haben, nämlich im Sinne von Verträglichkeit. Eine „leicht verdauliche" Kost (z. B. Pudding oder Weißbrot) wird demnach als *gut verträgliche* Kost verstanden, bedeutet aber wissenschaftlich eine *schnelle* Verdauung. Diese schnelle Verdauung, d. h. die rasche Resorption der Nährstoffe, ist eher unerwünscht, da ein hoher Anstieg des Blutzuckerspiegels folgt (s. 4.1.3, S. 66).

Dagegen wird unter „schwer verdaulicher" Kost (z. B. Hülsenfrüchte oder Vollkornbrot) eine *schlecht verträgliche* Kost verstanden, es kann aber auch eine *langsame* Verdauung gemeint sein. Eine langsame Verdauung bewirkt eine allmähliche Resorption der Nährstoffe und damit in wünschenswerter Weise niedrigere Blutzuckerspiegel.

Die für die Verdauungsenzyme des Menschen *unverdaulichen* Nahrungsbestandteile, die Ballaststoffe, sind keineswegs – aufgrund ihrer Unverdaulichkeit – nachteilig, sondern für eine normale Darmfunktion und als Nahrungsgrundlage der physiologischen Darmflora für die Gesundheit sogar sehr bedeutsam (s. 4.1, S. 64; s. 4.5.4, S. 98).

3.2.1.9 Reife und Frische

Reife und Frische sind weitere wichtige Kriterien für den Gesundheitswert der Nahrung. Lebensmittel weisen in ausgereiftem und frischem, nicht gelagertem Zustand ihre höchsten Gehalte an **essenziellen und gesundheitsfördernden Inhaltsstoffen** auf.

Schnell tiefgefrorene Produkte kommen der Nährstoffzusammensetzung von frischen Lebensmitteln am nächsten, wenn sie nicht blanchiert wurden, d. h. kurz mit heißem Wasser übergossen bzw. in heißes Wasser getaucht werden. Durch das Blanchieren verlieren Lebensmittel durchschnittlich etwa 30 % ihrer Vitamine und Mineralstoffe. Tiefkühlware ist wegen der erforderlichen Kühlkette (von der Produktion über Transport und Handel bis zum Haushalt) aus ökologischen Überlegungen ungünstig (s. 5.3.9, S. 148; s. 5.5.2, S. 163).

3.2.2 Wertmindernde Merkmale

Zu den wertmindernden Merkmalen in Lebensmitteln zählen verschiedene Gruppen von möglicherweise vorhandenen Inhaltsstoffen und Mikroorganismen. Ein Inhaltsstoff wird dann zum **Schadstoff**, wenn er aufgrund seiner physikalisch-chemischen Eigenschaften und (zumeist) seiner Menge schädigende Wirkungen ausüben kann, und zwar auf den Menschen (Humantoxizität), auf andere Lebewesen (Biotoxizität), auf ökologische Systeme (Ökotoxizität) oder auf Sachgüter.

Die potenziellen Schadstoffe stammen aus unterschiedlichsten **Quellen** und lassen sich nach dem Weg, wie sie in Lebensmittel und Trinkwasser gelangen können, in sechs Gruppen einteilen (Übersicht 3.1; diese Einteilung wird jedoch nicht einheitlich angewendet). Während sich die erste Gruppe der biogenen Substanzen *von Natur aus* in Lebensmitteln finden lässt, werden die letzten drei Gruppen (Rückstände, Umweltkontaminanten, Lebensmittelzusatzstoffe) üblicherweise zu den *Fremdstoffen* oder *anthropogenen Substanzen* zusammengefasst. Diese kommen natürlicherweise in Lebensmitteln, Wasser, Boden oder Luft nicht vor, sondern sind auf Aktivitäten des Menschen zurückzuführen. Da die zweite und dritte Gruppe ebenfalls auf menschliche Handlungen, nämlich die *unsachgemäße* Lagerung oder Verarbeitung zurückzuführen sind, können diese auch zu den anthropogenen Substanzen (Fremdstoffen) gerechnet werden.

Nicht jeder Fremdstoff ist zugleich auch ein Schadstoff, d. h. nicht alle Fremdstoffe schaden (z. B. Lebensmittelzusatzstoffe; s. 5.3.4, S. 122). Eine mögliche unerwünschte Wirkung hängt von den jeweiligen Eigenschaften und der Menge der Substanz ab. Umgekehrt ist nicht jeder Schadstoff auch ein Fremdstoff, d. h. nicht alle Schadstoffe entstehen durch Fremdeinwirkung (z. B. kommen die biogenen Substanzen natürlicherweise vor).

Übersicht 3.1:
Definition und Einteilung der Fremd- bzw. Schadstoffe

- **Natürliche Schadstoffe (biogene Substanzen)** kommen natürlicherweise in Lebensmitteln vor; sie werden während Wachstum und Reifung einer Pflanze gebildet. In diesem Zusammenhang sind nur Stoffe mit schädigender Wirkung von Interesse (z. B. Solanin in Nachtschattengewächsen, Blausäure in Bittermandeln, Saxitoxin in Muscheln).
- **Stoffe**, die **durch unsachgemäße Lagerung oder Verarbeitung** entstehen können und einen potenziellen oder nachgewiesenen Schadstoffcharakter besitzen, sind unter anderem polyzyklische aromatische Kohlenwasserstoffe (PAK, z. B. Benzo(a)pyren), heterozyklische aromatische Amine (HAA, z. B. MeIQx, IQ), Nitro- und Nitrosoverbindungen (z. B. Nitrosamine), Acrylamid sowie trans-Fettsäuren.
- **Pathogene (krankheitserregende) Mikroorganismen** wie Bakterien, Pilze und Viren können Nahrungsmittel bei unsachgemäßer Behandlung befallen (Lebensmittelverderb). Schädlich sind neben den Organismen selbst vor allem deren giftige Stoffwechselendprodukte (**Toxine**). Hierzu zählen Pilzgifte (Mykotoxine, z. B. Aflatoxine bei Nüssen) und bakterielle Gifte (z. B. Enterotoxine oder Neurotoxine, wie das von *Clostridium botulinum* gebildete Botulinumtoxin).
- **Rückstände** sind Stoffe, die eine *beabsichtigte* Wirkung auf die Produktion und Lagerung von Lebensmitteln und Vorprodukten (Rohstoffen) ausüben sollen und dabei partiell im Endprodukt verbleiben. Hierzu zählen beispielsweise Pestizide, Düngemittel, Wachstumsregulatoren und Tierarzneimittel.
- **Umweltkontaminanten** sind Substanzen, die *unbeabsichtigt* mit Lebensmitteln oder Vorprodukten in Berührung gekommen sind und dabei partiell in diese übergehen. Hierzu zählen alle Stoffe, die geduldet, vorsätzlich oder unfallbedingt von Industrie- und Handwerksbetrieben, Haushalten, Landwirtschaft, Mülldeponien, Verkehr u. a. in Wasser, Luft und Boden abgegeben werden und auf verschiedenen Wegen die Lebensmittel kontaminieren, d. h. verunreinigen können. Dies sind z. B. Schwermetalle, halogenierte Kohlenwasserstoffe (HKW), Nitrat, Pestizide und radioaktive Substanzen. Die Umweltkontaminanten werden auch als „Verunreinigungen" bezeichnet; da dieser Begriff jedoch missverständlich ist, wird er im folgenden nicht verwendet.
- **Lebensmittelzusatzstoffe** sind Stoffe, die Lebensmitteln zur Beeinflussung ihrer Beschaffenheit oder zur Erzielung bestimmter Eigenschaften oder Wirkungen *absichtlich* zugesetzt werden. Die Zusätze erfolgen bei der Verarbeitung oder Zubereitung und sollen bis zum Verzehr im Lebensmittel verbleiben, z. B. Konservierungsstoffe, Antioxidanzien, Emulgatoren, Dickungsmittel, Farbstoffe sowie Geschmacks- und Geruchsstoffe (wobei Aromastoffe lebensmittelrechtlich keine Zusatzstoffe sind, sondern eine eigene Stoffgruppe bilden; s. 5.3.4, S. 122).

3.2.2.1 Gehalt natürlicher Schadstoffe (biogene Substanzen)

Unter den **natürlichen Schadstoffen** in Nahrungspflanzen und tierischen Lebensmitteln finden sich sowohl starke, akut wirkende Toxine als auch chronische, z. B. krebsauslösende (kanzerogene) und allergieverursachende (allergene) Substanzen. Dies kann zu Belastungen führen, ohne dass das Lebensmittel aus fremden Quellen verunreinigt wurde.

Darüber hinaus übertrifft die große Anzahl natürlicher Gifte in Lebensmitteln mengenmäßig die **anthropogenen Schadstoffe**. Das natürliche Vorkommen liegt vermutlich 1.000- bis 10.000-mal höher als die vom Menschen verursachten Mengen (*Wiezorek* 1996, S. 112; *Nau* u. a. 2003). Es gibt jedoch bisher keinen Anhaltspunkt dafür, dass sich diese biogenen Substanzen in den natürlicherweise vorkommenden Konzentrationen und bei sachgerecht zubereiteten Lebensmitteln schädigend auf die menschliche Gesundheit auswirken. Beispielsweise kann die Blausäure in Hülsenfrüchten oder Bittermandeln durch Erhitzen unschädlich gemacht werden. Andererseits haben verschiedene Nahrungsinhaltsstoffe, die bisher als schädlich galten, bei üblichen Verzehrsgewohnheiten offensichtlich doch gesundheitsfördernde Wirkungen (z. B. Protease-Inhibitoren in Hülsenfrüchten, s. 10.4.2, S. 267; s. 11.4.2, S. 275; s. 4.2.2, S. 73).

Die Erfahrungen, die im Laufe der menschlichen Entwicklungsgeschichte mit biogenen Giften gesammelt wurden, sowie die Erkenntnisse der modernen Toxikologie führten dazu, dass verzehrsübliche Nahrungspflanzen heute keine oder nur geringe Mengen dieser Toxine enthalten bzw. dass diese durch entsprechende Verarbeitungs- oder Zubereitungsverfahren unschädlich gemacht werden.

3.2.2.2 Gehalt an Stoffen durch unsachgemäße Lagerung oder Verarbeitung

Ein weitaus höheres Risiko als von natürlich enthaltenen Schadstoffen geht von Substanzen aus, die sich beim *unsachgemäßen* Umgang mit Nahrungsmitteln bilden können. Bei der unvollständigen Verbrennung organischer Stoffe (z. B. beim Grillen) entstehen beispielsweise **polyzyklische aromatische Kohlenwasserstoffe** (PAK), die im Verdacht stehen, hochgradig krebserregend zu sein. PAK sind darüber hinaus auch im Tabakrauch, in KFZ-Abgasen und in den Ruß-Emissionen von Heizkraftwerken und Heizungsanlagen enthalten.

Dass **Acrylamid** auch in Lebensmitteln enthalten ist, wurde erstmals 2002 öffentlich bekannt. Die Substanz entsteht beim Backen, Braten, Grillen und Frittieren stärkereicher Nahrungsmittel (v. a. Kartoffeln, Brot, Backwaren) bei hohen Temperaturen von über 120 °C. Acrylamid wird von internationalen Gremien als genotoxisch und vermutlich karzinogen eingestuft. Darüber hinaus kann es in größeren Mengen neurotoxisch und fruchtbarkeitsbeeinflussend wirken (s. 8.4.9.3, S. 257).

Trans-Fettsäuren entstehen bei der Raffination und Hydrierung von Pflanzenölen. Dabei wird der molekulare Aufbau der Doppelbindungen ungesättigter Fettsäuren von der cis- in die trans-Konfiguration verändert. Sie können somit in Margarinen, Brat- und Backfetten, industriell gefertigtem Blätterteig, Nuss-Nougat-Cremes und in vielen Backwaren und Fertigprodukten enthalten sein. Trans-Fettsäuren haben nicht mehr den essenziellen bzw. gesundheitsfördernden Charakter der ursprünglichen cis-Fettsäuren (s. 4.4.2.1, S. 86). Sie bewirken darüber hinaus eine Erhöhung des Cholesterinspiegels und begünstigen dadurch die Entstehung der Arteriosklerose, einem Risikofaktor für Herz-Kreislauf-Erkrankungen (s. 4.4.3, S. 89). Außerdem sind sie möglicherweise an der Entstehung von Morbus Crohn, einer entzündlichen Darmerkrankung, und an verschiedenen Krebserkrankungen beteiligt. Die gesundheitlichen Probleme sind zwar erst bei mehr als 8–10 g täglicher Zufuhr zu erwarten und nicht bei der derzeit in Deutschland üblichen Aufnahme von etwa 1 g. Dennoch ist es ratsam, besonders die Zufuhr von trans-Fettsäuren aus hydrierten Pflanzenfetten bzw. den Verzehr der genannten Produkte möglichst niedrig zu halten. Daneben entstehen trans-Fettsäuren auch natürlicherweise im Pansen von Wiederkäuern, sodass auch in Milch, Käse, Rindfleisch und Fleisch-Erzeugnissen von Wiederkäuern trans-Fettsäuren enthalten sind (s. 12.4.4, S. 284).

3.2.2.3 Vorkommen pathogener Mikroorganismen und deren Toxine

Durch **mikrobielle Belastungen** von Lebensmitteln kommt es immer wieder zu gefährlichen Lebensmittelvergiftungen. Etwa 90 % der gemeldeten Erkrankungen entfallen auf Infektionen mit Salmonellen-Arten, die vor allem in Eiern, eihaltigen Backwaren (Torten u. Ä.) und Fleischwaren vorkommen (*DGE* u. a. 2000, S. 214). Ursachen sind in erster Linie Herstellungsfehler, falsche oder zu lange Lagerung der Lebensmittel und Hygienemängel. Bakterielle Vergiftungen rufen zumeist akute Erkrankungen, vor allem des Magen-Darm-Trakts, hervor. Bei gefährdeten Personen, wie Kleinkinder, Menschen mit geschwächter Immunabwehr und ältere Menschen, können sie auch tödlich verlaufen. Die Salmonellose führte 1998 in Deutschland zu über 90.000 offiziell gemeldeten Infektionen und 62 Todesfällen (*DGE* u. a. 2000, S. 213).

Der Gehalt an **pathogenen Mikroorganismen** ist im heutigen Ernährungssystem wieder ein zunehmendes Problem, weil sich vermehrte Kontaminationsmöglichkeiten ergeben, unter anderem durch Massentierhaltung, den vorbeugenden Einsatz von Antibiotika und ungleichmäßiges Erhitzen (z. B. in Mikrowellenherden; s. 5.3.8.3, S. 146).

Andererseits müssen Lebensmittel nicht keimfrei sein, denn die meisten Mikroorganismen sind nicht nur unschädlich, sondern als **Symbionten** oft nützlich (z. B. Laktobazillen in milchsauren Erzeugnissen). Die meisten Lebensmittel (außer den konservierten) sind mehr oder weniger keimhaltig, was bei sachgerechter Erzeugung, Verarbeitung und Lagerung ihre Qualität und die menschliche Gesundheit nicht beeinträchtigt.

Schimmelpilzgifte wie Aflatoxine können chronische Schädigungen, z. B. an Leber oder Nervensystem, verursachen sowie möglicherweise die Entstehung von Krebs fördern.

Der Verzehr von Rindfleisch, das mit Erregern von **BSE** (bovine spongiforme Enzephalopathie) infiziert ist, steht im Verdacht, beim Menschen zur Entstehung einer neuen Variante der Creutzfeldt-Jakob-Krankheit zu führen. Diese seltene, weltweit auftretende Erkrankung des Gehirns ist durch einen schwammartigen Zerfall der Gehirnsubstanz (spongiforme Degeneration) und daraus resultierender fortschreitender Demenz, Muskelstarre und spastischen Lähmungen gekennzeichnet. Die Krankheit endet nach wenigen Wochen bis zu zwei Jahren mit dem Tod. Auslöser sind vermutlich Prionen, d. h. infektiöse Proteine, die kleiner sind als Viren und über die Artgrenzen hinweg von Schafen über Rinder auf Menschen übertragen werden können. Als wahrscheinlichste Kontaminationsquelle gilt die Verfütterung von infiziertem Tierkörpermehl, vor allem von Schafen, an Rinder (s. 14.4.6.1, S. 306).

3.2.2.4 Gehalt an Rückständen

Die *beabsichtigte* Anwendung von Pestiziden, Düngemitteln, Wachstumsregulatoren, Tierarzneimitteln u. a. in der Landwirtschaft kann zu möglichen *unbeabsichtigten* Rückständen in Lebensmitteln führen.

Bei den **Pestiziden**, die beschönigend auch „Pflanzenschutzmittel" genannt werden, lassen sich je nach abzutötenden Organismen folgende Untergruppen unterscheiden: gegen Unkräuter (Herbizide), gegen Insekten (Insektizide), gegen Pilze (Fungizide), gegen Schnecken (Molluskizide), gegen Nematoden (Nematizide), gegen Nagetiere (Rodentizide) usw.

Allein die Gruppe der Pestizide umfasst in Europa etwa 20.000 Anwendungsgemische mit etwa 600 verschiedenen, biozid wirkenden Grundsubstanzen (*Fent* 1998; *Industrieverband Agrar* 2000). In Deutschland waren im Jahre 2002 über 1.000 Pestizide mit etwa 260 Wirkstoffen zugelassen. Etwa die Hälfte der eingesetzten Mengen entfällt auf Herbizide, ein Viertel auf Fungizide und je etwa 12 % auf Insektizide und sonstige Pestizide (*Umweltbundesamt* 2002c, S. 20).

In Deutschland liegt der Verbrauch an Agrochemikalien seit 1992, mit leichten witterungsbedingten Schwankungen, relativ konstant bei etwa 30.000 t pro Jahr. Im Jahre 2002 wurde – wie in den Jahren zuvor – mehr als die dreifache Menge der im Inland ausgebrachten Pestizide exportiert, nämlich über 100.000 t (*Katalyse – Institut für angewandte Umweltforschung* 2002b); ein Teil davon erreicht über Futter- und Lebensmittelimporte wieder die deutschen Verbraucher.

Neben den eigentlichen Wirkstoffen müssen herstellungsbedingte Nebenprodukte, Zusätze und Metaboliten (Um- und Abbauprodukte) der Pestizide toxikologisch berücksichtigt werden. Die chemische Verschiedenartigkeit der einzelnen Wirkstoffe erklärt ihr toxikologisch und ökologisch sehr unterschiedliches Verhalten. Für die Bewertung des Einsatzes an Pestiziden ist jedoch weniger die Menge, als vielmehr die Wirkungsintensität von Bedeutung (*Umweltbundesamt* 2002c, S. 20). So können geringere Mengen mit einer gesteigerten Wirkungsintensität eine deutlich höhere Umweltbelastung darstellen.

Nach Schätzungen der WHO verursacht der Pestizideinsatz weltweit etwa 300.000 akute Vergiftungen und 20.000 Todesfälle pro Jahr, insbesondere bei Landarbeitern in sog. Entwicklungsländern (*Schmitt* 2000b, S. 74; s. 5.7.5, S. 185).

Bei den **Düngemitteln** hat die Diskussion, ob organischer oder mineralischer Dünger die Bodenfruchtbarkeit besser erhalten kann, seit den 1970er Jahren an Intensität zugenommen. Damals wurden die durch Düngung mitverursachten Umweltprobleme als gravierend erkannt: Zu nennen sind die Grund- und Trinkwasserbelastung und die Anreicherung von Nahrungsmitteln mit Nitrat sowie der Beitrag der Phosphate zur Eutrophierung. Auch die Belastung von Phosphatdüngern und Klärschlamm mit Cadmium stellt ein gesundheitliches Problem dar. Mineraldünger tragen außerdem zur Auswaschung und Erosion der Böden bei.

Wachstumsregulatoren sind natürliche und synthetische Wirkstoffe, die Wachstum, Entwicklung und Stoffwechsel von Pflanzen beeinflussen. Sie werden zur Ertragssteigerung oder zur Erleichterung von Pflanzenpflege und Ernte eingesetzt. Sie sind den Herbiziden ähnlich und dienen unter anderem der Wachstumshemmung und Halmfestigung bei Getreide, zur Keimhemmung bei Kartoffeln und zur Produktion kernloser Weintrauben. Entlaubungsmittel dienen zur Erleichterung der maschinellen Ernte z. B. bei Baumwollpflanzen und Kartoffeln. Diese Mittel erlangten im Vietnamkrieg der USA einen unrühmlichen Bekanntheitsgrad als „Agent Orange“; sie führten durch ihren Dioxingehalt zu Krebs und schweren Missbildungen bei Menschen. „Blue Agent“, ein arsenhaltiges Herbizid, diente dort zur Vernichtung der Reisernte.

Die bei uns eingesetzten Wachstumsregulatoren gelten als gesundheitlich unbedenklich.

Eine große Zahl von **Tierarzneimitteln** wird zur Therapie oder Prophylaxe von Erkrankungen angewandt (z. B. Anabolika, Analgetika, Antiseptika, Antibiotika, Hormone, Impfstoffe, Corticoide, Laxantien, Psychopharmaka).

Nach Hochrechnungen des *Umweltbundesamtes* (2001a) wurden in Deutschland im Jahre 2001 mindestens 2.300 t an Tierarzneimitteln (74 verschiedene Wirkstoffe) eingesetzt, vor allem in der intensiven Tierzucht. Rund 92 % dieser Substanzen entfielen auf Antibiotika, über zwei Drittel aller Tierarzneimittel wurden in der Schweinezucht verabreicht.

3.2.2.5 Gehalt an Umweltkontaminanten

Nach Schätzungen sind etwa 5 Millionen bekannte chemische Verbindungen in der Umwelt nachweisbar, von denen etwa 80.000 in Gebrauch sind (*Fent* 1998, S. 3). Jährlich werden weltweit etwa 400.000 neue Substanzen synthetisiert (*Streit* 1994, S. XIII), von denen etwa 500–1.000 in die Produktion und damit auch in die Umwelt gelangen (*Alloway* und

Ayres 1996, S. 6). Die weltweite Gesamtmenge der Chemikalienproduktion dürfte sich auf rund 300.000 t pro Jahr belaufen (*Fent* 1998, S. 3).

Im Jahre 2001 wurden in Deutschland 100 neue Stoffe angemeldet. **Risikobewertungen** wurden für 57 dieser Stoffe erstellt, 43 wurden durch die Zulassungsbehörden als „umweltgefährlich" eingestuft (*Umweltbundesamt* 2001a, S. 170). In Deutschland werden etwa 30.000 verschiedene Chemikalien produziert (*Streit* 1994, S. XIII).

Mit schätzungsweise 65.000–100.000 chemischen Substanzen kann der Mensch im normalen Alltag in Berührung kommen, beispielsweise in Form von Wasch- und Reinigungsmitteln, Medikamenten, Lebensmittelzusatzstoffen, Pestiziden, Düngemitteln, Farben, Lacken und Lösungsmitteln (*Streit* 1994, S. XIII; *Alloway* und *Ayres* 1996). Komponenten dieser und anderer Produkte finden sich auch als Umweltkontaminanten in Trinkwasser und Lebensmitteln.

Substanzen aus Verpackungsmaterialien, mit denen die Lebensmittel während Verarbeitung und Transport in Berührung kommen, sind ebenfalls mögliche Quellen für Schadstoffbelastungen. Von toxikologischer Bedeutung sind hier beispielsweise die Weichmacher in Kunststofffolien oder -flaschen aus PVC (Polyvinylchlorid). Insbesondere die Phtalate stehen im Verdacht, fruchtschädigend und krebserregend zu wirken (*Nau* u. a. 2003).

Über die bisher genannten, definierbaren und zuzuordnenden Substanzgruppen hinaus existiert eine große Anzahl von potenziellen Schadstoffen, die über individuelle und industrielle Emissionen (Abgase, Abwässer, Abfälle) die Umwelt und damit auch die Lebensmittel kontaminieren können.

Bisher besteht keine Einigkeit darüber, welcher Stellenwert den anthropogenen Umweltchemikalien im **toxischen Gesamtgeschehen** zuzumessen ist, zumal sie meist im niedrigen (ppm = parts per million = 0,001 g/kg) bis niedrigsten (ppt = parts per trillion = 0,000.000.001 g/kg) Dosisbereich in Luft, Wasser und Lebensmitteln vorkommen. Damit liegen sie mengenmäßig weit unter den Gehalten verschiedener natürlicher Giftstoffe in Lebensmitteln. Allerdings befinden sich unter den anthropogenen Umweltkontaminanten „natur-unbekannte" Substanzen mit hoher Bioaktivität (z. B. Enzyminduktoren aus der Gruppe der polychlorierten Dibenzodioxine).

Ungeachtet der kontroversen Diskussion über deren toxikologischen Stellenwert sollten Fremdstoffe in Lebensmitteln immer als potenzielle Schadstoffe eingestuft werden.

3.2.2.6 Gehalt an Lebensmittelzusatzstoffen

Auch die gezielt verwendeten **Lebensmittelzusatzstoffe** umfassen eine große Anzahl chemisch sehr unterschiedlicher Substanzen, z. B. Säuren, Salze, Zucker, Azo- und Triphenylmethanfarbstoffe (*Belitz* u. a. 2001, S. 421–460). Sie sind nicht per se gesundheitsschädlich, sondern müssen differenziert bewertet werden. Weitere Ausführungen hierzu erfolgen im Abschnitt 5.3.4 (S. 122).

3.2.2.7 Gesundheitliche Bewertung von anthropogenen Fremd- bzw. Schadstoffen

Von den unmittelbaren **Gefährdungspotenzialen durch anthropogene Kontaminationen von Lebensmitteln** gehen im Vergleich zu anderen, vielfach gesellschaftlich akzeptierten Risiken (z. B. Tabakrauchen, Alkoholkonsum, Fehlernährung, Autofahren) wesentlich geringere Gesundheitsgefährdungen aus.

Zur toxikologischen Bewertung von Fremdstoffen in Lebensmitteln ist entscheidend, ob sie (in den jeweils vorliegenden Konzentrationen) in der Lage sind, die menschliche Gesundheit zu gefährden. Dies betrifft nicht nur die **akute Toxizität**, sondern auch **chronische Wirkungen**. Dazu zählen unter anderem chronische Organschäden (z.B. von Niere, Leber oder Nervensystem) bei Einwirkung niedriger Schadstoffmengen über lange Zeit, Störungen des Immunsystems (z.B. Abwehrschwächen oder Allergien), Erbgutveränderungen (Mutagenese), Krebsentstehung (Kanzerogenese), Störungen der Fortpflanzungsfähigkeit (Reproduktionstoxizität) und Schädigung der Leibesfrucht (Teratogenese).

Anthropogene Substanzen können bereits im ppt-Bereich (Milliardstel g/kg) biologisch aktiv sein, beispielsweise krebserzeugende Stoffe oder Substanzen, die Enzymaktivitäten zu steigern vermögen (Enzyminduktoren).

In diesem Zusammenhang spielt die Eigenschaft anthropogener Schadstoffe, sich in den Nahrungsketten sowie den Organismen anzureichern, eine wichtige Rolle (**Bioakkumulation**). Insbesondere fettlösliche und gegen den Abbau widerstandsfähige Substanzen wie PCDDs, PCDFs und PCBs sowie Organochlor-Pestizide (DDT u.a.) können sich in hohem Maße in Organismen anreichern. Durch Bioakkumulation können analytisch kaum erfassbare Spuren einer Substanz in der Nahrung oder im Lebensraum einer Spezies (z.B. 1 ppt PCB im Flusswasser) im Organismus selbst in mehr als millionenfach höherer Konzentration nachgewiesen werden (z.B. PCB im Fettgewebe von Fischen oder Robben im ppm-Bereich; *Borneff* und *Borneff* 1991). Viele dieser Stoffe sind nur schwer biologisch abbaubar und gegen Umwelteinflüsse resistent. So beträgt die Halbwertszeit (= Zeitspanne, in der die Hälfte der Substanz in der Umwelt abgebaut wird) bei höherchlorierten PCBs zwischen 10 und 100 Jahren.

Umgekehrt können in der Umwelt schädliche Substanzen auch relativ schnell abgebaut werden. So ist der Grad ihrer biotischen und abiotischen Abbaubarkeit (**Degradation**) in ökologischen Systemen bei der gesundheitlichen Risikobewertung von Bedeutung.

Nach wie vor bestehen große Wissensdefizite hinsichtlich der akuten, vor allem aber der **Langzeitwirkung** anthropogener Schadstoffe auf die menschliche Gesundheit. Bei persistenten organischen Schadstoffen bleibt die Kernfrage: Bis zu welchen Konzentrationen oder Mengen ist mit schädlichen Wirkungen auf den menschlichen Organismus zu rechnen? Trotz einer Vielzahl von Untersuchungen ist diese Frage aufgrund der lückenhaften toxikologischen Datenlage bisher nicht sicher zu beantworten. Untersuchungen deuten jedoch darauf hin, dass auch im Niedrigdosisbereich bei hinreichend langer Expositionsdauer aufgrund der Bioakkumulation dieser Stoffe schädliche Wirkungen beim Menschen auftreten können (*Umweltrat* 2000, S. 80).

Zwar konnten in den vergangenen Jahren durch restriktive gesetzliche Regelungen in Deutschland bei vielen anthropogenen Schadstoffen die Einträge deutlich vermindert werden. Im Ausland werden diese Stoffe jedoch teilweise in unverändertem Maße eingesetzt und emittiert. Die Verbreitung dieser Stoffe über den Luftpfad führt so zu einer weltweit steigenden **Hintergrundkonzentration an persistenten organischen Schadstoffen** (*Umweltrat* 2000, S. 74).

Hinzu kommt das Problem der **Altlasten**, denn zahlreiche Substanzen, die in Deutschland bereits seit vielen Jahren nicht mehr eingesetzt werden, sind in Boden und Wasser und in der Folge auch in Nahrungsmitteln weiterhin vorhanden. In Muttermilch und im Fettgewebe Neugeborener waren früher persistente HKWs bis in den ppm-Bereich (mg/kg) nachweisbar. Inzwischen ist unter anderem bei PCBs in den letzten Jahrzehnten, auch aufgrund gesetzlicher Verbote, ein Rückgang der nachgewiesenen Konzentrationen in Blut und Muttermilch festzustellen (*Bleeker* u.a. 1999, S. 86).

Inwieweit diese und andere Fremd- bzw. Schadstoffe in Lebensmitteln zum **Krankheitsgeschehen beim Menschen** beitragen, ist weiterhin Gegenstand kontroverser Diskussionen (*Adzersen* u.a. 2000). Eine Reihe der HKWs steht im Verdacht, im Rahmen der Krebsentstehung entweder selbst Initiatoren (Auslöser), eher aber hochpotente Promotoren (Kokanzerogene, Förderer der Krebsentstehung) zu sein. Immunologische Wirkungen im Sinne einer Resistenzschwächung gegen Krankheitserreger sind inzwischen bekannt (*Fent* 1998, S. 214).

Mindestens ein Drittel aller Krebserkrankungen steht im Zusammenhang mit **Fehlernährung**, d. h. ungünstige Lebensmittelauswahl und -zubereitung sowie zu reichlicher Verzehr. Die Beziehung zwischen dem Auftreten von Herz-Kreislauf-Erkrankungen und ungünstigen Ernährungsgewohnheiten ist in epidemiologischen Studien weltweit belegt worden (*DGE* 2000, S. 65, 323). Dennoch bleibt die Forderung bestehen, potenzielle Schadstoffe prinzipiell aus Lebensmitteln fernzuhalten.

Eine ökotoxikologische Bewertung von Rückständen aus **Tierarzneimitteln**, die in die Umwelt (Wasser und Boden) ausgeschieden werden, liegt nur für sehr wenige dieser Substanzen vor, denn eine derartige Prüfung ist nicht für alle vor 1996 zugelassenen Tierarzneimittel vorgeschrieben (*Umweltbundesamt* 2001a, S. 173). Es ist jedoch notwendig, in einer vertieften Risikobewertung besonders den biologischen Abbau, das Versickerungsverhalten und die ökotoxikologischen Wirkungen bestimmter Tierarzneimittel zu untersuchen. Bisher konnte die Forschung den Verdacht, dass Böden und Grundwasser durch – besonders in der Massentierhaltung eingesetzte – Tierarzneimittel nachteilig beeinflusst werden, nicht vollständig ausräumen (*Umweltbundesamt* 2001a, S. 176).

Zudem besteht der Verdacht, dass der Einsatz von Antibiotika in der Tierzucht die Entstehung und Ausbreitung Antibiotika-resistenter, für den Menschen pathogener Bakterien fördert (*Wagner* 2000).

3.2.2.8 Problematik von Grenzwertfestlegungen

Lebensmitteltoxikologische Untersuchungen dienen der Überprüfung der in Nahrung und Trinkwasser auftretenden Schadstoffe hinsichtlich ihres gesundheitsgefährdenden Potenzials. Basierend auf einer zunehmend verfeinerten Analytik (Nachweis der Präsenz eines Stoffes) und der darauf folgenden Untersuchung schädigender Eigenschaften (Nachweis der Toxizität) wurden Gesetze und Verordnungen erlassen, die maximale **Emissionen** und **Immissionen** sowie **Grenz- und Belastungswerte** festlegen (z. B. Höchstmengenverordnungen). Darüber hinaus wird im Rahmen eines mengenbezogenen Stufenkonzepts des Chemikaliengesetzes die toxikologische und ökotoxikologische Bewertung neuer Stoffe gefordert, bevor sie in die Umwelt abgegeben werden dürfen (*Chemikaliengesetz* 2002).

Diese Vorgehensweise ist jedoch problematisch, denn es werden fast immer nur die Wirkungen von *Einzelstoffen* berücksichtigt. Die **synergistischen Wirkungen**, d. h. das Zusammenwirken mehrerer, letztlich aller Schadstoffe in Umwelt und/oder Organismus (= **toxische Gesamtsituation**) finden in den derzeitigen Bewertungskonzepten kaum Berücksichtigung. Damit ist die Gültigkeit (Validität) eines aus toxikologischen Analysen abgeleiteten Grenzwertes immer zweifelhaft (*Mersch-Sundermann* 1999).

Problematisch ist auch die Festlegung von tolerierbaren Aufnahmemengen eines Stoffes, z. B. als **ADI-Wert** (= **a**cceptable **d**aily **i**ntake: tägliche Menge eines Stoffes, die über das gesamte Leben aufgenommen werden kann, ohne dass schädigende Wirkungen zu erwarten sind). Der ADI-Wert wird z. B. über die Ermittlung von **NO(A)EL-Werten** im Tierversuch abgeleitet (**n**o **o**bserved (**a**dverse) **e**ffect **l**evel: größte verabreichte Menge eines Stoffes, bei dem kein gesundheitsschädigender Effekt zu beobachten ist). Der ADI-Wert wird dann meist bei 1/1000 des NO(A)EL-Wertes festgelegt.

Hierbei werden weder die **toxische Gesamtsituation** noch **artspezifische Empfindlichkeitsunterschiede** und **individuelle Einflussfaktoren** (Geschlecht, Alter, genetische Faktoren, Erkrankungen usw.) berücksichtigt.

Diese Faktoren können jedoch in ihrer Gesamtheit eine Variabilität in der Empfindlichkeit gegenüber einem Schadstoff um einen Faktor von mehr als 1.000 zur Folge haben. Abgesehen von ethischen Erwägungen sind auch aus diesem Grunde Übertragungen von Tierversuchen auf den Menschen sehr problematisch und die rasche Entwicklung geeigneter, aussagekräftiger Untersuchungsalternativen notwendig.

Im Rahmen der **Lebensmittel- und Trinkwasserüberwachung** werden nur einige ausgewählte Schadstoffe erfasst und nicht alle tatsächlich vorhandenen. Außerdem können nur solche Stoffe gemessen werden, die bekannt sind und für die Analysenmethoden existieren. Bereits bei dieser Beschränkung auf wenige ausgewählte Schadstoffe wurden im Jahre 2000 an jeder 4. Messstelle der Grundwasserüberwachung der Bundesländer Pestizide im Grundwasser gefunden. Der Grenzwert der Trinkwasserverordnung von 0,1 µg/l wurde an jeder 10. Messstelle überschritten (*Umweltbundesamt* 2002c, S. 48).

Das **Lebensmittelmonitoring**, eine Ergänzung der amtlichen Lebensmittelüberwachung, ergab für das Jahr 1997, dass bei Gemüse und Obst zwar nur selten (8% der Proben) die gesetzlichen Höchstmengen an Pestizidrückständen überschritten wurden. Bei verschiedenen Salatsorten wurden allerdings in 70 bis 90% der Proben Rückstände von (untersuchten) Pestiziden innerhalb der erlaubten Höchstmengen nachgewiesen. Auch Wirkstoffe, die für die jeweiligen Pflanzen nicht zugelassen sind, konnten in einigen Proben festgestellt werden (*Umweltinstitut* 2003a).

Die Reaktionen von Behörden sind im Falle von **Grenzwertüberschreitungen** teilweise problematisch. Für einige Pestizide wurde festgestellt, dass es bereits bei üblichen Verzehrsmengen bestimmter Lebensmittel zu Überschreitungen der von der WHO empfohlenen ADI-Werte kam. Die Codex-Alimentarius-Kommission, die die Grenzwerte für Pestizidrückstände von international gehandelten Nahrungsmitteln festlegt, reagierte in diesen Fällen nicht mit einer Absenkung der Grenzwerte – was im Interesse der Verbraucher läge –, sondern änderte die Berechnungsmethoden, sodass sich die ADI-Werte erhöhten (*Schmitt* 2000b, S. 74).

Nach Ansicht des *Umweltrats* (2000, S. 80) kann für viele Umweltschadstoffe kein Schwellenwert für schädliche Wirkungen angegeben werden. Zum **Schutz von Leben und menschlicher Gesundheit sowie der Umwelt** kann deshalb als spezifisches Ziel der deutschen Umweltpolitik immer noch die Aussage der „Leitlinie Umweltvorsorge" von 1986 gelten. Danach sind „die Einträge aller anthropogenen Stoffe – unter Berücksichtigung ihres Risikopotenzials und der Anforderungen der Verhältnismäßigkeit – schrittweise und drastisch zu reduzieren" (*Umweltrat* 2000, S. 72).

Ein vernünftiger Weg, die natürlichen Ressourcen und damit auch Lebensmittel, Wasser, Boden und Luft von potenziell gesundheitsschädigenden und ökotoxischen Substanzen freizuhalten, ist die präventive Vermeidung ihrer Produktion und Freisetzung. Im Bereich der Lebensmittelerzeugung bietet sich hierfür die ökologische Landwirtschaft als Leitbild an (s. 5.4, S. 150).

3.3 Eignungswert (für Verbraucher)

Die Bedeutung des Eignungswerts (Nutzwert, Gebrauchswert, Verwendungswert, Dienstleistungswert) hängt primär von der jeweiligen Zielgruppe ab. So treten beim Eignungswert eines Produkts für Erzeuger, Verarbeiter, Händler und Verbraucher ganz unterschiedliche Kriterien in den Vordergrund. An dieser Stelle wird nur der Eignungswert für *Verbraucher* dargestellt, für die übrigen Zielgruppen erfolgt dies unter 3.8 *Ökonomischer Wert* (S. 62).

Für die Verbraucher existieren unter anderem folgende Kriterien:

- Eignung für bestimmte Verwendungen
- Haltbarkeit (Lagerfähigkeit)
- Preis
- Zeitaufwand für Einkauf, Zubereitung und Verzehr

3.3.1 Eignung für bestimmte Verwendungen

Zur Eignung von Lebensmitteln für eine bestimmte Verwendung zählen **Größe, Form** und **Verarbeitungseigenschaften**. Ein Beispiel hierfür ist die Sorte der Kartoffeln, die je nach Verwendung mehlig oder festkochend sein sollen. Hier gibt es eine Vielzahl von Wünschen, die regional und saisonal unterschiedlich ausgeprägt sind und die Kaufentscheidung beeinflussen.

3.3.2 Haltbarkeit

Die Haltbarkeit (Lagerfähigkeit) von Lebensmitteln kann durch entsprechende Behandlung und Verpackung erheblich verlängert werden. Dieses erscheint in der heutigen Gesellschaft wünschenswert, die unter anderem durch das Bedürfnis nach möglichst wenig Zeitaufwand für Einkaufen, Vorratshaltung und Nahrungszubereitung geprägt ist. So erklärt sich auch die **Bevorzugung haltbar gemachter Nahrung**. Aus ökologischen Gründen ist eine energieaufwändige Haltbarmachung und eine stark rohstoffverbrauchende Verpackung jedoch problematisch (s. 5.3.9, S. 148; s. 5.6.2, S. 168).

Die Empfehlung für die Vollwert-Ernährung, frische, d. h. nicht haltbar gemachte Lebensmittel zu verwenden (s. 5.3, S. 118), bedeutet häufigeren Einkauf und Einhaltung besonderer Lagerungsbedingungen. Bei entsprechender Organisation kann diesem Anliegen Rechnung getragen werden.

3.3.3 Preis

Der Preis von Lebensmitteln hat für einen großen Teil der Verbraucher einen deutlichen – wenn nicht den wichtigsten – Einfluss auf die Kaufentscheidung. Lebensmittel aus konventioneller Landwirtschaft, insbesondere aus Monokulturen bzw. Massentierhaltung, lassen sich – im Vergleich zu ökologischen Erzeugnissen – billiger produzieren und aufgrund der Handelsstrukturen kostengünstiger vermarkten. Dabei belasten konventionelle Erzeugnisse die Umwelt in der Regel wesentlich stärker als **Öko-Lebensmittel** und ziehen soziale Folgekosten nach sich (s. 5.4.5, S. 155; s. 5.4.8, S. 161). Entsprechendes gilt für konventionell gegenüber **fair gehandelten Lebensmitteln aus Entwicklungsländern** (s. 5.7, S. 170). Derartige billige Erzeugnisse sind jedoch *nicht preiswert*, weil sie die ökologischen und sozialen Folgekosten nicht enthalten und deshalb „ihren Preis nicht wert“ sind (s. 6.6, S. 209).

Unabhängig von der Produktionsweise und den Handelsbedingungen bevorzugen manche Menschen für bestimmte Anlässe oder aus Prestigegründen gerade **teure Lebensmittel**, z. B. Hummer, Kaviar oder Champagner. Ein hoher Preis allein sagt allerdings nichts über die Qualität oder Preiswürdigkeit aus.

3.3.4 Zeitaufwand

Von besonderer Bedeutung ist der Zeitaufwand für **Einkauf, Lagerhaltung, Zubereitung** und **Verzehr der Nahrung**, weil eine zunehmende Anzahl von Menschen nicht mehr viel Zeit dafür aufwenden kann oder will. Mögliche Gründe hierfür können sein: Erwerbstätigkeit von Frauen und Männern, erhöhte Freizeitbedürfnisse, Verwirklichung anderer Interessen, Bequemlichkeit usw. (s. 6.5, S. 199).

Inzwischen gibt es eine Vielfalt von Produkten, die dieser Entwicklung entsprechen bzw. diese fördern: **Convenience Food** (vorgefertigte Speisen), **Ready-to-eat Food** (verzehrsfertige

Speisen) und **Fast Food** (schnelles Essen). Kennzeichnend für diese Erzeugnisse ist unter anderem eine (teilweise globale) Vereinheitlichung des Geschmacks, ein hoher Energieaufwand für Verpackung und der Verzicht der Verbraucher auf Transparenz bezüglich Herkunft, Herstellung und Zusammensetzung der Nahrung. Die eigene Verantwortung für Entscheidungen innerhalb des Ernährungssystems wird auf die Hersteller übertragen.

3.4 Psychologischer Wert

Lebensmittel haben einen psychologischen Wert, der teilweise auf individuellen, nur schwer erklärbaren Bewertungen beruht, die im Zusammenhang mit gesellschaftlichen Gegebenheiten stehen. Im Einzelnen handelt es sich um die Aspekte:

- Freude und Genuss beim Essen
- Vorstellungen, Meinungen und Erwartungen
- Belohnung und Ersatzbefriedigung
- Aufmachung und Werbung

Die Grenzen zwischen dem psychologischen Wert und dem soziokulturellen Wert (s. 3.5, S. 58) sind fließend. Diese Teilbegriffe sind wissenschaftlich deutlich schwieriger zu erfassen und zu beurteilen als andere Kategorien der Lebensmittelqualität, da sie kaum am Produkt selbst identifiziert oder gemessen werden können. Daraus ist aber nicht zu schließen, dass sie weniger bedeutsam sind.

3.4.1 Freude und Genuss beim Essen

Für das **Wohlbefinden** des Menschen sind Freude und Genuss beim Essen von besonderer Bedeutung (Näheres s. 5.1.1, S. 110).

Speisen, die unter **negativen Stresssituationen** (z. B. Besprechung von Problemen oder Streit) verzehrt werden, sind nicht förderlich und bekömmlich, weil psychische Faktoren auch den Organismus beeinflussen. Die Menschen reagieren dabei sehr unterschiedlich: Beispielsweise bewirkt Prüfungsdruck beim einen erhöhte Lust auf Essen, beim anderen verschlägt dies den Appetit. Manche bekommen Durchfall, manche Verstopfung. Wer mit Freude und Genuss isst, hat beste Voraussetzungen, sein Wohlbefinden und seine Lebensqualität zu erhöhen bzw. zu erhalten.

3.4.2 Vorstellungen, Meinungen und Erwartungen

Verbraucher haben sehr unterschiedliche Vorstellungen, Meinungen und Erwartungen bezüglich ihrer Nahrung. So werden bestimmten Lebensmitteln **Eigenschaften zugesprochen**, die objektiv nicht vorhanden oder nicht nachweisbar sind. Ein Beispiel hierfür ist der *angeblich bedeutende* Gehalt des braunen Zuckers an Mineralstoffen und Vitaminen (s. 17.4.1, S. 341).

Auch **Vorerfahrungen** mit und **Vorurteile** gegenüber bestimmten Lebensmitteln entscheiden darüber, ob diese verzehrt oder gemieden werden.

3.4.3 Belohnung und Ersatzbefriedigung

Bestimmte Lebensmittel, vor allem Süßigkeiten, können gleichzeitig als **Belohnung** dienen, besonders von Kindern. Manche Speisen werden auch als Eigenbelohnung oder als **Ersatzbefriedigung** verwendet. Diese meist aufgrund von Erziehung erlernten Verhaltensweisen führen längerfristig oft zu unerwünschten Ernährungsweisen, weil hierfür vielfach gesundheitsbedenkliche Produkte wie Süßigkeiten eingesetzt werden. Da sich im Kindesalter lebenslange Verhaltensmuster prägen, ist es ratsam, bei Kindern sehr bewusst mit Belohnung und Ersatzbefriedigung umzugehen.

3.4.4 Aufmachung und Werbung

Der Aufmachung (Verpackung, Präsentation usw.) und der Werbung werden in zunehmendem Maße prägende Einflüsse auf die Auswahl der Lebensmittel zugeschrieben. Vereinfacht formuliert lässt sich sagen, dass **stark beworbene Produkte** (z. B. Fleisch und Wurst, Süßwaren, alkoholische Getränke, Fertigprodukte) häufig gesundheitlich bedenklich und vielfach auch – gemessen am Inhalt – sehr teuer sind. Nicht oder kaum beworbene Lebensmittel (z. B. Vollkornprodukte, Gemüse und Obst, Kartoffeln, Hülsenfrüchte) sind dagegen in der Regel gesundheitlich vorteilhaft und preiswert.

3.5 Soziokultureller Wert

Der soziokulturelle Wert von Lebensmitteln und damit die **Esskultur** wird sowohl durch Konsumgewohnheiten einzelner Menschen als auch durch gesellschaftliche Einflüsse geprägt.

Der Begriff *Kultur* entstammt dem Lateinischen *cultura*, der im Sinne von „bebauen und pflegen" die Bebauung des Bodens beschreibt („in Kultur nehmen"). Im weiteren Sinne bezeichnet Kultur heute alles, was der Mensch geschaffen hat – in engerem Sinne die Handlungsbereiche, in denen der Mensch auf Dauer angelegte und dem allgemeinen Verständnis entsprechende Produkte, Lebensstile, Verhaltensweisen und Leitvorstellungen hervorbringt. So entstehen Traditionen und Brauchtum, die auch die jeweilige Esskultur einer Bevölkerungsgruppe beinhalten.

Esskultur umfasst die auf das **ernährungsbezogene Werte- und Normensystem** ausgerichteten Einstellungen und Konventionen sowie die ernährungsstilbezogenen Eigenheiten einer Gesellschaft. Esskulturen existieren in verschiedenen Gesellschaften in großer Vielfalt. Dadurch erklärt sich auch die Entstehung einer Reihe von soziologischen Merkmalen im Essverhalten. Die Esskulturen von Bevölkerungsgruppen sind über längere Zeiträume weitgehend konstant. Die eigene Esskultur beeinflusst die Wahrnehmung und Interpretation der Ernährungsgewohnheiten anderer Kulturen. So werden oft Vorurteile bestätigt, die nicht auf sachlichen Kenntnissen, sondern auf anerzogenen Denkschablonen beruhen.

Beim soziokulturellen Wert von Lebensmitteln bzw. bei der Esskultur spielen folgende Teilbereiche eine Rolle:

- Ambiente und Erlebnis beim Essen und Trinken
- Akzeptanz
- Vorbildfunktion
- Prestige
- Nahrungsvorlieben
- Nahrungsaversionen
- Nahrungstabus

3.5.1 Ambiente und Erlebnis beim Essen und Trinken

Das Ambiente und das Erlebnis beim Essen und Trinken umfasst mannigfaltige, in verschiedenen Kulturen recht unterschiedliche Aspekte, wie optische Zusammenstellung, Gedeck, Musik, Umgebung, andere anwesende Personen, Unterhaltung, Gefühle und Stimmung. Beispiele der jüngeren Vergangenheit sind die „Erlebnis-Gastronomie" und die „Fast-Food-Welle", die typische Kennzeichen von Wohlstandsgesellschaften sind.

Eine aktuelle Reaktion auf „Fast Food" ist die **„Slow-Food-Bewegung"**, die das kulinarische Genusserlebnis in den Mittelpunkt stellt. Dabei sollen vor allem regionale Lebensmittel und Traditionen sowie naturgemäße Produktionsweisen bewahrt und belebt werden. Im Gegensatz zur Anonymität genormter EU-Landwirtschaftsprodukte spielt die geographische Herkunft und Authentizität eines Lebensmittels für verschiedene Menschen eine wichtige Rolle bei der Kaufentscheidung.

3.5.2 Akzeptanz

Die Akzeptanz der Lebensmittelauswahl im **sozialen Umfeld** hat einen Einfluss auf das individuelle Ernährungsverhalten. So kann vor allem bei Jugendlichen ein „Zwang" dazu führen, bestimmte Verhaltensmuster der Gruppe („peer group") zu befolgen, z. B. Fast Food, Alkoholkonsum oder Rauchen.

Eine extreme **alternative Ernährungsweise** stößt oft bei Familienmitgliedern, Freunden und Arbeitskollegen auf Unverständnis oder gar Ablehnung, insbesondere zu Beginn einer Ernährungsumstellung. Wer solch einem sozialen Druck nicht gewachsen ist, passt sein Verhalten möglicherweise wieder dem der Mehrheit an.

3.5.3 Vorbildfunktion

Die Vorbildfunktion beschreibt die positiven und negativen Wirkungen einzelner Menschen auf die Lebensmittelauswahl anderer. Das jeweilige Ernährungsverhalten beeinflusst diejenigen, die diese Person als Vorbild nehmen. Diese Tatsache macht die **Verantwortung** besonders von Eltern, Lehrern, Ernährungsberatern und Politikern deutlich.

3.5.4 Prestige

Das Prestige von Lebensmitteln hatte schon immer einen Einfluss auf die Verzehrsgewohnheiten. So ist Fleisch besonders bei Männern bis heute ein Prestige-Nahrungsmittel, in verstärkter Form gilt dies für „Luxus-Produkte" wie Hummer, Kaviar und Trüffel.

In der Vergangenheit waren **Prestige-Lebensmittel** teuer oder sehr teuer. In Zeiten der Übersättigung ist das Prestige eines Lebensmittels aber nicht nur vom Preis, sondern auch von seinem Modestatus abhängig. So kann es heute als modisch gelten, bei wichtigen Anlässen Erbsensuppe oder Sauerkraut zu servieren.

3.5.5 Nahrungsvorlieben

Nahrungsvorlieben oder Nahrungspräferenzen werden durch genetische und soziale Faktoren bestimmt. Genetisch bestimmt ist eine Vorliebe für Süßes, da süße Nahrung Reife signalisiert, meist eine gute Energiequelle darstellt und fast immer ungefährlich ist. Werden süße Produkte als Belohnung gegeben, wird die Präferenz für süß verstärkt.

Nahrungsvorlieben entwickeln sich durch **soziokulturelle Lernprozesse**, denn allein das häufige Anbieten einer Speise führt zu einer Präferenz. So werden kulturelle und regionale Verzehrsgewohnheiten an Folgegenerationen weitergegeben, wobei die Übertragung von Präferenzen deutlich geringer ist als bei Aversionen.

3.5.6 Nahrungsaversionen

Nahrungsaversionen beruhen auf **Abneigungen** oder **Ablehnung bestimmter Lebensmittel** oder Speisen, wenn sie einen unangenehmen Geschmack haben, ekelerregend oder gar giftig oder für die Ernährung des Menschen ungeeignet sind. Die Aversion entsteht oft aufgrund negativer Erfahrungen mit einem Lebensmittel oder sind angeboren, wie zum Beispiel die Abneigung gegen den Bittergeschmack. In der Evolution stellt diese Veranlagung einen Schutz gegen den Verzehr lebensgefährlicher Pflanzen dar, weil Pflanzen, die giftige Alkaloide enthalten, meist bitter schmecken.

Nahrungsverweigerung ist eine Form der Essstörung in Wohlstandsländern, besonders bei Mädchen und jungen Frauen. Sie manifestiert sich als Magersucht (Anorexia nervosa) und kann zu schwerer Mangelernährung mit Todesfolge führen. Hier tragen in erster Linie seelische und gesellschaftliche Aspekte in Form von Trends der Körperkultur aber auch des Schlankheitsideals zur Ausbildung dieser Essstörungen bei.

3.5.7 Nahrungstabus

Nahrungstabus oder Speiseverbote beinhalten **Verhaltensprinzipien** in einer soziokulturell oder religiös definierten Gemeinschaft. Danach werden bestimmte Produkte, die als Lebensmittel für den Menschen durchaus geeignet sind, grundsätzlich bzw. zeitweise oder von bestimmten Mitgliedern der Gemeinschaft *nicht* verzehrt. Für die Entstehung von Nahrungstabus gibt es eine Reihe von Erklärungen, die sowohl gesundheitliche, soziale, ökologische als auch religiöse Aspekte umfassen.

Heute betreffen Nahrungstabus meist Menschen in sog. **Entwicklungsländern**. Hier sind oft „wertvolle" Lebensmittel für Frauen und Kinder tabuisiert, wodurch die Versorgung von Risikogruppen erschwert wird. Nahrungstabus müssen daher bei der Planung von Ernährungsprogrammen in Krisengebieten bedacht werden.

In manchen Ländern spielen bestimmte Nahrungstabus noch heute für alle dort lebenden Menschen eine Rolle, wie das Verbot des **Schweinefleischverzehrs** bei Juden und Moslems. Die Einhaltung dieses Tabus von Gläubigen zweier unterschiedlicher Weltreligionen verdeutlicht, dass in gleichen geographischen Zonen Tabus entstanden sind, die möglicherweise auf hygienischen Erfahrungswerten beruhen und daher Teil der jeweiligen Religionsvorschriften wurden.

Bei uns ist bzw. war der **fleischfreie Freitag** ein Beispiel für eine religiöse Ernährungsregel, die auch, oft unbewusst, von nicht-religiös orientierten Menschen eingehalten wird bzw. wurde.

Hundefleisch gilt in einigen Regionen Ostasiens als Delikatesse; die strikte Ablehnung in Deutschland könnte auch als Tabu bezeichnet werden. Dieses Beispiel zeigt die Vielfältigkeit der soziokulturellen Einflüsse.

3.6 Ethischer Wert

Der ethische Wert (ideelle Wert) eines Lebensmittels und das sich daraus ergebende Handeln umfasst unter anderem folgende Aspekte:

- Sozialverträglichkeit bezüglich Menschen in Entwicklungsländern
- Boykotte gegenüber bestimmten Firmen oder Staaten
- Tierschutz

3.6.1 Sozialverträglichkeit bezüglich Menschen in Entwicklungsländern

Die ethische Komponente im Ernährungsbereich wird bei **Importen von Lebens- und Futtermitteln** aus sog. Entwicklungsländern offensichtlich, wenn die Bedingungen einbezogen werden, unter denen bestimmte Produkte dort erzeugt werden. Die bei uns vergleichsweise niedrigen Preise für Kaffee, Tabak, Bananen usw. entstehen primär auf Kosten der teilweise extrem niedrigen Löhne von Plantagenarbeitern. Oft müssen die Kinder der Familie mitarbeiten, damit der Vater seine Stellung nicht verliert – ähnlich wie im Kohlebergbau in Europa im 19. Jahrhundert.

Damit stellt sich auch die Frage, ob es *gerecht* und ethisch zu verantworten ist, dass ein Familienvater, der in einer Plantage arbeitet, für 10 Stunden schwere Arbeit nur 1–3 Dollar erhält. *Verdient* hätte er selbstverständlich mehr, aber dafür müssten wir bereit sein, mehr Geld für diese Erzeugnisse zu bezahlen (s. 1.1.4, S. 18; s. 5.7, S. 170).

Die **Veredelungsverluste**, die durch Tiermast in Industriestaaten mit pflanzlichen Nahrungsmitteln aus Entwicklungsländern entstehen, sind ethisch (moralisch) nicht vertretbar, da die Pflanzen auch der Ernährung der dortigen Bevölkerung dienen könnten (s. 5.2.5, S. 117).

3.6.2 Boykotte gegenüber bestimmten Firmen oder Staaten

Weil sich manche Menschen in Industrieländern solidarisch mit den benachteiligten Menschen in Entwicklungsländern verhalten, kam es immer wieder zu Boykotten. So wurden Produkte bestimmter **Konzerne** boykottiert, die fragwürdige Werbepraktiken in Entwicklungsländern anwendeten (s. 5.7, S. 170). Des Weiteren waren in der Vergangenheit politisch umstrittene **Staaten** (z. B. Chile, Südafrika) von Verbraucher-Boykotten betroffen.

Diese Maßnahmen üben einen gewissen ökonomischen und politischen Druck auf Konzerne und Staaten aus. Richtig spürbar wird dieser Druck aber erst, wenn sich Regierungen anderer Staaten dazu entschließen, einen Boykott zu unterstützen, wie es z. B. für Kuba durch einen Boykott der USA immer noch der Fall ist.

3.6.3 Tierschutz

Für viele Verbraucher hat der Tierschutz eine wachsende Bedeutung beim Kauf von Lebensmitteln. So können beispielsweise Produkte aus der Intensiv- bzw. Massentierhaltung gemieden werden, um Erzeugnissen aus sog. **artgerechter Tierhaltung** den Vorzug zu geben (s. 5.4.2, S. 151).

Da aber auch Tiere aus sog. artgerechter Tierhaltung letztendlich zur Fleischgewinnung getötet werden, entscheiden sich zunehmend Menschen aus Gründen des Tierschutzes für eine **vegetarische Ernährung** (v. a. ohne Fleisch), manche sogar für eine vegane Kost (ohne jegliche Produkte vom Tier) (*Leitzmann* 2001). In Deutschland gibt es nach Schätzung von Vegetarierverbänden etwa 10 Millionen Vegetarier (*Vegetarierbund* 2002).

Für die Vollwert-Ernährung sind diese Entwicklungen von Menschen deshalb von Bedeutung, weil viele mit der Entscheidung für eine vegetarisch orientierte Kostform erstmals über eine bewusste Ernährung nachdenken. Ob der Anstoß, sich anders zu ernähren, aus Gründen des Tierschutzes oder aus anderen Anliegen (z. B. Umwelt, Gesundheit, Solidarität gegenüber Entwicklungsländern) entsteht, ist letztlich nicht so wichtig, solange das angestrebte Ziel eine zeitgemäße Ernährung beinhaltet.

3.7 Ökologischer Wert

Das **Ernährungssystem**, d. h. die gesamte Nahrungsversorgung der Bevölkerung, besteht aus mehreren ineinander greifenden Bereichen. Es beginnt mit der Produktion von Hilfsmitteln für die Landwirtschaft und reicht über Erzeugung, Verarbeitung, Vermarktung und Zubereitung der Lebensmittel bis zur Entsorgung ihrer Verpackung (und der organischen Reste). Durch bewusste Lebensmittelauswahl und Zubereitung können die Verbraucher dazu beitragen, das Ernährungssystem umweltverträglicher zu gestalten (weitere Ausführungen s. 1.1.2, S. 11).

Belastende Faktoren für die Umwelt sind unter anderem:

- Verbrauch an Primärenergie, Rohstoffen und Wasser
- Flächenversiegelung, z. B. durch Bau von Produktionsstätten und Straßen
- Aufwand für Produktion und Entsorgung der Verpackungsmaterialien sowie die dabei entstehenden Schadstoffemissionen.

Das Lebensmittelangebot umfasst zunehmend Erzeugnisse, bei deren Produktion, Verarbeitung und Vermarktung Umweltaspekte stärker berücksichtigt werden, z. B. **ökologisch erzeugte** Lebensmittel (s. 5.4, S. 150), **regionale und saisonale Produkte** (s. 5.5, S. 162), **gering verarbeitete Lebensmittel** (s. 5.3.9, S. 148) und **umweltverträglich verpackte Lebensmittel** (s. 5.6, S. 167).

Die größte Umweltentlastung im Ernährungsbereich kann allerdings erzielt werden, indem **bevorzugt pflanzliche Lebensmittel** ausgewählt werden und entsprechend der Verbrauch tierischer Erzeugnisse gesenkt wird (s. 5.2.3, S. 116).

3.8 Ökonomischer Wert

Der ökonomische Wert (Marktwert, Handelswert) betrifft die Lebensmittel *als Ware*, die erzeugt, verarbeitet und gehandelt wird – wie dies bei technischen Produkten der Fall ist.

Die speziellen Interessen der Erzeuger, Verarbeiter und Händler an bestimmten Eigenschaften der „Ware" Lebensmittel sind letztlich *ökonomisch* motiviert. Somit entspricht der ökonomische Wert eines Lebensmittels dem **Eignungswert für Erzeuger, Verarbeiter und Händler** (weitere Ausführungen s. 1.1.3, S. 15; s. 5.7, S. 170; s. 6.6, S. 209).

Für die einzelnen Zielgruppen treten **unterschiedliche Kriterien** in den Vordergrund:

Erzeuger (Landwirtschaft, Gartenbau, Hausgarten)

- Ertrag
- Ernteeigenschaften
- Haltbarkeit, Lagerfähigkeit
- Absetzbarkeit
- Erzeugungskosten und Verkaufspreis

Verarbeiter (Lebensmittelindustrie, Lebensmittelhandwerk, Haushalt)

- Haltbarkeit, Lagerfähigkeit
- Eigenschaften zur Weiterverarbeitung (z. B. Normgröße, Form, Konsistenz)
- Einkaufs- und Verkaufspreis

Händler (Lebensmittel-Groß- und -Einzelhandel, Direktvermarkter)

- Transportfähigkeit
- Haltbarkeit, Lagerfähigkeit
- äußere Beschaffenheit
- Absetzbarkeit
- Einkaufs- und Verkaufspreis

Neben der Nachfrage bestimmen unter anderem Ertrag, Handelsklassen sowie Transport- und Lagerfähigkeit den **Marktpreis** der Lebensmittel und damit die Verdienstspanne. Die zur leichteren Vermarktung eingeführten EU-Qualitätsnormen orientieren sich vornehmlich an äußeren Merkmalen wie Größe, Form, Farbe, Fehlerfreiheit u. a.

Die Überbetonung solcher **Handelsklassen** ist aus Sicht der Verbraucher problematisch, denn sie kann zu einer „Scheinqualität" führen, die nichts über die „innere", ernährungsphysiologische Qualität aussagt. Zudem kann die äußere Beschaffenheit durch chemische Hilfsmittel „geschönt" werden, wobei der Geschmack und der gesundheitliche Wert des Produkts nicht unbedingt erhöht, sondern unter Umständen sogar vermindert wird.

3.9 Schlussbemerkungen

Eine **umfassende Bewertung der Lebensmittelqualität** kann mehr Klarheit in die vielschichtigen Verflechtungen des Ernährungssystems bringen und auf diese Weise dazu beitragen, die Qualität von Lebensmitteln zu verbessern. Damit kann den Verbrauchern eine Unterstützung für richtige Kaufentscheidungen gegeben werden. Den Verantwortlichen im Ernährungssystem ermöglicht dies einen Beitrag zum Erkennen und Vermeiden gesundheitlicher, ökologischer, ökonomischer und sozialer Fehlentwicklungen.

Die Vorstellungen der Erzeuger, Verarbeiter, Händler, Verbraucher und Wissenschaftler von „Lebensmittelqualität" sind aber selten deckungsgleich. Dabei können einzelne Gruppen, besonders Industrie und Handel, ihre Erwartungen und Forderungen eher durchsetzen als andere.

Für Verbraucher sind häufig Qualitätsabstufungen zwischen verschiedenen Lebensmitteln nicht wahrnehmbar, da sich wesentliche Aspekte, wie der Gesundheitswert, einer direkten Sinneswahrnehmung entziehen. Daher müssen ihnen von ernährungswissenschaftlicher Seite einfache, d.h. möglichst leicht nachvollziehbare **Entscheidungshilfen** sowie **Handlungsempfehlungen** angeboten werden. Diese sollten sich auf die Lebensmittel oder Produktgruppen beziehen, ohne zu viel Produktinformation und Fachwissen vorauszusetzen. Die Empfehlungen sollten nicht nur den Bereich der Lebensmittelauswahl abdecken, sondern auch die Verarbeitung und Zubereitung im Haushalt (detaillierte Ausführungen: s. Kap. 5 *Grundsätze der Vollwert-Ernährung*, S. 110; s. Kap. 6 *Vollwert-Ernährung: Allgemeine Empfehlungen und Umsetzung*, S. 188; s. Teil II, ab S. 227).

Zur Gewährleistung einer hohen **Lebensmittelsicherheit** ist es notwendig, dass die unabhängige staatliche Qualitätskontrolle von Lebensmitteln, die Qualitätssicherung durch Erzeuger, Verarbeiter und Händler sowie die Stärkung der Verbraucherinformationsrechte ständig verbessert werden. Hierbei sollte der erweiterte Qualitätsbegriff auch seinen Niederschlag in Qualitätsprogrammen sowie in der Gesetzgebung, fachlichen Weiterbildung und Verbraucherinformation finden.

Die umfassende Bewertung der **Lebensmittelqualität** ist ein wesentlicher Bestandteil der **Vollwert-Ernährung**, die eine zeitgemäße Kostform in ganzheitlicher Verantwortung darstellt. Langfristig ist es nicht vertretbar, die zahlreichen Vernetzungen unseres Ernährungssystems zu missachten. Dieses Ignorieren liefert gegenwärtig zwar billige Lebensmittel, die uns aber langfristig gesehen teuer zu stehen kommen, da oft erhebliche Folgekosten entstehen (s. 6.6, S. 209).

4 Ausgewählte physiologische Aspekte

In den verschiedenen Teilen dieses Buches werden immer wieder allgemeine physiologische Aspekte angesprochen. Um Wiederholungen zu vermeiden, sollen die wichtigsten Aspekte in diesem Kapitel vorab beschrieben werden.

4.1 Ballaststoffe

4.1.1 Definition und Einteilung

„Ballaststoffe" ist ein Sammelbegriff für Nahrungsbestandteile, die von den Verdauungsenzymen des Menschen nicht oder nur unvollständig abgebaut werden können. Es handelt sich fast ausschließlich um Bestandteile von pflanzlichen Lebensmitteln. Ballaststoffe dienen den Pflanzen unter anderem als Gerüst- und Stützsubstanzen sowie als Füll- und Schutzmaterial. Auch einige in Lebensmitteln tierischer Herkunft vorkommende Substanzen, wie Produkte der Bräunungsreaktion beim Erhitzen von Lebensmitteln und Fetten mit einem hohen Schmelzpunkt, sind formal den Ballaststoffen zuzurechnen, weil sie schwer abbaubar sind. Sie besitzen aber quantitativ keine Bedeutung.

Frühere Bezeichnungen für Ballaststoffe waren unter anderem Rohfaser und Schlackenstoffe; neuere Begriffe sind Pflanzenfasern, Nahrungsfasern, pflanzliche Hydrokolloide und unverdauliche Polysaccharide. Die englische Bezeichnung für Ballaststoffe ist „dietary fiber".

Die Einteilung der Ballaststoffe kann nach unterschiedlichen Kriterien vorgenommen werden.

Nach ihrer **Herkunft** werden die Ballaststoffe in *heimische*, *tropische* und *aquatische* unterteilt. Die tropischen und aquatischen Ballaststoffe finden in isolierter Form in der Lebensmittel- und Pharmaindustrie Verwendung. Außerdem werden *modifizierte* und *halbsynthetische* Ballaststoffe verwendet (Tab. 4.1).

Nach ihrem **Lösungsverhalten** werden *wasserlösliche* und *wasserunlösliche* Ballaststoffe unterschieden (Tab. 4.2). Diese Unterteilung bezieht sich auf die Fähigkeit der Ballaststoffe zur Wasserbindung; ein „echtes" Auflösen in Wasser wie bei Zucker ist nicht gegeben. Die wasserlöslichen Ballaststoffe wie Pektin bilden eine hochvisköse Lösung (Gele). Je nach chemischer Struktur ist die Gelbildung unterschiedlich ausgeprägt. Die wasserunlöslichen Ballaststoffe, wie Zellulose, besitzen eine große Wasserbindungskapazität und bleiben als Partikel erhalten. Bei den physiologischen Wirkungen von Ballaststoffen kommen diese unterschiedlichen Eigenschaften zum Tragen.

Tab. 4.1: Einteilung der Ballaststoffe nach ihrer Herkunft
(*Leitzmann* 1990)

heimische	tropische	aquatische	modifizierte und halbsynthetische
Lignin	Carubin	Agar	Alginsäure
Zellulose	Guar	Carrageen	Na-, K-, Ca-Alginate
Hemizellulosen	Gummi arabicum	Alginate	Methylzellulose
Pektin			Carboxymethylzellulose

Tab. 4.2: Einteilung der Ballaststoffe nach ihrer Löslichkeit und ihrem Vorkommen (modifiziert und ergänzt nach *Kasper* 2000)

Ballaststoffgruppe	Beispiele	Vorkommen
Lösliche Ballaststoffe		
Meeresalgenextrakte	Alginsäure Agar (Agar-Agar) Carrageen	Braunalgen Rotalgen Rotalgen
Pflanzenextrakte	Pektin Inulin	Zellwände in Zitrusfrüchten, Apfeltrestern u. a. Tobinambur
Pflanzengummi	Gummi arabicum Traganth	Acacia-Arten (Milchsaftausscheidung von Akazien) Astragalus-Arten
Samenschleime	Johannisbrotkernmehl Guarkernmehl Tarakernmehl Leinsamenschleim	Johannisbrotkernbaum Guarbohne Caesalpina spinosa Extrakt aus der Samenschale von *Linum usitatissimum*
Zellulosederivate	Methylzellulose Carboxymethylzellulose Ethylzellulose	synthetische Hydrokolloide auf der Basis der wasserunlöslichen Zellulose
Unlösliche Ballaststoffe		
	Zellulose	Pflanzliche Gerüstsubstanz (meistens mit Hemizellulosen und Lignin)
	Hemizellulosen	Endosperm von Getreide (Hafer, Gerste) Membranbestandteile in Obst, Gemüse, Kaffee, Kakao
	Lignin	„Holzstoff" pflanzlicher Zellmembranen

Nach der **Verdaulichkeit** wird zwischen *obligaten* und *potenziellen* Ballaststoffen unterschieden. Obligate Ballaststoffe wie Zellulose und Pektin werden im Dünndarm nicht verdaut. Potenzielle Ballaststoffe wie resistente Stärke sind dagegen grundsätzlich verdaubar, entziehen sich aber durch strukturelle Veränderungen bei der Verarbeitung dem Verdauungsprozess. Weitere Beispiele für potenzielle Ballaststoffe sind Zuckeralkohole, Laktose und Maillard-Produkte.

Chemisch bestehen Ballaststoffe heimischer Lebensmittel vorwiegend aus unterschiedlichen Polysacchariden. Eine Ausnahme bildet Lignin („Holzstoff"), der aus Phenylpropan-Einheiten besteht. Auch Cutin, der wachsartige Überzug mancher Pflanzen, ist kein Kohlenhydrat, sondern ein Ether.

Das zunehmende Interesse an der Bedeutung der Ballaststoffe führte zur Entwicklung verschiedener **Analysenmethoden**. Das älteste Verfahren ist die Bestimmung der *Rohfaser*, deren Werte methodisch bedingt weit unter der tatsächlichen physiologisch wirksamen Ballaststoffmenge liegen und teilweise nur 20–50 % des tatsächlichen Gehalts erfassen. Die heute offizielle AOAC-Analysenmethode (*Association of Official Analytical Chemists*) ist enzymatisch und führt zur Angabe als *Total Dietary Fiber* (*Gesamtballaststoffe*). Sie kann weiter in die löslichen und unlöslichen Ballaststoffbestandteile differenziert werden (*Elmadfa* und *Leitzmann* 1998, S. 157). Ein allgemein gültiges Analyseverfahren hat sich bisher nicht durchgesetzt (*Boeing* u. a. 2001). In Tabellenwerken oder bei anderen Nährstoffangaben ist daher die Angabe des verwendeten Analyseverfahrens wichtig.

4.1.2 Änderungen der Ballaststoffaufnahme

Die Ballaststoffzufuhr wurde in den letzten 100 Jahren bedingt durch grundlegende Veränderungen der Ernährungsgewohnheiten drastisch vermindert. Der Rückgang des Getreideverzehrs insgesamt (s. Abb. 8.1, S. 242), der zunehmende Verbrauch niedrig ausgemahlener Mehle anstelle hoch ausgemahlener Mehle (s. Abb. 8.2, S. 243) sowie die Verlagerung von ballaststoffreichen Roggenmehltypen zu ballaststoffärmeren Weizenmehltypen sind die wichtigsten Gründe für diese Entwicklung.

Der Verzehr von Getreide (und entsprechend die Zufuhr der darin enthaltenen Ballaststoffe) reduzierte sich in den letzten 150 Jahren um etwa 20 %, der von Kartoffeln sogar um 50 %. Bei Hülsenfrüchten war der Rückgang noch deutlicher, nämlich um etwa 90 %. Im gleichen Zeitraum stieg der Verbrauch an ballaststofffreien Lebensmitteln deutlich an: Bei isolierten Zuckern auf das Achtzehnfache, bei Eiern auf das Fünffache und bei Fleisch auf das Vierfache (*Statist. Jahrbuch* ELF 2002, S. 195f; s. Tab. 2.2, S. 33).

Die ***Gesamt*-Ballaststoffaufnahme** in Deutschland lag vor 130 Jahren noch bei etwa 100 g pro Person und Tag (nach *Rottka* 1980, S. 65). Derzeit beträgt die tägliche Ballaststoffzufuhr durchschnittlich 19,7 g für Frauen und 20,5 g für Männer (*Ernährungsbericht* 2000, S. 46).

Weltweite epidemiologische Untersuchungen zeigen, dass die Zufuhr von Ballaststoffen in der Regel mit höherem materiellem Wohlstand abnimmt. Während die Bevölkerung in ländlichen Gebieten der Entwicklungsländer täglich zwischen 50 und 120 g Ballaststoffe aufnimmt, liegt die Zufuhr in Industrieländern bei etwa 20 g. Vegetarier weisen mit etwa 40 g Ballaststoffen pro Tag eine rund doppelt so hohe Zufuhr auf (*Elmadfa* und *Leitzmann* 1998, S. 155).

4.1.3 Physiologische Wirkungen

Trotz intensiver Forschung auf dem Gebiet der Ballaststoffe in den letzten 30 Jahren sind nicht alle physiologischen Wirkungen in vollem Umfang geklärt. Dies liegt unter anderem daran, dass es sich bei den Ballaststoffen um eine komplexe Stoffgruppe mit unterschiedlichen physikalisch-chemischen Eigenschaften handelt. Die Komplexität wird dadurch erhöht, dass Ballaststoffe nicht isoliert wirken, sondern in Verbindung mit den in der Nahrung enthaltenen Nährstoffen und zahlreichen anderen Begleitstoffen. Studien mit isolierten Ballaststoffen helfen zwar, Einzelwirkungen deutlicher zu differenzieren, erlauben aber nur annäherungsweise Rückschlüsse auf die tatsächlichen Vorgänge beim Verzehr von ballaststoffhaltigen Lebensmitteln im Rahmen kompletter Mahlzeiten.

Die wichtigsten Eigenschaften und Funktionen der Ballaststoffe im Stoffwechsel beruhen auf ihrer Faserstruktur, ihrem Wasserbindungsvermögen, ihrer Fermentierbarkeit und ihrer Adsorptionsfähigkeit (Tab. 4.3). Die Wirkungen der Ballaststoffe lassen sich im Folgenden entlang des Verdauungskanals systematisch darstellen.

Die Faserstruktur der Ballaststoffe Zellulose und Lignin hat zur Folge, dass die Nahrung im **Mund** intensiver und länger gekaut werden muss, was zu einer größeren Speichelabsonderung führt. Die säurepuffernde Wirkung des

Tab. 4.3: Wesentliche Eigenschaften und physiologische Funktionen der Ballaststoffe

1. Faserstruktur

Primäre Wirkung
- erhöhter Kauaufwand (Kaudauer, Kaudruck)
- erhöhte Speichelsekretion
- langsamere Nahrungsaufnahme
- größere Magen- und Darmfüllung

Sekundäre Wirkung
- Zahnreinigung und Neutralisation von Säuren
- frühere und stärkere Sättigungswirkung

Ernährungsphysiologisch relevante Konsequenzen
- bessere Zahngesundheit
- bessere Darmgesundheit
- niedrigeres Körpergewicht

2. Wasserbindungsvermögen, Quellfähigkeit und Viskosität

Primäre Wirkung
- verzögerte Magenentleerung
- Einschluss von Nährstoffen, Enzymen und Gallensäuren
- erhöhte Darmfüllung
- Substrate für bakterielle Fermentation
- erhöhtes Stuhlgewicht und Stuhlvolumen

Sekundäre Wirkung
- längere Sättigungswirkung
- langsamere enzymatische Hydrolyse
- verzögerte Nährstoffresorption
- verminderte Gallensäurenrückresorption
- bakterielle Bildung kurzkettiger Fettsäuren
- normale Transitzeit

Ernährungsphysiologisch relevante Konsequenzen
- niedrigeres Körpergewicht
- niedrigere und gleichmäßigere Blutzuckerverläufe
- verminderte Blutcholesterinspiegel
- Normalisierung der Stuhlfrequenz
- leichteres Absetzen des Stuhls

3. Fermentierbarkeit

Primäre Wirkung
- bakterielle Bildung kurzkettiger Fettsäuren

Sekundäre Effekte
- Senkung des pH-Wertes im Kolon
- positive Wirkung auf qualitative und quantitative Zusammensetzung der Darmflora
- eingeschränkte Bildung von sekundären Gallensäuren
- Hemmung der Cholesterinsynthese
- Energielieferant
- Wachstum und Differenzierung von Mukosazellen

Ernährungsphysiologisch relevante Konsequenzen
- verminderte Blutcholesterinspiegel
- Verminderung des Darmkrebsrisikos

4. Adsorptionsfähigkeit und Ionenaustausch

Primäre Wirkung
- Pufferung der Magensäure
- Bindung von Gallensäuren
- Bindung organischer Schadstoffe
- Bindung von Mineralstoffen

Sekundäre Effekte
- verringerte Gallensäurenwirkung
- verringerte Verfügbarkeit von Schadstoffen
- verringerte Verfügbarkeit von Mineralstoffen

Ernährungsphysiologisch relevante Konsequenzen
- verminderte Blutcholesterinspiegel
- verminderte Toxizität von Schadstoffen
- Verminderung des Darmkrebsrisikos

Speichels und die mechanische Beanspruchung beim Kauen ist wichtig für die Zahnerhaltung und die Vorverdauung der Speisen.

Im **Magen** führen lösliche Ballaststoffe aufgrund ihrer Eigenschaft, eine visköse Gelschicht zu bilden, zur Verzögerung der Magenentleerung, d.h. die Verweildauer des Speisebreis wird verlängert (*Elmadfa* und *Leitzmann* 1998, S. 160). Insofern verursachen Ballaststoffe eine längere Sättigungswirkung.

Generell führt eine ballaststoffreiche Kost zu einem Anstieg der Menge, des Volumens und der Viskosität des Speisebreis im **Dünndarm**. Dadurch werden Verdauungsenzyme unspezifisch gebunden. Dies führt dazu, dass die aufnahmefähigen Substanzen langsamer zur Resorption an die Darmwand gelangen (*Elmadfa* und *Leitzmann* 1998, S. 161). Von besonderem Vorteil ist dies für die Verdauung von Kohlenhydraten. Der Anstieg der Blutzuckerkurve nach dem Verzehr von Lebensmitteln mit wasserlöslichen Ballaststoffen erfolgt langsamer, ohne unerwünscht hohe Blutzuckerspitzen mit nachfolgend hoher Insulinausschüttung.

Diese Wirkung ballaststoffreicher Kost findet Eingang in die Therapie des Diabetes mellitus, wodurch sich der Insulinbedarf bzw. die Medikation von Antidiabetika möglicherweise reduzieren lässt (*Chaudalia* u. a. 2000). Eine ballaststoffreiche Ernährung stabilisiert nicht nur die Stoffwechseleinstellung von Typ-II-Diabetikern, sondern sie verbessert auch die Glucosetoleranz bei normalgewichtigen und stoffwechselgesunden Personen (*Meyer* u. a. 2000; *Salmeron* u. a. 1997a und b; *Williams* u. a. 1999).

Der *glykämische Index* eines Lebensmittels fasst diese Faktoren zusammen und gibt die Blutzuckerwirksamkeit im Vergleich zu reinem Traubenzucker (Glucose) an. Dabei werden die Flächen unter den Blutzuckerkurven in Beziehung gesetzt, die nach Verzehr gleicher Kohlenhydratmengen aus dem Test-Lebensmittel und aus Glucose entstehen, wobei die Fläche nach Aufnahme von Glucose gleich 100 gesetzt wird (*Jenkins* und *Jenkins* 1987). Der glykämische Index von Vollkornprodukten ist geringer als der von entsprechenden Weißmehlprodukten, unerhitzte Getreidemahlzeiten haben die niedrigsten Werte aller Getreideprodukte (s. 8.4.6, S. 251; s. Abb. 8.5, S. 252). Die ballaststoffreichen Hülsenfrüchte müssen bei der Kohlenhydratberechnung von Diabetikern nicht angerechnet werden, da sie kaum blutzuckerwirksam sind (Tab. 4.4). In der Diabetiker-Beratung spielt der glykämische Index bereits seit Jahrzehnten eine bedeutsame Rolle.

Wissenschaftler verwenden heute die *glykämische Belastung* („*glycemic load*") eines Lebensmittels als Indikator für den Beitrag zur Entstehung von Diabetes, Übergewicht und Krankheiten des Herz-Kreislauf-Systems. Die glykämische Belastung ergibt sich aus dem Produkt von glykämischem Index und Kohlenhydratgehalt in g pro 100 g Lebensmittel. Dabei spielt nicht allein die Struktur der Kohlenhydrate, sondern auch die Herkunft und der Verarbeitungsgrad eine besondere Rolle. So stellt die Stärke von Weißmehl eine erheblich größere glykämische Belastung dar als die von Vollkornmehl. Kartoffeln weisen aufgrund ihres hohen Gehalts an Stärke und dem relativ geringen Gehalt an Ballaststoffen und Fett (und damit einer schnellen Magenentleerungszeit) eine ähnliche glykämische Belastung auf wie Weißbrot und weißer Reis. Besonders hoch liegt der glykämische Index von Cornflakes. Allgemein gilt, dass erhitzte Produkte zu einer höheren glykämischen Belastung führen als unerhitzte Lebensmittel (*Foster-Powell* u. a. 2002; *Ludwig* 2002). Es muss allerdings berücksichtigt werden, dass die glykämische Belastung durch die Zusammenset-

Tab. 4.4: Relativer glykämischer Index ausgewählter Lebensmittel
(nach *Foster-Powell* u. a. 2002; *Buyken* 2003)

Lebensmittel mit hohem GI (> 70 %)	**Glykämischer Index** (in %)
Baguette	95
Gebackene Kartoffeln	85
Pommes frites	75
Lebensmittel mit mittlerem GI (55–70 %)	
Vollkornbrot, fein	70
Haushaltszucker	68
Weißer Reis	64
Müsli	55
Brauner Reis	55
Lebensmittel mit niedrigem GI (< 55 %)	
Vollkornbrot mit ganzen Körnern	52
Salzkartoffeln	50
Erbsen	48
Möhren	47
Parboiled Reis	47
Pfirsich	42
Apfel	38
Spaghetti, weiß, al dente	38
Vollkornspaghetti	37
Linsen	30
Joghurt	27
Erdnüsse	14

zung der Kost insgesamt beeinflusst wird. So kann die Kombination von Kohlenhydraten mit Fett und Protein sowie der Gehalt an Enzyminhibitoren, Lektinen oder Tanninen in pflanzlichen Lebensmitteln zu einer Senkung der glykämischen Belastung beitragen.

Ballaststoffe beeinflussen durch ihre adsorptiven Eigenschaften den **enterohepatischen Kreislauf**, d. h. den Stoffaustausch zwischen Leber und Darm via Gallengang und Pfortader. Durch die Bindung freier Gallensäuren erhöhen manche Ballaststoffe (z. B. Guar und Pektin sowie Ballaststoffe in Hafer und Bohnen) deren Ausscheidung mit dem Stuhl und entziehen sie somit der Reabsorption und der Rückführung zur Leber. Bei der Neusynthese von Gallensäuren benötigt die Leber Cholesterin, sodass ein eventuell erhöhter Gesamtcholesterinspiegel gesenkt wird. Die Fraktion des unerwünschten LDL-Cholesterins (s. 4.4, S. 85) wird hierbei stärker reduziert als die des erwünschten HDL-Cholesterins. Mit Bohnen, Haferkleie, Pektin oder Guarmehl, aber nicht mit Weizenkleie oder Zellulose, konnte durch die Bindung und Ausscheidung von Gallensäuren und Phospholipiden die Serum-Cholesterinkonzentration um 5–18 % gesenkt werden (*Kasper* 2000, S. 87).

Im **Dickdarm** wird durch das vergrößerte Volumen des Darminhalts ein starker Einfluss auf die Darmfunktionen ausgeübt. So wird die Transitzeit (die Zeitdauer zwischen Nahrungsaufnahme und Ausscheidung) normalisiert, d. h. in der Regel verkürzt. Voraussetzung hierfür ist, dass neben einer höheren Ballaststoffaufnahme auch eine ausreichende Flüssigkeitszufuhr erfolgt. Das Stuhlgewicht und die Stuhlfrequenz werden erhöht. Lignin, Zellulose und Hemizellulosen vergrößern das Volumen vorwiegend durch unverdauliche Bestandteile, während Pektine aus Obst und Gemüse den Darmbakterien ein gutes Nahrungssubstrat bieten, wodurch die mikrobielle Zellmasse *selbst* das Volumen des Stuhls vermehrt. Bis zu 30–50 % der Stuhltrockensubstanz können aus Bakterien-Trockenmasse bestehen. Die Wasserbindungskapazität wasserunlöslicher Ballaststoffe und die bei der Fermentation wasserlöslicher Ballaststoffe entstehenden Gase und Fettsäuren führen zu einer weichen Konsistenz des Stuhls und einer leichteren Ausscheidung, wodurch Verstopfung (Obstipation) vermieden wird. Ballaststoffe sind mit den genannten Funktionen wesentlich an der Aufrechterhaltung der Dickdarmfunktionen beteiligt (*Kasper* 2000, S. 82f).

Auch wenn Ballaststoffe von menschlichen Verdauungsenzymen nicht abgebaut werden können, unterliegen insbesondere wasserlösliche Ballaststoffe im Dickdarm einem teilweisen Abbau durch Darmbakterien, die daraus Energie und Substrate beziehen. Ein Teil der Abbauprodukte steht dem Menschen in Form kurzkettiger Fettsäuren zur Verfügung, kann aber in westlichen Ländern als Beitrag zur Energieversorgung praktisch vernachlässigt werden (*Kasper* 2000, S. 85).

Mehrere der genannten physiologischen Wirkungen der Ballaststoffe sind Bestandteil der *Krebs-Ballaststoff-Hypothese*, die von der Beobachtung ausgeht, dass bei ballaststoffarmer Kost das Auftreten von Dickdarmkrebs erhöht ist. Die Bindung von Gallensäuren an Ballaststoffe, die dadurch einem bakteriellen Umbau zu den möglicherweise kokanzerogenen sekundären Gallensäuren entzogen werden, zählt zu den möglichen Schutzfunktionen der Ballaststoffe. Ebenso wird durch die Erhöhung des Stuhlgewichts und der verkürzten Transitzeit die Verweildauer von schädigenden Substanzen (z. B. biogene Amine, sekundäre Gallensäuren) im Darm vermindert. Dadurch wird der Kontakt mit der Darmwand eingeschränkt (*Schauder* und *Ollenschläger* 2003, S. 83). Beim mikrobiellen Abbau von Ballaststoffen im Dickdarm entstehen unter anderem kurzkettige Fettsäuren, die zu einem sauren Milieu des Darmlumens beitragen. Hierdurch wird das Wachstum verschiedener physiologisch wünschenswerter Bakterien beeinflusst, wobei unerwünschte Fäulnisbakterien verdrängt werden und die bakterielle Umwandlung von primären in sekundäre Gallensäuren eingeschränkt wird. Trotz dieser bekannten Mechanismen ist der Zusammenhang zwischen Ballaststoffverzehr und Krebsentstehung nicht eindeutig. Da eine ballaststoffreiche Kost mit Vollkornprodukten, Hülsenfrüchten, Kartoffeln, Gemüse und Obst zahlreiche Vitamine und Mineralstoffe sowie pflanzliche Begleitstoffe (wie Flavonoide, Indole und Phenole) enthält und somit meist mit einem geringeren Verzehr von Zucker, Fett und tierischem Protein einhergeht, kann ein schützender Effekt auf die Entstehung von Darmkrebs nicht allein auf die Ballaststoffe zurückgeführt werden (s. 4.2.2, S. 73).

Dagegen wurde in Kohorten- und Interventionsstudien ein Zusammenhang zwischen einer erhöhten Ballaststoffaufnahme und der Abnahme von Herz-Kreislauf-Erkrankungen und Bluthochdruck festgestellt (*Boeing* u. a. 2001).

Insbesondere eine ballaststoffreiche Kost mit einem hohen Anteil sog. Präbiotika (Oligosaccharide, Oligofructose) wird eine **immunologische Bedeutung** zugesprochen, da durch sie die Darmflora positiv beeinflusst wird und zu einer Steigerung der Abwehrkräfte führt (*Ernährungsbericht* 2000, S. 262). Tumorprotektive Wirkungen von Ballaststoffen wurden in Zellkulturen beobachtet (*Boeing* u. a. 2001). Insgesamt aber sind die Wirkungen dieser immunologisch wirksamen pflanzlichen Begleitsubstanzen noch zu wenig untersucht.

Der bekannteste potenzielle Ballaststoff ist die **„resistente Stärke"**. Diese in Pflanzen enthaltene Substanz gelangt in den Dickdarm und wirkt wie lösliche Ballaststoffe, indem die Darmflora diese zu kurzkettigen, flüchtigen Fettsäuren abbaut. Es wird diskutiert, dass kurzkettige Fettsäuren einen hemmenden Einfluss auf die Cholesterinsynthese ausüben (*Elmadfa* und *Leitzmann* 1998, S. 161). Insbesondere das entstehende Butyrat ist wichtig für die Stabilisierung der intestinalen Mikroflora und die Gesunderhaltung der Dickdarmschleimhaut (*Jacobasch* und *Schmiedl* 2002).

Zusätzlich zu den aufgeführten positiven Ballaststoffwirkungen auf den Blutzuckerspiegel (Diabetes mellitus), den Cholesterinspiegel (Hypercholesterinämie), die Stuhlverstopfung (Obstipation) und möglicherweise die Dickdarmkrebsentstehung wird ein Zusammenhang zwischen einem Mangel an Ballaststoffen und folgenden Krankheitsbildern gesehen: Karies, Adipositas, Gastritis, Divertikulose (gutartige Ausstülpungen der Dickdarmwand), Hämorrhoidalleiden und Gallenbeschwerden (*DGE* u. a. 2000, S. 62).

4.1.4 Empfehlungen für die Ballaststoffaufnahme

Da Ballaststoffe unterschiedliche Wirkungen ausüben und in unterschiedlicher Menge und Zusammensetzung in Lebensmitteln vorkommen, sollte ihre Zufuhr vielseitig erfolgen, d. h. aus Vollkornprodukten, Gemüse, Obst, Kartoffeln und Hülsenfrüchten. Der empfohlene Richtwert für Erwachsene von mindestens 30 g pro Tag (*DGE* u. a. 2000, S. 62) erscheint eher noch zu gering, etwa 40–50 g pro Tag sind wünschenswert (*Leitzmann* 2001, S. 78).

Die Verarbeitung von natürlicherweise in Lebensmitteln vorkommenden Ballaststoffen zu **isolierten Ballaststoffpräparaten** kann durch Erhitzung und/oder Zerkleinerung der Partikelgröße zu wesentlichen Einbußen der physiologischen Wirkungen führen. Die unterschiedlichen Effekte der löslichen und unlöslichen Ballaststoffe (z. B. Haferkleie und Pektin auf Cholesterin, Weizenkleie auf Stuhlgewicht und -frequenz) kommen besonders in der Komplexität einer Ernährung mit verschiedenen ballaststoffreichen Lebensmitteln zur Wirkung. Bei der Einnahme eines Ballaststoffpräparats ist dieses Zusammenwirken dagegen nur begrenzt gegeben.

Ballaststoffreiche Lebensmittel verdrängen andere weniger wertvolle Lebensmittel und erhöhen somit die Gesamtaufnahme an Vitaminen, Mineralstoffen und gesundheitsfördernden Substanzen. Die in Kurzzeitversuchen beobachtete resorptionshemmende Wirkung von Ballaststoffen für bestimmte Mineralstoffe, die vornehmlich auf dem Phytatgehalt ballaststoffreicher Lebensmittel beruht, wird durch den erhöhten Vitamin- und Mineralstoffgehalt ballaststoffreicher Lebensmittel mehr als ausgeglichen (s. 8.4.3, S. 247; *DGE* u. a. 2000, S. 62). Dieser Ausgleich wird durch isoliert verabreichte Ballaststoffpräparate nicht erreicht.

Ballaststoffreiche Kostformen sind geeignet, die Ernährungsempfehlungen insgesamt leichter zu realisieren, da sie eine hohe Nährstoffdichte für Vitamine und Mineralstoffe aufweisen. Außerdem wird dadurch eine geringere Zufuhr an Fett, besonders an gesättigten Fettsäuren und Cholesterin sowie an niedermolekularen Kohlenhydraten ermöglicht. Die Umstellung auf eine ballaststoffreiche Kost sollte jedoch langsam erfolgen, um eventuelle Verträglichkeitsprobleme zu vermeiden (s. 6.4, S. 198).

4.2 Sekundäre Pflanzenstoffe

4.2.1 Einleitung

Sekundäre Pflanzenstoffe sind Teil der sog. **bioaktiven Substanzen**, zu denen außerdem Ballaststoffe und Substanzen in fermentierten Lebensmitteln gehören; im weiteren Sinne können auch die Vitamine dazu gerechnet werden. Gelegentlich werden die Ballaststoffe und Vitamine auch zu den sekundären Pflanzenstoffen gezählt. Diese unklare Abgrenzung erklärt sich aus den überlappenden Funktionen dieser Substanzgruppen. Für die sekundären Pflanzenstoffe gibt es weder eine einheitliche Definition noch eindeutig definierte Kriterien zur Abgrenzung zu den primären Pflanzenstoffen. Wichtig ist jedoch, dass die sekundären Pflanzenstoffe, genau wie die Ballaststoffe, nur von Pflanzen gebildet werden können.

Der *primäre Stoffwechsel* dient den Pflanzen zum Aufbau organischer Substanz in Form von Kohlenhydraten, Fett und Protein. Im *sekundären Stoffwechsel* der Pflanzen wird eine Fülle von Stoffen synthetisiert, deren Funktionen innerhalb der Pflanze noch nicht alle erforscht sind. Der Begriff „sekundäre Pflanzenstoffe" wird im Folgenden verwendet, *ohne* die Vitamine einzubeziehen. Sekundäre Pflanzenstoffe zählen neben den Ballaststoffen überwiegend zu den **gesundheitsfördernden Inhaltsstoffen** unserer Nahrung.

Zu den bekannten Funktionen der sekundären Pflanzenstoffe innerhalb der Pflanze zählen ihre Wirkungen als Farbstoffe, als Abwehrstoffe gegen Schädlinge und Krankheiten sowie als Wachstumsregulatoren. Sie umfassen nur einige Prozent der Pflanzeninhaltsstoffe, es gibt aber schätzungsweise 60.000–100.000 verschiedene Substanzen. Für den Menschen können sekundäre Pflanzenstoffe eine Vielfalt gesundheitsfördernder, aber teilweise auch gesundheitsschädigender Wirkungen entfalten. Als Duft- und Aromastoffe beeinflussen sie die Nahrungsauswahl. In der Medizin finden sekundäre Pflanzenstoffe, z. B. aus Knoblauch oder Artischocke, wieder vermehrt Verwendung.

Der Mensch hat während der **Evolution** ständig ein breites Spektrum sekundärer Pflanzenstoffe aufgenommen. Es ist davon auszugehen, dass sie als ständige Begleiter unserer pflanzlichen Nahrung an der Förderung von Gesundheit und Leistungsfähigkeit beteiligt waren. Durch Erfahrungen lernte der Mensch, Pflanzen mit gesundheitsschädigenden sekundären Pflanzenstoffen als Lebensmittel zu vermeiden bzw. Zubereitungsverfahren anzuwenden, die diese Substanzen zerstören. So wird durch Erhitzen von Hülsenfrüchten das Enzym zerstört, welches gesundheitsschädliche Blausäure aus unschädlichen Vorstufen freisetzt (s. 10.4.2, S. 267). Ein anderes Beispiel ist Solanin in Kartoffeln, das durch Wegschneiden der grünen Stellen entfernt wird (s. 9.4.3, S. 262).

Bestimmte Inhaltsstoffe, denen in der Vergangenheit ausschließlich schädigende Wirkungen zugesprochen wurden, wie Trypsin-Inhibitoren in Hülsenfrüchten und kropffördernde Substanzen in verschiedenen Kohlarten, erfahren heute eine weitaus günstigere Beurteilung. Es ist davon auszugehen, dass diese sekundären Pflanzenstoffe bei normalen Verzehrsgewohnheiten keine gesundheitsschädigenden Wirkungen entfalten bzw. sogar gesundheitsfördernde Wirkungen besitzen (*Keller* und *Leitzmann* 2002; *Watzl* und *Leitzmann* 1999).

Die Ernährungswissenschaft hat sich lange Zeit fast ausschließlich mit schädlichen bzw. toxischen Wirkungen und nur in geringem Umfang mit den gesundheitsfördernden Wirkungen von sekundären Pflanzenstoffen befasst. Dies rührt überwiegend daher, dass sich die ernährungswissenschaftliche Forschung zu Zeiten einer unzureichenden Nahrungsversorgung der Bevölkerung in erster Linie auf primäre Nährstoffe sowie essenzielle Nahrungsinhaltsstoffe konzentrierte. Des Weiteren sind die Wirkungen von sekundären Pflanzenstoffen quantitativ oft nicht feststellbar. Hinweise auf gesundheitsschädliche Wirkungen von sekundären Pflanzenstoffen stammen überwiegend aus Beobachtungen an Tieren, denen über Monate unnatürlich große Mengen nur einer Futterpflanze verfüttert wurden – eine mit den Ernährungsgewohnheiten des Menschen nicht vergleichbare Situation.

In den letzten Jahren begann jedoch eine Neubewertung der gesundheitlichen Bedeutung vieler sekundärer Pflanzenstoffe (*Ernährungsbericht* 1996, S. 217–232). Dies führte zur Identifizierung zahlreicher, bisher nicht beachteter Substanzen mit gesundheitsfördernder Wirkung und somit auch zu einer positiven Einschätzung früher als gesundheitsschädigend bezeichneter sekundärer Pflanzenstoffe.

Die Kenntnisse über die gesundheitsfördernden Wirkungen vieler sekundärer Pflanzenstoffe veranlassten Ernährungswissenschaftler dazu, diese seinerzeit als **semi-essenziell** zu bezeichnen (*Kühnau* 1976a und 1976b; s. 3.2.1.1, S. 42). Aufgrund der gegenwärtigen Definition vom Nährstoffbedarf (*lebens-* und *zufuhr*notwendig) gibt es jedoch für diese Substanzen rein theoretisch *keinen* Bedarf, da sie nicht zum bloßen Überleben notwendig sind. Allerdings findet sich in vielen nationalen und internationalen Empfehlungen für die Nährstoffzufuhr die Aussage, vermehrt Gemüse und Obst zu verzehren. Den Grund hierfür liefern die Ergebnisse zahlreicher epidemiologischer und tierexperimenteller Studien, welche eine geringere Häufigkeit bestimmter Krebsarten bei erhöhtem Verzehr von Zwiebelgewächsen, Kohlarten, Tomaten, Hülsenfrüchten, Zitrusfrüchten sowie anderen pflanzlichen Nahrungsmitteln zeigten (*Watzl* und *Leitzmann* 1999, S. 56). Daraus wurde abgeleitet, dass die regelmäßige Zufuhr bestimmter sekundärer Pflanzenstoffe eine wichtige Bedeutung für die Erhaltung von Gesundheit und Leistungsfähigkeit haben kann.

Der Versuch einer gesundheitlichen Bewertung von sekundären Pflanzenstoffen zeigt, wie ausgrenzend eine funktionelle Einteilung von Nahrungsinhaltsstoffen in essenzielle (lebens- und zufuhrnotwendige) und nicht-essenzielle (nach dieser Einteilung nicht zufuhrnotwendige) Stoffe ist (s. 3.2.1.1, S. 42). Eine zeitgemäße Bewertung müsste neben den essenziellen Funktionen von Nährstoffen zusätzlich biologische Wirkungen von Nahrungsinhaltsstoffen berücksichtigen, die definitionsgemäß nicht essenziell sind, jedoch eine Vielfalt von Schutzwirkungen ausüben können. Ein Beispiel hierfür sind teilweise die Carotinoide, die als Provitamin A eine essenzielle Funktion haben, jedoch als Carotinoide unabhängig von ihrer Provitamin-A-Funktion bedeutende Schutzwirkungen für den Organismus erfüllen.

4.2.2 Gesundheitsfördernde Wirkungen

Die sekundären Pflanzenstoffe umfassen zahlreiche Substanzen mit unterschiedlichsten spezifischen Stoffwechselwirkungen (Tab. 4.5). Mit Ausnahme der Vitamine liegen gegenwärtig nur relativ wenige wissenschaftliche Daten über die ernährungsphysiologische Bedeutung der sekundären Pflanzenstoffe vor. Viele der dargestellten Studien basieren auf Tierversuchen, deren Übertragbarkeit auf den Menschen problematisch und nur bedingt möglich ist. Ähnlich wie bei der toxikologischen Prüfung von Giftstoffen werden die Versuchstiere unnatürlich hohen Mengen einzelner, zumeist isolierter sekundärer Pflanzenstoffe ausgesetzt, die weder Mensch noch Tier bei normalem Ernährungsverhalten in dieser Menge aufnehmen würden. Aussagekräftiger für den Menschen sind die Ergebnisse einer Vielzahl epidemiologischer Studien, die beispielsweise Zusammenhänge zwischen der Häufigkeit des Verzehrs bestimmter Lebensmittel und dem Auftreten bestimmter Erkrankungen erkennen lassen.

Nachfolgend werden die wichtigsten Gruppen der sekundären Pflanzenstoffe mit ihren bisher bekannten gesundheitsfördernden Wirkungen dargestellt. Wenn nicht anders vermerkt, beruhen die Informationen auf dem umfangreichen Sachbuch von *Watzl* und *Leitzmann* (1999) sowie der Serie von Veröffentlichungen von *Watzl* u. a. (2001 und 2002a).

Tab. 4.5: Bioaktive Substanzen und ihre möglichen Wirkungen
(*Watzl* und *Leitzmann* 1999, S. 23)

Bioaktive Substanzen	**Hinweise für folgende Wirkungen**									
	antikanzerogen	antimikrobiell	antioxidativ	antithrombotisch	immunmodulierend	entzündungshemmend	blutdurckbeeinflussend	cholesterinsenkend	blutglucosebeeinflussend	verdauungsfördernd
Sekundäre Pflanzenstoffe										
Carotinoide	X		X		X			X		
Phytosterine	X							X		
Saponine	X	X			X			X		
Glucosinulate	X	X						X		
Polyphenole	X	X	X	X	X	X	X		X	
Protease-Inhibitoren	X		X							
Monoterpene	X	X								
Phytoöstrogene	X		X							
Sulfide	X	X	X	X	X	X	X	X		
Phytinsäure	X		X		X				X	
Ballaststoffe	X				X			X	X	X
Substanzen in fermentierten Lebensmitteln	X	X			X			X		

4.2.2.1 Carotinoide

Grünblättriges Gemüse und viele farbige Früchte (orange, gelb, rot) sind reich an Carotinoiden. Von den etwa 650 bekannten Carotinoiden kommen etwa 40–50 in pflanzlichen Lebensmitteln vor. Nur wenige Carotinoide haben eine Provitamin-A-Wirkung, entfalten daneben jedoch vielfältige Eigenschaften und Wirkungen, z. B. als Antioxidanzien, Antikanzerogene oder Modulatoren des Immunsystems.

In zahlreichen epidemiologischen Studien wurde ein Zusammenhang zwischen einer hohen Zufuhr an carotinoidreichem Gemüse und Obst und einem niedrigen Risiko für verschiedene Tumorarten, insbesondere Lungenkrebs, festgestellt. Auch das Risiko von Herz-Kreislauf-Erkrankungen sinkt bei einer hohen Carotinoidaufnahme (*Cooper* u. a. 1999).

Vor allem **Beta-Carotin** (häufig in grünblättrigem Gemüse) und **Lykopin** (in Tomaten) werden für diese protektiven Effekte verantwortlich gemacht. Beide Carotinoide fungieren als effektive Radikalfänger und schützen so Zellwände und die DNA vor oxidativen Schäden, die die Entstehung von Krebs und kardiovaskulären Erkrankungen fördern können. Lykopin trägt durch die Hemmung eines Schlüsselenzyms der körpereigenen Cholesterinsynthese zur Senkung der LDL-Cholesterin-Konzentration im Plasma bei. Beta-Carotin beeinflusst offenbar das Immunsystem, indem es natürliche Killerzellen und andere Schutzmechanismen stimuliert.

Auch ein Zusammenhang zwischen einer hohen Carotinoidaufnahme und einem geringeren Risiko für die Kataraktbildung (Linsentrübung, „grauer Star") sowie für eine Degeneration der Makula (Ort des schärfsten Sehens in der Netzhaut des Auges) konnte in epidemiologischen Untersuchungen nachgewiesen werden.

Diese Ergebnisse zeigen, dass Carotinoide selbst als protektive Substanzen eine gesundheitsfördernde Wirkung besitzen und nicht erst zu Vitamin A umgewandelt werden müssen, um z. B. als Antikanzerogene wirksam zu sein. Durch den Verzehr von fünf Portionen Gemüse und Obst pro Tag lassen sich die wünschenswerten Mengen an Carotinoiden leicht aufnehmen.

4.2.2.2 Phytosterine

Fast alle Pflanzen enthalten Phytosterine, die dem tierischen Cholesterin in ihrer Struktur sehr ähnlich sind. Sehr reich an Phytosterinen sind fettreiche Pflanzenteile wie Nüsse und Samen, insbesondere Sonnenblumenkerne, Sesamsaaten und natives Sojaöl (bei der Raffination reduziert sich der Phytosteringehalt auf ein Viertel). Die cholesterinsenkende Wirkung der Phytosterine ist seit über 50 Jahren bekannt und begründete deren Einsatz in der Therapie von Hypercholesterinämie.

Phytosterine hemmen im Darm die Absorption des Nahrungscholesterins und des über die Gallenflüssigkeit ausgeschiedenen Cholesterins, allerdings sind die genauen Mechanismen unklar. Möglicherweise kristallisieren die Phytosterine zusammen mit dem Cholesterin aus oder verdrängen dieses bei der Fettverdauung aus den Mizellen, sodass die Aufnahme des Cholesterins verringert wird (*Awad* und *Fink* 2000).

In manchen Ländern (z. B. Finnland und Deutschland) wird Margarine mit Phytosterinen angereichert, die als sog. „Funktionelles Lebensmittel" zur Senkung des Cholesterinspiegels beitragen soll (s. 5.3.7, S. 141).

In epidemiologischen Studien ergab sich ein niedriges Risiko für Dickdarmkrebs bei einer hohen alimentären Zufuhr von Phytosterinen. Bei in-vitro-Versuchen (Reagenzglasversuchen) hemmten Phytosterine verschiedene Phasen des Wachstums von Dickdarmzellen, sodass mehr Zeit für die Reparatur von DNA-Schäden zur Verfügung stand. Insbesondere Vegetarier haben eine deutlich höhere Phytosterinaufnahme sowie ein deutlich geringeres Krebsrisiko als die Allgemeinbevölkerung.

4.2.2.3 Saponine

Saponine kommen überwiegend in Hülsenfrüchten vor, wo sie bis zu 5 % der Inhaltsstoffe betragen können. Weitere Quellen sind Hafer, Spargel, Spinat und einige andere Gemüsearten. Aufgrund ihrer geringen Resorbierbarkeit (unter 3 %) entfalten Saponine ihre Hauptwirkung vor allem im Magen-Darm-Trakt (*Rao* und *Gurfinkel* 2000).

An menschlichen Kolonkarzinom-Zellen wurde gezeigt, dass Saponine die Proliferationsrate der Dickdarmzellen sowie das Wachstum verschiedener Tumorzellarten hemmen. Mögliche Mechanismen sind die Bindung von Cholesterin und primären Gallensäuren, sodass weniger sekundäre Gallensäuren gebildet werden, die als Tumorpromotoren gelten.

Die beschriebene Bindung von Cholesterin im Intestinaltrakt führt zu einem cholesterinsenkenden Effekt der Saponine. Durch die Bindung von primären Gallensäuren und anschließender fäkaler Ausscheidung wird deren Neubildung aus körpereigenem Cholesterin angeregt, was wiederum zu einem Absenken des Gesamtcholesterinspiegels führt.

Außerdem stimulieren Saponine verschiedene Abwehrzellen des Immunsystems (z. B. natürliche Killerzellen, T-Lymphozyten).

Saponine können das Wachstum von Pilzen hemmen. Diese antimikrobielle Wirkung wird jedoch in Anwesenheit von Cholesterin aufgehoben. Da im Verdauungstrakt des Menschen ständig Cholesterin vorhanden ist, dürfte dieser antibiotische Effekt keine Relevanz besitzen.

4.2.2.4 Polyphenole

Die Polyphenole umfassen verschiedene chemische Stoffgruppen, deren unterschiedliche Substanzen auf der Struktur des Phenols basieren. Zu den Polyphenolen zählen unter anderem die Flavonoide (einschließlich der Anthocyane), die Phenolsäuren sowie die Phytoöstrogene (Lignane und Isoflavonoide).

Polyphenole schützen die Pflanze vor oxidativen Schäden und sind deshalb vor allem in den Zellen der Randschichten lokalisiert. Auch als Bestandteile der menschlichen Ernährung entfalten Polyphenole antioxidative Wirkungen.

Das sog. *French Paradoxon* (französisches Paradoxon) wird teilweise mit der Zufuhr von Polyphenolen, vor allem aus Rotwein, begründet. Der gängige Begriff umschreibt die Tatsache, dass in Frankreich und anderen Mittelmeerländern Todesfälle durch Herz-Kreislauf-Erkrankungen wesentlich seltener auftreten als in den anderen europäischen Industrieländern und in Nordamerika, obwohl die entsprechenden Risikofaktoren (Rauchen, Übergewicht, hohe Blutfettwerte, Blutdruck u. a.) in den Mittelmeerländern genau so häufig sind wie in den anderen Industriestaaten.

Offensichtlich scheint der regelmäßige, maßvolle Konsum von Alkohol bei Gesunden das Risiko für koronare Herzerkrankungen zu senken. Außerdem können die in Weintrauben, Traubensaft und Rotwein enthaltenen Polyphenole die Arterienwände sowie das LDL-Cholesterin vor oxidativen Schäden schützen, die zum Entstehen von Herz-Kreislauf-Erkrankungen beitragen. Wahrscheinlich sind jedoch noch weitere Faktoren der Mittelmeerkost (hoher Verzehr von Gemüse, Obst, Getreide und Olivenöl, geringer Fleischverzehr) in ihrer Gesamtheit sowie der sonstige Lebensstil für die niedrigeren Raten an Herz-Kreislauf-Erkrankungen verantwortlich.

Die **Flavonoide** sind die in der Nahrung am häufigsten vorkommenden Polyphenole und befinden sich vor allem in den Randschichten und den äußeren Blättern fast aller Pflanzen. Derzeit sind etwa 6.500 verschiedene Strukturen bekannt, die eine Vielfalt gesundheitsfördernder Wirkungen besitzen. Die Flavonoidkonzentration in Pflanzen wird unter anderem durch die Sorte, die Anbaubedingungen sowie das Klima, insbesondere die jahreszeitlich bedingte Lichtintensität, beeinflusst. Flavonoide tragen etwa zwei Drittel zur alimentären Gesamtzufuhr an Polyphenolen bei.

Epidemiologische Studien weisen auf einen inversen Zusammenhang zwischen der Flavonoidzufuhr und dem Risiko für verschiedene Erkrankungen hin (*Yang* u. a. 2001a). So senkte eine hohe Flavonoidaufnahme das Sterblichkeitsrisiko für Herz-Kreislauf-Erkrankungen um ein Drittel. Diese Effekte sind vermutlich auf eine Beeinflussung verschiedener Faktoren der Blutgerinnung durch Flavonoide zurückzuführen.

Ein niedrigeres Risiko für Krebserkrankungen durch eine hohe Flavonoidaufnahme konnte epidemiologisch bislang nur für Lungenkrebs nachgewiesen werden (Flavonoide aus Äpfeln). Ergebnisse aus In-vitro- und Tierversuchen deuten zwar auf eine antikanzerogene Wirkung der Flavonoide hin, allerdings sind die Ergebnisse sehr widersprüchlich. Außerdem wurden dort Flavonoide zumeist in pharmakologisch hohen Mengen eingesetzt, die normalerweise mit der Nahrung nicht aufgenommen werden.

Das antioxidative Potenzial von Flavonoiden, das aus In-vitro-Versuchen seit langem bekannt ist, konnte bisher nur in wenigen Untersuchungen am Menschen bestätigt werden. Als gesichert gilt, dass die Entgiftung aggressiver Sauerstoff- und Stickstoffverbindungen zum Schutz vor Krebs beiträgt.

Die Wirkung von Flavonoiden äußert sich meist in einer Unterdrückung der Immunantwort (u. a. Hemmung der natürlichen Killerzellen, der T-Lymphozyten und der Interleukin-2-Sekretion). In der Folge können Entzündungsreaktionen gehemmt und entsprechende Symptome abgeschwächt werden, aber möglicherweise auch die Entstehung von Tumoren gefördert werden. In Humanstudien wurden gegenteilige Effekte beobachtet, z. B. die Aktivierung der Interleukin-2-Sekretion.

Antimikrobielle Wirkungen konnten für Flavonoide aus grünem Tee nachgewiesen werden. Sie hemmten das Wachstum von Bakterien, die für das Entstehen von Zahnfleischentzündungen verantwortlich sind. Die Aufnahme von Flavonoiden aus Moosbeeren-Saft verringerte bei Probandinnen das Risiko für Harnwegsentzündungen.

Die **Anthocyane** sind eine Untergruppe der Flavonoide und stellen die größte Gruppe der rot-blau-schwarzen Farbpigmente im Pflanzenreich dar. Besonders reich an Anthocyanen sind rot, violett und blau gefärbte Beeren und Früchte (schwarze Johannisbeeren, Brombeeren, Heidelbeeren, Blutorangen, rote Weintrauben) sowie daraus hergestellte Säfte bzw. Rotwein. Auch Hülsenfrüchte mit schwarzen oder roten Schalen sowie verschiedene Gemüsearten (rote Zwiebeln, Auberginen) enthalten Anthocyane.

Wie die anderen Flavonoide zeigen Anthocyane in-vitro ein hohes antioxidatives Potenzial, das als Schutzfaktor für Krebs- und Herz-Kreislauf-Erkrankungen gilt. Aufgrund der sehr niedrigen Bioverfügbarkeit der Anthocyane ist die antioxidative Wirkung beim Menschen allerdings fraglich und konnte bisher noch in keiner Humanstudie bestätigt werden (*Bub* u. a. 2001). Möglicherweise sind für die in verschiedenen Untersuchungen berichteten antioxidativen Effekte anthocyanreicher Getränke, wie z. B. Rotwein, andere Polyphenole bzw. noch nicht entdeckte Anthocyan-Metaboliten verantwortlich.

Phenolsäuren kommen in sehr vielen Pflanzen vor, insbesondere in den Randschichten, wo sie zur Stabilität der Zellwände in den Schalen beitragen. Durch die Verarbeitung der Pflanzen wird der Phenolsäuregehalt deutlich reduziert. So enthält z. B. Vollkornweizen 500 mg Phenolsäuren pro kg, niedrig ausgemahlenes Weizenmehl hingegen nur noch 50 mg/kg. Etwa ein Drittel der Gesamtzufuhr an Polyphenolen entfällt auf Phenolsäuren.

Die **Chlorogensäure** und eine ihrer Vorstufen, die **Kaffeesäure**, sind vermutlich die in der Nahrung am häufigsten vorkommenden sekundären Pflanzenstoffe, vor allem bei Kaffeetrinkern. Eine Tasse Kaffee enthält 50–150 mg Chlorogensäure bzw. 25–75 mg Kaffeesäure.

Chlorogensäure ist aber auch in Kartoffeln, Heidelbeeren, Tomaten und vielen anderen pflanzlichen Nahrungsmitteln enthalten. Weitere häufige Phenolsäuren sind die **Ferulasäure** (Getreide), die **Gallussäure** (Rot- und Weißwein) sowie die **Ellagsäure** (Nüsse, Beeren; *Clifford* 2000).

Die in Tierversuchen gezeigte Beeinflussung von Tumoren durch Phenolsäuren konnte in Humanstudien bisher nicht bestätigt werden. Möglicherweise hemmen Phenolsäuren während der Nahrungszubereitung sowie im Verdauungstrakt die Bildung von kanzerogenen heterozyklischen Aminen und Nitrosaminen. Als weiterer protektiver Mechanismus gilt die Verhinderung der Aktivierung von Prokanzerogenen (Hemmung von Phase-I-Enzymen). Außerdem reagieren Phenolsäuren mit Kanzerogenen, wie polyzyklischen aromatischen Kohlenwasserstoffen (PAK), zu biologisch inaktiven Komplexen (*Watzl* und *Leitzmann* 1999).

Das hohe antioxidative Potenzial verschiedener Phenolsäuren konnte in vitro gemessen werden. Unklar ist allerdings, ob beim Menschen die für die antioxidative Wirkung nötigen Plasmakonzentrationen erreicht werden.

Antimikrobielle Effekte wurden bei phenolsäurereichen Fruchtextrakten nachgewiesen. Insbesondere Phenolsäuren in Beerenextrakten haben einen hemmenden Einfluss auf das Wachstum von Viren und Bakterien. Dabei sind die Extrakte deutlich wirksamer als einzelne Phenolsäuren, was auf synergistische Wirkungen verschiedener phenolischer Substanzen schließen lässt.

Die Chlorogensäure als Bestandteil des Kaffees wird auch für erhöhte Homocysteinkonzentrationen im Plasma von Kaffeetrinkern mitverantwortlich gemacht. Hohe Homocysteinspiegel gelten als eigenständiger Risikofaktor für kardiovaskuläre Erkrankungen.

Als **Phytoöstrogene** werden in Pflanzen vorkommende Substanzen bezeichnet, die ähnliche Wirkungen entfalten wie die vom tierischen Organismus synthetisierten Östrogene (weibliche Sexualhormone), allerdings in deutlich schwächerem Ausmaß (etwa 0,1 %). Zu den Phytoöstrogenen zählen die **Lignane**, die reichlich in den Randschichten von Getreide sowie in Leinsamen vorhanden sind, und die **Isoflavonoide**, die ausschließlich in tropischen Hülsenfrüchten, wie der Sojabohne, vorkommen.

Populationen, die reichlich Sojaprodukte verzehren (z. B. in Ost- und Südostasien), haben eine deutlich geringere Sterblichkeitsrate an hormonbezogenen Krebsarten wie Brustkrebs, Gebärmutterschleimhaut- und Prostatakrebs (*Ewies* 2002). Die genauen Mechanismen der krebsverhütenden Wirkung sind noch nicht geklärt, wahrscheinlich beeinflussen Phytoöstrogene den Hormonstoffwechsel und die Hormonproduktion. Durch ein Blockieren der Östrogenrezeptoren entfalten sie eine Anti-Östrogenwirkung. Außerdem stimulieren sie die Bildung eines Östrogen bindenden Proteins, sodass es zu einem Absinken der Blutkonzentration an freien Östrogenen kommt. Ein erhöhter Östrogenspiegel gilt als Risikofaktor bei der Entstehung von Brustkrebs.

Zahlreiche epidemiologische Beobachtungen kommen zu dem Schluss, dass der Verzehr von Sojaprotein vor dem Entstehen koronarer Herzerkrankungen schützt. Der Sojaverzehr führte in verschiedenen Studien zu einer deutlichen Absenkung der Serumkonzentrationen für Gesamt- und LDL-Cholesterin, für Triglyzeride, für oxidiertes LDL-Cholesterin sowie zu einer Absenkung des Blutdrucks. Erhöhte Blutfettwerte, oxidativer Stress sowie erhöhter Blutdruck zählen zu den Risikofaktoren für Herz-Kreislauf-Erkrankungen.

4.2.2.5 Protease-Inhibitoren

Proteasen sind unter anderem aus der Bauchspeicheldrüse stammende im Magen-Darm-trakt vorkommende Enzyme, die Proteine in Aminosäuren aufspalten. In Nahrungspflanzen enthaltene Protease-Inhibitoren (z. B. in Hülsenfrüchten, Getreide, Nüssen und Kartoffeln) können die Aktivität dieser Enzyme hemmen. Lange wurden sie als ausschließlich gesundheitsschädlich angesehen; deshalb wurde empfohlen, diese Inhibitoren durch Erhitzen der Lebensmittel zu zerstören. Da verschiedene Bevölkerungsgruppen (Vegetarier, Asiaten) Protease-Inhibitoren in größeren Mengen aufnehmen, ohne erkennbare nachteilige Wirkungen zu zeigen, dürfte der antinutritive Effekt in der Praxis ohne Bedeutung sein. Zudem treten die in Tierversuchen an Ratten, Mäusen und Meerschweinchen beobachteten Protease-hemmenden Wirkungen bei anderen Spezies gar nicht und beim Menschen nur in deutlich geringerem Maße auf.

Im Gegenteil, in den letzten Jahren häufen sich wissenschaftliche Ergebnisse, die zeigen, dass Protease-Inhibitoren verschiedene positive Wirkungen entfalten und deshalb auch als gesundheitsfördernde Substanzen bezeichnet werden können. So deuten zahlreiche Studien darauf hin, dass Protease-Inhibitoren aus Sojabohnen die Entwicklung verschiedener Krebsarten wie Dickdarm-, Mundhöhlen-, Lungen-, Leber- und Speiseröhrenkrebs günstig beeinflussen (*Keller* und *Leitzmann* 2002). Mögliche Mechanismen sind die Verminderung der Aminosäureverfügbarkeit, die Hemmung tumorspezifischer Proteasen sowie antioxidative Effekte.

Aufgrund der geringen Resorbierbarkeit von Protease-Inhibitoren schützt ihre antioxidative Wirkung vermutlich insbesondere Zellen des Magen-Darm-Trakts.

4.2.2.6 Glukosinolate

Glukosinolate werden überwiegend von Pflanzen aus der Familie der Kreuzblütler (*Cruciferen*) synthetisiert und dienen der Abwehr von Fraßschädlingen. Ihre enzymatischen Abbauprodukte **Isothiozyanate** (Senföle), **Thiozyanate** und **Indole** entstehen in Folge der Beschädigung des pflanzlichen Zellgewebes, beispielsweise beim Zerkleinern. Sie sorgen für den typischen, teilweise scharfen Geruch und Geschmack von Senf, Meerrettich, Radieschen, Kresse sowie der verschiedenen Kohlarten. Etwa 120 unterschiedliche, schwefelhaltige Glukosinolate sind bekannt.

Zahlreiche epidemiologische Untersuchungen zeigen einen inversen Zusammenhang zwischen dem Verzehr von Kohlarten und dem Risiko für Dickdarmkrebs und andere Tumorarten. Indole aus Brokkoli, Weißkohl und Rosenkohl beeinflussten in klinischen Studien den körpereigenen Östrogenstoffwechsel. Diese phytoöstrogene Wirkung (s. 4.2.2.4, S. 75) schützt möglicherweise vor hormonbezogenen Krebsarten wie Brust-, Gebärmutterschleimhaut- und Prostatakrebs (*Mithen* u. a. 2000).

In einer Studie mit Rauchern bewirkte die tägliche Aufnahme von Brunnenkresse (Isothiozyanate und Thiozyanate) eine signifikant erhöhte Ausscheidung von Karzinogenen. Die direkten Wirkungen von Glukosinolaten auf die Tumorentstehung beim Menschen wurden bisher allerdings nicht untersucht.

Isothiozyanate und Thiozyanate zeigen außerdem starke antimikrobielle Aktivitäten, beispielsweise in den Harnwegen. Auch das Wachstum humanpathogener Keime wie *E. coli* und *S. typhimurium* konnten durch Glukosinolate gehemmt werden.

Verschiedene Abbauprodukte von Glukosinolaten können zur Kropfbildung beim Menschen beitragen. Sie konkurrieren mit Jod um die Einlagerung in die Schilddrüse, das zur Bildung der Schilddrüsenhormone benötigt wird. Steht nicht genügend Jod zur Verfügung, reagiert das Schilddrüsengewebe mit verstärktem Wachstum, dem Kropf. Bisher gibt es allerdings keine epidemiologischen Hinweise dafür, dass Glukosinolate einen signifikanten Einfluss auf die Kropfentstehung haben. Neben einer unzureichenden Jodversorgung müssten zur Erzeugung eines „Kohlkropfes" mehrere Monate lang etwa 400 g Weißkohl, 2 kg Chinakohl oder 2,8 kg Rettich pro Tag verzehrt werden.

4.2.2.7 Sulfide

Als **Sulfide** bezeichnete schwefelhaltige, zumeist aromatische Substanzen sind in Knoblauch, Zwiebeln und anderen Liliengewächsen enthalten. Epidemiologische Studien zeigten, dass Bevölkerungen mit einem hohen Zwiebelverzehr ein geringeres Risiko für Magenkrebs aufweisen (z. B. in China, Hawaii und Griechenland). Der häufige Verzehr von Knoblauch korrelierte in den meisten Untersuchungen mit einem geringeren Dickdarmkrebsrisiko (*Fleischauer* u. a. 2000).

Insbesondere die Abbauprodukte des **Allicin** aus Knoblauch schützen vor Krebs, indem sie im Organismus die Umwandlung von inaktiven Kanzerogenen in aktive Kanzerogene hemmen sowie Enzyme aktivieren, die an der Entgiftung von Karzinogenen beteiligt sind. Auch die starke antimikrobielle Wirkung von Sulfiden beeinflusst wahrscheinlich die Tumorentstehung. Dabei wird im Magen das Wachstum Nitrat-reduzierender Bakterien gehemmt und in der Folge die Bildung krebserregender Nitrosamine verhindert.

Sulfide können über ihre krebsverhütende Wirkung hinaus auch Stoffwechselvorgänge beeinflussen, die bei der Entstehung von Herz-Kreislauf-Erkrankungen eine Rolle spielen. Studien haben gezeigt, dass der Verzehr von frischem Knoblauch den Blutcholesterinspiegel signifikant erniedrigt. Allicin und **Ajoen** in Knoblauch hemmen die Thrombozytenaggregation, d. h. sie verringern das Zusammenlagern der Blutplättchen und senken somit das Risiko einer Thrombose. Auch eine Blutdrucksenkung wurde nach Knoblauchaufnahme beobachtet, beim Menschen allerdings nicht in signifikantem Ausmaß.

Inhaltsstoffe des Knoblauchs führten in Interventionsstudien beim Menschen zu einer gesteigerten Immunantwort (höhere Aktivität der natürlichen Killerzellen). Allerdings ist bislang unklar, ob diese immunmodulierende Wirkung auf die Sulfide oder andere im Knoblauch enthaltene Substanzen zurückzuführen ist.

4.2.2.8 Monoterpene

Monoterpene, wie das **Limonen** aus Zitrusfrüchten und **Carvon** aus Kümmel, riechen aromatisch und sind die Hauptbestandteile ätherischer Öle. Sie kommen vor allem in verschiedenen Obstarten wie Südfrüchten, Weintrauben, Aprikosen u. a. sowie in Gewürzen vor.

Monoterpene hemmen im Tierversuch die Krebsentstehung durch unterschiedliche Mechanismen. Sie blockieren zum einen die Aktivierung von inaktiven Kanzerogenen, zum anderen unterdrücken sie die Krebsentstehung, nachdem Kanzerogene bereits zu einer Zellschädigung geführt haben (*Crowell* 1999). Studien an Brustkrebs-Patientinnen haben gezeigt, dass bestimmte Monoterpene möglicherweise gezielt in das betroffene Tumorgewebe transportiert werden können, da sie eine hohe Affinität zu fettreichem Gewebe aufweisen. Die krebstherapeutische Wirkung von Limonen und anderen Monoterpenen beim Menschen wird derzeit in klinischen Studien untersucht.

Bei einzelnen Monoterpenen wurden auch antimikrobielle Wirkungen nachgewiesen, z. B. für das **Carvacrol** aus Bohnenkraut.

4.2.2.9 Weitere sekundäre Pflanzenstoffe

Es gibt zahlreiche weitere sekundäre Pflanzenstoffe, die sich keiner der oben genannten Gruppen zuordnen lassen. **Glukarate** und **Phtalide** wirken vermutlich antikanzerogen. Die **Phytinsäure**, die die Resorption verschiedener Mineralstoffe herabsetzen kann, hat einen regulierenden Einfluss auf den Blutglucosespiegel. Sie kommt in den Randschichten der Getreide, in Hülsenfrüchten und Ölsaaten vor. **Phytonzide** und **Phytoalexine** sind Bezeichnungen für sekundäre Pflanzenstoffgruppen, die antimikrobiell wirksam sind. Die tumorhemmende Wirkung von **Chlorophyll** und **Chlorophyllin** erklärt möglicherweise die in epidemiologischen Untersuchungen beobachtete protektive Wirkung von grünem Gemüse. **Lektine (Hämagglutinine)** aus Hülsenfrüchten, die zu einer Verklumpung der roten Blutkörperchen und einer Entzündung der Darmschleimhaut führen können, haben möglicherweise einen hemmenden Einfluss auf Krebserkrankungen (*Keller* und *Leitzmann* 2002).

Sekundäre Pflanzenstoffe mit gesundheitsfördernder Wirkung, für die bisher überwiegend Erfahrungsberichte, aber wenig exakte wissenschaftliche Daten vorliegen, sind beispielsweise die **Bitterstoffe** aus Chicorée, Artischocke oder Radicchio, die unter anderem den Gallenfluss sowie den Verdauungsprozess anregen. Zu diesen sekundären Pflanzenstoffen zählen auch **ätherische Öle**, die als Aromaträger bedeutend sind und antibiotisch (z. B. Karotten) oder verdauungsfördernd (z. B. Fenchel) wirken. Tocotrienole, die in der Fettfraktion von Getreiden vorkommen und chemisch mit Vitamin E verwandt sind, wirken Cholesterinspiegel senkend.

Abschließend ist festzuhalten, dass in der **Praxis** nicht einzelne, isolierte sekundäre Pflanzenstoffe aufgenommen werden, sondern ganze Lebensmittel wie Gemüse, Obst, Getreide, Hülsenfrüchte und Nüsse. So wirkt ständig eine Vielfalt von sekundären Pflanzenstoffen mit gesundheitsfördernden Wirkungen auf den Organismus ein. Welche synergistischen Wirkungen zwischen den einzelnen sekundären Pflanzenstoffen mit antikanzerogener Wirkung bestehen und in welchem Umfang dadurch eine krebsvorbeugende Wirkung möglich ist, kann gegenwärtig nicht „gemessen" werden. Diese Aussage gilt auch für die antioxidativen, antimikrobiellen, immunmodulatorischen und weiteren Wirkungen dieser Substanzgruppen. Auch antagonistische Effekte der sekundären Pflanzenstoffe untereinander, mit Nährstoffen oder mit Schadstoffen sind denkbar. Hierzu liegen bisher noch keine Erkenntnisse vor.

Die **Hitzeempfindlichkeit** bestimmter gesundheitsfördernder sekundärer Pflanzenstoffe sowie die ständige Anwesenheit von Kanzerogenen in der Nahrung machen deutlich, wie wichtig der tägliche Verzehr von unerhitzter pflanzlicher Frischkost ist.

Ungeklärt bleibt die Frage, **welche Mengen** dieser sekundären Pflanzenstoffe täglich zugeführt werden sollten, um eine optimale Wir-

Tab. 4.6: Vorkommen sekundärer Pflanzenstoffe in ausgewählten Lebensmitteln
(nach *Watzl* und *Leitzmann* 1999)

Pflanzenstoffe	Lebensmittel reich an sekundären Pflanzenstoffen
Beta-Carotin	Karotten, Spinat, Grünkohl, Kürbis
Alpha-Carotin	Karotten, Spinat, Aprikosen, Brokkoli
Lykopin	Tomaten, Guave, Wassermelone
Lutein	Spinat, Brokkoli, Kopfsalat, rote Grapefruit
Phenolsäuren	Grünkohl, Weizen, Radieschen, Weißkohl
Quercetin	Zwiebeln, Grünkohl, Äpfel, Kirschen
Anthozyane	schwarze Johannisbeeren, Heidelbeeren, Brombeeren
Genistein	Sojabohnen, Tempeh, Tofu
Glukosinolate	Gartenkresse, Kohlrabi, Rotkohl, Brokkoli
Ellagsäure	Walnüsse, Brombeeren, Himbeeren, Erdbeeren
Phytosterine	Sesamsamen, Sonnenblumenkerne, Sojaöl
Saponine	Kichererbsen, Sojabohnen, grüne Bohnen

kung zu erzielen. Zu bedenken ist auch, dass viele der vorliegenden Ergebnisse aus Tierversuchen stammen und eine Übertragbarkeit auf den Menschen fraglich bleibt. Eine Vielzahl epidemiologischer Studien weist jedoch darauf hin, dass sekundäre Pflanzenstoffe in den Mengen, wie sie mit den üblichen pflanzlichen Lebensmitteln aufgenommen werden, beim Menschen vielfältige gesundheitsfördernde Wirkungen ausüben (Tab. 4.6).

Über die Wirkungen sekundärer Pflanzenstoffe in sog. **Nahrungsergänzungsmitteln** gibt es Erkenntnisse aus einigen groß angelegten Interventionsstudien. Diese ergaben, dass isolierte Substanzen eher Nachteile bringen und die Empfehlung der Vollwert-Ernährung stützen, dass möglichst gering verarbeitete Lebensmittel verzehrt werden sollten. Die ganze Bandbreite der sekundären Pflanzenstoffe ist ohnehin nicht in Tablettenform zu pressen (s. 5.3.7, S. 141).

4.3 Proteinmenge und Proteinqualität

4.3.1 Proteinbedarf und Empfehlungen für die Proteinzufuhr

Proteine (Eiweiße) haben wichtige Funktionen im menschlichen Organismus, z. B. als Bausteine von Muskeln und Enzymen. Der experimentell ermittelte „durchschnittliche **Bedarf** an Proteinen hoher Qualität" wird von der *Weltgesundheitsorganisation* für den Erwachsenen mit 0,6 g/kg Körpergewicht und Tag angegeben (*WHO* 1985, S. 79ff).

Unter Berücksichtigung individueller Bedarfsschwankungen und besonderer Umstände (z. B. Krankheit) sowie in Kenntnis der teilweise verminderten Verdaulichkeit der aufgenommenen Proteine in einer gemischten Kost ergibt sich die Empfehlung für die tägliche Proteinzufuhr von 0,8 g/kg Körpergewicht (*DGE* u. a. 2000, S. 36). Dies entspricht für Frauen durchschnittlich 46 g Protein pro Tag und für Männer 58 g (*DGE* u. a. 2000, S. 35; s. Tab. 13.3, S. 291). Durch die in den Empfehlungen enthaltenen Sicherheitszuschläge wird das Risiko einer unzureichenden Proteinzufuhr gering gehalten.

4.3.2 Gehalt an essenziellen Aminosäuren, Verdaulichkeit der Nahrungsproteine, Bioverfügbarkeit der Aminosäuren

Alle Lebensmittel, auch die pflanzlichen, enthalten die neun essenziellen (auch als „**unentbehrlich**" bezeichneten) **Aminosäuren** (zehn mit der nur in bestimmten Situationen als essenziell geltenden Aminosäure Arginin). Allerdings sind diese in unterschiedlichen Mengen enthalten. Lebensmittel pflanzlicher Herkunft weisen im Allgemeinen einen geringeren **Gehalt an essenziellen Aminosäuren** auf als tierische Lebensmittel. Einige pflanzliche Erzeugnisse, wie Bohnen, erreichen oder übertreffen dagegen die Aminosäuregehalte von Lebensmitteln tierischer Herkunft.

Ein wichtiges Kriterium zur Beurteilung eines Lebensmittels ist seine *Nährstoffdichte*, d. h. sein Gehalt an Inhaltsstoffen pro Energieeinheit (s. 3.2.1.2, S. 44). Wenn die Gehalte essenzieller Aminosäuren nicht auf das Gewicht, sondern auf den Energiegehalt (z. B. 1.000 kcal) eines Lebensmittels bezogen werden, verändert sich die ernährungsphysiologische Einschätzung. Sehr energiereiche Lebensmittel, wie fettes Fleisch, Wurst und fettreiche Milchprodukte, schneiden gegenüber fettarmen Lebensmitteln, wie Kartoffeln und die meisten Gemüsearten, ungünstiger ab.

Die **Verdaulichkeit der Nahrungsproteine** bezeichnet die Proteinmenge, die von den Verdauungsenzymen in einzelne Aminosäuren zerlegt werden kann, um resorbiert, d. h. ins Blut aufgenommen zu werden. Tierische Proteine können nahezu vollständig verdaut werden. Die Verdaulichkeit pflanzlicher Proteine, besonders bei Frischkost, ist etwas geringer, da sich die Proteine innerhalb der Zellen befinden, die von zellulosehaltigen Zellwänden umgeben sind. Bei unzureichendem Zerkleinerungsgrad der Nahrung können die Verdauungsenzyme daher die Proteine aus pflanzlichen Zellen nur unvollständig aufschließen. Diese Tatsache unterstreicht die Empfehlung des gründlichen Kauens, besonders von unerhitzter Frischkost.

Die **Bioverfügbarkeit** der essenziellen Aminosäuren, d. h. die Menge, die dem Organismus nach der Resorption tatsächlich zur Verfügung steht, kann durch die Art und Struktur des Proteins, durch antinutritive Faktoren und durch technologische Maßnahmen beeinflusst werden. So sind denaturierte, d. h. inaktive Proteine für die Verdauungsenzyme schneller zugänglich. Durch hohe und lange Hitzeeinwirkung kann es zu erheblichen Veränderungen der Proteinstruktur und zu Bindungen mit anderen Inhaltsstoffen kommen, sodass die Aminosäuren dem Organismus nicht mehr vollständig zur Verfügung stehen. Ein Beispiel hierfür ist die sog. *Maillard-Reaktion*, bei der Kohlenhydrate besonders mit der oft limitierenden Aminosäure Lysin reagieren (*Elmadfa* und *Leitzmann* 1998, S. 181f).

4.3.3 Biologische Wertigkeit von Proteinen

Neben der *Quantität* des aufgenommenen Nahrungsproteins ist auch dessen *Qualität* für die Proteinbedarfsdeckung bedeutsam. Die Qualität eines Proteins hängt neben den eben genannten Kriterien vor allem vom Verhältnis der einzelnen essenziellen Aminosäuren zueinander ab. Je mehr dieses dem Bedarf des Menschen entspricht, umso höher ist die Proteinqualität. Ein Maß hierfür ist die biologische Wertigkeit (BW).

Nach der klassischen Definition aus der **Tierernährung** ist die *biologische Wertigkeit* die Körperproteinmenge in g, die durch 100 g des betreffenden resorbierten Nahrungsproteins ersetzt werden kann. Dementsprechend wird von einem Protein hoher biologischer Wertigkeit weniger zur Bedarfsdeckung benötigt als von einem Protein niedriger biologischer Wertigkeit.

Viele Berechnungen der biologischen Wertigkeit basieren auf Angaben von Stickstoff, der Bestandteil aller Aminosäuren und somit aller Proteine ist. Stickstoff weist einen relativ konstanten Anteil des Gesamtproteins von 6,25 % auf. *Retinierter Stickstoff* ist der tatsächlich im Körper zurückgehaltene Stickstoff; von einem Protein niedriger biologischer Wertigkeit kann der Organismus weniger Stickstoff für die eigene Biosynthese von Proteinen nutzen, d. h. retinieren. Der *resorbierte Stickstoff* ist die Menge, die nach der Verdauung von Proteinen ins Blut aufgenommen wird. Folgende Formel gilt für die Berechnung der biologischen Wertigkeit in der *Tierernährung*:

$$\text{Biologische Wertigkeit} = \frac{\text{retinierter Stickstoff}}{\text{resorbierter Stickstoff}} \times 100$$

Für die **Ernährung des Menschen** wird die biologische Wertigkeit anders definiert. Für diese Zwecke wird die biologische Wertigkeit von Vollei (Eigelb plus Eiklar) gleich 100 gesetzt und alle anderen Proteine von Lebensmitteln darauf bezogen. Die Berechnung erfolgt für das Beispiel Reis nach folgender Formel, wobei der Minimalbedarf an Testprotein experimentell bestimmt wird:

$$\text{BW} = \frac{\text{Minimalbedarf an Volleiprotein (0,5 g/kg KG/Tag)}}{\text{Minimalbedarf an Testprotein (z. B. Reis 0,62 g/kg KG/Tag)}} \times 100 = 81$$

BW = biologische Wertigkeit
KG = Körpergewicht

Die biologische Wertigkeit der unterschiedlichen Lebensmittel wird in Relation zum Vollei-Standard bewertet (Tab. 4.7). Je höher die Qualität eines Proteins, desto niedriger ist die Proteinmenge, die zugeführt werden muss.

Tab. 4.7: Biologische Wertigkeit ausgewählter Lebensmittel
(nach *Jekat* 1984, S. 182; nach *Kofrányi* und *Wirths* 1987, S. 74: Angaben für Roggen- und Weizenmehl)

Proteinträger	Biologische Wertigkeit	Proteinträger	Biologische Wertigkeit
Vollei (Bezugswert)	100	Roggen	83
Kartoffeln	86	Roggenmehl (82 % Ausmahlung)	76
Edamer Käse	85	Reis	83
Milch	84	Grünalgen	81
Soja	84	Mais	76
Schweizer Käse	83	Bohnen	73
Thunfisch	83	Weizen	58
Rindfleisch	83	Weizenmehl (83 % Ausmahlung)	56

Insgesamt bestätigen sich die in der Vergangenheit immer wieder beobachteten unterschiedlichen Wirkungen von tierischen und pflanzlichen Proteinen. Pflanzliche Proteine erweisen sich als günstiger, unter anderem weil gleichzeitig mehr Kalium zugeführt wird, das die renale Säurebelastung vermindert (*Frasetto* u. a. 1998).

4.3.4 Aufwertungseffekte verschiedener Proteinquellen

Für die Ernährungspraxis ist die Aminosäuren-Zusammensetzung bzw. die biologische Wertigkeit *einzelner* Lebensmittel nicht allein entscheidend, denn es werden fast immer *Gemische* aus verschiedenen pflanzlichen und/oder tierischen Lebensmitteln verzehrt. Durch diese Kombination verschiedener Proteine entstehen sog. **Aufwertungseffekte** (Ergänzungswerte). Die in einem Protein in geringer Konzentration vorhandenen essenziellen Aminosäuren können in einem anderen Protein in höherer Konzentration vorhanden sein und sich dadurch gegenseitig ergänzen – vorausgesetzt, sie werden zur gleichen Mahlzeit verzehrt. Dabei ist es möglich, biologische Wertigkeiten von über 100 zu erreichen (Tab. 4.8).

Diese Aufwertungseffekte haben Konsequenzen für die notwendige Gesamtproteinaufnahme. Für Volleiprotein, das die höchste biologische Wertigkeit eines Lebensmittels aufweist,

Tab. 4.8: Biologische Wertigkeit günstiger Lebensmittelmischungen
(nach *Jekat* 1984, S. 182)

Proteinanteile der jeweiligen Lebensmittel				Biologische Wertigkeit
35 %	Vollei	+ 65 %	Kartoffeln	138
60 %	Vollei	+ 40 %	Soja	124
68 %	Vollei	+ 32 %	Weizen	118
36 %	Vollei	+ 64 %	Bohnen	108
75 %	Milch	+ 25 %	Weizen	106
56 %	Milch	+ 44 %	Roggen	101
52 %	Bohnen	+ 48 %	Mais	101
50 %	Milch	+ 50 %	Kartoffeln	92
77 %	Rindfleisch	+ 23 %	Kartoffeln	90

wird 0,5 g/kg Körpergewicht als täglicher Minimalbedarf angegeben (*Jekat* 1969). Bei der günstigsten Aufwertungsmischung zweier Proteine (Kartoffeln mit Ei, BW = 138) wird der Proteinbedarf bereits mit weniger als 0,4 g/kg Körpergewicht gedeckt (nach *Kofrányi* 1967 und 1969).

Vorteilhaft sind auch Mischungen von Hülsenfrüchten und Getreide, z. B. Bohnen mit Mais. Keines der beiden Proteine dieser pflanzlichen Lebensmittel hat eine hohe biologische Wertigkeit, aber die günstigste Mischung davon erreicht den Wert von Hühnereiprotein. Diese Mischung liegt bei 52 % Bohnenprotein und 48 % Maisprotein, das bedeutet ein Gewichtsverhältnis der Rohware von etwa zwei Drittel Bohnen und einem Drittel Mais (*Kofrányi* 1969).

Wichtig ist die Tatsache, dass Mischungen immer hochwertiger sind als die einzelnen Proteinträger. Je günstiger dabei die gewählten Kombinationen, desto stärker sind die Aufwertungseffekte und desto weniger Gesamtprotein wird für die Bedarfsdeckung benötigt. Insofern ist auch mit einer vegetarischen Ernährung die Deckung des Proteinbedarfs problemlos möglich.

Die biologische Wertigkeit von Proteinen spielt bei der in Industrieländern meist überhöhten Proteinaufnahme praktisch keine Rolle, da eine möglicherweise vorhandene geringe biologische Wertigkeit durch die hohe Proteinzufuhr ausgeglichen wird. In Entwicklungsländern dagegen sind die möglichen Aufwertungseffekte äußerst bedeutsam, da bei knapper Proteinzufuhr der Bedarf mit günstigen Proteinkombinationen eher gedeckt werden kann.

4.3.5 Nachteile überhöhter Proteinzufuhr

Ein schädigender Einfluss einer Proteinzufuhr über die empfohlene Menge hinaus wurde bisher experimentell nicht direkt nachgewiesen. Allerdings gibt es Hinweise, dass eine hohe Proteinaufnahme langfristig zu problematischen Effekten führen kann (*DGE* u. a. 2000, S. 39f). So werden erhöhte Raten der glomerulären Filtration und Calciumausscheidung über die Nieren beobachtet, gleichzeitig ist die tubuläre Calcium-Rückresorption erniedrigt (*Ball* und *Manghan* 1997). Bei gleichzeitig niedriger Calciumzufuhr besteht die Gefahr einer verringerten Knochendichte und damit von **Osteoporose** (*Sellmeyer* u. a. 2001). Eine erhöhte Proteinzufuhr soll auch Nierensteine, koronare Herzkrankheiten (*Campbell* 2000) und eine mäßige metabolische Azidose begünstigen (*Fleming* und *Boyd* 2000; s. 4.6, S. 98).

Beim Einfluss einer erhöhten Proteinzufuhr wird zwischen pflanzlichen und tierischen Proteinen unterschieden. Tierische Proteine enthalten mehr schwefelhaltige Aminosäuren (Methionin, Cystein), deren Abbau die Säureausscheidung der Nieren erhöht. Das Säurepotenzial tierischer Proteine erklärt die messbare mäßige metabolische Azidose, welche die Proteinsynthese vermindert und den Proteinabbau erhöht. Dadurch kommt es zu einer negativen Stickstoffbilanz sowie zu altersbedingtem **Knochen- und Muskelverlust** (*Metges* und *Barth* 2000).

Neben den genannten Wirkungen kann es speziell nach Verzehr tierischer Proteine zur erhöhten Bildung von **Nierensteinen** (Calcium-Oxalat) kommen (*Reddy* u. a. 2002).

Die Zellkerne pflanzlicher und tierischer Zellen enthalten das Erbmaterial, das unter anderem aus Purinen besteht. Pflanzliche Zellen sind eher groß und enthalten meist nur einen Zellkern; tierische Zellen sind eher klein und können mehrere Zellkerne besitzen. Der Verzehr von proteinreichen Lebensmitteln, besonders von Innereien, Fisch, Fleisch, Fleisch-Erzeugnissen und Hülsenfrüchten, ist mit einem beachtlichen Gehalt an Purinen verbunden. Deren Abbau erhöht die Harnsäurekonzentration im Blut. Bei lang andauernder überhöhter Proteinaufnahme kann dies zu

Gicht führen, einer in Wohlstandsgesellschaften relativ häufig auftretenden ernährungsabhängigen Krankheit. Die Harnsäurekonzentration im Blut und in den extrazellulären Flüssigkeiten wird dabei über die Grenze der Löslichkeit hinaus erhöht.

Von *Wendt* (1973) stammt eine bisher nicht allgemein anerkannte Theorie über „Krankheiten verminderter Kapillarmembranpermeabilität (**Hypoporopathien**)". Bisher ist dieses Thema in der Wissenschaft auf wenig Interesse gestoßen, im Gegensatz zu den Auswirkungen einer hohen Fettzufuhr. Es ist aber auffallend, dass in der Literatur keine sachlich begründeten Gegenargumente zu finden sind.

Nach *Wendt* entsteht diese nur bei kombinierter Energie- und Protein-Überernährung („Eiweißmast"). Da in diesem Fall überschüssige Proteine nicht zur Energieversorgung herangezogen werden, weist das Blut einen zu hohen Gehalt an physiologischen Plasma-Proteinen auf. Diese werden in die Kapillar-Basalmembran eingelagert, verdicken diese (elektronenmikroskopisch bei Adipösen und Diabetikern nachgewiesen) und vermindern ihre Permeabilität (Durchlässigkeit; elektronenmikroskopisch und klinisch nachgewiesen). Nach 3–5 Jahren hat die Permeabilitätsminderung der Basalmembran einen solchen Grad erreicht, dass Substanzen wie Glucose, Insulin, Wasser, Cholesterin und Harnsäure nicht mehr genügend ins Gewebe übertreten können. Der Blutspiegel dieser rückgestauten Substanzen steigt an (*Wendt* 1977a).

Entsprechend seiner Theorie führt dies zur Entstehung von Hyperglykämie und Hyperinsulinismus (Diabetes mellitus), zur Hypertonie (Schlaganfall), zur Hypercholesterinämie und Hyperlipidämie (Arteriosklerose) sowie zur Hyperurikämie (Gicht). Nach Übersättigung der Basalmembran weitet sich die Proteinabscheidung auch auf die Arterien-Innenwand aus, was nach weiteren 5–10 Jahren zum Herzinfarkt führen kann (*Wendt* 1977b).

Der Autor weist ausdrücklich darauf hin, dass Hypoporopathien ausschließlich auf den Verzehr von zu viel *tierischem* Protein zurückzuführen sind. Mit pflanzlichem Protein tritt dieser Effekt nicht ein, wofür die Ursachen noch nicht geklärt sind (*Wendt* 1977b). Eine mögliche Erklärung ist, dass pflanzliches Protein aufgrund der höheren Sättigungswirkung pflanzlicher Lebensmittel durch die natürlicherweise vorhandenen Ballaststoffe praktisch nicht in zu hohen Mengen zugeführt werden kann.

Obwohl eine hohe Proteinzufuhr nach Ansicht vieler Autoren keine positiven physiologischen Wirkungen haben soll (*Metges* und *Barth* 2000), gibt es jedoch auch Berichte über **mögliche Vorteile einer hohen Proteinzufuhr**. So wird über ein vermindertes Risiko für ischämische Herzerkrankungen (*Hu* u. a. 1999b), einen geringeren altersbedingten Knochenverlust und eine bessere Erholung nach Hüftfrakturen berichtet (*Heany* 2002). Eine hohe Zufuhr an Weizengluten führte zu einer verminderten Konzentration an oxidiertem LDL-Cholesterin, Triglyceriden sowie Harnsäure und somit zu einem positiven Effekt auf Herz-Kreislauf-Erkrankungen (*Jenkins* u. a. 2001).

4.4 Fettmenge und Fettqualität

4.4.1 Empfehlungen zur Fettmenge und Fettqualität

Fett ist ein wichtiger Energielieferant für den Organismus des Menschen. Die **Gesamtfettmenge** (sichtbare und versteckte Fette) sollte dabei etwa 30 % der Gesamtenergiezufuhr nicht übersteigen (entspricht im Durchschnitt etwa 80 g Fett pro Tag bei leichter körperlicher Tätigkeit; s. 12.1, S. 278). Bei guter Fettqualität, d. h. einem günstigen Fettsäuremuster, kann die Fettzufuhr für körperlich aktive Normalgewichtige bei hohem Gemüse- und Obstverzehr etwas höher sein (bis etwa 35 % der Gesamtenergiezufuhr). Ein Unterschreiten des empfohlenen Richtwerts für die Fettzufuhr auf bis zu 20 % der Nahrungsenergiezufuhr ist bei guter Fettqualität auch im Hinblick auf die Versorgung mit essenziellen Fettsäuren und fettlöslichen Vitaminen unbedenklich.

Bezüglich der **Fettqualität** sollte der überwiegende Anteil der Fettmenge aus *ungesättigten* Fettsäuren bestehen. Die Zufuhr an *gesättigten* Fettsäuren (besonders enthalten in fettreichen Fleisch-Erzeugnissen, fettreichen Milch-Erzeugnissen, Kokosfett, vielen fettreichen Fertigprodukten, fettreichen Süßwaren und Knabberartikeln) sollte zu Gunsten einfach und mehrfach ungesättigter Fettsäuren verringert werden und nicht mehr als 10 % der Gesamtenergiezufuhr bzw. 1/3 der Fettzufuhr betragen. Zwischen ungesättigten und gesättigten Fettsäuren ist demzufolge ein Mengenverhältnis von mindestens 2 : 1 anzustreben.

4.4.2 Essenzielle und gesundheitsfördernde Inhaltsstoffe

4.4.2.1 Einfach und mehrfach ungesättigte Fettsäuren

Fettsäuren als Bestandteil der Triglyceride lassen sich nach ihrer Kettenlänge in kurz-, mittel- und langkettige Fettsäuren einteilen. Innerhalb der langkettigen Fettsäuren werden gesättigte, einfach ungesättigte (eine Doppelbindung) und mehrfach ungesättigte (zwei oder mehr Doppelbindungen) unterschieden (Tab. 4.9). Die Einteilung der ungesättigten Fettsäuren in Omega-3-, Omega-6- und Omega-9-Fettsäuren beruht auf der Position der ersten Doppelbindung vom Methylende der Fettsäure her. Die essenziellen und gesundheitsfördernden Wirkungen ungesättigter Fettsäuren hängen von einer intakten räumlichen Anordnung innerhalb des Fettsäuremoleküls ab. Nur Doppelbindungen in der cis-Konfiguration besitzen essenzielle und gesundheitsfördernde Eigenschaften; in der trans-Konfiguration (s. 12.4.4, S. 284), d. h. bei trans-Fettsäuren, gehen diese Eigenschaften verloren.

Die **Omega-3-Fettsäuren** sind lebensnotwendig und dienen unter anderem zur Bildung wichtiger Strukturen im Organismus, wie zum Einbau in Membranen und für die Funktion von Gehirnzellen und der Retina (Netzhaut des Auges). EPA und DHA können im Organismus in begrenzten Mengen aus Alpha-Linolensäure synthetisiert werden. Ein Mangel an Omega-3-Fettsäuren kann unter anderem Sehstörungen und Muskelschwäche zur Folge haben.

Die wünschenswerte Zufuhr an Omega-3-Fettsäuren liegt bei 0,5 % der Gesamtenergiezufuhr, das entspricht beim Erwachsenen etwa 1–2 g täglich. Dabei sollte die Menge der zugeführten Omega-3-Fettsäuren mindestens ein Fünftel der Omega-6-Fettsäuren (Linolsäure) betragen, tatsächlich aber liegt sie derzeit in

Tab. 4.9: Einteilung der wichtigsten ungesättigten Fettsäuren

Fettsäure	Kettenlänge (= Anzahl der C-Atome)	Anzahl der Doppelbindungen
Omega-3-Fettsäuren		
Alpha-Linolensäure	18	3
Eicosapentaensäure (EPA)	20	5
Docosahexaensäure (DHA)	22	6
Omega-6-Fettsäuren		
Linolsäure	18	2
Omega-9-Fettsäuren		
Ölsäure	18	1

Deutschland nur bei einem Achtel (DGE u. a. 2000, S. 53f; *Ernährungsbericht* 2000, S. 46f). Es wäre daher wünschenswert, die Zufuhr von Omega-3-Fettsäuren zu Lasten von Omega-6-Fettsäuren zu steigern. Wesentliche Quellen für Omega-3-Fettsäuren sind fettreiche Seefische sowie Leinöl, Rapsöl, Walnussöl, Soja-Produkte und Hanföl. Neben den essenziellen Funktionen können Omega-3-Fettsäuren zudem erhöhte LDL-Cholesterin- und Blut-Triglycerid-Werte normalisieren, weshalb sie auch gesundheitsfördernde Wirkungen besitzen. Diese Mengen sind allerdings mit den üblichen (bzw. auch mit den empfehlenswerten) Verzehrsmengen an Fisch (s. 14.4.2.2, S. 303) oder Speiseölen nicht zu erreichen.

Die essenzielle **Omega-6-Fettsäure** Linolsäure dient unter anderem als Baustein für Zellmembranen sowie als Ausgangssubstanz für die Synthese von Eicosanoiden (z. B. Prostaglandinen). Diese Substanzen sind an der Regulation von zahlreichen spezifischen Funktionen, wie Blutgerinnung, Immun- und Entzündungsreaktionen, beteiligt. Für die Linolsäurezufuhr werden für Heranwachsende und Erwachsene 2,5 % der Energiezufuhr empfohlen. Das entspricht einer Menge von 8–10 g pro Tag (*Ernährungsbericht* 2000, S. 53f). Die durchschnittliche Aufnahme liegt mit etwa 7–15 g in dieser Größenordnung (*DGE* u. a. 2000, S. 46f; *Mensink* u. a. 2002). Während der Raffination und der Hydrierung von Ölen können trans-Fettsäuren entstehen (s. 12.4.4, S. 284), die die biologische Aktivität der essenziellen cis-cis-Linolsäure nicht mehr besitzen und den Bedarf an biologisch aktiver Linolsäure erhöhen. Die Aufnahme von trans-Fettsäuren ist in den letzten Jahren allerdings deutlich gesunken (*Koch* 2002; s. 12.4.4, S. 284). Trotzdem sollte nicht in erster Linie die Aufnahme von Omega-6-Fettsäuren gesteigert werden, sondern eher die Zufuhr von Omega-3-Fettsäuren (um das oben genannte Mengenverhältnis zwischen diesen Fettsäuren zu verbessern) und die Zufuhr von Omega-9-Fettsäuren. **Quellen** für die Zufuhr von Linolsäure sind Ölsamen und Nüsse sowie daraus hergestellte Speiseöle, Vollkornprodukte und Margarine.

Ölsäure (C 18 : 1) ist eine einfach ungesättigte **Omega-9-Fettsäure**. Sie hat zwar keinen essenziellen Charakter, aber gesundheitsfördernde Wirkungen. Sie senkt im Blut das LDL-Cholesterin, aber nicht das HDL-Cholesterin, im Gegensatz zu mehrfach ungesättigten Fettsäuren. Bedeutende Quellen für Ölsäure sind Oliven- und Rapsöl. Innerhalb des anzustrebenden Fettanteils an der Energiezufuhr sollte die Ölsäure mindestens ein Drittel davon betragen (*DGE* u. a. 2000, S. 45).

Insgesamt sollte im Rahmen der wünschenswerten Gesamtfettmenge die Aufnahme von (einfach bzw. mehrfach) ungesättigten Fettsäuren und gesättigten Fettsäuren im Verhältnis von 2 : 1 stehen (*DGE* u. a. 2000, S. 45), tatsächlich liegt dieses Verhältnis aber derzeit bei unter 1,2 : 1 (*Mensink* u. a. 2002, S. 25).

Um die genannten Empfehlungen bezüglich des Fettsäurespektrums zu erreichen, sind im Rahmen der Gesamtfettzufuhr besonders der Verzehr von Oliven-, Raps-, Lein-, Hanf- und Walnussöl sowie der Verzehr von Nüssen und Ölsamen empfehlenswert (s. 11.1, S. 273). Sinnvoll ist ferner ein mäßiger Verzehr von Butter und hochwertigen ungehärteten Pflanzenmargarinen mit hohem Anteil an nativem Kaltpressöl als Streichfett (s. 12.4.3, S. 283) sowie – wenn gewünscht – ein mäßiger aber regelmäßiger Fischverzehr (s. 14.1, S. 298).

4.4.2.2 Vitamin E

Der Name **Vitamin E** ist ein Oberbegriff für eine Vielzahl von Tocopherol- und Tocotrienolverbindungen, die sich geringfügig in ihrer chemischen Struktur unterscheiden. Sie haben die gleiche Wirkungsweise im Organismus, aber unterschiedliche Resorptionsraten und Aktivitätsgrade. Die höchste Aktivität hat das (2'R, 4'R, 8'R)-alpha-Tocopherol, andere Verbindungen liegen in ihrer Aktivität teilweise deutlich niedriger (zwischen 3 und 90 %).

Schätzwerte für eine angemessene Vitamin-E-Zufuhr werden daher als mg Tocopherol-Äquivalent angegeben und haben als Bezugsgröße die Wirksamkeit des (2'R, 4'R, 8'R)-alpha-Tocopherols (*DGE* u. a. 2000, S. 87ff). Auch die Angaben in Nährwerttabellen beziehen sich auf diese Größe.

Vitamin E ist ein natürlich vorkommendes **Antioxidans**, das mehrfach ungesättigte Fettsäuren vor **Peroxidation** schützt und aufgrund seiner antioxidativen Eigenschaften auch einen protektiven Einfluss auf Blutgefäße, Nervensystem, Muskulatur, Retina und bei der Zellatmung ausübt (*Biesalski* u. a. 2002, S.14ff; *Leitzmann* u. a. 2003b, S. 34ff). Ölsaaten und Nüsse sowie daraus hergestellte Speiseöle enthalten reichlich Vitamin E und mehrfach ungesättigte Fettsäuren. Zum Schutz dieser Fettsäuren im Organismus wird Vitamin E benötigt. Zusätzlich beeinträchtigen mehrfach ungesättigte Fettsäuren die Resorption dieses Vitamins im Darm (*Leitzmann* u. a. 2003b, S. 34ff). Daher steht dem Organismus nicht das gesamte in Speiseölen oder Nüssen vorhandene Vitamin E zur Verfügung. Im Gegenteil,

Tab. 4.10: Gehalt an Vitamin E und ungesättigten Fettsäuren in ausgewählten Lebensmitteln
(*Souci* u. a. 2000, gerundet)

Lebensmittel	**Vitamin E** (mg Toc.-Äq. / 100 g)	**Alpha-Linolensäure** (%) **Omega-3**	**Linolsäure** (%) **Omega-6**	**Ölsäure** (%) **Omega-9**
Pflanzliche Lebensmittel				
Haselnüsse	26	0,1	8	46
Mandeln	26	0,3	13	33
Erdnüsse	11	0,5	14	22
Walnüsse	6	8	34	11
Avocado	1	0,2	2	15
Pflanzliche Öle und Fette				
Weizenkeimöl	174	8	56	14
Sonnenblumenöl	63	0,5	63	20
Distelöl	44	0,5	75	10
Maiskeimöl	34	1	55	26
Rapsöl	23	9	22	53
Sojaöl	17	8	53	19
Hanföl[1]	13[2]	18	50	11
Olivenöl	12	1	8	69
Leinöl	6	54	14	18
Walnussöl	3	13	55	18
Kokosfett	2	–	2	7
Kürbiskernöl	–	0,5	49	27
Tierische Lebensmittel				
Butter	2	0,4	1,2	18
Hering[3]	2	0,2	0,4	2
Makrele[4]	1	0,3	0,2	2
Rindfleisch, fettarm	0,4	0,02	0,1	0,8
Schweinefleisch, fettarm	0,4	0,1	0,2	0,7

[1] Angaben aus *Matthäus* u. a. 2001
[2] sehr hoher Gehalt an biologisch wenig wirksamem Gamma-Tocopherol
[3] Hering: + 1,9 % andere Omega-3-Fettsäuren
[4] Makrele: + 2,0 % andere Omega-3-Fettsäuren
– keine Angabe

manche Nüsse, Ölsamen und Öle, die reich an mehrfach ungesättigten Fettsäuren sind, erhöhen sogar dessen Bedarf. Die Schätzwerte für die tägliche Zufuhr von Vitamin E berücksichtigen daher auch die Zufuhr an ungesättigten Fettsäuren: für Erwachsene werden zwischen 11 und 15 mg Tocopherol-Äquivalente empfohlen (*DGE* u. a. 2000, S. 87ff).

Die durchschnittliche **Vitamin-E-Zufuhr** in Deutschland liegt derzeit im Bereich oder leicht unterhalb dieser Schätzwerte (*Mensink* u. a. 2002, S. 45; *Ernährungsbericht* 2000, S. 46, 57). Deshalb ist eine höhere Zufuhr wünschenswert, besonders über Speiseöle mit niedrigerem Gehalt ungesättigter Fettsäuren und hohem Vitamin-E-Gehalt (Tab. 4.10). Ein besonders günstiges Verhältnis hierbei weisen Sonnenblumen-, Oliven-, Raps- und Weizenkeimöl sowie Haselnüsse und Mandeln auf (*Biesalski* u. a. 1999, S. 129).

4.4.3 Fettzufuhr und Adipositas

Adipositas ist definiert als ein ausgeprägtes Übergewicht in Folge überhöhter Fetteinlagerung. Zur Bestimmung und Einordnung werden verschiedene Parameter wie der Body-Mass-Index (BMI), Messungen des Körperfettanteils und die Waist-to-Hip-Ratio (WHR) herangezogen, früher war auch der Broca-Index üblich.

Am gebräuchlichsten ist derzeit die Einteilung nach dem **Body-Mass-Index.** Er errechnet sich aus dem Körpergewicht (in kg) dividiert durch das Quadrat der Körperlänge (in Metern). Ab einem BMI von 25 beginnt das Übergewicht, ab 30 die Adipositas, die in drei Schweregrade unterteilt wird (Tab. 4.11).

Der wünschenswerte BMI-Bereich kann auch nach Geschlecht und Alter differenziert werden. Dabei wird bei älteren Menschen ein leichter Anstieg des Körpergewichts bzw. des BMI toleriert.

Tab. 4.11: Body-Mass-Index zur Beurteilung des Körpergewichts
(*Skurk* und *Hauner* 2002)

Einteilung	**BMI** (kg/m^2)
Untergewicht	< 18,5
Normalgewicht	18,5–25
Übergewicht	≥ 25
Adipositas Grad 1	30–35
Adipositas Grad 2	35–40
massive Adipositas, Grad 3	≥ 40

Zur Unterscheidung, ob erhöhtes Körpergewicht auf vermehrter Fetteinlagerung oder auf vermehrter Muskelmasse beruht, kann als weiteres Kriterium der **Körperfettanteil** bestimmt werden. Dies ist über verschiedene Methoden wie eine Berechnung auf Basis von verschiedenen Hautfaltendicken oder über eine bioelektrische Impedanzmessung möglich.

Die **Waist-to-Hip-Ratio** berücksichtigt die unterschiedliche Körperfettverteilung: der männliche (androide) „Apfeltyp" mit abdominaler, bauchbetonter Fettverteilung ist häufiger bei Männern anzutreffen – im Gegensatz zum weiblichen (gynoiden) „Birnentyp" mit hüftbetonter Körperfettverteilung. Zur Ermittlung wird das Verhältnis zwischen Taillen- und Hüftumfang (in cm) berechnet. Werte über 1 für Männer bzw. über 0,85 für Frauen bedeuten eine abdominale (androide) Fettverteilung, die als ungünstig gilt (*Kasper* 2000, S. 248 f).

Adipositas, besonders mit abdominaler Fettverteilung, gilt als Risikofaktor für Hyperlipoproteinämien, gestörte Glucosetoleranz bzw. Diabetes mellitus Typ II sowie für Hypertonie und tritt oft mit diesen gemeinsam auf (*Haffer* 2000). Sie werden auch unter dem Begriff **„Metabolisches Syndrom"** (oder: „Syndrom X", „tödliches Quartett") zusammengefasst (*Kasper* 2000, S. 263). Das Metabolische Syndrom stellt ein erhebliches Risiko für eine **koronare Herzkrankheit** (s. 4.4.3, S. 89) dar. Darüber hinaus werden Adipositas und das Metabolische Syndrom für verschiedene weitere Erkrankungen mit verantwortlich gemacht, wie Herzinsuffizienz, Hyperurikämie, Fettleber und Gelenkerkrankungen (*Kasper* 2000, S. 248).

Zu den **Ursachen von Übergewicht** und Adipositas zählen verschiedene Faktoren, vor allem eine **positive Energiebilanz**, d. h. eine höhere Energieaufnahme im Vergleich zum Energieverbrauch, die auf zu reichlichem Essen und/oder auf Bewegungsmangel beruht.

Der Zusammenhang zwischen Adipositas und einer **erhöhten Fettzufuhr** über die Nahrung gilt vor allem für Lebensmittel mit **gesättigten Fettsäuren** (v. a. in fettreichen Milchprodukten, fettem Fleisch, Wurst und anderen Fleisch-Erzeugnissen, Kokosfett, Palmkernfett, vielen Süßwaren, Knabberartikeln und Fertigprodukten).

Einfach und mehrfach ungesättigte Fettsäuren sind hingegen aus verschiedenen Gründen in geringerem Ausmaß für die Fetteinlagerung verantwortlich:

- Mehrfach ungesättigte Fettsäuren führen zur vermehrten Bildung von Glykogen aus den mit der Nahrung aufgenommenen Kohlenhydraten, gleichzeitig zur vermehrten Fettsäurenoxidation (*DeLany* u. a. 2000) und damit zu verminderter Körperfettbildung.
- Omega-3-Fettsäuren können die Thermogenese des Organismus steigern, d. h. sie führen zu einer vermehrten Wärmebildung und damit zu einem erhöhten Energieverbrauch des Körpers (*Richter* 2002).
- Ein höherer Anteil ungesättigter Fettsäuren in der Nahrung führt auch zu deren erhöhtem Anteil in der Membran von Muskelzellen. Dies verbessert wiederum die Wirksamkeit des Insulins und führt langfristig dazu, dass der Organismus weniger Insulin ausschütten muss (*Vessby* 2000). Infolgedessen wird weniger Körperfett gebildet bzw. einlagert. Das Fettsäurenmuster in der Membran von Muskelzellen wird darüber hinaus auch durch vermehrten Sport und körperliche Bewegung verbessert (*Karsten* 1996).

Als weiterer Ernährungsfaktor ist die Zufuhr von schnell resorbierbaren Kohlenhydraten bzw. Lebensmitteln mit **hohem glykämischem Index** (GI) von Bedeutung (s. 17.4.3.2, S. 343). Der glykämische Index ist ein Maß für die Blutglucosewirksamkeit von Lebensmitteln, ein hoher GI bedeutet, dass die Glucose schnell in den Blutkreislauf gelangt und der Blutglucosespiegel stark ansteigt. Dies hat eine vermehrte Insulinausschüttung zur Folge. Insulin senkt nicht nur den Blutglucosespiegel, sondern fördert gleichzeitig die Bildung von Triglyceriden aus Glucose und deren Einlagerung ins Körperfettgewebe. Außerdem hemmt Insulin den Fettabbau. Zudem verstärkt ein reichlicher Verzehr von Lebensmitteln mit hohem GI eine ungünstige abdominale Körperfettverteilung (*Brand-Miller* u. a. 2002).

Zur **Prävention und Therapie der Adipositas** ist eine ausgeglichene Energiebilanz erforderlich. Dieses wird am besten durch folgende Maßnahmen erreicht:

- Verminderung einer eventuell überhöhten Nahrungsenergiezufuhr
- Verminderung des Verzehrs von Lebensmitteln mit hohem Gehalt gesättigter Fettsäuren
- Verminderung des Verzehrs von Lebensmitteln mit hohem glykämischem Index
- regelmäßige und ausdauernde körperliche Bewegung (mindestens dreimal pro Woche jeweils 30–45 Minuten)

4.4.4 Fettzufuhr und Herz-Kreislauf-Erkrankungen

Etwa die Hälfte aller Todesfälle in den Industrieländern ist auf Herz-Kreislauf-Erkrankungen zurückzuführen, ein Teil davon durch die koronare Herzkrankheit (KHK). Neben anderen Risikofaktoren (Übergewicht, Rauchen,

Bluthochdruck, Bewegungsmangel) haben dabei Hyperlipidämien (erhöhte Blutwerte von Cholesterin und Triglyceriden) eine besondere Bedeutung.

Cholesterin liegt im Blut in verschiedenen **Lipoproteinfraktionen** vor: Davon sind **LDL** (**l**ow **d**ensity **l**ipoprotein) und **HDL** (**h**igh **d**ensity **l**ipoprotein) bedeutsam für die Beurteilung des KHK-Risikos. Erhöhte Werte an Gesamtcholesterin und LDL haben schädliche Wirkungen, hohe HDL-Werte haben einen schützenden Einfluss. Triglyceride werden im Blut vor allem als **VLDL** (**v**ery **l**ow **d**ensity **l**ipoprotein) oder als Chylomikronen transportiert, auch hier gilt ein erhöhter Wert als eigenständiger KHK-Risikofaktor. Für die verschiedenen Lipide und Lipoproteine gibt es Grenzwerte, deren Überschreiten als Risiko angesehen wird (Tab. 4.12).

Cholesterin ist eine für den Menschen lebensnotwendige fettähnliche Substanz und kommt nur in tierischen Lebensmitteln vor. Milch und Milch-Erzeugnisse wie Käse tragen in Deutschland durchschnittlich mit etwa 30 % zur Cholesterinzufuhr bei, Fleisch bzw. Fleisch-Erzeugnisse sowie Eier jeweils mit gut 25 %, verarbeitete Produkte wie Teig-, Back- und Süßwaren mit 10–12 %, Butter und andere tierische Fette zu etwa 8 % (*Mensink* u. a. 2002, S. 26). Bei Milchprodukten ist Cholesterin ein direkter Fettbegleitstoff, sodass der Cholesteringehalt von der Höhe des jeweiligen Fettgehalts abhängig ist. Im Gegensatz dazu ist Cholesterin in Fleisch und Fleisch-Erzeugnissen Bestandteil von Zellmembranen, sodass der Cholesteringehalt von der Anzahl der Zellen pro Gewichtseinheit und nicht vom jeweiligen Fettgehalt abhängig ist (s. 14.4.4, S. 305; *Honikel* 2001).

Tab. 4.12: Grenzwerte für die Plasmakonzentration von Lipiden und Lipoproteinen
(*Brehme* 2002a)

Lipid- bzw. Lipoproteinfraktion	Grenzwerte	
	mg/dl	mmol/l
Geamtcholesterin	< 200	< 5,2
LDL-Cholesterin	< 135	< 3,5
HDL-Cholesterin – Frauen	> 40	> 1,0
HDL-Cholesterin – Männer	> 35	> 0,9
Triglyceride	< 200	< 2,3

Die **Funktion von Cholesterin** im Organismus liegt unter anderem im Aufbau von Zellmembranen, in der Bildung von Gallensäuren und Vitamin D sowie in der Synthese von Steroidhormonen. Durchschnittlich ein Drittel der Cholesterinmenge im Körper stammt aus der Nahrung, der andere Teil wird im Körper selbst synthetisiert. Das im Blut vorhandene Cholesterin setzt sich normalerweise auch in diesem Mengenverhältnis aus exogenem und endogenem Cholesterin zusammen.

Ein **hoher Cholesterinspiegel** (besonders LDL-Cholesterin) wird in erster Linie durch einen reichlichen Verzehr von Fett und gesättigten Fettsäuren bedingt, erst in zweiter Linie durch eine überhöhte Cholesterin*zufuhr* (*Brehme* 2002a). Bei hoher exogener Cholesterinzufuhr wird die endogene Synthese normalerweise eingeschränkt, bei niedriger Zufuhr steigt sie entsprechend an.

Eine Ausnahme davon bilden **„Cholesterin-insensitive" Menschen**, bei denen diese Regulation gestört ist. Bei ihnen ist naturgemäß eine Verminderung der exogenen Cholesterinzufuhr bezüglich des Blutcholesterinspiegels besonders erfolgreich.

Weitere Faktoren, auch über die Ernährung hinaus, haben ebenfalls einen Einfluss auf die Cholesterinkonzentration im Blut (s. u.). Eine längerfristige Zufuhr von mehr als 300 mg Cholesterin täglich gilt als eigenständiger Risikofaktor für Fettstoffwechselstörungen und erhöht signifikant das Herzinfarktrisiko (*Ernährungsbericht* 2000, S. 55, 304). Eine hohe Cholesterinzufuhr wird außerdem als möglicher Risikofaktor für Krebs von Lunge und Prostata diskutiert (*Boeing* und *Kroke* 1999, S. 19).

Die tatsächliche **Cholesterinzufuhr** weist innerhalb der verschiedenen Altersgruppen relativ große Schwankungen auf. Unterhalb der maximal empfohlenen Zufuhr von 300 mg/Tag (*DGE* u. a. 2000, S. 46) liegen nur junge Frauen und Frauen ab 45 Jahren. Frauen im mittleren Lebensalter und Männer aller Altersgruppen liegen im Durchschnitt deutlich darüber. Die Zufuhr erreicht bei jungen Männern im Mittel Werte von etwa 500 mg/Tag (*Mensink* u. a. 2002).

Folgende Maßnahmen sind bezüglich KHK sowohl aus präventiver als auch aus therapeutischer Sicht empfehlenswert (*Leitzmann* u. a. 2003b, S. 258ff; *Brehme* 2002a; *Montoya* u. a. 2002):

- Verminderung der Zufuhr an gesättigten Fettsäuren, maximal ein Drittel der Gesamtfettzufuhr
- ausreichende Zufuhr einfach ungesättigter Fettsäuren, besonders Ölsäure (v. a. in Oliven- und Rapsöl enthalten), mindestens ein Drittel der Gesamtfettzufuhr
- ausreichende Zufuhr von Alpha-Linolensäure und anderen Omega-3-Fettsäuren (Lein-, Raps-, Walnuss-, Hanföl, wenn gewünscht auch Fettfisch), moderate Zufuhr von Omega-6-Fettsäuren (Linolsäure)
- Reduktion der Gesamtcholesterinzufuhr auf täglich maximal 300 mg
- Verminderung oder Vermeidung von trans-Fettsäuren (s. 12.4.4, S. 284)
- ausreichende Ballaststoffzufuhr
- ausreichend körperliche Bewegung
- Stressreduktion
- Reduzierung eines eventuell vorhandenen Übergewichts

4.4.5 Fettzufuhr und Krebs

Krebskrankheiten sind für fast 25 % aller Todesfälle in Deutschland verantwortlich. Etwa 35 % der Krebserkrankungen sind primär auf eine falsche Ernährungsweise zurückzuführen. Dabei gilt eine hohe Fettzufuhr mit der Nahrung als Promotor (Förderer) verschiedener Krebsarten (*WCRF* 1997, S. 536; *Leitzmann* u. a. 2003b, S. 286).

Es gibt deutliche Hinweise, dass die **Höhe der Fettaufnahme** bzw. die Art des Nahrungsfetts mit der Entstehung von Dickdarmkrebs korreliert, während ein Zusammenhang zwischen Fettzufuhr und anderen Krebsarten (Lunge, Brust, Gebärmutter, Prostata) noch diskutiert wird. Besonders beim Brustkrebs werden die ursprünglich vermuteten Beziehungen heute als weniger gewichtig eingestuft, weil die Gesamtenergiezufuhr bedeutsamer zu sein scheint.

Lebensmittel mit einem großen Anteil **gesättigter Fettsäuren** steigern das Risiko für Dickdarmkrebs. Ähnliches gilt für eine hohe Aufnahme an **Omega-6-Fettsäuren**, weshalb die Zufuhrempfehlungen in den vergangenen Jahren immer weiter abgesenkt wurden, bis auf unter 10 % der Nahrungsenergiezufuhr. Die in Fischölen und einer Reihe von pflanzlichen Lebensmitteln sowie daraus hergestellten Ölen enthaltenen **Omega-3-Fettsäuren** haben dagegen eine protektive Wirkung. Deshalb sollte der Verzehr dieser Fettsäuren erhöht werden, aber 3 % der Nahrungsenergie nicht überschreiten, da sonst die Neigung zu Blutungen erhöht wird (*DGE* u. a. 2000, S. 49).

Das in der Nahrung enthaltene **Cholesterin** gilt als Kokarzinogen. Es kann das Dickdarmkrebsrisiko erhöhen, weil die daraus im Körper hergestellten primären Gallensäuren, die aus der Gallenblase zur Fettverdauung ausgeschieden werden, durch die Mikroflora zu Krebs auslösenden sekundären Gallensäuren verstoffwechselt werden können. Diese werden aber bei niedriger Cholesterinaufnahme in geringeren Mengen gebildet, da die primären Gallensäuren vermehrt rückresorbiert werden (s. 4.5.2.3, S. 96).

Obgleich die Ergebnisse aus vielen verschiedenen Studien an Menschen für eine Reihe von Krebsarten noch keine eindeutigen Aussagen zulassen, gelten zur Vorbeugung gegen Krebs ähnliche Empfehlungen wie bei der Verminderung des Risikos von Herz-Kreislauf-Erkrankungen (s. 4.4.4, S. 90). Diese Empfehlungen sind auch für eine Risikoverminderung weiterer Zivilisationskrankheiten gültig – die sich daraus ergebende Lebensmittelauswahl deckt sich weitgehend mit den Empfehlungen für die Vollwert-Ernährung.

4.5 Ernährung und Mikroflora des Verdauungstrakts

Zum **Verdauungstrakt** zählen alle Körperorgane, die für die Aufnahme, Verdauung und Resorption der Nahrung sowie für die Ausscheidung unverdaulicher Nahrungsbestandteile erforderlich sind. Die Abschnitte des Verdauungstrakts gliedern sich in Mundhöhle, Magen, Dünndarm, Dickdarm und Mastdarm. Eine riesige Zahl an Mikroorganismen besiedelt natürlicherweise deren Oberflächen, d. h. die **Schleimhäute** aller Abschnitte, meist in friedlicher Koexistenz. Diese Mikroorganismen sind für die Funktion der Verdauungsvorgänge lebensnotwendig.

Die Bakterien im Dickdarm bauen unter anderem bestimmte Ballaststoffe zu kurzkettigen Fettsäuren ab (s. 4.1.3, S. 66). Durch ihre Stoffwechselprodukte erschweren bzw. verhindern sie das Ansiedeln unphysiologischer Mikroorganismen. Die Mikroflora des Verdauungstrakts ist jedoch auch an der Entstehung von Krankheiten wie Karies und Dickdarmkrebs beteiligt. Außerdem gilt die Darmflora als wichtiger Einflussfaktor auf die Entwicklung und Funktion des darmassoziierten Immunsystems (*Holtmann* u. a. 2002).

Trotz intensiver Forschungsarbeiten liegen über Zusammensetzung und Funktionen der gastrointestinalen Mikroflora bisher nur unvollständige Informationen vor. Dies erklärt sich unter anderem durch die Komplexität dieses mikrobiellen Ökosystems. Außerdem sind die meisten Abschnitte des Magen-Darm-Trakts für Untersuchungen nur schwer zugänglich, weshalb aufwändige mikrobiologische Methoden und Analysetechniken erforderlich sind (*Blaut* u. a. 2002).

4.5.1 Mikroflora des Verdauungstrakts

Bei der Besiedlung des Verdauungstrakts wird unterschieden zwischen einer **Standortflora** (auch autochthone Flora genannt), die für jedes Individuum lebenslang im Darm existiert, und der **Transientflora**, die zwar bei allen Individuen der gleichen Art vorkommen kann, aber in ihrer Populationsdichte abhängig ist von endogenen und exogenen Milieufaktoren. Somit hat jeder Mensch eine individuell zusammengesetzte Darmflora (*Vaughan* u. a. 1999). Zu den transienten Bewohnern zählen die *opportunistischen Keimspezies* als ständige Mitbewohner des Verdauungstrakts wie Klebsiellen, Hefen und Clostridien. Im Falle einer Abwehrschwäche im Gastrointestinaltrakt (durch Einflüsse wie Medikamente, einseitige Ernährung, schwere Systemerkrankungen wie Diabetes mellitus, Stress, Chemo- oder Strahlentherapie) machen sich diese unangenehm bemerkbar. Ein Beispiel hierfür ist der Antibiotika-induzierte Durchfall aufgrund der Verminderung der nützlichen autochthonen Bakterienspezies. Pathogene Keime wie Durchfallerreger (*Salmonella spp.*) gehören nicht zur Standortflora.

Im Verdauungstrakt des Menschen findet sich eine große Anzahl an Bakterien, die lebenswichtige Funktionen für den Verdauungsvorgang und das Funktionieren des Immunsystems im Darmtrakt erfüllen. Die schätzungsweise etwa 10^{14} Mikroorganismen verteilen sich auf über 500 Spezies; insgesamt haben sie ein Gewicht von etwa 2–3 kg (*Rusch* 1999). Der Stoffwechsel der Darmbakterien ist um Größenordnungen schneller als der der „nur" 10^{12} Körperzellen des Menschen. Die Summe der Stoffwechselleistungen der Mikroflora ist sehr komplex und besitzt die Kapazität wie die der Leber (*Hooper* u. a. 2002).

Entsprechend den funktionell verschiedenen Abschnitten des Darmtrakts zur Verdauung der einzelnen Nährstoffe, wie Kohlenhydrate, Fette und Proteine, haben sich die Mikroben diesen Gegebenheiten angepasst und weisen eine unterschiedliche Dichte und Zusammensetzung auf (*Heller* und *Duchmann* 2003).

Die sog. **„Barrierefunktion"** der Mikroflora setzt sich aus verschiedenen strukturierten Komponenten zusammen, der anatomischen, physikalischen und immunologischen Barriere (*Baumgart* und *Dignass* 2002). Die **anatomische Barriere** bildet das Schleimhautepithel des gesamten Darmtrakts. Bei der Versorgung des Körpers mit Nährstoffen gelangen bei der Resorption und dem aktiven Transport der Nahrungsbestandteile gelegentlich große Bruchstücke an Nahrungs-Antigenen (Moleküle, die eine Immunantwort auslösen) oder Bakterien-Antigenen an das mukosale Immunsystem, welches für die Reifung des Immunsystems absolut notwendig ist (*Rusch* 1999). Dieser spezielle Einfluss der Mikroflora des Darmtrakts gilt daher auch als „Trainingseffekt" für das Immunsystem.

Die anatomische Barriere wird durch eine Mucinschicht aus hochkomplexen Glykoproteinen (Verbindungen aus Proteinen mit komplexen Kohlenhydraten) ergänzt, die wiederum von einem dichten Belag aus ganz unterschiedlichen Bakterien besiedelt ist (**physikalische Barriere**). Dabei gehen die Bakterien Wechselwirkungen in Form eines Biofilms ein, der so der Mucinschicht aufgelagert ist.

Schließlich gibt es die **immunologische Barriere** in Form von Antikörpern (sekretorisches IgA), die vom Immunsystem des Darmtrakts gebildet und von den Epithelzellen in das Darmvolumen abgegeben werden (*Baumgart* und *Dignass* 2002).

Bereits kurz nach der **Geburt** beginnt die Besiedlung des Darmtrakts des Neugeborenen mit den Keimen aus dem Geburtskanal (*Edwards* und *Parrett* 2002). Hinzu kommen weitere externe Milieufaktoren wie Ernährung (Muttermilch/Säuglingsnahrung), Kontakt mit Pflegepersonal/Ärzten, Krankenhauskeimen und Wohnumweltgegenständen wie Spielwaren. Die vollständige Besiedlung des Darms ist erst nach dem ersten Lebensjahr abgeschlossen. Der Geburtsmodus und die Ernährung haben auf die Zusammensetzung und Vielfältigkeit der Darmflora und ihre Stoffwechselleistungen sowie auf die Reifung des Immunsystems einen starken Einfluss (*Mountzouris* u. a. 2002).

Innerhalb dieses mikrobiellen Ökosystems sowie zwischen Mikroorganismen und Makroorganismus bestehen Wechselbeziehungen, die zu einem jeweils standortspezifischen **ökologischen Gleichgewicht** führen. Dieses ist für den einzelnen Menschen gekennzeichnet durch ein relativ konstantes Verhältnis verschiedener Mikroorganismengruppen zueinander, das jedoch von Mensch zu Mensch unterschiedlich ist. Endogene und exogene Regulationsfaktoren biologischer wie physikalisch-chemischer Art (z. B. Erkrankungen, Medikamente, z. T. auch Ernährung) beeinflussen diesen Zustand und können Störungen verursachen.

Der früher weitaus höher geschätzte Anteil der Bifidoflora (etwa 20 %) beläuft sich nach neuen Untersuchungen nur auf etwa 1–3 % (*Vaughan* u. a. 1999). Die physiologische Ausgewogenheit der Mikroflora ist die Summe aller Wechselwirkungen aus Wirtsstoffwechsel, Florastoffwechsel, enteralem Nervensystem und dem Immunsystem des Verdauungstrakts. Inzwischen hat sich aus dieser Erkenntnis eine Beteiligung der Mikroflora an der Entstehung von Krankheiten ergeben, die auch von Ernährungsgewohnheiten mitbestimmt werden kann.

Innerhalb gewisser Grenzen wird die Zusammensetzung der Mikroflora durch allgemeine Milieufaktoren, wie Nährstoffangebot, Sauerstoffpartialdruck und pH-Wert, bestimmt. Spezielle Milieufaktoren, wie das Vorkommen antimikrobieller Stoffe und antagonistische bzw. synergistische Beziehungen zwischen den Mikroorganismen-Populationen, beeinflussen zusätzlich deren Zusammensetzung.

Die mikrobielle Besiedlung der **Mundhöhle**, insbesondere der Zahnoberflächen, wird direkt durch die Nahrungszufuhr, die Intensität und Dauer des Kauens und den damit verbundenen Speichelfluss sowie durch die Mund- bzw. Zahnpflege beeinflusst.

Die Salzsäure im **Magen** inaktiviert den größten Teil der Mikroorganismen des Speisebreis und reguliert gleichzeitig das lokale Keimspektrum.

Die Keimdichte nimmt im Verlauf des **Dünndarms** (Duodenum bis zum Ileum) mehr und mehr zu. Gleichzeitig vergrößert sich auch die Mikroorganismenvielfalt. Während die überwiegend aerobe (von Sauerstoff abhängige) Mikroflora am Beginn des Dünndarms der des Magens ähnelt, steigt zum Ende hin die Zahl der anaeroben (von Sauerstoff unabhängigen) Mikroorganismen stark an.

Die einzelnen Abschnitte des **Dickdarms** unterscheiden sich ebenfalls hinsichtlich der mikrobiellen Besiedlung. Die Stuhlflora spiegelt die Dickdarmflora weitgehend wider. Das Stuhlvolumen besteht zu etwa 30–40 % aus Bakterienmasse.

Bisher vorliegende Erkenntnisse lassen den Schluss zu, dass die Ernährung die Zusammensetzung der Mikroflora des Verdauungstrakts nur wenig innerhalb gewisser Grenzen verändert, da ein relativ stabiles Gleichgewicht der einzelnen Mikroorganismengruppen zueinander vorliegt. Andererseits hängt aber die Stoffwechselaktivität der Mikroflora sehr stark von der zugeführten Kost ab.

In den letzten Jahren wird intensiv über den Einsatz von **Funktionellen Lebensmitteln** diskutiert, die lebende Mikroorganismen enthalten, sog. **Probiotika** (s. 5.3.7.1, S. 142). Probiotische Lebensmittel sollen die Gesundheit des Organismus positiv beeinflussen, indem sie das Gleichgewicht der Mikroflora verbessern. Die meisten probiotischen Mikroorganismen zählen zu den Laktobazillen und Bifidobakterien; diese werden besonders in Joghurt angeboten (s. 13.4.3, S. 292). Obwohl nicht alle Aspekte des Einflusses dieser Lebensmittel geklärt sind, gelten einige Wirkungen als gesichert: So treten verschiedene Durchfallerkrankungen seltener und kürzer auf (*Braegger* 2002). Außerdem wird das Immunsystem und die Laktoseverdauung bei vorliegender Laktose-Intoleranz gefördert.

Die Ansiedlung von probiotischen Mikroorganismen hängt von ihrem Anhaftungsvermögen (Adhäsion) an die Darmschleimhaut ab (*Vaughan* u. a. 1999), die durch eine gleichzeitige Verabreichung sog. **Präbiotika** gefördert werden kann. Präbiotika sind schwer abbaubare Kohlenhydrate (wie Inulin und Oligofruktose), die deshalb in den Dickdarm gelangen und dort den probiotischen Mikroorganismen als Nahrung dienen. Außerdem sollen sie einen erhöhten Cholesterinspiegel durch Beeinflussung des Leberstoffwechsels senken und die Resorption verschiedener Mineralstoffe fördern (*Leitzmann* u. a. 2003b, S. 105).

Sind in einem Lebensmittel Pro- *und* Präbiotika enthalten, die sich in ihrer Wirkung ergänzen, werden sie als **Synbiotika** bezeichnet. Inzwischen gibt es neben Milch-Erzeugnissen auch Wurst und Süßwaren als Synbiotika.

4.5.2 Mikroflora und Krankheiten

4.5.2.1 Mikroflora, Karies und Plaques

Die Mundmikroflora spielt eine wichtige Rolle bei der Kariesentstehung (s. 17.4.3.1, S. 343). So bilden sich **Plaques** auf den Zahnoberflächen durch einen Belag, der vor allem aus Streptokokken und Candida besteht, wenn vergärbare Kohlenhydrate als Substrat vorhanden sind. Diese Mikroorganismen nutzen Kohlenhydrate (wie Saccharose, Glucose, Fructose, Laktose und Maltose) als Energielieferanten und bilden kurzkettige Fettsäuren, z. B. Essig-, Milch- und Propionsäure. Bei unzureichender Zahnhygiene führen die Säuren in den Plaques zu einer Demineralisierung des Zahnschmelzes und leiten somit die Kariesentstehung ein.

Plaquebakterien können in die Blutbahn gelangen und dort ernsthafte Komplikationen auslösen, wie Herzentzündungen, Schlaganfall und Häufung von Frühgeburten. Parodontitis-Patienten haben ein erhöhtes Risiko, einen Herzinfarkt zu bekommen, da sich Bakterien bei Herzkrankheiten genau in den Bereichen ansiedeln, wo die Arterien starke Cholesterinablagerungen zeigen. Auch bei Schwangeren können diese Mikroben fatale Folgen haben. Statistisch gesehen haben Schwangere mit Frühgeburten siebenmal häufiger eine Parodontitis. Die verantwortlichen Bakterien bilden nach Kontakt mit den Immunzellen vermehrt sog. Prostaglandine (wehenauslösende Hormone).

Die Zufuhr von Mono- und Disacchariden korreliert mit der Plaque- und Kariesbildung. Stärkehaltige Lebensmittel spielen bei der Kariesentstehung eine geringe Rolle (*Leone* u. a. 2001). Entscheidend für die Kariogenität ist die Beschaffenheit der kohlenhydrathaltigen Nahrungsmittel. So wirken klebrige Kohlenhydrat-Lieferanten, wie zuckerhaltige Bonbons, nicht eingeweichtes Trockenobst und unverdünnter Honig, durch ihr Haftungsvermögen besonders kariogen (s. 17.4.3.1, S. 343).

4.5.2.2 Mikroflora und entzündliche Darmerkrankungen

Immunologisch besitzen Gram-positive Bakterien, z. B. Laktobazillen und Bifidobakterien, ähnliche aktive Zellwandkomponenten wie die Gram-negativen Bakterien (das bekannte *Escherichia coli*). Sie können das Immunsystem zur Bildung entzündungsfördernder, wie auch entzündungshemmender Botenstoffe anregen. Welche Mischung dieser Faktoren letztlich gebildet wird, hängt sowohl von der Bakterienspezies als auch von der Reaktionsbereitschaft des individuellen Immunsystems im Darmtrakt zum Zeitpunkt der Nahrungsaufnahme ab (*Mercenier* u. a. 2003).

Inzwischen gibt es umfangreiche Hinweise, dass bei der **Colitis ulcerosa** die Aktivitäten der Antikörper produzierenden Lymphozyten gestört sind. Bei **Morbus Crohn** sind es die oben genannten Botenstoffe, denn bei dieser Fehlfunktion des Immunsystems hat die Mikroflora des Ileums und des Kolons, also den Orten mit der höchsten Besiedlungsdichte, einen erheblichen Anteil an der Entstehung (*Heller* und *Duchmann* 2003). Diese Erkenntnisse führen dazu, bei Störungen mit von außen zugeführten nützlichen Bakterien der Standortflora die Darmflora wieder einzuregulieren (*Braegger* 2002; *Szajewska* u. a. 2001).

4.5.2.3 Mikroflora und Krebs

Die Mikroflora des Verdauungstrakts ist an der endogenen Bildung von potenziell karzinogenen **Nitrosaminen** beteiligt. Das mit der Nahrung aufgenommene Nitrat (Trinkwasser, verschiedene nitratreiche Wurzel- und Blattgemüsearten, Pökelwaren, Käse u. a.) wird nach Resorption und Verteilung im Blut mit dem Speichel teilweise wieder in die Mundhöhle sezerniert und kann dort von der Mundflora zu Nitrit reduziert werden (*Elmadfa* und *Leitzmann* 1998, S. 558). Dieses wird mit dem Speichel geschluckt und dient im Magen wie exogenes oder dort gebildetes Nitrit als Ausgangssubstanz für die Synthese von Nitrosaminen.

Da beim Gesunden nur selten die notwendigen Bedingungen zur bakteriellen Nitratreduktion (pH-Wert von 4) und zur Nitrosamin-Synthese (pH-Wert von 1–3) *gleichzeitig* im Magen vorkommen, wird die endogene Nitrosamin-Produktion erschwert. Diese Bedingungen liegen möglicherweise direkt nach der Nahrungsaufnahme vor, die kurzfristig zum Anstieg des pH-Wertes führt und nach deren Beendigung die Wiederherstellung des sauren Milieus im Magen erfolgt. Gegenüber exogen aufgenommenen Nitrosaminen ist die endogene Bildung wahrscheinlich von untergeordneter Rolle.

Nitrosamine gelten als stark mutagen, karzinogen und z. T. teratogen und werden als Risikofaktor für die Entstehung von **Magenkarzinomen** angesehen. Der Prozess der Nitrosamin-Synthese kann durch Alkohol gefördert sowie durch die Vitamine C und E gehemmt werden (*Elmadfa* und *Leitzmann* 1998, S. 558).

Epidemiologische Studien belegen, dass eine fett- und fleischreiche, ballaststoffarme Ernährung das Risiko für **Dickdarmkrebs** erhöht (*WCRF* 1997, S. 216ff). Diese Kost enthält in der Regel gleichzeitig wenig protektive (schützende) Nahrungsbestandteile wie Beta-Carotin, Vitamin C, Vitamin E und sekundäre Pflanzenstoffe (s. 4.2, S. 71).

Die Art der zugeführten Nahrung bestimmt in begrenztem Umfang die Zusammensetzung der Darmflora. In erster Linie wird aber die Stoffwechselaktivität der Darmmikroorganismen beeinflusst, indem z. B. die Produktion entsprechender bakterieller Enzyme induziert wird. So ist bei Vegetariern, die eine niedrige Darmkrebshäufigkeit aufweisen, die Zahl „günstiger" Mikroorganismen erhöht (z. B. Bifidobacterium-Spezies). Zusätzlich treten bestimmte Anaerobier, wie Clostridium- und Bacteroides-Spezies, die unter anderem für die Produktion von karzinogenen Verbindungen verantwortlich sind, bei Vegetariern seltener auf.

Eine **hohe Fettzufuhr** bedingt eine erhöhte Sekretion von primären Gallensäuren in den Dickdarm und dadurch eine erhöhte Aktivität der zum Steroidabbau fähigen Enzyme der Darmmikroorganismen. Die primären Gallensäuren werden zu potenziellen Karzinogenen bzw. Kokarzinogenen (z. B. sekundären Gallensäuren) verstoffwechselt. Das gleichzeitig vermehrt aufgenommene Cholesterin gilt ebenfalls als Kokarzinogen.

Außerdem wurden in einigen Studien bei vegetarischer bzw. gemischter Ernährung Unterschiede auch hinsichtlich der Aktivität weiterer bakterieller Enzyme festgestellt, insbesondere im Bereich des Stoffwechsels von Stickstoffverbindungen (Nitro- und Azo-Verbindungen, Aminosäuren bzw. Proteinen) und Entgiftungsprodukten der Leber.

Eine **hohe Ballaststoffzufuhr** wirkt über verschiedene Mechanismen antikanzerogen (*Watzl* und *Leitzmann* 1999, S. 172ff). Ballaststoffe verändern die Stoffwechselaktivität der Darmflora (z. B. Abbau von Ballaststoffen zu protektiven Substanzen wie kurzkettigen Fettsäuren), wodurch weniger Karzinogene mikrobiell synthetisiert werden. Außerdem können Ballaststoffe krebserzeugende Substanzen im Dünndarm teilweise adsorbieren, die damit der Resorption entzogen und ausgeschieden werden. Das erhöhte Stuhlvolumen bewirkt ferner eine Verdünnung potenzieller Karzinogene und eine kürzere Kontaktzeit mit der Darmwand, da diese aufgrund der normalen Transitzeit nicht verzögert ausgeschieden werden (s. 4.1.3, S. 66).

4.5.3 Mikroflora und Abwehrsystem

Die physiologische Mikroflora des Verdauungstrakts spielt auch eine wichtige Rolle bei den **nicht-immunologischen Abwehrmechanismen** des Körpers, indem sie ein Eindringen potenzieller Krankheitserreger erschwert bzw. verhindert. Dies erfolgt beispielsweise, indem die physiologischen Bakterien antagonistische Effekte auf eingedrungene Mikroorganismen ausüben, z. B. durch Nährstoffkonkurrenz, antibiotische Wirkstoffe und pH-Wert-Senkung infolge der Bildung organischer Säuren.

Außerdem liefern die Nahrung und die Darmflora dem darmassoziierten lymphatischen Gewebe ständig **Antigene** (Proteine, Mikroorganismen usw.), sodass das Immunsystem permanent „trainiert" und damit gestärkt wird. Bei parenteraler Ernährung (künstlicher Ernährung über den Tropf) ist das Antigen-Angebot stark eingeschränkt und hat eine Rückbildung der physiologischen Darmflora zur

Folge (*Watzl* und *Leitzmann* 1986). Hierdurch wird die Funktionsfähigkeit des lokalen Immunsystems beeinträchtigt, sodass potenzielle Krankheitserreger die Darmbarriere leichter durchdringen können.

4.5.4 Mikroflora und Vollwert-Ernährung

Jede aufgenommene Nahrung kommt mit der im Verdauungstrakt vorhandenen Mikroflora in Kontakt und beeinflusst deren Milieu. Da die Mikroorganismen die Bedingungen für die Entstehung bestimmter ernährungsabhängiger Krankheiten, z. B. Karies und Krebs, beeinflussen, haben sie eine bedeutende Funktion in der Prophylaxe. Vor allem eine fettreiche und ballaststoffarme Ernährung fördert im Verdauungstrakt diejenigen Milieufaktoren, die als Voraussetzungen für die Entstehung dieser Krankheiten anzusehen sind. Dagegen führt eine Nahrung, die wie die Vollwert-Ernährung eher weniger Fett enthält und reich an komplexen Kohlenhydraten und Ballaststoffen ist, zu günstigen Bedingungen für die Mikroflora des Verdauungstrakts und damit für die Gesundheit des Menschen.

Die Empfehlungen zur Lebensmittelauswahl und -zubereitung in der Vollwert-Ernährung berücksichtigen die Kenntnisse zur Bildung einer günstigen Mikroflora. Der hohe Verzehr pflanzlicher Lebensmittel und insbesondere von Frischkost sowie die damit verbundene geringe Menge an tierischen Lebensmitteln bilden die besten Voraussetzungen für eine gesunde Mikroflora. Vollwertköstler müssen daher keine besonderen Maßnahmen ergreifen, um die Darmflora zu optimieren. Nach einer längeren Antibiotikatherapie sollte ein im Umgang mit einer möglicherweise gestörten Mikroflora erfahrener Arzt konsultiert werden. Die verschiedenen Präparate, die Darmbakterien enthalten, sollten nicht ohne ärztliche Beratung eingenommen werden. Gegen den mäßigen Verzehr von Pro-, Prä- oder Synbiotika ist nichts einzuwenden (s. 5.3.7, S.141; s. 13.4.3, S. 292).

4.6 Ernährung und Säure-Basen-Haushalt

Seit Jahren findet eine kontroverse Diskussion darüber statt, inwieweit die Ernährung einen Einfluss auf den Säure-Basen-Haushalt nehmen kann. Es besteht weiterhin Einigkeit darüber, dass keine akute Azidose (Säurenüberschuss) oder Alkalose (Basenüberschuss) durch den Verzehr bestimmter Nahrungsmittel erzeugt werden kann, auch wenn diese im Übermaß aufgenommen werden. Inzwischen wird aber immer deutlicher, dass besonders durch eine hohe Zufuhr tierischer Proteine eine sog. *latente Azidose* entstehen kann, die zunächst ohne Symptome verläuft, da die Niere durch verschiedene Kompensationsmechanismen gegensteuert, langfristig kann es aber zu gesundheitlichen Problemen führen. Diese Erkenntnisse beruhen auf neueren wissenschaftlichen Studien, die zur Schlussfolgerung führen, dass neben den bekannten Vorteilen einer pflanzlich betonten Kost auch ihr Basenpotenzial dazu beitragen kann, das Risiko des Eintritts einer Reihe von degenerativen Krankheiten zu reduzieren (*Vormann* und *Goedecke* 2002).

Für die Vollwert-Ernährung wird durch diese Entwicklung bestätigt, dass die zum Verzehr empfohlenen Lebensmittel auch zur Optimierung des Säure-Basen-Haushaltes beitragen. Die wichtigsten Aspekte dieser Thematik sollen im Folgenden dargestellt werden.

4.6.1 Bedeutung des Säure-Basen-Haushalts

Alle Lebensvorgänge im menschlichen Körper können nur störungsfrei ablaufen, wenn die Zusammensetzung des inneren Milieus aufrechterhalten wird. Vielfältige Kontroll- und Regelmechanismen sorgen deshalb dafür, dass die für einen geordneten Stoffwechsel unerlässlichen Bedingungen in allen Lebenssituationen weitgehend konstant bleiben. Nur dadurch gelingt es dem Organismus, sich an wechselnde Mengen und Zusammensetzungen der Nahrung oder sonstige Veränderungen in der Lebensweise anzupassen.

Eines der Systeme, das die Grundvoraussetzungen für alle Stoffwechselprozesse schafft, ist der **Säure-Basen-Haushalt**. Er sorgt dafür, dass das Verhältnis von Säuren und Basen im Organismus innerhalb enger Grenzen gehalten wird. Dies erfolgt trotz großer Schwankungen bei der Aufnahme sowie bei der körpereigenen Bildung und Ausscheidung von sauer oder basisch wirkenden Substanzen.

Als Maßzahl für den sauren oder basischen Charakter einer Lösung dient der **pH-Wert** (**p**otentia **h**ydrogenii = Anzahl der Wasserstoffatome). Er gibt das Verhältnis von Säuren (in Form von Wasserstoff-Protonen) zu Basen (in Form von Hydroxyl-Ionen) an und weist Werte zwischen 0 und 14 auf. Ein pH-Wert von 7 steht für eine neutrale Lösung, niedrigere Werte bedeuten ein zunehmend saures, höhere Werte ein zunehmend basisches Milieu. Der pH-Wert ist logarithmisch aufgebaut, d. h. eine Änderung des Zahlenwertes um eins bedeutet eine Änderung der Wasserstoff-Protonen-Konzentration um das Zehnfache.

Zur Überprüfung des Säure-Basen-Haushalts im Organismus wird unter anderem der pH-Wert des **Blutes** herangezogen, da er mit einfachen Mitteln zu messen ist. Blut weist normalerweise einen pH-Wert von 7,4 auf, ist also leicht alkalisch. Schon geringe Abweichungen führen zu massiven Störungen im Stoffwechsel, die lebensbedrohlich werden können. Sinkt der pH-Wert krankheitsbedingt unter 7,37, kommt es zu deutlichen Störungen durch Übersäuerung bzw. Basenmangel (*Azidose*). Schon oberhalb von 7,44 treten durch Basenüberschuss bzw. Säuremangel (*Alkalose*) Störungen auf; pH-Werte unter 6,8 bzw. über 7,7 führen schnell zum Tod (*Löffler* und *Petrides* 1997, S. 933; *Worlitschek* 2003).

In den **Körperzellen** liegt der pH-Wert niedriger als im Blut, nämlich zwischen 6,8 und 7,2 (*Klinke* und *Silbernagel* 2001, S. 271). Die genauen Mechanismen, durch welche die Zellen ihren pH-Wert konstant halten, sind nur teilweise bekannt. Unumstritten ist allerdings, dass die Körperzellen jeden Überschuss an Säuren oder Basen nach außen abgeben müssen. Dadurch kann es zur „Verschlackung" besonders des Bindegewebes kommen. Die sog. Entschlackung umfasst neben der Entsäuerung auch die Entwässerung, Enteiweißung und Entgiftung und somit eine Entlastung des Bindegewebes und des Gesamtorganismus.

Diese Überschüsse werden über das die Zellen umgebende **Bindegewebe** in die Lymphbahnen und letztlich ans Blut weitergegeben, das für ihren Abtransport, aber auch für ihren Austausch zwischen den Organen sorgt. Der pH-Wert des Bindegewebes liegt normalerweise im Bereich von 7,0–7,1.

Die **Ausscheidung** überschüssiger Säuren und Basen aus dem Körper erfolgt teilweise über den Urin. Deshalb wird der pH-Wert des Urins oft als Indikator des Säure-Basen-Gleichgewichts herangezogen; diese Bewertung ist jedoch umstritten, weil die Messung nur einen Teil der Säuren erfasst. Ein anderer Teil der Säuren wird über alkalische Mineralstoffverbindungen oder über Ammoniak abgepuffert und ist somit pH-neutral. Neben der Ausscheidung über die Nieren spielen auch die Lungen eine wichtige Rolle für den bedeutsamsten Puffer, das Kohlensäure-Bicarbonat-System (s. u.; *Klinke* und *Silbernagel* 2001, S. 280). **Puffer** sind Substanzen, die Protonen oder Hydroxyl-Ionen binden und dadurch neutralisieren können. Dies kann bereits in der Zelle erfolgen, wobei die genauen Mechanismen bisher nicht bekannt sind. Gesichert ist aber, dass dabei unter anderem Proteine mitwirken (*Rehner* und *Daniel* 2002, S. 385ff).

In der Vergangenheit wurde die pH-Regulation medizinisch als selbstverständlich angesehen und die hierzu erforderliche Pufferkapazität des Körpers als nahezu unerschöpflich angesehen.

4.6.2 Herkunft von Säuren und Basen im Stoffwechsel

Beim **Abbau der Nährstoffe** in den Körperzellen entstehen verschiedene Endprodukte, die neutralen, sauren oder basischen Charakter aufweisen und damit in die Säure-Basen-Bilanz des Organismus eingehen.

So fallen beim vollständigen Abbau aller kohlenstoffhaltigen Verbindungen, also Kohlenhydraten, Fetten und Proteinen, große Mengen an Kohlendioxid (CO_2) an. Weil das gasförmige Kohlendioxid im wässrigen Milieu nur schwer löslich ist, verbindet es sich mit Wasser zu Kohlensäure und wirkt somit sauer. In dieser Form kann CO_2 in den Körperflüssigkeiten transportiert werden, gelangt zur Lunge und wird dort abgeatmet (*Klinke* und *Silbernagel* 2001, S. 274).

Endprodukt des in den Proteinen vorkommenden Stickstoffs ist überwiegend Harnstoff, der neutral reagiert. Ein kleiner Teil des Stickstoffs wird in der Niere in Form von alkalisch reagierendem Ammoniak freigesetzt und in dieser Form mit dem Urin ausgeschieden. Ammoniak wird dabei zusammen mit überschüssigen Protonen abgegeben und ist so bei der Ausscheidung von Säuren beteiligt.

So genannte *fixe* oder *ausscheidungspflichtige* Säuren entstehen beim Abbau schwefel- oder phosphorhaltiger Verbindungen. Schwefel findet sich als Bestandteil schwefelhaltiger Aminosäuren in Proteinen besonders tierischer Lebensmittel, aber auch von Hülsenfrüchten und Nüssen. Außerdem findet Schwefel Verwendung als möglicher Zusatzstoff im Wein, in Trockenfrüchten, Kartoffelerzeugnissen u. a. Phosphor kommt in einer Vielzahl von Lebensmitteln natürlicherweise vor und findet zudem in Form von Phosphat Anwendung als Zusatzstoff, z. B. in Schmelzkäse, Fleisch- und Wurstwaren sowie Cola-Getränken.

4.6.3 Säure-Basen-Gleichgewicht im Blut

Der pH-Wert des Blutes wird durch vielfältige Kontrollmechanismen unter Beteiligung verschiedener Puffersysteme innerhalb enger Grenzen gehalten. Im Gegensatz zu den Vorgängen in der Zelle sind die Mechanismen, die zur Pufferung im Blut dienen, sehr genau bekannt.

Die größte Bedeutung kommt dabei dem **Kohlensäure-Bikarbonat-Puffersystem** zu. Bikarbonat vermag Protonen abzufangen, während die Kohlensäure überschüssige Basen neutralisiert. Nieren und Lunge sorgen dafür, dass sich der Kohlensäure-Bikarbonat-Puffer regeneriert, d. h. seine Menge und damit die Relation seiner Bestandteile erhalten bleibt. Die Einbindung zweier Organsysteme in diesen Regulationsmechanismus ermöglicht eine Anpassung über einen sehr breiten Bereich; dies erfolgt unter anderem durch Veränderungen der Atemfrequenz (*Klinke* und *Silbernagel* 2001, S. 274).

Weitere Puffersysteme des Blutes sind Hämoglobin (der rote Blutfarbstoff), Proteine des Plasmas und Phosphate. Deren Regeneration, d. h. die Abgabe der abgefangenen Säuren und Basen, erfolgt wiederum in Verbindung mit dem Kohlensäure-Bikarbonat-System über Lunge und Nieren.

4.6.4 Bedeutung des Bindegewebes für den Säure-Basen-Haushalt

Das **Bindegewebe** stellt die verbindende und festigende Struktur zwischen den Körperzellen dar. Es macht fast ein Drittel des gesamten Organismus aus und sorgt für Zusammenhalt, Schutz und Strukturierung der Gewebe und Organe. Bindegewebe findet sich in allen Organen, ist Bestandteil von Gefäßen und Nerven und bildet unter anderem Sehnen und Bänder.

Welche Rolle dem Bindegewebe bei der Regulation des Säure-Basen-Haushalts zukommt, ist noch weitgehend unbekannt. Verschiedene Beobachtungen deuten aber darauf hin, dass die Beschaffenheit des Bindegewebes mit dem Anfall von sauren und basischen Verbindungen im Organismus variiert. Eine große Zahl verschiedener Erkrankungen der Gefäße, aber auch rheumatische Beschwerden, sind auf eine Störung des Bindegewebsstoffwechsels zurückzuführen (*Löffler* und *Petrides* 1997, S. 932ff). Daraus erklärt sich auch das zunehmende Interesse an Veränderungen des Bindegewebes und die Suche nach Möglichkeiten, den Stoffwechsel des Bindegewebes gezielt zu beeinflussen.

Bisher hat die Medizin Störungen des Säure-Basen-Haushalts weitgehend an Veränderungen des *Blut*-pH-Werts ermittelt. Von einer Reihe naturheilkundlicher Mediziner und Ernährungswissenschaftler wird aber bezweifelt, ob dies ausreicht. Sie vertreten die Auffassung, dass verschiedene Zivilisationskrankheiten wie Rheuma, Migräne, Schlaganfälle, Herzinfarkt, Osteoporose u. a. auf eine latente **Übersäuerung des Organismus** zurückzuführen sind (*Collier* 1998; *Worlitschek* 2003).

Diese sog. **latente Azidose** (Gewebsazidose) sei durch bestimmte Diagnoseverfahren festzustellen (*Jörgensen* 1984). Sie soll darauf zurückzuführen sein, dass überschüssige Säuren im Bindegewebe gebunden werden. Gleichzeitig würden alkalisch wirkende Mineralien vermehrt zur Neutralisierung benötigt und somit dem Organismus entzogen.

Die Vermutung, im Bindegewebe entstünde eine latente Azidose, die die Funktion dieses Gewebes negativ beeinflusse, wurde erstmals von *Schade* (1921) geäußert. Inzwischen wird sie besonders von den *Mayr-Ärzten* vertreten (*Rauch* und *Mayr* 1992). Diese Annahme ergibt sich aus der besonderen Lage und Beschaffenheit des Bindegewebes. Dessen Anordnung als verbindendes Element zwischen den Zellen führe dazu, dass auch die in den Zellen gebildeten Säuren ins Bindegewebe gelangen. Nach *Sander* (1985) sollen sie sich teilweise an die stark geladenen Proteinmoleküle des Bindegewebes heften und deshalb nicht ausgeschieden werden. Die Protonen sollen aber durch entsprechende Massagen des Bindegewebes herausgelöst und dann über Nieren und Lunge ausgeschieden werden können (*Collier* 1998).

Bei der latenten Azidose soll es sich um einen chronischen Zustand handeln, der ohne spezifische Symptome verläuft. Die latente Azidose ist nicht im Blut nachweisbar, da es höchstens zu einer geringfügigen Verschiebung des pH-Werts zum Sauren kommt, die aber noch im Normbereich liegt. Aufschluss ergeben die Erfassung der extrazellulären Pufferkapazität sowie der Netto-Säureausscheidung über die Niere. Ursache für die latente Azidose soll primär eine überhöhte Proteinzufuhr sein, die mit einer gesteigerten Säurebildung einhergeht. Die mit zunehmendem Alter abnehmende Nierenfunktion soll zur latenten Azidose führen (*Bushinsky* 2001).

Die so entstehende Säurebelastung wird im Stoffwechsel durch puffernde Mineralstoffe (besonders Calcium) aus den Knochen kompensiert. Auch die Niere wirkt der Säurebelastung entgegen, in dem vermehrt Ammonium-Ionen (NH_4^+) und Wasserstoff-Ionen (H^+) ausgeschieden werden. Gleichzeitig vermindert sich die Citratausscheidung im Urin.

4.6.5 Einfluss der Ernährung auf den Säure-Basen-Haushalt

Unsere Vorfahren verzehrten in der Steinzeit eine Kost, die trotz hoher Anteile an tierischem Protein durch einen Überschuss von Basenäquivalenten charakterisiert war (*Sebastian* u. a. 2002). Neben den Proteinträgern wurden große Mengen basisch wirksamer pflanzlicher Nahrungsmittel verzehrt, die für ein funktionelles Gleichgewicht im Säure-Basen-Haushalt sorgten. In der heutigen westlichen Ernährung trägt vornehmlich der verhältnismäßig hohe Proteinverzehr zur Säurebelastung des Körpers bei, der durch die unzureichende Zufuhr von Gemüse, Salat und Obst nicht ausgeglichen werden kann. Die Aufnahme eines großen Säureüberschusses beeinträchtigt die Funktionen von Proteinen, die Permeabilität von Zellmembranen, die Verteilung von Elektrolyten sowie die Funktion des Bindegewebes (*Reddy* u. a. 2002).

Bisher wurde der Einfluss von Lebensmitteln auf den Säure-Basen-Haushalt danach beurteilt, welchen Einfluss sie auf den **pH-Wert des Urins** ausüben. Als *säurebildend* werden

Tab. 4.13: Einteilung ausgewählter Lebensmittel in Säure- und Basenbildner
(nach *Worlitscheck* 2003, S. 100, 106 sowie *Vormann* u. a. 2003, S. 16f)

Lebensmittelgruppe	stark basenbildend	schwach basenbildend	schwach säurebildend	stark säurebildend
Gemüse	Blattsalate Karotten Kartoffeln Spinat	Zwiebeln Pilze Kohl Sauerkraut	Artischocken Spargel	Rosenkohl
Getreide-Erzeugnisse	–	–	Vollkorn-Erzeugnisse Cornflakes Zwieback	Weißmehl-Erzeugnisse Teigwaren
Hülsenfrüchte	Bohnen	frische Bohnen grüne Erbsen	Erbsen	Linsen Pferdebohnen
Obst, Nüsse	Trockenobst Rosinen Oliven Mandarinen	Äpfel Birnen Beeren Sauerkirschen	Haselnüsse Walnüsse Mandeln	Erdnüsse Paranüsse
Milch(-Erzeugnisse)	–	Milch Sahne Molke Joghurt	Camembert Limburger Quark	Gouda Schmelzkäse Cheddar Emmentaler Parmesan
Fleisch	–	–	Innereien Schaf Gans	Wild Geflügel Schwein Rind
Fisch	–	–	Forelle Kabeljau Lachs	Zander Schellfisch Hecht
Verschiedenes	Melasse Dill	Eidotter Schnittlauch Knoblauch	Eier Süßwaren	Alkohol Kaffee

danach diejenigen Lebensmittel bezeichnet, deren Verzehr eine Ansäuerung des Urins bewirkt; als *basenbildend* solche, deren Verzehr eine Alkalisierung hervorruft. Es gibt verschiedene, teilweise widersprüchliche Einteilungen einzelner Lebensmittel nach diesem Kriterium.

Widersprüche ergeben sich unter anderem aus den Messmethoden, aber auch durch den Einfluss von Anbauweise, Alter, Verarbeitung, Lagerung und Zubereitung der Lebensmittel. Folglich ist nicht zu erwarten, dass jeweils exakt übereinstimmende Angaben ermittelt werden, da jedes Lebensmittel seine individuelle „Geschichte" hat. Die Daten sollten neben den pH-Werten des Urins den Mineralstoff- und Wassergehalt sowie die Zubereitungsart (roh/erhitzt bzw. zubereitet mit viel oder wenig Garflüssigkeit) einbeziehen, ferner die Zusammensetzung der gesamten Kost. Obwohl recht unterschiedliche Angaben bezüglich *einzelner* Lebensmittel existieren, herrscht relative Einigkeit hinsichtlich der Wirkung der Lebensmittel*gruppen*; Wasser gilt als neutral (Tab. 4.13).

Als säurebildend gelten demnach vor allem proteinreiche, und von diesen wiederum besonders tierische Lebensmittel. Demgegenüber soll ein Großteil der pflanzlichen Nahrung, besonders Blattsalate, Gemüse und Obst, eine **alkalisierende Wirkung** auf den Urin haben. Dies wird auf deren Gehalt an Kationen, wie Kalium, Calcium und Magnesium, zurückgeführt (*Remer* 2000).

Angesichts der Bedeutung des Bindegewebes ist davon auszugehen, dass die Einteilung der Lebensmittel nach ihrer Wirkung ausschließlich auf den pH-Wert des *Urins* nicht ausreicht, um ihren Einfluss auf den Säure-Basen-Haushalt zu beurteilen. Gerade im Hinblick auf die vermutete latente Azidose ist es wichtig zu klären, worauf die Ansäuerung oder Alkalisierung des Urins durch bestimmte Lebensmittel beruht, wenn doch letztlich *jeder* Abbau der Nahrung mit der Bildung von Säuren verbunden ist.

Unter der Annahme, dass der Organismus überschüssige Säuren teilweise im Bindegewebe einlagert, wäre es möglich und sogar wahrscheinlich, dass die Einlagerung dieser Säuren **durch Lebensmittel beeinflussbar** ist.

Die negativen Wirkungen einer Säurebelastung auf den Knochenstoffwechsel beruhen primär auf tierischen Nahrungsproteinen. So erlitten Frauen mit einem hohen Verzehr tierischen Proteins vermehrt Hüftfrakturen, verglichen mit Frauen, die mehr pflanzliche Proteine aufnahmen (*Sellmeyer* u. a. 2001). Diese Beobachtung wurde bereits in einer Metaanalyse zum Vorkommen von Hüftfrakturen in 33 Ländern gemacht (*Frassetto* 2000).

Erwartungsgemäß hat die gesamte Kostform einen Einfluss auf die Ausscheidung von Calcium im Urin. Untersuchungen mit ganzen Mahlzeiten zeigten, dass weniger die Art des Proteins als die begleitenden Substanzen die Calciumausscheidung bestimmen. So gleicht der hohe Gehalt an Calcium in Milch und Hülsenfrüchten dessen Verluste durch das gleichzeitig vorhandene Protein aus. Des Weiteren haben Vitamin D und Isoflavone (in Soja) positive und Koffein und Kochsalz negative Einflüsse auf den Knochenstoffwechsel (*Massey* 2003).

Die **Verstoffwechselung der Nährstoffe** zeigt allerdings, dass beim Abbau *jeglicher gemischter* Nahrung insgesamt ein Säureüberschuss entsteht, der in Form von Protonen in den Urin abgegeben werden muss. Die Schulmedizin vertritt die Ansicht, dass es selbst bei einer sehr einseitigen Ernährung nicht möglich ist, die Fähigkeit der Nieren auszuschöpfen, Protonen auszuscheiden (*Löffler* und *Petrides* 1997, S. 938).

Der begrenzende Faktor ist vermutlich nicht die Ausscheidungskapazität der Nieren, sondern die begrenzte Möglichkeit, Säuren aus dem Bindegewebe zu den Nieren und zur Lunge abzutransportieren. Hier ist ein weiterer Einflussfaktor von Bedeutung: Der besagte Abtransport von Stoffwechselendprodukten und damit auch von Säuren aus dem Bindegewebe zur Ausscheidung erfolgt über den lymphatischen Rückfluss und ist somit in hohem Maße auch von ausreichend körperlicher Bewegung (Muskelpumpe) abhängig. Die Regeneration des Kohlensäure-Bicarbonat-Puffers über die Lungen kann durch körperliche Bewegung naturgemäß ebenfalls erhöht und damit verbessert werden.

So führen z. B. **Kaffee und schwarzer Tee** – besonders mit Zucker – zu einer Ansäuerung des Urins, obwohl sie praktisch keine Nährstoffe enthalten, bei deren Abbau Protonen freigesetzt werden könnten. Die „Säurebildung" durch diese Genussmittel könnte aber auf der Freisetzung und Ausscheidung von Protonen beruhen, die sich im Bindegewebe abgelagert haben. Erklärbar ist dieses Phänomen dadurch, dass Koffein eine vermehrte Bildung von Magensäure bewirkt, und im Gegenzug dazu auch von Bicarbonat. Ein Teil dieses Bicarbonats erscheint im Blut und kann durch seine Puffer-Eigenschaft den Abtransport von Säuren aus dem Bindegewebe zu den Ausscheidungsorganen Lunge und Nieren erleichtern. Das würde bedeuten, dass Kaffee und schwarzer Tee eine latente Azidose sogar abbauen helfen würden (was allerdings nicht zur Empfehlung dieser Getränke führt). Wenn dieses zutrifft, könnte ein saurer Urin ein Anzeichen dafür sein, dass besonders viele Säuren aus dem Bindegewebe ausgeschwemmt werden. Diese Interpretationsmöglichkeit verdeutlicht, dass die Mechanismen der Gewebsazidose noch nicht zufriedenstellend geklärt sind.

Ebenso wie die Beurteilung des Säure-Basen-Haushalts anhand des pH-Wertes des Blutes, spiegelt die herkömmliche Einteilung in säure- oder basenbildende Lebensmittel entsprechend dem pH-Wert des Urins nur einen **Teilaspekt des komplexen Geschehens** aus Säurebildung, -ablagerung und -ausscheidung wider. Es ist bekannt, dass die Säuren im Harn vorwiegend durch Puffer gebunden sind (= potenzielle Azidität) und nur ein kleiner Teil in freier Form ausgeschieden wird (= aktuelle Azidität); nur diese *freien* Säuren werden mit Indikatorpapier erfasst. Der *Gesamt*säuregehalt des Urins kann nur durch Titration bestimmt werden. Neben einer Titration des Urins müssten zusätzlich auch die Säuren im Stuhl und Schweiß erfasst werden.

Der **Urin-pH-Wert** *alleine* kann deshalb letztlich keine sichere Auskunft darüber geben, wie viel Säuren oder Basen im Stoffwechsel anfallen, ob sie eventuell im Bindegewebe eingelagert werden und in welchem Umfang und auf welchen Wegen sie zur Ausscheidung gelangen.

Um die gesamte Stoffwechselsituation zu erkennen, müssen weitere Aspekte einbezogen werden, beispielsweise die Dissoziationskonstante (pK) und die Pufferkapazität der Nahrung (*Jörgensen* 1984; *Worlitschek* 2003).

4.6.6 Empfehlungen zum Säure-Basen-Haushalt

Obwohl der Einfluss der Lebensmittel auf den Säure-Basen-Haushalt nicht eindeutig und umfassend beurteilt werden kann, lassen sich doch einige grundsätzliche Hinweise geben.

Verschiedentlich wurde die **Empfehlung, pflanzlichen Lebensmitteln** und dabei besonders **Vollgetreide** einen hohen Stellenwert einzuräumen, überzogen interpretiert. Voll*wert*-Ernährung darf nicht mit einer Voll*korn*-Ernährung verwechselt werden, in der große Mengen Getreideprodukte verzehrt werden. Dies kann bei Personen, die Verdauungsprobleme haben, zu Unverträglichkeiten führen (s. 6.2.1, S. 192). Bei einem hohen Vollkorn-Verzehr kann neben der leicht Säure bildenden Eigenschaft auch eine Unverträglichkeit zu einer Übersäuerung beitragen. Daher sollte der Verzehr von Getreide und Getreideprodukten nicht in übertrieben hoher Menge erfolgen.

In der heutigen Ernährung trägt hauptsächlich der verhältnismäßig hohe **Proteinverzehr** zur Säurebelastung bei, der nicht durch eine ausreichende Zufuhr von Basenbildnern wie Blattsalaten, Gemüse und Obst ausgeglichen wird. Zu dieser Erkenntnis war übrigens bereits *Justus von Liebig* (1803–1873) gekommen, der entdeckte, dass Pflanzenfresser im Tierreich einen alkalischen Urin ausscheiden.

Zusammenfassend kann nach derzeitigen Erkenntnissen statt der üblichen Aufnahme von zuviel Natrium (besonders in Kochsalz) die vermehrte Zufuhr von Kalium (besonders in Gemüse und Obst) das Auftreten einer diätinduzierten und altersunabhängigen mäßigen metabolischen Azidose verhindern. Diese würde die Produktion von Wachstumshormonen und die Knochenbildung beeinträchtigen und den Proteinabbau erhöhen. Langfristig würden diese metabolischen Veränderungen die Entstehung von Osteoporose, Nierensteinen und Bluthochdruck fördern (*Frassetto* u. a. 2001).

Die genannten Erfahrungen werden in der Makrobiotik, der Ernährung in der Traditionellen Chinesischen Medizin, der Trennkost und der Mayr-Kur umgesetzt. Diesen alternativen Ernährungsformen ist gemeinsam, den Verzehr von möglichst wenig verarbeitetem Gemüse und Obst zu bevorzugen und stark verarbeitete Produkte, besonders vom Tier, zu meiden.

Aus der obigen Einteilung der Lebensmittel in Tab. 4.13 (S. 102) ist ersichtlich, dass bei Berücksichtigung der **Empfehlungen der Vollwert-Ernährung** überwiegend basenbildende und nur wenige stark säurebildende Lebensmittel verzehrt werden. Folglich braucht bei Vollwert-Ernährung nicht gesondert auf die Betonung basenbildender Lebensmittel hingewiesen zu werden. Ein weiterer Beleg dafür, dass ein ganzheitliches Konzept erhebliche Vorteile bringt.

Wegen der zentralen Bedeutung der **körperlichen Aktivität** sollte abschließend nochmals betont werden, dass diese neben der vollwertigen Ernährung entscheidend zum funktionellen Gleichgewicht des Säure-Basen-Haushalts beiträgt.

4.7 Überempfindlichkeitsreaktionen durch Lebensmittel

4.7.1 Definition von Lebensmittel-Überempfindlichkeiten

Jegliche Nahrung ist für den Körper primär ein „Fremdstoff", da sich die Lebensmittelinhaltsstoffe von den körpereigenen Substanzen in vielerlei Hinsicht unterscheiden. Das Immunsystem hat die Aufgabe, artfremde Substanzen im Körper zu erkennen und, wenn sie gesundheitsschädlich sind, zu eliminieren. Meist geht von Bestandteilen in Lebensmitteln keine gesundheitliche Gefährdung aus – mit Ausnahme von potenziell enthaltenen Schadstoffen (s. 3.2.2, S. 47).Viele Inhaltsstoffe sind lebens- und zufuhrnotwendig (essenziell; s. 3.2.1.1, S. 42). Deshalb werden in der Regel körperfremde Bestandteile aus der Nahrung vom Immunsystem toleriert, wodurch die Verdauung, Resorption und Verwertung dieser Substanzen möglich wird.

Bei entsprechend veranlagten Menschen werden jedoch bestimmte, normalerweise unproblematische Lebensmittelinhaltsstoffe vom Immunsystem *nicht* toleriert. Diese sog. *Allergene* lösen eine immunologische bzw. allergische Reaktion aus. Unter **Lebensmittel-Allergie** bzw. **allergischer Lebensmittel-Überempfindlichkeit** wird eine Immunreaktion gegen bestimmte Bestandteile der Nahrung verstanden, bei der Antikörper (überwiegend Immunglobulin E) gegen die Allergene gebildet werden.

Der Kontakt eines solchen Allergen-Antikörper-Komplexes mit bestimmten Immunzellen der Haut oder der Schleimhäute – den Grenzflächen zwischen innen und außen – führt zur Freisetzung verschiedener Substanzen (z. B. Histamin), wodurch eine nicht-toxisch bedingte allergische Entzündungsreaktion entsteht (*Jäger* und *Wüthrich* 2002, S. 31ff).

Die **Häufigkeit** von Lebensmittel-Allergien in der Bevölkerung liegt für Erwachsene bei

Übersicht 4.1:
Begriffliche Einteilung von Lebensmittel-Unverträglichkeitsreaktionen
(nach *Europäische Gesellschaft für Allergologie, EAACI*; in: *Reese* 2003)

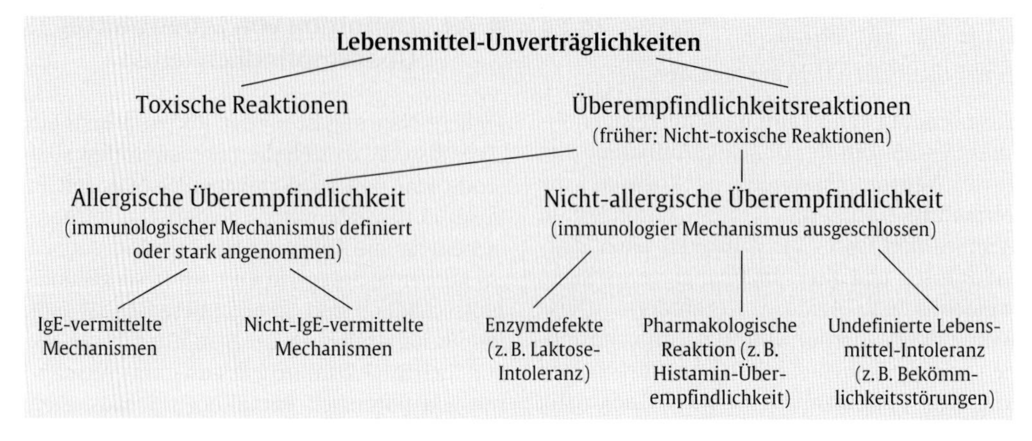

1–2 % und für Kinder bei 0,3–7,5 % (*Jäger* und *Wüthrich* 2002, S. 3).

Alle anderen Reaktionen, denen kein immunologischer Mechanismus zugrunde liegt, sollen nach der *Europäischen Gesellschaft für Allergologie* (*EAACI*) als **nicht-allergische Lebensmittel-Überempfindlichkeit** (früher Lebensmittel-Intoleranz) bezeichnet werden. Als Auslöser werden drei Mechanismen unterschieden, nämlich enzymatische (z. B. Laktose-Intoleranz), pharmakologische (z. B. Histamin-Intoleranz) und unbekannte (z. B. Sulfit-Intoleranz; *Johansson* u. a. 2001). Diese Reaktionen wurden früher als pseudoallergische Reaktionen bezeichnet.

Die **Häufigkeit** von **nicht-allergischen Lebensmittel-Überempfindlichkeiten** ist geringer als die der klassischen Lebensmittel-Allergien; sie liegt bei 0,01–0,23 % der Gesamtbevölkerung (*Jäger* und *Wüthrich* 2002, S. 4).

4.7.2 Ursachen von Lebensmittel-Überempfindlichkeiten

Auslöser für **nicht-allergische Lebensmittel-Überempfindlichkeiten** können unter anderem Lebensmittelzusatzstoffe, aber auch natürlich vorkommende Inhaltsstoffe wie Laktose, Histamin oder Salizylate sein (*Constien* 2002).

Die größte Bedeutung für die Entstehung einer **Allergie** besitzt eine erblich bedingte Veranlagung. Aber auch andere Faktoren, wie die psychische Verfassung oder Zigarettenrauch, können Allergien begünstigen.

Außerdem sind das **allergene Potenzial** eines Lebensmittelinhaltsstoffes und die **Anzahl** möglicher Allergene in einem Lebensmittel als Faktoren bei der Allergie-Entstehung zu nennen. Lebensmittel mit schwachen Allergenen sind beispielsweise Beerenfrüchte oder Kohlrabi, deren Verzehr in der Regel nur leichte Symptome auslöst (*Thiel* 1997). Lebensmittel mit allergisch sehr potenten Inhaltsstoffen sind unter anderem Kuhmilch, Hühnereiweiß, Nüsse, Hülsenfrüchte und Sellerie (Tab. 4.14).

Tab. 4.14: Lebensmittel mit potenziell aggressiven Allergenen
(nach *Bair* 1996; nach *Thiel* 1997)

Tierische Lebensmittel	Pflanzliche Lebensmittel
Kuhmilch	Hülsenfrüchte (Erdnüsse, Sojabohnen)
Salzwasserfische	Nüsse (Haselnüsse, Walnüsse, Paranüsse)
Krabben	Samen (Sesam, Mohn, Mandeln)
Hühnereiweiß	Stein- und Kernobst (z. B. Äpfel, Kirschen)
Fleisch (z. B. Rindfleisch)	Gemüse (z. B. Sellerie, Karotten)
Innereien	Gewürze (z. B. Selleriesamen, Paprika scharf)

Ferner sind **Verzehrsmenge** und **Verzehrshäufigkeit** wichtige Faktoren zur Auslösung einer Allergie. Hier spielen neben individuellen Vorlieben das Lebensalter und regional unterschiedliche Ernährungsgewohnheiten eine Rolle. Während bei Kindern Lebensmittel-Allergien gegen Ei, Erdnüsse, Milch und Soja am häufigsten auftreten, sind bei Erwachsenen die mit Pollen assoziierten Allergien am weitesten verbreitet (*Zimpfer* und *Bayerl* 2001). Bei Grundnahrungsmitteln als Allergieauslöser können chronische Erkrankungen auftreten, wohingegen selten verzehrte Lebensmittel wie Schalentiere nur sporadische Allergiesymptome bewirken.

Schließlich kann auch die **Verarbeitung** eines Lebensmittels (z. B. Zerkleinern, Abtrennen, thermische Behandlung, Fermentieren) dessen allergene Potenz beeinflussen. Die größte Bedeutung kommt dabei der thermischen Behandlung zu. Einige Lebensmittel, die roh verzehrt Allergien auslösen, können durch Erhitzen teilweise oder ganz ihre potenziell allergene Wirkung verlieren. Beispiele hierfür sind Früchte und viele Gemüsearten.

Andere potenzielle Allergene in Sellerie, Fischen, Schalentieren, Nüssen, Erdnüssen, Hühnerei und Milch-Erzeugnissen sind hingegen hitzestabil (*Ortolani* u. a. 1997). Bei einigen Lebensmitteln erhöht sich sogar die Allergenität durch Erhitzen, z. B. beim Beta-Laktoglobulin der Kuhmilch sowie bei verschiedenen Protein-Fraktionen von Fisch, Soja, Reis und Sellerie (*Bair* 1996).

Die Aussage, dass das allergene Potenzial eines Lebensmittels umso höher sei, je natürlicher (weniger verarbeitet) dieses ist, muss daher relativiert werden.

4.7.3 Lebensmittel-Überempfindlichkeiten und Vollwert-Ernährung

Die Vollwert-Ernährung ist eine überwiegend pflanzliche Ernährungsweise mit einem hohen Anteil gering verarbeiteter Lebensmittel, etwa die Hälfte der Kost sollte als unerhitzte Frischkost verzehrt werden. Vollwert-Ernährung besitzt daher **theoretisch ein höheres allergenes Potenzial** als Kostformen mit einem geringeren Anteil an unerhitzter Frischkost. Entsprechend veranlagte Personen müssen – wie bei jeder Ernährungsweise – die spezifischen Allergie auslösenden Lebensmittel herausfinden und deren Verzehr einschränken bzw. unterlassen.

Eine überwiegend vegetarische Kostform mit unerhitzter Frischkost wird jedoch von verschiedenen Institutionen zur **Prävention ernährungsabhängiger Krankheiten**, wie Übergewicht, Herz-Kreislauf-Erkrankungen und Krebs, empfohlen. Im Gegensatz zur weiten Verbreitung ernährungsabhängiger Krankheiten treten Lebensmittel-Überempfindlichkeiten relativ selten auf. Folglich ist die Vollwert-Ernährung aufgrund ihrer wichtigen präventiven Bedeutung (auch unter Berücksichtigung relativ selten möglicher Lebensmittel-Überempfindlichkeiten) empfehlenswert; Betroffene müssen wie bei allen Kostformen die Überempfindlichkeiten auslösenden Lebensmittel meiden.

Ein bedeutender Vorteil der Vollwert-Ernährung in Bezug auf Lebensmittel-Überempfindlichkeiten liegt dagegen gerade in der **Naturbelassenheit** bzw. im **geringen Verarbeitungsgrad** der verzehrten Lebensmittel. Gering verarbeitete bzw. im Haushalt zubereitete Lebensmittel und Speisen ermöglichen nämlich die vollständige Kenntnis aller verwendeten Zutaten. Bei Lebensmittel-Überempfindlichkeiten kann daher das unverträgliche Lebensmittel bzw. die unverträgliche Zutat relativ leicht identifiziert und gemieden werden.

Hingegen enthalten zahlreiche industriell oder handwerklich **verarbeitete Lebensmittel** (z. B. Fertiggerichte) Zutaten oder Zusatzstoffe, die auch nach den Vorschlägen für die neue EU-Etikettierungsrichtlinie nicht in jedem Falle deklariert werden müssen. Es ist zwar vorgesehen, dass bestimmte, häufig unverträgliche Zutaten grundsätzlich zu kennzeichnen sind. Für alle nicht in dieser Liste enthaltenen Zutaten soll jedoch weiterhin gelten, dass sie in einer Menge unter 2 % *nicht* deklariert werden müssen. Darunter fallen z. B. Sellerie und Senf, die sich in geringer Menge als Würzmittel in vielen Fertigprodukten finden (*Grünewald-Funk* 2002).

Lebensmittelzusatzstoffe können Auslöser von nicht-allergischen Lebensmittel-Überempfindlichkeiten sein (*Behr-Völtzer* u. a. 1999, S. 12). Die fortschreitende Ausweitung des Angebots an vorverarbeiteten oder Fertigprodukten geht mit einer stärkeren Verbreitung von Lebensmittelzusatzstoffen einher. Außerdem können unverträgliche Stoffe angesichts einer sich ständig ändernden Verarbeitungstechnologie immer schwieriger identifiziert und vermieden werden. Dies gilt besonders für sog. *Designer-Food* (s. 5.3.7, S. 141) und für Produkte, die unter Anwendung von Gentechnik hergestellt wurden (s. 5.3.5, S. 129). Durch den Verzehr gering oder nicht verarbeiteter Lebensmittel, die in der Vollwert-Ernährung im Vordergrund stehen, können Lebensmittelzusatzstoffe gezielt vermieden werden (s. 5.3.4, S. 122).

Tierische Lebensmittel wie Salzwasserfisch, Krabben, Hühnerei, Fleisch und Innereien können potenziell aggressive Lebensmittel-Allergene enthalten (*Bair* 1996; *Thiel* 1997, S. 78). Da in der Vollwert-Ernährung nur ein geringer Verzehr tierischer Lebensmittel empfohlen wird, ist das Risiko einer durch diese Lebensmittel ausgelösten Allergie geringer als bei üblicher Ernährung.

Durch die Internationalisierung des Lebensmittelhandels werden heute vermehrt exotische Früchte (z. B. Avocados, Kiwis, Mangos), Gemüse (z. B. Okras) und Gewürze verzehrt, die früher in Deutschland unbekannt waren (*Thiel* 1997, S. 17f). Durch den Verzehr **bisher unbekannter Lebensmittel** erhöht sich die Wahrscheinlichkeit, mit neuen Allergenen in Kontakt zu kommen. Außerdem werden viele Lebensmittel heute das ganze Jahr, d. h. auch außerhalb ihrer Saison verzehrt, sodass das Immunsystem über längere Zeit mit einem potenziellen Allergen konfrontiert wird (*Thiel* 1997, S. 18).

Dies spricht – neben anderen Argumenten – für den Grundsatz der Vollwert-Ernährung, **regionale und saisonale Lebensmittel** zu bevorzugen (s. 5.5, S. 162).

Die Aussage, **Vollwert-Ernährung** habe wegen der vorwiegend gering verarbeiteten Lebensmittel insgesamt ein hohes Potenzial, Überempfindlichkeiten auszulösen, muss differenziert gesehen werden. Im Prinzip kann *jedes* Lebensmittel bei empfindlichen Personen eine Überempfindlichkeit auslösen – ganz gleich, ob es im Rahmen üblicher Kostformen oder im Rahmen der Vollwert-Ernährung verzehrt wird. Selbstverständlich gilt es in jedem Fall, das auslösende Lebensmittel herauszufinden und zu vermeiden, was innerhalb der Vollwert-Ernährung wesentlich einfacher ist. *Generelle Vorbehalte* gegen diese Kostform – wegen eventuell vorhandener Überempfindlichkeiten auslösender Lebensmittel – können daher nicht abgeleitet werden.

Bei Getreidepollen-Allergikern kann *gelegentlich* der Verzehr entsprechender Getreidearten zu Unverträglichkeitsreaktionen führen (*Constien* 2002). Bei Birkenpollen-Allergikern treten vermehrt Kreuzallergien gegen Kern- und Steinobst, Nüsse und verschiedene Gemüse auf (*Meier* 2001). Für den überwiegenden Teil der Bevölkerung bedeutet Vollwert-Ernährung aber nicht nur eine Prävention gegen ernährungsabhängige Krankheiten, sondern auch eine Möglichkeit, das Risiko für allergische und nicht-allergische Lebensmittel-Überempfindlichkeiten zu vermindern.

5 Grundsätze der Vollwert-Ernährung

Im Kapitel *Einführung in die Konzeption der Vollwert-Ernährung* (Kap. 1, S. 3) wurden die **Ansprüche der Vollwert-Ernährung** dargestellt: Gesundheitsverträglichkeit, Umweltverträglichkeit, Wirtschaftsverträglichkeit und Sozialverträglichkeit (s. Übersicht 1.3, S. 7; s. Abb. 1.1, S. 4). Auf dieser Basis und unter Berücksichtigung der anschließenden grundlegenden Ausführungen in den Kapiteln 2 bis 4 wurden die **Sieben Grundsätze der Vollwert-Ernährung** konzipiert (Übersicht 5.1), die im Folgenden erläutert werden. Sie lassen sich auch in einer prägnanten Kurzform darstellen (Übersicht 5.2).

Übersicht 5.1: Grundsätze der Vollwert-Ernährung

1. Genussvolle und bekömmliche Speisen
2. Bevorzugung pflanzlicher Lebensmittel (überwiegend lakto-vegetabile Kost)
3. Bevorzugung gering verarbeiteter Lebensmittel – reichlich Frischkost
4. Ökologisch erzeugte Lebensmittel
5. Regionale und saisonale Erzeugnisse
6. Umweltverträglich verpackte Produkte
7. Fair gehandelte Lebensmittel

Übersicht 5.2: Kernpunkte der Vollwert-Ernährung (Kurzform der Grundsätze)

1. genussvoll und bekömmlich
2. überwiegend pflanzlich
3. bevorzugt gering verarbeitet
4. ökologisch erzeugt
5. regional und saisonal
6. umweltverträglich verpackt
7. fair gehandelt

Die sieben Grundsätze der Vollwert-Ernährung sind eine Weiterentwicklung früherer Auflagen des vorliegenden Buches und zusätzlicher Veröffentlichungen (*v. Koerber* und *Kretschmer* 1999 und 2000; *v. Koerber* und *Leitzmann* 2000). Sie wurden als Handlungsorientierung für das Ernährungsverhalten der Verbraucher konzipiert, und zwar in *positiv* formulierter Form, d. h. was der Einzelne auswählen kann – und nicht, was er vermeiden sollte.

Die Grundsätze sind nicht wie früher einer der Dimensionen Gesundheit, Umwelt, Wirtschaft bzw. Gesellschaft zugeordnet, da sie vielfach aus mehreren Blickwinkeln heraus zu begründen sind. Daher erfolgt bei den meisten Grundsätzen die Gliederung der Begründungen entsprechend den gesundheitlichen, ökologischen, ökonomischen und sozialen Aspekten – jeweils in der Reihenfolge ihrer Priorität. Einige Grundsätze sind ausführlicher dargestellt, weil bei ihnen besondere Aktualität bzw. ein hoher Informationsbedarf besteht, wie bei den Grundsätzen 3, 4 und 7; die unterschiedliche Länge der Darstellung bedeutet keine Gewichtung.

5.1 Genussvolle und bekömmliche Speisen (Grundsatz 1)

5.1.1 Genuss beim Essen

Die Vollwert-Ernährung stellt weit reichende Ansprüche an die Ernährungsweise. Bei aller Vernunft bezüglich der eigenen Gesundheit und der Umwelt – sowie bei aller Solidarität gegenüber anderen Menschen – ist der **Genuss beim Essen** besonders wichtig. Spaß und Lebensfreude sind selbstverständlich auch beim Essen anzustreben. Dies ist entscheidend für die langfristige Verwirklichung der Ziele der Vollwert-Ernährung. Darum steht dieser umsetzungsorientierte Grundsatz bewusst an erster Stelle der sieben Grundsätze.

Der **Genuss** ist definiert als eine angenehme Empfindung, die bei der Befriedigung eines materiellen oder geistigen Bedürfnisses auftritt. Der Begriff *Genuss* wird oft durch den Begriff *Lust* ersetzt. Beide Begriffe gehen auf das griechische *hedone* zurück, das auch Glück und Freude umfasst. Der darauf beruhende „Hedonismus“ ist das Streben nach Genuss als Zielsetzung für das menschliche Leben.

Die **Genussfähigkeit** ist ein psychologischer Begriff für ein sinnliches und lustvolles Erleben und Handeln. Lust ist eine notwendige Bedingung von Genuss, der sich vom einfachen Konsumieren abgrenzt. Die Genussfähigkeit ist bei bestimmten psychischen Erkrankungen (wie Depressionen, Alkoholismus, Essstörungen) stark eingeschränkt und erfordert ein *Genusstraining*.

Genussmittel umfassen eine Reihe meist pflanzlicher Lebensmittel oder Substanzen, die ein angenehmes Empfinden erzeugen. Dazu zählen koffeinhaltige Getränke (Kaffee, schwarzer Tee, Cola usw.), alkoholische Getränke sowie Tabak. Der Begriff Genussmittel ist aber nicht klar abgegrenzt, da neben den stimulierenden oder euphorisierenden Produkten wie Kakaogetränken und Schokolade auch manche Feinkostprodukte dazu gezählt werden (s. 15.4.6, S. 323; s. 15.4.7, S. 324).

Die Inhaltsstoffe der Genussmittel regen das Nervensystem an. Die physiologischen und pharmakologischen Wirkungen machen sich nur vorübergehend bemerkbar. In konzentrierter Form können Genussmittel als *Genussgifte* wirken. Sie enthalten nur wenige oder gar keine lebensnotwendigen Nährstoffe. In bestimmten Teesorten finden sich sekundäre Pflanzenstoffe, die gesundheitsfördernde Wirkungen ausüben (s. 4.2, S. 71).

Der Genuss eines Lebensmittels wird erst durch eine angemessene **Zeit beim Essen und Trinken** ermöglicht. Ohne ein wohlwollendes, durchaus ökonomisches, Verständnis von Zeit und Tempo wird der Blick für das Naheliegende und Besondere verstellt. Genuss braucht Zeit; das gilt für das Ausreifen der Früchte, das Wachstum der Tiere und das Reifen von Käse oder Fleisch(-Erzeugnissen) genauso wie für die Gesundheit des Menschen. Sich Zeit nehmen beim gemeinsamen Mahl zeigt, dass die Erfahrung *gelebter* Zeit wertvoller sein kann als die Erfahrung *gesparter* Zeit (vgl. *Schneider* u. a. 1995; weitere Ausführungen zur Esskultur s. 3.5, S. 58).

Das erste der drei klassischen Merkmale der **Lebensmittelqualität** ist der **Genusswert** (s. 3.1, S. 58). Diese Priorität findet sich auch in den Grundsätzen der Vollwert-Ernährung wieder und beruht auf der Erfahrung, dass nur wohlschmeckende Lebensmittel und Speisen langfristig gegessen werden. Die Empfehlung, dass eine Kost gesunderhaltend sein sollte, findet beim größten Teil der Bevölkerung zwar Zustimmung, wird aber langfristig nicht umgesetzt, wenn sie nicht gleichzeitig auch gut schmeckt.

Umgekehrt reicht es nicht aus, wenn das Essen zwar schmackhaft ist, aber auf Dauer der Gesundheit schadet. Denn bekanntlich können hieraus auf Dauer eine Reihe ernährungsabhängiger Krankheiten entstehen (s. 1.1.1, S. 7).

Zwischen dem Genuss beim Essen und den gesundheitlichen Empfehlungen gibt es aber **keinen Widerspruch** – und auch nicht zu den ökologischen, ökonomischen und sozialen Erfordernissen. Im Gegenteil, in der Vollwert-Ernährung können sogar neue Geschmackserlebnisse ermöglicht werden, beispielsweise durch bisher nicht verwendete oder in Vergessenheit geratene Getreidearten (wie Dinkel, Grünkern und Hirse), Gemüsearten (wie Kürbis und Pastinaken), Hülsenfrüchte, Gewürze und Kräuter. Auch einige Zubereitungsarten dürften eine Erweiterung des Speiseangebots darstellen, z. B. Getreide-Gemüse-Aufläufe oder die Verwendung von geeigneten Gemüsearten als unerhitzte Frischkost.

Allein die Freude über ein gut abgeschmecktes Essen, verbunden mit gesteigertem Wohlbefinden, positivem Denken und Lebensgenuss, übt schon gesundheitsförderliche Wirkungen auf Körper und Seele des Menschen aus.

5.1.2 Individuelle Bekömmlichkeit von Speisen

Genuss und **Bekömmlichkeit** sind eng miteinander verbunden, denn bekömmliche Speisen steigern den Genuss – umgekehrt können schlecht bekömmliche Speisen den Genuss nachträglich verderben. Bei der Bekömmlichkeit (Verträglichkeit) handelt es sich um das *subjektive* Empfinden von Menschen nach dem Verzehr von Lebensmitteln.

Bekömmlichkeitsstörungen können sich *individuell* unterschiedlich äußern, beispielsweise als Bauchschmerz, Schwindel, Übelkeit, Erbrechen, Völlegefühl, Sodbrennen, Seitenstechen, Gelenkschmerz, Kopfschmerz oder Migräne. „Individuell" bedeutet auch, dass ein einzelnes Lebensmittel (oder ein einzelner Lebensmittel-Inhaltsstoff) je nach Sensibilität eines Menschen verschiedene Bekömmlichkeitsstörungen in unterschiedlicher Intensität auslösen kann.

Ursachen für Bekömmlichkeitsstörungen können im **Essverhalten** liegen. Zuviel Nahrung, zu schnelles Essen, mangelndes Kauen oder eine zu reichliche Trinkmenge direkt zur Mahlzeit verursachen häufig die genannten Unverträglichkeiten.

Weiterhin können **Intoleranzen gegenüber bestimmten Lebensmitteln** auftreten. In Untersuchungen an deutschen Krankenhauspatienten traten diese besonders häufig auf nach dem Verzehr von Hülsenfrüchten (bei 30 % der Patienten), Gurkensalat (29 %), frittierten Speisen (22 %) sowie verschiedenen Kohlarten, kohlensäurehaltigen Getränken, fetten Speisen usw. (*Kluthe* 2003, S. 3ff; s. Tab. 6.1, S. 193). Im Vordergrund stehen vielfach die blähungsauslösenden Wirkungen, wobei hier vor allem Hülsenfrüchte, Kohl, Zwiebeln und Lauch zu nennen sind.

Das klassische Beispiel für Bekömmlichkeitsstörungen ist die Kombination von isolierten Zuckern (u. a. in Süßwaren) mit Vollkorn(-Erzeugnissen) oder Frischkostsalaten. Dabei können auch am Vortag aufgenommene isolierte Zucker Probleme verursachen. Außerdem können Säfte und erhitztes Obst Unverträglichkeiten von Vollkorn und Frischkost auslösen (*Bruker* 1993, S. 247ff).

Gründe für Bekömmlichkeitsstörungen können allerdings auch **Medikamente** (s. Beipackzettel) oder unterschiedliche **Krankheiten** sein; bei letzteren ist oft die veränderte, pathologische Stoffwechselsituation der Auslöser. Je weiter eine Erkrankung fortgeschritten ist (besonders im Endstadium), desto eher treten bei empfindlichen Personen Verträglichkeitsprobleme auf, wenn die Ernährung schnell und drastisch umgestellt wird. Im Zweifel ist die Abstimmung der Ernährungstherapie mit einem in Vollwert-Ernährung erfahrenen Arzt vorzunehmen.

Neben den bisher beschriebenen Ursachen für Bekömmlichkeitsstörungen gibt es auch **psychologische Gründe**. Alleine die Vorstellung, dass ein Lebensmittel nicht verträglich sein könnte, kann ausreichen, um beim Verzehr Unverträglichkeiten auszulösen. Aber auch negative Emotionen (z. B. Aggressionen oder Ekel) können die Bekömmlichkeit stark beeinträchtigen. Aus diesen Gründen empfiehlt es sich, negative Gefühle beim Essen möglichst zu vermeiden, dafür aber ein ansprechendes Ambiente und ein individuelles Wohlbefinden zu schaffen (s. 3.5, S. 58).

Generell existieren große **individuelle Unterschiede** beim Auftreten von Bekömmlichkeitsstörungen, die sich bei einzelnen Personen im Verlauf des Lebens auch ändern können. Daher ist es sinnvoll, dass jeder Einzelne durch Ausprobieren zu einer individuell verträglichen, vollwertigen Ernährungsweise kommt. Der Aufbau dieser **persönlichen Kompetenz im Bereich Ernährung** erspart die lästigen Störungen der Bekömmlichkeit.

Wenn doch Störungen bei der Verträglichkeit von Lebensmitteln auftreten sollten, sind folgende **Maßnahmen empfehlenswert**:

- Vorübergehend gar nichts oder nur wenig essen (z. B. in Form einer Obstmahlzeit).
- Blähungshemmende Gewürze hinzufügen (z. B. Fenchel, Kümmel, Anis, Oregano).
- Einen Kneipp'schen Bauchwickel zur Darmentspannung anwenden.
- Individuell versuchen herauszufinden, welches Lebensmittel für die Unverträglichkeit verantwortlich ist. Möglicherweise ergibt sich ein *einzelnes* Lebensmittel, dessen *geringerer* Verzehr bereits eine Lösung darstellt. Da auch die Nahrungszusammenstellung Ursache einer Unbekömmlichkeit sein kann, sollte ausprobiert werden, ob andere Lebensmittelkombinationen verträglicher sind.
- Oft reicht auch das gründlichere Kauen aus, um Blähungen zu vermeiden.

Für die Vollwert-Ernährung wird empfohlen, dass jeder die Kost aufgrund seiner eigenen Verträglichkeiten **individuell** anpasst. Dies ist bei den *allgemeinen Empfehlungen zur Vollwert-Ernährung* (s. Kap. 6, S. 188) und besonders bei den *Empfehlungen zu den einzelnen Lebensmittelgruppen* (s. Kap. 7 bis 17, jeweils Unterpunkt 1) in der Form berücksichtigt, dass die **Bekömmlichkeit** als Entscheidungskriterium für die Lebensmittelauswahl eine wichtige Rolle spielt. Beispielsweise wird eine Individualisierung angeraten bezüglich der Menge an unerhitzten bzw. erhitzten Getreideprodukten, der Frischkostmenge und der saisonalen Auswahl von Frischkost. Auf diese Weise kann die Lebensmittelauswahl nach der *individuell unterschiedlichen Verträglichkeit* erfolgen (weitere Ausführungen s. 6.2, S. 192).

Um alle dargestellten Bereiche der Bekömmlichkeit zu berücksichtigen, gibt es in der Vollwert-Ernährung keine Empfehlungen für *einzelne* Lebensmittel (z. B. „Essen Sie Äpfel bzw. Gurken"), sondern nur zu Lebensmittel*gruppen* (z. B. „Empfehlenswert ist der reichliche Verzehr von Gemüse und Obst"). So kann beispielsweise die Umsetzung der allgemeinen Empfehlung „reichlich Frischkost" sehr unterschiedlich ausfallen, weil jede Person die Gemüse- oder Obstarten auswählt, die sie verträgt und die ihr gut tun. Dieser liberale und individuelle Ansatz ist ein Kennzeichen der Vollwert-Ernährung und beeinträchtigt nicht ihre Vollwertigkeit.

5.2 Bevorzugung pflanzlicher Lebensmittel (überwiegend lakto-vegetabile Kost) (Grundsatz 2)

5.2.1 Gesundheitliche Aspekte einer überwiegend pflanzlichen Ernährung

Die derzeitige Ernährungssituation in Deutschland ist einerseits durch eine **zu hohe Fettzufuhr** und eine **sehr hohe Proteinaufnahme** gekennzeichnet. Andererseits besteht eine zu niedrige Aufnahme an komplexen Kohlenhydraten und Ballaststoffen. Kohlenhydrate kommen fast nur in pflanzlichen Lebensmitteln vor (einzige Ausnahme ist der Milchzucker in Milch und etwas Glykogen in Muskelfleisch), dagegen enthalten tierische Lebensmittel häufig viel Fett und Protein. Die logische Konsequenz hieraus ist, pflanzliche Lebensmittel in den Vordergrund zu stellen und den Verzehr tierischer Lebensmittel zu vermindern.

Ausgehend von den *Referenzwerten für die Nährstoffzufuhr* der Ernährungsgesellschaften in Deutschland, Österreich und der Schweiz („D-A-CH-Referenzwerte"; *DGE* u. a. 2000, S. 17–39) ergeben sich folgende **Anteile für die Hauptnährstoffe** an der Energiezufuhr: mehr als 50 % als Kohlenhydrate (idealerweise bedeutet dies 55–60 %; *Oberritter* 2000a), 30 % als Fett und etwa 8–10 % als Protein. Das entspricht für Erwachsene bei Fett etwa 70–80 g pro Tag und bei Protein 0,8 g/kg Körpergewicht pro Tag – bzw. durchschnittlich etwa

Tab. 5.1: Empfohlene und durchschnittlich aufgenommene Anteile der Hauptnährstoffe an der Energiezufuhr in Deutschland
(Nährstoffrelation, in % der Gesamtenergiezufuhr; *DGE* u. a. 2000[1], S. 35ff; *Ernährungsbericht* 2000[2], S. 44f)

Hauptnährstoffe	Empfehlungen für Erwachsene[1]	Aufgenommene Anteile[2]
Fett	30	36
Kohlenhydrate	>50	45
Protein	8–10	14
Alkohol	keine Empfehlung	4
Sonstige Energielieferanten	keine Empfehlung	1

45–50 g Protein für die Frau und etwa 55–60 g für den Mann (Tab. 5.1). Diese Angaben erfordern eine Kost, die überwiegend pflanzliche und deutlich weniger tierische Lebensmittel enthält als derzeit in Deutschland üblich.

Pflanzliche Lebensmittel weisen in der Regel ein günstiges Verhältnis von **essenziellen Nährstoffen** zur Nahrungsenergie auf (**hohe Nährstoffdichte**; s. 3.2.1.2, S. 44; s. Tab. 3.1, S. 43). Mit relativ wenig Nahrungsenergie können damit reichlich essenzielle Nährstoffe aufgenommen werden. Demgegenüber enthalten tierische Lebensmittel teilweise erhebliche Mengen problematischer Inhaltsstoffe, wie gesättigte Fettsäuren, Cholesterin und Purine.

Ferner werden bestimmte **gesundheitsfördernde Inhaltsstoffe** (s. 3.2.1.1, S. 42) nur von Pflanzen gebildet, nämlich *Ballaststoffe* (s. 4.1, S. 64) und *sekundäre Pflanzenstoffe* (s. 4.2, S. 71). Sekundäre Pflanzenstoffe finden sich allerdings in geringer Menge auch in tierischen Lebensmitteln, weil sie von Tieren über das pflanzliche Futter aufgenommen werden (z. B. Beta-Carotin als farbgebende Substanz – „das Gelbe vom Ei“ und in Butter). Eine für die Gesunderhaltung wünschenswert hohe Zufuhr dieser Stoffe gelingt folglich nur mit einer überwiegend lakto-vegetabilen, gering verarbeiteten Kost.

5.2.2 Studien mit Vegetariern

Inzwischen konnte in zahlreichen wissenschaftlichen Studien sowie durch klinische Erfahrungen belegt werden, dass **ovo-lakto-vegetabile Kostformen** (überwiegend pflanzliche Kost mit Milch und Milch-Erzeugnissen sowie Eiern) gesundheitlich vorteilhaft sind. Sie weisen deutliche Vorteile gegenüber einer Ernährung mit derzeit üblichen Mengen an Fleisch und Fleisch-Erzeugnissen auf (*Leitzmann* und *Hahn* 1996; *Appelby* u. a. 1999; *Hoffmann* u. a. 2001a). Neben der Ernährungsweise selbst trägt hierzu auch der im Allgemeinen insgesamt gesündere Lebensstil von Vegetariern bei, d. h. geringer bis kein Konsum von Alkohol und Tabak sowie vermehrte körperliche Aktivität (*Janelle* und *Barr* 1995).

Im Durchschnitt weisen Vegetarier ein geringeres **Körpergewicht** auf als die Allgemeinbevölkerung. Ihr **Blutdruck** liegt meist im Normbereich und ist deutlich niedriger als bei Kontrollgruppen. Ovo-Lakto-Vegetarier nehmen über die Nahrung weniger **Cholesterin** auf als Mischköstler. Diejenigen Cholesterin-Plasma-Fraktionen (v. a. LDL), die als Risikofaktoren für Herz-Kreislauf-Erkrankungen gelten (s. 4.4.3, S. 89), liegen auf einem geringeren Niveau als bei der Durchschnittsbevölkerung (Key u. a. 1999; *Rajaram* und *Sabaté* 2000).

Lange Zeit galt die **Zufuhr verschiedener Nährstoffe** bei vegetarischen Kostformen als kritisch. Für *Ovo-Lakto-Vegetarier* konnte inzwischen jedoch gezeigt werden, dass bei einer insgesamt günstigen Lebensmittelauswahl die Versorgung in der Praxis gesichert ist. So ist die Aufnahme an **Protein** mehr als ausreichend. Diese liegt zwar deutlich niedriger als die (überhöhte) Zufuhr bei Mischköstlern, überschreitet aber dennoch die Zufuhrempfehlung (*Leitzmann* und *Hahn* 1996, S. 106; s. 4.3.1, S. 81). Trotz der geringeren biologischen Wertigkeit pflanzlicher Proteine im Vergleich zu solchen tierischer Herkunft ist auch die Versorgung mit essenziellen Aminosäuren gewährleistet. Dies trifft nur eingeschränkt auf vegane Kostformen (ohne Fleisch, Fisch, Eier und Milch/-produkte) zu. Denn die geringe Proteinaufnahme kann sich in Verbindung mit einer vielfach sehr niedrigen Nahrungsenergieaufnahme als Problem erweisen. Unter diesen Bedingungen werden Aminosäuren auch zur Energiegewinnung verwendet und stehen deshalb nicht mehr als Baustoff zur Verfügung (*Waldmann* u. a. 2003).

Calcium wird bei Ovo-Lakto-Vegetariern durch den Konsum von Milch-Erzeugnissen in ausreichender Menge zugeführt. Günstig wirkt sich hierbei auch die im Vergleich zum Durchschnitt niedrigere Proteinzufuhr aus. Sie bedingt, dass weniger Calcium über den Urin ausgeschieden wird (*American Dietetic Association and Dietitians of Canada* 2003).

Eisen wird von Ovo-Lakto-Vegetariern in einer Menge zugeführt, die vielfach innerhalb oder über den Empfehlungen liegt. Durch die gleichzeitige Zufuhr von resorptionsfördernden Stoffen wie Ascorbinsäure und anderen organischen Säuren aus pflanzlichen Lebensmitteln, kann die schlechtere Bioverfügbarkeit des pflanzlichen Eisens teilweise kompensiert werden. Die Parameter des Eisenstatus befinden sich – insbesondere bei Vegetarierinnen vor der Menopause – eher im unteren Normbereich. Klinisch dokumentierte Eisenmangelerscheinungen kommen bei Vegetariern allerdings nicht häufiger vor als in der Durchschnittsbevölkerung (*Ball* und *Bartlett* 1999).

Die Zufuhr an **Vitamin B_{12}** liegt bei ovo-lakto-vegetarischer Ernährung teilweise unterhalb der DGE-Empfehlungen, eine Mindestmenge an Milch und Milch-Erzeugnissen von 300 g/Tag ist daher zu empfehlen (s. 6.7.4, S. 221).

In verschiedener Hinsicht problematisch kann jedoch die **Nährstoffversorgung von Veganern** (strengen Vegetariern) sein. Durch das Meiden jeglicher Nahrung tierischer Herkunft können vor allem Defizite an Calcium, Eisen, Jod, Vitamin B_{12} und Protein auftreten. Auch Vitamin B_2, ein typischer Bestandteil von Milch und Milch-Erzeugnissen, wird oft in sehr geringer Menge aufgenommen (*Waldmann* u. a. 2003; *Haddad* u. a. 1999). Besonders in Lebensphasen mit deutlich erhöhtem Nährstoffbedarf (Säuglinge, Kleinkinder, Jugendliche sowie Schwangere und Stillende) ist von einer streng veganen Ernährung wegen möglicher Defizite abzuraten: So reichen z. B. die zugeführten Mengen an Calcium und Protein nicht zum adäquaten Aufbau von Knochen- und Muskelmasse aus (*Messina* und *Mangels* 2001). Auch neurologische Schäden als Folge eines hochgradigen Mangels an Vitamin B_{12} wurden vereinzelt beobachtet. Daher kann die Einnahme von Nahrungsergänzungsmitteln für Veganer sinnvoll sein (s. 5.3.7, S. 141).

Die insgesamt günstige Lebensmittelkombination, die sich vielfach bei (lakto-ovo-)vegetarischen Ernährungsformen ergibt, spiegelt sich auch im geringeren **Risiko für verschiedene Erkrankungen** wider. Vegetarier leiden seltener unter koronaren Herzerkrankungen, Krankheiten des Verdauungstrakts, Gicht und Nierenfunktionsstörungen. Auch Krebserkrankungen treten seltener auf als im Bevölkerungsdurchschnitt (*Frentzel-Beyme* und *Chang-Claude* 1994; *Appelby* u. a. 1999; *Key* u. a. 1999). Hierzu tragen neben der vorteilhaften Nährstoffrelation und der guten Versorgung mit essenziellen Substanzen auch sekundäre Pflanzenstoffe bei (s. 4.2, S. 71).

Zusammenfassend lässt sich feststellen, dass eine ovo-lakto-vegetarische Ernährung eine bedeutsame Rolle in der **Gesunderhaltung**

spielen kann und sehr empfehlenswert ist. Eine *überwiegend* vegetarische Ernährung mit *geringem* Fleischanteil erschließt die genannten Vorteile, vermeidet aber potenzielle Engpässe (s. 6.7, S. 217). Vegane Ernährungsformen sollten hingegen nur von Personen praktiziert werden, die über gute Ernährungsinformationen verfügen und sich der möglichen Problempunkte bewusst sind.

5.2.3 Ökologische Aspekte einer überwiegend pflanzlichen Ernährung

Abgesehen von den gesundheitlichen Vorteilen begünstigt ein geringerer Verzehr tierischer Produkte die Lösung bestimmter ökologischer Probleme.

Die größten Möglichkeiten zur Verminderung von ökologischen Belastungen im gesamten Ernährungssystem liegen in einer deutlichen Reduzierung des Anteils tierischer Lebensmittel, insbesondere von Fleisch (und hier wiederum in verstärktem Maße von Rindfleisch). Dadurch ließe sich der Ausstoß an **CO_2-Äquivalenten** schätzungsweise um 100 Mio. t pro Jahr reduzieren, was knapp 40 % der gesamten Treibhausgas-Emissionen des Ernährungssystems entspricht (s. Tab. 1.2, S. 14; *Enquête-Kommission „Schutz der Erdatmosphäre"* 1994, S. 182).

Die Landwirtschaft weltweit trägt teilweise in erheblichem Umfang zur Emission von treibhauswirksamen Spurengasen bei, vor allem Methan, Distickstoffoxid und Kohlendioxid. In erster Linie ist daran neben Nassreisanbau und Biomasse-Verbrennung die **Tierhaltung** beteiligt. „Intensive (Massen-)Tierhaltung mit entsprechend energiereicher Nahrung hat maximale Methanbildungsraten zur Folge. In Energiebilanzmessungen wurde festgestellt, dass bis zu 12 % der Futterenergie in Form von Methan verloren gingen. In Deutschland liegen in der Anpassung der Tierfütterung, der Verringerung der Stückzahlen und der Massentierhaltung Ansatzpunkte für eine Reduzierung der Methan-Emissionen" (*Enquête-Kommission „Schutz der Erdatmosphäre"* 1992, S. 79–83).

Insbesondere der **Methan**-Emission aus der Rinderhaltung kommt eine große Bedeutung zu, die für zwei Drittel des Methanausstoßes verantwortlich ist. Methan entsteht unter anderem im Pansen von Wiederkäuern. Trotz relativ geringer Konzentrationen trägt es aufgrund seiner effektiveren UV-Absorption in der Atmosphäre mit 20 % zum anthropogenen (vom Menschen verursachten) Treibhauseffekt bei (*Bockisch* 2000).

Ein weiteres **Umweltproblem bei der Massentierhaltung** ist die Beseitigung der Gülle und die Geruchsbelästigung.

Bei geringerem Verzehr tierischer Lebensmittel – und somit **niedrigeren Veredelungsverlusten** (s. 5.2.5, S. 117) – werden nicht so viele Futterpflanzen benötigt, womit der vermeintlich hohe Produktionsdruck durch Intensivlandwirtschaft entfällt. Dies bedeutet eine starke ökologische Entlastung bezüglich des Primärenergieverbrauchs sowie des Eintrags von Nitraten (v. a. aus Mineraldüngern) und Pestiziden in die Umwelt. Die **ökologische Landwirtschaft** wird somit durch den geringeren „Zwang" zu hohen Erträgen eher weltweit realisierbar (s. 5.4, S. 150).

5.2.4 Ökonomische Aspekte einer überwiegend pflanzlichen Ernährung

Eine Ernährungsweise, die reich an **tierischen Lebensmitteln** (insbesondere Fleisch) ist, hat verschiedene ökonomische Aspekte. Von Tieren stammende Erzeugnisse können bei uns unter anderem deshalb so **relativ preisgünstig** sein, weil ein Teil der Futtermittel aus sog. Entwicklungsländern stammt, die von dort sehr billig importiert werden, d. h. zu nicht fairen Preisen (zum Begriff „Entwicklungsländer"

s. Übersicht 5.4, S. 171). Dies trägt zur höheren Rentabilität der verbreiteten Intensiv- bzw. Massentierhaltung in den reichen Industrieländern bei.

Der Anbau von **Futtermitteln** bedeutet für die Entwicklungsländer, dass wertvolle landwirtschaftliche Flächen nicht für die Produktion von Lebensmitteln für die einheimische Bevölkerung genutzt werden können, es besteht demnach eine **Flächenkonkurrenz**. Der fehlende Anreiz für die Nahrungserzeugung für den einheimischen Markt vergrößert letztlich die Existenzprobleme der dortigen Bauern und damit auch die Armutssituation. Dies verdeutlicht die erhebliche Benachteiligung dieser Menschen im Welthandel, was auch soziale Konsequenzen für sie hat (s. 1.1.3, S. 15; s. 5.7, S. 170).

Ein ökonomischer Vorteil einer überwiegend pflanzlichen Ernährung sind die **niedrigeren Kosten** für die einzelnen Haushalte. Pflanzliche Grundnahrungsmittel sind im Allgemeinen preiswerter als die tierischen Lebensmittel Fleisch, Fisch, Eier und Milchprodukte. In der Verminderung des Verzehrs tierischer Lebensmittel liegt somit ein wirtschaftliches Einsparpotenzial, um die Haushaltskasse zu entlasten – und dadurch Gelder für den Kauf von ökologischen oder fair gehandelten Lebensmitteln freizustellen (s. 6.6.4, S. 215).

Für die Bauern ist der Verkauf tierischer Erzeugnisse allerdings eine wichtige Einnahmequelle. Eigentlich müssten die Preise für Erzeugnisse von Tieren deutlich höher liegen, wenn der reale Geld- und Zeitaufwand unter anderem für Haltung und Pflege der Tiere sowie die erforderlichen großen Mengen an Futtermitteln berücksichtigt würde. Eine artgerechte Haltung und Fütterung mit gleichzeitig größerer Lebensmittelsicherheit führt verständlicherweise zu realistischeren, d. h. höheren Verbraucherpreisen für tierische Lebensmittel (s. 6.6, S. 209).

5.2.5 Soziale Aspekte einer überwiegend pflanzlichen Ernährung

Auch aus Gründen der Sozialverträglichkeit ist eine überwiegend lakto-vegetabile Ernährung deutlich vorteilhaft und „not-wendig“. In der Tierfütterung werden heute zur Produktion von Fleisch, Milch und Eiern auch Nahrungsmittel eingesetzt, die direkt der menschlichen Ernährung dienen könnten (z. B. Getreide, Maniok und Hülsenfrüchte, besonders Sojabohnen). So werden etwa 67 % des in Deutschland geernteten Getreides in der Tierfütterung eingesetzt; von der gesamten landwirtschaftli-

Tab. 5.2: Einsatz pflanzlicher Futtermittel zur Erzeugung tierischer Produkte
(Berechnung für Weizen als Futtermittel bei Intensiv-Tierhaltung; *Strahm* 1985, S. 46f: Nahrungsenergie; *Pimentel* und *Pimentel* 1977, S. 17f: Nahrungsprotein)

	Input im Futter zu Output im tierischen Erzeugnis	
	Nahrungsenergie	**Nahrungsprotein**
Schweinefleisch	3:1	–
Rindfleisch	10:1	17:1
Hühnerfleisch[1]	4:1	–
Eier	4:1	4:1
Milch	5:1	3:1
Durchschnitt	**7:1**	**7:1**

[1] bei reiner Geflügelmast ohne Eierproduktion
– keine Angabe

chen Nutzfläche in Deutschland werden 59% für die Futtererzeugung verwendet (*Statist. Jahrbuch ELF* 2002, S. 128, 211).

Bei der Umwandlung von pflanzlichem Futter-Protein in tierisches Protein entstehen erhebliche **Veredelungsverluste**. Durchschnittlich gehen 65–90% der Nahrungsenergie und des Proteins pflanzlicher Futtermittel bei der **Umwandlung zu tierischen Produkten** verloren, d.h. nur etwa 10–35% der eingesetzten Futtermittel bleiben in Form tierischer Erzeugnisse „erhalten". Das Tier benötigt den größten Teil der Nahrungsenergie und der Nährstoffe für den eigenen Stoffwechsel sowie für den Aufbau nicht-fleischliefernder Gewebe (*Strahm* 1985, S. 46f; Tab. 5.2).

Von der weltweit vorhandenen Ackerfläche könnten folglich sehr viel mehr Menschen ernährt werden, wenn die darauf angebaute Nahrung nicht für die Erzeugung tierischer Produkte ver(sch)wendet würde. Diese ineffektive Nutzung der weltweit knappen Nahrungsressourcen ist besonders gegenüber den zahlreichen hungernden Menschen in Entwicklungsländern nicht zu verantworten – zumal ein großer Teil der in die EU importierten Futtermittel von dort stammt und sich dadurch deren Ernährungssituation weiter verschlechtert. Eine Lösung des **Welternährungsproblems** ist daher praktisch nicht möglich, wenn viele Menschen einen hohen Anteil tierischer Lebensmittel in ihrer Kost beanspruchen. Ein geringerer Verzehr tierischer Lebensmittel bzw. die Bevorzugung pflanzlicher Lebensmittel bedeutet somit einen Beitrag zu einer weltweit gerechteren Verteilung der Nahrung (s. 1.1.4, S. 18; s. 5.7, S. 170).

Parallel mit einer Verringerung des Verzehrs tierischer Lebensmittel müssen politische und ökonomische Maßnahmen ergriffen werden, die darauf abzielen, dass die Menschen in Entwicklungsländern die dort angebauten Lebensmittel auch zu bezahlbaren Preisen erwerben können (s. 1.1.3, S. 15; s. 5.7.1, S. 171).

Diese Zusammenhänge sollen am Beispiel **Indien** verdeutlicht werden. Dieses Land verfügt über 7% der Weltackerfläche und ernährt davon bei sehr geringen Lebensmittelimporten 16,5% der Weltbevölkerung. Daraus wird deutlich, dass bei Vermeidung des hohen Fleischkonsums (in Indien liegt dieser bei nur etwa 5 kg pro Person und Jahr) die Ernährungsgrundlage und die Gesundheit für den größten Teil der Bevölkerung sichergestellt werden können, obwohl es dort weiterhin auch mangelernährte Menschen gibt (*FAO* 2003).

5.3 Bevorzugung gering verarbeiteter Lebensmittel – reichlich Frischkost (Grundsatz 3)

5.3.1 Gesundheitliche Aspekte einer geringen Lebensmittelverarbeitung

Dieser Grundsatz ist schon aus der Antike von *Hippokrates* überliefert und wurde im letzten Jahrhundert besonders von *Bircher-Benner* (1938), *Kollath* (1960 und 1983), *Bruker* (1991) und *Anemueller* (1991 und 1998) vertreten. Die grundlegenden Arbeiten von *Kollath* beinhalten primär, dass bei gering verarbeiteten Lebensmitteln die Wahrscheinlichkeit am größten ist, dass alle für Leben, Fruchtbarkeit, Gesundheit und Wohlbefinden notwendigen Inhaltsstoffe noch in vollem Umfang enthalten sind. Denn bei den meisten Verfahren der **Lebensmittelverarbeitung** werden wertvolle Inhaltsstoffe vermindert, zerstört oder abgetrennt, d.h. die Nährstoffdichte wird herabgesetzt und die Energiedichte häufig erhöht.

Beispiele sind Vitaminverluste beim Erhitzen der Lebensmittel oder die Abtrennung essenzieller Nährstoffe bei der Auszugsmehlherstellung. Dies betrifft außerdem die *Ballaststoffe* (s. 4.1, S. 64) und die *sekundären Pflanzenstoffe* (s. 4.2, S. 71). Nur in Ausnahmefällen werden durch Verarbeitungsmaßnahmen ernährungsphysiologisch wünschenswerte Inhaltsstoffe *vermehrt*, z. B. beim Ankeimen von Samen (s. 8.4.6, S. 251) oder bei der Milchsäuregärung von Gemüse und Milch (z. B. Sauerkraut und Sauermilchprodukte; s. 7.4.5, S. 231).

Folglich ist der Grad der **Naturbelassenheit** bzw. umgekehrt der **Verarbeitungsgrad** eines Lebensmittels ein geeigneter Maßstab für den Gesundheitswert (s. 3.2, S. 41). Dies trifft zumindest für den größten Teil der Nahrung zu. In diesem Sinne formulierte *Kollath* (1960, S. 29), der schon vor über 50 Jahren die Grundzüge der Vollwert-Ernährung entwickelte, seine Kernaussage: „Laßt unsere Nahrung so natürlich wie möglich."

Lebensmittel sollten nur in dem Maße verarbeitet werden, wie es zur Gewährleistung der gesundheitlichen Unbedenklichkeit sowie der **Genussfähigkeit** und **Bekömmlichkeit** erforderlich ist. So müssen beispielsweise Kartoffeln erhitzt werden, damit die Stärke verkleistert und verdaulich wird. Auch Hülsenfrüchte sollten erhitzt werden, um toxische Inhaltsstoffe zu zerstören. Viele Lebensmittel, vor allem die meisten pflanzlichen, lassen sich jedoch unverarbeitet oder wenig verarbeitet verzehren. Aus diesen Gründen hat *Kollath* (1960, S. 24) *nicht* formuliert: „Laßt unsere Nahrung *natürlich*", sondern „so natürlich *wie möglich*".

Die Orientierung an der Naturbelassenheit bzw. am Verarbeitungsgrad der Lebensmittel hat den entscheidenden Vorteil, dass Verbraucher dieses Prinzip leicht verstehen und anwenden können und somit in der Lage sind, sich ohne komplizierte Nährstoffberechnungen bedarfsgerecht zu ernähren (s. 6.1, S. 188). Dies führte zur Einteilung der Lebensmittel in Wertstufen (s. **Orientierungstabelle für die Vollwert-Ernährung**; s. Übersicht 6.1, S. 190).

Unverarbeitete oder gering verarbeitete Lebensmittel enthalten häufig auch **weniger Fett** als verarbeitete Lebensmittel und insbesondere Fertigprodukte (z. B. Pellkartoffeln gegenüber Pommes frites). Mit gering verarbeiteten Lebensmitteln lässt sich das ernährungsphysiologisch wünschenswerte Ziel einer geringeren Fettzufuhr leichter erreichen (s. 4.4, S. 85).

Der überwiegende Verzehr naturbelassener Lebensmittel lässt sich auch damit begründen, dass sich die Verdauungsorgane und der Stoffwechsel des Menschen im Laufe der **Entwicklungsgeschichte** auf der Grundlage einer naturbelassenen Nahrung entwickelt haben (s. Kap. 2 *Entwicklungsgeschichte der Ernährung des Menschen*, S. 27). Gering verarbeitete Lebensmittel liefern Nährstoffe in einem natürlichen Verhältnis, auf das der Mensch sich im Verlauf seiner Entwicklungsgeschichte eingestellt hat – im Gegensatz z. B. zu konzentrierten Kohlenhydrat-Lieferanten wie isolierten Zuckern. Daher ist es sinnvoll, sich bei der Nahrungsauswahl an eine artgerechte Kost mit gering verarbeiteten Lebensmitteln zu halten.

Die Forderung von *Kollath*, Lebensmittel so natürlich wie möglich zu belassen, ist auch Grundlage des **Begriffs „Vollwert-Ernährung"**; denn Lebensmittel, die möglichst gering verarbeitet sind, besitzen noch den *vollen Wert* der natürlicherweise vorhandenen Inhaltsstoffe und werden deshalb als „voll-wertig" bezeichnet.

Von anderer Seite, besonders von der *DGE* (1987), wird unter „vollwertig" etwas anderes verstanden, nämlich die bedarfsgerechte Zusammensetzung *einer ganzen Kostform* (oder zumindest einer Mahlzeit) im Sinne der DGE-Empfehlungen für die Nährstoffzufuhr (*DGE* 1991; *DGE* u. a. 2000); hiermit ist demnach eigentlich „bedarfsgerecht" gemeint. Nach dieser Definition ist kein *einzelnes* Lebensmittel vollwertig, da in keinem einzelnen Lebensmittel alle essenziellen Nährstoffe in ausreichender Menge und im gewünschten Verhältnis vorhanden sind (außer in der Muttermilch für den Säugling im ersten Lebensjahr). Die Vollwert-Ernährung *als Ganzes* ist auch in *diesem* Sinne vollwertig.

Des Weiteren sind bei gering verarbeiteten Lebensmitteln **keine Zusatzstoffe** notwendig, deren Verwendung problematisch sein kann (s. 5.3.4, S. 122).

5.3.2 Reichlich unerhitzte Frischkost (etwa die Hälfte der Nahrungsmenge)

Für **unerhitzte Frischkost** wurde und wird im allgemeinen Sprachgebrauch auch der Begriff „Rohkost" verwendet, da es sich um *rohe*, d. h. unerhitzte Kost handelt. Weil *roh* aber auch im negativen Sinne als rau, hart, grob usw. verstanden werden kann, erscheint der Begriff „unerhitzte Frischkost" geeigneter. Außerdem wird hiermit betont, dass die verwendeten Lebensmittel *frisch*, d. h. nicht durch Lagerverluste in ihrem Wert gemindert sein sollten, was bei rohen Lebensmitteln nach längerer Lagerung nicht mehr der Fall ist.

Zur Frischkost zählen alle in unerhitzter Form verzehrsfähigen und genießbaren pflanzlichen und z. T. auch tierischen Lebensmittel. Als Orientierung gilt, dass **etwa die Hälfte (ein bis zwei Drittel) der Nahrungs*menge*** als unerhitzte Frischkost verzehrt werden sollte (je nach Vorliebe, Bekömmlichkeit und Jahreszeit). Für empfindliche oder ältere Menschen kann ein geringerer Frischkostanteil empfehlenswert sein (s. 5.1.2, S. 112; s. 6.2, S. 192; s. 6.4, S. 198). Der größte Teil hiervon sollte frisches Gemüse und Obst sein (s. 7.4.6, S. 233), der verbleibende Teil Kräuter, unerhitztes Getreide (s. 8.4.6, S. 251), Keimlinge, Nüsse, Ölsamen, Ölfrüchte, kaltgepresste, nicht raffinierte Öle, Vorzugsmilch, unerhitzte Sauermilchprodukte u. a. (Abb. 5.1).

Diese Empfehlung lässt sich umsetzen, indem reichlich Salate aus frischem Gemüse und Obst in allen Variationen (auch in milchsaurer Form wie Sauerkraut) verzehrt werden. Zusätzlich bietet sich ein Frischkornmüsli mit Früchten, Nüssen, Samen und Vorzugsmilch oder unerhitzten Sauermilchprodukten an. Für Zwischenmahlzeiten eignen sich hervorragend frisches Gemüse und Obst sowie Nüsse und Samen.

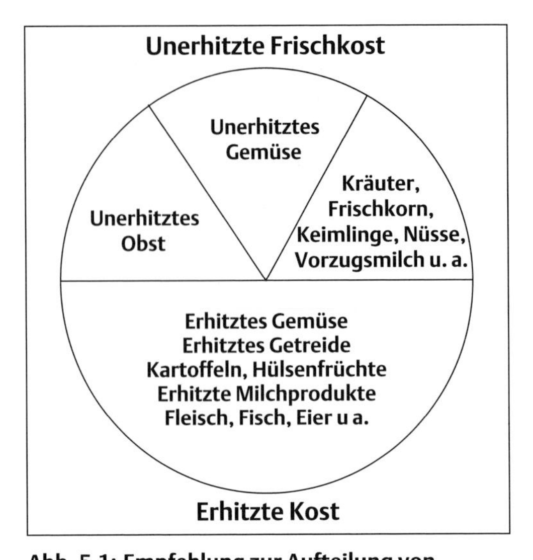

Abb. 5.1: Empfehlung zur Aufteilung von unerhitzter Frischkost und erhitzter Kost (Gewichtsanteile an der Gesamtnahrungsmenge)

Der Mensch ernährte sich den weitaus überwiegenden Teil seiner **Entwicklungsgeschichte** von unerhitzter Nahrung. Es wird angenommen, dass erst seit etwa 10.000 bis 60.000 Jahren ein regelmäßiger Feuereinsatz zur Nahrungszubereitung genutzt wird (*Teuteberg* 1990; s. Kap. 2 *Entwicklungsgeschichte der Ernährung des Menschen*, S. 27).

Unerhitzte Frischkost bietet gegenüber erhitzter Kost zahlreiche **Vorteile**. Mit ihr werden die in den Lebensmitteln enthaltenen essenziellen und gesundheitsfördernden Inhaltsstoffe in nahezu ursprünglich vorhandener Menge zugeführt, da sie nicht durch Hitzeeinwirkung oder Auslaugen ins Kochwasser vermindert werden (s. 7.4.4, S. 229). Dies gilt auch für bestimmte sekundäre Pflanzenstoffe, die teilweise flüchtig, hitzelabil oder oxidationsempfindlich sind (s. 4.2, S. 71). Unerhitzte Frischkost ist z. B. wegen des Gehalts an hitzeempfindlichen Phenolsäuren empfehlenswert, die antikanzerogen wirken können (*Watzl* und *Leitzmann*

1999). Andererseits können in Frischkost wegen der unterbleibenden Erhitzung bestimmte unerwünschte sekundäre Pflanzenstoffe enthalten sein – eine potenzielle Gefährdung ist aber bei üblichen Verzehrsmengen nicht zu erwarten –, abgesehen von rohen Hülsenfrüchten, die aber traditionell nur erhitzt verzehrt werden (s. 3.2.2.1, S. 48; s. 4.2, S. 71). Auch die Ballaststoffe haben in unerhitzter Form eine stärkere Wirksamkeit als nach Erhitzung (s. 4.1.3, S. 66).

Unerhitzte Frischkost intensiviert das Kauen, wirkt dadurch positiv auf Zähne und Zahnfleisch und verstärkt das Einspeicheln mit Verdauungsenzymen. Intensives Kauen führt auch zu einer höheren **Sättigungswirkung**, da im gleichen Zeitraum weniger Nahrungsenergie aufgenommen werden kann und die physiologischen Sättigungsmechanismen erst eine gewisse Zeit nach Verzehrsbeginn wirksam werden. Hungergefühle verschwinden, bevor zuviel Nahrung aufgenommen wurde.

Gleichzeitig ist der Energiegehalt von Frischkost in der Regel deutlich niedriger als der anderer Mahlzeiten, womit die Gesamtenergieaufnahme gesenkt werden kann (s. 2.5, S. 35). Günstig ist es daher, unerhitzte Frischkost als Vorspeise (oder auch als komplette Mahlzeit) zu verzehren. Besondere Vorteile bietet die höhere Sättigungswirkung der Frischkost für Übergewichtige zur Verminderung der Nahrungsenergieaufnahme.

Neben den genannten unerwünschten Hitzeeinwirkungen gibt es auch **erwünschte Hitzeeinwirkungen**, wie

- Abtötung schädlicher Mikroorganismen (z. B. Salmonellen in Eiern oder Geflügelfleisch)
- Zerstörung gesundheitsschädlicher Inhaltsstoffe (z. B. in Hülsenfrüchten)
- Resorptionserhöhung einiger Nährstoffe (z. B. Beta-Carotin)
- Veränderungen der Konsistenz (gar werden)
- Veränderungen des Geschmacks (z. B. Maillard-Produkte beim Brotbacken)

Aus diesen Gründen ist es sinnvoll, bestimmte Lebensmittel in *erhitzter* Form zu verzehren – zu einem Anteil von ebenfalls etwa der Hälfte der Nahrungsmenge (die andere Hälfte als *unerhitzte* Frischkost, wie vorher dargelegt).

Es gibt bestimmte **Rohkost-Ernährungsformen**, in denen der vollständige oder *fast* vollständige Ausschluss von erhitzten Lebensmitteln praktiziert wird (*Koebnick* u. a. 1997a). In den meisten dieser Kostformen werden tierische Lebensmittel ganz vermieden (z. B. *Wandmaker* 1988; *Ehret* 1991; *Walker* 1993), in einigen sind rohe Milch(-Erzeugnisse) und rohe Eier enthalten, in anderen wiederum wird auch rohes Fleisch und roher Fisch verzehrt (z. B. „Instinktotherapie" nach *Burger* 1988). Einige Vertreter dieser Kostformen schließen sämtliche Getreideprodukte aus (auch rohes Getreideschrot).

Durch diese Empfehlungen wird die übliche Nahrungsvielfalt mehr oder weniger stark eingeschränkt, wodurch sich **Versorgungslücken** für bestimmte essenzielle Nährstoffe ergeben können, teilweise auch für Nahrungsenergie. Im Falle langfristiger Durchführung besteht die Gefahr der Mangelversorgung besonders mit Protein, fettlöslichen Vitaminen, Vitamin B_{12}, Eisen und Calcium.

Es ist durchaus zu begrüßen, dass durch die Rohkostbewegung der unerhitzten Frischkost eine zunehmende Beachtung geschenkt wird. Allerdings zeigen die Ergebnisse der **Gießener Rohkost-Studie**, in der etwa 200 deutsche Rohköstler untersucht wurden, neben Stärken auch Schwächen von *reiner* Rohkost-Ernährung (*Strassner* 1998). Eine sehr gute Nährstoffversorgung gab es beispielsweise bei Magnesium und Vitamin C. Die Versorgungslage bei den Vitaminen A, E, B_1 und B_6 sowie Beta-Carotin war ausreichend. Eine knappe bis mangelhafte Versorgung stellte sich bei den Vitaminen D und B_{12} sowie bei Eisen heraus.

Anhand dieser Ergebnisse ist eine *reine* Rohkost-Ernährung als Dauerkostform nicht zu empfehlen, insbesondere nicht für Risikogruppen wie Schwangere, Stillende und Kinder (*Koebnik* u. a. 1997b). Eine *moderate*, d. h. nicht übertriebene Rohkost-Ernährung, die auch Vollkornprodukte und Milch-Erzeugnisse enthält, erscheint für gesunde Erwachsene mit ausreichendem Ernährungswissen bedarfsdeckend (*Strassner* u. a. 1997; *Strassner* 1998). Die Daten der Gießener Rohkost-Studie bestätigen die Empfehlung für die Vollwert-Ernährung, als Orientierung etwa die Hälfte (je nach Vorliebe, Bekömmlichkeit und Jahreszeit ein bis zwei Drittel) der Nahrungsmenge in Form unerhitzter Frischkost zu verzehren. Dieser Mittelweg erschließt die gesundheitlichen Vorteile der Rohkost, ohne die Nachteile einer übertrieben einseitigen Rohkost-Ernährung.

5.3.3 Schonende Zubereitung frischer Lebensmittel

Zur Zubereitung der Speisen sollten **frische Lebensmittel** verwendet werden, um einen Wertverlust durch Lagerung oder Konservierung zu vermeiden. Sachgerecht aufbewahrtes Lagergemüse bzw. Lagerobst zählt dabei zu den frischen Lebensmitteln. Es ist allerdings bekannt, dass bei empfindlichen Gemüse- und Obstarten durch eine unsachgemäße oder zu lange Lagerung teilweise größere Vitaminverluste auftreten können als bei gleich nach der Ernte tiefgekühltem Gemüse und Obst (*Bognár* 1988; *Bognár* und *Wolf* 2002). Grundsätzlich ist aber wegen der geringeren Verarbeitung und dem damit verbundenen niedrigeren Energieeinsatz die Verwendung von *frischen*, der Jahreszeit entsprechenden Lebensmitteln (s. 5.5, S. 162) gegenüber vorverarbeiteten, Tiefkühl- oder Fertigprodukten (sog. *Convenience-Produkten*) vorzuziehen.

Im Gegensatz zu dieser Empfehlung ist der allgemeine Verzehr verarbeiteter Lebensmittel stark gestiegen, so hat sich beispielsweise der Umsatz an **Tiefkühlkost** zwischen 1971 und 2001 mehr als verdreifacht (von 10,6 auf 34,3 kg/Person und Jahr; *Deutsches Tiefkühlinstitut* 2002a).

Außerdem sprechen die häufige Verwendung von Zusatzstoffen (s. 5.3.4, S. 122) und die mögliche Anwendung gentechnischer Methoden bei den Zutaten (s. 5.3.5, S. 129) sowie der höhere Preis (s. 6.6, S. 209) gegen den Einsatz von **Convenience-Produkten.**

Eine **schonende Zubereitung** der Speisen ist Voraussetzung für eine möglichst weitgehende Erhaltung des Eigengeschmacks und der wertgebenden Inhaltsstoffe. Die schonendste Zubereitungsart stellt das gründliche Reinigen der Nahrung und die anschließende rein mechanische Bearbeitung, d. h. Zerkleinerung *ohne Hitzeanwendung* dar (Frischkost). Soll Gemüse gegart werden, führt möglichst kurzes Dünsten mit wenig Wasser zu den geringsten Nährstoffverlusten. Beim Kochen in viel Wasser werden Vitamine, Mineralstoffe und sekundäre Pflanzenstoffe ins Kochwasser ausgelaugt, im Schnellkochtopf zerkocht Gemüse leicht (*Bognár* 1988 und 1994; *Bognár* und *Wolf* 2002; s. 7.4.4, S. 229). Getreidekörner und Hülsenfrüchte sollten vor dem Kochen in Wasser eingeweicht werden, weil dadurch die Garzeit erheblich verkürzt wird. Hierfür bietet sich wegen der relativ langen Garzeit der Schnellkochtopf an – oder die traditionelle Kochkiste bzw. isolierte Warmhaltetöpfe.

5.3.4 Vermeidung von Nahrungsmitteln mit Zusatzstoffen

(Beitragsautor: Mathias Schwarz)

5.3.4.1 Allgemeines

Im Vergleich zur Über- und Fehlernährung nehmen Lebensmittelzusatzstoffe bei der wissenschaftlichen **Einschätzung des gesundheitlichen Risikos** durch Ernährung einen geringen Stellenwert ein. Dennoch bestehen aus Verbrauchersicht berechtigte Vorbehalte gegenüber Zusatzstoffen. Bestimmte Bevölkerungsgruppen, insbesondere Kinder, sind offensichtlich von einem erhöhten Risiko betroffen. Verzehrsgewohnheiten mit stark verarbeiteten Lebensmitteln führen zu einem gesteigerten Konsum von Zusatzstoffen. Zudem gibt es Schwachpunkte in der toxikologischen Bewertung von Zusatzstoffen aufgrund der gegenwärtigen Methoden der Sicherheitseinschätzung.

Die Verwendung von Lebensmittelzusatzstoffen trägt wesentlich zu einer **Veränderung der Lebensmittelqualität** bei. Diese werden in der Lebensmittelproduktion eingesetzt, um die Beschaffenheit von Lebensmitteln zu beeinflussen oder um bestimmte Wirkungen zu erzielen. Lebensmittelzusatzstoffe dienen vielfach der Anpassung an technische Prozesse bei der industriellen Lebensmittelproduktion, der Beeinflussung der sensorischen Qualität oder der Verlängerung der Haltbarkeit. Dadurch ermöglichen sie eine erhöhte Herstellungssicherheit und können auch die Herstellungskosten senken.

Zu den in der Lebensmittelverarbeitung eingesetzten technisch oder ernährungsphysiologisch wirksamen Stoffen zählen neben den eigentlichen Zusatzstoffen auch die sog. **technischen Hilfsstoffe**. Diese unterstützen technische Prozesse wie Klären, Filtrieren oder Extrahieren. Technische Hilfsstoffe üben im fertigen Produkt keine beabsichtigte Wirkung mehr aus, sind darin nicht mehr oder allenfalls in Spuren enthalten und müssen daher nicht in der Zutatenliste aufgeführt werden. Bezüglich der gesetzlichen Anforderungen für die gesundheitliche Sicherheit werden diese aber allen anderen Lebensmittelzusatzstoffen gleichgestellt.

Aus Gründen des **Verbraucherschutzes** ist die Verwendung von Lebensmittelzusatzstoffen gesetzlich streng reglementiert. Demnach dürfen diese nur eingesetzt werden, wenn sie *gesundheitlich unbedenklich* und *technologisch notwendig* sind. Darüber hinaus darf der Verbraucher durch deren Verwendung über den geminderten Wert oder die geminderte Brauchbarkeit eines Lebensmittels *nicht getäuscht* werden. Gleichwohl werden Zusatzstoffe unter anderem eingesetzt, um verarbeitungstechnisch entstehende Mängel auszugleichen. Zudem sind bei bestimmten Substanzen gesundheitliche Risiken festgestellt worden bzw. nicht auszuschließen.

5.3.4.2 Rechtsvorschriften für Lebensmittelzusatzstoffe

Die Rechtsvorschriften für Lebensmittelzusatzstoffe sind innerhalb der EU inzwischen vollständig harmonisiert. Das deutsche Zusatzstoffrecht wurde in wesentlichen Teilen zuletzt 1998 geändert, um die bestehenden EU-Richtlinien in nationales Recht umzusetzen und bisherige Zusatzstoffregelungen zu bündeln. In der deutschen **Zusatzstoff-Zulassungs-Verordnung** von 1998 sind in den Anlagen insgesamt 26 Gruppen von Zusatzstoffen aufgeführt (Tab. 5.3). Dabei handelt es sich um etwa 350 Stoffe unterschiedlicher Substanzklassen. Für Zusatzstoffe, die anderen (z. B. ernährungsphysiologischen) Zwecken dienen, sind neue gesetzliche Regelungen vorgesehen – hier gelten bis zum Erlass dieser Änderungen die bisherigen Verordnungen.

Die **Kennzeichnung** eines Lebensmittels ist ein wesentliches Element der Verbrauchersouveränität und für viele Konsumenten, insbesondere für Personengruppen mit Unverträglichkeitsreaktionen, ein wichtiges Kriterium für die Auswahl eines Lebensmittels. Zusatzstoffe unterliegen aber nicht in allen Fällen einer Kennzeichnungspflicht im Zutatenverzeichnis.

Eine Kennzeichnung ist *nicht* gesetzlich vorgeschrieben, wenn Zusatzstoffe nur bestimmten Zutaten eines Lebensmittels zugesetzt werden und diese dann keine technologische Wirkung im fertigen Lebensmittel mehr ausüben. Diese sog. **Carry-over-Regelung** gilt z. B. für die Beimengung einer Fruchtzubereitung, die Konservierungsstoffe enthält, zur Herstellung von Fruchtjoghurt (dem selbst keine Konservierungsstoffe zugesetzt werden dürfen). Auf der

Tab. 5.3: Zugelassene Gruppen von Lebensmittelzusatzstoffen in Deutschland
(*Zusatzstoff-Zulassungs-Verordnung* 1998, Anlagen 1–7)

1. Antioxidationsmittel	14. Modifizierte Stärken
2. Backtriebmittel	15. Schutz- und Packgase
3. Emulgatoren	16. Säuerungsmittel
4. Farbstoffe	17. Säureregulatoren
5. Festigungsmittel	18. Schaumverhüter
6. Feuchthaltemittel	29. Schmelzsalze
7. Füllstoffe	20. Stabilisatoren
8. Geliermittel	21. Süßungsmittel
9. Geschmacksverstärker	22. Trägerstoffe/-lösungsmittel
10. Kaumasse	23. Treibgase
11. Komplexbildner	24. Trennmittel
12. Konservierungsstoffe	25. Überzugsmittel
13. Mehlbehandlungsmittel	26. Verdickungsmittel

Zutatenliste des fertigen Fruchtjoghurts müssen die Konservierungsstoffe der Fruchtzubereitung nicht deklariert werden, vielmehr darf dieser sogar die Aufschrift „ohne Zusatz von Konservierungsstoffen" tragen.

Ausnahmeregelungen von der Kennzeichnungspflicht existieren weiterhin für Lebensmittel, die lose oder in Umhüllungen oder Fertigpackungen an den Endverbraucher abgegeben werden, wenn in einem Aushang oder in einer schriftlichen Aufzeichnung alle bei der Herstellung des Lebensmittels verwendeten Zusatzstoffe angegeben werden. Dies gilt z. B. für Produkte aus dem Bäcker- oder Fleischerhandwerk sowie für Speisen aus Einrichtungen der Gemeinschaftsverpflegung.

Der deutsche Gesetzgeber beabsichtigt (Stand April 2003), die Kennzeichnungsanforderungen für lose in Verkehr gebrachte Lebensmittel zu erweitern. Er strebt durch Änderung der Lebensmittelkennzeichnungsverordnung und anderer lebensmittelrechtlicher Verordnungen an, zusätzliche Angaben vorzuschreiben, wie sie bereits für vorverpackte Lebensmittel bestehen (*BMVEL* 2002b).

5.3.4.3 Gesundheitliche Bewertung von Lebensmittelzusatzstoffen

Trotz der gesetzlichen Regelungen und der erforderlichen Zulassung durch den Gesetzgeber können gesundheitliche Risiken von Lebensmittelzusatzstoffen nicht ausgeschlossen werden. Einige Zusatzstoffe lösen offensichtlich unerwünschte Reaktionen aus. Dazu zählen insbesondere immunologisch vermittelte **allergische Reaktionen** wie Nesselsucht, Nasenschleimhautentzündung oder atopische Ekzeme. Des Weiteren werden Asthma, Pseudoallergien, Reizbarkeit, Ruhelosigkeit, Schlafstörungen, Magenverstimmungen, Entwicklungsstörungen oder das Hyperkinetische Syndrom im Zusammenhang mit der Aufnahme von Zusatzstoffen diskutiert. Vor allem die häufig zugesetzten Farb- und Konservierungsstoffe stehen im Verdacht, bei bestimmten Bevölkerungsgruppen Unverträglichkeitsreaktionen auszulösen. Auffällig ist, dass insbesondere Kinder stark auf Zusatzstoffe reagieren können. Allerdings ist unklar, ob vor allem eine erhöhte Aufnahme oder eine besondere Empfindlichkeit in der Wachstumsphase die Ursache dafür ist (*Schwarz* 2000, S. 72ff; s. 4.7, S. 105).

Aufgrund gewisser Risiken für bestimmte Bevölkerungsgruppen, insbesondere Allergiker, sowie aus Gründen der Transparenz wird derzeit in der EU ein neues Gesetz für eine bessere Lebensmittelkennzeichnung erarbeitet (Stand April 2003).

Die **Unsicherheit bei der toxikologischen Bewertung** von Lebensmittelzusatzstoffen ist offensichtlich, denn bestimmte Zusatzstoffe sind in der EU zugelassen, in anderen Ländern jedoch verboten. Beispielsweise darf der Süßstoff Cyclamat (E 952) derzeit in den USA, Kanada und vielen anderen Ländern nicht verwendet werden, in der EU hingegen ist er erlaubt. Ein weiteres Beispiel sind Unstimmigkeiten für die Festlegung der ADI-Werte (**a**cceptable **d**aily **i**ntake, duldbare Tagesaufnahme; s. 3.2.2, S. 47). Der ADI-Wert für den Farbstoff Canthaxanthin (E 161g) wurde 1987 vom *Wissenschaftlichen Lebensmittelausschuss der EU-Kommission (SCF, scientific committee on food)* von 25 mg um den Faktor 500 auf 0,05 mg herabgesetzt, nachdem bekannt wurde, dass dieser zu kristallinen Ablagerungen in der menschlichen Retina führen kann (*Poulsen* 1991).

Grundsätzliche Bedenken gegen die Verwendung von Zusatzstoffen bestehen, weil die für Lebensmittelzusatzstoffe festgelegten ADI-Werte nur jeweils für einen *einzelnen* Zusatzstoff gelten. In Toxizitätsprüfungen werden mögliche **potenzierende, additive, antagonistische oder synergistische Wechselwirkungen** von Zusatzstoffmischungen bis jetzt kaum berücksichtigt. Dies gilt auch für Wechselwirkungen der Zusatzstoffe mit Bestandteilen der Lebensmittel, wie Nährstoffe oder Reaktionsprodukte, die bei der Verarbeitung entstehen können. Übliche Mischungen von Zusatzstoffen in Lebensmitteln sind beispielsweise Farbstoffmischungen in Süßwaren. In Tierversuchen konnte gezeigt werden, dass das Verfüttern von Lebensmittelfarbstoffen in Mischungen Stoffwechselstörungen bei Versuchstieren bewirken kann, was für die Stoffe einzeln gegeben nicht der Fall ist (*Aboel-Zahab* u. a. 1997). In der *Rahmenrichtlinie über Zusatzstoffe 89/107/EWG* ist seit 1988 zwar vorgesehen, dass bei der Sicherheitsbewertung Wechselwirkungen berücksichtigt werden sollen. Diese Soll-Bestimmung wird allerdings nicht spezifiziert und spielt faktisch bei der Sicherheitsbewertung bis heute offensichtlich nur eine geringe Rolle. Die Anzahl möglicher kombinatorischer Wirkungen von Lebensmittelbestandteilen ist kaum quantifizierbar, sodass Testverfahren (insbesondere weitere Tierversuche), die diese Effekte erfassen sollen, weder pragmatisch noch aus ökonomischer Perspektive sinnvoll erscheinen.

Zudem sollte aus ethischen Gründen die Anzahl der **Tierversuche** möglichst gering gehalten werden. Außerdem können Ergebnisse aus Tierversuchen nur begrenzt auf den Menschen übertragen werden, was deren Aussagekraft einschränkt. Um die Toxizität der Zusatzstoffe zu testen, die in der Produktion von Lebensmitteln und Tierfutter eingesetzt werden, wurden allein im Jahr 1996 in der EU ungefähr 8.000 Tierversuche durchgeführt (*Broadhead* und *Combes* 2001).

Die **Aussagekraft toxikologischer Messmethoden** und damit die Bedeutung für eine Gefährdung der menschlichen Gesundheit ist offensichtlich begrenzt (s. 3.2.2.8, S. 54). Der Grund ist, dass sich potenzierende, additive, antagonistische oder synergistische Wirkungen verschiedener Lebensmittelkomponenten durch die praktizierten Messmethoden kaum erfassen lassen. Nach heutigem Wissensstand existiert keine Messmethode, welche die Toxizität der variablen Einzelkomponenten eines Lebensmittels (z. B. verschiedener Zusatzstoffe) mit jeweils unterschiedlicher Dosis-Wirkungsbeziehung analysieren und voraussagen kann.

Zudem lassen sich schwach wirksame Stoffe schlecht erfassen und es fehlen Studien an Krankheitsmodellen, an Tieren mit genetisch variabler Empfindlichkeit oder an alten Tieren. Das Zustandekommen eines **ADI-Wertes** ist daher in starkem Maße sowohl abhängig von Qualität und Aussagekraft der toxikologischen Prüfverfahren als auch von der Interpretationsfähigkeit der Tester selbst. Der ADI-Wert kommt damit eher einem Konsens unter anerkannten Toxikologen und weniger einem soliden, naturwissenschaftlich exakt feststellbaren Richtwert gleich. Dies führt mitunter zu unterschiedlichen Auffassungen.

So wurden beispielsweise in Deutschland die Konservierungsstoffe Propionsäure (E 280–283) und Borsäure (E 284) zunächst zugelassen und nach einigen Jahren aufgrund später festgestellter toxischer Wirkungen wieder verboten. Im Rahmen der europäischen Harmonisierung sind diese beiden Zusatzstoffe jedoch mit Inkrafttreten der *Zusatzstoff-Zulassungs-Verordnung* von 1998 wieder zugelassen.

Da Unsicherheiten bezüglich der quantitativen Aufnahme von Zusatzstoffen bestehen, wird in der EU der Versuch unternommen, die **Höhe des Verzehrs** dieser Stoffe zu bestimmen. Insbesondere sollen dadurch diejenigen Zusatzstoffe erfasst werden, „deren mögliche lebensmittelbedingte Aufnahme den größten Anlass zur Besorgnis gibt" (*Kommission der Europäischen Gemeinschaften* 2001, S. 5ff). Der *Wissenschaftliche Lebensmittelausschuss der EU-Kommission (SCF)* hat empfohlen, das Augenmerk insbesondere auf die Zufuhr bestimmter Zusatzstoffe bei Kindern zu richten, da diese aufgrund ihres Ernährungsverhaltens eine (auf das Körpergewicht bezogene) deutlich höhere Aufnahme bestimmter Zusatzstoffe im Vergleich zu Erwachsenen haben.

Vorläufige Ergebnisse lassen erkennen, dass einige Zusatzstoffe die duldbaren Aufnahmemengen z.T. erheblich übersteigen. Bei Erwachsenen wurde der ADI-Wert für 23 Zusatzstoffe teilweise um mehr als den Faktor 6 überschritten. Bei Kleinkindern wurde der kritische Schwellenwert bei 45 Zusatzstoffen erreicht, mit Maximalüberschreitungen bis zum Zwölffachen der duldbaren Aufnahme. Da jedoch die Untersuchungsmethoden bemängelt wurden und Daten nicht aus allen Ländern der EU vorlagen, soll ein neuer Bericht über die Menge der aufgenommenen Zusatzstoffe und mögliche Gefährdungen vorgelegt werden (Stand April 2003).

5.3.4.4 Lebensmittelzusatzstoffe: Notwendigkeit oder Verbrauchertäuschung

Prinzipiell stellt sich die Frage, ob Lebensmittelzusatzstoffe (insbesondere Farbstoffe) sowie Aromastoffe überhaupt **notwendig** sind (Aromastoffe gehören lebensmittelrechtlich nicht zu den Zusatzstoffen, sondern gelten als „Zutaten"; s. 16.2, S. 327). Erzeugnisse wie Schmelzkäse, Margarine oder Limonade sind ohne diese Substanzen kaum herstellbar. Fraglich ist jedoch, ob solche Erzeugnisse wirklich notwendig sind.

Kritiker warnen schon lange vor einer möglichen Verbrauchertäuschung bzw. einer verminderten „Produktehrlichkeit" durch den Einsatz von Zusatzstoffen, weil damit eine **scheinbare Qualität** erzeugt wird, die die eingesetzten Zutaten selbst nicht hervorbringen (*Katalyse-Institut für angewandte Umweltforschung* 1985; *Arbeitsgemeinschaft der Verbraucherverbände* 1992). Außerdem wird damit eine Entwicklung im Lebensmittelsektor unterstützt, die die „Verbrauchererwartung" derart normiert, dass jede Abweichung vom gewohnten Geschmack oder von einer Produktfarbe nicht mehr akzeptiert wird. Natürliche Lebensmittel werden teilweise so verfremdet, dass ihr Ursprung kaum noch oder nicht mehr erkennbar ist. Die vielfältigen Geschmackserlebnisse, die naturbelassene Lebensmittel bieten, werden verlernt und durch künstliche ersetzt. So wird erwartet, dass Vanillepudding nach Vanillin schmeckt und gelb ist – obwohl echte Vanille nicht gelb, sondern schwarz ist und ein sehr viel breiteres Aroma besitzt.

Bei der modernen Lebensmittelverarbeitung kommt es häufig zu **Farb- und Aromaverlusten** – möglicherweise ist aber auch die Qualität der verwendeten Rohstoffe für die Verbraucher wenig attraktiv. Aus diesen Gründen werden Aromastoffe, Farbstoffe und Geschmacksverstärker (z. B. Glutamat) verwendet, um die unbefriedigende Qualität dieser Nahrungsmittel aufzubessern und sie dadurch für den Verzehr überhaupt erst ansprechend erscheinen zu lassen (s. 16.2, S. 327). So werden beispielsweise die meisten Fruchtjoghurts mit Aromastoffen hergestellt, weil die verwendeten Früchte in der zugegebenen Menge offensichtlich nicht die gewünschte Geschmacksintensität besitzen. In diesem Fall wäre das „ehrliche Produkt" ohne Zusatz von Aromen – dann aber erwartungsgemäß weniger gut verkäuflich. Ein weiteres Beispiel sind Fertigsuppen, die häufig mit Geschmacksverstärkern und Aromastoffen hergestellt werden.

Nach § 17 (Absatz 1, Nr. 3) des *Lebensmittel- und Bedarfsgegenständegesetzes* soll eine mögliche **Verbrauchertäuschung** vermieden werden: danach ist es verboten, „zugelassene Zusatzstoffe (...) auch bei Kenntlichmachung so anzuwenden, daß sie geeignet sind, den Verbraucher über den geminderten Wert oder die geminderte Brauchbarkeit eines Lebensmittels zu täuschen". Inwieweit durch die gängige Herstellungspraxis, insbesondere durch die Verwendung von Farbstoffen, Aromen oder Geschmacksverstärkern bei stark verarbeiteten Lebensmitteln Widersprüche zu § 17 auftreten, ist unklar.

Ohne Zweifel werden jedoch Zusatzstoffe eingesetzt, um Verluste oder das Fehlen an Farbe und Geschmack bei stark verarbeiteten Produkten zu ersetzen. Vor dem Hintergrund fortschreitender Erkenntnisse im Bereich der **Gesundheitsprävention**, z. B. bezüglich sekundärer Pflanzenstoffe und anderer bioaktiver Substanzen, geraten natürlich enthaltene wertgebende Inhaltsstoffe wie Farbstoffe (Carotinoide, Anthocyane usw.) oder Aromastoffe (Sulfide, Terpene usw.) zunehmend in den Blickpunkt (s. 4.2, S. 71). Es ist anzunehmen, dass Zusatzstoffe und zugesetzte Aromen unter gewissen Umständen geeignet sind, den Verbraucher über den infolge starker Verarbeitung geminderten Wert eines Lebensmittels zu täuschen. Denn beispielsweise kann der normalerweise ebenfalls beeinträchtigte sensorische Eindruck eines *stark verarbeiteten* Lebensmittels durch zugesetzte Farb- und Aromastoffe verdeckt werden, wodurch die Wertminderung bezüglich essenzieller und gesundheitsfördernder Inhaltstoffe nicht mehr erkannt wird.

Aus den genannten Gründen ist es empfehlenswert, **Nahrungsmittel mit Zusatzstoffen zu meiden**. Angesichts der bestehenden Fremd- bzw. Schadstoffsituation sollten alle Quellen zusätzlicher, aber unnötiger möglicher Belastungen für den Menschen umgangen werden (s. 3.2.2, S. 47).

5.3.4.5 Zusatzstoffe in Öko-Lebensmitteln

Zusatzstoffe finden sich überwiegend in stark verarbeiteten Produkten und werden Lebensmitteln bei unterschiedlichen Produktionsverfahren zugesetzt. Ein Trend zu stärkerer Verarbeitung ist vor allem bei konventionellen, inzwischen aber auch bei ökologischen Erzeugnissen zu beobachten. Neben manchen Enzymen und Aromen werden auch bei Öko-Lebensmitteln bestimmte Zusatzstoffe eingesetzt. Die für Lebensmittel pflanzlicher Herkunft erlaubten Zusatzstoffe sind allerdings laut **EU-Öko-Verordnung** stark eingeschränkt (auf 36 statt der etwa 350 in konventionellen Produkten erlaubten; Tab. 5.4). Im Bereich tierischer Lebensmittel gelten bis zur Verabschiedung einer diesbezüglichen Verordnung die Vorgaben der Verbände des ökologischen Landbaus.

Einige **Verbände der ökologischen Landwirtschaft** haben die Anzahl und Verwendungsmöglichkeiten der Zusatzstoffe in ihren Richtlinien weiter eingegrenzt. Ein Beispiel aus dem Bereich tierischer Lebensmittel: Die Verwendung von Pökelsalz bei der Herstellung von Wurstwaren ist für Verarbeitungsbetriebe, die nach den Richtlinien der Verbände wie Bioland, Demeter, Gäa oder Öko-Siegel arbeiten,

Tab. 5.4: Zusatzstoffe, die bei der Herstellung von ökologischen pflanzlichen Lebensmitteln nach der EU-Öko-Verordnung erlaubt sind (*EG* 1991)

Zusatzstoffe	E-Nummer
Agar-Agar	E 406
Alginsäure und deren Natrium- und Kalium-Salze	E 400–E 402
Apfelsäure	E 296
Argon	E 938
Ascorbinsäure	E 300
Calciumcarbonat, Natriumcarbonate,	E 170, E 500
Kaliumcarbonat,	E 501
Ammoniumcarbonate,	E 503
Magnesiumcarbonate	E 504
Calciumsulfat	E 516
Carrageen	E 407
Citronensäure und	E 330
Calciumcitrate	E 333
Glycerin	E 422
Guarkernmehl	E 412
Gummi arabicum	E 414
Johannisbrotkernmehl	E 410
Kaliumtartrate, Natriumtartrate	E 336, E 335
Karayagummi	E 416
Kohlendioxid	E 290
Lecithine	E 322
Milchsäure	E 270
Monocalciumphosphat	E 341
Natriumhydroxid	E 524
Pektin	E 440
Sauerstoff	E 948
Siliciumdioxid	E 551
Stark tocopherolhaltige Extrakte	E 306
Stickstoff	E 941
Traganth	E 413
Weinsäure	E 334
Xanthan	E 415

nicht zugelassen, da nach dem Verzehr krebserregende Nitrosamine entstehen können (*Bund Ökologische Lebensmittelwirtschaft* 2003).

Die in ökologischen Lebensmitteln eingesetzten Zusatzstoffe gelten **größtenteils als gesundheitlich unbedenklich** und dürften im Allgemeinen bei Verwendung in der Menge, die zur Erreichung eines technologischen Effekts notwendig ist, keine Gefährdung der Gesundheit darstellen. Nur in Einzelfällen kann eine unerwünschte Wirkung, z. B. eine allergische Reaktion, nicht ausgeschlossen werden (*Verbraucher-Zentrale Hamburg* 2001; s. 3.2.2.7, S. 52).

5.3.4.6 Lebensmittelzusatzstoffe und Vollwert-Ernährung

Aufgrund der beschriebenen Risiken stellt sich die Frage, ob sich bestimmte synthetisch hergestellte oder isolierte Zusatzstoffe durch **in der Natur vorkommende Zutaten** ersetzen lassen. Beispielsweise könnte anstelle der toxikologisch umstrittenen synthetischen Antioxidanzien bei vielen Produkten auf antioxidativ wirkende Kräuter und Gewürze zurückgegriffen werden (*Baltes* 1995, S. 165), wie Rosmarin, Salbei, Anis, Koriander, Dill, Fenchel oder Majoran (*Craig* 1999). Einige Kräuter und Gewürze weisen eine höhere antioxidative Kapazität auf als synthetisch hergestellte Antioxidanzien (*Martinez-Tome* u. a. 2001). Dabei sind Rosmarin und Oregano stärker antioxidativ wirksam als z. B. Butylhydroxytoluol (E 321), Butylhydroxyanisol (E 320) oder Propylgallat (E 310).

Ob ein Einsatz natürlicher Substanzen aufgrund deren sensorischer Eigenschaften realisierbar ist, bleibt jedoch aus Sicht der Lebensmittelindustrie fraglich. Getrocknete Kräuter werden allerdings traditionell seit langer Zeit z. B. zur Aromatisierung von Essig oder Öl eingesetzt. Dies hat offensichtlich neben einer Verbesserung des Aromas auch konservierende Effekte.

Für die **Vollwert-Ernährung** wird empfohlen, die Aufnahme von **Lebensmittelzusatzstoffen zu vermeiden.** Tatsächlich ist deren Aufnahme in der Vollwert-Ernährung wenig bedeutsam, da frische Grundnahrungsmittel statt Fertigprodukten empfohlen werden. Verbrauchern, die auch bei verarbeiteten Produkten Zusatzstoffe weitgehend meiden wollen, kann die Empfehlung gegeben werden, solche aus ökologischer Produktion zu kaufen, die deutlich weniger oder auch keine Zusatzstoffe enthalten. Wer Speisen aus frischen Zutaten selbst zubereitet, nimmt darüber hinaus Einfluss auf die Angebotspolitik der Lebensmittelindustrie und des Handels.

5.3.5 Vermeidung von Gentechnik im Ernährungsbereich

(Beitragsautoren: Hartmut Meyer und Susanne Sachs)

Die Agrar- und Nahrungsmittelwirtschaft führt kontinuierlich neue Verfahren für die Gewinnung und Verarbeitung von Rohstoffen und Lebensmitteln ein. So tauchen Begriffe auf wie Light-Produkte, Convenience Food, Designer Food, Functional Food und Novel Food. Unter dem Begriff „**Novel Food**" („**neuartige Lebensmittel**") werden häufig nur Produkte verstanden, die unter Anwendung von Gentechnik hergestellt sind. Er umfasst aber laut der noch geltenden EU-Gesetzgebung von 1997 eine Reihe unterschiedlichster Produkte, unter anderem:

- Lebensmittel aus gentechnisch veränderten Pflanzen und Tieren (z. B. Mais, Soja, Lachse)
- chemisch modifizierte oder neu synthetisierte Bestandteile oder Produkte (z. B. der Fettersatzstoff „Olestra")
- Bestandteile oder Produkte aus Organismen und Rohstoffen, die bisher nicht der menschlichen Ernährung dienten (z. B. Einzellerprotein „Quorn" als Fleischersatz)
- Lebensmittel, die bisher nicht in nennenswertem Umfang konsumiert wurden (z. B. die Südseefrucht „Noni").

Zur Bewertung und Zulassung von einzelnen Lebensmitteln und Lebensmittelzutaten, die mit **gentechnischen Methoden** produziert sind, wurde mit der europäischen Novel-Food-Verordnung (*EG* 1997) ein neuer Rechtsrahmen geschaffen. Er wird zukünftig durch europäische Gentechnikgesetze für Lebens- und Futtermittel (*EC* Nr. 1829/2003) sowie zur Kennzeichnung und Rückverfolgbarkeit (*EC* Nr. 1830/2003) ersetzt (s. 5.3.5.7, S. 135; s. 5.3.5.8, S. 136), die beide im November 2003 in Kraft getreten sind und ab April 2004 Anwendung finden müssen. Soll ein lebensfähiger gentechnisch veränderter Organismus (GVO) für den Einsatz in freier Natur zugelassen werden (z. B. Soja, Tomaten), muss eine Risikoabschätzung nach der EU-Freisetzungsrichtlinie 2001/18 (zuvor 90/220) vorliegen.

5.3.5.1 Einsatz der Gentechnik im Ernährungsbereich

Mit Hilfe der Gentechnik ist es möglich, aktiv in die Vorgänge der Vererbung einzugreifen sowie natürliche Kreuzungsbarrieren zwischen verschiedenen Pflanzen- bzw. Tierarten zu überwinden (Produktion sog. „transgener Organismen"). Das Erbgut (DNS, **D**esoxyribo**n**uklein**s**äure) aller Lebewesen besteht aus vier gleichen Grundbausteinen. Gene stellen einzelne Abschnitte der DNS dar und tragen die Information für den Aufbau der Proteine des Organismus in sich. Durch unterschiedliche Kombinationen der DNS-Bausteine ist eine nahezu unendlich große Vielzahl von Genen vorstellbar.

Im Agrar- und Lebensmittelsektor hat die Gentechnik inzwischen in Form verschiedenster GVO Eingang gefunden, nämlich als transgene Mikroorganismen, Pflanzen und Tiere sowie in Form von Einzelsubstanzen aus gentechnisch veränderten Organismen.

Transgene Pflanzen: Bislang wurden in der EU zur Lebensmittelproduktion fünf verschiedene gentechnisch veränderte Pflanzenarten bzw. -eigenschaften zugelassen:

- herbizidresistenter Raps
- pollensteriler Raps
- schadinsektenresistenter Mais
- herbizidresistenter Mais
- herbizidresistente Soja

Seit Oktober 1998 gilt ein *De-facto-Moratorium* (d. h. ein Stopp) für die Inverkehrbringung von GVO nach der Freisetzungsrichtlinie, das im Juni 1999 durch den EU-Umweltministerrat offiziell verkündet wurde. Dies gilt auch für laufende Anmeldungen, z. B. Futterrüben (Herbizidresistenz), Tomaten (verzögerte Fruchtreife) und Industriepflanzen wie Stärkekartoffeln (geänderte Stärkezusammensetzung). Seit Januar 2003 wurden 25 Anträge auf Zulassung von GVO neu vorgelegt, allerdings liegen bislang für lediglich acht Anträge Risikoanalysen vor (Stand März 2004). Der Zeitpunkt einer Inverkehrbringung ist kaum vorhersagbar:

- Es bleibt zu überprüfen, ob diese Anträge den neuen schärferen Bestimmungen im Bereich „Ökologische Risikoabschätzung" entsprechen.
- Die Zulassungsprozedur zur Inverkehrbringung eines GVO kann bis zu zwei Jahre betragen.
- Etliche EU-Staaten wollen bislang das Moratorium für die Inverkehrbringung von GVO erst dann aufheben, wenn die oben aufgeführten neuen Gesetzespakete im Bereich GVO-Lebensmittel national umgesetzt und zusätzliche Regelungen zur GVO-Haftung verabschiedet sind.

Als dritter Resistenztyp (neben Herbizid- und Schadinsektenresistenz) ist die *Virusresistenz* von anbautechnischem Interesse. Anträge auf Inverkehrbringung entsprechender Pflanzen wurden in der EU aber noch nicht gestellt.

Die Unterdrückung unerwünschter Eigenschaften eines Lebensmittels, in diesem Fall das Ausschalten des „Weichmacher-Gens" in Tomaten, führte 1994 in den USA zur Zulassung und zum kommerziellen Anbau der bekannten *FlavrSavr-Tomate* („Anti-Matsch-Tomate"). Deren Produktion als Frischeprodukt wurde allerdings 1997 wegen ackerbaulicher und geschmacklicher Unzulänglichkeiten aufgegeben (*Meyer* 1997).

Als Produkte der sog. *„Zweiten Generation"* werden gentechnisch veränderte Pflanzen bezeichnet, in denen – über eine Insekten-, Herbizid- oder Virusresistenz hinausgehend – neue Substanzen oder veränderte Substanzprofile produziert werden sollen. Dies sind beispielsweise

- Ölpflanzen (Raps, Soja) mit verändertem Fettsäurenmuster,
- Reis mit erhöhtem Vitamin- oder Mineralstoffgehalt („Vitamin-A-Reis"; s. 5.3.5.6, S. 134),
- Pflanzen mit erhöhten Gehalten an sekundären Pflanzenstoffen, z. B. zum Zweck der Cholesterinsenkung (phytosterolangereichertes Soja).

Ertragssteigerungen, wie etwa durch die Erhöhung der Photosynthese-Effizienz, aber auch viele weitere gewünschte Veränderungen, sind aufgrund der Komplexität dieser Eigenschaften mit den bisher entwickelten gentechnischen Methoden nicht möglich.

Transgene Tiere: Gentechnische Methoden werden eingesetzt, um eine beschleunigte Wachstumsrate und eine verkürzte Mastzeit der Tiere zu bewirken. Weitere Eigenschaften wie geringere Stress- und Krankheitsanfälligkeit unter Hochleistungsbedingungen sind aufgrund ihrer Komplexität den gentechnischen Methoden in der Praxis bisher nicht zugänglich.

Die Verwendung transgener Tiere ist derzeit weltweit noch nicht für die Lebensmittelproduktion genehmigt (Stand März 2004). In den USA läuft aber ein Zulassungsverfahren über transgene Lachse mit kontinuierlich hoher Wachstumshormonproduktion.

In den USA dürfen Kühe mit rekombinantem Wachstumshormon (von gentechnisch veränderten Mikroorganismen produziert) behandelt werden, um mehr Milch zu geben. In der

EU ist dessen Verkauf und Anwendung allerdings auf unbefristete Zeit verboten, außerdem dürfen Milch und Fleisch von solchen Kühen hier nicht vermarktet werden.

Transgene Mikroorganismen: Der Einsatz gentechnisch veränderter Bakterien und Pilze im Methodenrepertoire der *Klassischen Biotechnologie* (z. B. im Braugewerbe, in der Fleisch- und Milchverarbeitung) wird als *Moderne Biotechnologie* bezeichnet. Durch den Einsatz von Hefen mit verkürzten Gärungszeiten für die Brotherstellung oder zur Entfernung des Alkohols bei der Produktion von alkoholfreiem Bier können Produktivitätssteigerungen erzielt werden.

Gentechnisch veränderte Mikroorganismen werden seit 1982 kommerziell in der Großfermentation eingesetzt. Sie dienen unter anderem der Produktion von Süßstoffen und Aminosäuren sowie zur Herstellung von Enzymen, die zur Verzuckerung von Zellulose (Zellulasen) oder zur schnelleren Bräunung von Backwaren (Xylanasen) eingesetzt werden.

Einzelsubstanzen aus gentechnisch veränderten Organismen: Mit Hilfe von gentechnisch veränderten Mikroorganismen oder gentechnisch veränderten Zellkulturen von Tieren und Pflanzen ist es möglich, die Produktion von Einzelsubstanzen billiger durchzuführen (z. B. Synthese von Vitaminen, Enzymen, Lebensmittelzusatzstoffen, Aromen, Futterzusatzstoffen, Pestiziden). In der Folge können klassische Rohstoffquellen oder Zulieferer vom Markt verdrängt werden (z. B. Labferment aus gentechnisch veränderten Mikroorganismen statt des tierischen Labferments oder des pflanzlichen/mikrobiellen Labersatzes; ein weiteres Beispiel: Fette aus gentechnisch veränderten einheimischen Pflanzen statt Kakaobutter).

Lebensmittelüberwachung: Hier bieten gentechnische Analysemethoden und Nachweisverfahren neue Möglichkeiten der Qualitätskontrolle, z. B. die DNS-Analyse für pathogene Keime oder die sichere Identifizierung von gentechnisch veränderten Pflanzen wie Soja in Lebensmitteln mittels der PCR-Methode (**p**olymerase **c**hain **r**eaction).

5.3.5.2 Risikobewertung der Gentechnik

Obwohl die Gentechnik bei der Herstellung pharmazeutisch wirksamer Substanzen im medizinischen Sektor von Nutzen sein kann, ist ihre Anwendung bei der Produktion von Lebensmitteln in Frage zu stellen. Anstelle von Verbesserungen für die Lebensmittelqualität (s. Kap. 3 *Lebensmittelqualität*, S. 37) birgt die Erzeugung von Nahrungsmitteln unter Anwendung der Gentechnik eine Reihe ernst zu nehmender und bisher ungeklärter potenzieller Risiken (siehe unten).

Das bisher in der Risikoabschätzung der Gentechnologie angewandte **Additive Risikomodell** geht davon aus, dass sich genetische Eigenschaften in ihrer Wirkung addieren. Methoden zur Einbindung nicht-additiver, sich verstärkender oder abschwächender Effekte in die Risikoabschätzung fehlen bislang.

Beispielsweise ist wissenschaftlich anerkannt, dass ein und dasselbe Transgen (= gentechnisch verändertes Gen) je nachdem, in welchem Abschnitt des Genoms es eingebaut wurde, sowie je nach Entwicklungsstadium des GVO und je nach Jahreszeit unterschiedlich aktiv ist – und zwar in nicht vorhersagbarem Ausmaß.

Die Neueinführung von Eigenschaften kann auch Einfluss auf andere Stoffwechselwege und ihre Endprodukte nehmen. Zum Beispiel konnte bei transgenem herbizidresistentem Soja und bei Mais mit Insektenresistenz (Bt-Mais; **B**acillus-**t**huringiensis-Mais) eine stärkere Verholzung der Zellwände festgestellt werden (*Stotzky* 2001).

Lachse mit einem gentechnisch veränderten Wachstumshormon-Gen wiesen zwar im Fleisch kaum Unterschiede zu konventionellem Mastlachs auf, sie zeigten aber eine andere Jugendfärbung und ein verändertes Fress- und

Schwimmverhalten sowie teilweise schwere Deformationen am Kopf (*Meyer* 1997). Diese Wirkungen werden *Positions- und Pleiotropieeffekte* genannt.

Die Erkenntnis, dass ein Organismus mehr ist als die Summe seiner Einzelteile und dass Rückkoppelungen zwischen allen Organisationsebenen auftreten, deren Ursache und Resultate nicht genetisch vorherbestimmt sind (*Strohmann* 1997; *Rose* 2001), ist inzwischen auch in die EU-Gesetzgebung eingeflossen. Zukünftig müssen neue Methoden der Risikoanalyse entwickelt werden, die sich an einem **Synergistischen Risikomodell** orientieren, d. h. einem Modell, das Interaktionen auf allen Ebenen erfasst.

5.3.5.3 Gesundheitliche Auswirkungen der Gentechnik

Direkte Risiken für die menschliche Gesundheit ergeben sich entweder aus neuen Produktionsweisen, die mit den GVO ermöglicht werden, oder aus den GVO selbst.

Als Beispiel für solche **neuen Produktionsweisen** gilt der Einsatz von Totalherbiziden zusammen mit resistenten, d. h. gegen die Herbizide unempfindlichen Pflanzensorten. Grundsätzlich ist festzustellen, dass durch die Entwicklung herbizidresistenter Pflanzen die Rückstandsproblematik in Lebensmitteln nicht gelöst, sondern nur verlagert wird. Dies steht im Gegensatz zu Ankündigungen der chemischen Industrie, eine Herbizidresistenz fördere die Verwendung „umweltfreundlicher" und toxikologisch unbedenklicher Mittel und sorge für eine Reduktion der Aufwandsmengen.

Untersuchungen des amerikanischen Landwirtschaftsministeriums zeigten dagegen, dass bei gentechnisch veränderter Soja („RoundupReady") statt einer deutlich geringeren sogar eine geringfügig größere Menge an Pestiziden ausgebracht wurde als auf konventionellen Feldern. Der Verbrauch von Pestiziden stieg insgesamt langsam an (*Tappeser* 2001).

Durch die künstliche Neukombination genetischen Materials beinhalten **transgene Organismen** *selbst* Gefahrenpotenziale für die Gesundheit des Menschen, die wegen unzureichenden Forschungs- und Erfahrungsstandes nur schwer abzuschätzen sind. Im Verlauf von Freisetzungen und industrieller Produktion zufällig dokumentierte Beobachtungen und spätere systematische Forschungen zeigen, dass transgene Pflanzen die neuen Gene als „fremd" erkennen und ausschalten können (*Finnegan* und *McElroy* 1994; *Wassenegger* und *Pütz* 2002). Durch gentechnische Eingriffe in Stoffwechselwege von Hefe traten unerwartet schädliche Nebenprodukte wie Methoxyglyoxal auf (*Inose* und *Murata* 1995).

Gentechnische Eingriffe führen in der Regel dazu, dass neue, bisher in dieser Pflanze nicht vorhandene Proteine gebildet werden. In diesem Zusammenhang stellt sich die Frage nach einem möglicherweise veränderten **allergenen Potenzial** dieser pflanzlichen Nahrungsmittel. Während es möglich ist, auf Proteine aus bekannten, allergieauslösenden Organismen zu testen, ist die Abschätzung, inwieweit neue Proteine in Nahrungsmitteln ein allergieauslösendes Potenzial besitzen, sehr schwierig. Derzeit wird eine Reihe von Genen für Proteine in transgene Pflanzen eingebaut, die als potenzielle Allergene gelten. Zu diesen Proteinen zählen unter anderem

- Enzyminhibitoren (z. B. Trypsininhibitoren aus Soja)
- Lektine (spezielle Proteine mit insektentoxischem und teilweise säugetiertoxischem Potenzial, z. B. aus Bohnen)
- Albumine (Speicherproteine)

Wenn dieselben Proteine gleichzeitig in verschiedene wichtige Nutzpflanzen einkloniert würden, wäre für allergisch reagierende Menschen gleich eine große Palette von pflanzlichen Lebensmitteln nicht mehr essbar (*Tappeser* 2001).

Umstritten ist die Frage, ob durch den Verzehr von Lebensmitteln aus GVO **intakte Transgene** auf die **Darmflora** des Menschen oder auf den Menschen selbst übertragen werden können. Eine aktuelle Studie aus England enthält Hinweise, dass auch menschliche Darmbakterien unter bestimmten Bedingungen Erbgut aus genetisch modifizierten Pflanzen aufnehmen können. Im Stuhl und in den Darmbakterien von Untersuchungsteilnehmern mit künstlichem Darmausgang, die Lebensmittel mit gentechnisch veränderter Soja gegessen hatten, konnte genetisch veränderte DNS nachgewiesen werden (*Netherwood* u. a. 2002).

Da **Antibiotikaresistenz-Gene** in der Gentechnologie zur Markierung und Vorselektion von GVO im Labor eingesetzt werden, könnten diese Resistenzen über den Verdauungstrakt oder den Boden auf menschliche und tierische Krankheitserreger übertragen werden. Dies würde die derzeitige Verbreitung von Antibiotikaresistenzen unter Mikroorganismen verstärken und damit eine Situation verschärfen, die durch den übermäßigen Einsatz von Antibiotika in der intensiven Tiermast und in der Humanmedizin entstanden ist. Zwar sollen die Resistenzgene nach der revidierten EU-Freisetzungsrichtlinie 2001/18 ab 2005 nicht mehr in gentechnisch veränderten Organismen verwendet werden – allerdings unter der Voraussetzung, dass diese „schädliche Auswirkungen auf die menschliche Gesundheit oder die Umwelt haben können". Bisher ist allerdings nicht festgelegt, wie „schädliche Auswirkungen" genau definiert werden sollen.

5.3.5.4 Ökologische Auswirkungen der Gentechnik

Die Ausbreitung von GVO und veränderter DNS in Ökosysteme birgt ein nicht einschätzbares Potenzial für ungewollte und unkontrollierbare Wechselwirkungen. Einen Weg der Ausbreitung stellt die „**Entsorgung**" intakter GVO und DNS aus Produktionsanlagen und Laboren der ersten Sicherheitsstufe S1 über die Kanalisation dar.

Ein zweiter Weg ist die **Freisetzung** und der flächenhafte Anbau von GVO. Bei letzteren stehen folgende Aspekte im Zentrum der Kritik:

- unerwünschte Ausbreitung der Transgene über Pollen auf kreuzungsfähige Nutz- und Wildpflanzen (horizontaler Gentransfer)
- unerwünschte Ausbreitung der Transgene über die Aufnahme von DNS aus abgestorbenen Pflanzenresten durch Bodenbakterien (vertikaler Gentransfer)
- negative Auswirkungen der neuen Eigenschaften auf Nicht-Ziel-Organismen (z. B. nützliche Insektenarten) in den Nahrungsketten agrarischer und natürlicher Ökosysteme
- unvorhersehbare Veränderungen der Eigenschaften von GVO durch Wechselwirkungen zwischen neuem Gen und dem Organismus

Die unbeabsichtigte Ausbreitung neuer Gene über Pollen auf kreuzungsfähige Wildverwandte und Kulturpflanzen sowie die Entstehung fruchtbarer, transgener Nachfahren ist inzwischen wissenschaftlich bewiesen (*Emberlin* u. a. 1999). Unklar ist nach wie vor, welche ökologischen Auswirkungen diese Einführung fremder Eigenschaften in die Pflanzengesellschaften haben wird. Als besonders riskant werden Freisetzung und Anbau von GVO in Gebieten angesehen, in denen eine große Vielzahl an kreuzungsfähigen Sorten angebaut werden oder auch deren wilde Ausgangsarten wachsen, die von großem züchterischem Interesse sind (Zentren der biologischen Vielfalt, z. B. Raps und Zuckerrübe in Europa, Mais in Mexiko).

Fütterungsversuche unter anderem mit insektenresistentem Bt-Mais oder Pflanzen, auf denen Bt-Mais-Pollen gelandet waren, bzw. mit transgenen Kartoffeln, zeigen eine starke Schädigung nützlicher Insektenarten wie Schmetterlinge, Florfliegen oder Marienkäfer (*Hilbeck* u. a. 1998a und 1998b; *Birch* u. a. 1997).

5.3.5.5 Ökonomische Auswirkungen der Gentechnik

Mit Verabschiedung der EU-Patentrichtlinie von 1998 wurde auch in Europa der Weg zur **Patentierung von Tieren und Pflanzen** geebnet. Kritiker sehen darin eine Verstärkung der Abhängigkeit der industrialisierten Landwirtschaft von transnationalen Agrochemiefirmen sowie eine Schaffung weitreichender Monopole im Bereich der allgemeinen Lebensgrundlagen. Die Patentierung genetischer Information an sich ist paradox, da diese lediglich *entdeckt*, aber nicht *erfunden* werden kann. Während der technologische Eingriff ökonomisch belohnt wird, gibt es für den Erhalt der Artenvielfalt und das kollektive Wissen von Landwirten und Züchtern keine vergleichbaren ökonomischen Anreize (*Frein* und *Meyer* 2001).

Für die **Landwirtschaft der Industrieländer** werden gentechnisch veränderte Organismen entwickelt, um traditionelle Produkte aus tropischen Ländern ersetzen zu können und so die „Abhängigkeit" von diesen Staaten zu reduzieren (z. B. Ersatz für Palm- und Kokosfette oder Kakaobutter aus hiesigen Ölpflanzen). Diese Entwicklung steht im Gegensatz zur Absichtserklärung, die Armut in Entwicklungsländern bekämpfen zu wollen. Beim großflächigen Anbau entsprechender transgener Pflanzen in Industriestaaten sind einschneidende Einkommensverluste in den Ländern des Südens wahrscheinlich (s. 5.7, S. 170).

Aber auch die Landwirte in Industrieländern werden voraussichtlich weiter an Eigenständigkeit verlieren und noch stärker als bisher in die **ökonomische Abhängigkeit** der Saatgut-, Lebensmittel- und Pharmaindustrie geraten, wenn sie zukünftig Rohstoffe erzeugen, die auf gentechnischem Wege industriellen Qualitätsanforderungen angepasst werden (sog. custom-designed crops).

5.3.5.6 Soziale Auswirkungen der Gentechnik

Häufig werden gentechnische Methoden als Chance zur Bekämpfung von **Hunger in Entwicklungsländern** dargestellt. Dieser Argumentation kann nur gefolgt werden, wenn die Ursachen von Hunger auf das Problem einer unzureichenden Nahrungsproduktion reduziert werden. Umfassende Analysen der Hunger- und Armutsproblematik zeigen jedoch, dass durch die Fixierung auf eine technikzentrierte Lösung keine dauerhafte und sozial gerechte Problemlösung erreicht werden kann – eine Erkenntnis, die auch aus der Geschichte der Fehler der *Grünen Revolution* abgeleitet wird (*Shiva* 1998; *Kuyek* 2002; s. 5.7, S. 170).

Der von Wissenschaftlern der ETH Zürich und der Universität Freiburg entwickelte **„Vitamin-A-Reis"** (auch „Golden Rice" genannt) stellt ein gutes Beispiel für den eindimensionalen Ansatz der Gentechnik im Bereich Entwicklungsländer dar (s. 1.2, S. 21). In diesen Reis wurden Gene aus der Narzisse und aus einem Bakterium eingebaut, mit deren Hilfe die Pflanze die Vorstufe von Vitamin A, das Beta-Carotin, synthetisiert. Nach Publikation der ersten Forschungsergebnisse gingen euphorische Erwartungen durch die Weltpresse, unter anderem, dass der neue Reis in Zukunft jedes Jahr einer Million Kinder das Leben retten solle.

Vitamin-A-Mangel tritt aber in der Regel nicht isoliert auf. Meist geht ein weiterer Nährstoffmangel damit einher, da aufgrund der verbreiteten Armut der Zugang zu einer Vielfalt an Nahrungsmitteln, die eine adäquate Nährstoffzufuhr gewährleisten würde, nicht gegeben ist. Die grundlegende Voraussetzung, damit Vitamin A oder Beta-Carotin überhaupt vom Körper verwertet werden können, nämlich eine ausreichende Fettzufuhr, ist ebenfalls häufig nicht erfüllt. Zudem fehlen bisher verlässliche Angaben über die Umwandlungsraten von Beta-Carotin zu Vitamin A, die Bioverfügbarkeit sowie die Stabilität bei der Lagerung. Ob das Beta-Carotin des „Golden

Rice" physiologisch nutzbar sein wird, ist daher bisher nicht geklärt.

Verschiedene Nicht-Regierungs-Organisationen aus den Reis konsumierenden Zielländern warnen vor Versprechungen der Industrie und plädieren stattdessen für eine Nutzung der auf den Feldern fast verschwundenen einheimischen grünen Pflanzen, wie Cassava- und Taro-Blätter, grüne Blattgemüse und Süßkartoffeln, die neben Beta-Carotin weitere wichtige Nährstoffe für eine gesunde Ernährung bieten (*BIOTHAI* u. a. 2002).

Die einseitige Konzentration auf kostenintensive, industrielle Lösungen der Gentechnologie führt dazu, dass die Fortentwicklung **angepasster lokaler Produktionssysteme** vernachlässigt wird. Erfahrungen aus Entwicklungsländern zeigen, dass nur die Bevölkerung *selbst* Produktionssysteme entwickeln kann, die neben dem Bedürfnis nach Nahrung auch andere Bedürfnisse ihres Alltags erfüllen können (*UBINIG* 1997; *Hoering* 2002).

Die Aktivitäten der internationalen gentechnischen Forschung und Entwicklung zeigen schließlich, dass sich diese auf die **industrielle Landwirtschaft der gemäßigten Klimazonen** konzentrieren – die praktische Relevanz der Gentechnologie für Entwicklungsländer muss bisher als gering eingestuft werden (*Dolata* 2003).

5.3.5.7 Zulassung von Nahrungsmitteln aus gentechnisch veränderten Organismen

Während die Anwendung von Gentechnik im Lebensmittelbereich prinzipiell eine rationellere, kostengünstigere und effektivere Lebensmittelerzeugung und -verarbeitung ermöglichen kann, bleibt der **Nutzen für die Verbraucher** umstritten. Angesichts der zuvor angesprochenen gesundheitlichen, ökologischen und sozialen Risiken der Gentechnologie ist daher aus Sicht der Verbraucher eine **prinzipielle Nichtzulassung gentechnischer Verfahren bei der Erzeugung und Verarbeitung von Lebensmitteln** zu fordern.

Eine solche Nichtzulassung ist in den Richtlinien der deutschen und internationalen Anbauverbände der **ökologischen Landwirtschaft** festgeschrieben und wurde 1999 in die entsprechende EU-Verordnung für die ökologische Landwirtschaft (*EG* 1999) aufgenommen (s. 5.4.2, S. 151; s. 5.4.3, S. 152). Für ein *generelles* Verbot auch im konventionellen Bereich konnte bisher keine politische Mehrheit gefunden werden. So stellt sich die Frage, wie eine sachlich angemessene, sozialverträgliche und dauerhafte **Risikokontrolle und -bewältigung** sowie eine unmissverständliche und umfassende **Kennzeichnung** gentechnisch veränderter Produkte gewährleistet werden kann.

5.3.5.8 EU-Kennzeichnung nach Art der Lebensmittelherstellung

Im Gegensatz zur bisher gültigen Novel-Food-Verordnung, bei der allein die Eigenschaften des Endproduktes Ausschlag gebend für das Genehmigungsverfahren und die Kennzeichnung sind, schlägt die EU mit der **Verordnung über genetisch veränderte Lebens- und Futtermittel**, die ab April 2004 anzuwenden ist, einen völlig neuen Weg ein.

Die EU griff die zentrale Forderung der Verbraucher- und Umweltverbände auf, den **Produktionsprozess der Lebensmittel** in den gesetzgeberischen Mittelpunkt zu rücken. Nach dieser Logik ist z. B. auch Zucker aus gentechnisch veränderten Zuckerrüben als solcher zu kennzeichnen, auch wenn im Endprodukt kein GVO mehr nachgewiesen werden kann.

Für die **Kennzeichnung** ist beispielsweise folgender Wortlaut vorgeschrieben:

- „Tofu – aus genetisch veränderten Sojabohnen hergestellt" oder
- „Nudelgericht – enthält aus genetisch verändertem Mais hergestellten Maisgrieß".

Folgende Produkte müssen gekennzeichnet werden:

- **Gentechnisch veränderte Organismen** (GVO) *selbst*, wie Gemüsemais, Tomaten sowie Futtermittel aus GVO (z. B. Mais, Raps, Soja)
- **Produkte, die GVO enthalten**, z. B. Joghurt oder Rohwurst mit gentechnisch veränderten (gv) Milchsäurebakterien; gv Hefe; Käse mit gv Schimmelpilzen
- **Produkte aus GVO**, z. B. Tomatenpüree aus Tomaten, Öl aus gv Sojabohnen oder Raps, Pommes aus gv Kartoffeln, Zucker aus gv Zuckerrüben, Cornflakes aus gv Mais
- Fertigprodukte, die **Zutaten aus GVO** enthalten, z. B. Fertigpizza mit gv Mais; Babynahrung mit gv Maiskeimöl
- Lebensmittel, die **Zusatzstoffe** oder **Aromen** enthalten, die direkt aus gv Pflanzen gewonnen wurden oder in gv Mikroorganismen erzeugt wurden, z. B. Sojalecithin, modifizierte Stärke, Sorbit, Vitamin E aus gv Soja, Aromen aus Sojaproteinen

Erhebliche Kennzeichnungslücken treten allerdings unter anderem bei tierischen Lebensmitteln auf, weil zwar gentechnisch veränderte Futtermittel *selbst* gekennzeichnet werden müssen, aber nicht mehr die Produkte der Tiere. Auch viele verarbeitete Lebensmittel, bei deren Herstellung gentechnisch veränderte Mikroorganismen und Enzyme eingesetzt wurden, bleiben von der Kennzeichnungspflicht ausgenommen.

Folgende Produkte müssen *nicht* gekennzeichnet werden:

- Lebensmittel **aus Tieren**, die mit gv Futtermitteln gefüttert wurden (Fleisch/Wurst, Fisch)
- Lebensmittel **von Tieren**, die mit gv Futtermitteln gefüttert wurden (Milch und Milchprodukte, Eier)
- Lebensmittel, die Zutaten enthalten, die **mit Hilfe von gv Mikroorganismen** erzeugt wurden (z. B. Vitamine B_2, B_{12}, C, Geschmacksverstärker Glutamat; Süßstoff Aspartam)
- Lebensmittel, die Zutaten enthalten, die auf **gv Nährstoffen** gewachsen sind (z. B. Bäckerhefe, die auf Nährstoffen aus gv Maisstärke wächst)
- Lebensmittel, bei deren Herstellung **gv Enzyme** eingesetzt wurden, z. B. bei Käse gv Labenzym (Chymosin), bei Brot Amylasen zur Stärkeverarbeitung, bei Fruchtsaft Pektinasen zur Klärung, bei Süßwaren/Pralinen Invertasen zur Stärkeverzuckerung
- **Honig**, der Pollen aus gv Raps enthält

Auch bei einer zufälligen, unbeabsichtigten Verunreinigung bis zu einem **Grenzwert von 0,9 %** muss ein Produkt *nicht* gekennzeichnet werden. Insgesamt bleibt ein Großteil der im Handel erhältlichen Lebensmittel, der mit Gentechnik in Berührung gekommen ist, ohne entsprechende Kennzeichnung. Demnach ist eine tatsächliche **Wahlfreiheit** für Verbraucher zwischen gentechnikfreien Produkten und solchen, die gentechnisch veränderte Bestandteile enthalten, **nicht gewährleistet**. Wünschenswert ist eine Kennzeichnung *aller* Lebensmittel, bei deren Herstellung gentechnische Verfahren eingesetzt wurden bzw. die mit Gentechnik in Berührung gekommen sind.

5.3.5.9 Regelungen zur Deklaration „ohne Gentechnik"

Betriebe der anerkannten **Verbände der ökologischen Landwirtschaft** dürfen seit 1994 aufgrund der Basisrichtlinien der *Internationalen Vereinigung Biologischer Landbaubewegungen (IFOAM)* keine gentechnisch veränderten Pflanzen anbauen und keine gentechnisch veränderten tierischen oder mikrobiellen Organismen einsetzen.

Neben den Richtlinien der Anbauverbände ist in der Verordnung 1804/1999 zur Einbeziehung der tierischen Erzeugung in den Geltungsbereich der alten **EU-Öko-Verordnung** Folgendes gesetzlich festgelegt: „Genetisch veränderte Organismen (GVO) und deren Derivate sind mit der ökologischen Wirtschaftsweise unvereinbar. [...] Ökologischer Landbau schließt ein, daß bei der Erzeugung der Produkte [...] genetisch veränderte Organismen und/oder deren Derivate nicht verwendet werden dürfen; hiervon ausgenommen sind Tierarzneimittel." (s. 5.4.3, S. 152).

Für konventionelle Produkte hat die deutsche Regierung 1997 im Rahmen der Umsetzung der europäischen Novel-Food-Verordnung eine deutsche **Verordnung** unter anderem über die Kennzeichnung von ohne Anwendung gentechnischer Verfahren hergestellten Lebensmittel erlassen. Danach kann ein Produkt mit der Angabe **„ohne Gentechnik"** in Verkehr gebracht werden, wenn:
„1. es nicht aus einem genetisch veränderten Organismus besteht oder aus einem genetisch veränderten Organismus hergestellt worden ist,
2. es nicht unter Verwendung von Stoffen hergestellt worden ist, die aus genetisch veränderten Organismen bestehen oder aus genetisch veränderten Organismen hergestellt sind, und bei der Herstellung der verwendeten Stoffe keine aus genetisch veränderten Organismen gewonnenen technischen Hilfsstoffe einschließlich Extraktionslösungsmittel und Enzyme eingesetzt wurden,
3. dem Tier, von dem das Lebensmittel gewonnen worden ist, keine Futtermittel oder Futtermittelzusatzstoffe oder Arzneimittel im Sinne des § 2 des Arzneimittelgesetzes verabreicht worden sind, die mit Hilfe gentechnischer Verfahren hergestellt worden sind."

Eine **unbeabsichtigte Verunreinigung** von Lebensmitteln in unvermeidbaren Spuren wird hierbei toleriert. Dennoch ist der vorgegebene gesetzliche Rahmen so eng und wenig praxisnah, dass bisher bis auf wenige Ausnahmen keine Produkte als „gentechnikfrei" gekennzeichnet werden konnten.

5.3.5.10 Forderungen der Verbraucher-, Umweltschutz- und Entwicklungsorganisationen

Nach dem **„Diskurs Grüne Gentechnik"** des *Bundesministeriums für Verbraucherschutz, Ernährung und Landwirtschaft*, der im Jahre 2002 über mehrere Monate stattfand, wurden von Seiten der Verbraucher- und Umweltschutzverbände sowie von Herstellerverbänden der Natur-/Reformkost und ökologischer Lebensmittel unter anderem folgende offenen Problemfelder beschrieben bzw. Forderungen aufgestellt (*Transgen* 2002):

- **Wahlfreiheit:** Die Möglichkeit, sich gentechnikfrei zu ernähren, muss auch in Zukunft gegeben sein.
- **Koexistenz:** Wegen der unvermeidlichen Verunreinigungen kann gentechnikfreie ökologische Landwirtschaft nicht gleichberechtigt neben einer Landwirtschaft existieren, die Gentechnik anwendet.
- **Haftung:** Es muss eine Produkt- und Anwenderhaftung im Sinne des Verursacherprinzips mit Beweislast auf Seite des Produzenten von Lebensmitteln aus GVO angewendet werden.
- **Forschungsförderung:** Eine Umlenkung staatlicher Fördergelder in umwelt- und sozialverträgliche Technologien ist nötig, die zur Entwicklung von Produkten keine transnationale Konzentration von Markt- und Kapitalmacht voraussetzen.

Auf **internationaler Ebene** erhoben Umwelt- und Entwicklungsorganisationen aus Industrie- und Entwicklungsländern in den Verhandlungen über ein völkerrechtlich verbindliches Protokoll zur biologischen Sicherheit (biosafety) die Forderung, ein **Moratorium für Freisetzung und Handel von GVO** auszusprechen, bis ein Abkommen mit umfassenden ökologischen und sozioökonomischen Risikoanalysen und angemessenen Haftungs- und Entschädigungsklauseln beschlossen und durchgesetzt ist (*Meyer* u. a. 1999). Diese Forderung besteht auch weiterhin.

5.3.5.11 Gentechnik und Vollwert-Ernährung

Wegen der dargestellten unsicheren bzw. problematischen Sachlage und der gesetzgeberischen Lücken bzgl. der Gentechnik im Ernährungsbereich, wird für die Vollwert-Ernährung empfohlen, **Produkte sowie Zusatz-, Hilfs- und Aromastoffe, die unter Anwendung der Gentechnik hergestellt wurden, zu meiden**. Dieses ist erreichbar, indem Lebensmittel aus ökologischer Landwirtschaft verzehrt werden (s. 5.4, S. 150).

5.3.6 Vermeidung von Lebensmittelbestrahlung

(Beitragsautorin: Gesa Maschkowski)

5.3.6.1 Wirkungsweise und Anwendungsgebiete der Lebensmittelbestrahlung

Die Bestrahlung von Nahrungsmitteln mit ionisierenden Strahlen ist ein physikalisches Verfahren zur **Haltbarmachung**. In Europa sind 15 Bestrahlungsanlagen zugelassen (Stand April 2003), davon arbeiten neun mit dem Radioisotop Kobalt 60, das bei seinem Zerfall Gammastrahlen aussendet. In den übrigen Anlagen werden Elektronenbeschleuniger eingesetzt, die ionisierende Strahlen maschinell erzeugen (*EG* 2002).

Die ionisierenden Strahlen durchdringen das Lebensmittel und schädigen insbesondere die Erbinformation in den Zellen (DNS), danach können sich die Zellen nicht mehr teilen. So wird z. B. die Entwicklung von Mikroorganismen oder das Auskeimen von Pflanzen gehemmt (*Ehlermann* 2003). Die Einheit der Strahlungsdosis ist definiert in Gray (1 Kilogray = 1 Kilojoule pro Kilogramm bestrahlter Materie).

Je nach Strahlendosis lassen sich unterschiedliche **Wirkungen** erzielen (*WHO* 1988, S. 34):

- Keimhemmung von Kartoffeln, Zwiebeln, Knoblauch usw. (0,05–0,15 kGy)
- Bekämpfung von Vorratsschädlingen und Parasiten bei Getreide, Hülsenfrüchten, Trockenfrüchten, Tees, Gewürzen, Fisch, Fleisch usw. (0,15–0,5 kGy)
- Reifungshemmung von frischem Obst und Gemüse (0,5–1 kGy)
- Verlängerung der Haltbarkeit, z. B. bei Fisch und Erdbeeren (1–3 kGy)
- Ausschaltung von bestimmten krankheitserregenden Mikroorganismen in Meeresfrüchten, Geflügel, Fleisch, Rohmilchkäse, Gewürzen usw. (1–10 kGy)
- Verbesserung der technologischen Eigenschaften von Lebensmitteln, z. B. höhere Saftausbeute bei Obst (2–7 kGy)

5.3.6.2 Gesetzliche Regelungen zur Lebensmittelbestrahlung

Die Bestrahlung von getrockneten aromatischen **Kräutern und Gewürzen** ist gemäß der Richtlinie 1999/2/*EG* in der gesamten EU erlaubt (*EG* 1999a und b). Deutschland hat die EU-Vorschriften mit der neuen Lebensmittelbestrahlungsverordnung vom 14. 12. 2000 in nationales Recht umgesetzt, d. h. auch in Deutschland ist die Bestrahlung von Gewürzen zulässig.

Fünf Mitgliedsstaaten (Belgien, Frankreich, Italien, Niederlande, Vereinigtes Königreich) erlauben darüber hinaus auf ihrem eigenen Gebiet die Vermarktung bestimmter bestrahlter Lebensmittel, wie Frisch- und Trockenobst und -gemüse, Geflügel, Garnelen, Fisch sowie Froschschenkel. Diese bestrahlten Nahrungsmittel dürfen in Deutschland nicht verkauft werden.

Bestrahlte Lebensmittel müssen die **Kennzeichnung** „bestrahlt" oder „mit ionisierenden Strahlen behandelt" tragen, das gilt auch für Lebensmittelbestandteile, die in geringen Mengen in Nahrungsprodukten enthalten sind.

Die Liste der Lebensmittel, die europaweit bestrahlt werden dürfen, soll stufenweise ergänzt werden. Eine Entscheidung, ob außer Gewürzen noch weitere Lebensmittel zur Bestrahlung zugelassen werden, steht weiterhin aus (Stand April 2003).

5.3.6.3 Auswirkungen der Lebensmittelbestrahlung auf den Nährwert

Die Lebensmittelbestrahlung hat nur geringe bis keine Auswirkungen auf Kohlenhydrate, Fette, Proteine und Mineralstoffe (*WHO* 1999, S. 38ff). Von allen Vitaminen sind die Vitamine E und B_1 am empfindlichsten gegen Bestrahlung. Auch Carotinoide sowie die Vitamine C, A und K können durch Bestrahlung in ihrer Wirkung reduziert werden. Die **Vitaminverluste** sind unterschiedlich hoch und von verschiedenen Bedingungen abhängig, wie Wassergehalt des Lebensmittels, Anwesenheit von Sauerstoff bei der Bestrahlung sowie Lagerungsdauer und Zeitpunkt der Analyse (*WHO* 1999, S. 40ff).

Beispielsweise nahm der Ausgangsgehalt von Vitamin E in Haferflocken, die in Gegenwart von Luft bestrahlt und acht Monate gelagert wurden, um 44 % ab. Bei Bestrahlung unter Stickstoff betrug der Vitamin-E-Verlust nur 7 %. Bestrahlte Kartoffeln verloren erst im Verlauf der Lagerung rund 50 % der Carotinoide, bei unbestrahlten Kartoffeln trat kein Verlust an Carotinoiden auf (*WHO* 1994, S. 140f). Gefrorenes Geflügelfleisch, das mit der sechsfachen zulässigen Dosis bestrahlt wurde, zeigte nur bei Gammabestrahlung eine signifikante Reduktion der Wirkung von Thiamin, nicht hingegen bei Elektronenbestrahlung (*Diehl* 1992).

In der Literatur findet sich wiederholt die Aussage, dass die Vitaminverluste durch Bestrahlung den Verlusten entsprechen, die durch übliche Konservierungsverfahren wie Hitzesterilisation oder Trocknen hervorgerufen werden (*Diehl* 1984). Der Vergleich der Bestrahlung mit der Hitzesterilisation und dem Trocknen ist jedoch nicht sonderlich aussagekräftig. Denn zumindest in Industrieländern sind die Alternativen beispielsweise zu bestrahltem Gemüse oder Obst nicht die getrockneten oder sterilisierten Produkte, sondern frische Lebensmittel, die bis zum Verzehr nur geringe Nährstoffverluste aufweisen.

Außerdem muss berücksichtigt werden, dass nicht nur die Verluste durch Bestrahlung, sondern zusätzlich noch **Verluste durch Lagerung oder Zubereitung** auftreten können (*WHO* 1988, S. 29). Experten schätzen allerdings, dass höchstens 1 % aller Lebensmittel für die Bestrahlung in Frage kämen, d. h. das Problem des Nährwertverlustes durch Bestrahlung ist von untergeordneter Bedeutung (*WHO* 1999, S. 49; *Ehlermann* 2003).

5.3.6.4 Mögliche Auswirkungen der Lebensmittelbestrahlung auf die Gesundheit des Menschen

Lebensmittel, die mit ionisierenden Strahlen behandelt wurden, sind selbst nicht radioaktiv. In Veröffentlichungen der *WHO* kommen internationale Expertengruppen wiederholt zu dem Ergebnis, dass bestrahlte Lebensmittel, die in Übereinstimmung mit der guten Herstellungspraxis behandelt wurden, **sicher, bekömmlich** und für die Ernährung **geeignet** sind (*WHO* 1988, S. 49ff; *WHO* 1999, S. 161f).

Die Frage, ob durch Bestrahlung gesundheitsschädliche „**Radiolyseprodukte**" gebildet werden, hat zu einer Vielzahl von Untersuchungen und wiederholten Stellungnahmen der *WHO* geführt. Unter anderem wurde festgestellt, dass fast alle Verbindungen, die im Lebensmittel durch Bestrahlung gebildet werden, ebenso in unbehandelten bzw. anderweitig erhitzten Lebensmitteln vorkommen.

Nach der Bestrahlung von **fetthaltigen Lebensmitteln** wurden jedoch Substanzen nachgewiesen, die sich allein auf den Bestrahlungsvorgang zurückführen lassen. Es handelt sich um Abbauprodukte von Fettsäuren, sog. **Cyclobutanone**. In hohen Konzentrationen zeigen Cyclobutanone zytotoxische (zellschädigende), genotoxische (erbgutschädigende) und kanzerogene (krebsfördernde) Wirkungen. Diese Effekte konnten in Tierversuchen allerdings nur mit reinen (in dieser Konzentration in Lebensmitteln nicht vorkommenden) Cyclobutanen erzielt werden. Bisher wurde nicht untersucht, ob diese toxischen Wirkungen auch bei bestrahlten Lebensmitteln auftreten. Die Wissenschaftler selbst fordern weitere Untersuchungen, um die genaue Dosis-Wirkungsbeziehung und die Verstoffwechselung der Cyclobutanone im Körper zu klären (*Marchioni* und *Delincée* 2002, S. 197f).

Der wissenschaftliche Lebensmittelausschuss der EU ist der Auffassung, dass die vorliegenden *toxikologischen* Daten zu Cyclobutanonen nicht ausreichen, um eine Risikoabschätzung für die menschliche Gesundheit vorzunehmen, dass allerdings die große Anzahl der langfristig angelegten *Fütterungsversuche* an verschiedenen Tierspezies die Sicherheit von bestrahlten Lebensmitteln weiterhin belegen (*Europäische Kommission* 2002a).

5.3.6.5 Zur Frage der technologischen Notwendigkeit der Lebensmittelbestrahlung

Noch bevor die *Europäische Kommission* (2001) einen neuen Vorschlag für eine gemeinschaftliche Positivliste vorgelegt hat, leitete sie eine umfassende Diskussion über die Ergänzung der Positivliste ein. In ihren Stellungnahmen wendeten sich die **Verbraucherverbände**, aber auch ein Großteil der **Lebensmittelhersteller**, *gegen* die Bestrahlung. Die derzeit angewandten Verfahren werden zur Gewährleistung einer guten Hygiene als ausreichend angesehen. Die Hersteller befürchten vor allem einen Imageschaden – nur in wenigen Fällen wie bei Froschschenkeln, Garnelen und Langusten wird auch von ihnen eine Strahlenbehandlung befürwortet.

Die **Bestrahlungsindustrie** – unterstützt durch die Sachverständigengruppe der *FAO/WHO*, die US-amerikanische Regierung und einige Forschungsverbände – sieht *keine* wissenschaftliche Begründung für eine Ablehnung der Lebensmittelbestrahlung.

Die ***Europäische Kommission*** (2001) beschreibt auf Basis der Debatte drei Lösungsmöglichkeiten:

- Aufgrund der abweichenden Standpunkte könnte die bestehende Liste, die nur Kräuter und Gewürze enthält, als vollständig betrachtet werden.
- Die Positivliste könnte um die Lebensmittel ergänzt werden, die in einigen Mitgliedsstaaten in erheblichen Mengen bestrahlt werden, nämlich tiefgefrorene Kräuter, Trockenfrüchte, Getreideflocken und -keime, Innereien von Hühnern, Eiklar, Gummi arabicum, geschälte Garnelen und Froschschenkel.
- Da sich die Lebensmittelhersteller selbst überwiegend *gegen* die Bestrahlung ausgesprochen haben, könnten nur die Erzeugnisse bestrahlt werden, für die auch von Herstellerseite eine Bestrahlung vorgeschlagen wurde, nämlich geschälte Garnelen, Langusten und Froschschenkel.

5.3.6.6 Zur Frage der Verbrauchertäuschung durch Lebensmittelbestrahlung

Möglichkeiten der Verbrauchertäuschung sind beispielsweise dann gegeben, wenn dem Verbraucher ein **falscher Eindruck über die Frische oder den Gesundheitswert** von bestrahltem Gemüse oder Obst vermittelt wird. Die Bestrahlung von frischem Gemüse und Obst wird in der EU gegenwärtig jedoch nicht diskutiert.

Zum analytischen Nachweis der Lebensmittelbestrahlung stehen für verschiedene Lebensmittelgruppen geeignete Methoden zur Verfügung. Die Mitgliedstaaten müssen jährlich einen Bericht über die **Kontrollen** der Bestrahlungsanlagen und der Lebensmittel vorlegen. Soweit die Kontrollen ordnungsgemäß durchgeführt werden, ist eine Gefahr der Verbrauchertäuschung nicht gegeben.

Im Oktober 2002 verabschiedete die *Europäische Kommission* (2002b) erstmals einen Bericht zur Bestrahlung von Lebensmitteln in der EU. Demnach waren nur wenige bestrahlte Produkte auf dem Markt nicht korrekt gekennzeichnet (1,4% von über 6.600 Proben). Die Behörden im Vereinigten Königreich stellten allerdings bei 42% bestimmter Nahrungsergänzungsmittel (wie Aloe vera, Luzerne, Teufelskralle, Knoblauch, Ingwer u. a.) eine nicht deklarierte Bestrahlung fest.

5.3.6.7 Lebensmittelbestrahlung und Vollwert-Ernährung

Für die Vollwert-Ernährung wird empfohlen, **Lebensmittel so wenig wie möglich zu verarbeiten** (s. 5.3, S. 118), denn es gilt, die Schädigung essenzieller und gesundheitsfördernder (auch evtl. noch unbekannter) Inhaltsstoffe durch die Lebensmittelverarbeitung zu vermeiden. **Folglich wird die Lebensmittelbestrahlung ablehnend bewertet.**

Sollten in Zukunft europaweit nur Kräuter und Gewürze bestrahlt werden dürfen, ist die Frage nach der Nährwertschädigung eher von untergeordneter Bedeutung, da diese nur in kleinen Mengen verzehrt werden. Kritisch zu hinterfragen wäre in diesem Zusammenhang die Bestrahlung z. B. von Getreideflocken oder Geflügelfleisch.

Im Rahmen der Vollwert-Ernährung wird gegenwärtig für die Lebensmittelbestrahlung **keine Notwendigkeit** gesehen. In der Geflügelwirtschaft zeichnet sich sowohl im konventionellen als auch im ökologischen Bereich die Entwicklung ab, Kontaminationen mit Krankheitserregern vorbeugend durch Qualitätsmanagement und freiwillige Selbstkontrollen zu minimieren.

Bei **ökologisch angebauten Gewürzen** ist eine Bestrahlung nicht erforderlich, denn hier wird ebenfalls auf gute Qualitäten bei der Rohware geachtet. Ergänzend steht mit der Dampfbehandlung eine ausreichend wirkungsvolle Methode zur Entkeimung von Gewürzen zur Verfügung.

Von Verbänden und Herstellern im Bereich der Geflügelwirtschaft sowie der Gewürzproduktion wird außerdem argumentiert, Bestrahlung verleite dazu, die **Produkthygiene** zu vernachlässigen (*Europäische Kommission* 2001). Die *Arbeitsgemeinschaft Ökologischer Landbau* und der *Bundesverband Naturkost Naturwaren* haben unter anderem deshalb die Lebensmittelbestrahlung in ihren Richtlinien verboten (*AGÖL* und *BNN* 1995, S. 47).

Welche Bedeutung der Lebensmittelbestrahlung in **Entwicklungsländern** zukommt, hängt vom jeweiligen Produkt und den Rahmenbedingungen ab. Eine mögliche positive Anwendung wäre beispielsweise die Entwesung von Kakao (*Loaharnu* 1994). Grundsätzlich sollten die Vor- und Nachteile der Bestrahlung im Einzelfall abgewogen werden.

5.3.7 Stellungnahme zu Funktionellen Lebensmitteln und Nahrungsergänzungsmitteln

In zunehmendem Maße werden von der Lebensmittel- und Pharmaindustrie Produkte angeboten, die „mehr Gesundheit" suggerieren oder sogar versprechen. Sie werden gezielt für bestimmte Zwecke hergestellt und auch als **„Designer Food"** bezeichnet. Damit ist meist die Erwartung verbunden, durch die zusätzliche Aufnahme bestimmter Substanzen real oder vermeintlich vorkommende Versorgungslücken an bestimmten Nährstoffen (z. B. Folsäure) auszugleichen, Gesundheit und Wohlbefinden positiv zu beeinflussen und sogar Krankheiten vorzubeugen. Bisweilen werden aber auch „unerwünschte" Stoffe entfernt, z. B. der Fettgehalt von Lebensmitteln vermindert.

Grundsätzlich wird mit diesen Produkten versucht, gezielt auf physiologische und biochemische Abläufe im Stoffwechsel des Menschen einzuwirken, indem beispielsweise Extrakte aus bestimmten Pflanzen bzw. isolierte Substanzen aus pflanzlichen und tierischen Rohstoffen oder aus Mikroorganismen zugesetzt werden. Bei der Entwicklung von Designer Food werden die verschiedensten Ziele ver-

Tab. 5.5: Ziele von Designer Food

Ziele	Beispiele	Inhaltsstoffe
Ersatz von Nährstoffverlusten	Sportler-Getränke	Kohlenhydrate, Mineralstoffe
Erhöhung der Leistungsfähigkeit	Energy Drinks	Koffein, Guarana-Extrakt, Taurin
Reduktion des Körpergewichts	Light-Produkte	Süßstoffe, Fettersatzstoffe
Erhaltung oder Verbesserung der Gesundheit	Probiotische Milch-Erzeugnisse	neu gezüchtete Milchsäure-bakterien
Genuss/Vermittlung von bestimmten Esserlebnissen	Snacks, Süßwaren	Gewürze, Aromen

folgt (Tab. 5.5; vgl. *Erbersdobler* und *Meyer* 2001; vgl. *Hahn* 2001).

Die Verbraucher werden dabei mit völlig unterschiedlichen Produktgruppen konfrontiert, für die nur teilweise spezielle rechtliche Rahmenbedingungen vorliegen. Eine systematische Einteilung von *Designer Food* ist daher bisher nicht vollständig möglich. Die beiden wichtigsten Produktgruppen sind Funktionelle Lebensmittel und Nahrungsergänzungsmittel.

Funktionelle Lebensmittel (Functional Food) entsprechen von ihrem Erscheinungsbild her typischen Lebensmitteln – und ähneln nicht den Arzneimitteln, beispielsweise Tabletten. Ihre Besonderheit besteht darin, dass sie neben ihren „normalen" Funktionen als Energie- und Nährstofflieferanten einen gesundheitlichen Zusatznutzen („added value") aufweisen bzw. aufweisen sollen. Dieser kann beispielsweise darin liegen, die Gesundheit zu fördern oder bestimmten Erkrankungen entgegenzuwirken (*Goldberg* 1994).

Nahrungsergänzungsmittel sind Präparate in arzneimitteltypischer Aufmachung (wie Tabletten, Kapseln, Pulver, Trinkampullen), die die Ernährung mit bestimmten Nährstoffen wie Vitaminen und Mineralstoffen oder anderen Stoffen mit ernährungsspezifischer Wirkung ergänzen sollen. Innerhalb der EU wurden für Nahrungsergänzungsmittel im Jahr 2002 erstmals rechtliche Rahmenbedingungen festgelegt.

Unter dem Begriff *Designer Food* finden sich weitere Lebensmittel, die weder den Funktionellen Lebensmitteln noch den Nahrungsergänzungsmitteln zuzuordnen sind. Dazu zählen beispielsweise mit Vitaminen angereicherte Säfte oder Cornflakes, Sportler-Produkte und fettreduzierte Lebensmittel (teilweise als „Light-Produkte" bezeichnet). Nach den lebensmittelrechtlichen Vorgaben handelt es sich um solche **Lebensmittel, die einem „besonderen Ernährungszweck" dienen**, also auf Personen mit besonderen Ernährungserfordernissen zugeschnitten sind oder zur Erreichung bestimmter Ziele eingesetzt werden.

Einige dieser Produkte gelten zudem als **diätetische Lebensmittel**, beispielsweise viele der Produkte in Pulver- oder Flüssigform, die zur Gewichtsreduktion eingesetzt werden (Formuladiäten), und bestimmte Margarinen, die mit Phytosterolen angereichert sind und in Studien cholesterinspiegelsenkende Eigenschaften zeigten. Bei den genannten Produktgruppen kommen in der Regel aus technologischen Gründen (Haltbarmachung, küchentechnische Eigenschaften, Geruch, Geschmack) viele Zusatzstoffe zum Einsatz.

5.3.7.1 Funktionelle Lebensmittel

Die in Deutschland am weitesten bekannten und auch wissenschaftlich am intensivsten untersuchten Funktionellen Lebensmittel sind probiotische Milchprodukte und die erwähnten, mit Phytosterolen angereicherten Margarinen. Für Functional Food gibt es in Europa – im Gegensatz zu Japan als bisher einzigem Land – noch keine rechtlichen Vorgaben, d. h.

es wurden auch noch keine Anforderungen an den ernährungsphysiologischen Nutzen festgelegt. Aus diesem Grund werden von der Industrie teilweise auch Produkte als Funktionelle Lebensmittel bezeichnet, deren Wirkung noch nicht belegt ist oder bei denen eine solche Wirkung gar nicht erwartet werden kann. Einige Autoren zählen zu Functional Food auch „natürliche", unveränderte Lebensmittel mit einer zusätzlichen Gesundheitswirkung, z. B. Gemüse und Obst. Dadurch wird die Verwirrung um die eigentliche Produktpalette noch erhöht (*Groeneveld* 1998; *Braun* u. a. 2001; *Erbersdobler* und *Meyer* 2001).

Der Markt für Funktionelle Lebensmittel gilt als einer der großen Wachstumsbereiche in der Lebensmittelindustrie. Die dominierende Produktgruppe in diesem Segment sind die **probiotischen Milchprodukte**, die die Grundidee von Functional Food gut nachvollziehbar machen. Joghurt ist bereits von Natur aus ein hochwertiges Lebensmittel, das den Organismus mit Proteinen, Calcium und verschiedenen Vitaminen versorgt, also ein klassischer Nährstofflieferant. Darüber hinaus – und dies ist auch schon lange bekannt – gehen von den im Joghurt enthaltenen Milchsäurebakterien bzw. deren Stoffwechselprodukten positive Wirkungen aus. Bei den in den probiotischen Joghurts eingesetzten Milchsäurekulturen, vor allem Lactobacillus- und Bifidus-Arten, handelt es sich um Bakterienstämme, die ursprünglich aus menschlichen Stuhlproben gewonnen wurden und die der erwünschten Darmflora zuzurechnen sind. Sie besitzen gegenüber den normalerweise für die Joghurtherstellung verwendeten Stämmen unter anderem eine bessere Widerstandsfähigkeit gegen Magensäure und Verdauungsenzyme und gelangen deshalb zu einem Anteil von etwa 10–30 % in den Dickdarm. Dort treten sie mit der Darmschleimhaut in Wechselwirkung und verhindern die Ansiedlung pathogener Mikroorganismen. Außerdem können sie das im Darm lokalisierte Immunsystem stimulieren. Probiotische Bakterien besitzen somit gesundheitsförderliche Wirkungen (s. 4.5.1, S. 93; s. 13.4.3, S. 292).

Bislang existieren allerdings nur wenige Produkte, für die anhand wissenschaftlicher Untersuchungen gezeigt werden konnte, dass von ihnen tatsächlich ein Zusatznutzen für den Menschen ausgeht. In den meisten Fällen beruht der angebliche Nutzen vorwiegend auf Plausibilitätsbetrachtungen.

Ein Beispiel hierfür sind die **ACE-Getränke**, d. h. sog. „Erfrischungsgetränke", die mit den Vitaminen C und E sowie Beta-Carotin angereichert werden, deren wünschenswerte antioxidative Wirkungen bekannt sind. Des Weiteren werden immer häufiger sog. **Wellness-Drinks** angeboten. Die in ihnen enthaltenen Extraktmengen aus Kräutern (z. B. Melisse, Johanniskraut) sind allerdings gering.

5.3.7.2 Nahrungsergänzungsmittel

Die Frage nach dem möglichen **Nutzen zusätzlicher Nährstoffgaben** gehört zu den derzeit kontroversesten Themen innerhalb der Ernährungswissenschaft. Allzu häufig wird die Diskussion dabei in einer Weise geführt, die eher kommerziell, interessenspolitisch oder ideologisch motiviert als naturwissenschaftlich begründet ist. Es besteht allerdings wissenschaftlich gesehen kein Zweifel, dass eine vielseitige Ernährung, so wie sie von den nationalen und internationalen Fachgesellschaften empfohlen wird, *grundsätzlich* in der Lage ist, alle Ernährungsbedürfnisse des Menschen abzudecken. **Nahrungsergänzungsmittel sind somit in der Regel nicht notwendig**. Allerdings finden sich in der Praxis verschiedene Personengruppen, bei denen die *tatsächliche* Ernährungssituation deutlich von den Empfehlungen abweicht und die deshalb nicht optimal mit allen Nährstoffen versorgt sind (*Wolters* und *Hahn* 2001).

Nahrungsergänzungsmittel dienen nach der rechtlichen Vorgabe der **Ergänzung der Ernährung**. Sie können deshalb unter Umständen bei einer unausgewogenen Ernährung und bei erhöhtem Nährstoffbedarf verwendet werden, um Ernährungsdefizite zu vermeiden. Während in diesen Fällen der mögliche Nutzen definiert werden kann, ist es schwierig zu beurteilen, ob Nahrungsergänzungsmittel auch zur langfristigen Erhaltung von Gesundheit und Wohlbefinden beitragen bzw. Erkrankungen vorbeugen können. Die bisher vorliegenden Studien zu diesem Thema lieferten sehr unterschiedliche Ergebnisse, sodass der Nutzen einer generellen Supplementierung bestimmter Nährstoffe umstritten bleibt.

In diesem Zusammenhang wird neben Jod (s. 16.4.4, S. 332) besonders über eine Supplementierung von **Folsäure** diskutiert. Bei unzureichender Folsäureversorgung, wie sie beispielsweise bei gemüse- und obstarmer Ernährung vorkommen kann, ist eine zusätzliche Folsäuregabe für Frauen vor und zu Beginn einer Schwangerschaft sinnvoll und der Nutzen wissenschaftlich erwiesen. Eine Untersuchung des Folsäurestatus ist für Frauen mit Kinderwunsch anzuraten, um zu entscheiden, ob sicherheitshalber auch bei Vollwert-Ernährung eine Folsäuregabe sinnvoll ist. Ein sehr hoher Anteil von Gemüse und Obst, insbesondere in roher Form, kann den Folsäurestatus verbessern. Dadurch wird das Risiko für schwere Missbildungen reduziert (Spina bifida = Neuralrohrdefekt = „offener Rücken"; s. Kap. 18 *Vollwert-Ernährung für Schwangere und Stillende*, S. 349; s. 6.7.4, S. 221).

Die gegenwärtige Einschätzung von Experten ist, dass **Überdosierungen** und **gesundheitliche Risiken** bei in Deutschland legal vertriebenen Nahrungsergänzungsmitteln bei Einhaltung der empfohlenen Einnahmemengen nicht zu erwarten sind. Dringend abzuraten ist dagegen von der Verwendung teilweise sehr hoch dosierter Produkte, wie sie vielfach im Ausland (z. B. in den USA und den Niederlanden) verkauft werden. Solche Präparate sind in Deutschland nicht zugelassen, werden aber trotzdem vor allem über das Internet angeboten (nach *Hahn* 2001).

5.3.7.3 Funktionelle Lebensmittel, Nahrungsergänzungsmittel und Vollwert-Ernährung

Aus Sicht der Vollwert-Ernährung sind Funktionelle Lebensmittel, Nahrungsergänzungsmittel und andere Produkte aus dem Bereich **Designer Food insgesamt kritisch zu bewerten**. Die Gründe hierfür sind vielfältig.

Zunächst besteht **keine wissenschaftliche Notwendigkeit**, derartige Produkte zu konsumieren. Nach wie vor gilt, dass durch eine günstige Lebensmittelkombination nicht nur die Versorgung mit allen Nährstoffen sichergestellt werden kann, sondern dass durch die gleichzeitige Zufuhr vielfältiger gesundheitsfördernder Inhaltsstoffe aus natürlichen Lebensmitteln Erkrankungen vorgebeugt wird.

Einzig eine ausreichende Versorgung mit **Jod** ist über die Ernährung in bestimmten Regionen wie Mitteleuropa kaum sicherzustellen. Sie wäre nur über einen stark vermehrten Fischkonsum zu erreichen, was ökologisch nicht vertretbar ist (s. 14.5.2, S. 311). Aus diesem Grund wird in der Vollwert-Ernährung die Verwendung von jodiertem Speisesalz empfohlen (s. 16.4.4, S. 332).

Die Idee von Designer Food widerspricht darüber hinaus der grundlegenden Forderung der Vollwert-Ernährung, **Lebensmittel bevorzugt in natürlicher oder gering verarbeiteter Form** zu verzehren. Zudem besteht die erhebliche Gefahr, dass Verbraucher gar nicht beurteilen können, welche Produkte jeweils empfehlenswert sein könnten und welche nicht. Designer Food könnte darüber hinaus ein ungünstiges Essverhalten verstärken, weil für viele Konsumenten der Anschein erweckt wird, hierdurch sei eine Fehlernährung zu kompensieren.

Es bestehen auch Zweifel, ob solche Produkte zu einer Verbesserung der **Lebensmittelqualität** beitragen. Auch wenn bei der Entwicklung mögliche gesundheitliche Vorteile für den Verbraucher im Vordergrund stehen, so bedeutet dies doch gleichzeitig, dass das Ausmaß der Lebensmittelverarbeitung erheblich zunimmt. In vielen Lebensmitteln werden isolierte oder chemisch synthetisierte Substanzen als Zusatzstoffe eingesetzt.

Die von – wissenschaftlich sinnvoll konzipierten – **Funktionellen Lebensmitteln** ausgehenden gesundheitlichen Effekte können für bestimmte Risikogruppen durchaus in Frage kommen, wenn es darum geht, ernährungsassoziierte Risiken zu vermindern und die Gesundheit zu erhalten. Funktionelle Lebensmittel sollten dann aber als vorübergehende Hilfsmittel und nicht als Ersatz für eine Vollwert-Ernährung angesehen werden.

Nahrungsergänzungsmittel sollten aus Sicht der Vollwert-Ernährung in der Regel nicht verwendet werden – mit Ausnahme von Jod für die Allgemeinbevölkerung und gegebenenfalls von Folsäure für Frauen vor und zu Beginn einer Schwangerschaft. Nahrungsergänzungsmittel kommen ansonsten nur dann vorübergehend in Betracht, wenn die Versorgung mit Nährstoffen alleine über die Ernährung nicht sichergestellt werden kann.

Außerdem sind die mit Funktionellen Lebensmitteln und Nahrungsergänzungsmitteln verbundenen aufwändigen **Verpackungen** und die sich aus der zentralisierten Produktion ergebenden **Lebensmitteltransporte** aus ökologischer Sicht ungünstig zu beurteilen (s. 5.6, S. 167; s. 5.5.2, S. 163).

Da die Entwicklung neuer Designer-Lebensmittel finanziell aufwändig ist, können nur große Lebensmittelkonzerne die hohen Kosten tragen. Dies fördert den Konzentrationsprozess in der Lebensmittelwirtschaft, was aus wirtschaftlichen und sozialen Gründen als bedenklich anzusehen ist.

Schließlich besitzen viele **natürliche Lebensmittel** die Eigenschaften, die von Functional Food erwartet werden. Besonders Gemüse und Obst, aber auch Nüsse, Ölsamen, Vollkorn-Erzeugnisse und Hülsenfrüchte bieten eine Fülle an Ballaststoffen und sekundären Pflanzenstoffen, die bekanntermaßen gesundheitsfördernde Wirkungen ausüben. Somit ist die Vollwert-Ernährung an sich schon reich an „natürlichen" Funktionellen Lebensmitteln.

5.3.8 Stellungnahme zur Mikrowellenerhitzung

(Beitragsautorin: Gesa Maschkowski)

Mikrowellengargeräte arbeiten, ähnlich wie Radioapparate und Mobiltelefone, mit elektromagnetischen Schwingungen im **Hochfrequenzbereich**. Bei den Mikrowellenherden wird der Austritt der Strahlen aus dem Gerät soweit wie möglich unterbunden. Die Mikrowellen in Haushaltsgargeräten schwingen mit einer Frequenz von 2,45 Gigaherz, das sind 2,45 Mrd. Schwingungen pro Sekunde. Beim Kochen dringen die Mikrowellenstrahlen ein bis zwei Zentimeter tief in das Gargut ein und regen dort die Moleküle zu schnellen Bewegungen an. So entsteht Reibungshitze, die nach innen und außen weitergeleitet wird. Besonders Wassermoleküle, aber auch Fette und Proteine reagieren stark auf die elektromagnetischen Schwingungen.

Im Jahre 2001 besaßen **58 % der deutschen Haushalte** ein Mikrowellengargerät (*Statistisches Bundesamt* 2002c). Ein Grund für die zunehmende Verbreitung dieser Geräte ist die Zeitersparnis. Aber auch ein niedrigerer Energieverbrauch und die Schonung wertgebender Nährstoffe werden als positive Argumente angeführt. Abhängig von der Art und Menge des Gargutes treffen derartige Aussagen jedoch nur bedingt zu.

5.3.8.1 Nährstoffverluste bei unterschiedlichen Erhitzungsverfahren

Umfangreiche Untersuchungen ergaben, dass die Mikrowellenerhitzung hinsichtlich der Nährstoffverluste keine generelle Überlegenheit im Vergleich zu konventionellen Erhitzungsverfahren aufweist. Unterschiede im

Vitamingehalt entstehen vor allem durch geringere Auslaugungsverluste bei der Mikrowellenerhitzung. Auch beim Aufwärmen bereits zubereiteter Speisen zeigen sich im Vergleich zu anderen Erhitzungsmethoden keine entscheidenden Unterschiede im Vitamingehalt (*Dehne* u. a. 1997, S. 27–33; *Pichert* 1989).

Bei der Diskussion um die Nährstoffverluste ist der zunehmende Verzehr mikrowellengeeigneter **Fertiggerichte** kritisch zu bewerten. Bereits bei der Vorverarbeitung mikrowellengeeigneter Menüs gehen wertgebende Nährstoffe verloren. Gesundheitlich problematisch sind Fertiggerichte mit hohem Anteil an Fett und Kochsalz. Es ist allerdings auch möglich, *empfehlenswerte* Gerichte in der Mikrowelle zu erhitzen.

5.3.8.2 Reaktionsprodukte durch Mikrowellenerhitzung

Die Bildung unerwünschter oder sogar gefährlicher Reaktionsprodukte konnte bei sachgemäßer Mikrowellenerhitzung von Lebensmitteln nicht nachgewiesen werden (*Dehne* u. a. 1997, S. 31; *Teuber* u. a. 1995).

Im Jahr 1989 wurde in einer Kurzmeldung des Wissenschaftsmagazin *Lancet* berichtet, dass die **Erhitzung von Milch** in der Mikrowelle die Bildung von gesundheitsschädlichen Aminosäuren (Proteinbausteinen) ausgelöst hatte (*Lubec* 1989). In diesem Versuch war Milch *unter Druck* auf eine Temperatur von über 170 °C erhitzt worden, also unter Bedingungen, die in der Praxis nicht vorkommen. In der Folge wurde eine Vielzahl von Nachuntersuchungen durchgeführt. Weder bei der haushaltsüblichen Erhitzung von Milch noch bei der Mikrowellenerhitzung bis zur Dauer von einer halben Stunde konnten die fraglichen Aminosäuren nachgewiesen werden (*Sieber* u. a. 1996).

Blanc und *Hertel* (1992) berichten, dass der Verzehr von mikrowellenerhitzten Lebensmitteln (Milch und Gemüse) bei acht Probanden **Veränderungen im Blutbild** verursacht hätte, die ein Krebsgeschehen nahe legen würden. Eine Begutachtung der Blutbilder durch das ehemalige *Bundesgesundheitsamt* in Berlin ergab allerdings, dass alle von den Autoren dargelegten Blutmesswerte innerhalb der Norm lagen und keinerlei Schlüsse auf krankhafte Prozesse zuließen (*Dehne* u. a. 1997, S. 33).

5.3.8.3 Hygienische Risiken bei der Mikrowellenerhitzung

Bei Lebensmitteln, die mit Mikroorganismen belastet sind, birgt das Mikrowellengaren **größere Risiken** als die herkömmliche Erhitzung, da die Speisen zwar schnell, aber ungleichmäßig erwärmt werden. Krankheitserreger wie Salmonellen oder Listerien können an kühleren Stellen überleben. Prinzipiell ist auch beim Mikrowellengaren eine **Keimreduktion** zu erreichen, in der Praxis ist die Abtötung jedoch häufig unzureichend (*Rosenberg* und *Bögl* 1994). Um Lebensmittelinfektionen vorzubeugen, werden daher folgende **Empfehlungen** gegeben (*DGE* 2001a; *Dehne* u. a. 1997; *Teuber* u. a. 1995):

- Die Lebensmittel mehrere Minuten lang auf eine Kerntemperatur von mindestens 70 °C erhitzen.
- Garzeiten in der Bedienungsanleitung beachten – im Zweifelsfall bei reduzierter Leistung länger garen.
- Speisen beim Garen mit geeignetem Deckel, Haube oder Folie abdecken.
- Nach Möglichkeit Lebensmittel mit gleicher Dicke verwenden.
- Speisen umrühren, wenden und nach der Erhitzung noch etwas stehen lassen.
- Hygienisch gefährdete Lebensmittel wie Geflügel oder frischeihaltige Speisen bevorzugt mit herkömmlichen Verfahren garen.

Des Weiteren sollten **keine festverschlossenen Gefäße** erwärmt werden, da sich Druck aufbauen kann, der zum Bersten der Gefäße führt. Aus gleichem Grund dürfen keine **Eier** mit Schale im Mikrowellenherd erhitzt werden.

Beim Erhitzen von **Babynahrung** in der Mikrowelle muss bedacht werden, dass die Lebensmittel schneller heiß werden als die Gefäße. Milchflaschen können sich daher von außen nur warm anfühlen, im Inneren aber schon sehr heiß sein.

5.3.8.4 Zeit- und Energieaufwand bei der Nutzung von Mikrowellenherden

Eine Ersparnis von Zeit und Energie ermöglichen **reine Mikrowellengargeräte** (Sologeräte) nur bei kleinen und mittleren Portionen (400–500 g) – und dies auch nicht bei allen Lebensmitteln. Abhängig von der Art des Lebensmittels (Getreide, Teigwaren, ballaststoffreiche Gemüse) können auch schon bei kleinen Portionen vergleichsweise lange Garzeiten erforderlich sein.

Wird die Mikrowelle in **Kombinationsgeräten** zusammen mit konventioneller Hitze genutzt, ergibt sich zwar bei großen Portionen eine verkürzte Gardauer im Vergleich zu konventioneller Erhitzung, der Energieverbrauch ist jedoch nur teilweise geringer (*Pichert* 1989).

Nicht nur der Energieverbrauch während des Erhitzens von **Tiefkühlkost** ist zu berücksichtigen, sondern auch die Vorbehandlung der Produkte wie das Vorgaren und Einfrieren, die Aufrechterhaltung der Kühlkette und das Auftauen der gefrorenen Nahrungsmittel. Dieses erfordert insgesamt einen weitaus höheren Energieverbrauch als die Zubereitung von Frischwaren mittels konventioneller Methoden.

Der Kauf eines Mikrowellenherdes bzw. -kombinationsgerätes stellt in der Regel die Anschaffung eines zusätzlichen Gerätes dar, da in den meisten Haushalten ein *konventioneller* Herd bzw. Backofen bereits vorhanden ist. Dies erhöht den **Verbrauch wertvoller Rohstoffe** und verstärkt die Umweltbelastung durch Produktion und Entsorgung von Haushaltsgeräten.

Ökologisch bedenklich ist zusätzlich der Anstieg des **Verpackungsmülls** durch die Verwendung von Mikrowellen-Fertigmenüs, die oft aufwändig verpackt sein müssen (s. 5.6, S. 167).

5.3.8.5 Sicherheit von Mikrowellengeräten

Trotz einer wirkungsvollen Abschirmung durch elektrisch leitende Materialien und ein metallisches Gitter im Sichtfenster tritt bei allen Mikrowellengargeräten eine geringe **Leckstrahlung** durch das Sichtfenster und die Tür aus. Die zulässige Maximalemission darf einen Wert von 50 Watt/m^2 in 5 cm Abstand nicht überschreiten. Messungen an Mikrowellengeräten haben wiederholt gezeigt, dass die Leckstrahlung an der Geräteoberfläche im Mittel bei 1 % des Grenzwertes liegt, in der Umgebung der Geräte liegt sie um mehr als das Tausendfache darunter (*Bundesamt für Strahlenschutz* 1998; *Pichert* 1998). Eine gesundheitliche Gefährdung durch unerwünschte Hitzeeinwirkung ist daher nicht zu erwarten.

In Zusammenhang mit der Nutzung von Mobiltelefonen wird seit Jahren die Frage diskutiert, ob es unabhängig von der Erwärmungswirkung auch biologische, sog. **athermische Wirkungen** gibt, die bei sehr schwacher Strahlung unterhalb der Grenzwerte auftreten. Zahlreiche wissenschaftliche Untersuchungen liefern mittlerweile Hinweise darauf, dass sehr schwache Hochfrequenzfelder biologische Effekte auslösen können (*Katalyse-Institut für angewandte Umweltforschung* 2002a, S. 89ff). Dazu gehören beispielsweise Hormonveränderungen, Einflüsse auf Hirnfunktionen oder das Schlafverhalten.

Allerdings gibt es bisher keinen Nachweis dafür, dass diese Wirkungen tatsächlich mit einem gesundheitlichen Risiko für den Menschen verbunden sind, auch fehlen nachvollziehbare Wirkungsmechanismen für mögliche athermische Wirkungen. Entsprechend unterschiedlich fällt die **Risikobewertung** verschiedener Wissenschaftler und Institute aus: Nach einer Übersichtsarbeit (*Wiedemann* u. a. 2002, S. 10ff) gehen *Glaser* und *Silny* nicht davon aus, dass schwache Hochfrequenzfelder gesundheitliche Schäden verursachen. Das *Öko-Institut* stellt fest, dass die Datenlage noch nicht ausreicht, um mögliche gesundheitliche Schäden ableiten zu können. Es gäbe aber viele Hinweise, dass die Exposition durch **Mobiltelefone** biologische Effekte hervorruft, die gesundheitliche Auswirkungen zur Folge haben können. Das *Ecolog-Institut* hingegen empfiehlt aus Vorsorgegründen einen Grenzwert für Mobiltelefone von 0,5 Watt/m^2. Dieser Wert wird in der Regel von **Mikrowellengargeräten** nicht einmal an der Geräteoberfläche überschritten (s.o.). In 30 cm Entfernung beträgt die Mikrowellenintensität nur noch 5 bis 10 % des Wertes, der an der Oberfläche gemessen wurde (*Bundesamt für Strahlenschutz* 1998). Mögliche athermische Wirkungen bei Mikrowellenherden lassen sich also mit etwas Abstand zu einem im Betrieb befindlichen Gerät vermeiden.

Der Vollständigkeit halber muss darauf hingewiesen werden, dass auch **Induktionskochstellen** bei nicht sachgerechter Handhabung starke magnetische Streufelder erzeugen können. An dieser Stelle besteht weiterer Forschungs- und Handlungsbedarf (*Pichert* 1998).

5.3.8.6 Mikrowellenerhitzung und Vollwert-Ernährung

Die **Mikrowellenerhitzung** hat in der Vollwert-Ernährung eine untergeordnete Bedeutung und **wird nicht empfohlen**. Gesundheitliche Bedenken gegenüber mikrowellenerhitzten Lebensmitteln sind nach gegenwärtigem Forschungsstand nicht erkennbar.

Wichtig ist aber, *welche Art* von Lebensmitteln oder Gerichten auf diese Weise erhitzt werden. Manche mikrowellengeeigneten **Fertiggerichte** enthalten weniger empfehlenswerte Zutaten, teilweise viel Fett und Salz sowie zugesetzte Aromastoffe.

Die **Leckstrahlung** von Mikrowellengargeräten ist so gering, dass nach bisherigen Erkenntnissen keine schädlichen Wirkungen durch unerwünschte Hitzestrahlung auftreten. Noch nicht abschließend geklärt ist, ob die niedrige Leckstrahlung möglicherweise unerwünschte biologische Wirkungen auslöst.

Aus ökologischer Sicht bedeuten Mikrowellenherde einen zusätzlichen Verbrauch an Rohstoffen und Energie durch die Produktion und Entsorgung der Geräte. Ferner ist im Falle von Tiefkühlprodukten der hohe Energieverbrauch bei der erforderlichen Kühlkette bedenklich.

5.3.9 Ökologische Aspekte einer geringen Lebensmittelverarbeitung

Eine geringe Lebensmittelverarbeitung erfüllt wegen der weitgehend unterbleibenden Verarbeitungsschritte die ökologischen Forderungen nach einer Verminderung des Primärenergieverbrauchs sowie nach niedrigeren Emissionen, z. B. an CO_2-Äquivalenten und SO_2-Äquivalenten.

Stärker verarbeitete Produkte erfordern dagegen mehr Primärenergie und verursachen höhere Emissionen. Beispiele sind Erhitzungs- und Verdampfungsprozesse oder Trennvorgänge wie die Herstellung von isolierten Zuckern, Auszugsmehlen und Ölen.

Insbesondere **Tiefkühlprodukte** erfordern zur Aufrechterhaltung der Tiefkühlkette in Verarbeitung, Transport, Vermarktung und Haushalt große Mengen an Primärenergie. Sie verursachen daher hohe Umweltbelastungen, die z. B. bei tiefgekühltem Gemüse durchschnittlich etwa zehnmal höher liegen als bei frischer Ware und etwa fünfmal höher als bei gekühlter (*Jungbluth* 2000, S. 214f; Berechnung mit dem „Eco-Indicator 95+", der verschiedene Umweltparameter integriert). Die Entwicklung zu mehr Tiefkühlkost bedingt bei manchen Haushalten die zusätzliche Anschaffung von Haushaltsgeräten wie Tiefkühltruhen und Mikrowellenherden (s. 5.3.8.4, S. 147), die einen hohen Material- und Energieaufwand bei ihrer Herstellung erfordern.

Anhand verschiedener Beispiele verarbeiteter bzw. unverarbeiteter Lebensmittel lässt sich der **Umweltverbrauch im Bereich Erzeugung und Verarbeitung** vergleichen:

Wird bei pflanzlichen Produkten ein frischer **Apfel** mit **Apfelprodukten** verglichen, ist der Umweltverbrauch bei letzteren höher. Der Unterschied ergibt sich neben den Verarbeitungsschritten Pressen bzw. Trocknen auch durch einen höheren Einsatz an Rohware (1,4 kg Äpfel für einen Liter Apfelsaft und 5,6 kg Äpfel für 1 kg getrocknete Apfelringe). Der Primärenergieaufwand für die Erzeugung und Trocknung von 1 kg Apfelringen ist z. B. 26-mal höher als der von 1 kg frischen Äpfeln, die Emissionen von CO_2-Äquivalenten sind etwa 40-mal höher. Wird dies auf den gleichen Nahrungsenergiegehalt bezogen, ist der Umweltverbrauch von Apfelringen etwa doppelt so hoch wie der unverarbeiteter Äpfel (*Hoffmann* 2002, S. 331f).

Bei **Getränken** korrelieren der Umweltverbrauch und die Emissionen mit dem **Zuckergehalt** des jeweiligen Getränks. Wird statt Limonade Mineralwasser getrunken, können 85 % des Umweltverbrauchs eingespart werden, der vor allem für die äußerst energieaufwändige Erzeugung der Zuckerrüben und für die Herstellung des Zuckers nötig ist (im Falle von Leitungswasser als Getränk lässt sich die ökologische Belastung durch die unterbleibenden Transporte per LKW oder Bahn noch weiter minimieren; s. 15.5, S. 325). Bei Bevorzugung von Apfelschorle gegenüber zuckerreichen Fruchtsaftgetränken ist der Umweltverbrauch etwa auf die Hälfte abzusenken.

Ein besonders hoher Energieverbrauch ist mit der Herstellung von **Bier** verbunden, der auf die Vielzahl von Erhitzungs- und Verdampfungsvorgängen während der Produktion zurückzuführen ist. Dieser ist 66-mal höher als bei Mineralwasser, die Emissionen von CO_2-Äquivalenten liegen 86-mal und die SO_2-Emissionen knapp 300-mal höher (*Hoffmann* 2002, S. 331f).

Bei Betrachtung ganzer Kostformen wird bei der Durchführung von **Vollwert-Ernährung** im Vergleich zur üblichen Kost nur etwa halb so viel Primärenergie verbraucht bzw. nur etwa die Hälfte an CO_2- und SO_2-Äquivalenten gebildet. Dies ist unter anderem auf den zumeist geringeren Verarbeitungsgrad der verzehrten Lebensmittel und auf den niedrigeren Fleischanteil zurückzuführen. Bei der vegetarischen Variante der Vollwert-Ernährung und bei Bevorzugung ökologischer Erzeugnisse sinkt der Umweltverbrauch noch weiter auf etwa ein Drittel einer Durchschnittsernährung (*Hoffmann* 2002, S. 308, 334).

5.3.10 Ökonomische Aspekte einer geringen Lebensmittelverarbeitung

Gering verarbeitete Lebensmittel sind in der Regel **preiswerter** als stark verarbeitete. Mit der Bevorzugung von **Grundnahrungsmitteln**, wie Gemüse und Obst, Getreide-Erzeugnisse, Kartoffeln, Hülsenfrüchte usw. lässt sich das Haushaltsbudget entlasten. Dagegen sind Produkte mit einem hohen Verarbeitungsgrad, z. B. Convenience-Produkte, Fertig-Erzeugnisse, Süßigkeiten, Feinbackwaren, „Erfrischungsgetränke" und Alkoholika, teilweise unverhältnismäßig teuer – vor allem gemessen an ihrem fragwürdigen Gesundheitswert (s. 6.6, S. 209).

Zu bedenken ist allerdings auch, dass die **Verarbeitung** landwirtschaftlicher Rohstoffe oft einen erheblichen **Wirtschaftsfaktor** darstellen kann. So ist beispielsweise die Weiterverarbeitung auf landwirtschaftlichen Betrieben, wie Hofkäsereien und Hofbäckereien, eine wichtige zusätzliche Einkommensquelle für die Bauern, bei der die Wertschöpfung in den Betrieben bleibt und somit zur Existenzsicherung beiträgt. Ebenso gibt es zahlreiche Arbeitsplätze im verarbeitenden Gewerbe, d. h. im Lebensmittelhandwerk (Bäckereien, Metzgereien usw.) und in der Lebensmittelindustrie (s. 1.1.3, S. 15).

5.3.11 Soziale Aspekte einer geringen Lebensmittelverarbeitung

Der Trend im Ernährungsbereich geht zu einer immer stärkeren Verarbeitung von Lebensmitteln. Dabei werden neben Reinigungs-, Zerkleinerungs- und Konservierungsprozessen inzwischen auch vermehrt einzelne Lebensmittelbausteine zu vielfältigen neuen Produkten zusammengesetzt, sog. **Designer Food** (s. 5.3.7, S. 141). Damit geht auch eine geringe Wertschätzung der landwirtschaftlichen Erzeugnisse einher.

Die Entwicklung zu sog. **Convenience-Produkten**, d. h. vorgefertigten Speisen, unterstützt die zunehmende zeitliche Anpassung der Lebensmittelzubereitung und des Speisenverzehrs an eine beschleunigte Lebens- und Arbeitswelt. Unter anderem durch veränderte Berufstätigkeit und verschobene Prioritäten fehlt oft die Zeit für die eigene Nahrungszubereitung. Bei der Verwendung von Convenience-Produkten geht jedoch der Bezug zu den zugrunde liegenden Lebensmitteln, d. h. zu den landwirtschaftlichen Rohprodukten, verloren.

Die Zubereitung unverarbeiteter bzw. gering verarbeiteter Lebensmittel bedeutet zwar einerseits einen höheren **Zeitaufwand**, was oft auch als belastend empfunden wird, besonders von den in der Realität immer noch vielfach dafür zuständigen Frauen. Andererseits werden durch die eigene Zubereitung von Speisen Kenntnisse und Fähigkeiten erworben, die zu einer stärkeren Ausprägung einer individuellen Ess- und Lebenskultur führen können. Außerdem ermöglicht dies eine intensive, sinnliche Wahrnehmung und Wertschätzung von Lebensmitteln: Sie werden „begreifbar" im wörtlichen Sinne. Die eigene Zubereitung von Speisen eröffnet größere Freiräume zur Gestaltung der Menüs entsprechend den jeweiligen Wünschen – im Gegensatz zu den vorgefertigten, uniformen (Fertig-) Gerichten aus industrieller Produktion.

Schließlich entfällt beim Verzehr von Fertiggerichten ein mögliches **soziales Erlebnis** bei der *gemeinsamen* Mahlzeitenzubereitung – was sich für viele kaum im Berufsalltag, sondern am ehesten in der Freizeit verwirklichen lässt (weitere Ausführungen hierzu s. 6.5, S. 199).

5.4 Ökologisch erzeugte Lebensmittel (Grundsatz 4)

(Unter Mitarbeit von Sonja Grundnig)

5.4.1 Umweltbelastungen durch die konventionelle Landwirtschaft

Die heute vorherrschenden konventionellen Systeme der Landwirtschaft führen in verschiedener Weise zu Belastungen von Boden, Wasser und Luft (und damit über systemische Wirkungen auch der gesamten Umwelt) sowie zu Beeinträchtigungen der Artenvielfalt (nach *Umweltbundesamt* 2002a, S. 111; *AGÖL* und *BUND* 1997, S. 6ff, 59):

- Stickstoffbelastung von Böden, Gewässern und Wäldern
- Phosphatüberversorgung der Böden und Nährstoffbelastung von Gewässern durch Wirtschaftsdünger tierischer Herkunft als Folge regional überhöhter Viehbestände
- Belastungen der Böden und Gewässer durch Pestizide (sog. „Pflanzenschutzmittel")
- Verlust der biologischen Vielfalt
- Bodenerosion und Gefügeschäden (durch Druck entstehende Verdichtungen des Bodens)
- hoher Energie- und Ressourcenverbrauch

- hoher Beitrag zum Treibhauseffekt
- möglicher Schadstoffeintrag in Lebensmittel und Trinkwasser, z. B. Rückstände von Pestiziden, Tierarzneimitteln und Nitraten (s. 3.2.2.4, S. 50)

Die **EU-Agrarreform** von 1992 hat nach dem Sonderbericht des *EU-Rechnungshofes* (2000), der sich mit den ökologischen Auswirkungen der agrarpolitischen Neuausrichtung und ihrer flankierenden Maßnahmen auseinandersetzte, die in sie gesetzten Erwartungen an eine weniger umweltbelastende Landwirtschaft weitgehend enttäuscht.

Das *Umweltbundesamt* (2002a, S. 111) führt zur Frage der **Nachhaltigkeit** konventioneller Produkte aus: „Das ‚konventionelle' Nahrungsmittelproduktions- und -vermarktungssystem sowie unsere heutigen Konsumgewohnheiten sind aus Sicht des Umweltschutzes mit dem Leitbild einer nachhaltigen Entwicklung nach wie vor nicht vereinbar, betrachtet man neben der Landwirtschaft die Nahrungsmittelindustrie, den Handel und Transport sowie die Importe von Nahrungsmitteln einschließlich den Verbraucher."

Für eine umfassende Reduktion der Umweltbelastung durch die Nahrungsproduktion ist es neben einer Ausweitung des Öko-Landbaus notwendig, eine **„Ökologisierung" der gesamten Landwirtschaft** voranzutreiben, d. h. die wichtigsten negativen Auswirkungen der konventionellen Produktionsweise zu vermindern.

Doch nicht „nur" die mangelnde Umwelt- und Gesundheitsverträglichkeit vieler konventionell erzeugter Lebensmittel trifft auf Kritik. Manche dieser Produkte wie bestimmte Tomaten und Gurken haben auch wenig **Eigengeschmack**. Die ökologische Landwirtschaft bietet für die genannten Probleme eine vernünftige Alternative.

5.4.2 Prinzipien und Richtlinien der ökologischen Landwirtschaft

Das Prinzip der ökologischen Landwirtschaft lässt sich wie folgt beschreiben (*aid* 2001, S. 6f): „Die Grundidee des ökologischen Landbaus ist die ganzheitliche Betrachtung des landwirtschaftlichen Betriebes als Zusammenspiel von Bodenverhältnissen, Mikroorganismen, Pflanzen, Tieren und Menschen. Angestrebt wird ein möglichst geschlossener Nährstoffkreislauf: Der Öko-Landwirt setzt zum Beispiel keinen chemisch-synthetischen Stickstoffdünger ein, sondern macht sich die günstigen Eigenschaften der Pflanzenfamilie der Leguminosen zur Bodenverbesserung und Gründüngung zunutze. Diese Pflanzen sind mit Hilfe von Bodenbakterien in der Lage, den Stickstoff aus der Luft zu binden und in die Pflanzensubstanz einzubauen. Die Leguminosen werden auch als Futterpflanzen für die Tiere verwendet, deren Exkremente neben pflanzlichem Kompost wiederum als Hofdünger auf die Felder aufgebracht werden."

Der Umfang der Viehhaltung pro Fläche ist begrenzt; der Öko-Landwirt erhält so nicht mehr organischen Dünger, als für seine Äcker erforderlich und unter Umweltaspekten verträglich ist (weiterführende Literatur z. B. *Vogtmann* 1992; *Eschricht* und *Leitzmann* 2003; *Internetportal Ökolandbau* 2003; *Schweisfurth* u. a. 2002).

Wichtige Grundsätze der ökologischen Landwirtschaft sind unter anderem (*International Federation of Organic Agriculture Movements* 2000; *aid* 2001, S. 6ff; *Internetportal Ökolandbau* 2003):

- Erhaltung und Förderung der Bodenfruchtbarkeit mit organischem Düngematerial aus dem Betrieb
- Auswahl standortangepasster Arten und Sorten
- vielseitige Fruchtfolge
- Erzeugung gesunder Pflanzen- und Tierbestände (artgerechte Tierhaltung)

- an die Betriebsfläche gebundener Nutztierbestand
- Mindest-Stall- und Auslaufflächen
- geringst möglicher Verbrauch nicht erneuerbarer Energien und Rohstoffe
- Pflege und Erhaltung der Kulturlandschaft

Im Öko-Landbau ist unter anderem die **Verwendung folgender Hilfsmittel verboten** (*aid* 2001; *Internetportal Ökolandbau* 2003):

- chemisch-synthetische Pestizide (Herbizide, Insektizide, Fungizide usw.; s. 3.2.2.4, S. 50)
- mineralische Stickstoffdünger und sonstige leicht lösliche Mineraldünger
- chemisch-synthetische Wachstumsregulatoren
- Tierarzneimittel als Futterzusatzstoffe
- gentechnisch veränderte Organismen (oder Teile davon oder Produkte daraus; s. 5.3.5, S. 129)

Das *Umweltbundesamt* (1998, S. 137) stellt in seiner Studie „Nachhaltiges Deutschland" fest: „Der Ökologische Landbau, wie er in Deutschland nach den Rahmenrichtlinien der AGÖL (Arbeitsgemeinschaft Ökologischer Landbau) praktiziert wird, entspricht dem Leitbild einer nachhaltigen Nahrungsmittelproduktion am ehesten (...). Er setzt das Nachhaltigkeitsprinzip in der Landwirtschaft bereits seit Jahrzehnten, auch theoretisch untermauert, um."

5.4.3 Die Richtlinien der Verbände des ökologischen Landbaus und die EU-Öko-Verordnung als gesetzlicher Mindeststandard

In Deutschland gab es viele Jahre lang neun **Verbände der ökologischen Landwirtschaft**, die in der *Arbeitsgemeinschaft Ökologischer Landbau (AGÖL)* organisiert waren (Übersicht 5.3). Die AGÖL löste sich im Laufe der Jahre 2001 und 2002 auf, stattdessen wurde Mitte 2002 der *Bund Ökologische Lebensmittelwirtschaft (BÖLW)* gegründet, dem neben Öko-Anbauverbänden auch Verbände und Firmen aus dem Naturkost- und Reformwarenhandel sowie der Verarbeitung von Öko-Lebensmitteln angehören. Gemeinsame Grundlage der AGÖL-Mitgliedsverbände waren die „Rahmenrichtlinien für den ökologischen Landbau" (*Arbeitsgemeinschaft Ökologischer Landbau* 1996). Einzelne Verbände haben darüber hinaus eigene Erzeugungsrichtlinien, die teilweise noch strenger gefasst sind. Auf internationaler Ebene gibt es Richtlinien, die von der *IFOAM* (*International Federation of Organic Agriculture Movements* 2000) herausgegeben werden.

Seit Juli 1991 existiert als gesetzliche Regelung die **EU-Öko-Kennzeichnungs-Verordnung** (*EG* 1991), die für den Bereich der Europäischen Union definiert, unter welchen Bedingungen ein landwirtschaftliches Erzeugnis produziert und kontrolliert werden muss, damit es z. B. als „Erzeugnis aus ökologischem Landbau" angeboten werden darf. Seit dem 1. 1. 1993 ist die Verordnung in Kraft; erst ab August 1999 umfasst sie auch Regelungen für den Bereich tierischer Lebensmittel.

Da Deutschland in hohem Ausmaß ökologisch erzeugte Produkte importiert, ist zu begrüßen, dass diese Verordnung in der gesamten EU gilt, sodass die Kontrollen auch im Ausland auf gleicher rechtlicher Grundlage durchgeführt werden müssen. Entsprechendes gilt auch für Importe aus sog. **Drittländern** außerhalb der EU.

Von der deutschen Regierung wurde im Jahr 2002 das **Bio-Siegel** eingeführt, um eine einheitliche Kennzeichnung aller biologisch erzeugten Lebensmittel zu ermöglichen. Es hat den Vorteil, dass es inzwischen auf zahlreichen Erzeugnissen zu finden und somit von den Verbrauchern leicht wiederzuerkennen ist. Das Qualitäts-Anforderungsniveau entspricht der EU-Öko-Verordnung (Abb. 5.2).

Übersicht 5.3:
Verbände der ökologischen Landwirtschaft in Deutschland
(Stand 1. 1. 2003; Bund Ökologische Lebensmittelwirtschaft 2003; nach Anbaufläche geordnet)

Anbauverband	Gründungsjahr	Anbaufläche in Hektar	Anzahl der Betriebe	Kontakt
Bioland (Ökologischer Landbau)	1971	167.865	4.363	Bioland e. V., Mainz E-Mail: info@bioland.de Homepage: www.bioland.de
Biopark	1991	136.678	729	Biopark e. V., Karow E-Mail: info@biopark.de Homepage: www.biopark.de
Naturland	1982	75.071	1.772	Naturland e. V., Gräfelfing E-Mail: naturland@naturland.de Homepage: www.naturland.de
demeter	1924	51.592	1.339	Demeter e. V., Darmstadt E-Mail: info@demeter.de Homepage: www.demeter.de
Gäa (Ökologischer Landbau)	1989	45.821	449	Gäa e. V., Dresden E-Mail: info@gaea.de Homepage: www.gaea.de
Bio Kreis	1979	13.109	523	Biokreis e. V., Passau E-Mail: info@biokreis.de Homepage: www.biokreis.de
ECOLAND	1995	1.250	35	Ecoland e. V., Wolpertshausen E-Mail: info@ecoland.de Homepage: www.ecoland.de
Ökosiegel	1988	900	19	Ökosiegel e. V., Adelheidsdorf E-Mail: info@oekosiegel-ev.de Homepage: www.oekosiegel-ev.de
ECOVIN	1985	870	196	Ecovin e. V., Oppenheim E-Mail: info@ecovin.org Homepage: www.ecovin.org

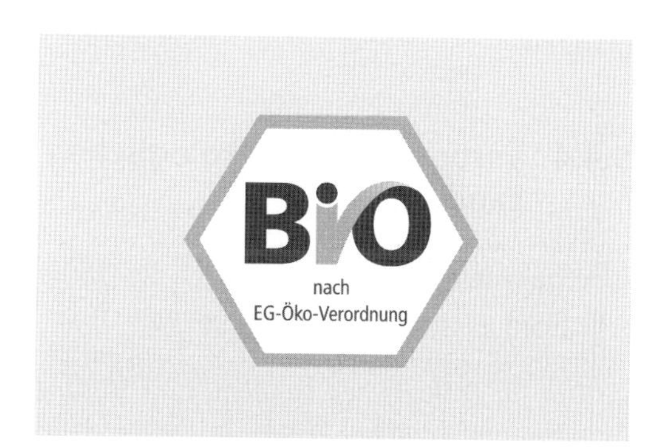

Abb. 5.2: Das staatliche deutsche Bio-Siegel *(BMVEL* 2003b)

Die Anforderungen der bisherigen AGÖL-Verbände gehen vor allem bezüglich der **Gesamtbetriebsumstellung** über die EU-Öko-Verordnung bzw. das deutsche Bio-Siegel hinaus. Bei den Verbands-Betrieben dürfen keine Teilflächen, sondern nur *ganze* Betriebe umgestellt werden (beispielsweise nicht nur die Pflanzenproduktion ökologisch und die Tierhaltung weiterhin konventionell). Dies ist aus ökologischer Sicht ein entscheidender Vorteil – daher gibt es Bestrebungen, die Gesamtbetriebsumstellungen auch als Mindestanforderung in die EU-Öko-Verordnung aufzunehmen.

Die EU-Öko-Verordnung schreibt vor, dass bei Erzeugnissen, die in der Verkehrsbezeichnung (im Produktnamen, z. B. „Bio-Sonnenblumenbrot") auf den ökologischen Landbau Bezug nehmen, **mindestens 95 % der Zutaten** aus ökologischer Landwirtschaft stammen müssen. Die erlaubten 5 % konventionelle Zutaten haben dabei bestimmte Kriterien zu erfüllen: Voraussetzung ist, dass diese *nicht* in ausreichenden Mengen in ökologischer Qualität verfügbar sind. Entweder müssen sie in Anhang VI C der Verordnung aufgelistet sein (z. B. bestimmte Beeren, Fette und Öle, Gewürze und Kräuter) oder sie müssen im Einzelfall durch eine Ausnahmeregelung der regional zuständigen Kontrollbehörde befristet zugelassen sein.

Außerdem gibt es nach der EU-Öko-Verordnung die Möglichkeit, einen Bio-Hinweis auch schon dann „im gleichen Sichtbereich wie die Verkehrsbezeichnung" (d. h. *neben* dem Produktnamen) vorzunehmen, wenn **mindestens 70 % der Zutaten** ökologisch erzeugt wurden und dabei die vorher genannten Kriterien des Anhangs VI C erfüllt sind (z. B. „enthält 85 % Zutaten aus Bio-Landbau"; Stand April 2003). Diese Möglichkeit ist allerdings wenig attraktiv und wird nur selten genutzt. Im Gegensatz zur EU-Verordnung sehen die AGÖL-Rahmenrichtlinien diese 70 %-Regelung *nicht* vor, d. h. die Produkte mit einem Warenzeichen der bisherigen AGÖL-Verbände müssen mindestens zu 95 % aus ökologischen Zutaten bestehen.

Weitere Vorteile der Produkte einiger Bio-Verbände gegenüber dem EU-Öko-Niveau sind, dass die Anzahl der erlaubten **Zusatzstoffe** eingeschränkt ist (s. 5.3.4, S. 122). Außerdem sind bei manchen Verbänden bestimmte **Verarbeitungsverfahren** nicht zugelassen, z. B. die Ultrahocherhitzung von Milch (H-Milch) und die Mikrowellenerhitzung.

Ferner sorgen die langjährigen Erfahrungen und der Aufbau eines weitgehend eigenen Beratungsnetzes innerhalb der Anbauverbände für eine **konsequente ökologische Landbewirtschaftung**. Beispielsweise mit dem Erhalt der **Kulturlandschaft** wie Pflanzung von Hecken leisten die Verbände der ökologischen Landwirtschaft mehr als nur den Ausschluss chemischer Hilfsmittel.

Aufgrund der insgesamt höheren Qualitätsanforderungen der Verbandsrichtlinien liegt es nahe, Bio-Lebensmittel mit einem der **Verbands-Warenzeichen** gegenüber dem gesetzlichen Mindeststandard der EU-Öko-Verordnung zu bevorzugen.

Die Einhaltung der genannten Anbaurichtlinien wird in *jedem* landwirtschaftlichen Betrieb einmal pro Jahr geprüft. Es gibt **zwei verschiedene Kontrollen**, die in der Regel in einem gemeinsamen Kontrollgang durchgeführt werden: nach den – teilweise schon seit Jahrzehnten bestehenden – Verbands-Richtlinien einerseits und nach der EU-Öko-Verordnung andererseits. Dadurch soll der Verbraucher die Sicherheit bekommen, dass es sich tatsächlich um ein Erzeugnis aus ökologischem Landbau handelt.

Eine entsprechende Kontrolle gibt es auch für die Hersteller **verarbeiteter Produkte**. Denn auch die Weiterverarbeitung ökologisch erzeugter Rohstoffe ist in **Verarbeitungsrichtlinien** geregelt (betrifft z. B. Müllereien, Bäckereien, Molkereien, Metzgereien usw.). Nur wenn alle verbandsinternen bzw. gesetzlichen EU-Vorschriften eingehalten werden, darf ein ökologisch wirtschaftender Betrieb seine Produkte als „ökologisch", „biologisch", „Öko", „Bio" oder mit ähnlichen Bezeichnungen vermarkten.

5.4.4 Verbreitung des ökologischen Landbaus

Innerhalb der EU werden etwa 3,5 % der Fläche und etwa 2,0 % aller Betriebe ökologisch bewirtschaftet (Stand: 31. 12. 2002; *Forschungsinstitut für Biologischen Landbau* und *Stiftung Ökologie und Landbau* 2004). In Deutschland liegt der **Flächenanteil** des ökologischen Landbaus inzwischen bei 4,1 % der landwirtschaftlich genutzten Fläche. Andere europäische Länder sind hier schon weiter, besonders Österreich und die Schweiz (Tab. 5.6).

Insgesamt werden in Deutschland etwa 70,5 % der gesamten *ökologischen* Anbaufläche von Betrieben bewirtschaftet, die zu einem der Öko-Landbauverbände gehören. Das entspricht einem Anteil von 60 % aller Öko-Betriebe (Stand: 31. 12. 2002; *Bund Ökologische Lebensmittelwirtschaft* 2003; eigene Weiterberechnungen)

Nach Schätzungen des *International Trade Center (ITC)* wird der weltweite Umsatz von Öko-Lebensmitteln für das Jahr 2003 bei etwa 24 Mrd. € liegen, in Europa bei etwa 10,5 Mrd. €. Für Deutschland – als größtes Verbraucherland in Europa – wird ein Konsum von Öko-Produkten im Wert von etwa 3 Mrd. € angenommen (*Yussefi* und *Willer* 2003, S. 24).

Der Anteil von Bio-Lebensmitteln am Umsatz im gesamten Lebensmittelmarkt in Deutschland wird auf 2,3 % geschätzt (*Bund Ökologische Lebensmittelwirtschaft* 2004). In den nächsten Jahren wird für die größten Verbraucherländer in Europa von einem Wachstum im Bio-Bereich von insgesamt 5–15 % pro Jahr ausgegangen (*Yussefi* und *Willer* 2003, S. 24, 86).

5.4.5 Ökologische Aspekte des Bio-Landbaus

Ein Sondergutachten des *Rates von Sachverständigen für Umweltfragen* bescheinigte dem Bio-Landbau schon vor etwa zwei Jahrzehnten, dass er im Vergleich zu anderen Landwirtschaftsformen mit der Natur „am wenigsten

Tab. 5.6: Verbreitung des ökologischen Landbaus in Europa
(Stand: 31. 12. 2002; *Forschungsinstitut für Biologischen Landbau* und *Stiftung Ökologie und Landbau* 2004; nach Anteil an der Gesamt-Fläche geordnet)

	Fläche ökologisch (ha)	Anteil an Gesamt-Fläche (%)	Anzahl der Öko-Betriebe	Anteil an Gesamt-Betrieben (%)
Europäische Union (Summe)	**4.792.381**	**3,51**	**139.046**	**1,99**
Österreich	297.000	11,60	18.292	9,20
Schweiz	107.000	10,00	6.466	10,80
Italien	1.168.212	8,00	49.489	2,14
Finnland	156.692	7,00	5.071	6,80
Dänemark	178.360	6,65	3.714	5,88
Schweden	187.000	6,09	3.530	3,94
Großbritannien	724.523	4,22	4.057	1,74
Deutschland	696.978	4,10	15.628	4,00
Spanien	665.055	2,28	17.751	1,47
Portugal	85.912	2,20	1.059	0,25
Niederlande	42.610	2,19	1.560	1,70
Luxemburg	2.004	2,00	48	2,00
Frankreich	509.000	1,70	11.177	1,55
Belgien	20.241	1,45	700	1,23
Griechenland	28.944	0,86	6.047	0,69
Irland	29.850	0,70	923	0,70

gewaltsam" umgeht, was sich beispielhaft an einigen Punkten aufzeigen lässt:

- Durch den Ausschluss chemisch-synthetischer Pestizide wird die Artenvielfalt weniger beeinträchtigt. Der ökologische Landbau nutzt zur Schädlingsabwehr geeignete Maßnahmen, um Nützlinge zu fördern, die wiederum die Schädlinge begrenzen (z. B. Pflanzung oder Erhaltung von Hecken).
- Durch bodenschützende Fruchtfolgen wird der Erosionsgefahr begegnet.
- Der Ausschluss mineralischer Stickstoffdünger und die Begrenzung des Viehbesatzes pro Flächeneinheit vermindert die Gefahr der Auswaschung von Nitrat ins Grund- bzw. Trinkwasser (*Rat von Sachverständigen für Umweltfragen* 1985).

Inzwischen gibt es eine Reihe von Studien, die für die ökologische Landwirtschaft in vielfacher Hinsicht eine **deutlich geringere Umweltbelastung** im Vergleich zur konventionellen nachweisen:

- niedrigerer Primärenergieverbrauch
- geringere Emissionen von Treibhausgasen
- bessere Bodenqualität
- größere Artenvielfalt
- verminderte Schadstoffbelastung des Oberflächen- und Grundwassers.

Durch die Herstellung von Düngemitteln, Pestiziden, Maschinen usw. sowie durch Treibstoff- und Stromverbrauch, Heizen u. a. entsteht in der Landwirtschaft ein erheblicher **Primärenergieverbrauch**. Der gewichtete Mittelwert (außer Leguminosen) liegt im ökologischen Pflanzenbau – bezogen auf einen Hektar Nutzfläche – sehr viel niedriger als im konventionellen Landbau, nämlich bei nur etwa einem Drittel. Im ökologischen Pflanzenbau bewegt sich der *flächenbezogene* Primärenergieverbrauch zwischen 27 % (Raps, Maissilage), 41–42 % (Getreide, Hackfrüchte) und 72 % (Leguminosen) der im konventionellen Bereich üblichen Werte (*Bockisch* 2000, S. 178f; *Köpke* 2002).

Da im ökologischen Pflanzenbau jedoch die Erträge niedriger liegen (durchschnittlich etwa 20 % unter dem konventionellen Niveau; s. 5.4.7, S. 160), ist der Energieeinsatz *bezogen auf die gleiche geerntete Produktmenge* nur gut halb so hoch wie im konventionellen Landbau – für die meisten Erzeugnisse liegt er zwischen 40 und 70 % der konventionellen Produkte. Der Grund für dieses günstige Ergebnis ist hauptsächlich der im Öko-Landbau nicht erforderliche hohe Energieaufwand für die Herstellung von synthetischen mineralischen Stickstoffdüngern (*Bockisch* 2000, S. 179).

Im Bereich der Erzeugung tierischer Lebensmittel ist der berechnete Primärenergieeinsatz pro Produkt in der ökologischen Variante niedriger: pro Tonne Schwein (Lebendgewicht) bei 66 % und pro Tonne Milch bei 54 % der konventionellen Variante. Diese Differenz ist ausschließlich auf den geringeren Energieverbrauch der Futtermittelproduktion im Öko-Landbau zurückzuführen (*Bockisch* 2000, S. 169).

Bei jeder Art von Verbrennungsprozessen (auch bei der vorherrschenden Stromerzeugung mittels fossiler Brennstoffe) sowie bei der Pflanzenproduktion und in der Tierhaltung entstehen sog. **Treibhausgase** (v. a. Kohlendioxid, Distickstoffoxid und Methan; s. 1.1.2, S. 11). Die Treibhausgasemissionen – auf einen Hektar Nutzfläche bezogen – sind in der ökologischen Pflanzenproduktion deutlich niedriger als in der konventionellen, nämlich durchschnittlich nur rund ein Drittel so hoch. Bezogen auf ein Kilogramm eines Produkts verursacht der Bio-Landbau lediglich rund die Hälfte an Treibhausgasemissionen. Diese Differenz ist ebenfalls auf den Einsatz mineralischer Stickstoffdünger im konventionellen Bereich zurückzuführen (*Bockisch* 2000, S. 179f).

Für die Produktion tierischer Erzeugnisse können gegenwärtig keine quantitativen Aussagen getroffen werden, charakteristische Unterschiede sind aber zu erwarten (*Bockisch* 2000, S. 179).

Der ökologische Landbau bewirkt nur etwa 40 % der *Kohlendioxid*-Emissionen der konventionellen Landwirtschaft. Im Vergleich zur synthetisch-mineralischen Düngung wird bei der organischen Düngung mehr Kohlenstoff im Boden gebunden und bezogen auf die Biomasse weniger veratmet. Da die *Distickstoffoxid*-Emissionen vermutlich mit der Stickstoffzufuhr korrelieren, dürften ökologisch bewirtschaftete Böden nur geringe Mengen davon abgeben. Auch die *Methan*-Emissionen der ökologischen Landwirtschaft sind wesentlich geringer als die der konventionellen. Ursachen hierfür sind zum einen die geringeren Mengen tierischer Exkremente, die durch den kleineren Viehbestand entstehen. Zum anderen wird im Bio-Bereich durch die artgerechte Tierhaltung (Weidegang und Aufstallung mit Einstreu und Festmist) weniger Methan emittiert als bei der Güllehaltung in der üblichen Tierhaltung (*Köpke* 2002).

Die bessere **Bodenqualität** im Öko-Landbau hat verschiedene Ursachen: Da keine chemisch-synthetischen **Pestizide** verwendet werden, sind die Böden nicht mit solchen Rückständen belastet. Die **Nitrat**gehalte sind aufgrund geringerer organischer Düngergaben deutlich niedriger als bei konventioneller Bewirtschaftung (*Köpke* 2002).

Wegen des Verbots von mineralischen Düngern und Pestiziden im ökologischen Landbau ist der pH-Wert in den Böden höher als in konventionell bewirtschafteten. Zu den Gasen, die maßgeblich an der **Versauerung der Böden** beteiligt sind, gehören Schwefeldioxid (SO_2), Ammoniak (NH_3) und Stickoxide (NO_X). Im Bio-Landbau besteht eine geringere Belastung durch solche Gase: Die konventionelle Bewirtschaftung zeigt ein Versauerungspotenzial von 44,1 kg SO_2-Äquivalente/ha, die ökologische Landwirtschaft dagegen von nur 22,3 kg (*Köpke* 2002; vgl. *Reganold* u. a. 2001).

Der ökologische Landbau erzielt durch ein günstigeres Bodengefüge und lang anhaltende Bodenbedeckung (z. B. durch Zwischenfruchtanbau, mehrjährigen Feldfutterbau) eine geringere **Bodenerosion** (*Tauscher* u. a. 2003, S. 20; *Reganold* u. a. 2001). Der sog. DOK-Versuch, der über 21 Jahre drei Landbausysteme verglich („biologisch-**d**ynamisch, biologisch-**o**rganisch, **k**onventionell"), ergab eine geringere Verschlämmungsneigung der ökologisch bewirtschafteten Felder aufgrund eines höheren feinkörnigen Schluffgehalts (*Forschungsinstitut für biologischen Landbau* 2000).

In ökologisch bearbeiteten Flächen findet laut dem DOK-Versuch ein intensiverer **Mineralisierungs- und Humusaufbauprozess** statt. Die im Boden lebenden Mikroorganismen bauen Pflanzenreste zu CO_2 und Mineralstoffen ab. Ein Teil des abgebauten Kohlenstoffs wird im Boden zu Humus umgewandelt, verkittet mineralische Bodenpartikel und trägt dadurch zur Krümelbildung bei. Die **Krümelstabilität** ist in der Öko-Landwirtschaft um 30 % höher als beim konventionellen Verfahren mit Hofdünger und 60 % höher als beim konventionellen Verfahren mit mineralischem Dünger (*Forschungsinstitut für biologischen Landbau* 2000). Dies beruht darauf, dass in Böden des Bio-Landbaus mehr Kleinlebewesen, z. B. Regenwürmer, leben. Diese vermischen in ihrem Darm organische und anorganische Bestandteile zu stabilen Ton-Humus-Komplexen, die im Boden für einen höheren Anteil an wertvollem Mull und dadurch für eine höhere Krümelstabilität sorgen (*Vogtmann* 1992, S. 17).

Die größere **biologische Bodenaktivität** wird von der höheren Zahl der hier lebenden Mikroorganismen ermöglicht. Sie ist in ökologisch bewirtschafteten Böden um 20–40 % höher als beim konventionellen Anbau mit Hofdüngung. Als Hofdünger werden bei letzterem Stapelmist und Gülle eingesetzt, im ökologischen Landbau hingegen Mistkompost, Rottemist und Gülle. Gegenüber der konventionellen Mineraldüngung war die Mikroorganismenzahl sogar um 60–85 % höher (*Forschungsinstitut für biologischen Landbau* 2000).

Da im ökologischen Landbau keine Herbizide und weniger Stickstoffdünger eingesetzt werden, ist hier eine größere **Artenvielfalt** an

Pflanzen zu finden als auf konventionell bewirtschafteten Feldern und Wiesen. So gibt es z. B. fünfmal mehr Wildkräuter und insbesondere mehr schützenswerte Pflanzen der Roten Liste (*Tauscher* u. a. 2003, S. 18). Mit der erhöhten Vielfalt der Flora geht eine größere Vielfalt der Fauna einher. Die Zahl nützlicher Gliedertiere ist um 50 % höher als im konventionellen Anbau (*Forschungsinstitut für biologischen Landbau* 2000).

Die **verminderte Schadstoffbelastung des Oberflächen- und Grundwassers** – und damit auch des Trinkwassers – bei der ökologischen Bewirtschaftung begründet sich durch mehrere Tatsachen:

Im Öko-Landbau werden niedrigere **Stickstoff- und Phosphormengen** (durchschnittlich 126 kg N/ha) in Form von Dünger auf die Flächen ausgebracht als im konventionellen Anbau (im Mittel 234 kg N/ha). Die Auswaschung ist im Öko-Landbau entsprechend geringer, wodurch das Oberflächen- und Grundwasser sowie die Sickerwasserzonen in der Nähe ökologisch bewirtschafteter Felder und Wiesen weniger belastet sind (*Kolbe* 2002). Gewässer mit niedriger Stickstoff- und Phosphorbelastung eutrophieren nicht, wodurch der natürliche Kreislauf der Gewässer unbeeinträchtigt bleibt. Dies bedeutet, dass der erhöhte Nährstoffeintrag in die Gewässer durch konventionellen Landbau ein verstärktes Wachstum von tierischem und pflanzlichem Plankton (z. B. Algen) verursacht. Besonders im Sommer und Winter sinkt dadurch der Sauerstoffgehalt und im Tiefenschlamm der Gewässer entwickeln sich faulende Stoffe. Letztlich ist möglich, dass Tiere und Pflanzen des Gewässers absterben und das Gewässer „umkippt", d. h. es zu Sümpfen und Flachmooren verlandet.

Die Nitratgehalte in Grundwasser und Sickerwasserzonen der Einzugsgebiete ökologisch bewirtschafteter Flächen sind aufgrund der geringeren Düngung nur halb so hoch wie in Einzugsgebieten konventionell bewirtschafteter Flächen (*Köpke* 2002).

Weil die ökologische Wirtschaftsweise keine **chemisch-synthetischen Pestizide** einsetzt, ist eine Wassergefährdung durch solche Stoffe nicht gegeben. Dies spiegelt sich in der größeren Besiedlung der Gewässer mit naturraumtypischen Tierarten wider. Untersuchungen ergaben, dass in Gewässern intensiv bewirtschafteter Gebiete nur 11 empfindliche aquatische Tierarten mit einem Häufigkeitsanteil von 47 % vorkamen. In unbelasteten Gewässern lebten hingegen 20 empfindliche Arten mit einem Häufigkeitsanteil von 70 % (*Umweltbundesamt* 2001b).

In einer Schweizer Studie wurden die Umweltwirkungen von Lebensmitteln in den Bereichen Gemüse und Fleisch entlang des gesamten „Lebensweges" im Ernährungssystem mittels einer modularen Ökobilanz abgeschätzt und bewertet (mit Hilfe des Eco-Indicator 95+). Danach betrug der Mittelwert der ***gesamten* Umweltbelastungen**, die durch den Anbau bedingt sind, beim untersuchten Bio-Gemüse nur etwa ein Drittel bis ein Viertel des Wertes von konventionellem Gemüse (d. h. letzteres lag etwa 3,5-mal höher). Bei biologischer Fleischproduktion war der Mittelwert nur rund halb so hoch wie bei konventionell erzeugtem Fleisch (*Jungbluth* 2000, S. 213ff).

5.4.6 Gesundheitliche Aspekte ökologisch erzeugter Lebensmittel

Hinsichtlich des **Nährstoffgehalts** finden sich nur relativ geringe Vorteile von ökologisch gegenüber konventionell erzeugten Produkten. Anders als häufig vermutet, lassen sich keine *pauschal* höheren Nährstoffgehalte in Öko-Lebensmitteln feststellen. Allerdings ist es auch nicht das primäre Ziel der ökologischen Landwirtschaft, Lebensmittel mit höherem Nährstoffgehalt zu produzieren, sondern vielmehr stehen ökologische und soziale Vorteile im Vordergrund.

Die Nährstoffgehalte von landwirtschaftlichen Erzeugnissen hängen nicht nur von der Anbauweise, sondern auch von der Sorte sowie von Standort, Witterungsverlauf und Erntezeitpunkt ab. Es gibt zwar zahlreiche Untersuchungen, die aber nicht nach einheitlichen Bedingungen durchgeführt wurden und somit auch keinen direkten Vergleich zulassen (*Meier-Ploeger* 2001). In einem Review der *Soil Association* (2001) wurden von 99 ausgewerteten Studien nur 28 für valide eingestuft. Im Folgenden werden die Resultate daraus zusammengefasst.

Beim Vergleich ökologischer und konventioneller Obst- und Gemüsesorten muss bezüglich der Vitamingehalte berücksichtigt werden, dass diese vor allem vom Reifezustand sowie von Sorte, Lagerzeit und Lagerbedingungen abhängig sind. Von 13 ausgewerteten Studien weisen 7 einen höheren – (bis doppelt so hohen) **Vitamin-C**-Gehalt in biologisch erzeugten Rohwaren auf. Ähnliches gilt auch für die Mineralstoffe **Phosphor, Kalium, Calcium** und **Magnesium.** Von 14 validen Studien zeigten 7 Studien höhere Mineralstoffgehalte (*Soil Association* 2001, S. 36f).

Vieles deutet auch auf höhere Gehalte an **sekundären Pflanzenstoffen** in Bio-Lebensmitteln hin, beispielsweise Lykopin in Tomaten, Phenole in Karotten und Tomaten sowie Glykoalkaloide und Polyphenole in Kartoffeln. Als mögliche Erklärungen dafür werden eine geringere Stickstoffdüngung, ein höherer Trockensubstanzgehalt (bzw. geringerer Wassergehalt), ein gutes Immunsystem ökologischer Pflanzen sowie der Einsatz von krankheitsresistenteren Wildformen im ökologischen Landbau diskutiert *(Soil Association* 2001, S. 44f).

Da viele **Pestizide** persistent (d.h. schwer abbaubar) sind sowie Boden und Wasser in der konventionellen Landwirtschaft jahrelang kontaminiert wurden, kann für biologisch erzeugte Lebensmittel keine Pestizid*freiheit* gewährleistet werden. Durch das Verbot des Einsatzes von chemisch-synthetischen Pestiziden im ökologischen Landbau ist aber davon auszugehen, dass durch den Verzehr ökologischer Produkte die Aufnahme dieser Stoffe minimal ist. In 35 durchgeführten Studien konnten deutlich niedrigere Rückstände in Lebensmitteln aus ökologischem Landbau nachgewiesen werden (*Bitaud* 2000, S. 28ff).

Wegen der allgemeinen Schadstoffsituation kann nicht verhindert werden, dass Pestizide von benachbarten (konventionellen) Äckern auf ökologisch bewirtschaftete Flächen verwehen oder dass ökologisch erzeugte Produkte andere **Umweltkontaminanten** wie Schwermetalle und Schwefeldioxid aus der Luft oder dem Regenwasser aufnehmen. Zumindest werden aber keine chemischen Substanzen eingesetzt, die zu Rückstandsbelastungen führen könnten. Die möglichen Auswirkungen des Pestizidgehalts im Blut auf die menschliche Gesundheit stehen im Zusammenhang mit der Neurotoxizität, Störungen des reproduktiven Systems sowie der Immunotoxizität. Außerdem können viele (80) Pestizide aufgrund ihrer östrogenen Eigenschaften zu hormonellen Imbalancen führen (*Schmitt* 2000a, S. 5; s. 3.2.2.4, S. 50).

Die **Nitratgehalte** von ökologisch und konventionell hergestellten Obst- und Gemüsearten wurden in 16 Studien erfasst (*Soil Association* 2001, S. 27). Dabei waren die Nitratbelastungen in ökologisch erzeugten Produkten signifikant niedriger, sie lagen im Durchschnitt sogar um mehr als die Hälfte darunter.

Die gesundheitliche Problematik von hohen Nitratwerten liegt darin begründet, dass Nitrat unter bestimmten Bedingungen (z.B. Lagerung) zu toxischem Nitrit reduziert werden kann und dieses mit Aminen zur Bildung von krebserregenden Nitrosaminen führt.

Im ökologischen Landbau ist der Einsatz von **Hormonen** verboten, **Antibiotika** dürfen nur in Ausnahmefällen bei speziellen Krankheiten eingesetzt werden. Kommen Antibiotika in der ökologischen Tierzucht zum Einsatz, soll eine zweimal längere Wartezeit zwischen Anwendung und Verkauf der Produkte eingehalten werden als in der konventionellen Landwirtschaft vorgeschrieben. Statt präventiver Medikamentengaben erfolgt im ökologischen Landbau eine Stärkung des Immunsystems der Tiere, unter anderem durch flächenbezogene Tierbestände und Auslaufmöglichkeiten.

Bei **Futterwahlversuchen** können Versuchstiere zwischen gleichartigen Erzeugnissen (z.B. Karotten) aus ökologischem bzw. konventionellem Anbau frei wählen. Dabei vermittelt das instinktive Fressverhalten von Tieren Informationen, die bis jetzt labortechnisch nicht erfasst werden können und neue Dimensionen für Qualitätsbestimmungen eröffnen. Nach bisherigen Untersuchungen wurden von den Tieren in den meisten Fällen ökologisch angebaute Produkte bevorzugt (*Velimirov* 2001). Von sechs Studien mit unterschiedlichen Tierarten und Erzeugnissen zeigten fünf eine Präferenz der Tiere für Bio-Lebensmittel (*Soil Association* 2001, S. 49).

Der **Geschmack** von Produkten aus ökologischer Landwirtschaft wird im Vergleich zu konventionell erzeugten unterschiedlich bewertet. Wenn konventionelle Erzeugnisse mit relativ wenig Stickstoffdünger, mit geeignetem Saatgut und jahreszeitengemäß angebaut und reif geerntet werden, können diese gut schmecken. Entsprechende Voraussetzungen für eine hohe Geschmacksqualität sind jedoch bei Öko-Produkten durch die Richtlinien besser gewährleistet.

Die Fleischproduktion erfolgt in der ökologischen Landwirtschaft nach Richtlinien für artgerechte Tierhaltung sowie für geeignetes Futter und weniger intensive Mast. Auf diese Weise lässt sich Fleisch erzeugen, das gut schmeckt und aufgrund seines geringeren Wassergehalts in der Pfanne nicht so stark schrumpft oder zäh wird.

Obwohl es schwer ist, geschmackliche Unterschiede in kontrollierten Studien zu bestätigen, gibt es sechs valide Studien, von denen fünf die Bio-Erzeugnisse mit einem besseren Geschmack bewerteten (*Soil Association* 2001, S. 50).

Aus gesundheitlicher Sicht ist wichtig, dass mit jedem Kauf ökologischer Lebensmittel verhindert wird, dass Pestizide, Mineraldünger, Tierarzneimittel usw. angewendet werden und diese in die Umwelt gelangen. Weniger Schadstoffe in der Umwelt bedeuten wiederum weniger potenzielle Gifte in der Nahrung. Vielen Menschen reicht alleine dieser Grund aus, um den ökologischen Landbau durch den Kauf seiner Erzeugnisse zu unterstützen.

5.4.7 Ökonomische Aspekte der ökologischen Landwirtschaft

Für einen ökonomischen Erfolg der Umstellung von konventioneller auf ökologische Wirtschaftsweise ist entscheidend, ob sich der höhere **Arbeitsaufwand** und das rückläufige **Ertrags- und Leistungsniveau** durch höhere Preise für die Endprodukte auffangen lässt (s. 6.6, S. 209). In Langzeitversuchen des Schweizer *Forschungsinstituts für biologischen Landbau* (2000, S. 6) über 21 Jahre stellte sich heraus, dass in der Öko-Landwirtschaft bei den verschiedenen Kulturen mit durchschnittlich etwa 20% niedrigeren Erträgen zu rechnen ist. Beispielsweise liegen diese bei Weizen 11–14% unter den konventionellen Erträgen, bei Kleegras 11–13% und bei Kartoffeln 34–42% niedriger.

Die **Erzeugerpreisaufschläge** für Öko-Lebensmittel variieren beträchtlich, bei pflanzlichen Produkten fallen sie häufig relativ hoch aus, bei tierischen Erzeugnissen gestaltet sich die Vermarktung ungleich schwerer, zumal ein relativ hoher Anteil nur konventionell vermarktet werden kann (*Offermann* und *Nieberg* 2002).

Eine Untersuchung der *Bundesforschungsanstalt für Landwirtschaft* von 1990 bis 1999 zeigte, dass sich für die Mehrzahl der untersuchten Betriebe die Umstellung auf ökologische Wirtschaftsweise gelohnt hat. Allerdings fiel in Deutschland die **Gewinnentwicklung** der Öko-

Landwirte in den letzten Jahren unter die der konventionellen Berufskollegen zurück – wobei die Gewinne in der gesamten deutschen Landwirtschaft langfristig rückläufig sind.

In anderen europäischen Ländern, z. B. in Österreich, den Niederlanden und der Schweiz, liegen die Gewinne der Öko-Bauern nach wie vor höher als im konventionellen Bereich. Entscheidend für die Wirtschaftlichkeit sind die von der **Agrarpolitik** gesetzten Rahmenbedingungen: Beispielsweise betrug die Umstellungsprämie im Jahr 2000 in Deutschland durchschnittlich nur 180 € je Hektar, während sie in Finnland 440 € und in der Schweiz sogar 1.250 € betrug (*Offermann* und *Nieberg* 2002). Die Förderung der ökologischen Landwirtschaft und des Absatzes ihrer Produkte wurde aber im Zuge der nach der BSE-Krise in Deutschland eingeleiteten „Agrarwende“ in den letzten Jahren wesentlich intensiviert.

Am Beispiel der konventionellen, integrierten und biologischen Anbauweise in der Apfelproduktion konnte für das biologische Anbausystem neben ökologischen Vorteilen auch eine bessere Wirtschaftlichkeit nachgewiesen werden (*Reganold* u. a. 2001, S. 926ff).

Nach einer repräsentativen Umfrage unter Bio-Landwirten erhöhte sich die **Zahl der Arbeitskräfte** durch die Umstellung von konventioneller auf ökologische Wirtschaftsweise um bis zu 60 %. Diese Steigerung entstand vor allem durch die Einrichtung neuer Verarbeitungs- und Vermarktungszweige wie Hofkäsereien, Hofbäckereien, Hofläden und Direktvermarktung (nach *Rapp* 1998, S. 29ff). Wenn in Deutschland statt den heutigen 4,1 % etwa 12 % der landwirtschaftlichen Nutzfläche ökologisch bewirtschaftet würden (diese Größenordnung ist z. B. in Österreich schon Realität), könnten etwa 20.000 neue Vollarbeitsplätze entstehen (*Lutzenberger* und *Gottwald* 1999, S. 131f).

Mit der vielfältigen und oft neuen Produktpalette der ökologischen Landwirtschaft wird auch das Angebot *regionaler* Produktspezialitäten erhöht. Durch eine bevorzugte **regionale Verarbeitung und Vermarktung** unterstützt die ökologische Landwirtschaft die Sicherung vorhandener und die Schaffung neuer Arbeitsplätze im ländlichen Raum (*Köpke* 2002).

Die ökologische Wirtschaftsweise trägt damit zu einer stabileren ökonomischen **Existenzgrundlage** für die Landwirte bei (*Offermann* und *Nieberg* 2001, S. 12f; s. 1.1.3, S. 15). Unter anderem in Folge des höheren Arbeitsaufwands und der niedrigeren Erträge sowie der dadurch zu finanzierenden Arbeitsplätze erklärt sich, warum ökologisch erzeugte Lebensmittel **höhere Verbraucherpreise** erzielen, d. h. „teurer“ sind als konventionelle (s. 6.6, S. 209).

5.4.8 Soziale Aspekte der ökologischen Landwirtschaft

Zu den sozialen Aspekten der Ernährung zählen unter anderem die **Lebens- und Arbeitsbedingungen** der im Ernährungssystem Beschäftigten. Eine Befragung von deutschen Landwirten, die auf ökologische Bewirtschaftung ihres Hofes umgestellt hatten, zeigte, dass ein Drittel den Hof sonst aufgegeben hätte und dass zwei Drittel mit ihrer Arbeit zufriedener waren (*Lutzenberger* und *Gottwald* 1999, S. 131f).

Die soziale Dimension des Öko-Landbaus wird auch daran deutlich, dass einzelne Verbände in ihren Richtlinien die Verwendung billiger **Import-Futtermittel aus Entwicklungsländern** ausschließen (auch bei anderen Verbänden findet wohl ein solcher Import tatsächlich nicht statt; nach der EU-Öko-Verordnung ist er jedoch zugelassen). Der Anbau von Futtermitteln in den Ländern des Südens zum Zweck des Exports in die reichen Industrieländer führt zu einer Flächenkonkurrenz zur Erzeugung von Nahrung für die einheimische Bevölkerung. Somit trägt dieser freiwillige Verzicht auf die Inanspruchnahme von Anbauflächen in den Entwicklungsländern zu einer gerechteren

Nutzung der weltweit knappen Ressourcen zur Nahrungsproduktion bei (s. 1.1.3, S. 15; s. 5.7.1.2, S. 176).

Die in der Regel höhere Überschaubarkeit der eher kleinen, regionalen Strukturen im Bereich ökologisch erzeugter, verarbeiteter und gehandelter Lebensmittel ist geeignet, zu mehr Kontakt, Vertrauen und Verantwortungsbewusstsein der Beteiligten untereinander beizutragen. Damit wird auch eine **nachhaltige Esskultur** im erweiterten Sinne unterstützt (s. 1.1.4, S. 18; s. 5.5.5, S. 166).

5.4.9 Ökologische Landwirtschaft und Vollwert-Ernährung

Abschließend ist festzustellen, dass es nicht nur aus individuell motivierten gesundheitlichen oder geschmacklichen Gründen sinnvoll ist, Erzeugnisse aus ökologischer Landwirtschaft zu essen – gleichzeitig wird mit dem Kauf der Produkte ein Beitrag zum Erhalt bzw. Aufbau einer umwelt-, wirtschafts- und sozialverträglichen Landwirtschaft geleistet. Somit sind Bio-Lebensmittel ein integraler Bestandteil der Vollwert-Ernährung.

Bewusst handelnde Verbraucher, die die Notwendigkeit erkennen, neben dem Streben nach ihrer eigenen Gesundheit gleichzeitig auch einen Beitrag zum Umweltschutz und zur Existenzsicherung der Landwirte zu leisten, können dies durch den Erwerb von Erzeugnissen aus ökologischer Landwirtschaft erreichen.

5.5 Regionale und saisonale Erzeugnisse (Grundsatz 5)

(Unter Mitarbeit von Sonja Grundnig)

Lebensmittel, die heute in Supermärkten angeboten werden, stammen großenteils nicht mehr aus der umliegenden Region und entsprechen oft auch nicht mehr der jeweiligen Jahreszeit. So sind beispielsweise Bananen aus Südamerika, Kiwis und Äpfel aus Neuseeland oder grüner Salat aus Treibhausanbau im Winter längst die Regel. Am Angebot von Gemüse und Obst ist kaum mehr zu erkennen, welche Jahreszeit gerade ist.

5.5.1 Transporte im Lebensmittelbereich

Zur Versorgung der Bevölkerung mit Nahrung erfolgen heute umfangreiche Transporte. Die insgesamt pro Person verbrauchte Lebensmittelmenge zeigte in den letzten Jahren kaum Veränderungen, während sich das Transportaufkommen, d. h. die Menge der insgesamt transportierten Lebensmittel, in den vergangenen zwei Jahrzehnten verdoppelte (*Deutsches Institut für Wirtschaftsforschung* 1991 und 1999). Gründe dafür sind vor allem Konzentrationsprozesse in Lebensmittelhandel und -industrie sowie Konzentration und Spezialisierung im Bereich der Landwirtschaft.

Die weitaus größte Menge der Lebens- und Futtermittel für den deutschen Markt wird mit dem Transportmittel LKW befördert, nämlich etwa 83 % des **Transportaufkommens**, lediglich 3,7 % mit der Bahn, 9 % mit dem Binnenschiff und 4,5 % mit Hochseeschiffen (Daten zu den Transporten per Flugzeug sind nicht enthalten, da nicht zugänglich; *Lauber* und *Hoffmann* 2001, S. 110; Tab. 5.7). Anders ist es bei der **Transportleistung**, die zusätzlich zur transportierten Menge auch die zurückgelegte Entfernung berücksichtigt und entsprechend in Tonnenkilometern (tkm) angegeben wird. Hierbei entfällt wegen der erheblichen Distanz zu den Herkunftsländern in Übersee etwa zwei Drittel auf Hochseeschiffe, knapp 30 % auf LKWs und nur 2 % auf die Bahn. Obwohl der weitaus größte Teil der Güter nur *innerhalb* Deutschlands transportiert wird (fast 90 % des Transport*aufkommens*), bewirken die mengenmäßig geringen Importe aus Übersee aufgrund der großen Entfernung mehr als zwei Drittel der Transport*leistung*.

Tab. 5.7: Transportaufkommen und Transportleistung für den deutschen Ernährungssektor (*Lauber* und *Hoffmann* 2001, S. 110; Bezugsjahr 1996; Daten zu den Transporten per Flugzeug sind nicht enthalten, da nicht zugänglich)

	Im Inland		Aus Europa		Aus Übersee		Gesamt			
	Transp.-aufkom. Mio. t	Transp.-leistung Mrd. tkm	Transp.-aufkom. Mio. t	Transp.-leistung Mrd. tkm	Transp.-aufkom. Mio. t	Transp.-leistung Mrd. tkm	Transport-aufkommen Mio. t	Anteil %	Transport-leistung Mrd. tkm	Anteil %
Schienenverkehr	14,9	4,7	1,7	0,9	0	0	16,6	3,7	5,6	2,1
Straßenverkehr	347,8	49,3	24,1	12,7[a]	0	12,5[b]	372,0	82,8	74,5	27,7
Binnenschifffahrt	28,3	10,1	12,0	1,7	0	0	40,3	9,0	11,8	4,4
Seeschifffahrt	0	0	4,5	5,0	15,7	172,3	20,3	4,5	177,3	65,8
Summe	391,1	64,1	42,3	20,3	15,7	184,9	449,2		269,3	
Anteil (%)	87,1	23,8	9,4	7,6	3,5	68,6	100,0	100,0	100,0	100,0

[a] Wert enthält Anfahrten zu Häfen und Sammellagern
[b] ausschließlich Hafenanfahrten, das entsprechende Aufkommen entspricht demjenigen der Seeschifffahrt und wird deshalb nicht einzeln aufgeführt

Ökologisch unsinnig ist es, beispielsweise Getreide- und Milchprodukte, Eier oder Bier aus Schleswig-Holstein nach Bayern zu transportieren – oder umgekehrt, wie es vielfach der Fall ist. Denn diese Erzeugnisse lassen sich überall produzieren. So wurde in einzelnen Fallstudien berechnet, dass beispielsweise zur Herstellung eines bestimmten Bechers Joghurt für die verschiedenen Zutaten und die Verpackung insgesamt 1.400 Transport-Kilometer zurückgelegt wurden, für einen Laib Brot waren es 1.460 km (*Umweltbundesamt* 2002a, S. 131f).

Die zur Zeit schon umfangreichen Transporte von Lebensmitteln über große Entfernungen nehmen durch die Öffnung des EU-Binnenmarktes noch weiter zu. Außerdem führen Organisationskonzepte wie die „Just-in-Time-Anlieferung" zu einem höheren Verkehrsaufkommen, vor allem auf der Straße.

Seit der Liberalisierung der Transportmärkte innerhalb der EU sind der Konkurrenzdruck hoch und die **Transportkosten** niedrig. So werden beispielsweise die Transportkosten für haltbare Milchprodukte aus Übersee (z. B. Australien, Neuseeland, Argentinien, Uruguay) nach Europa auf maximal 0,026 € pro kg Vollmilchäquivalent geschätzt (*Isermeyer* 1999).

5.5.2 Ökologische Aspekte des Transports von Lebensmitteln – Entlastung durch regionale Produkte

Die einzelnen **Transportmittel** weisen einen sehr unterschiedlichen Umweltverbrauch auf (Tab. 5.8). **LKWs** liegen sowohl beim Primärenergieverbrauch als auch bei der Emission von CO_2- und SO_2-Äquivalenten mehrfach höher als die **Bahn** (3–10-mal). Damit sind LKWs ökologisch sehr belastende Transportmittel. Sie verbrauchen mehr als 90 % der insgesamt für die Transporte zur Ernährung in Deutschland erforderlichen Primärenergie (*Hoffmann* und *Lauber* 2001a, S. 189). Zumindest bei den weiten Strecken ist die Bahn ökologisch überlegen, für die Strecken von den Bahnhöfen zu den einzelnen Abnehmern bietet der LKW aufgrund seiner Flexibilität Vorteile.

Hochseeschiffe weisen für Transporte von Übersee den niedrigsten Umweltverbrauch pro km auf. Trotzdem verursachen die damit erfolgenden Importe aufgrund der großen Entfernung einen 11- bis 28fachen Umweltverbrauch im Vergleich zu nur *innerhalb* Deutschlands transportierten Lebensmitteln (je nach Indikator; letztere werden überwiegend mit

Tab. 5.8: Primärenergieverbrauch und Emissionen durch unterschiedliche Verkehrsmittel
(*Hoffmann* und *Lauber* 2001a, S. 189; auf Datenbasis von *GEMIS* 2001 und *Deutsche Lufthansa AG* 2000; Angaben pro km)

	Primärenergie-verbrauch MJ/km	**CO_2-Äquivalente** g/km	**CO_2** g/km	**SO_2-Äquivalente** g/km
LKW	1,7	135,4	130,7	1,0
Eisenbahn	0,6	40,2	36,4	0,1
Binnenschiff	0,4	33,6	30,7	0,3
Hochseeschiff	0,1	9,2	10,0	0,2
Cargo-Flugzeug [a]	–	2.041,2[b]	756	–

– kein vergleichbarer Wert verfügbar
[a] Cargo-Flugzeug: 240 g Kerosin pro tkm, 3,15g CO_2 pro g Kerosin
[b] Flug-Äquivalente, berücksichtigt werden hier neben CO_2 auch Wasser- und Stickstoffemissionen: deren Klimawirksamkeit wird auf das 2,7-fache der reinen CO_2-Emission geschätzt (*IPCC* 1999)

LKWs befördert). Stammt das Lebensmittel aus Europa, liegen die Werte um das 2–3-fache höher als bei Transporten nur *innerhalb* Deutschlands (jeweils mit LKWs transportiert; *Hoffmann* und *Lauber* 2001a).

Erfolgen Übersee-Importe dagegen mit dem **Flugzeug**, entstehen pro kg Lebensmittel sogar bis zu 170-mal mehr Emissionen (bezogen auf „Flug-Äquivalente", s. Tab. 5.8) als bei einem Transport mit Seeschiffen (*Hoffmann* und *Lauber* 2001a).

In der Schweizer Studie „Umweltfolgen des Nahrungsmittelkonsums" (*Jungbluth* 2000, S. 192f, 214) wird für Flugimporte von frischem Gemüse aus Übersee *insgesamt* eine über 20-fach höhere Umweltbelastung ausgewiesen als für *LKW*-importierte Ware *aus Europa* (aufgrund der Bewertung mit dem „Eco-Indicator 95+", der verschiedene Umweltparameter zusammenfasst).

Die Transporte mit dem **Flugzeug** verursachen demnach eine **extrem hohe Umweltbelastung**. Als Konsequenz hieraus ergibt sich, flugimportierte Ware möglichst nicht zu kaufen. Einige Geschäfte kennzeichnen inzwischen das Transportmittel der importierten Ware (z. B. „Flugware"), was zum Meiden eine entscheidende Hilfe ist. In der Regel sind aber genaue Informationen über die jeweils verwendeten Transportmittel nur schwierig und unvollständig zu erhalten. Zur groben Orientierung ist zu vermuten, dass empfindliches, schnell verderbliches Frischobst und -gemüse (wie Erdbeeren oder Spargel), das außerhalb der Saison von fernen Ländern stammt, mit dem Flugzeug importiert wurde. Für empfindliche exotische Früchte gilt dies wohl ganzjährig. Angesichts der großen ökologischen Bedeutung ist hier dringend eine höhere Transparenz zu fordern.

Als **weitere Folgen** des hohen Transportaufkommens sind neben der Entstehung von Lärm, Vibrationen, Unfällen, Staus und Versiegelung von Flächen massive Veränderungen des Wohnumfelds zu nennen (z. B. Bau von weiteren Straßen, Parkplätzen usw.).

Regionale Produkte benötigen außerdem weniger **Transportverpackungen** und stellen somit einen aktiven Beitrag zur Müllvermeidung dar (s. 5.6, S. 167).

In einem **Szenario** zeigen *Hoffmann* und *Lauber* (2001b, S. 244, 249), dass erhebliche Einsparungen von knapp einem Drittel der durch die Transporte im Ernährungssektor entstehenden CO_2-Äquivalente erzielt werden könnten. Dazu müsste *gleichzeitig* ein Ersatz der Hälfte der Überseeimporte durch solche aus Europa erfolgen, außerdem eine Verminderung der transportierten Lebensmittelmenge um 14 % (bedarfsgerechte Reduktion der verzehrten Nahrungsmenge) sowie eine Verlagerung der Hälfte der innerdeutschen Straßentransporte auf die Schiene.

Durch den Einkauf regionaler Produkte lässt sich somit ein Beitrag zur Umweltschonung leisten. Die **Größe einer „Region"** ist dabei dehnbar. Früher wurde darunter die Gegend verstanden, die beispielsweise von der Spitze des Kirchturms aus überschaubar war. Inzwischen wird unter „Region" auch ein Umkreis von beispielsweise 50 km, ein ganzer Landkreis oder eine bestimmte Landschaft angesehen – manchmal auch ein Bundesland (es gibt z. B. Regionalzeichen für Produkte aus Bayern oder Thüringen). Auch je nach Lebensmittel wird eine Region unterschiedlich definiert. Im Grenzbereich zu Nachbarstaaten kann eine Region schließlich auch über Ländergrenzen hinausreichen.

5.5.3 Ökologische Aspekte der saisonalen Auswahl von Lebensmitteln

Der Einkauf von „saisonalen Produkten" bedeutet, bei frischem Gemüse und Obst solche Arten auszuwählen, die in unserer Klimazone während der gerade aktuellen Saison ausreifen können. Verschiedene Institutionen wie die *Verbraucher-Zentralen* oder der *aid* geben sog. „Saisonkalender" heraus, die anzeigen, wann die Erntezeiten der jeweiligen Gemüse- und Obstarten sind (*Verbraucher-Zentrale NRW* 1997 und 1998; *aid* 1998).

Selbstverständlich bezieht sich die Empfehlung zur Berücksichtigung der Saisonzeiten auf den Anbau im **Freiland.** So sollten im Winter beispielsweise kein grüner Salat und keine Tomaten aus Anbau im **beheizten Treibhaus** oder **Folientunnel** gekauft werden, denn für das Heizen ist ein sehr **hoher Primärenergieeinsatz** erforderlich. So wird im Treibhaus 34-mal mehr Primärenergie verbraucht als im Freiland, im Folientunnel sogar 200-mal mehr. Die entsprechenden CO_2-Emissionen liegen 18- bzw. über 100-mal höher. Der *ökologische* Freilandanbau stellt die Anbauform mit dem niedrigsten Primärenergiebedarf dar, nämlich nur 20 % des *konventionellen* Anbaus im Freiland, die Emissionen von CO2-Äquivalenten liegen bei nur 40 % (*Hoffmann* 2002, S. 309; s. 5.4.5, S. 155).

Die *gesamten* Umweltbelastungen der konventionellen Gemüseproduktion im Gewächshaus liegen im Mittel über fünfmal so hoch wie bei der Erzeugung von Bio-Gemüse im Freiland (*Jungbluth* 2000, S. 213; berechnet mit dem „Eco-Indicator 95+", der verschiedene Umweltparameter integriert).

Das Einkaufen entsprechend der Jahreszeit sollte selbstverständlich nicht dahingehend missverstanden werden, dass Lebensmittel aus fernen Ländern anderer Klimazonen importiert werden, die *dort* gerade Saison haben. Beispiele hierfür sind Erdbeeren oder Spargel zu Weihnachten, die zu dieser Zeit in den südlicheren Klimazonen im Freiland wachsen und insofern „saisonal" sind – aber eben *nur dort* und nicht während der kalten Jahreszeit bei uns in Mitteleuropa. Im Winter sollten deshalb winterharte Saison-Gemüse wie Feldsalat oder Grünkohl sowie lagerfähige Gemüse- und Obstsorten bevorzugt werden, z. B. Kohl, Möhren, Rote Bete, Lauch, Sellerie und Sauerkraut bzw. Äpfel und Birnen.

Entscheidend ist, dass *beide Teile* dieses Grundsatzes gleichzeitig erfüllt sein sollten, nämlich **„regionale *und* saisonale Produkte"** – aus diesem Grund existiert auch der gekoppelte Begriff *„regional-saisonal"*. Die Erfüllung nur *eines* der beiden Aspekte bleibt unbefriedigend. Beispiele hierfür sind Äpfel aus Neuseeland (sie sind zwar dort saisonal aber hier nicht regional) oder die Gurken im Winter aus dem Treibhaus (sie sind zwar regional gewachsen aber nicht saisonal).

5.5.4 Ökonomische Aspekte regional und saisonal erzeugter Lebensmittel

Die **Direktvermarktung** innerhalb einer Region (Ab-Hof-Verkauf, Bauernmärkte, Abokisten, Lieferdienste, Kooperationen mit Gastronomie und anderen Großverbrauchern) trägt zur **Existenzsicherung** heimischer kleiner und mittlerer Landwirtschaftsbetriebe bei. Dies führt zur Erhaltung der bäuerlich geprägten Kulturlandschaft und unterstützt die Eigenständigkeit und Vielfalt des Lebens und Wirtschaftens einer Region. Entsprechendes gilt für die heimischen Verarbeiter und Händler von regionalen Lebensmitteln.

Eigentlich wäre zu erwarten, dass **regional und saisonal erzeugte Lebensmittel billiger** sein müssten als weit transportierte oder in Treibhäusern angebaute Produkte. Dies ist allerdings in der Regel nicht der Fall, da die Kosten der Treibstoffe für LKWs und Flugzeuge bzw. des Heizöls für die Treibhäuser nach wie vor ausgesprochen niedrig sind. Weite Transporte lohnen sich offensichtlich trotzdem noch – weil in fernen Ländern die Lohnkosten für die Lebensmittel-Produktion und -Verarbeitung oft deutlich niedriger liegen als in Mitteleuropa.

Ferner ist die Verteilung der speziell als „regional“ vermarkteten Erzeugnisse im Handel oft aufwändiger und daher teurer, da es sich um viel kleinere Mengen als bei üblichen Produkten handelt.

Außerdem werden die **Folgekosten für die Umweltschäden** durch Transporte bisher nicht bei den Transportkosten berücksichtigt. In Deutschland entstehen durch den Straßengüterverkehr sog. **externe Kosten** von rund 107 € pro 1.000 Tonnenkilometer (*INFRAS* 2000). Zu externen Kosten zählen unter anderem die durch Verkehr verursachten Beeinträchtigungen von Mensch und Umwelt, die nicht über Kraftfahrzeugversicherung gedeckten Unfallschäden und die Kosten der aus allgemeinen Steuermitteln finanzierten Verkehrsinfrastruktur (*Umweltbundesamt* 2002a, S. 176). Wird ein Gesamt-Transportaufwand für den Bereich Nahrungsmittel von etwa 58 Mrd. Tonnenkilometer im Jahr 1998 zugrunde gelegt (*Deutsches Institut für Wirtschaftsforschung* 1999), ließen sich daraus – in den Lebensmittelpreisen nicht enthaltene – externe Kosten von 6,2 Mrd. € berechnen, die der Steuerzahler übernimmt (*Umweltbundesamt* 2002a, S. 152; s. 6.6, S. 209).

5.5.5 Soziale Aspekte regional und saisonal erzeugter Lebensmittel

Räumliche Nähe und Überschaubarkeit schafft in einem ansonsten entgrenzten, globalisierten Lebensmittelsystem die Voraussetzungen für soziale Beziehungen und **Vertrauen**, beispielsweise zum Landwirt, Verarbeiter oder Händler. Dies ist angesichts verschiedener Lebensmittelskandale und des damit einhergehenden Vertrauensverlustes von großer Bedeutung für die Verbraucher. Somit kann die **Transparenz** bezüglich der Lebensmittel (wie Produktionsbedingungen, Art und Ausmaß der Transporte) erhöht werden. „Demokratisches Handeln aus Verantwortung braucht Nähe, denn mit der Entfernung schwindet auch die soziale Verbindlichkeit“ (*Schneider* 1997, S. 245).

Regional und saisonal erzeugte Lebensmittel tragen damit zu einer **nachhaltigen Esskultur** bei. Viele Menschen empfinden es als Bereicherung, wieder die *regionalen* Spezialitäten zu kosten, die im Zuge der Normierung des Geschmacks und der Tendenzen zur Vereinheitlichung des Speisenangebots teilweise verloren gegangen sind.

Ebenso werden die natürlichen Schwankungen des *saisonalen* Angebots von Gemüse und Obst geschätzt, weil dann die Freude z. B. auf die Erdbeer- oder Spargel-Saison um so größer ist. Umgekehrt kann ein zwar reichhaltiges, aber doch im Jahresverlauf immer gleichbleibendes Angebot auch eintönig werden.

5.5.6 Gesundheitliche Aspekte regional und saisonal erzeugter Lebensmittel

Zur Verminderung der geschilderten Transporte sollten Lebensmittel aus regionalen Anbaugebieten gegenüber Produkten von weit her bevorzugt werden. Gemüse und Obst, das in derjenigen Region wächst, in der es auch verzehrt wird, kann **voll ausreifen**, da es nur kurze Transportwege zu überstehen braucht und nicht vorzeitig in unreifem Zustand geerntet werden muss. Ausgereifte Erzeugnisse schmecken in der Regel viel besser, da sich die Aromastoffe natürlicherweise vollständig ausbilden können. Außerdem weisen diese höhere Gehalte an essenziellen und gesundheitsfördernden Inhaltsstoffen auf.

Ferner weisen einige Gemüsearten aus Unterglas- oder Folienanbau wegen mangelnder Sonnenlichteinstrahlung höhere **Nitratgehalte** auf als saisongerecht im Freiland gereiftes Gemüse (s. 7.4.7.1, S. 234). Zusätzlich ist wegen der intensiven Anbauform im Treibhaus teilweise ein vermehrter **Pestizideinsatz** erforderlich.

5.6 Umweltverträglich verpackte Produkte (Grundsatz 6)

(Unter Mitarbeit von Jürgen Kretschmer)

Die meisten Lebensmittel werden in verpackter Form zum Verkauf angeboten. Die Verpackung erfüllt dabei vielfältige Funktionen für die Qualität der Lebensmittel, wie Transportfähigkeit, Lagerfähigkeit, Haltbarkeit, Frische, Schutz vor Verderb, Formgebung u. a. Besonders flüssige Lebensmittel wie Getränke, Milch und Milch-Erzeugnisse sowie mechanisch nicht stabile, empfindliche Produkte wie Brotaufstriche, Kekse oder Sauerkraut könnten ohne Verpackung kaum gehandelt werden – nur mit unüblich gewordenen selbst mitgebrachten Behältnissen. Die sog. Convenience-Produkte sind ohne ihre spezielle, oft aufwändige Verpackung nicht vorstellbar. Nicht jede Verpackung bzw. jedes Verpackungsmaterial ist für alle Lebensmittel gleichermaßen geeignet.

Nach dem Verzehr verpackter Lebensmittel im Haushalt lassen sich die „Umhüllungen" oft nicht wieder verwenden (z. B. Schrumpffolien, Konservendosen) und werden nach kurzer Zeit zu Hausmüll.

5.6.1 Hausmüll und seine Verwertung

Unter den heutigen Umweltproblemen in Deutschland und weltweit ist die Entstehung großer Mengen an Müll bzw. deren „Entsorgung" nach wie vor nicht befriedigend gelöst. Seit Mitte der 1990er Jahre ist die **Hausmüllmenge** in Deutschland etwa gleich hoch und lag im Jahr 1997 bei jährlich etwa 440 kg pro Einwohner (einschließlich hausmüllähnlichen Gewerbeabfällen und Sperrmüll; *Statistisches Bundesamt* 2002a). Demgegenüber lag die Müllmenge in den 1950er Jahren nur bei etwa der Hälfte (*Katalyse-Institut für angewandte Umweltforschung* 1991, S. 13).

Positiv ist festzustellen, dass mittlerweile ein wachsender Anteil der Abfälle einer **Wiederverwertung** zugeführt wird, im Jahr 2000 waren dies etwa 50 % (*Umweltbundesamt* 2002b, S. II). In den neuen Bundesländern konnten vor dem Zusammenbruch des *SERO-Systems* (flächendeckendes Einsammeln und Wiederverwerten von „**Se**kundär-**Ro**hstoffen") sogar noch größere Müllmengen einer Verwertung zugeführt werden: In Schwerin beispielsweise fielen zur Zeit der früheren DDR – aufgrund des SERO-Systems und einem grundsätzlich geringeren Verpackungsaufwand – nur 175 kg Hausmüll pro Einwohner und Jahr an; Anfang der 90er Jahre wurden dort jährlich 425 kg pro Person eingesammelt (*Institut für ökologisches Recycling* 1991, S. 197).

Der Gesamtverbrauch an **Verpackungen** von privaten Endverbrauchern lag im Jahr 1999 bei 88 kg pro Einwohner. Diese stellen nach Gebrauch etwa 20% des Hausmüll-*Gewichts* dar (*Statistisches Bundesamt* 2002b, S. 388, nach Angaben der *Gesellschaft für Verpackungsmarktforschung*). Vom Verpackungsanteil sind wiederum etwa 71% des Gewichts **Verpackungen von Lebensmitteln** (inkl. Getränke; *Gesellschaft für Verpackungsmarktforschung* 2002).

Die **Verpackungsmaterialien** Glas, Weißblech, Aluminium, Kunststoff und Papier/Pappe/Karton waren mit über 80% am Gesamtverbrauch der Verpackungen beteiligt, wobei die privaten Haushalte insgesamt etwa die Hälfte aller Verpackungen aus diesen Materialien verbrauchen. Von den Verpackungen werden 81% stofflich verwertet, 7% wandern in thermische Behandlungsanlagen (z. B. Müllverbrennungsanlagen), 12% werden über Deponien entsorgt. Dementsprechend sank die Anzahl der in Deutschland betriebenen Hausmülldeponien von 1993 bis 1999 auf zwei Drittel. Die Zahl der Müllverbrennungsanlagen ist seit 1992 von 50 auf 61 im Jahr 1999 gestiegen (*Umweltbundesamt* 2000a und b) – im Gegensatz zur Prognose vor 10 Jahren, als mit einem notwendigen Neubau von 100 Müllverbrennungsanlagen gerechnet wurde (*Institut für ökologisches Recycling* 1990, S. 145ff; *Michelsen* und *Öko-Institut* 1991, S. 187).

Von den **Packstoffen** im Lebensmittelsektor nimmt Glas mit etwa 60% des Gesamtgewichts den ersten Rang ein, gefolgt von Papier und Pappe (knapp 20%), Metallen außer Aluminium (9%), Kunststoffen (7%), Verbundmaterialien (5%) und Aluminium (1,4%). Den größten Anteil am Verpackungsaufwand erfordern Getränke (53% der gesamten Verpackungen; v. a. Glas) sowie Obst und Gemüse (knapp 20%), danach Milch(-Erzeugnisse; 9%) sowie Fleisch und Fisch (6%; *Umweltbundesamt* 1989, S. 81).

Verpackungen aus Kunststoffen und Verbundmaterialien können bei der **werkstofflichen Wiederverwertung** (Verwendung für neue Produkte aus dem jeweiligen Werkstoff) in der Regel nur zu qualitativ minderwertigen Materialen verarbeitet werden, z. B. zu Parkbänken und Blumentöpfen. Dies liegt an der Einsammlung als „Mischmüll" und der sehr aufwändigen manuellen Sortierung. Es werden deshalb nur Material*gruppen* getrennt, z. B. Glas bzw. Kunststoff.

Eine andere Möglichkeit wäre jedoch eine **rohstoffliche Wiederverwertung**, nämlich die Verwendung als Rohstoff/Reaktionspartner in anderen Prozessen (z. B. als Reduktionsmittel bei der Roheisengewinnung; *Bremerstein* und *Heyde* 2002, S. 15).

5.6.2 Ökobilanzen von Getränkeverpackungen

Weder durch Deponieren noch durch Verbrennen oder Wiederverwerten des Mülls wird die Ressourcenverschwendung bei der Herstellung von Verpackungen unterbunden; vielmehr sollte von der Politik ein Anreiz zur **Müllvermeidung** geschaffen werden.

In diesem Zusammenhang wurden Ökobilanzen für Getränkeverpackungen erstellt (aufgrund ihrer wirtschaftlichen Relevanz existieren diese Bilanzen bisher nur für Getränke). Dabei wurden verschiedene Ein- und Mehrwegsysteme für unterschiedliche Füllgüter verglichen (*Umweltbundesamt* 2000b, S. 345f):

- In den Getränkesegmenten **Mineralwasser** und **kohlensäurehaltige Erfrischungsgetränke** (z. B. Limonaden) sind die *PET*-Mehrwegsysteme (Kunststoffflasche aus **P**oly**e**thylen**t**herephtalat) den *Glas*-Mehrwegsystemen aus Umweltsicht vorzuziehen. Glas-*Einweg*systeme sowie Getränkedosen-Einwegsysteme aus Weißblech und Aluminium sind ökologisch hinter den Mehrwegsystemen einzuordnen.
- In den Getränkesegmenten **kohlensäurefreie Getränke** (z. B. Fruchtsäfte) und Wein sind mit der hier durchgeführten Bewertungsmethode keine umfassenden ökologi-

schen Unterschiede zu erkennen zwischen den *Mehrweg*systemen mit Glasflaschen und den *Einweg*systemen mit Verbundverpackungen aus Karton, Aluminium und Kunststofffolie.

In einer früheren Untersuchung der Getränkebereiche Bier und Frischmilch wurde zusammenfassend festgestellt (*Umweltbundesamt* 1995, S. B23, B42):

- Im Getränkebereich **Bier** ist das Glas-Mehrwegsystem unter den angenommenen Voraussetzungen allen in dieser Untersuchung gegenübergestellten Einwegsystemen aus Glas, Weißblech oder Aluminium aus ökologischer Sicht deutlich überlegen.
- Bei den Verpackungen für **Frischmilch** zeigt sich, dass das Glasflaschen-Mehrwegsystem den Milch-Kartonverpackungen ökologisch überlegen ist. Der kaum erhältliche PE (Polyethylen)-Schlauchbeutel erscheint mit dem Mehrwegflaschen-Verpackungssystem als ökologisch mindestens gleichwertig.

Bei **Mehrweg-Verpackungssystemen** stehen die durch die Distribution (Verteilung) hervorgerufenen Belastungen an erster Stelle (Distributionsentfernung, Raumauslastung des Fahrzeugs). Daneben hat die Reinigung vor der Wiederbefüllung und dabei besonders die Erwärmung des Reinigungswassers entscheidenden Einfluss auf das Gesamtergebnis (*Umweltbundesamt* 2000b, S. 339). Die **Umweltverträglichkeit** steigt mit hohen Umlaufzahlen, geringen Massenanteilen an Einwegbestandteilen (Deckel, Etiketten) und geringen Transportentfernungen im gesamten Lebenszyklus. Auch hier zeigen sich ökologische Vorteile für kleinräumige, regionale Kreisläufe bzw. Zusammenschlüsse. Diese unterstützen dabei die kleinen und mittleren Betriebe und erhöhen damit auch die **Wirtschafts- und Sozialverträglichkeit** von Mehrweg-Verpackungssystemen.

Das Ergebnis der Ökobilanz von **Einweg-Verpackungssystemen** ist fast ausschließlich abhängig von der Herstellung des Packstoffs. Außerdem sind der Verpackungsanteil, der einer stofflichen Verwertung zugeführt wird (Recyclingquote), sowie der Anteil und die Qualität der gewonnenen Sekundärrohstoffe (z. B. Aluminium, Kunststoffe) von Bedeutung.

Grundsätzlich werden bei Ökobilanzen verschiedene **umweltrelevante Wirkungskategorien** (z. B. Beitrag zum Treibhauseffekt, Nutzung fossiler Energieträger, Eutrophierung) für die einzelnen Verpackungssysteme untersucht und gegenübergestellt. Die Bewertung dieser Ergebnisse erfolgt nach der *ökologischen Bedeutung* der Wirkungskategorien. Die Rangfolge der Kategorien wird dabei in einem internen Entscheidungsprozess der Verfasser der Studien festgelegt. So unterliegt jede Ökobilanz auch einer subjektiven Bewertung.

Die steigende Produktion von **Getränken in Einwegverpackungen** hat dazu geführt, dass der Mehrweganteil bei allen Getränkeverpackungen (außer Milch) im April 2001 mit 64 % klar unter die nach der Verpackungsverordnung geforderten 72 % gesunken ist. Die Verpackungsverordnung unterstützt Getränke-Mehrwegsysteme gegenüber ökologisch nachteiligen Einwegverpackungen wie Dosen und Glasflaschen mit der Mehrwegschutzquote von 72 %. Wenn diese in einem Getränkebereich (z. B. Bier, Mineralwasser oder Fruchtsäfte) unterschritten wird, tritt in dem entsprechenden Getränkebereich eine Pfandpflicht für Einwegverpackungen ein. Das bedeutet beispielsweise, dass für Cola- oder Bier-Weißblechdosen ein „Dosenpfand" erhoben wird, das beim Zurückbringen erstattet wird, obwohl die Dose nicht wiederbefüllt, sondern nur stofflich verwertet wird (*Umweltbundesamt* 2002b, S. IVf).

Zusammenfassend lässt sich feststellen, dass für Getränkeverpackungen die bestehenden Mehrwegsysteme aus Glas oder Kunststoff verwendet werden sollten. Nur bei kohlensäurefreien Getränken ist der Einweg-Getränkekarton ökologisch gleichwertig mit den bestehenden Mehrwegverpackungen.

5.6.3 Weitere Aspekte von Lebensmittelverpackungen

Durch zunehmende Einwegverpackungen ist eine stärkere **„Vermüllung" der Landschaft**, besonders entlang der Straßen, festzustellen. Insofern scheint es dringend nötig, die Gesellschaft wieder verstärkt für die Müllproblematik – neben anderen Umweltthemen – zu sensibilisieren (*Wiemer* 2001, S. 18; *Pürschel* 2001, S. 21).

In einer Schweizer Untersuchung über die gesamten Umweltfolgen des Nahrungsmittelkonsums wurden die ökologischen Folgen durch die **Art der Verpackung** von Lebensmitteln als insgesamt **nachrangig** beurteilt – im Vergleich zu den anderen Stufen des Ernährungssystems wie Produktion, Vermarktung und Konsum (*Jungbluth* 2000, S. 213). Das *Umweltbundesamt* (2000b, S. 346) kommt zum Schluss, dass durch *Getränke*verpackungen nur etwa 0,1 % der gesamten Umweltbelastungen in Deutschland verursacht werden.

Ein wichtiger Zusammenhang besteht zwischen dem **Verpackungsaufwand** und der **Verarbeitung von Lebensmitteln.** Durch zunehmende Spezialisierung der Verarbeitungsbetriebe und sinkende Verarbeitungstiefe (pro Betrieb wird ggf. nur *ein* Verarbeitungsschritt durchgeführt, das entstandene Zwischenprodukt muss anschließend zum nächsten Verarbeitungsbetrieb gebracht werden) steigen nicht nur die Transporte *zwischen* den einzelnen Stufen der Verarbeitung. Es werden auch zusätzliche Zwischen- und Transportverpackungen benötigt, die dem (Fertig-)Produkt in der Einkaufsstätte nicht mehr anzusehen sind.

Ein wichtiger Beitrag zur **Abfallvermeidung bzw. -verminderung** ist folglich, Lebensmittel ohne oder mit möglichst geringem Verpackungsaufwand anzubieten bzw. zu kaufen. Diese Verpackungen sollten umweltschonend produziert werden und wenn geeignet im Mehrwegsystem verwendbar sein. Die besonders materialaufwändigen Klein- und Kleinstpackungen – beispielsweise in der Gastronomie oder für Single-Haushalte – sollten vermieden werden.

Die in der **Vollwert-Ernährung** bevorzugten Lebensmittel können großenteils unverpackt oder ohne aufwändige Verpackungen gehandelt werden. Beispiele hierfür sind Gemüse, Obst, Kartoffeln, Getreide und Hülsenfrüchte für deren Einkauf mehrfach verwendbare Tüten oder Säcke mitgebracht werden können.

5.7 Fair gehandelte Lebensmittel (Grundsatz 7)

(Unter Mitarbeit von Jürgen Kretschmer)

Der Handel mit Lebensmitteln spielt für alle Beteiligten im Ernährungssystem eine bedeutende Rolle. Durch die Globalisierung der Wirtschaftsbeziehungen, die vorhandenen Machtstrukturen und die derzeitigen Wettbewerbsbedingungen sind die kleinen und mittleren Betriebe in Erzeugung, Verarbeitung und Handel strukturell benachteiligt. Aufgrund verschiedener wirtschaftspolitischer Maßnahmen wie Subventionen und Zölle sind die Nutznießer des weltweiten Handels vor allem die Menschen in den reichen Industrieländern. Verlierer dieser Situation sind die Menschen in den Ländern mit geringer wirtschaftlicher Entwicklung und niedrigem Einkommen, den sog. **„Entwicklungsländern"** (zum Begriff s. Übersicht 5.4).

Die Vollwert-Ernährung verfolgt als übergeordnete weltweite Ziele unter anderem **faire Wirtschaftsbeziehungen** (bzgl. der Dimension „Wirtschaft"; s. 1.1.3, S. 15) und **soziale Gerechtigkeit** (bzgl. der Dimension „Gesellschaft"; s. 1.1.4, S. 18; s. Übersicht 1.3, S. 7). Diese Ziele können die Verbraucher durch den Kauf fair gehandelter Lebensmittel aktiv unterstützen.

Übersicht 5.4:
Zum Begriff „Entwicklungsländer"

Der Begriff „**Entwicklungsländer**" ist aus verschiedenen Gründen problematisch. Zunächst wird damit die Auffassung verbunden, dass sich diese (früher als „unterentwickelt" bezeichneten) Länder noch entwickeln könnten oder sollten bzw. dass sie noch ein großes Entwicklungspotenzial besitzen. Hierbei wird aber „Entwicklung" meist nur im *ökonomischen* Sinne verstanden, wohingegen alle Länder der Erde einen bestimmten Entwicklungsstand bezüglich ihrer Kultur, Bildung und Politik aufweisen. Diese Aspekte sind schwer zu erfassen und zu bewerten, spielen aber eine bedeutsame Rolle für die jeweilige Bevölkerung. Außerdem sind eine Reihe der sog. Entwicklungsländer reich an biologischer Vielfalt oder bestimmten Bodenschätzen. Eine aus Sicht westlicher Industrieländer erfolgende Einstufung *wirtschaftlich* armer Länder als pauschal „unterentwickelt" wird daher als überheblich aufgefasst.

Als Alternative wird für die wirtschaftlich armen Länder der Erde die Umschreibung „**Länder des Südens**" verwendet – im Gegensatz zu den reichen „Ländern des Nordens". Tatsächlich liegen die meisten industriell wenig entwickelten Länder auf der südlichen Erdhalbkugel – aber dort befinden sich z. B. auch Australien und Neuseeland als wohlhabende Staaten. Umgekehrt befinden sich einige der wirtschaftlich armen Länder auf der Nordhälfte der Erde, wie Sudan, Afghanistan, Indien und Nicaragua.

Die meisten ökonomisch benachteiligten Länder liegen in den besonders heißen, teilweise niederschlagsarmen Regionen entlang des Äquators. Daher gibt es die Bezeichnung „**Armutsgürtel der Erde**", der auch nicht als ideale Lösung gilt, um alle betroffenen Länder begriffsgerecht zu erfassen.

Der früher übliche Begriff „**Dritte Welt**" wird heute kaum mehr verwendet, da er teilweise als Diskriminierung empfunden wird – letztlich existiert *nur eine* Welt. Hieraus resultiert der Name „Eine-Welt-Läden" (oder kurz „Welt-Läden") für Verkaufsstätten, die Produkte aus Fairem Handel anbieten.

Der Begriff „**Schwellenländer**" oder „**Transformationsländer**" gilt für ehemalige Entwicklungsländer, die sich bereits wirtschaftlich erheblich entwickelt haben, wie Thailand, Mexiko und Tunesien.

Eine geeignete Formulierung wäre beispielsweise „**primär wirtschaftlich/industriell wenig entwickelte Länder mit armen Bevölkerungen**". Weil diese Beschreibung aber sehr lang ist und sich der Begriff „Entwicklungsländer" eingebürgert hat, wird er auch in diesem Buch verwendet. Wegen der genannten Vorbehalte entstand der Vorschlag, ihn mit dem Zusatz „so genannte" („sog. Entwicklungsländer") zu versehen. Um aber den Lesefluss nicht zu stören, wird dieser Zusatz nur gelegentlich verwendet. Außerdem wird trotz der genannten Einschränkungen auch von „Ländern des Südens" gesprochen.

Dabei soll „fair" nicht nur im ökonomischen Sinne von *fairen Preisen* verstanden werden: „fair" besitzt im sozial-ethischen Sinne auch die Bedeutung von *gerecht*. Der Grundsatz „Fair gehandelte Lebensmittel" umfasst beide Bedeutungen.

5.7.1 Welthandel mit Lebensmitteln und EU-Agrarpolitik

In ökonomischer Hinsicht besteht das Ziel eines **gerechten Preissystems** für Lebensmittel, damit zur Existenzsicherung der Menschen ausreichende Einkommen erzielt werden können. Die Marktbedingungen hierfür entstehen aufgrund eines gesellschaftlichen Aushandlungsprozesses aller Beteiligten des Ernährungssystems – Erzeuger, Verarbeiter, Händler und Verbraucher. Dies gilt auch geographisch betrachtet für Deutschland, Europa und weltweit.

Beim Handel mit Lebensmitteln ***innerhalb*** **der Industrieländer** können die Preise für **Bio-Lebensmittel** eher als „fair" angesehen werden als im konventionellen Bereich. Da sie ein höheres Niveau erreichen, wurde den Bio-Erzeugern in der Regel eine stabilere Existenzsicherung ermöglicht – allerdings geben in den letzten Jahren auch die Bio-Preise nach (s. 5.4.7, S. 160; s. 6.6, S. 209).

Das Augenmerk in diesem Kapitel richtet sich hauptsächlich auf die Situation in den **Entwicklungsländern**, da hier die ökonomische Benachteiligung durch den derzeitigen Welthandel besonders groß ist, mit der Konsequenz stark verbreiteter Armut. Darum sollen im Folgenden die Merkmale und Auswirkungen des Welthandels und exemplarisch der EU-Agrarpolitik auf die Entwicklungsländer dargestellt werden (Ähnliches ließe sich auch für andere Industriestaaten wie die USA aufzeigen).

Der internationale Handel mit Nahrungs- und Futtermitteln sowie anderen landwirtschaftlichen Produkten wird primär mit dem sog. **komparativen Kostenvorteil** begründet. Dieser wirtschaftswissenschaftliche Begriff besagt, dass Güter jeweils an *den* Standorten produziert werden sollten, wo sie durch bestimmte Boden- und Klimaverhältnisse oder durch niedrige Lohnkosten und Steuern am günstigsten zu produzieren sind.

Die Löhne sind weltweit extrem unterschiedlich, ebenso wie die Lebenshaltungskosten bzw. die Preise für Güter und Dienstleistungen. Menschen in Entwicklungsländern erhalten bei gleichem Zeiteinsatz nur einen Bruchteil der Vergütung der Bevölkerung von Industrieländern. Diese Tatsache ist schon seit Beginn des Kolonialismus ein charakteristisches Merkmal der sog. **internationalen Arbeitsteilung** und trägt teilweise eher Zeichen von Ausbeutung als von Kooperation. Dies wirkt sich für die meisten Menschen in den Ländern des Südens ökonomisch, sozial, ökologisch und gesundheitlich sehr ungünstig aus.

Der komparative Kostenvorteil setzt im Idealfall einen freien Weltmarkt voraus; jedoch entsprechen die praktizierten Mechanismen *nicht* dem **Freihandelsprinzip** (*Nohlen* und *Nuscheler* 1992, S. 51). Denn Subventionen, Zölle, Beihilfen und andere protektionistische (ihre Wirtschaft schützende) Maßnahmen der dominierenden Industriestaaten sind weit verbreitet. Das bedeutet, dass sich die Menschen im Norden und die Menschen im Süden nicht als gleichberechtigte Handelspartner gegenüberstehen, sondern dass vielmehr die Länder des Südens handelspolitisch stark benachteiligt sind. Allerdings würde ein wirklich freier Welthandel aufgrund der bestehenden ungleichen Machtverhältnisse die ohnehin hierarchisch strukturierte Weltwirtschaft in ihrer aktuellen Form weiter festigen.

Die *Welthandelsorganisation (WTO)* sieht die erwartungsgemäß positiven Effekte einer **Liberalisierung des Weltmarkts** in einer Zunahme des Handels, der Spareinlagen und Investitionen sowie im Zugang zu fremden Märkten (*WTO* 1998). Die raue Wirklichkeit ist jedoch, dass viele Regelungen zu geistigem Eigentum, Investitionen und Dienstleistungen die Interessen der reichen Länder schützen, während sie gleichzeitig den Entwicklungsländern ungeheure Kosten aufbürden. Damit ist ihnen auch die Chance genommen, der Armut zu entfliehen (*Sen* 2002).

5.7.1.1 Die EU-Agrarpolitik

Im Mittelpunkt der Agrarpolitik der EU stehen **Marktordnungen** mit ihren Regelinstrumenten zur Beeinflussung und Lenkung von Angebot, Nachfrage und Preisentwicklung. Die Marktordnungspreise garantieren für den landwirtschaftlichen Produzenten Grundpreise, die durch entsprechende Subventionen gewährleistet werden können. Die EU schützt auf diese Weise die Produktion ihrer Mitgliedsländer und greift damit stark in die Weltmärkte ein (s. 1.1.3, S. 15).

Im Jahre 1999 hatten die **Agrarausgaben** mit 45,3 Mrd. € einen Anteil von 57 % am gesamten EU-Haushalt (79,2 Mrd. €). Der Anteil der Ausgaben des Europäischen Ausrichtungs- und Garantiefonds für die Landwirtschaft (EAGFL), zuständig für Interventionen, Beihilfen, Lagerhaltung u. a., betrug 39,5 Mrd. €, also etwa die Hälfte des gesamten EU-Haushalts (Tab. 5.9).

Tab. 5.9: Ausgaben des Europäischen Ausrichtungs- und Garantiefonds für die Landwirtschaft (*Europäische Kommission* 2000; Angaben für 1999; Auswahl)

Produkt	Mio. €
Ackerkulturen[1]	
Beihilfen	14.624
Erstattungen	
Interventionen in Form von	883
Lagerhaltung	713
Andere Interventionen	373
Olivenöl	
Erzeugungsbeihilfe	2.020
Andere Interventionen	69
Erstattungen	2,5
Zucker	
Erstattungen	1.593
Erstattung der Lagerkosten	343
Andere Interventionen	177
Gemüse und Obst	
Interventionen	1.134
Erstattungen	40
Milch-Erzeugnisse	
Erstattungen	14.039
Beihilfe für Magermilch	745
Absatz von Butter	520
Lagerung von Magermilch	108
Lagerung von Butter	108
Beitrag der Milcherzeuger	- 498
Rindfleisch	
Mutterkuhprämien	1.595
Sonderprämien	1.297
Andere Interventionen	1.129
Erstattungen	595
Öffentliche und private Lagerhaltung	- 37

[1] Getreide, Ölsaaten, Eiweißpflanzen, Flächenstillegung

Mit den Beschlüssen zur *Agenda 2000* ist eine deutliche Veränderung in der **Ausgabenstruktur** des EU-Agrarhaushalts eingetreten. Wurden vor 1992 noch 90 % der Agrarausgaben für Marktstützungsmaßnahmen wie Ausfuhrerstattungen und Lagerhaltung ausgegeben, entfielen im Jahr 2000 etwa 70 % der Ausgaben auf Direktzahlungen an die Landwirte als Teilausgleich für das starke Absenken der Marktordnungspreise. Selbstverständlich verursacht dies nach wie vor hohe Kosten für die europäischen Steuerzahler (*Deutscher Bauernverband* 2001, S. 139f).

Die EU zahlt **Subventionen** für den Anbau und den Export von Gütern der Land- und Ernährungswirtschaft. Diese Subventionen werden aber nicht für die Unterstützung kleiner Familienbetriebe verwendet, sondern sie fließen überwiegend in die industrielle Massenerzeugung. Dabei erhält ein Viertel der EU-Betriebe 70 % aller Subventionen (*Grefe* u. a. 2002, S. 88).

Im Jahre 2001 war Deutschland mit einem Saldo von 4,4 Mrd. € der größte Nettozahler im Europäischen Ausrichtungs- und Garantiefonds für die Landwirtschaft. Spanien, Griechenland, Frankreich und Irland waren die größten Nettoempfänger (*BMVEL* 2003a, S. 92, 152).

Ein Ergebnis dieses Produktionsanreizes ist, dass die EU seit den 1980er Jahren erhebliche **Lebensmittelüberschüsse** produziert, die mit Hilfe von Exportsubventionen billig auf dem Weltmarkt verkauft oder vorerst gelagert sowie als Nahrungsmittelhilfe eingesetzt werden. Die Lebensmittelüberschüsse bzw. die deutlich über dem Selbstversorgungsgrad von 100 % liegenden Anteile sind in Deutschland besonders bei Getreide, Zucker und Rindfleisch, in der EU bei Getreide, Tomaten, Zucker, Wein und Olivenöl vorhanden (Tab. 5.10).

Die **Vernichtung von Gemüse- und Obst-Überschüssen** kam in der Vergangenheit vor allem in den südlichen EU-Mitgliedsstaaten vor. Seit der Reform der Gemeinsamen Marktorganisation für Gemüse und Obst von 1997 ist die sog. *inferiore Verwertung* (d. h. die Herausnahme vom Markt durch Intervention) nur in sehr begrenzten Ausnahmefällen und für geringe Mengen möglich. Ab 2002 darf nur noch für maximal 10 % der *vermarkteten* Erzeugung eine Interventionsentschädigung gezahlt werden (1997/98 waren es noch 50 % der vermarkteten Erzeugung). Außerdem wurde die Höhe der Interventionszahlungen schritt-

Tab. 5.10: Überschüsse bzw. Produktionsdefizit und Selbstversorgungsgrad bei ausgewählten Lebensmitteln in Deutschland und der EU

(in 1.000 Tonnen[1]; SV-Grad in %[2]; eigene Berechnungen nach *FAOSTAT* 2002)

Produkt	Deutschland			EU		
	1980	1990	2000	1980	1990	2000
Getreide	–7.555	4.505	9.081	–3.102	31.931	28.967
6 SV-Grad	81	114	125	98	120	115
Obst	–4.927	–6.788	–5.119	–7.192	–12.630	–10.885
7 SV-Grad	49	42	55	90	82	85
Äpfel	–1.486	–1.965	–1.610	–681	–2.224	–1.751
8 SV-Grad	62	53	66	94	81	86
Gemüse	–3.223	–4.068	–4.338	–231	–596	1.488
9 SV-Grad	47	40	47	99	99	103
Tomaten	–685	–1.003	–1.172	580	287	2.095
10 SV-Grad	8	0,05	0,04	106	102	115
Zucker (Rohäquivalent)	378	2.130	1.613	2.029	4.955	3.954
11 SV-Grad	111	176	46	113	132	122
Wein	–1.278	–1.196	–1.045	1.621	784	2.171
12 SV-Grad	28	44	49	108	104	114
Ölsaaten	–5.748	–4.241	–5.752	–19.139	–14.511	–19.851
13 SV-Grad	11	34	39	39	58	56
Olivenöl	–3	–9	–32	295	–351	196
14 SV-Grad	0	0	0	122	76	110
Sojabohnen	–3.891	–2.711	–3.753	–15.376	–12.400	–14.924
15 SV-Grad	0	0	0	0	14	0,07
Rindfleisch	48	353	207	165	613	202
16 SV-Grad	103	120	119	102	107	103
Butter	165	72	–120	336	395	–2
17 SV-Grad	124	113	78	116	122	99,9
Vollmilch	1.823	3.435	2.586	4.169	8.341	4.263
18 SV-Grad	106	112	110	105	104	104

[1] positive Zahlen = Überschussproduktion; negative Zahlen = Produktionsdefizit

[2] SV-Grad = Selbstversorgungsgrad = Prozentualer Anteil der Inlandserzeugung am Inlandsverbrauch; SV-Grad > 100 = Überschussproduktion (wird exportiert); SV-Grad < 100 = Produktionsdefizit im Inland (erfordert Importe)

weise um etwa ein Drittel gekürzt (*BMELF* 1996, S. 17).

Interventionsware, die vom Markt genommen wird, um bei saisonal auftretenden großen Überschüssen den Zusammenbruch des Marktes bzw. der Erzeugerpreise zu verhindern, soll in erster Linie zu Ernährungszwecken verwendet werden. Hierzu zählt die kostenlose Verteilung

- an bedürftige Personen durch Wohlfahrtseinrichtungen,
- an Justizvollzugsanstalten, Ferienlager, Krankenhäuser und Altenheime, wenn die Verteilung zusätzlich zu den normalerweise eingekauften Mengen erfolgt,
- von Obst an Schulkinder (*BMELF* 1996, S. 18).

Neben der kostenlosen Verteilung können Interventionserzeugnisse an die Verarbeitungsindustrie sowie an die Futtermittelindustrie geliefert werden, verschiedene Obstarten können zu Industriealkohol destilliert werden. Erst wenn intervenierte Ware keinem dieser Zwecke zugeführt werden kann, darf sie nach Zustimmung des Mitgliedsstaats vernichtet, d. h. kompostiert bzw. biologisch abgebaut werden (*BMELF* 1996, S. 18).

Trotz der neuen Regelungen, die einer Überproduktion entgegenwirken sollen, wurden im Wirtschaftsjahr 1998/99 unter anderem rund 275.000 t Äpfel, über 190.000 t Tomaten, etwa 115.000 t Blumenkohl sowie über 250.000 t Südfrüchte und Birnen vom Markt genommen (*Europäische Kommission* 2000).

Ein Beispiel für die EU-Agrarpolitik ist die Regelung für den **Zuckerimport**, die seit etwa 35 Jahren besteht. Auch heute noch werden von der EU an die Zucker-Produzenten in Europa und den assoziierten AKP-Staaten (den ehemaligen europäischen Kolonien in **A**frika, der **K**aribik und im **P**azifik) Garantiepreise für Zucker gezahlt, die etwa dreimal so hoch liegen wie die Weltmarktpreise (*Entwicklungspolitik online* 2003).

Die EU versucht seit längerem vergeblich, ihre Zuckerimporte zu drosseln, um die nur schwer absetzbaren Überschüsse aus der eigenen Zuckerrübenproduktion zu verringern. Aber auch im Jahr 2000 standen wiederum Überschüsse für den Export zur Verfügung. Der niedrige Weltmarktpreis und die hohen Lagerbestände haben zur Folge, dass der Zucker nur mit Hilfe von **Exportsubventionen** abzusetzen ist, die den Bauern der EU die Differenz zum Weltmarktpreis erstattet. Die Zucker-Marktordnungsausgaben der EU lagen im Jahre 2001 bei 1,5 Mrd. € (*BMVEL* 2003a, S. 150).

Wichtige Ausfuhrländer der EU für Zucker sind Australien, Kuba und Brasilien. Der durch das weltweite Überangebot verursachte niedrige Preis bereitet den Zucker exportierenden Entwicklungsländern, die nicht zu den AKP-Staaten gehören, große Schwierigkeiten, da deren Deviseneinnahmen durch den Zuckerexport drastisch reduziert werden. Hinzu kommt ein dadurch verursachter Verlust an Arbeitsplätzen, der wiederum zu einer Verschlechterung der Lebensbedingungen der landwirtschaftlich tätigen Bevölkerung führt.

Ein weiteres Beispiel für die Beeinflussung des Weltmarkts durch die EU-Agrarpolitik ist der **Im- und Export von Bananen**. Bananen sind das wertmäßig fünftwichtigste gehandelte pflanzliche Nahrungsmittel weltweit – nach Getreide, Zucker, Sojabohnen und Kaffee (*FAOSTAT* 2002) – und wichtig für die Nahrungsmittelversorgung für Millionen von Menschen in Zentral-, Ost- und Westafrika, Lateinamerika und der Karibik.

Von den Obsteinfuhren aus Entwicklungsländern nach Deutschland fällt wertmäßig mehr als die Hälfte auf Bananen (*Henningsen* 2001). Deutschland ist in Europa der wichtigste Bananenimporteur: Die Deutschen essen derzeit etwa 12 kg Bananen pro Person und Jahr; nur der Apfelverbrauch ist mit etwa 32 kg fast dreimal so hoch (*Statist. Jahrbuch ELF* 2002, S. 228).

Die Produktionsbedingungen für Bananen sind in den wichtigsten Exportländern sehr unterschiedlich, nämlich den mittel- und südamerikanischen Staaten bzw. den Anbaugebieten in der EU und den AKP-Staaten:

In den **mittel- und südamerikanischen Ländern**, wie Costa Rica, Ecuador und Kolumbien, herrscht aufgrund der größeren Flächen der Plantagenanbau vor, den mehrheitlich multinationale Unternehmen unter sich aufteilen. So erforderte die Bananenproduktion in Costa Rica großflächige Waldrodungen und beinhaltet die intensive Anwendung von Agrochemikalien, insbesondere von Pestiziden (zu den gesundheitlichen Folgen s. 5.7.5, S. 185). Die Arbeiter erhalten nur kurzfristige Arbeitsverträge und sehr niedrige Löhne. Der großflächige Anbau von Bananen wird von der Regierung unterstützt, dagegen die Produktion von einheimischen Grundnahrungsmitteln vernachlässigt. Als eine Folge muss Costa Rica zur Versorgung seiner Bevölkerung Grundnahrungsmittel wie Reis (etwa 50%) und Bohnen (etwa 20%) importieren (*FAOSTAT* 2002). Außerdem verbleibt der Großteil der Gewinne aus dem Bananenverkauf bei den multinationalen Unternehmen und nicht im Erzeugerland, wo sie für notwendige Investitionen beispielsweise in den Bereichen Ernährung/ Gesundheit und Bildung dringend benötigt würden.

In der **Karibik** erfolgt der Bananenanbau im Gegensatz dazu überwiegend in kleinbäuerlichen Familienbetrieben mit oft weniger als einem Hektar Land. Die Produktionskosten sind dementsprechend höher als bei den Großplantagen in Mittel- und Südamerika. Die Volkswirtschaften dieser Länder sind stark vom Bananenexport abhängig.

Im Jahre 1993 trat erstmals die **„Gemeinsame Marktordnung Bananen" der EU** in Kraft und hatte eine Verdoppelung der Bananenpreise zur Folge. Diese Verordnung sichert die Bevorzugung von Produzenten aus Europa (z. B. den Kanarischen Inseln, die geographisch/klimatisch zu Afrika, politisch aber zum EU-Mitglied Spanien gehören) und den AKP-Staaten. Sie dürfen zusammen ein Drittel des europäischen Marktes versorgen und erhalten höhere Preise als auf dem Weltmarkt. Die EU verfolgt damit den Ansatz, vor allem die Kleinproduzenten zu stärken. Umgekehrt begrenzt sie die Einfuhr sog. „Dollarbananen" aus mittel- und südamerikanischen Anbauländern (*Baratta* 2001, S. 1129). Trotz einer Zollbegünstigung von 20% ist es für AKP-Staaten schon jetzt schwierig, mit den sehr niedrigen Preisen der „Dollarbananen" zu konkurrieren. Die Ungleichbehandlung durch die EU-Bananenmarktordnung stellte nach Ansicht der *Welthandelsorganisation (WTO)* einen Verstoß gegen den Freihandelsgrundsatz dar und war Anlass mehrerer juristischer Auseinandersetzungen. Im April 2001 einigten sich die Beteiligten – die USA und die EU – auf eine Kompromisslösung, mit einem stärkeren Interessenausgleich zwischen den Produzenten in der EU, den AKP-Staaten sowie Mittel- und Südamerika (*European Fair Trade Association* 2002, S. 133f).

Der wichtigste Grundsatz der WTO ist der uneingeschränkte, freie Welthandel. Soziale und ökologische Leitlinien sind dagegen von nachrangiger Bedeutung. Das Beispiel des EU-Bananenmarktes verdeutlicht, dass bei der **Veränderung von Handelsstrukturen** begleitende Maßnahmen wie Diversifizierung (Anbau verschiedener Produkte und deren Verarbeitung) durchgeführt werden sollten, um die Existenz kleiner Betriebe und der Landarbeiter zu sichern.

5.7.1.2 Exportproduktion in Entwicklungsländern

Im Weltdurchschnitt werden durch Warenexporte 18% des Bruttosozialprodukts (BSP) erwirtschaftet. Im Jahre 2001 entfielen 9,1% des Weltexportvolumens auf Agrarprodukte, während Fertigwaren fast 75% ausmachten. Lateinamerika und Afrika, wie auch Nordamerika und Westeuropa, exportierten einen höheren Anteil landwirtschaftlicher Güter als der Weltdurchschnitt (*WTO* 2001).

Die landwirtschaftliche Exportproduktion von Entwicklungsländern trägt in vielen Fällen erheblich zu deren **Deviseneinkommen** bei. So liegt der Anteil von tropischen Produkten (Kaffee, Bananen, Kakao u. a.) am gesamten Deviseneinkommen in vielen Ländern deutlich über 50% (*Oltersdorf* und *Weingärtner* 1996, S. 114), teilweise fast 90% (Tab. 5.11).

Der größte Anteil der Agrarexporte der Entwicklungsländer entfiel im Jahr 2001 auf Getreide und Getreideprodukte, pflanzliche und tierische Fette, Obst und Gemüse (*FAOSTAT* 2002). Die Importe dieser teilweise als **billige Futtermittel** verwendeten Nahrungsmittel in die EU trugen dazu bei, dass die Massentierhaltung bei uns rentabel wurde und immer weiter expandierte. Auch in Deutschland haben viele Betriebe in küstennahen Regionen (weil hier die Transportkosten für die mit Schiffen gelieferten Futtermittel am niedrigsten sind) auf Massentierhaltung umgestellt – nunmehr unabhängig von der ansonsten pro Tier zur Futtererzeugung notwendigen Ackerfläche. Die wichtigsten Futtermittelproduzenten für den Weltmarkt sind neben den USA Brasilien, Argentinien und Thailand, die als Schwellenländer gelten.

Tab. 5.11: Anteil landwirtschaftlicher Produkte an den Gesamtexporten verschiedener Entwicklungsländer
(*WTO* 2001, S. 112–159; Angaben für 2001; gerundet)

Land/Region	Anteil am Gesamtexport (%)
Belize	86
Äthiopien	84
Paraguay	83
Nicaragua	71
Madagaskar	62
Kenia	61
Zimbabwe	60
Elfenbeinküste	59
Sudan	59
Uruguay	55
Guatemala	54
Honduras	52

Viele Futtermittel stehen in einer **Nahrungskonkurrenz** zum Menschen. Beispielsweise wird aus Sojabohnen 15–20% Sojaöl für den menschlichen Konsum gewonnen; dagegen gehen 70–80% als Kraftfutter (Ölkuchen und weitere Produkte) in den Export, z. B. zur Schweinemast. Dabei sind die Sojabohnen bzw. die daraus hergestellten Produkte auch für die Ernährung des Menschen sehr hochwertige Lebensmittel (*Rau* und *Leitzmann* 1998, S. 90).

In der EU betrug der Anteil der *importierten* Futtermittel am Gesamtfuttermittelverbrauch (Eigenproduktion plus Importe) im Jahre 2001/02 etwa 15%, in Deutschland etwa 13% (*Statist. Jahrbuch ELF* 2002, S. 127). Beim Kraftfutter lag der importierte Anteil in Deutschland sogar bei 50% (1995/96; *Statist. Jahrbuch ELF* 1997, S. 117, 119). Die **deutschen Futtermittelimporte** kommen etwa zur Hälfte aus Entwicklungsländern – wo viele Menschen unterernährt sind bzw. an Nahrungsmangel sterben (*Deutsche Welthungerhilfe* 1994, S. 47). Somit stammen etwa 7% des deutschen Gesamtfuttermittelverbrauchs aus Entwicklungsländern (etwa die Hälfte des o. g. Importanteils von 13%). Anders ausgedrückt kommt somit rechnerisch jedes 15. Schnitzel, jedes 15. Ei und jeder 15. Liter Milch eigentlich aus den Ländern des Südens.

Neben Futtermitteln exportieren die Entwicklungsländer eine **Vielzahl von Nahrungs- und Genussmitteln** sowie landwirtschaftlichen Rohprodukte in reiche Länder (Ölfrüchte, Kaffee, Kakao, Baumwolle, Tabak, Tee, Südfrüchte, Blumen u. a.). Dabei sind etwa 50 Entwicklungsländer zu mehr als der Hälfte vom Export von drei oder weniger Produkten abhängig (*UNO* 2002b).

Deutschland kaufte im Jahre 2001 für über 9 Mrd. € Agrarprodukte in den Ländern des Südens ein, verkaufte aber nur für etwa 2,5

Mrd. € landwirtschaftliche Güter dorthin (primär Getreide und Müllerei-Erzeugnisse, Zucker, Bier, Ölsaaten und Milch-Erzeugnisse). Zwar bezieht Deutschland über 65% seiner Agrarimporte aus anderen EU-Ländern, über 21% jedoch stammen aus Entwicklungsländern (*BMVEL* 2003a, S. 112). Unsere Ernährung basiert demnach zu einem beachtlichen Teil auf Agrarimporten aus Entwicklungsländern.

Die landwirtschaftliche Nutzfläche, die für die (Luxus-)Bedürfnisse der Deutschen insgesamt verwendet wird, erhöht sich durch die beanspruchte Agrarfläche in anderen Industrieländern und in Entwicklungsländern deutlich. Die im Ausland belegte landwirtschaftliche Nutzfläche ist etwas größer als die innerhalb Deutschlands genutzte Fläche (*BUND* und *Misereor* 1997, S. 117).

Landwirtschaftliche *Rohstoffe* wie Rohkaffee, Kakaobohnen und Ölsaaten, die im Norden nicht produziert werden können, dürfen mittlerweile zollfrei eingeführt werden. Für *verarbeitete* Produkte werden dagegen Zölle erhoben, für gerösteten Kaffee z. B. beträgt dieser 7,4%, für Kakaopulver und Schokolade 8% und für Pflanzenöle sogar 12,4% (sog. Zoll-Eskalation; *Grefe* u. a. 2002, S. 88). Die **wertschöpfende Verarbeitung** ist demnach überwiegend den Ländern des Nordens vorbehalten, während die Länder des Südens weiterhin schlecht bezahlte Rohstofflieferanten bleiben.

Durch die Zölle verlieren die Länder des Südens jedes Jahr Exporteinnahmen von mindestens 130 Mrd. US $, mehr als das Doppelte der weltweit geleisteten Entwicklungshilfe (*Oxfam International* 2001, S. 3).

5.7.1.3 Folgen des derzeitigen Welthandels und der EU-Agrarpolitik

Die Länder des Südens benötigen die Deviseneinnahmen aus der Exportproduktion größtenteils für **Zinszahlungen** an die Kreditgeber aus den Industrieländern bzw. zur **Abzahlung ihrer Schulden**. Die Einkommen aus der Exportproduktion können somit häufig nicht für die Entwicklung dieser Länder genutzt werden.

Die **Verschuldung** aller Entwicklungsländer *zusammen* hat in den letzten 10 Jahren trotz diverser Entschuldungsprogramme um ein Drittel auf insgesamt 2,5 Billionen US $ zugenommen (*Worldwatch Institute* 2002, S. 300). Dies entspricht der Verschuldung der USA oder etwas mehr als dem Doppelten der Schulden Deutschlands (*Baratta* 2001, S. 250). Der Unterschied besteht darin, dass es sich bei den Schulden der Industrieländer in der Mehrheit um *Inlands*schulden handelt – d. h. sie leihen sich das Geld letztlich über die Banken durch die Spareinlagen ihrer Bürger – während die Entwicklungsländer nahezu ausschließlich *Auslands*schulden haben und damit zunehmend in Abhängigkeit von ausländischen Geldgebern, vor allem der *Weltbank* und dem *Internationalen Währungsfond (IWF)*, geraten. Diese Institutionen knüpfen an die Vergabe der Kredite sehr einschneidende Bedingungen wie Strukturanpassungsmaßnahmen. Darunter fallen unter anderem die Öffnung der Märkte der Entwicklungsländer für ausländische Produkte, das Verbot, die inländischen Preise für Grundnahrungsmittel und die eigene Währung zu stützen, sowie die schon erwähnte exportorientierte Handelspolitik (zur Devisenerwirtschaftung bzw. Schuldentilgung).

Das Wohlstandsgefälle zwischen Industrie- und Entwicklungsländern nimmt weiter zu, was vor allem auf die vorhandenen unfairen Handelsstrukturen zurückzuführen ist (s. 1.1.3, S. 15). Dabei übersteigt das Vermögen der 358 Milliardäre auf der Welt das Gesamteinkommen all der Länder, in denen zusammen fast die Hälfte der Weltbevölkerung lebt (*Forum Umwelt und Entwicklung* 2002, S. 6).

Die Exportproduktion kann zur **Verdrängung der kleinbäuerlichen Erzeuger** und der inländischen Nahrungsproduktion für die einheimische Bevölkerung führen, es entsteht eine sog. **Flächenkonkurrenz**. Der Konflikt besteht dabei weniger in einer *direkten* Verdrängung der

Lebensmittelproduktion für den einheimischen Markt. Vielmehr liegt das Problem in *qualitativer* Hinsicht, denn für Exportprodukte werden oft die besten Böden verwendet und der größte Teil der Arbeitszeit eingesetzt. Viele Staaten fördern den Exportanbau zusätzlich mit Kreditprogrammen und der Bereitstellung von Saatgut, Dünger und landwirtschaftlicher Beratung. Da mit Exportprodukten in der Regel höhere Erlöse zu erzielen sind, vernachlässigen die Bauern häufig die Nahrungsproduktion für den heimischen Markt und den eigenen Verbrauch (Subsistenzwirtschaft; *FAO* 2002a).

Das bedeutet unter anderem, dass die Erzeuger keine ausreichende Vorratshaltung betreiben, sodass die selbst produzierten Lebensmittel nicht bis zur nächsten Ernte reichen. Diese Versorgungslücke könnte mit Erlösen aus dem Anbau von Exportprodukten gedeckt werden. Da die Weltmarktpreise für die Exportprodukte jedoch meist sehr niedrig sind und der Zwischenhandel den Preis drückt, können die Erzeuger sich von den Einnahmen oftmals nicht genügend Lebensmittel kaufen (*FAO* 2002a). Somit kann sich letztlich durch den Anbau von Exportprodukten die Ernährungssicherheit verschlechtern.

Die **Gewinne** aus der Exportproduktion erzielen fast ausschließlich **multinationale Unternehmen**. Nach Schätzungen der *FAO* werden etwa 80 % der Agrarexporte der Entwicklungsländer von multinationalen Konzernen getätigt. Diese gehen dazu über, den Handel und das Produktionswissen zu kontrollieren, während das Risiko der Produktion (z. B. Ernteausfälle bei ungünstiger Witterung) oft von den einheimischen Bauern getragen wird (*FAO* 2002a).

Besonders problematisch wirken sich die Subventionen aus, mit denen die wohlhabenden Nationen den **Export von Nahrungsmitteln** fördern. Die produzierten und subventionierten Nahrungsmittel aus den reichen Ländern überschwemmen die Weltmärkte. Das hat für die Kleinbauern des Südens drastische Folgen. Die kleinen Familienbetriebe konkurrieren gegen die subventionierten Importe wie Mais, Reis, Weizen und Milchpulver aus den Industrieländern, wodurch eine sog. **Produktkonkurrenz** entsteht. Diese Importlebensmittel können oftmals in den Empfängerländern selbst nicht oder nicht so günstig produziert werden, sind aber durch die Subventionen billiger als die einheimischen Erzeugnisse. Dadurch können die lokalen Bauern ihre Erzeugnisse weniger oder nicht mehr verkaufen und erzielen somit ein geringeres oder gar kein Einkommen. Außerdem besitzen die eingeführten Lebensmittel aus den Industriestaaten oft ein höheres Prestige (vor allem Weizen) und verdrängen die gewachsene Nahrungskultur der Entwicklungsländer.

Damit behindern die durch Dumping-Exporte der EU gedrückten Weltmarktpreise in vielen Ländern des Südens den Aufbau einer konkurrenzfähigen **Produktion von Grundnahrungsmitteln**. Dies läuft dem Ziel einer stärkeren Selbstversorgung und geringeren Abhängigkeit von den Industrieländern entgegen. Die Existenz der landwirtschaftlich produzierenden Bevölkerung der Entwicklungsländer wird dadurch erheblich gefährdet (*Öko-Institut* 1999b, S. 54; *Lappé* und *Lappé* 2002).

Ein relativ kleiner Teil der Lebensmittelüberschüsse der EU geht in die sog. **Nahrungsmittelhilfe**. Die jeweiligen Mengen sind starken Schwankungen unterworfen, wobei der Trend seit Mitte der 1990er Jahre rückläufig ist (Tab. 5.12).

Die **Katastrophenhilfe**, die nach großen Zerstörungen infolge von Erdbeben, Stürmen, Überflutungen usw. oder während und nach kriegerischen Auseinandersetzungen eingesetzt wird, spielt heute die größte und wichtigste Rolle bei Nahrungsmittellieferungen. Diese kurzfristige Hilfe gilt als notwendige humanitäre Maßnahme.

Problematisch hingegen ist die **langfristige Nahrungsmittelhilfe**. Dabei werden regelmäßig Lebensmittelüberschüsse aus den Lagerstätten der EU oder USA in Länder und Gebiete

Tab. 5.12: Nahrungsmittelhilfen im Rahmen des World Food Programms der Vereinten Nationen (in 1.000 Tonnen; gerundet; *FAOSTAT* 2002)

Produkt	Deutschland			EU		
	1980	1990	2001	1980	1990	2001
Getreide	179	196	71	714	1.374	400
davon Weizen	140	134	35	568	1.174	301
Pflanzliche Öle	0,6	10	2	3	49	41
Zucker	–	11	2	–	13	40
Kondensmilch	3	5	0,3	133	70	0,6
Fleisch(-Erzeugnisse)	–	0	12	–	22	0,6
Fisch(-Erzeugnisse)	–	3,1	0,04	–	0,6	1,2
Butteröl	1	0,2	–	26	9	–

– keine Daten verfügbar

geliefert, die beispielsweise Ernteausfälle infolge großer Dürreperioden hatten oder deren Bevölkerung auf Dauer unterernährt ist. So sinnvoll diese Hilfe auf den ersten Blick erscheint, hat sie jedoch auch negative Auswirkungen auf die Länder des Südens durch Produktionsrückgang in der heimischen Landwirtschaft, Verhinderung notwendiger Strukturreformen, erhöhte Auslandsabhängigkeit und Veränderungen der Konsumgewohnheiten mit der Präferenz für Nahrungsmittel der Industrieländer (*Michelsen* u. a. 1991, S. 94f).

Für die **Landwirte in Europa** gibt es ebenfalls weit reichende Folgen der EU-Agrarpolitik. Der geförderte Einbau der bäuerlichen Landwirtschaft in die moderne Industrie- und Dienstleistungsgesellschaft führte zu einer Industrialisierung und Konzentrierung der Landwirtschaft, wobei kleine und mittlere Betriebe dabei häufig nicht mithalten konnten. Innerhalb der EU überleben vielfach nur noch die größeren und stärker technisierten Betriebe den Verdrängungswettbewerb. So fielen in Deutschland (alte Bundesländer) von 1949 bis 1996 dem sog. „**Hofsterben**" bzw. dem „Strukturwandel" über eine Mio. der ursprünglich 1,65 Mio. Betriebe zum Opfer (das sind etwa zwei Drittel; *Statist. Jahrbuch ELF* 1997, S. 28f). Dieser Trend setzt sich fort: Im Jahre 2000 gab es nur noch 472.000 landwirtschaftliche Betriebe in Deutschland (*Statist. Jahrbuch ELF* 2002, S. 417).

5.7.2 Ökonomische Aspekte fair gehandelter Lebensmittel – Fairer Handel mit Entwicklungsländern als Alternative zum derzeitigen Welthandel

Eine Möglichkeit für Verbraucher, einen Beitrag zur Unterstützung der Produzenten in Entwicklungsländern zu leisten, ist der Kauf von Lebensmitteln aus **Fairem Handel mit Entwicklungsländern**. Die internationalen Dachorganisationen des Fairen Handels formulierten hierfür folgende Definition (Übersicht 5.5).

Im Jahr 1989 entstand die *International Federation for Alternative Trade (IFAT)*, in der Produzentengruppen, alternative Handelsorganisationen und andere **Akteure des Fairen Handels** zusammengeschlossen sind. Sie umfasst weltweit 148 Mitgliedsorganisationen aus 48 Staaten. Auf europäischer Ebene bildete sich 1992 die *European Fair Trade Association* (2002, S. 24f; *EFTA*). Sie repräsentiert 12 Importorganisationen, die den größten Teil aller Importe fair gehandelter Waren nach Europa organisieren.

Übersicht 5.5:
Definition und Ziele des Fairen Handels
(*Misereor* u. a. 2000, S. 31)

„Der Faire Handel ist ein alternativer Ansatz zum konventionellen Handel. Er ist eine Handelspartnerschaft, die eine nachhaltige Entwicklung für ausgeschlossene und benachteiligte ProduzentInnen anstrebt. Er versucht das durch die Gewährung besserer Handelsbedingungen, durch Bewusstseinsbildung und Kampagnen.

Die **Ziele** des Fairen Handels sind:

- Verbesserung der Einkommen und des Wohlergehens der ProduzentInnen durch Verbesserung des Marktzugangs, Stärkung der Produzentenorganisationen, Zahlung höherer Preise und Gewährung von Kontinuität in der Handelsbeziehung
- Förderung der Entwicklungsmöglichkeiten für benachteiligte ProduzentInnen, insbesondere Frauen und Ureinwohner, sowie Schutz von Kindern vor Ausbeutung im Produktionsprozess
- Stärkung des Bewusstseins bei den KonsumentInnen über die negativen Auswirkungen des internationalen Handels auf die ProduzentInnen, sodass sie von ihrer Kaufkraft positiv Gebrauch machen können
- Vorleben eines Beispiels für Partnerschaft im Handel mit Hilfe von Dialog, Transparenz und Respekt
- Durchführung von Kampagnen zur Veränderung der Regeln und Praktiken des konventionellen internationalen Handels
- Schutz der Menschenrechte durch die Förderung sozialer Gerechtigkeit, umweltverträglichen Verhaltens und wirtschaftlicher Sicherheit“

Wenn auch der Anteil am Weltmarkt nur 1–2 % beträgt, hat sich mittlerweile in Europa ein kleiner, aber stabiler **Markt für fair gehandelte Produkte** entwickelt, wovon der Großteil Lebensmittel sind. Einzelne Produkte erreichen auch einen höheren Marktanteil, z. B. fair gehandelte Bananen in der Schweiz 15 %. Der Faire Handel ist in den letzten Jahren stetig angestiegen, EFTA-Mitgliedsorganisationen zeigten in den Jahren 1995–99 einen Umsatzanstieg von durchschnittlich 3,3 % pro Jahr (*European Fair Trade Association* 2002, S. 25, 35).

In **Deutschland** besaß im Jahr 2000 der Faire Handel ein Marktvolumen von etwa 100 Mio. €. Dabei entfällt etwa ein Drittel auf Importorganisationen, vor allem das Fair-Handelshaus *Gepa* (*Gesellschaft zur Förderung der Partnerschaft mit der Dritten Welt mbH* – weltweit größter Importeur von fair gehandelten Produkten), *El Puente* und *DWP (Dritte Welt Partner)*. Zwei Drittel der Ware tragen das Siegel von *TransFair*, einer Organisation, die fair gehandelte Produkte zertifiziert (Übersicht 5.6). Die Anteile am deutschen Lebensmittelmarkt liegen für Kaffee bei 1 %, für Tee bei 2,5 % und für Bananen unter 1 % (*European Fair Trade Association* 2001, S. 31).

Fair gehandelte Lebensmittel können in Deutschland in über 800 Weltläden, Fair-Handelshäusern, Naturkostläden und teilweise in Reformhäusern und mittlerweile auch in konventionellen Supermarktketten gekauft werden. Die **Angebotspalette** weitete sich in den letzten Jahren aus, so werden heute unter anderem Kaffee, Tee, Kakao, Bananen, Schokolade, Zucker, Wein, Honig, Fruchtsäfte, Nüsse, Gewürze, Reis und andere Getreide in fair gehandelter Qualität angeboten.

Die Weltläden und Fair-Handelshäuser besitzen das größte Angebot an Lebensmitteln, zusätzlich auch fair gehandelte Textilien und kunstgewerbliche Gegenstände. Der Naturkostfachhandel, dessen Sortiment in der Regel

Übersicht 5.6:
Wichtige Akteure des Fairen Handels in Deutschland

Akteur	Kontakt
TransFair FAIRTRADE	TransFair-Verein zur Förderung des Fairen Handels mit der „Dritten Welt" e. V., Köln E-mail: info@transfair.org Homepage: www.transfair.org
Weltladen Ein Stück Welt von Morgen	Weltladen-Dachverband e. V., Mainz E-mail: info@weltlaeden.de Homepage: www.weltlaeden.de
gepa Fair Handelshaus	Gesellschaft zur Förderung der Partnerschaft mit der Dritten Welt mbH, Wuppertal E-mail: marketing@gepa.org Homepage: www.gepa3.de
EL PUENTE Partnerschaftlicher Welthandel	El Puente GmbH, Nordstemmen E-mail: info@el-puente.de Homepage: www.el-puente.de
dwp mensch + zukunft	Dritte Welt Partner GmbH, Ravensburg E-mail: info@dwp-rv.de Homepage: www.dwp-rv.de
BanaFair	BanaFair e. V., Gelnhausen E-mail: info@banafair.de Homepage: www.banafair.de
Hand in Hand Ökologie & Fairer Handel	Rapunzel Naturkost AG, Legau E-mail: info@rapunzel.de Homepage: www.rapunzel.de

aus Bio-Lebensmitteln besteht, bietet vermehrt Produkte aus Entwicklungsländern an, die fair gehandelt *und* ökologisch erzeugt sind (s. 5.7.4, S. 185). In vielen Supermärkten sind einzelne Lebensmittel – oft nur Kaffee – fair gehandelt verfügbar.

Der bekannteste Aspekt des Fairen Handels ist der „**faire Preis**". Er ist keine festgelegte Größe, sondern Ergebnis eines Diskussionsprozesses. Er soll die Produktionskosten einschließlich Sozial- und Umweltkosten decken und den Produzenten ein menschenwürdiges Leben ermöglichen und Investitionen in die Zukunft eröffnen. Er wird von den Importorganisationen in Zusammenarbeit mit den Produzenten vor Ort kalkuliert. Bei Rohstoffen wie Rohkaffee und Kakaobohnen wird ein bestimmter Aufschlag auf den Weltmarktpreis gezahlt. Unabhängig von den großen Marktschwankungen bei Rohstoffen wird ein Mindestpreis vereinbart. Dies ist besonders bei Rohkaffee aufgrund des dramatischen Preisverfalls an den Rohstoffbörsen seit den 1970er Jahren für die Produzenten überlebenswichtig. Die Preisstabilität ermöglicht ihnen eine größere **Planungssicherheit**.

Bei sehr hohen Weltmarktpreisen geraten die Fair-Handels-Importeure aufgrund des festen Aufschlags auf den Weltmarktpreis in finanzielle Schwierigkeiten. Denn der Verbraucherpreis darf nicht wesentlich steigen, weil die Bereitschaft der Verbraucher, höhere Preise zu zahlen, begrenzt ist (s. 6.6, S. 209).

Für Kaffee und Bananen beispielsweise wird den Produzenten mehr als das Doppelte des Weltmarktpreises gezahlt. Dieser Mehrpreis – oft auch „Prämien“ genannt – dient hauptsächlich der **Existenzsicherung** der Produzenten mittels höherer und stabiler Einkommen. Darüber hinaus werden Sozial- und Umweltprogramme finanziert (s. 5.7.3, S. 183; 5.7.4, S. 185).

Ein wichtiger ökonomischer Vorteil für die Produzenten liegt darin, dass die Importeure ihnen bei Bedarf 40–50 % des Auftragwerts als **Vorauszahlung** leisten. Dadurch können sie sich Rohstoffe bzw. Betriebsmittel kaufen und die Saison „überstehen“, ohne sich bei den Geldverleihern vor Ort verschulden zu müssen, die oft sehr hohe Zinsen verlangen. Diese sonst notwendige Geldanleihe ist oft der Beginn einer nie endenden Spirale der Verschuldung (*European Fair Trade Association* 2002, S. 33). Außerdem stellen diese Gelder eine Vorfinanzierung von Investitionen dar, z. B. für die Umstellung auf ökologischen Anbau und die nötige Zertifizierung (s. 5.7.4, S. 185).

Durch den Kauf fair gehandelter Lebensmittel können gezielt kleinbäuerliche Genossenschaften sowie deren Arbeiter und Familien gefördert werden, die vom Welthandel bisher ausgeschlossen sind. Der Faire Handel ist sowohl eine besondere Form des Handels unter gleichberechtigten Partnern, als auch ein ergänzendes Instrument der Entwicklungshilfe („Trade *and* Aid“). Er strebt langfristige Handelsbeziehungen von mindestens 10 Jahren an, da „Entwicklung“ nur in langen Zeiträumen bei stabilen und fairen Preisen möglich ist (*Misereor* u. a. 2000, S. 200).

Um der Verwirklichung des gesellschaftlichen Leitbilds der nachhaltigen Entwicklung näher zu kommen, sollte eine **„Fairisierung“ des gesamten Welthandels** angestrebt werden – ähnlich wie es im Umweltbereich um eine „Ökologisierung“ der gesamten Landwirtschaft geht. Ein wichtiger Aspekt dabei ist, dass die Wertschöpfung durch die Verarbeitung der Rohstoffe (z. B. beim Kaffeerösten) möglichst in den Ländern selbst verbleibt, um ihnen höhere Einnahmen zu gewährleisten. Damit könnten auch die ansonsten ökonomisch benachteiligten Menschen im Süden von der internationalen Arbeitsteilung und dem komparativen Kostenvorteil profitieren.

5.7.3 Soziale Aspekte fair gehandelter Lebensmittel

Soziale und ethische Anliegen stellen neben den ökonomischen Aspekten die Hauptmotivation für den Fairen Handel dar. Er ist eine Handelspartnerschaft, die auf Dialog, Transparenz und Respekt beruht. Ziel ist die Förderung von menschenwürdigen Lebensverhältnissen und Entwicklungschancen, insgesamt geht es um weniger Ausbeutung und ein höheres Maß an **Selbstbestimmung**. Dazu zählen auch **humane Arbeitsbedingungen**, insbesondere das Verbot der Kinderarbeit.

Obwohl **Kinderarbeit** eine Menschenrechtsverletzung darstellt, zwingt unter anderem die Armut in Entwicklungsländern nach Schätzungen der *Internationalen Arbeitsorganisation (ILO)* 250 Mio. Kinder unter 14 Jahren zur Arbeit, etwa die Hälfte davon als Ganztagsbeschäftigte. In Afrika sind das etwa 80 Mio. bzw. über 40 % aller unter 14-Jährigen. Dabei ist die Arbeit im eigenen Haushalt noch nicht berücksichtigt. Etwa 10 % der Kinderarbeiter sind in Betrieben beschäftigt, die Waren exportieren – z. B. in Textilfabriken, Steinbrüchen, Teppichmanufakturen sowie auf Kaffee- und Kakaoplantagen (*Terre des Hommes* 2002, S. 2f). Beispielsweise wird davon ausgegangen, dass bis zu 15.000 Kinder zwischen 9 und 12 Jahren als Sklaven auf den Kakaoplantagen der Elfenbeinküste arbeiten, des weltweit größten kakaoproduzierenden Landes (*European Fair Trade Association* 2002, S. 96). Vier von fünf Kinderarbeitern erhalten *keinen Lohn* für ihre

Arbeit. Entweder müssen sie unbezahlt in ihren Familien arbeiten oder sie unterliegen der Sklaverei oder Schuldknechtschaft (*Terre des Hommes* 2002, S. 3). An der Kinderarbeit werden die bestehenden Ungerechtigkeiten im Welthandel besonders deutlich.

Beim Fairen Handel werden aus den Einnahmen unter anderem **Sozialprogramme** in Entwicklungsländern finanziert. Beispiele hierfür sind der Bau von Schulen und Gesundheitseinrichtungen, die Einführung von Sozialversicherungen für die Arbeiter sowie Versicherungen für den Produktionsausfall der Erzeuger. Außerdem wird oft die Gründung von Gewerkschaften und Arbeitervertretungen unterstützt. Die Entscheidungen über die Art der Sozialprogramme werden dabei von Gremien der Genossenschaften gefällt. Besonders die soziale Absicherung steigert und sichert die langfristige Motivation der Arbeiter (*Misereor* u. a. 2000, S. 221).

Ein großer Vorteil bei der Teilnahme am Fairen Handel für die Produzenten liegt darin, dass sie Erfahrungen mit der Exportwirtschaft sammeln können, besonders wenn sie bis dahin vom Welthandel ausgeschlossen waren. Durch Berater vor Ort findet damit eine wichtige **Qualifizierung** der Produzenten statt, die sie befähigen kann, sich auf anderen Märkten – z. B. lokalen, letztlich aber auch auf konventionellen Exportmärkten – etablieren zu können. Des Weiteren spielen die Berater eine wichtige Rolle zur **Information und Kommunikation** der Ziele des Fairen Handels zwischen Fair-Handelspartnern und den Produzenten vor Ort. Dabei geht es auch um eine Stärkung des Selbstbewusstseins und eine bessere Verhandlungsposition, die hilft, Resignation und Ohnmachtsgefühle zu überwinden und Handlungskompetenz aufzubauen (*Misereor* u. a. 2000, S. 285).

Bis jetzt findet auch im Fairen Handel **die Situation der Frauen** noch wenig Berücksichtigung. Sie sind kulturell bedingt selten an Entscheidungsprozessen beteiligt, z. B. über Art und Ausmaß der Sozialprogramme in den Gremien oder an der Verwendung des Einkommens innerhalb der Familie. Dabei ist bekannt, dass Frauen das Haushaltsgeld viel eher im nachhaltigen Sinne in Lebensmittel, Gesundheit der Familie oder Bildung investieren, während Männer bevorzugt Konsumgüter kaufen (s. 1.1.4, S. 18).

Es gibt Beispiele für die positiven Auswirkungen des Fairen Handels auf produzierende Frauengruppen, die mit einem erhöhten Einkommen für die Frauen und humaneren Arbeitszeiten einhergehen (z. B. „nur“ 7–9 Stunden Arbeit pro Tag statt üblicherweise 12 Stunden). Diese Frauen konnten Lebensmittel für sich und ihre Familien für täglich drei Mahlzeiten einkaufen; sie hatten die Zeit, diese zuzubereiten und konnten ihre Kinder zur Schule schicken. Dennoch bleibt die Anerkennung und Unterstützung der Rolle der Frau eine große Herausforderung (*European Fair Trade Association* 2002, S. 27, 40).

Der Faire Handel verband von Anfang an die Unterstützung von benachteiligten Kleinbauern in Entwicklungsländern mit intensiver **Bildungs- und Öffentlichkeitsarbeit in den Industrienationen**. Im Vordergrund stehen die Informationen über die schweren, teilweise unmenschlichen Produktionsbedingungen der Lebensmittel in Entwicklungsländern. Über diese Bewusstseinsbildung hinaus werden die Verbraucher auch verstärkt emotional für die nachhaltigeren Produkte des Fairen Handels angesprochen. Besonders die aus politischer und sozial-ethischer Perspektive dramatische Schieflage zwischen den Entwicklungsländern und den Industrieländern war und ist der Ansporn für die meist ehrenamtlich Tätigen in der Fair-Handels-Bewegung.

Im Zuge eines insgesamt kritischeren Verbraucherverhaltens ist auch das **Bewusstsein für den Fairen Handel** mittlerweile recht hoch. Umfragen zeigen, dass Verbraucher in Europa bis zu einem gewissen Maß durchaus bereit sind, mehr für ein Produkt zu zahlen, wenn es Kriterien erfüllt, die ihnen wichtig sind. So wurde in Deutschland als Kaufkriterium für Fair-Handels-Produkte an erster Stelle „keine Kinderarbeit" genannt (*Lübke* 2002, S. 27).

Das gewachsene Bewusstsein der Verbraucher hat in letzter Zeit dazu geführt, dass die Fair-Handels-Organisationen ein **Kontrollsystem** („Social Auditing", Sozialprüfung) eingeführt haben, das eine Überprüfung der Ziele und Erfolge des Fairen Handels vom Produzenten bis zum Verbraucher ermöglichen soll (*European Fair Trade Association* 2002, S. 39).

5.7.4 Ökologische Aspekte fair gehandelter Lebensmittel

In den Verträgen zwischen den Produzenten in den Entwicklungsländern und den Fair-Handels-Partnern sind verschiedene standortabhängige **Umweltschutzauflagen** enthalten, wie Wiederaufforstungen, Regeln zur Abfallbeseitigung und Abwasserbehandlung, eingeschränkter Einsatz von Pestiziden sowie Diversifizierungen, um die vorhandenen Monokulturen abzulösen. Damit sollen nachteilige Wirkungen auf die Umwelt wie Erosion, Verschmutzung und Verwüstung vermieden sowie eine dauerhafte Bodenbewirtschaftung gefördert werden.

In letzter Zeit gab es verstärkt Bemühungen, den Fairen Handel und den **ökologischen Landbau** zusammenzuführen, um damit eine konsequente Verfolgung von Gerechtigkeits- und gleichzeitig Umweltschutzzielen (s. 5.4.5, S. 155) zu erreichen. Diese sind auch aus ethischen Gründen eng miteinander verbunden.

Eine Verknüpfung von **„Öko und Fair"** ist darüber hinaus notwendig, um die fair gehandelten Produkte aus Entwicklungsländern – neben den traditionellen Weltläden – auch im Naturkosthandel platzieren zu können. Denn dort ist der *ökologische* Anbau in der Regel Voraussetzung für die Aufnahme in das Sortiment. Daher wurden in den letzten Jahren erhebliche Investitionen in die Umstellung auf eine ökologische Produktionsweise getätigt.

Inzwischen tragen etwa 40 % der Lebensmittel mit dem TransFair-Siegel auch ein Bio-Siegel (*TransFair* 2003) und zwei Drittel der gepa-Lebensmittel sind aus Öko-Produktion (*Gepa* 2003). Für den biologischen Anbau von Lebensmitteln wird den Produzenten im Fairen Handel ein **Bio-Aufschlag** gezahlt, der ihnen einen gewissen Spielraum für die oft teure und zeitraubende Umstellungs- und Zertifizierungsphase gibt. Außerdem gibt es umgekehrt Naturkosthersteller, die vermehrt bestimmte Bio-Lebensmittel wie Kaffee, Kakao, Honig, Kokoschips usw. zusätzlich *fair gehandelt* anbieten.

Aus ökologischer Sicht hat allerdings der Import der typischen Produkte des Fairen Handels wegen der weiten **Transporte** und des damit verbundenen Energieverbrauchs und entsprechender Emissionen erhebliche Nachteile, insbesondere wenn sie mit dem Flugzeug erfolgen (s. 5.5.2, S. 163). Durch die stärkere Hinwendung zum ökologischen Anbau und vor allem durch den mäßigen Konsum dieser Erzeugnisse, die meist „Genussmittel" sind, können diese Nachteile relativiert werden.

5.7.5 Gesundheitliche Aspekte fair gehandelter Lebensmittel

Obwohl die Mehrzahl der Pestizide in den Ländern des Nordens zum Einsatz kommt, treten in den Entwicklungsländern die meisten der jährlich etwa 3 Mio. schweren Vergiftungen auf. Der Grund hierfür ist der vielfach ungeschützte Einsatz durch die Landarbeiter, die über die **Gefährlichkeit der Pestizide** unzureichend informiert werden. Hinzu kommt eine noch größere Zahl nicht bekannt werdender leichterer Vergiftungen mit akuten Beschwerden wie Hautausschläge, Schwindelanfälle, Durchfälle und Atemprobleme (*Worldwatch Institute* 2002, S. 171).

Da in den Kriterien des Fairen Handels ausdrücklich der geringe Einsatz von Pestiziden festgeschrieben ist, liegt hierin ein bedeutender gesundheitlicher Vorteil für die Erzeuger. Dieser wird noch größer, wenn die Produkte ökologisch angebaut werden, da dann der Einsatz von chemisch-synthetischen Pestiziden vollständig untersagt ist.

Des Weiteren geht mit einer geringen oder unterbleibenden Verwendung von Pestiziden ein **Schutz des Trinkwassers** in Entwicklungsländern einher. Durch weniger Auswaschung aus den Böden verringert sich damit die Gefahr der Aufnahme dieser Stoffe über das Wasser.

Durch das höhere Einkommen der Erzeuger fair gehandelter Produkte entsteht die Möglichkeit, mehr Geld für Lebensmittel und Bildung auszugeben, was zu einer höheren Ernährungssicherheit und zu einem besseren Gesundheitsstatus führen kann (s. 1.1.1, S. 7).

Lebensmittel des Fairen Handels wie Kaffee, schwarzer Tee, Kakao, Schokolade usw. sind Genussmittel und keine Lebensmittel des täglichen Bedarfs. Sie sollten aus gesundheitlicher Sicht nicht ständig, sondern eher nur zu bestimmten Anlässen mit Genuss konsumiert werden.

5.7.6 Fairer Handel und Gerechtigkeit

Der Faire Handel hilft, das Einkommen und die soziale Sicherheit der Produzenten in Entwicklungsländern zu steigern und die ökonomische Sicherheit durch einen regelmäßigen und langfristigen Absatz zu fördern. Es werden wichtige Beiträge zu Aufbau und Stabilisierung der Selbsthilfe-Organisationen von Kleinproduzenten geleistet. Der Faire Handel trägt zur **Verbesserung der Lebensumstände** und der Entwicklung des Gemeinwesens bei (*Misereor* u. a. 2000, S. 276).

Der Anspruch des Fairen Handels besteht darin, über die Zahlung höherer Preise und die Qualifizierung der Produzenten sowohl eine Einkommensstabilität für die Produzenten zu erreichen, als auch sie zu befähigen, ihre benachteiligte Existenz zu überwinden (Handel *und* Entwicklung). Dabei zeigt sich, dass Mehreinkommen ***allein*** nicht unbedingt die notwendigen Veränderungen für eine nachhaltige Entwicklung bewirkt. Fairer Handel ist insofern ein **komplementäres Instrument** zu einer Form der **Entwicklungsförderung**, wie sie von vielen Nicht-Regierungsorganisationen wie kirchlichen Hilfswerken und politischen Stiftungen betrieben wird (*Misereor* u. a. 2000, S. 279).

Mit dem Fairen Handel oder weiteren Grundsätzen der Vollwert-Ernährung wird nicht der Anspruch erhoben, die Ernährungsprobleme in Entwicklungsländern zu lösen. Jedoch wird versucht, einen **Beitrag zu mehr weltweiter sozialer Gerechtigkeit** zu leisten. Es geht darum, dass die Menschen in Industrieländern zunehmend bereit sind, einen Teil ihrer bestehenden Vorteile aufzugeben, die sich zwar durch politische, technische und ökonomische Entwicklungen ergeben haben, aber aus ethischen Gründen nicht zu rechtfertigen sind.

Dabei ist jeder Einzelne gefragt, durch **solidarisches Verhalten** Zeichen zu setzen. Dies kann unter anderem durch bewusstes Einkaufen bestimmter Nahrungs- und Konsumgüter erfolgen. Es wird beispielsweise empfohlen, den Verzehr von Fleisch, Wurst und Eiern deutlich einzuschränken – denn bei deren Produktion treten hohe Veredelungsverluste auf, sofern pflanzliche Nahrung an Tiere verfüttert wird, die auch von Menschen direkt genutzt werden könnte (s. 1.1.4, S. 18; s. 5.2.5, S. 117). Diese Problematik der Verschwendung von Nahrungsressourcen verschärft sich, wenn dafür billige Futtermittel aus Entwicklungsländern importiert werden. Einige Verbände der ökologischen Landwirtschaft schließen in ihren Richtlinien die Verwendung von Futtermitteln aus Entwicklungsländern aus (s. 5.4.8, S. 161).

Regional nicht verfügbare Produkte wie tropische Früchte und Genussmittel (Kaffee, schwarzer und grüner Tee, Kakao, Schokolade u. a.) sollten, wenn überhaupt, aus Fairem Handel bezogen werden.

Eine weitere Möglichkeit für Menschen in Industrieländern, zur langfristigen Verbesserung der Lage in den Ländern des Südens beizutragen, ist die Bewusstseinsbildung für die Folgen ihrer **Vorbildfunktion**, die sie – unverdienterweise – für viele Menschen in Entwicklungsländern innehaben. Positive Vorbildfunktionen können und sollten dabei nicht nur einzelne Menschen, sondern auch Organisationen und Firmen übernehmen (*Leitzmann* 1986).

In den letzten Jahrzehnten konnten trotz erheblicher finanzieller Anstrengungen, kreativer Vorschläge und praktischer Maßnahmen die unfairen sozialen Bedingungen in der Welt nicht wesentlich verbessert werden, die sich besonders deutlich am Hunger- und Armutsproblem und damit auch in den geringen Lebens- und Entwicklungschancen der Menschen in den Ländern des Südens zeigen. Deshalb ist **solidarisches und vorbildliches Verhalten** ein wichtiger Mosaikstein für eine langfristige Verbesserung. Dazu wird eine weit reichende Aufklärung zur Sensibilisierung der Menschen in den reichen Industrieländern erforderlich sein.

Sozial gerechtere Bedingungen sind aber nur begrenzt vom Verhalten einzelner Personen abhängig, vielmehr erfordern sie Veränderungen auf unterschiedlichen Ebenen unserer Gesellschaft. Die neuen Prioritäten können auf der fast gleichlautenden Forderung aller Weltreligionen basieren, allen Menschen gegenüber gerecht zu sein.

6 Vollwert-Ernährung: Allgemeine Empfehlungen und Umsetzung

Die für die Vollwert-Ernährung gegebenen Empfehlungen zur Auswahl und Zubereitung der Lebensmittel dienen als Orientierungshilfe für Verbraucher. Individuelle Vorlieben und Verträglichkeiten sollten dabei berücksichtigt werden. Diese liberale Gestaltung ist für eine gute Akzeptanz wichtig, sie beeinträchtigt jedoch nicht die Vollwertigkeit der Kost.

6.1 Empfehlungen für die Lebensmittelauswahl

Hier erfolgt ein Überblick der Empfehlungen für die Vollwert-Ernährung. Details und Begründungen werden bei der Darstellung der einzelnen Lebensmittelgruppen im Teil II dieses Buches gegeben (ab S. 227).

Wie aus den Grundsätzen der Vollwert-Ernährung (s. Kap. 5 *Grundsätze der Vollwert-Ernährung*, S. 110) erkennbar ist, steht bei den Empfehlungen die Auswahl bestimmter Lebensmittel bzw. Lebensmittel*gruppen* im Vordergrund. Die Ernährungsempfehlungen werden demnach nicht in Form einer Mindest- oder Höchstzufuhr für einzelne Nährstoffe angegeben, sondern in Form von bevorzugten Lebensmitteln. Dies bietet den Verbrauchern einen großen Vorteil: Die Empfehlungen sind leicht nachzuvollziehen und direkt anwendbar. Dadurch wird ein einfacher und praktikabler Einstieg in die Vollwert-Ernährung ermöglicht.

Die Umsetzung dieser Empfehlungen führt aber dennoch dazu, dass die Empfehlungen für die Nährstoffzufuhr der *Deutschen Gesellschaft für Ernährung* (*DGE* u. a. 2000) ohne komplizierte Berechnungen erfüllt werden können.

Ganz bewusst werden für die Vollwert-Ernährung **keine Verbote** ausgesprochen, um die liberale Haltung zu verdeutlichen und dem Einzelnen die Verantwortung für sein Verhalten nicht abzunehmen. Gelegentliche Ausnahmen führen in aller Regel nicht zu Gesundheitsschäden. Wichtig ist die *prinzipielle* Berücksichtigung der Empfehlungen – jeglicher Dogmatismus ist unangebracht und führt meist in die falsche Richtung, d. h. weg von der Möglichkeit, sich frei und unabhängig zu entscheiden.

Die folgenden Empfehlungen gelten für **gesunde Erwachsene**. Für Schwangere, Stillende, Säuglinge, Kinder, Senioren und Kranke sind sie mehr oder weniger anzupassen. Fast alle Grundsätze der Vollwert-Ernährung sind jedoch auch von diesen Bevölkerungsgruppen anwendbar (Näheres s. Teil III dieses Buches, ab S. 349). Zahlreiche ernährungsabhängige Krankheiten lassen sich nach Ausschalten der ernährungsbezogenen Ursachen, beispielsweise nach Umstellung auf Vollwert-Ernährung, vermeiden bzw. verbessern (s. 1.1.1, S. 7). Die therapeutischen Empfehlungen sind jedoch nicht Gegenstand dieses Buches; hierzu wird auf spezielle Literatur verwiesen (z. B. *Teuscher* 1992; *Anemueller* 1998; *Leitzmann* u. a. 2003b).

Für die Lebensmittelauswahl wird im Einzelnen empfohlen:

- Gemüse und Obst reichlich und vielseitig zu verzehren, etwa die Hälfte davon als unerhitzte Frischkost.
- Getreide und Getreideerzeugnisse aus Vollkorn gegenüber Nicht-Vollkornprodukten zu bevorzugen.
- Kartoffeln und Hülsenfrüchte in gering verarbeiteter Form in den Speiseplan einzubeziehen.

- Nüsse, Ölsamen und Ölfrüchte roh oder geröstet zu verwenden, allerdings in mäßigen Mengen.
- Die Gesamtfettzufuhr zu begrenzen und qualitativ hochwertige Öle und Fette zu verwenden, z. B. native, kaltgepresste Speiseöle, Butter oder ungehärtete Pflanzenmargarinen mit hohem Anteil an nativem Kaltpressöl.
- Vorzugsmilch, pasteurisierte Vollmilch oder Milch-Erzeugnisse ohne Zutaten und Käsesorten ohne Zusatzstoffe zu bevorzugen.
- Fleisch, Fisch und Eier werden nicht ausdrücklich empfohlen, ein mäßiger Verzehr wird aber nicht abgelehnt.
- Als Getränke ungechlortes Trinkwasser oder Quellwasser (sofern hygienisch und toxikologisch unbedenklich), natürliches Mineralwasser oder ungesüßte Kräuter- und Früchtetees zu bevorzugen.
- Gewürze und Kräuter vielseitig zur Geschmacksverfeinerung zu verwenden, Salz dagegen in mäßiger Menge einzusetzen (als jodiertes Salz).
- Als Süßungsmittel frisches, süßes Obst, nicht wärmegeschädigten Honig oder ungeschwefeltes, eingeweichtes Trockenobst (jeweils in mäßigen Mengen und nicht konzentriert) zu bevorzugen gegenüber isolierten Zuckern und Süßstoffen.

Zur besseren Übersicht bei der Lebensmittelauswahl dient die **„Orientierungstabelle für die Vollwert-Ernährung"** (*Männle* u. a. 2000), in der die Lebensmittel in mehrere Wertstufen eingeteilt sind (Übersicht 6.1). Die Übergänge zwischen den Spalten sind teilweise fließend, es kommt dabei vor allem auf das *Prinzip* der Bewertung an.

Einteilungen von Lebensmitteln in Wertstufen haben eine lange Geschichte; eine der ersten Tabellen dieser Art stammt von *Kollath* (1942 bzw. 1960, S. 50f; „Die Ordnung unserer Nahrung"). Schon bei ihm stand der **Verarbeitungsgrad** als Kriterium für die Einteilung im Vordergrund, denn die meisten Verfahren der Lebensmittelverarbeitung führen zu einer Reduktion essenzieller oder gesundheitsfördernder Inhaltsstoffe (z. B. Erhitzungsverfahren oder die Herstellung von Auszugsmehlen). Dies verursacht eine Verminderung der Nährstoffdichte und damit eine Herabsetzung des ernährungsphysiologischen Wertes (Gesundheitswert; s. 3.2, S. 41; s. 5.3, S. 118).

Eine Weiterentwicklung der sechsspaltigen Tabelle von *Kollath* führte zu einer fünfspaltigen Version (*Männle* u. a. 1981). Die Veränderungen wurden notwendig, da weitere Lebensmittel verarbeitende Verfahren hinzukamen, die im Entstehungszeitraum von *Kollaths* Tabelle noch nicht üblich waren. Außerdem sind ernährungsphysiologische Kriterien stärker berücksichtigt, die sich nicht immer *allein* aus dem Verarbeitungsgrad ergeben. So wurde die Spalte „Fermentativ veränderte Lebensmittel" aufgehoben und die darin enthaltenen Lebensmittel wegen ihres hohen ernährungsphysiologischen Wertes der zweiten Spalte zugeordnet, d. h. besser bewertet.

Im Jahre 1993 erfolgte eine weitere Modifizierung zur vierspaltigen Tabelle (*Männle* u. a. 1993). Die Wertstufen 1 und 2 der früheren fünfspaltigen Version wurden zu einer Spalte zusammengefasst, um eine noch einfachere und praxisnähere Handhabung zu ermöglichen. Als Einteilungskriterien dienen – anders als bei *Kollath* – neben dem **Verarbeitungsgrad** (bzw. **ernährungsphysiologischen Kriterien**) auch **ökologische, ökonomische** und **soziale Aspekte**.

Die Nahrung sollte **etwa je zur Hälfte aus der 1. Spalte** (Nicht/gering verarbeitete Lebensmittel – sehr empfehlenswert) **und der 2. Spalte** (Mäßig verarbeitete Lebensmittel – sehr empfehlenswert) ausgewählt werden. Es ist anzuraten, nur selten Lebensmittel aus Spalte 3 (Stark verarbeitete Lebensmittel – weniger empfehlenswert) zu verzehren. Produkte aus Spalte 4 (Übertrieben verarbeitete Lebensmittel und Isolate/Präparate – nicht empfehlenswert) sollten möglichst gemieden werden.

Übersicht 6.1: Orientierungstabelle für die Vollwert-Ernährung – Empfehlungen für die Lebensmittelauswahl gesunder Erwachsener (*Männle* u. a. 2000)

Wertstufen	1 sehr empfehlenswert	2 sehr empfehlenswert	3 weniger empfehlenswert	4 nicht empfehlenswert
Verarbeitungsgrad	Nicht/gering verarbeitete Lebensmittel (unerhitzt)	Mäßig verarbeitete Lebensmittel (vor allem erhitzt)	Stark verarbeitete Lebensmittel (vor allem konserviert)	Übertrieben verarbeitete Lebensmittel und Isolate/Präparate
Mengenempfehlung	Etwa die Hälfte der Nahrungsmenge	Etwa die Hälfte der Nahrungsmenge	Nur selten verzehren	Möglichst meiden
Gemüse/Obst	Frischgemüse Milchsaures Gemüse (z. B. Frischkost-Sauerkraut) Frischobst	Erhitztes Gemüse (auch milchsaures) Erhitztes Obst Tiefkühlgemüse*, -obst*	Gemüsekonserven (z. B. Tomaten in Dosen) Obstkonserven (z. B. Kirschen in Gläsern)	Nahrungsergänzungsmittel (z. B. Vitamin-, Mineralstoff-, Ballaststoffpräparate) Tiefkühlfertiggerichte
Getreide	Gekeimtes Getreide Vollkornschrot (z. B. Frischkornmüsli) Frisch gequetschte Flocken	Vollkornprodukte (z. B. Vollkornbrot, -nudeln, -flocken, -feinbackwaren) Vollkorngerichte	Nicht-Vollkornprodukte (z. B. Weißbrot, Graubrot, weiße Nudeln, Cornflakes, Auszugsmehl-Feinbackwaren), Geschälter (weißer) Reis	Getreidestärke (z. B. Maisstärke)
Kartoffeln		Gegarte Kartoffeln (möglichst Pellkartoffeln)	Fertigprodukte (z. B. Püree-, Knödelmischung, Chips) Pommes Frites	Kartoffelstärke
Hülsenfrüchte		Gekeimte, blanchierte Hülsenfrüchte Erhitzte Hülsenfrüchte	„Sojamilch", Tofu, Fertigprodukte (z. B. Bratlingsmischung)	„Sojafleisch" Sojaprotein, Sojalezithin
Nüsse/Fette/Öle	Nüsse*, Mandeln* Ölsamen* (z. B. Sonnenblumenkerne, Sesam) Ölfrüchte* (z. B. Oliven)	Geröstete Nüsse*, Nussmuse* Native, kaltgepresste Öle* Ungehärtete Pflanzenmargarinen – mit hohem Anteil an nativen, kaltgepressten Ölen* Butter*	Gesalzene Nüsse Extrahierte, raffinierte Fette und Öle Ungehärtete Pflanzenmargarinen Kokosfett, Butterschmalz	Nuss(-Nougat)-Creme Gehärtete Fette (z. B. die meisten Margarinen, Frittierfette) Fett-Ersatzstoffe
Milch/Milchprodukte	Vorzugsmilch	Pasteurisierte Vollmilch Milchprodukte (ohne Zutaten) Käse* (ohne Zusatzstoffe)	H-Milch(-produkte) Milchprodukte (mit Zutaten) Käse (mit Zusatzstoffen)	Sterilmilch, Kondensmilch Milchpulver, Milchzucker Milch-, Molkenprotein Milch- und Käse-Imitate Schmelzkäse
Fleisch/Fisch/Eier		Fleisch* (bis 2-mal/Woche) Fisch* (bis 1-mal/Woche) Eier* (bis 2 Stück/Woche)	Fleischwaren, -konserven Wurstwaren, -konserven Fischwaren, -konserven	Innereien Ei-Pulver, Flüssig-Ei
Getränke	Ungechlortes Trinkwasser Kontrolliertes Quellwasser Natürliches Mineralwasser	Kräuter-, Früchtetees Verdünnte Fruchtsäfte Verdünnte Gemüsesäfte Getreidekaffee*	Tafelwasser Fruchtnektare Kakao Bohnenkaffee, Schwarzer Tee Bier, Wein	Limonaden, Cola-Getränke Fruchtsaftgetränke Instantgetränke (z. B. Tee, Kakao) Sportlergetränke, Energy-Drinks Spirituosen
Gewürze/Kräuter/Salz	Ganze oder frisch gemahlene Gewürze Frische Kräuter	Gemahlene Gewürze Getrocknete Kräuter Jodiertes Meer- und Kochsalz*	Kräutersalz Meersalz, Kochsalz	Aromastoffe (natürliche, naturidentische, künstliche) Geschmacksverstärker (z. B. Glutamat)
Süßungsmittel	Frisches, süßes Obst	Honig* (nicht wärmegeschädigt, verdünnt) Trockenobst* (ungeschwefelt, eingeweicht)	Honig (wärmegeschädigt) Trockenobst (geschwefelt) Dicksäfte (z. B. aus Äpfeln, Agaven) Sirup (z. B. aus Ahorn, Zuckerrüben) Vollrübenzucker, Vollrohrzucker	Süßwaren, Süßigkeiten Isolierte Zucker (z. B. Haushalts- und brauner Zucker) Zuckeraustauschstoffe (z. B. Sorbit) Süßstoffe
	* mäßig zu verwenden	* mäßig zu verwenden		

Übersicht 6.1 *(Fortsetzung)*

Einteilungskriterien für die Lebensmittel in dieser Tabelle sind gesundheitliche/ernährungsphysiologische sowie ökologische und soziale Aspekte. Von besonderer Bedeutung sind Art und Ausmaß der Lebensmittelverarbeitung, da mit zunehmender Verarbeitung in der Regel die Nährstoffdichte sinkt und die ökologischen Nachteile zunehmen. Die Übergänge zwischen den Spalten sind teilweise fließend.

Die Nahrung sollte etwa je zur Hälfte aus der ersten und zweiten Spalte ausgewählt werden. Lebensmittel aus Spalte drei sollten nur selten verzehrt, aus Spalte vier möglichst gemieden werden. Ein Stern (*) bedeutet, dass diese Lebensmittel mäßig verwendet werden sollten; diese mengenmäßige Einschränkung ist in den Spalten drei und vier durch die Überschrift gegeben und darum nicht nochmals vermerkt. Weiter oben aufgeführte, d. h. pflanzliche Lebensmittel sollten gegenüber tierischen Lebensmitteln bevorzugt werden.

Es sollten möglichst ausschließlich Erzeugnisse aus anerkannt ökologischer Landwirtschaft verwendet werden; diese sind günstiger einzustufen als konventionell erzeugte Lebensmittel. Außerdem sollten Erzeugnisse regionaler Herkunft und der Jahreszeit entsprechend bevorzugt werden.

Lebensmittel, die besonders schadstoffbelastet sind, sollten gemieden werden; ebenso Nahrungsmittel, die Zusatzstoffe enthalten oder mit isolierten Nährstoffen (außer Jod) angereichert sind; des Weiteren Produkte, die unter Anwendung von Gentechnik hergestellt sind, sowie unnötig verpackte Lebensmittel.

Herausgeber:
- Verband für Unabhängige Gesundheitsberatung e. V. (UGB)
  Sandusweg 3, D-35435 Gießen-Wettenberg
- Verbraucher-Zentrale NRW e.V.
  Mintropstr. 27, D-40215 Düsseldorf

Bezugsadressen:
- UGB, Sandusweg 3, D-35435 Gießen-Wettenberg
  Mindestbestellwert beim UGB 20,– €
- Verbraucher-Zentrale NRW e. V., Gruppe Ernährung, Mintropstr. 27, D-40215 Düsseldorf

Orientierungstabelle für die Vollwert-Ernährung
Empfehlungen für die Lebensmittelauswahl gesunder Erwachsener
Autoren: Thomas Männle, Karl v. Koerber, Claus Leitzmann, Ingrid Hoffmann, Anke v. Hollen, Wiebke Franz,
in Anlehnung an Kollath 1960
© UGB Beratungs- und Verlags-GmbH, Gießen, 4. Auflage, 2000

Die Spalten 1 und 2 sind beide mit „sehr empfehlenswert“ überschrieben, weil sich die *nicht* bzw. *gering verarbeiteten* (unerhitzten) Lebensmittel einerseits und die *mäßig verarbeiteten* (vor allem erhitzten) Lebensmittel andererseits optimal ergänzen und daher beide ernährungsphysiologisch gleich wichtig sind. Das bedeutet, dass im Allgemeinen weder ausschließlich unerhitzte Frischkost noch ausschließlich erhitzte Kost auf Dauer zu empfehlen ist (s. 5.3.2, S. 120). Die Aufteilung der „sehr empfehlenswerten“ Lebensmittel auf zwei Spalten ist dennoch sinnvoll, um die Auswahl *je etwa zur Hälfte* zu erleichtern.

Innerhalb der Wertstufen sollten weiter oben aufgeführte, d. h. **pflanzliche Lebensmittel**, gegenüber den weiter unten stehenden tierischen Lebensmitteln **bevorzugt** werden (s. 5.2, S. 113). Hierbei gilt, dass Erzeugnisse aus ökologischer Landwirtschaft verwendet werden sollten, am Besten aus regionaler Herkunft und entsprechend der Jahreszeit (s. 5.5, S. 162); diese sind günstiger einzustufen als konventionell erzeugte Lebensmittel (s. 5.4, S. 150). Entsprechendes trifft für die Lebensmittel aus Fairem Handel zu (s. 5.7, S. 170).

Lebensmittel, die Zusatzstoffe enthalten, mit isolierten Nährstoffen (außer Jod) angereichert sind (s. 5.3.4, S. 122; s. 5.3.7, S. 141) oder besonders mit Schadstoffen belastet sind (z. B. Innereien und Wildpilze), sollten gemieden werden (s. 3.2.2, S. 47). Gleiches gilt für Produkte, die unter Anwendung von Gentechnik oder Lebensmittelbestrahlung hergestellt sind (s. 5.3.5, S. 129; s. 5.3.6, S. 138), sowie für unnötig verpackte Lebensmittel (s. 5.6, S. 167). Die genannten Produkte müssten weiter rechts in der Tabelle eingeordnet werden.

In den ersten beiden Spalten der Tabelle sind einzelne sehr empfehlenswerte **Lebensmittel mit einem Stern** (*) **gekennzeichnet**; er bedeutet, dass diese **mäßig verwendet** werden sollten. Dazu zählen vor allem fettreiche Lebensmittel oder konzentrierte Süßungsmittel wie Honig. Da eine mengenmäßige Verzehrseinschränkung in den Spalten 3 und 4 durch die Überschrift gegeben ist, wird sie dort nicht nochmals mit * vermerkt.

Die Einteilung der Lebensmittel nach Wertstufen ist eine Hilfe für Verbraucher zur Orientierung beim Einkauf und Verzehr. Neuerungen in der Lebensmittelverarbeitung und zusätzliche Erkenntnisse der Ernährungswissenschaft müssen auch in Zukunft in die Weiterentwicklung der Tabelle einfließen. Allerdings sollte die ursprüngliche Idee bei Diskussionen über detaillierte Zuordnungen nicht verloren gehen.

6.2 Bekömmlichkeit von Speisen und Individualisierung der Ernährungsempfehlungen

6.2.1 Allgemeines

Bekömmlichkeit (= Verträglichkeit, Zuträglichkeit) ist das subjektive Empfinden von Menschen auf Nahrung oder deren Inhaltsstoffe. Störungen der Bekömmlichkeit zählen nach der *Europäischen Gesellschaft für Allergologie (EAACI)* zu den „undefinierten nicht-allergischen Lebensmittel-Intoleranzen", weil kein immunologischer Mechanismus zugrunde liegt (*Johansson* u. a. 2001; s. 4.7.1, S. 105).

Bekömmlichkeitsstörungen können sich individuell unterschiedlich äußern, beispielsweise als Bauchschmerz, Schwindel, Übelkeit, Erbrechen, Völlegefühl, Sodbrennen, Seitenstechen, Gelenkschmerz, Kopfschmerz oder Migräne.

Ursachen für Bekömmlichkeitsstörungen können im Essverhalten liegen. So verursacht frisches Brot, das zudem nur wenig gekaut wird, bei magenempfindlichen Personen einen **Dehnungsreiz der Magenmuskulatur**. Dieses unangenehme Spannungsgefühl wird unter anderem als *schlechte* oder *schwere* Bekömmlichkeit bezeichnet. Dies sollte nicht verwechselt werden mit einer *schweren* Verdaulichkeit, die die verlängerte Zeitdauer der enzymatischen Spaltung der Nahrung in ihre Grundbausteine im Darm beinhaltet (s. 3.2.1.8, S. 46).

Auch eine normalerweise gut bekömmliche Speise kann Verträglichkeitsprobleme verursachen, wenn sie hastig gegessen wird. Der Magen wird dabei deutlich vor dem Eintreten des normalen Sättigungsgefühls „überfüllt" bzw. „überdehnt". Insofern zählt auch das **Völlegefühl** zu den Störungen der Bekömmlichkeit.

In der Vollwert-Ernährung wird zur besseren Bekömmlichkeit empfohlen, die Nahrung *gründlich zu kauen* und sich *Zeit zum Essen* zu nehmen, damit das natürlicherweise erst nach etwa 20 Minuten eintretende Sättigungsgefühl erreicht werden kann und nicht zuviel Nahrung verzehrt wird.

Eine weitere mögliche Ursache für Verträglichkeitsstörungen liegt in einer **Intoleranz gegenüber bestimmten Lebensmitteln** (Tab. 6.1). Diese wird oft im Zusammenhang mit der blähungsauslösenden Wirkung vor allem von Hülsenfrüchten (besonders Bohnen), aber auch von Kohl, Zwiebeln und Lauch gesehen. Das klassische Beispiel für Bekömmlichkeitsstörungen wird durch die Kombination von isolierten Zuckern (u. a. in Süßwaren) mit Vollkornprodukten oder Frischkostsalaten hervorgerufen, die entweder innerhalb einer Mahlzeit oder auch schon am Vortag verzehrt wurden (*Bruker* 1993, S. 247ff). Anders als oft vermutet, sind es nicht die Ballaststoffe an sich, die die Bekömmlichkeitsstörungen verursachen (*McEligot* 2002), sondern erfahrungsgemäß bestimmte ungünstige Kombinationen von Lebensmitteln. So können beispielsweise auch Säfte und erhitztes Obst Unverträglichkeiten von Vollkorn und Frischkost auslösen (*Bruker* 1993, S. 247ff).

Tab. 6.1: Häufigkeiten von Lebensmittel-Intoleranzen in Deutschland
(*Kluthe* 2003, S. 3ff; Untersuchung an 1.918 Krankenhauspatienten in verschiedenen Regionen Deutschlands)

Intoleranzen	%	Intoleranzen	%
Hülsenfrüchte	30,1	rohes Stein- und Kernobst	7,3
Gurkensalat	28,6	Nüsse	7,1
frittierte Speisen	22,4	Sahne	6,8
Weißkohl	20,2	paniert Gebratenes	6,8
CO_2-haltige Getränke	20,1	Pilze	6,1
Grünkohl	18,1	Rotwein	6,1
fette Speisen	17,2	Lauch	5,9
Paprikagemüse	16,8	Spirituosen	5,8
Sauerkraut	15,8	Birnen	5,6
Rotkraut	15,8	Vollkornbrot	4,8
süße und fette Backwaren	15,8	Buttermilch	4,5
Zwiebeln	15,8	Orangensaft	4,5
Wirsing	15,6	Vollmilch	4,4
Pommes frites	15,3	Kartoffelklöße	4,4
hartgekochte Eier	14,7	Bier	4,4
frisches Brot	13,6	Schwarzer Tee	3,5
Bohnenkaffee	12,5	Apfelsinen	3,4
Kohlsalat	12,1	Honig	3,1
Mayonnaise	11,8	Speiseeis	2,4
Kartoffelsalat	11,4	Schimmelkäse	2,2
Geräuchertes	10,7	Trockenfrüchte	2,2
Eisbein	9,0	Marmelade	2,2
zu stark gewürzte Speisen	7,7	Tomaten	1,9
zu heiße und zu kalte Speisen	7,6	Schnittkäse	1,6
Süßigkeiten	7,6	Camembert	1,3
Weißwein	7,6	Butter	1,2

Gründe für Bekömmlichkeitsstörungen können allerdings auch verschiedene **Medikamente** (s. Beipackzettel) oder unterschiedliche **Krankheiten** sein; bei letzteren ist oft die veränderte pathologische Stoffwechselsituation der Auslöser. Je weiter eine Erkrankung fortgeschritten ist (besonders im Endstadium), desto eher treten bei empfindlichen Personen Verträglichkeitsstörungen auf, wenn die Ernährung schnell und drastisch umgestellt wird. Aus diesem Grunde ist der medizinische Rat „essen was schmeckt *und* bekommt" sinnvoll. Im Zweifel ist die Abstimmung der Ernährungstherapie mit einem in Vollwert-Ernährung erfahrenen Arzt vorzunehmen.

Neben den bisher beschriebenen möglichen Bekömmlichkeitsstörungen gibt es auch **psychologische** Gründe. Alleine die Vorstellung, dass ein Lebensmittel nicht verträglich sein könnte, kann ausreichen, um beim Verzehr Verträglichkeitsstörungen auszulösen. Aber auch negative Emotionen (z. B. Aggressionen oder Ekel) können die Bekömmlichkeit sehr stark beeinträchtigen.

Aus diesen Gründen empfiehlt es sich, negative Gefühle beim Essen möglichst zu vermeiden, dafür aber ansprechendes Ambiente und individuelles Wohlbefinden zu schaffen (s. 3.5, S. 58).

Generell existieren große **individuelle Unterschiede** beim Auftreten von Bekömmlichkeitsstörungen, die sich bei einzelnen Personen im Verlauf des Lebens auch ändern können. Der

Volksmund sagt: „Was dem Schuster bekommt, zerreißt den Schneider“. Es gibt einzelne Menschen, die Zwiebeln, Paprika oder Tomaten derzeit nicht vertragen. Andere vertragen sie heute, aber vielleicht nach Jahren nicht mehr – oder umgekehrt.

Es ist davon auszugehen, dass auf fast jedes Lebensmittel bestimmte Menschen mit Verträglichkeitsstörungen reagieren. Daher ist es sinnvoll, dass jeder Einzelne durch Ausprobieren zu einer individuell verträglichen, vollwertigen Ernährungsweise kommt. Der Aufbau dieser **persönlichen Kompetenz im Bereich Ernährung** erspart die lästigen Störungen der Bekömmlichkeit.

Wenn doch Probleme mit der Verträglichkeit von Lebensmitteln auftreten, sind folgende **Maßnahmen zu empfehlen**:

- Vorübergehend gar nichts oder nur wenig essen (z. B. in Form einer Obstmahlzeit)
- Blähungshemmende Gewürze hinzufügen (z. B. Fenchel, Kümmel, Anis, Oregano)
- Einen Kneipp'schen Bauchwickel zur Darmentspannung anwenden.
- Individuell versuchen herauszufinden, welches Lebensmittel für die Unverträglichkeit verantwortlich ist. Möglicherweise ergibt sich ein *einzelnes* Lebensmittel, dessen *geringerer* Verzehr bereits eine Lösung darstellt. Da auch die Nahrungszusammenstellung Ursache einer Unbekömmlichkeit sein kann, sollte ausprobiert werden, ob andere Lebensmittelkombinationen verträglicher sind. Oft reicht auch das gründlichere Kauen aus, um Blähungen zu vermeiden.

6.2.2 Individualisierung der Ernährungsempfehlungen in bestimmten alternativen Kostformen

Durch verschiedene, teilweise sehr lange bekannte, alternative Kostformen sind Ernährungsweisen populär geworden, die bei einer weitgehenden Übereinstimmung mit der Vollwert-Ernährung die Empfehlungen stärker für die unterschiedlichen Individuen differenzieren und damit die Bekömmlichkeit von Speisen ausdrücklich einbeziehen (*Leitzmann* u. a. 1999). So werden Menschen beispielsweise nach ihrem **Konstitutionstyp** unterschieden und die Ernährungsempfehlungen individualisiert bzw. „typisiert“ ausgesprochen.

Zu diesen Ernährungsrichtungen zählen unter anderem die *Ernährung im Ayurveda* und die *Anthroposophisch orientierte Ernährungslehre.* Grundlage dieser Ernährungsrichtungen sind die verschiedenen Konstitutionstypen und darauf abgestimmte Ernährungsempfehlungen.

Eine besondere Lebensmittelauswahl findet sich in der *Ernährung nach den Fünf Elementen,* die aus der *Traditionellen Chinesischen Medizin* (*TCM*) stammt. Hier steht neben der individuellen Ausrichtung der Ernährung die „thermische Wirkung“ von Lebensmitteln im Vordergrund.

6.2.2.1 Ayurveda

Ayurveda, die traditionelle indische Medizin, ist eine ganzheitliche Lebens-, Gesundheits- und Ernährungslehre, die Jahrtausende alt ist. Dabei wird eine überwiegend lakto-vegetabile Ernährung empfohlen. Diese allgemein gehaltenen Empfehlungen werden allerdings individuell und nach bestimmtem Typisierungen abgewandelt. Im Mittelpunkt stehen die drei Lebensenergien („Doshas“) Pitta, Vata und Kapha, die beim Menschen körperliche und geistige Vorgänge steuern. In jedem Menschen sei jedes Dosha vertreten, nur zu unterschiedlichen Anteilen.

Vata ist zuständig für Bewegung, Atmung, Sinneswahrnehmung und Wachheit. *Pitta* steuert den Intellekt und kontrolliert Emotionen, die Verdauungstätigkeit, den Stoffwechsel und den Wärmehaushalt. *Kapha* ist verantwortlich für die Körperstruktur und den Flüssigkeitshaushalt, für Ausgeglichenheit und Beständigkeit.

- Der „**Vata**-Typ“ besitzt einen eher leichten Körperbau und ist selten übergewichtig. Es besteht eher eine Neigung zum Untergewicht, da er ohnehin nur geringere Mengen und kaum schwer Verdauliches verträgt.
- Der „**Pitta**-Typ“ ist zielstrebig, analytisch, neigt zum Dominanten und hat oft einen sportlichen Körperbau. Da die Verdauungskraft aus dem Pitta-Dosha kommt, hat der Pitta-Typ selten Bekömmlichkeitsprobleme.
- Der „**Kapha**-Typ“ ist ein gelassener, ruhiger Mensch, handelt methodisch und nach reiflicher Überlegung, neigt allerdings auch leicht zum Phlegma und hat einen Hang zum Übergewicht.

In der Ernährung im Ayurveda wird versucht, durch eine entsprechende Lebensmittelauswahl einen Dosha-Ausgleich zu erreichen, die weniger dominanten Doshas zu stärken und darüber hinaus eine bessere Verträglichkeit zu erreichen. Die **Ernährungsempfehlungen** werden wie folgt formuliert:

- Für den Vata-Typ: reichlich essen, ausreichende Fett- und Energiezufuhr, auf regelmäßiges Essen achten, viel gekochtes Gemüse, weniger Frischkost und unerhitztes Getreide, eher sauer, salzig und süß abschmecken, ebenso sollten Kohlsorten und Hülsenfrüchte seltener gegessen werden.
- Für den Pitta-Typ: viel Gemüse und Frischkost, wenig Fleisch, reichlich Hülsenfrüchte und kühlende Speisen wie Reisgerichte; Frischmilch gegenüber Sauermilchprodukten bevorzugen; eher bitter und herb abschmecken, weniger fette und salzige Speisen, besonders erhitzende Gewürze (z. B. Cayennepfeffer, Chillies, Zwiebeln, Knoblauch) vermeiden.
- Für den Kapha-Typ: wenig zum Frühstück, insgesamt eher mäßig essen und besonders die Fettzufuhr vermindern, sowohl sichtbare Nahrungsfette als auch fettreiche Milchprodukte und die meisten Ölsaaten; reichlich Frischkost, insbesondere scharfe Gewürze bevorzugen, zu viel Süßes und Salziges meiden (*Schutt* 1996).

Aus der ayurvedischen Ernährung abgeleitet wurde die „**Typgerechte Ernährung**“ (*Weber* und *Küllenberg* 1996). Hier sind die Aussagen und Empfehlungen aus der ayurvedischen Ernährung stärker an den europäischen Verhältnissen und Ernährungsgewohnheiten orientiert. Die „Typen“ wurden umbenannt in „Empfindungstyp“, „Bewegungstyp“ und „Entspannungstyp“.

6.2.2.2 Ernährung nach den Fünf Elementen

Die „**Ernährung nach den Fünf Elementen**“ ist ein Bestandteil der *Traditionellen Chinesischen Medizin (TCM)*, die vor Jahrtausenden begründet wurde (*Temelie* 2002). Als Grundlage aller kosmischen und irdischen Lebensvorgänge werden die *fünf Elemente* Holz, Feuer, Erde, Metall und Wasser angesehen. Zu den Elementen gehören auch verschiedene Lebensmittel und Geschmacksrichtungen. Beim Menschen sind Organe und körperliche Vorgänge, auch Eigenschaften und Empfindungen einem dieser Elemente zugeordnet. Nach Auffassung der *TCM* sind bei einzelnen Menschen die Elemente allerdings unterschiedlich stark ausgeprägt. Neben den „Elementen“ spielt der **Wärmehaushalt** und die thermische Wirkung von Lebensmitteln eine bedeutende Rolle. Damit ist nicht nur die Verzehrstemperatur gemeint, sondern auch die „postalimentäre Thermogenese“, d. h. die unterschiedliche Wärmeentwicklung im Organismus nach dem Verzehr verschiedener Lebensmittel.

In der Ernährung nach den Fünf Elementen ist das erste Ziel, weder zu stark erhitzende noch zu sehr abkühlende Lebensmittel zu wählen. Die thermische Wirkung soll auch jahreszeitlich berücksichtigt werden, z. B. in kälteren Jahreszeiten eher warme und wärmende Speisen. Daneben soll bei jeder Mahlzeit aus jedem Element mindestens eine Zutat verwendet werden, um eine möglichst ausgeglichene Lebensmittelauswahl zu erreichen. Ein individuelles Ungleichgewicht zwischen den Elementen kann der Einzelne durch eine entsprechende Lebensmittelauswahl ausgleichen, indem die schwächer ausgeprägten Elemente bzw. die entsprechenden Lebensmittel bevorzugt werden.

Nach Auffassung der *Traditionellen Chinesischen Medizin* beruhen auch viele Erkrankungen des Menschen auf einem Ungleichgewicht zwischen den Elementen. Auch dies soll neben anderen therapeutischen Maßnahmen durch entsprechende Lebensmittelauswahl und Zubereitungsmethoden ausgeglichen werden.

6.2.2.3 Anthroposophisch orientierte Ernährung

Auch in der **Anthroposophisch orientierten Ernährung** (einer natürlich orientierten, überwiegend lakto-vegetabilen Ernährung mit philosophischem Hintergrund) spielen „Temperament-Typen" eine wichtige Rolle. Der Begründer *Rudolf Steiner* (1861–1925) und der Arzt *Udo Renzenbrink* (1913–1994) berufen sich auf die Temperamentenlehre nach *Hippokrates* (460–377 v. Chr.). Diese unterscheidet vier Elemente und Temperamente:

- Bei **Melancholikern** herrscht das Element „Erde" vor. Sie sind eher stämmig, ausdauernd, manchmal schwermütig, gleichzeitig willensstark, aber auch empfindsam.
- Die **Phlegmatiker**, bei denen das Element „Wasser" dominiert, sind ebenfalls eher stämmig. Sie sind ruhige, behäbige und einfühlsame Menschen.
- Bei **Sanguinikern** herrscht das Element „Luft" vor. Sie sind leicht gebaut und schlank, haben ein geselliges Wesen, sind leichtblütig und empfindlich.
- Bei **Cholerikern** ist das Element „Feuer" vorherrschend. Sie sind athletisch gebaut, aktive und willensstarke Menschen, die zu Affekten neigen.

Die **Ernährungsempfehlungen** lauten folgendermaßen:

- Den *Melancholikern* wird eine leichte Ernährung mit einem mäßigen Frischkostanteil empfohlen. Weniger bekömmlich sind für sie Fleisch- und Hülsenfruchtgerichte.
- Die *Phlegmatiker* sollen besonders milchsaure Produkte und Getreidespeisen, hauptsächlich in gegarter Form, zu sich nehmen und nur sparsam salzen. Im Sommer vertragen sie viel frisches Gemüse und Obst, im Winter ist wärmendes, gegartes Gemüse generell besser für sie.
- Für *Sanguiniker* sind warme, schonend gegarte und würzige Gerichte wohltuend, ein zu hoher Frischkostanteil ist weniger verträglich. Besonders der Sanguiniker soll auf regelmäßige Mahlzeiten achten.
- Die *Choleriker* suchen auch in ihrer Lebensmittelauswahl die Herausforderung. Sie vertragen viel Frischkost, kräftige Wurzelgemüse und Vollkornprodukte, diese auch in unerhitzter Form. Zum Würzen sollten sie allerdings milde, nicht zu stark erhitzende Gewürze wählen (*Kühne* 1993, S. 284–295).

6.2.3 Individualisierung der Ernährungsempfehlungen in der Vollwert-Ernährung

Für die Vollwert-Ernährung wird empfohlen, die Kost – aufgrund der unterschiedlichen Verträglichkeiten – jeweils **individuell** anzupassen. Dies ist bei den *Grundsätzen* (s. 5.1.2, S. 112) und besonders bei den Empfehlungen zu den einzelnen Lebensmittelgruppen (s. Kap. 7 bis 17, jeweils Unterpunkt 1) in der Form berücksichtigt, dass die **Bekömmlichkeit** als Entscheidungskriterium für die Lebensmittelauswahl eine wichtige Rolle spielt. Beispielsweise wird eine Individualisierung angeraten bezüglich der Menge an unerhitzten bzw. erhitzten Getreideprodukten, der Frischkostmenge oder der saisonalen Auswahl von Frischkost.

In der Vollwert-Ernährung wird eine spezielle Einteilung nach verschiedenen Temperament-Typen nicht vorgenommen. Betont wird aber die Erarbeitung einer **Eigenkompetenz** durch

Probieren und Experimentieren. Auf diese Weise kann die Lebensmittelauswahl nach der *individuell unterschiedlichen Verträglichkeit* getroffen werden (s. 3.2.1.7, S. 46).

Um alle dargestellten Bereiche der Bekömmlichkeit zu berücksichtigen, gibt es in der Vollwert-Ernährung keine Empfehlungen z. B. für *einzelne* pflanzliche Lebensmittel (wie „Essen Sie reichlich Äpfel"), sondern nur zu Lebensmittel*gruppen* (wie „Empfehlenswert ist der hohe Verzehr von Gemüse und Obst").

So kann beispielsweise die Umsetzung der allgemeinen Empfehlung „reichlich Frischkost" sehr unterschiedlich ausfallen, weil jede Person solche Gemüse- oder Obstarten auswählt, die sie verträgt und die ihr gut tun. Dieser liberale und individuelle Ansatz ist ein Kennzeichen der Vollwert-Ernährung.

Es kommt allerdings vor, dass Menschen mit ernährungsabhängigen Erkrankungen von den positiven Wirkungen der Vollwert-Ernährung hören und deshalb ihre Essgewohnheiten zu schnell und zu drastisch verändern. Das heißt, sie wollen die gesundheitsförderlichen Vorteile sofort und ohne die erforderliche physiologische Anpassungsphase nutzen. Dabei kann es zu unerwünschten Störungen mit der Verträglichkeit kommen (Tipps für die Umstellungsphase folgen in 6.4, S. 198).

Vereinzelt berichten Ärzte über Erfahrungen von Bekömmlichkeitsstörungen ihrer Patienten durch **Vollwert-Ernährung** (*Pirlet* 1992). Nachfragen ergaben, dass diese Patienten ihre Essgewohnheiten oft erst spät im Krankheitsverlauf, teilweise im Endstadium, auf Vollwert-Ernährung umstellten. Dabei wurden weder den eigenen Erfahrungen in Bezug auf die Verträglichkeit, noch der notwendigen physiologischen Anpassung an eine veränderte Kostform ausreichend Zeit gegeben. Zusätzlich wurde vielfach die Empfehlung, reichlich unerhitzte Frischkost sowie Vollkorn in erhitzter und roher Form zu essen, wohl auch mengenmäßig übertrieben. Diese Kombination kann besonders bei darmkranken Menschen zu Problemen führen.

Solche Erfahrungswerte bestätigen, dass eine Individualisierung der Ernährungsempfehlungen auch bei Vollwert-Ernährung wichtig ist. Eine Erarbeitung der **Eigenkompetenz**, im Sinne von Ausprobieren, welche Lebensmittel in welcher Zubereitungsform für den Einzelnen bekömmlich sind, gilt ganz besonders für kranke Menschen. In Krankheitsfällen ist die Inanspruchnahme professioneller Beratung geboten, um Fehlentwicklungen zu vermeiden.

Sicherlich ist es nicht angemessen, aufgrund von Bekömmlichkeitsstörungen von einigen kranken Menschen durch übertriebene oder einseitige Umsetzung der Vollwert-Ernährung auf Störungen bei deren Verträglichkeit im Allgemeinen zu schließen.

6.3 Empfehlungen für das Essverhalten

Bezüglich des Essverhaltens gibt es im Rahmen der Vollwert-Ernährung einige allgemeine Empfehlungen.

Die Lebenserhaltung ist der physiologische Grund, weshalb Nahrung aufgenommen wird; dies wird durch Hunger und Sättigung reguliert. Es ist empfehlenswert, **nur zu essen, wenn Hunger vorhanden ist**, damit die Hunger- und Sättigungsregulation nicht gestört wird und möglicherweise Übergewicht entsteht (s. 3.2.1.6, S. 45).

Bei mehreren Gängen einer Mahlzeit sollten **erst die unerhitzten und dann die erhitzten Speisen** verzehrt werden. Die Frischkost trägt mit ihren unerhitzten Ballaststoffen zu einer hohen Sättigung bei. Deshalb ist es sinnvoll, von der relativ energiearmen, aber gut sättigenden Frischkost reichlich als Vorspeise zu essen, bevor mit der Hauptspeise zu viel Nahrungsenergie aufgenommen wird. Das beim Verzehr von Frischkost notwendige gründliche Kauen führt durch den erhöhten Speichelfluss zu einer besseren Bekömmlichkeit und einer höheren Verdaulichkeit der Kost (s. 6.2, S. 192; s. 5.3.2, S. 120; s. 3.2.1.8, S. 46).

Die Empfehlung, **nicht zu heiß und nicht zu kalt** zu essen und zu trinken, sollte individuell angepasst werden wegen möglicher Probleme bei der Bekömmlichkeit, z. B. beim schnellen Trinken eiskalter Getränke. Die Zufuhr sehr heißer Speisen und Getränke kann eine Schädigung der Speiseröhrenschleimhaut verursachen, durch die ein vermehrtes Wachstum der Schleimhaut, unter Umständen bis hin zur Krebsentstehung ausgelöst werden kann (s. 3.1.5, S. 41).

Sich Zeit zum Essen zu nehmen und gründlich zu kauen, ist eine weitere Empfehlung für das Essverhalten. Die Ruhe und Muße beim Essen hat Vorteile für Psyche und Wohlbefinden mit wiederum positiven Folgewirkungen auf den Stoffwechsel. Wird die Regel des gründlichen Kauens beherzigt, ergeben sich Vorteile für Zähne, Zahnfleisch, Mundmikroflora, Verdauungsorgane und Stoffwechsel (s. 3.2.1.6, S. 45).

Insgesamt wird empfohlen, im Allgemeinen **einfach und mäßig zu essen**. Es ist nicht erforderlich, aufwändige Mahlzeiten zusammenzustellen – auch mit einfachen, aber ausgewählten Zutaten lässt sich das Essen genussvoll und abwechslungsreich gestalten.

6.4 Empfehlungen für die Ernährungsumstellung aus physiologischer Sicht

Physiologisch stellt jede Nahrungsaufnahme eine Anforderung an den Organismus dar, d. h. eine Anstrengung für Verdauung, Resorption, Transport, Stoffwechsel und Abwehrsystem. Dabei ist es wichtig, die physiologischen Systeme weder zu unterfordern noch zu überfordern, sondern zu kräftigen.

Physiologische Unterforderungen („Schonung" der Systeme) über längere Zeiträume schwächen den Organismus. Beispielsweise unterfordert eine ballaststoffarme Schonkost bei Gesunden sowohl das Gebiss als auch die Darmmuskulatur. Diese erschlafft, mit der möglichen Folge einer nahrungsbedingten Stuhlverstopfung. Insgesamt bedeutet dies eine Destabilisierung des Verdauungssystems.

Physiologische Überforderungen sollten für den Organismus generell vermieden werden, wie die plötzliche Umstellung auf eine ballaststoffreiche Kostform oder auf reine oder überwiegende unerhitzte Frischkost nach langen Zeiten geringer Ballaststoffaufnahme. Solche physiologischen Überforderungen belasten den Organismus, Bekömmlichkeits- oder Stoffwechselstörungen können die Folge sein (s. 6.2, S. 192).

Manche Menschen, meist jüngere, haben bei einer kurzfristigen Ernährungsumstellung keine Probleme. Empfindliche Personen sollten sich für eine Ernährungsumstellung mehrere Wochen bis Monate Zeit lassen. Patienten, die unter ernährungsabhängigen Krankheiten leiden, ist generell zu raten, sich mit ihrem Arzt in Verbindung zu setzen, weil Ernährungsveränderungen im Krankheitsfall besondere Belastungen darstellen und gegebenenfalls eine medikamentöse Therapie beeinflussen können. Menschen mit Kauproblemen können unerhitzte Frischkost auch in sehr fein geriebener bis pürierter Form verzehren, damit auf die Vorteile dieser Lebensmittel nicht verzichtet werden muss.

Um eine Ernährungsumstellung einzuleiten, empfiehlt es sich besonders für empfindliche Menschen, in kleinen Schritten vorzugehen. An dieser Stelle werden **Vorschläge für Teilmaßnahmen** genannt; sie dienen der Orientierung und können je nach Bekömmlichkeit und Wohlbefinden individuell abgewandelt und im eigenen Tempo vollzogen werden.

Im Einzelnen hat sich in der Praxis die folgende Reihenfolge bewährt:

- Erhöhung des Anteils an Gemüse und Obst, sowohl erhitzt als auch unerhitzt

- Verminderung der Gesamtfettaufnahme und Bevorzugung qualitativ hochwertiger Fette und Öle, z. B. native, kaltgepresste Speiseöle, Butter oder ungehärtete Pflanzenmargarinen mit hohem Anteil an nativem Kaltpressöl
- Erhöhung des Anteils an Vollkornprodukten bei gleichzeitiger Verminderung des Verzehrs an isolierten Zuckern und damit hergestellten Produkten
- Verringerung des Anteils an tierischen Lebensmitteln
- eventuell Einbeziehung einer Frischkornmahlzeit in den Speiseplan

Vielen Menschen fällt die Umstellung auf Vollwert-Ernährung leichter, wenn sie vorher eine Phase mit **Fasten** durchführen. Im Gegensatz zum *therapeutischen Heilfasten* unter Arztbetreuung über mehrere Wochen ist das *Fasten für Gesunde* in der Regel kürzer, z. B. eine Woche. Ohne feste Nahrung werden beispielsweise täglich etwa drei Liter Flüssigkeit durch Trinken von Wasser, Kräutertees, Gemüsebrühe sowie Gemüse- und Obstsäften aufgenommen. Für viele Menschen ist das Fasten zur Ernährungsumstellung deshalb gut geeignet, weil danach weniger Bekömmlichkeitsstörungen auftreten und damit ein Einstieg in die Vollwert-Ernährung erleichtert wird. Für Schwangere und Kinder ist Fasten nicht angebracht (*Buchinger* 1935; *Fahrner* 1991; *Lützner* u. a. 2002; *Lischka* u. a. 2000).

Unterstützende Maßnahmen bei einer Ernährungsumstellung sind **Entlastungstage**, z. B. Obst-, Rohkost- oder Reistage. Auf diese Weise kann *langsam* auf Vollwert-Ernährung umgestellt werden.

Weiterhin wird der Stoffwechsel durch **Bewegung**, z. B. Ausdauer-Sportarten und Funktionsgymnastik, angeregt und gefördert. Wer gesundheitssportlich aktiv ist, erlebt bei der Ernährungsumstellung deutlich weniger Unannehmlichkeiten.

6.5 Umsetzung der Vollwert-Ernährung – Fördernde und hemmende Einflüsse

(Beitragsautorin: Pirjo Susanne Schack)

6.5.1 Handlungsspielräume und Ernährungsstile

Aufgrund seiner Lebenssituation hat jeder Mensch unterschiedliche **Handlungsspielräume**, um die Grundsätze der Vollwert-Ernährung im Alltag umzusetzen und damit aktiv Verantwortung für Gesundheit, Umwelt, Wirtschaft und Gesellschaft zu übernehmen. Diese Handlungsspielräume hängen von der Lebenslage, den Werteinstellungen, dem individuellen Lebensstil, den zur Verfügung stehenden Ressourcen, der Infrastruktur mit ihren Lebensmittel- und Verpflegungsangeboten sowie dem sozialen Umfeld und Netzwerk ab.

Jeder Mensch entwickelt im Laufe seines Lebens einen individuellen **Ernährungsstil**. Unter Ernährungsstilen werden relativ stabile Muster der Ernährungsversorgung in privaten Haushalten verstanden, die von verfügbaren Ressourcen, gegebenen Lebenslagen sowie von Werten und Einstellungen abhängen (*Häußler* 2002, S. 130). Als alltägliche Aufgabe ist Ernährungsversorgung im Haushalt stark durch Routine geprägt, dies betrifft sowohl die Beschaffung, Auswahl und Zubereitung der Lebensmittel als auch den Mahlzeitenrhythmus und die Verzehrssituationen.

Neue Ernährungsempfehlungen, die sich leicht in bestehende **Routinen** integrieren lassen, haben eine größere Realisierungschance als solche, die das Einüben neuer Routinen erfordern. So lässt sich für einen „Mischköstler" die Empfehlung, in einer bewährten Einkaufsstätte bevorzugt auf regionale, saisonale und ökologisch erzeugte Ware zurückzugreifen, leichter umsetzen als die Empfehlung, überwiegend ohne Fleisch zu essen. Letzteres erfordert eine Umstellung von Einkaufs- und

Zubereitungspraxis sowie von Verzehrsgewohnheiten.

Ernährungsstile lassen sich umso schwerer verändern, je mehr andere Personen im Haushalt mitversorgt werden, wie Kinder, Partner und ältere Menschen. Auch für Personen, die die Ernährungsversorgung an eine andere Person delegiert haben, insbesondere Männer an Frauen, ist eine Veränderung der Ernährung schwieriger, wenn die versorgende Person das neue Ernährungskonzept nicht mitträgt. In Mehrpersonenhaushalten sind (nicht nur) bei der Veränderung von Ernährungsmustern **Abstimmungsprozesse** zwischen den Haushaltsmitgliedern notwendig, die Geschmacksfragen, Einstellungsfragen (z.B. zum ökologischen Landbau, zu Gesundheit usw.), Ressourceneinsatz (z.B. Anteil des Haushaltsbudgets für Bio-Lebensmittel) und Arbeitsteilung im Haushalt umfassen. Für eine erfolgreiche Umsetzung der Vollwert-Ernährung ist es förderlich, wenn sie zu einer „Familienangelegenheit“ bzw. „Haushaltsangelegenheit“ gemacht wird und jedes Haushaltsmitglied seinen Beitrag leistet. Dies kann aus verschiedenen Motiven geschehen, z.B. beim Kind aus Tierschutzanliegen, bei der Frau aus ökologischen und sozialen Überlegungen oder beim Mann aus diätetischen und geschmacklichen Gründen.

6.5.2 Geschlechtsspezifische Arbeitsteilung bei der Ernährungsversorgung

In Familien- und Paarhaushalten sind es nach wie vor **überwiegend Frauen**, die für die Ernährungsversorgung zuständig sind. Auch wenn beide Partner erwerbstätig sind, übernehmen meist die Frauen den Hauptanteil, wozu sowohl Einkauf als auch Beköstigung zählen. Allein lebende Männer nehmen sich durchschnittlich weniger Zeit für ihre Ernährung als allein lebende Frauen (Tab. 6.2).

Die Umsetzung bestimmter Grundsätze der Vollwert-Ernährung erfordert einen höheren Arbeitsaufwand, der überwiegend von Frauen im Rahmen von unentgeltlicher Hausarbeit geleistet wird. Dieser umfasst neben dem Einkaufs- und Zubereitungsaufwand auch die Informationsbeschaffung und -verarbeitung. Deshalb sollte die **geschlechtsspezifische Arbeitsteilung** bei der Umsetzung der Vollwert-Ernährung diskutiert werden. Dieses gilt besonders, wenn es darum geht, wer die anfallende Arbeit der Ernährungsversorgung im Haushalt übernehmen soll. Ein bisher ungelöstes Problem besteht darin, wie typische Rollenverständnisse reflektiert und – wenn gewünscht – verändert werden können. Veränderungen könnten bedeuten, dass einerseits

Tab. 6.2: Durchschnittliche Zeitverwendung für Einkauf und Beköstigung in Deutschland
(*Statistisches Bundesamt* 1995, S. 41; *Schwarz* 1996, S. 80; in Minuten pro Tag)

	Alleinlebende		Ehepaare ohne Kinder		Ehepaare mit Kind(ern) unter 18 Jahren			
			Beide erwerbstätig		Beide erwerbstätig		Nur Ehemann erwerbstätig	
Aktivitäten	**Mann**	**Frau**	**Mann**	**Frau**	**Mann**	**Frau**	**Mann**	**Frau**
Hauswirtschaftliche Tätigkeiten, davon:	139	249	118	269	91	241	79	336
Einkauf[1]	19	23	13	23	11	23	13	32
Beköstigung[2]	39	75	28	91	23	88	19	123

[1] Die Kategorie Einkaufen umfasst neben dem Einkauf von Lebensmitteln auch den Einkauf von anderen Gütern des täglichen Bedarfs.

[2] Die Kategorie Beköstigung umfasst folgende Aktivitäten: Zubereitung von Mahlzeiten, Tisch auf- und abdecken, Geschirrreinigung, Haltbarmachung/Konservieren von Lebensmitteln, Lebensmittel einräumen nach dem Einkauf.

Frauen Aufgaben der Ernährungsversorgung abgeben und andererseits Männer diese Aufgaben eigenverantwortlich übernehmen.

6.5.3 Fördernde und hemmende Bedingungen für eine Veränderung von Ernährungsstilen

Förderlich für eine Veränderung von Ernährungsstilen sind **Umbruchphasen** oder Wendepunkte im Leben. Beispiele hierfür sind Auszug aus dem Elternhaus, Einstieg ins Berufsleben, beginnende oder endende Partnerschaft, Geburten, Auszug von Kindern oder eintretende Krankheit. Lebensereignisse dieser Art stellen „sensible Phasen" dar, in denen eine Veränderungsbereitschaft besteht und Außenwirkungen, z. B. Ernährungskommunikation, die Menschen besser erreichen (*Brombach* 2000, S. 225).

Handlungsspielräume bezüglich Ernährung sind eingeschränkt, wenn nur geringe Kenntnisse und Fertigkeiten in Sachen Ernährung vorhanden sind, das verfügbare Einkommen gering ist, Zeitknappheit für hauswirtschaftliche Tätigkeiten besteht und keine geeignete Küchenausstattung vorhanden ist. Höhere Bildung und höheres Einkommen erleichtern generell den Zugang zur Vollwert-Ernährung, genauso wie ein soziales Umfeld, in dem diese praktiziert oder zumindest akzeptiert wird.

Die Empfehlungen für die Vollwert-Ernährung lassen sich auch bei hoher Motivation im Alltag häufig nur eingeschränkt umsetzen, weil es auf verschiedenen Ebenen individuelle und strukturelle **Barrieren** gibt, wie

- Barrieren bei der Beschaffung von Bio-Lebensmitteln, fair gehandelten sowie regionalen und saisonalen Lebensmitteln (v. a. finanzielle Ressourcen und Zugangsmöglichkeiten),
- Barrieren durch den Zubereitungsaufwand (v. a. Zeitressourcen),
- Barrieren der geschmacklichen Akzeptanz bzw. der sozialen Akzeptanz im Haushalt und im sozialen Umfeld.

Fördernde bzw. hemmende Bedingungen können pragmatisch den vier Kategorien (Nicht-) Wissen, (Nicht-)Sollen, (Nicht-)Wollen und (Nicht-) Können zugeordnet werden.

Die Kategorie **(Nicht-)Wissen** beinhaltet sowohl Faktenwissen als auch Wissen über Handlungsmöglichkeiten. Wer sich nach den Grundsätzen der Vollwert-Ernährung richten möchte, muss dazu über das entsprechende Wissen verfügen.

In die Kategorie **(Nicht-)Wollen** fallen z. B. gesundheitsorientierte und ethisch-ökologische Einstellungen, Werte und Zielsetzungen, die bestimmte Präferenzen nach sich ziehen. Dabei ist zu beachten, dass vielfältige und teilweise auch sich widersprechende Interessen existieren können, z. B. die geschmackliche Präferenz von bestimmten Lebensmitteln, die den eigenen Kriterien nach Vollwertigkeit nicht entsprechen.

Die Kategorie **(Nicht-)Sollen** umfasst persönliche oder sozial vermittelte Normen, die zu einer wahrgenommenen Verpflichtung führen, dass man sich in einer bestimmten Weise verhalten sollte, z. B. sich gesund zu ernähren und/oder ökologisch zu handeln.

Aber selbst wenn bei einer Person förderndes Wissen, Normen und Einstellungen zur Vollwert-Ernährung vorhanden sind, wird sie sich nicht entsprechend verhalten können, wenn beispielsweise ein entsprechendes Lebensmittelangebot nicht vorhanden ist, oder Zeit- und Geldressourcen bzw. praktische Fertigkeiten fehlen. Diese Faktoren werden unter der Kategorie **(Nicht-)Können** zusammengefasst. Die förderlichen und hinderlichen Faktoren sind aber nicht nur bei den einzelnen Menschen zu suchen, sondern auch in ihrem äußeren Lebenskontext und den gesellschaftlichen Rahmenbedingungen (*Tanner* u. a. 1998, S. 15f).

6.5.4 Umsetzung der Grundsätze der Vollwert-Ernährung

Im Folgenden werden fördernde und hemmende Faktoren differenziert nach den sieben Grundsätzen der Vollwert-Ernährung (s. Kap. 5, S. 110) dargestellt, wobei der Schwerpunkt auf den Aspekt „Können" gelegt wird.

6.5.4.1 Genussvolle und bekömmliche Speisen

Wichtige Voraussetzungen für die Umsetzung des Grundsatzes **Genussvolle und bekömmliche Speisen** (s. 5.1, S. 110) sind Zeit für die Zubereitung und das Essen selbst, gute Kenntnisse und Fertigkeiten bezüglich der Zubereitung von Vollwertgerichten sowie die Genussfähigkeit. In diesen Voraussetzungen liegen auch Barrieren. Die Zeit, die sich Menschen für Ernährung nehmen, hängt unter anderem von den Anforderungen der Erwerbstätigkeit und sonstigen Anforderungen der Alltagsversorgung (z. B. Pflege von Personen) ab sowie von der individuellen Prioritätensetzung.

In größeren **Mehrpersonenhaushalten**, vor allem mit Kindern, wird durchschnittlich länger und häufiger gekocht und es werden weniger Fertiggerichte verwendet als in Singlehaushalten (*Berg* 1997). Diese Tatsache hängt damit zusammen, dass in Mehrpersonenhaushalten gemeinsames Essen eine wichtige gemeinschaftsbildende Funktion hat, für die Zeit investiert wird. Daher ist es sehr wichtig, dass allen Haushaltsmitgliedern das Essen auch schmeckt, damit kein Missmut am Tisch entsteht. Hierin liegt eine häufige Umsetzungsschwierigkeit, weil aus geschmacklichen Gründen für Haushaltsmitglieder, speziell für Kinder und Partner, Kompromisse eingegangen werden. Diese erfolgen in der Regel nicht nur aus pragmatischen Gründen, sondern auch aus Wertschätzung und Anerkennung der Personen, die bekocht werden (z. B. mit ihrem Lieblingsgericht).

Ein weiterer Grund für die Selbstzubereitung von Gerichten in größeren Haushalten liegt darin, dass es preisgünstiger ist, als Convenience-Produkte zu verwenden.

Singles haben demgegenüber den Vorteil, dass sie nach eigenen Vollwert-Kriterien ohne Rücksicht auf Vorlieben anderer Menschen ihre Gerichte auswählen können. Nachteilig ist dagegen, dass es oft Motivationsprobleme gibt, im Alltag für sich selbst zu kochen und alleine essen zu müssen; deshalb wird dann häufiger auf Convenience-Produkte, Käse- und Wurstbrote oder Außer-Haus-Verpflegungsangebote zurückgegriffen. Für Singles ist es ein zusätzlicher Organisationsaufwand, den kommunikativen Aspekt des Essens herzustellen, weil sie sich mit anderen zum gemeinsamen Essen verabreden müssen.

Förderlich für den Genuss des Essens ist ein **hoher Stellenwert von Mahlzeiten**, der sich in einer geeigneten Speisenauswahl und ihrer Präsentation, in Tischkultur, im Ambiente der Mahlzeiteneinnahme und in der Form der Kommunikation widerspiegelt.

Am **Wochenende** haben und nehmen sich viele Menschen mehr Zeit für Nahrungszubereitung und Essen als im Alltag. Dann besteht die Möglichkeit, ohne Zeitdruck Mahlzeiten so zu gestalten, wie es den eigenen Vorstellungen entspricht. Dieses Verhalten spiegelt sich darin wider, dass im Alltag eine Tendenz zur Internationalisierung der Ernährungsgewohnheiten besteht, während am Wochenende weiterhin häufig regionaltypische Gerichte zubereitet und gegessen werden (*Ziemann* 1998). Die Bedeutung gemeinsamer Mahlzeiten nimmt nicht ab, vor allem nicht in Familien, sondern sie finden nur seltener statt, nämlich dann, wenn alle zusammen sind und Zeit haben (*Brombach* 2001). Bei vielen Menschen besteht an Wochenenden eine Kultur des gegenseitigen Einladens zum Essen, die häufig auch bei Singles stark ausgeprägt ist.

Eine teilweise große Schwierigkeit ist der Zugang zu genussvollen und bekömmlichen vollwertigen Gerichten für Menschen, die regelmäßig auf **Außer-Haus-Verpflegungsangebote** angewiesen sind oder zurückgreifen wollen, weil hier das Angebot in Kantinen, Kindergärten, Schulen und in der Gastronomie häufig nicht die gewünschten Kriterien erfüllt. Immer mehr Kantinen und Gastronomiebetriebe reagieren inzwischen auf diese Nachfrage, indem sie Vollwert-Gerichte anbieten und einen Teil ihrer Lebensmittel aus ökologischer Erzeugung beziehen.

6.5.4.2 Bevorzugung pflanzlicher Lebensmittel (überwiegend lakto-vegetabile Kost)

Beim Grundsatz **Bevorzugung pflanzlicher Lebensmittel** (s. 5.2, S. 113) haben Umsetzungsbarrieren vor allem kulturelle, geschlechts- und milieuspezifische Hintergründe.

In jedem Kulturkreis gibt es bestimmte **Vorstellungen von Mahlzeiten**, d. h. ein festgelegtes Ensemble von Speisen, in typischer Abfolge und Zubereitung und in gewohnter zeitlicher und räumlicher Anordnung (*Bayer* u. a. 1999, S. 22). Im deutschen Kulturkreis sind drei Mahlzeiten üblich: Frühstück, Mittagessen und Abendbrot, wobei mittags idealtypisch die warme Hauptmahlzeit gegessen wird. Zu einer „richtigen" warmen Mahlzeit gehört kulturell verankert für viele, besonders Männer, ein (großes) Stück Fleisch, ferner eine Stärkebeilage (bevorzugt Kartoffeln oder Nudeln) und eine Gemüse- oder Salatbeilage. Soll überwiegend vegetarisch gegessen werden, widerspricht es dem Allgemeinverständnis einer „richtigen" Mahlzeit. Je nach sozialem Milieu, Alter und Geschlecht ist die Bereitschaft, vegetarisch zu essen, unterschiedlich ausgeprägt.

Eine wachsende Zahl vor allem junger Menschen einerseits und Frauen aller Altersstufen andererseits isst überwiegend vegetarisch oder ganz vegetarisch, sodass in den letzten 20 Jahren ein deutlicher Wandel in der Akzeptanz und Verbreitung vegetarischer Gerichte stattgefunden hat. Vegetarisch ist „gesellschaftsfähig" geworden, was sich zunehmend im Angebot von vegetarischen Gerichten in vielen Kantinen und Restaurants widerspiegelt.

Es gibt deutliche Unterschiede im **Essverhalten von Männern und Frauen**. Frauen essen durchschnittlich mehr Gemüse und Obst, Männer dagegen mehr Fleisch. Das hängt unter anderem damit zusammen, dass ein Großteil der Lebensmittel männliche oder weibliche Bedeutungszuschreibungen hat, d. h. geschlechtlich codiert ist. Typisch weiblich codierte Lebensmittel sind z. B. Gemüse, Salat, Geflügel und Quark, die zu den aus gesundheitlichen Gründen empfohlenen Lebensmitteln zählen. Männlich codierte Lebensmittel sind z. B. Fleisch (v. a. rotes Fleisch von Schwein und Rind) und Alkohol, also Lebensmittel, deren Verzehr aus gesundheitlichen Gründen reduziert werden sollte. In dieser **geschlechtlichen Codierung von Lebensmitteln** und in der Tatsache, dass Männer und Frauen über die Art des Essens auch ihr Geschlecht darstellen, liegt begründet, dass Frauen offener für eine fleischarme Ernährungsweise sind als Männer (*Setzwein* 2000).

In einkommensschwachen und bildungsfernen Milieus wird durchschnittlich mehr Fleisch und weniger Gemüse und Obst gegessen als in höher gebildeten und einkommensstarken, was unter anderem mit Wissensdefiziten über gesunderhaltende Ernährung, unzureichenden finanziellen Ressourcen und Statuszuschreibungen zu Fleisch erklärt werden kann (*Lehmkühler* 2002, S. 291ff).

Die für die Vollwert-Ernährung empfohlenen Lebensmittelgruppen wie Hülsenfrüchte und Getreidegerichte sind im Speiseplan des „normalen Mischköstlers" eher selten und haben häufig ein Negativ-Image. Vor dem Hintergrund, dass jeder **Esskulturkreis** wenige typische stärkehaltige pflanzliche Grundnahrungsmittel umfasst (in Deutschland z. B. Kartoffeln, Nudeln, Weizen- und Roggenbrot), die sich nur sehr langfristig verändern, dürfte es schwierig sein, auf breiter Basis neue Grundnahrungsmittel wie Hirse und Grünkern einzuführen (vgl. *Barlösius* 1999, S. 129ff).

Empfehlungen für eine vegetarische Küche sollten die üblichen Grundnahrungsmittel beibehalten und „neue“ Lebensmittel eher als Beilagen einführen.

Ein weiterer wichtiger Faktor für die Entscheidung zu einer überwiegend vegetarischen Küche ist der **individuelle Geschmack**. Wer gerne Fleisch isst oder ungern Gemüse, wird weniger gerne den Fleischverzehr reduzieren wollen als eine Person, für die Fleisch keinen hohen Stellenwert hat oder die gerne Gemüse isst. Außerdem spielt eine Geschmacksoffenheit für neue Gerichte und unbekannte Geschmacksrichtungen eine wichtige Rolle für eine Ernährungsumstellung.

In vielen Milieus fallen Menschen immer noch auf, wenn sie sich fleischarm und/oder vollwertig ernähren, was zu einer **sozialen Distanzierung und Ausgrenzung** führen kann. Diese kann gewollt sein, indem bewusst demonstriert wird „ich esse gesund, ökologisch und ethisch verantwortlich“. Man hebt sich damit absichtlich vom sozialen Umfeld ab und zeigt eine Zugehörigkeit zu einer anderen Gruppe (vgl. *Barlösius* 1997, S. 9f). Die soziale Distanzierung kann aber auch ein *ungewollter* Nebeneffekt einer verantwortungsbewussten Ernährungsweise sein. Diese Situation führt zu Kompromissbildungen bei der Ernährung, um sich nicht vom „gemeinsamen Mahl“ auszuschließen, z. B. wenn gemeinsam im Bekanntenkreis gegessen wird. Im Extremfall kann es auch zur Aufgabe von Grundsätzen der Vollwert-Ernährung führen, wenn es keine Unterstützung bzw. Widerstand im näheren sozialen Umfeld gibt (vgl. *Faltermaier* u. a. 1998, S. 78).

6.5.4.3 Bevorzugung gering verarbeiteter Lebensmittel – reichlich Frischkost

Die **Bevorzugung gering verarbeiteter Lebensmittel** (s. 5.3, S. 118) setzt gute Einkaufsmöglichkeiten, Warenkenntnisse, Fertigkeiten in der Nahrungszubereitung, ausreichende Zeit und auch eine gewisse Freude an der Nahrungszubereitung voraus.

Dem Verzehr von **reichlich Frischkost** können geschmackliche Präferenzen, individuelle Bekömmlichkeit und die Jahreszeit entgegenstehen. Im Winter ist das Angebot an frischem Gemüse und Obst deutlich geringer und das Bedürfnis nach Rohkost kann zugunsten warmer Speisen verlagert sein. Förderlich für einen reichlichen Frischkostverzehr ist die Integration von Frischkost zu jeder Mahlzeit und Zwischenmahlzeit, beispielsweise frisches Gemüse als Salat, ein Stück Obst, eine Handvoll Nüsse oder zumindest ein Glas frischer Saft.

Die Bevorzugung gering verarbeiteter Lebensmittel und die **Vermeidung von Convenience-Produkten** erfordert die Selbstzubereitung frischer Lebensmittel, für die gute Rezeptkenntnisse, praktische Fertigkeiten, Routine, Zeitressourcen und eine geeignete Küchenausstattung (z. B. gut geschärfte Küchenmesser und Gemüseraffel) Voraussetzungen sind.

Förderlich für eine regelmäßige Zubereitung frischer Speisen ist Freude an dieser Tätigkeit. Sie kann dann Freude machen, wenn ausreichend Zeit zur Verfügung steht, sie ohne Zwang erfolgt, das Ergebnis stimmt und wenn gerne mit frischen Lebensmitteln umgegangen wird. Außerdem ist förderlich, wenn das Essen gemeinsam zubereitet und von den Essensteilnehmern wertgeschätzt wird.

Wie Menschen mit geringen Zeitressourcen und/oder geringem Interesse an Ernährung und eigener Nahrungszubereitung motiviert werden können, stark verarbeitete Produkte zu vermeiden, ist eine Herausforderung für die Beratungsarbeit. Bisher gibt es für diese Zielgruppe kaum Alternativen.

Die **Vermeidung von Lebensmitteln mit Zusatzstoffen** sowie von Lebensmitteln aus bestimmten Technologien, wie Gentechnik und Lebensmittelbestrahlung, setzt Kenntnisse über Warenkunde, Produktionsprozesse, Lebensmittelkennzeichnung und Qualitätssiegel voraus. Beim Einkauf bedeutet es Lesen von

Etiketten und Zutatenlisten, die die Auswahlphase erschweren und verlängern, wenn nicht auf bekannte Produkte zurückgegriffen wird. Bei bestimmten Zusatzstoffen wie technischen Hilfsstoffen und Enzymen oder bei Zutaten, Zusatzstoffen und Aromen, die unter Anwendung von Gentechnik hergestellt wurden, fehlt die vollständige Transparenz, weil diese Substanzen bzw. Herstellungsverfahren teilweise nicht deklariert werden müssen (s. 5.3.4.2, S. 123; s. 5.3.5.7, S. 135).

Bei der Umsetzung dieses Grundsatzes ist es hinderlich, dass den Verbrauchern häufig die Produktionsweisen von verarbeiteten Lebensmitteln nicht bekannt sind und ihnen das Wissen um die Bedeutung von Zusatzstoffen und angewendeten Technologien fehlt.

Beim **Außer-Haus-Verzehr** ist meistens unklar, ob Convenience-Produkte oder frische Zutaten verwendet werden. In vielen Küchen wird aus Kostengründen mit vorgefertigten Produkten gearbeitet.

6.5.4.4 Ökologisch erzeugte Lebensmittel

Beim Einkauf **ökologisch erzeugter Lebensmittel** (s. 5.4, S. 150) stellen im Alltag selbst für hoch motivierte Menschen häufig eingeschränkte **Zugangsmöglichkeiten** eine erhebliche Barriere dar. Diese sind vom Wohnort abhängig und vor allem in ländlichen Regionen erschwert. Bisher ist die Beschaffung von Bio-Lebensmitteln oft mit einem höheren Zeitaufwand verbunden, da weiter entfernte und häufig auch mehrere Einkaufsstätten aufgesucht werden müssen.

Eine weitere bedeutende Barriere für ökologisch erzeugte Lebensmittel ist der **höhere Preis**. Er hindert viele Menschen daran, Öko-Erzeugnisse überhaupt zu kaufen – oder steht Käufern von biologisch erzeugten Lebensmitteln entgegen, den Bio-Anteil zu erhöhen. So zeigt eine Studie bei Kunden von Naturkostläden, dass nur etwa 20 % der Kunden mehr als die Hälfte ihrer Produkte (Lebensmittel und andere Güter des täglichen Bedarfs) in ökologischer Qualität kaufen. Meistens stehen finanzielle Gründe einer Ausweitung im Wege (*Förster* u. a. 1995, S. 48f). Wegen der großen Bedeutung der Kosten für Lebensmittel wird darauf im folgenden Unterkapitel vertieft eingegangen (s. 6.6, S. 209).

Motivationen und Barrieren beim Einkauf von ökologisch erzeugten Lebensmitteln sind empirisch relativ gut untersucht. Im Folgenden werden Ergebnisse aus einer aktuellen Studie von *Schade* u. a. (2002, S. 33ff) vorgestellt, in deren Rahmen in Berliner Bioläden eine Kundenbefragung zu Motivation und Barrieren beim Kauf von Bio-Erzeugnissen durchgeführt wurde. Von den befragten Bioladenkunden wurde als konkreter Anlass für den ersten Konsum von Bio-Lebensmitteln als häufigster Grund eine allgemeine Bewusstseinsveränderung genannt, gefolgt von Qualitätsgründen und der Geburt von Kindern. Weitere Gründe waren eigene Sozialisation und biographische Wendepunkte, wie Auszug aus dem Elternhaus oder beginnende oder endende Partnerschaft, Zugangserleichterung zu Bioläden (z. B. durch Umzug oder Neueröffnung von Bioläden), zwingende gesundheitliche Gründe und Umweltskandale (v. a. der Atomreaktorunfall in Tschernobyl). Diese Gründe treten in der Regel kombiniert als **Motivallianzen** auf. Für eine Ausweitung des Konsums von Bio-Erzeugnissen waren Geschmack, höheres Geldbudget, Kinder und Gesundheit wichtige Gründe.

Die Motivation für den Kauf von Bio-Lebensmitteln ist häufig mit der Umstellung auf eine bewusstere Form der Ernährung verbunden. Hauptmotive liegen eher in personenbezogenen Gründen wie der Gesundheit, dem Geschmack und der Qualität. Altruistische Motive wie Unterstützung des ökologischen Landbaus und Umweltschutzaspekte sind als Zusatznutzen zur längerfristigen Stabilisierung des Verhaltens von Bedeutung. Der Zugang zu ökologischen Erzeugnissen erfolgt häufig über das **nähere soziale Umfeld** wie die Eltern, die eigenen Kinder oder Freunde und

Bekannte. Dabei ist die Sozialisation in der Familie eher ausschlaggebend für die Entwicklung eines gewissen Qualitätsbewusstseins, während der Einfluss von Freunden und Bekannten eine direktere Rolle für das Kennenlernen von Bio-Erzeugnissen und Einkaufsstätten spielt.

Käufer von Bio-Lebensmitteln erwerben allerdings *bestimmte* Erzeugnisse nicht aus biologischem Anbau, weil sie ihnen zu teuer sind, weil es sie nicht in Bio-Qualität gibt oder weil sie ihnen in Bio-Qualität nicht schmecken. Bei Nichtkäufern von Bio-Erzeugnissen wird die Preisbarriere als entscheidend angegeben. Weiter spielen Imagebarrieren, Echtheitszweifel und der Wunsch nach „One-Stop-Einkaufsstätten“ eine wichtige Rolle für den Nichtkauf von Bio-Lebensmitteln (*Schade* u. a. 2002, S. 41f).

Eine wichtige Voraussetzung für die Motivation des Kaufs von Bio-Lebensmitteln ist das **Wissen** über die konventionelle bzw. ökologische Landwirtschaft sowie über die verschiedenen Bio-Label und ihre Kontrollverfahren, damit für das Auge unsichtbare Qualitätseigenschaften nachvollziehbar werden und **Vertrauen** aufgebaut wird.

Bei der Förderung des Kaufs von Bio-Lebensmitteln sollte die entsprechende Infrastruktur am Wohnort der Menschen berücksichtigt werden, z. B. die vorhandenen Naturkostläden, Reformhäuser, Bio-Supermärkte, Wochenmärkte und das Bio-Angebot in konventionellen Supermärkten. Weiterhin sollte die individuelle Zahlungsmöglichkeit und -bereitschaft sowie die individuelle Wahrnehmung von Qualitätseigenschaften der Lebensmittel beachtet werden.

6.5.4.5 Regionale und saisonale Erzeugnisse

Für die Umsetzung des Grundsatzes **Regionale und saisonale Erzeugnisse** (s. 5.5, S. 162) werden Kenntnisse über die jeweilige Saison von Gemüse und Obst benötigt. Förderlich sind Kenntnisse über Label von Regionalmarken. Außerdem muss ein entsprechendes Angebot vorhanden sein.

In einer Verbraucherumfrage wurden als Hauptgründe für die Wahl von regionalen Lebensmitteln die kürzeren Transportwege, die Unterstützung der Landwirtschaft in der eigenen Region sowie die Frische genannt. Weitere wichtige Gründe sind die Wünsche nach gesunderhaltender Ernährung und Transparenz über die Herkunft der Lebensmittel (*Dorandt* und *Leonhäuser* 2001, S. 223).

Werden regionale und saisonale Lebensmittel über Direktvermarkter bezogen, ist die **Transparenz und der persönliche Bezug** zu Erzeugern und Lebensmitteln besonders hoch. Vorteilhaft für den Einkauf von regionalen und saisonalen Produkten ist der Zugang zu Wochenmärkten und Hofläden oder Gemüse-Abo-Kisten, die regelmäßig nach Hause geliefert werden. Unter ökologischen Aspekten ist es ungünstig, weite Wege mit dem Auto zu Hofläden oder anderen Einkaufsstätten zurückzulegen.

In den **Erntemonaten** im Sommer und Herbst ist der Bezug von regionalem und saisonalem Gemüse und Obst relativ unproblematisch. Regionale Lebensmittel sind in der Saison häufig auch preiswert. In den späten Wintermonaten und im frühen Frühjahr erschwert das oft kleine Angebot und eine gewisse geschmackliche Übersättigung mit den typischen Wintergemüsen den Bezug saisonaler und regionaler Gemüse. Dagegen können Brot, Fleisch, Milchprodukte und Eier in der Regel ganzjährig aus der eigenen Region bezogen werden.

Regionale und saisonale Lebensmittel sind in **konventioneller Qualität** häufig leichter zugänglich als in ökologischer Qualität und haben damit geringere Zugangsbarrieren auch für Menschen, die ökologisch erzeugten Lebensmitteln skeptisch gegenüberstehen.

6.5.4.6 Umweltverträglich verpackte Produkte

Die Bevorzugung des Kaufs **umweltverträglich verpackter Produkte** (s. 5.6, S. 167) ist abhängig von der Kenntnis über umweltfreundliche Verpackungsmaterialien sowie von Angebot, Preis und Bequemlichkeitsaspekten. Förderlich für verpackungsarmes Einkaufen ist der Erwerb von loser Ware und von Lebensmitteln in Pfandgefäßen. Der Verpackungsaufwand lässt sich in der Regel leicht erkennen. Gleichzeitig wird die ökologische Bedeutsamkeit von Verpackung im Verhältnis zum Prozess von Erzeugung, Verarbeitung und Transport der Lebensmittel durch die Verbraucherinnen und Verbraucher oft überschätzt (vgl. *Jungbluth* 2000, S. 255).

Ein **Hindernis** bei der Umsetzung dieses Grundsatzes kann einerseits Bequemlichkeit sein. Beispiele hierfür sind leichte Kartonverpackungen bei Milch und Säften anstatt schwerer Pfandflaschen (v. a. beim Transport mit dem Fahrrad) und kleine Portionspackungen für die Verpflegung unterwegs oder für Singlehaushalte. Weiter kann der oft höhere Preis umweltfreundlich verpackter Lebensmittel ein Hinderungsgrund sein, ferner die geschmackliche Präferenz für Lebensmittel mit aufwändiger Verpackung oder ein mangelndes Angebot umweltfreundlich verpackter Lebensmittel.

6.5.4.7 Fair gehandelte Lebensmittel

Für die Bevorzugung **fair gehandelter Lebensmittel** (s. 5.7, S. 170) gelten ähnliche Barrieren wie beim Einkauf ökologischer Erzeugnisse, d. h. Zugangsbarrieren, Preisbarrieren und Qualitätsbarrieren.

Häufig ist der Zugang zu fair gehandelten Lebensmitteln noch schwerer als zu Bio-Lebensmitteln, weil Einkaufsquellen sich auf (Eine-) Welt-Läden, Naturkost-Fachgeschäfte und gut sortierte Supermärkte beschränken. Außerdem wird nur eine relativ kleine Produktpalette fair gehandelter Lebensmittel angeboten, vor allem Genussmittel wie Kaffee, Tee, Schokolade und Orangensaft. Manchmal entspricht die Geschmacksqualität dieser Produkte nicht den gewohnten Vorstellungen. Die Preise fair gehandelter Lebensmittel sind wegen der fairen Handelsbedingungen höher als bei konventionell gehandelten (s. 6.6, S. 209).

Motive für den Einkauf fair gehandelter Lebensmittel sind vor allem altruistische Gründe, besonders die Solidarität mit den Menschen in sog. Entwicklungsländern. Für die Förderung des Kaufs von fair gehandelten Lebensmitteln sind Motivallianzen sinnvoll, d. h. guter Geschmack und hohe Qualität – oder die Kombination mit dem Gesundheits- und Umweltmotiv, wenn fair gehandelte Lebensmittel auch ökologisch erzeugt wurden.

6.5.5 Zielgruppengerechte Ansprache zur Förderung der Vollwert-Ernährung

Die differenzierte Darstellung von fördernden und hemmenden Bedingungen zur Umsetzung der einzelnen Grundsätze der Vollwert-Ernährung bietet Ansatzpunkte für eine zielgruppenspezifische Ansprache. **Zielgruppen** können beispielsweise nach Lebensstil, Milieu, Haushaltsform oder Konsumtypologie unterschieden werden. Sie sind für die einzelnen Grundsätze unterschiedlich ansprechbar. Einige davon werden eventuell bereits umgesetzt, andere können leicht oder partiell umgesetzt werden, bei denen sich möglicherweise vorhandene Anknüpfungspunkte verstärken lassen. Bei manchen ist auch mit Skepsis zu rechnen.

Die **Ernährungseinstellungstypen** des ZUMA-Datensatzes der Nürnberger Gesellschaft für Konsum-, Markt- und Absatzforschung (GfK) sind ein Beispiel für eine Typisierung der Verbraucher (Abb. 6.1). Der Typus „Ökologe" kann als typischer Vollwertköstler bezeichnet werden. Er ist mit 9 % relativ selten anzutreffen, dabei in den alten Bundesländern mit

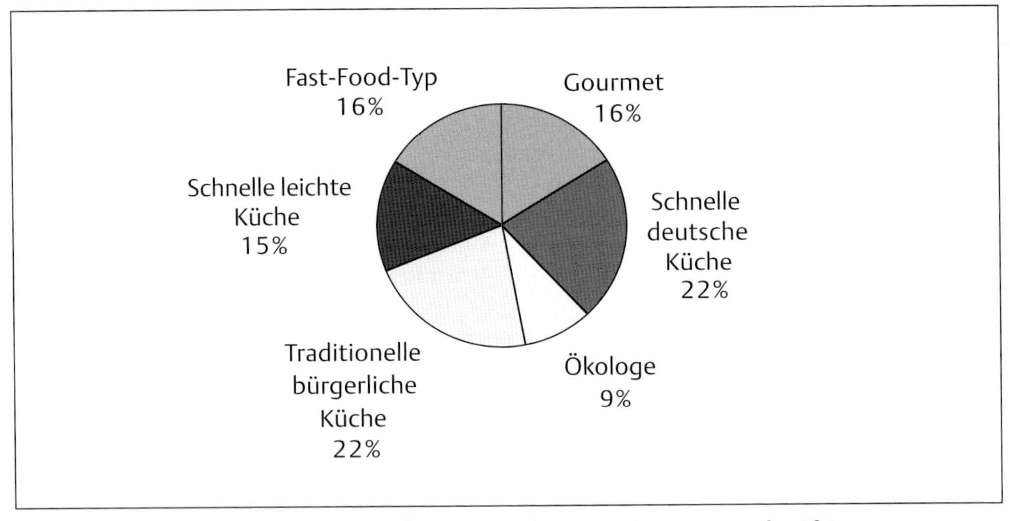

Abb. 6.1: Anteile der Ernährungseinstellungstypen des ZUMA-Datensatzes der GfK (*Riegel* 2000, S. 64)

10% häufiger als in den neuen Ländern mit knapp 4%.

Der **Typus „Ökologe"** weist folgende Eigenschaften auf (*Riegel* 2000, S. 69):

- Es handelt sich typischerweise um gut verdienende junge Akademiker-Familien.
- Ernährungsgewohnheiten sind nach dem Prinzip der Vollwertküche ausgerichtet.
- „Natürliche Gesundheitsprinzipien" werden bejaht, die Einnahme von Mineral- und Vitaminpräparaten wird abgelehnt.
- Starke Präferenz für Frischeprodukte und naturbelassene Lebensmittel.
- Der Nahrungszubereitung wird viel Zeit gewidmet.
- Beliebt sind auch fremdländische Gerichte.
- Geringer Konsum an Fertiggerichten, Fixprodukten, Spirituosen und Speisefett.
- Typische Einkaufsstätten sind neben Heimbringdiensten und Fachhandel vor allem Bioläden, Reformhäuser und Direktvermarkter.

Diese Studie belegt, wie andere Arbeiten auch, dass eine Familienorientierung, guter Verdienst und viel Zeit für Nahrungszubereitung förderlich für die Umsetzung nachhaltiger Ernährungsstile sind. Analog zum Typus „Ökologe" können für die anderen Einstellungstypen Ansatzpunkte für die Umsetzung von Grundsätzen der Vollwert-Ernährung herausgearbeitet werden (vgl. *Riegel* 2000, S. 68ff).

Für eine zielgruppenspezifische Ansprache von ökologischen Aspekten der Ernährung sei hier auf eine Studie des Frankfurter *Instituts für sozial-ökologische Forschung (ISOE)* hingewiesen, in deren Rahmen zehn **Konsumstiltypen** entwickelt wurden, um Ansatzpunkte für Ökologisierungsstrategien für einen nachhaltigen Konsum herauszuarbeiten (*Empacher* u. a. 2002). Die zehn Konsumtypologien lassen sich den vier primären Zielgruppen „Die Umweltorientierten", „Die Überforderten", „Die Traditionellen" und „Die Privilegierten" zuordnen.

Die Zielgruppe der **Umweltorientierten** setzt sich aus den Konsumstilen „Die durchorganisierte Ökofamilie" und „Die Alltagskreativen" zusammen. Bei diesen beiden Konsumstilen liegt sowohl eine hohe Umwelt- als auch Gesundheitsorientierung vor. Es findet sich auch eine „Lust am Konsum", was für eine Bereitschaft, sich mit Produktvarianten und ihren Qualitätseigenschaften auseinanderzusetzen, eine wichtige Voraussetzung ist. Weiter liegt eine Orientierung am ethischen und ökologischen Konsum vor sowie eine Regionalorientierung. Fertiggerichte werden selten verwendet. Von den Alltagskreativen werden ökologisch erzeugte Lebensmittel häufiger gekauft als von den durchorganisierten Ökofamilien. Damit liegen in diesen beiden Konsumstiltypen gute Voraussetzungen für die Durchführung der Vollwert-Ernährung.

Hemmende Faktoren für eine Umsetzung der Vollwert-Ernährung sind bei den durchorganisierten Ökofamilien die Zeitknappheit und eine starke Convenience-Orientierung. Bei den Alltagskreativen ist ein hemmender Faktor für eine Erhöhung des Bioanteils ihr begrenztes Geldbudget und das Fehlen eines Angebotes von preisgünstigen ökologisch und fair gehandelten Lebensmitteln (*Empacher* u.a. 2002, S. 99ff).

Dieses Beispiel zeigt, dass auch bei prinzipieller Umwelt- und Gesundheitsorientierung in der **Lebenssituation** der Menschen und im **Marktangebot** hemmende, aber auch förderliche Faktoren zur Umsetzung der Vollwert-Ernährung liegen. Diese sollten in der Beratungs- und Bildungsarbeit berücksichtigt werden. Zu bedenken ist auch die besondere Veränderungsbereitschaft bei Lebensereignissen und Umbruchphasen.

Je nach **Zielgruppe** ist es wichtig, sensibel die Ansprechbarkeit der Menschen für die einzelnen Grundsätze der Vollwert-Ernährung herauszufinden. Es sind Fragen zu stellen, welche Grundsätze sich leicht in das Werte- und Einstellungssystem der Menschen einpassen lassen, was sich gut für sie im Rahmen ihrer Lebenssituation umsetzen lässt und wo Anknüpfungspunkte für eine schrittweise Integration dieses Konzeptes in den Ernährungsalltag sind.

Für eine weite Verbreitung der Vollwert-Ernährung ist neben der individuellen Bereitschaft der Menschen, ihr Ernährungsverhalten zu verändern, vor allem ein entsprechendes Angebot von Lebensmitteln und Außer-Haus-Verpflegungsmöglichkeiten erforderlich.

6.6 Kosten für Vollwert-Ernährung

(Unter Mitarbeit von Jürgen Kretschmer)

Im Zusammenhang mit der Umsetzung der Vollwert-Ernährung werden häufig Vorbehalte geäußert, dass die Kosten höher seien als bei einer üblichen Ernährungsweise. Hier werden einige Zusammenhänge dargelegt, um diese Vorbehalte und Kaufbarrieren zu relativieren.

Ein wichtiger Bestandteil der Vollwert-Ernährung ist die Verwendung von Lebensmitteln aus **ökologischer Landwirtschaft** (s. 5.4, S. 150). Die Nachfrage nach Öko-Lebensmitteln hat in der Folge der verschiedenen Lebensmittelskandale der letzten Jahre bedeutend zugenommen. Manche Verbraucher waren jedoch nur vorübergehend Kunden, weil ihnen die Preise zu hoch erschienen. Aber die primäre Frage ist *nicht*, warum Bio-Lebensmittel mehr kosten, sondern warum konventionelle Produkte so billig sind.

Entsprechendes gilt für Erzeugnisse aus **Fairem Handel mit sog. Entwicklungsländern**. Hierbei spiegeln sich die realen Preise wider, sofern gerechtere Welthandelsbedingungen zugrunde gelegt werden, besonders höhere Löhne für die Erzeuger in Entwicklungsländern (s. 1.1.3, S. 15; s. 5.7.2, S. 180 zum Begriff „Entwicklungsländer" s. Übersicht 5.4, S. 171).

6.6.1 Ausgaben für Lebensmittel

Noch nie haben die Deutschen *relativ* gesehen so wenig für Lebensmittel bezahlt wie heute: Von 1962 bis 1998 hat sich der Anteil der **Ausgaben für Nahrungsmittel, Getränke und Tabakwaren** von durchschnittlich etwa 37% auf rund 14% des Haushaltsbudgets vermindert.

Tab. 6.3: Ausgaben privater Haushalte für den privaten Verbrauch in Deutschland[1]
(nach *Statistisches Bundesamt* 2000)

Ausgaben im Bedürfnisfeld	Ausgaben absolut (DM)		Steigerungsfaktor	Ausgaben relativ (%)		Steigerungsfaktor
	1962/63	1998 (1. Hj.)		1962/63	1998 (1. Hj.)	
Privater Verbrauch insgesamt	**730**	**4.136**	**5,7**	**100**	**100**	**1**
Nachrichtenübermittlung	4	102	25,5	0,6	2,5	4,2
Gesundheitspflege	9	159	17,7	1,2	3,8	3,2
Wohnen, Energie und Wohnungsinstandsetzung	115	1.358	11,8	15,8	32,8	2,1
Verkehr	53	568	10,7	7,2	13,7	1,9
Freizeit, Unterhaltung und Kultur	53	487	9,2	7,3	11,8	1,6
Bildungswesen	4	23	5,8	0,5	0,6	1,2
Beherbergungs- und Gaststättendienstleistungen	34	197	5,8	4,7	4,8	1
Innenausstattung, Haushaltsgeräte und -gegenstände	72	283	3,9	9,8	6,8	0,7
Bekleidung und Schuhe	89	224	2,5	12,1	5,4	0,5[2]
Nahrungsmittel, Getränke und Tabakwaren	268	562	2,1	36,7	13,6	0,4[2]

[1] alte Bundesländer, Ergebnisse der Einkommens- und Verbrauchsstichproben, Durchschnitt je Haushalt und Monat, teilweise eigene Weiterberechnung, geordnet abfallend nach absoluten Steigerungen (3. Spalte)
[2] Anteil auf die Hälfte bzw. unter die Hälfte verringert

Tab. 6.4: Die Kaufkraft der Nettoverdienste in Deutschland[1] **1960 und 1999**
(nach *Institut der Deutschen Wirtschaft* 2000)

Lebensmittel	benötigte Arbeitszeit 1960 Minuten	benötigte Arbeitszeit 1999 Minuten	Preis 1960 DM	Preis 1999 DM
250 g Markenbutter	39	5	1,63	2,02
1 l Vollmilch	11	3	0,44[2]	1,27
10 Eier	46	7	1,90	2,72
1 kg Rindfleisch	124	30	5,14	11,16
1 kg Schweinekotelett	157	33	6,50	12,33
1 kg Brathähnchen	133	13	5,52	4,87
250 g Bohnenkaffee	46	12	4,41	4,49
1 kg Zucker	30	5	1,24	1,93

[1] alte Bundesländer, Basis: Durchschnittliche Nettolohn- und -gehaltssumme je geleistete Arbeitsstunde (Schätzung): 1960 = 2,49 DM, 1999: = 22,66 DM
[2] lose

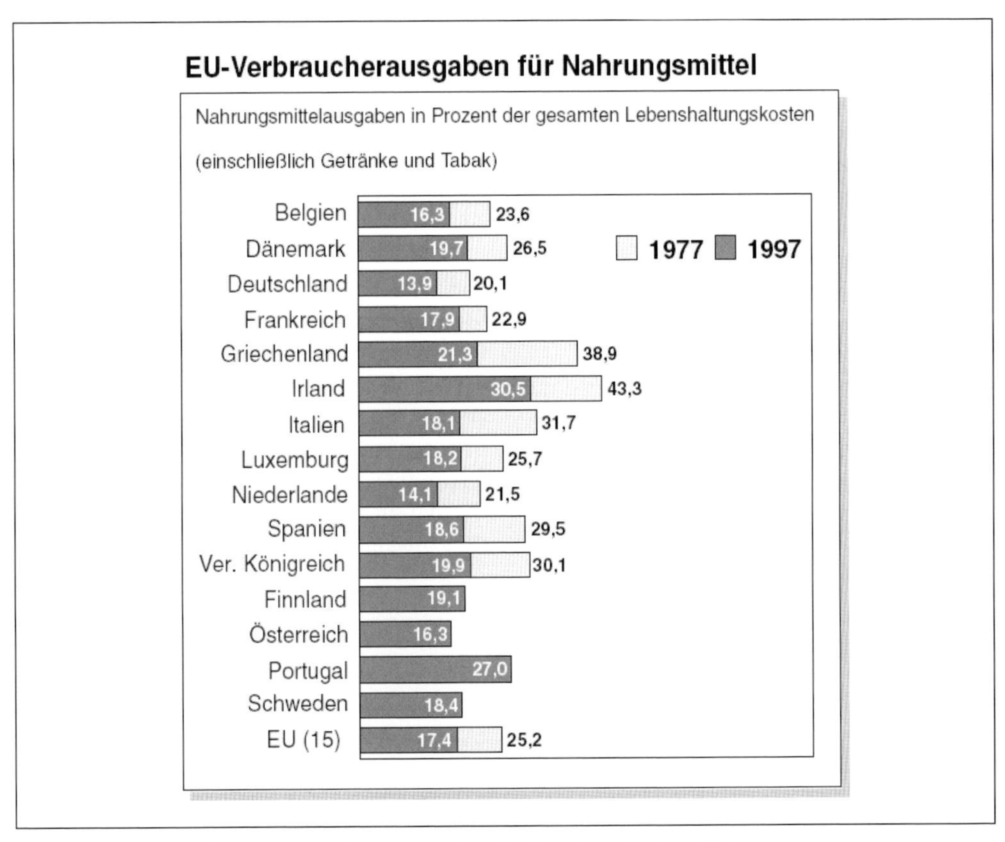

Abb. 6.2: Verbraucherausgaben für Lebensmittel in der Europäischen Union
(*Deutscher Bauernverband* 2000, S. 30)

Wenn hieraus der Anteil für alkoholhaltige Getränke und Tabakwaren (4%) abgezogen wird, verbleiben lediglich 10% der durchschnittlichen Haushaltsausgaben für Nahrungsmittel (*Umweltbundesamt* 2002a, S. 110).

Die *absoluten* Ausgaben für den privaten Verbrauch *insgesamt* sind dagegen in den letzten 40 Jahren auf das Sechsfache gestiegen (nicht inflationsbereinigt) – ebenso wie das durchschnittliche Einkommen. Dagegen erhöhten sich die *absoluten* Ausgaben für Nahrungsmittel, Getränke und Tabakwaren lediglich auf das Doppelte (Tab. 6.3).

Seit 1960 sind manche Lebensmittel wie Butter, Kaffee und Zucker kaum teurer geworden, andere Lebensmittel kosten (nur) etwa das Doppelte. Umgekehrt ist in diesem Zeitraum die **reale Kaufkraft** stark angestiegen. So brauchen wir für Lebensmittel heute nur noch einen Bruchteil der früheren Arbeitszeit zu investieren (Tab. 6.4).

Im Vergleich zu anderen Staaten in der EU geben die deutschen Verbraucher am wenigsten für Lebensmittel aus (Abb. 6.2).

6.6.2 Folgen der konventionellen Produktion, Verarbeitung und Vermarktung von Lebensmitteln

Während sich viele Verbraucher über billige Lebensmittel freuen, sind vor allem die Bauern die Leidtragenden dieser Entwicklung. Da die **Erzeugerpreise** in den letzten 10 Jahren immer niedriger geworden sind, die Ausgaben für landwirtschaftliche Betriebsmittel wie Saatgut, Dünger, Pestizide und Arbeitskraft aber etwa gleich hoch blieben, sind die Erlöse in der Landwirtschaft deutlich gesunken (Abb. 6.3). So bekommt ein Bauer für ein Kilogramm Weizen heute einen absolut geringeren Geldbetrag als vor 50 Jahren – damals waren es 66 % des Brotpreises, heute sind es nur noch 5 % (*Deutscher Bauernverband* 2001, S. 27).

Ohne staatliche und europäische Unterstützung könnten in Deutschland praktisch keine landwirtschaftlichen Erzeugnisse kostendeckend produziert werden. Dafür sind die hiesigen Produktionskosten zu hoch. Im Wirtschaftsjahr 1999/2000 stammte in Deutschland mehr als die Hälfte der Einkommen in der Landwirtschaft aus sog. **Subventionen** – und nur knapp die Hälfte aus dem direkten Verkauf der Erzeugnisse (*BMELF* 2001).

Die Landwirte müssten mindestens das Doppelte für ihre Produkte erhalten, um ohne Unterstützung des Staates überleben zu können. Die Wirklichkeit sieht jedoch anders aus. Um die sinkenden Erlöse auszugleichen, wird

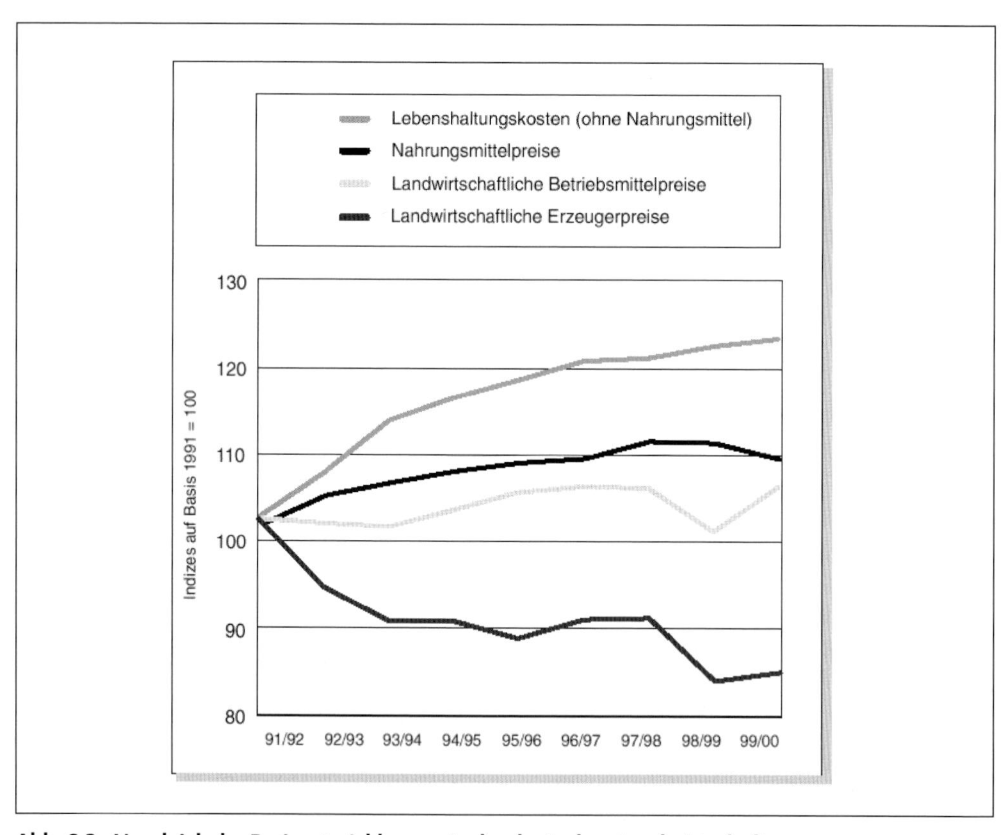

Abb. 6.3: Vergleich der Preisentwicklungen in der deutschen Landwirtschaft
(*Deutscher Bauernverband* 2000, S. 200)

durch fortschreitende Rationalisierung und immer mehr chemische Hilfsstoffe wie Mineraldünger, Pestizide und Tierarzneimittel versucht, die Erträge zu steigern. Mit Erfolg: Die europäischen Landwirte produzieren seit den 1980er Jahren große **Überschüsse an Nahrungsmitteln** (s. 5.7.1.1, S. 172).

Der landwirtschaftliche Sektor belastet den **Haushalt der EU** außerordentlich: die Agrarausgaben umfassen über 80 Mrd. € pro Jahr. So genannte Ausgleichszahlungen, die die Preise stützen, Lagerhaltungskosten für die Überschüsse und Ausfuhrerstattungen, die die Lebensmittel auf dem Weltmarkt konkurrenzfähig machen, erfordern allein fast 40 Mrd. € jährlich, somit knapp die Hälfte des gesamten EU-Haushalts (*Deutscher Bauernverband* 2001, S. 125, 131).

Lebensmittelindustrie und -handwerk sowie der **Handel** unterliegen ebenfalls einem hohen Preisdruck, der durch Konzentrationen und Aufkäufe im konventionellen Lebensmittelhandel noch gefördert wird. Die Unternehmen sind gezwungen, landwirtschaftliche Rohstoffe bzw. Nahrungsmittel möglichst billig einzukaufen.

In vielen Ländern der Erde, besonders in Süd- und Osteuropa sowie in Entwicklungsländern, kann wegen der niedrigeren Löhne billiger produziert werden. Durch die derzeit noch geringen Transportkosten sind die Preise für ausländische Rohstoffe trotz der langen Wege meistens niedriger als für inländische. Diese Konkurrenz drückt zusätzlich die Erlöse der heimischen Bauern und fördert die Entstehung von Großbetrieben; die kleinen und mittleren müssen „wachsen oder weichen“. Seit 1965 haben allein in Deutschland über eine Mio. von 1,4 Mio. landwirtschaftlichen Betrieben ihre Existenz aufgegeben (*BMVEL* 2002a, S. 1; s. 5.7.1.3, S. 178).

Konventionelle Nahrungsmittel sind vor allem deshalb so billig, weil sie die **sozialen und ökologischen Folgekosten** ihrer Herstellung, Verarbeitung und Vermarktung nicht enthalten. Durch das „Bauernhofsterben“ entfallen potenzielle Arbeitsplätze, d.h. es entstehen weit reichende ökonomische und soziale Konsequenzen, für die auch der Steuerzahler aufkommen muss, z.B. durch steigende Bundeszuschüsse zur Alterssicherung der Landwirte und zur Produktionsaufgaberente (*Deutscher Bauernverband* 2001, S. 108f).

Die konventionelle Produktionsweise kann wesentlich stärker als die ökologische Landwirtschaft Wasser, Boden und Luft mit Schadstoffen belasten sowie zu Erosion und Verdichtung der Böden beitragen. Außerdem begünstigt sie Artenschwund bei Pflanzen und Tieren sowie eine Verarmung des Landschaftsbildes. Ferner erfordert sie mehr Energie und Rohstoffe als die ökologische Wirtschaftweise (s. 5.4.5, S. 155). Die Beseitigung der entstandenen Umweltschäden muss – wenn sie überhaupt erfolgt – der Staat finanzieren. Hinzu kommen potenzielle Gesundheitsgefahren für die Verbraucher, d.h. eine mögliche Schadstoffbelastung der Lebensmittel beispielsweise mit Pestiziden, Nitraten und Tierarzneimitteln (s. 5.4.6, S. 158).

Manche Probleme durch den konventionellen Landbau wie Bodenerosion und Artenschwund werden weitgehend auf künftige Generationen übertragen. Wenn es nach dem **Verursacherprinzip** einen Preisaufschlag für die ökologischen und sozialen Folgekosten gäbe, wären die konventionellen Produkte sogar teurer als Öko-Lebensmittel.

Der Zwang zur billigeren industriellen Produktion, Verarbeitung und Vermarktung von Nahrung kann der Ausgangspunkt für **Lebensmittelskandale** sein. Schweinepest, Hormone und Antibiotika in Kalbfleisch, Salmonellen und Dioxine in Geflügelfleisch und Eiern sind Beispiele für unerwünschte Ergebnisse dieser Entwicklung. Die weiter anhaltende BSE-Krise zeigt die Auswirkungen der Billig-Produktion besonders drastisch, wodurch ein Umdenken in der Agrarpolitik eingeleitet wurde, die sog. *Agrarwende* (*BMVEL* 2001a).

Die **Entwicklungsländer** sind in der Produktion, Verarbeitung und besonders im Welthandel von Agrarerzeugnissen stark benachteiligt. Dies trägt zur ungleichen Verteilung des Welteinkommens zwischen den Industrieländern und den Entwicklungsländern bei, ebenso oft zur extremen Auslandsverschuldung der Länder des Südens. Die Folgen sind dort unter anderem weit reichende Verarmung, Unterernährung, Krankheiten, zunehmende Landflucht und ein rasantes Anwachsen der Städte, besonders der Elendsviertel (s. 1.1.3, S. 15; s. 1.1.4, S. 18; s. 5.7.1, S. 171).

6.6.3 Höhere Preise für fair gehandelte Erzeugnisse und Bio-Lebensmittel

Beim **Fairen Handel** mit Entwicklungsländern wird versucht, die vorhandenen Probleme innerhalb des Welthandels zu entschärfen. Die Händler in den Industrieländern zahlen dabei deutlich über dem Weltmarkt liegende Preise, der Zwischenhandel wird so gering wie möglich gehalten und eine langfristige Abnahme der Erzeugnisse garantiert. Wichtiger Bestandteil der Verträge ist auch die Einhaltung von Umweltschutzauflagen und humanen Arbeitsbedingungen, besonders das Verbot der Kinderarbeit, die vor allem in Landwirtschaft und Fischerei weit verbreitet ist (s. 5.7.3, S. 183).

Handelspartner in Entwicklungsländern sind kleinbäuerliche Genossenschaften, die durch den Fairen Handel höhere Löhne zahlen können und eine gewisse Planungssicherheit bieten. Von einem Teil des Einkommens werden soziale Absicherungen für die Beschäftigten und gemeinnützige Einrichtungen wie Schulen finanziert. Damit ist es möglich, eine Existenzsicherung für die Klein- und Kleinstbauern in einem gewissen Umfang zu gewährleisten (s. 5.7.2, S. 180).

Da der Faire Handel über die Preise der Lebensmittel finanziert werden muss, ist es nahe liegend, dass die Erzeugnisse insgesamt nicht genau so billig sein können wie ihre konventionellen Vergleichsprodukte. Faire Preise für den Produzenten bedeuten jedoch nicht immer höhere Preise für die Verbraucher – etwa die Hälfte der fair gehandelten Produkte liegt preislich höher als im konventionellen Handel, die andere Hälfte liegt darunter (*European Fair Trade Association* 2002, S. 31). Besonders wenn gleiche Produktqualitäten gegenübergestellt werden, liegen Produkte aus Fairem Handel keinesfalls in allen Warengruppen über den Markt-Durchschnittspreisen (*Lübke* 2002, S. 27). Der Preis für fair gehandelten Kaffee beispielsweise lag nach einer Stichprobe der *Stiftung Warentest* (2001a, S. 56) nur um 10 % höher als üblicher Kaffee, Tee aus Fairem Handel war teilweise sogar billiger, Vollmilchschokolade um knapp die Hälfte teurer.

Die **ökologische Landwirtschaft** verursacht die oben aufgeführten Probleme in wesentlich geringerem Ausmaß oder gar nicht und weist zahlreiche **Vorteile** auf: niedrigerer Energieverbrauch, geringerer Ausstoß klimaschädlicher Treibhausgase, weniger Bodenerosion, keine Pestizidbelastung und eine deutlich niedrigere Nitratbelastung der Böden, des Wassers und der Lebensmittel (s. 5.4.5, S. 155). Außerdem trägt sie zur Schaffung von Arbeitsplätzen bei (s. 5.4.7, S. 160).

Bio-Bauern müssen dafür einen **höheren Arbeitsaufwand** im Pflanzenbau und in der Tierhaltung leisten und erzielen teilweise **geringere Erträge** als konventionelle Agrarbetriebe (die Erträge liegen durchschnittlich 20 % unter dem konventionellen Niveau; *Forschungsinstitut für biologischen Landbau* 2000, S. 6). Folglich können die Verbraucherpreise für Öko-Lebensmittel schon aus diesen Gründen nicht ebenso niedrig sein wie für konventionelle Produkte.

Befragungen zeigen, dass die höheren Preise der Öko-Lebensmittel für viele Verbraucher eine **Kaufbarriere** darstellen (s. 6.5.4.4, S. 205). Danach würden Konsumenten einen Mehrpreis von bis zu 30 % akzeptieren – tatsächlich liegen ökologische Erzeugnisse jedoch mit durchschnittlich mehr als 50 % darüber. Das verbreitete Vorurteil, dass Bio-Lebensmittel *generell* das Doppelte oder gar mehr kosten würden, ist demnach nicht zutreffend. Während der Preisunterschied beispielsweise beim ohnehin teuren Kalbfleisch nur sehr gering ausfällt (Bio etwa 20 % über konventionell), ist er beim billigen Grundnahrungsmittel Kartoffel mit 116 % am höchsten (*Institut für angewandte Verbraucherforschung* 2001, S. 26).

Manche potenziellen Käufer fühlen sich durch zu viele **Öko-Labels und -Marken** verwirrt. Zweifel an der Echtheit von Öko-Produkten sind ein weiterer Hemmfaktor für ihren Kauf. Dabei gibt es seit Jahren ein flächendeckendes und effektives **Kontrollsystem.** Hierzu gehören die Richtlinien der anerkannten Anbauverbände und der Handelsorganisationen (eigene Warenzeichen; s. Übersicht 5.3, S. 153) sowie die EU-Öko-Verordnung. Zusätzlich gibt es das deutsche „Bio-Siegel" des *Bundesministeriums für Verbraucherschutz, Ernährung und Landwirtschaft* (s. Abb. 5.2, S. 153). Die umfangreichen Kontrollen kosten selbstverständlich Geld und belasten zusammen mit den Mitgliedsbeiträgen der Anbauverbände und den Lizenzgebühren für die Vermarktung das Budget der Öko-Landwirte. Deren Produkte sind auch deshalb teurer, weil diese Anteile über den Verkauf der Lebensmittel aufgebracht werden müssen.

Manche Verbraucher beklagen eine **mangelnde Verfügbarkeit** von Bio-Lebensmitteln, d. h. dass diese nicht in ihren gewohnten Geschäften angeboten werden. Um den Absatz von Öko-Produkten zu steigern, gibt es neben den klassischen **Vermarktungsschienen,** wie Naturkostläden, Reformhäuser, Wochenmärkte, Hofläden und Abo-Kisten, vermehrt neue Verkaufsstätten: z. B. Bio-Supermärkte und das Bio-Angebot im konventionellen Lebensmitteleinzelhandel. Wenn immer mehr Menschen ökologisch erzeugte Lebensmittel kaufen, werden deren Preise infolge geringerer **Erfassungs- und Verteilungskosten** vermutlich sinken. Dabei besteht allerdings die Gefahr, dass durch die erhöhten Nachfragemengen der großen Handelsketten im Zuge des allgemeinen Preisdrucks die Erzeugerpreise der Bio-Bauern gedrückt werden.

Die deutsche Bundesregierung hat das Ziel, die ökologisch bewirtschafteten Flächen in den nächsten 10 Jahren auf 20 % der gesamten landwirtschaftlichen Nutzfläche auszuweiten – derzeit (Stand 31.12.2002) liegt sie noch bei etwa 4,1 % (*BMVEL* 2003c). Dazu sind jedoch die **Rahmenbedingungen** für den Öko-Landbau weiter zu verbessern. Dagegen fördern die Agrarausgleichszahlungen noch immer eine Intensivierung der Landwirtschaft, besonders in konventionellen Großbetrieben. Die ökologischen Zusatzleistungen der Bio-Bauern, wie Schutz der Landschaft, der Artenvielfalt und des Trinkwassers, werden bis jetzt noch nicht angemessen honoriert.

6.6.4 Einsparpotenzial durch veränderte Lebensmittelauswahl

Höhere Preise für Öko-Lebensmittel müssen jedoch nicht zwingend zu höheren Ausgaben für die Nahrung insgesamt bzw. für Vollwert-Ernährung führen. Durch einen **veränderten Speiseplan** können die Mehrkosten relativiert werden: Eine Studie von 1992 ergab, dass „Bio-Haushalte" für die einzelnen ökologischen Lebensmittel durchschnittlich 40 % mehr ausgaben als für die entsprechenden konventionellen Produkte (dies entspricht etwa den durchschnittlich höheren Preisen für Bio-Lebensmittel). Doch weil diese Haushalte in der Regel eine andere Lebensmittelauswahl trafen, d. h. vor allem weniger Fleisch, Süßigkeiten, alkoholische Getränke oder Genussmittel einkauften, lagen ihre Gesamtausgaben für Ernährung sogar *unter* denen konventionell geführter Haushalte (*Brombacher* 1992, S. 119, 152, 161).

Auch das *Öko-Institut* (2000, S. 134) stellte Berechnungen hierzu an: Wenn **zehn übliche Lebensmittel** (Milch, Butter, Eier, Kartoffeln,

Weizenmehl, Reis, Teigwaren, Brot, Kaffee, Bananen) statt in konventioneller in ökologischer Qualität gekauft würden, erhöhen sich die Ausgaben eines durchschnittlichen Vier-Personen-Haushalts nur geringfügig (um 40,39 € von 474,99 auf 515,38 € pro Monat). Annähernd gleich wären die Ausgaben dagegen, wenn die Haushalte ein Drittel weniger Fleisch, Fleischwaren, Zucker, Süßwaren und Marmelade einkaufen (480,10 gegenüber 474,99 € pro Monat).

Neuere Berechnungen der *Bundesforschungsanstalt für Ernährung* zeigten jedoch, dass eine Ernährung mit Bio-Lebensmitteln im Vergleich zu einer konventionellen Durchschnittskost zu Mehrkosten von etwa 40% führt. Eine Veränderung des Speiseplans zu mehr Gemüse und Obst und eine gleichzeitige Verringerung von Fleisch(-Erzeugnissen) und Süßigkeiten führte *nicht* zu einer Absenkung, sondern zu einer Erhöhung der Gesamtausgaben – egal ob beim Einkauf von konventionellen oder ökologischen Erzeugnissen (*Claupein* u. a. 2002).

Neben diesen Berechnungen gibt es aber beispielsweise einen aktuellen Erfahrungsbericht einer Familie mit zwei Kindern über einen Zeitraum von drei Wochen. Er zeigte, dass eine 100%ige Verwendung von Bio-Lebensmitteln *nicht* zu einer Erhöhung der Nahrungsausgaben führte. Die Umstellung auf Öko-Erzeugnisse bewirkte eine Änderung von Einkaufs-, Zubereitungs- und Essgewohnheiten, vor allem eine geringere Verwendung von Fleisch (*Brammen* 2003).

6.6.5 Wertschätzung der Ernährung

Die meisten Menschen in den reichen Ländern erwarten inzwischen, dass Lebensmittel billig sein müssen. Der niedrige Anteil an den Haushaltsangaben wird teilweise sogar als Kriterium für Fortschritt und hohen Lebensstandard angesehen. Diese Erwartung zeigt jedoch auch, wie gering der Wert von Lebensmitteln eingestuft wird.

Bei einem realen **Preisvergleich** sollte berücksichtigt werden, dass Bio-Erzeugnisse oft eine hohe Qualität mit Feinkostcharakter aufweisen und daher eine Gegenüberstellung mit industriellen Massenerzeugnissen ein verzerrtes Bild ergeben kann. Zu bedenken ist, dass eine höhere gesundheitliche, ökologische, wirtschaftliche und soziale Qualität sowie eine größere Lebensmittelsicherheit nicht zum gleichen Preis – sozusagen zum Nulltarif – zu erhalten ist.

Die Entscheidung, mehr Lebensmittel aus ökologischer Landwirtschaft oder Fairem Handel zu verwenden, ist demnach weniger eine Frage des Ein*kommens* als viel mehr der Ein*stellung*, d. h. der **Prioritäten des eigenen Lebensstils** und der **Wertschätzung** gegenüber der eigenen Gesundheit, der Umwelt und den wirtschaftlichen und sozialen Aspekten des Ernährungssystems.

Der überwiegende Teil der deutschen Bevölkerung könnte sich vermutlich bei entsprechender Prioritätensetzung fair gehandelte Erzeugnisse und Öko-Lebensmittel durchaus leisten. Es zeigt sich, dass auch bestimmte einkommensschwache Verbraucher derartige Lebensmittel trotzdem kaufen. Allerdings gibt es auch Menschen, insbesondere kinderreiche Familien, Alleinerziehende, Arbeitslose und Sozialhilfeempfänger, die diese Lebensmittel sicherlich nicht oder nicht regelmäßig kaufen können. Für diese Menschen gilt es, nach geeigneten Lösungen zu suchen, bis die Preise für fair gehandelte und ökologisch erzeugte Lebensmittel infolge größerer Absatzmengen vermutlich ein Stück nachgeben.

Dem **höheren Kostenaufwand**, der sich bei der Verwendung von Öko-Lebensmitteln und Fair-Handels-Produkten ergeben kann, stehen **Vorteile** gegenüber wie

- das Vertrauen in die verantwortliche Erzeugung,

- die Freude an Kontakten zu Erzeugern, Verarbeitern und Händlern,
- ein positives Gefühl bei der Unterstützung ökologisch, wirtschaftlich und sozial verträglicher Lebensmittel sowie
- die gesundheitliche und geschmackliche Qualität der Lebensmittel.

Diese Investition in die eigene Gesundheit, in die Entlastung der Umwelt und als Beitrag zu mehr weltweiter Gerechtigkeit ist sicherlich sinnvoll.

6.7 Gesundheits- und Ernährungsstatus von Vollwertköstlerinnen – Die Gießener Vollwert-Ernährungs-Studie

6.7.1 Studiendesign

Mit der von 1989 bis 1994 durchgeführten **Gießener Vollwert-Ernährungs-Studie** wurde erstmals der Gesundheits- und Ernährungsstatus einer Studiengruppe, die Vollwert-Ernährung bereits langfristig im Alltag praktizierte, mit dem von Personen verglichen, die eine in Deutschland übliche Ernährung durchführten.

Das Untersuchungskollektiv bestand aus 418 gesunden Frauen im Alter von 25 bis 65 Jahren aus den alten Bundesländern. Davon richteten sich 243 Frauen seit mindestens fünf Jahren nach den Empfehlungen für die Vollwert-Ernährung (im folgenden *Vollwertköstlerinnen* genannt). Diese Gruppe setzte sich aus 111 Ovo-Lakto-Vegetarierinnen und 132 Nicht-Vegetarierinnen zusammen. Die andere Gruppe umfasste 175 Frauen, deren Ernährungsweise dem Bundesdurchschnitt entsprach (im folgenden *Mischköstlerinnen* genannt).

Das **Ernährungsverhalten** der Untersuchungsteilnehmerinnen wurde mit Fragebögen und einem 7-Tage-Ernährungsprotokoll erfasst, das auch die Grundlage für die Berechnung der Nährstoffzufuhr bildete. Dabei interessierte besonders, inwieweit die *seinerzeit gültigen* Empfehlungen für die Nährstoffzufuhr der *Deutschen Gesellschaft für Ernährung* (*DGE* 1991) erreicht wurden.

Darüber hinaus wurden **Blutproben** für den Ernährungsstatus hinsichtlich der Vitamin- und Mineralstoffkonzentrationen analysiert. Für den Gesundheitsstatus war von Interesse, wie sich die Vollwert-Ernährung auf die Risikofaktoren für ernährungsabhängige Krankheiten (z. B. Blutcholesterinspiegel) auswirkt. Im Folgenden werden einige Ergebnisse dieser Untersuchung dargestellt (detaillierte Informationen: *Aalderink* u. a. 1994; *Groeneveld* 1994; *Hoffmann* 1994).

Die Vollwertköstlerinnen praktizierten im Durchschnitt seit acht Jahren Vollwert-Ernährung. Als **Motive** hierfür wurden an erster Stelle gesundheitliche und an zweiter Stelle ökologische Gründe angegeben. Ranggleich folgten soziale und geschmackliche Gründe.

Die Vollwertköstlerinnen wiesen neben ihrer Ernährungsweise auch einen **insgesamt günstigeren Lebensstil** auf als die Frauen, die sich entsprechend dem Bundesdurchschnitt ernährten. So erfüllten die Vollwertköstlerinnen diesbezüglich Empfehlungen, wie sie – über Ernährungsaspekte hinausgehend – zum Reduzieren des Risikos unter anderem für Herz-Kreislauf-Erkrankungen und Krebs allgemein gegeben werden. So lag das durchschnittliche relative **Körpergewicht** (bezogen auf die Körpergröße) der Vollwertköstlerinnen im wünschenswerten Bereich. Der Anteil von Frauen mit leichtem bis starkem Übergewicht war bei den Mischköstlerinnen deutlich höher.

Nur eine Vollwertköstlerin gab an, **Raucherin** zu sein. Der Anteil der Raucherinnen in der Gruppe der Mischköstlerinnen betrug 20 %.

6.7.2 Lebensmittelauswahl

Das voneinander abweichende Ernährungsverhalten beider Gruppen zeigt sich in der unterschiedlichen Lebensmittelauswahl. Der

Verzehr von **Brot und Backwaren** war in beiden Gruppen etwa gleich hoch. Erwartungsgemäß wählten die Vollwertköstlerinnen überwiegend Produkte aus Vollkornmehl, die Mischköstlerinnen dagegen aus Auszugsmehlen (Abb. 6.4). Während fast alle Mischköstlerinnen ihr Brot kauften, backte etwa die Hälfte der Vollwertköstlerinnen ihr Brot selbst. Dafür verwendeten fast alle Getreide aus ökologischem Anbau. Die andere Hälfte der Vollwertköstlerinnen kaufte ihr Brot überwiegend in Naturkostläden, die ebenfalls Vollkornbrot aus Bio-Getreide anbieten.

Die Vollwertköstlerinnen verzehrten fast 70 % mehr **Gemüse und Hülsenfrüchte** als die Mischköstlerinnen, wobei allein der Anteil an *unerhitztem* Gemüse bei den Vollwertköstlerinnen dem *Gesamt*gemüseverzehr der Mischköstlerinnen entsprach. Der Verzehr von Obst war bei den Vollwertköstlerinnen fast doppelt so hoch wie derjenige der Mischköstlerinnen. Wie beim Getreide bevorzugten die Vollwertköstlerinnen auch bei Gemüse und Obst Produkte aus ökologischem Anbau (Gemüse zu 90 %, Obst zu 85 %).

Am stärksten unterschieden sich die Vollwertköstlerinnen und Mischköstlerinnen erwartungsgemäß im Verzehr von **Fleisch und Fleischwaren.** Etwa die Hälfte der Vollwertköstlerinnen ernährte sich ovo-lakto-vegetabil, d. h. sie aßen weder Fleisch(-Erzeugnisse) noch Fisch. Die nicht-vegetarisch lebenden Vollwertköstlerinnen verzehrten etwa eine Portion Fleisch und zwei Scheiben Wurst pro Woche. Die Mischköstlerinnen aßen ungefähr fünfmal soviel Fleisch und Fleischwaren.

Beim Verzehr von **Milch und Milchprodukten** (einschließlich Käse und Quark) bestand kein mengenmäßiger Unterschied. Die Vollwertköstlerinnen tranken zwar weniger Milch als die Mischköstlerinnen, aßen aber mehr Käse und Quark. Innerhalb der Gruppe der Vollwertköstlerinnen verzehrten die Vegetarierinnen weniger Milch- und Milchprodukte sowie Eier als die Nicht-Vegetarierinnen. Die Vegetarierinnen kompensierten das Meiden von

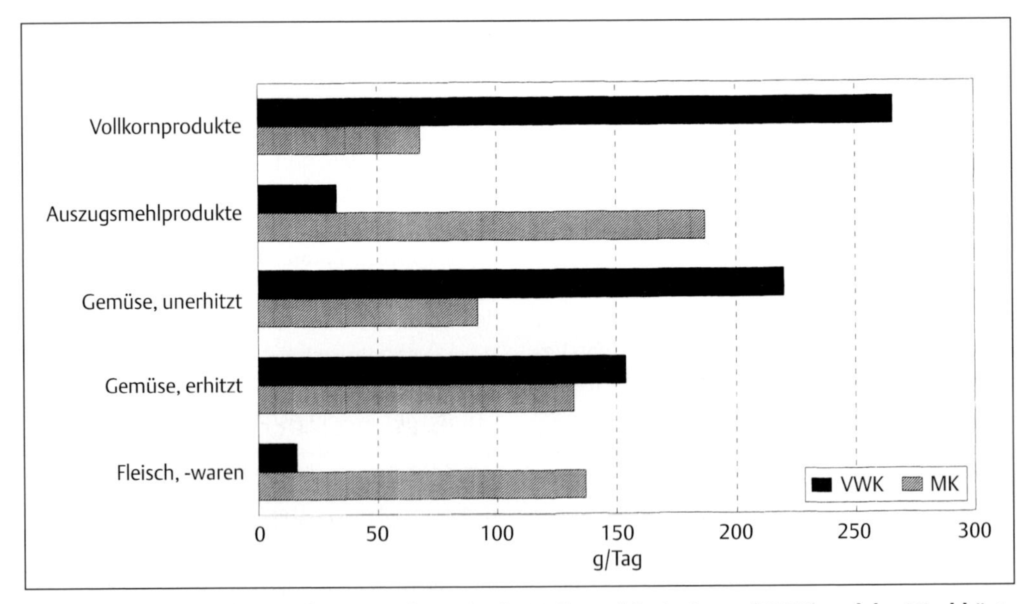

Abb. 6.4: Unterschiede im Lebensmittelverzehr der Vollwertköstlerinnen (VWK) und der Mischköstlerinnen (MK) (*Groeneveld* 1994)

Fleisch- und Fleischprodukten also nicht durch andere tierische Lebensmittel, wie es den Erwartungen entsprochen hätte. Etwa 90% der Vollwertköstlerinnen und 40% der Mischköstlerinnen kauften ihre Milch umweltbewusst im eigenen Gefäß oder in der Mehrweg-Pfandflasche.

Wenn auch die Gesamttrinkmenge bei den Vollwertköstlerinnen und Mischköstlerinnen nicht unterschiedlich war, so bestanden doch deutliche Unterschiede bei der Art der **Getränke**. Vollwertköstlerinnen bevorzugten Mineralwasser sowie Früchte- und Kräutertees. Mischköstlerinnen tranken hiervon weniger, dafür mehr Kaffee bzw. schwarzen Tee und sog. Erfrischungsgetränke.

Ein Vergleich der verzehrten Obst- und Gemüsemengen mit den **Empfehlungen der DGE** (1998) auf Lebensmittelebene („10 Regeln der DGE") zeigte, dass die Vegetarierinnen jeweils *über* den Empfehlungen liegen. Die Nicht-Vegetarierinnen essen etwas mehr als die angegebene Obstmenge, dafür etwas weniger Gemüse als empfohlen. Die Mischköstlerinnen verzehren nur etwa zwei Drittel der empfohlenen Obst- und etwas mehr als die Hälfte der empfohlenen Gemüsemenge (*Hoffmann* 1999; Abb. 6.5).

6.7.3 Nährstoffversorgung

Aus den Angaben zum Lebensmittelverzehr wurde die **Nährstoffzufuhr** berechnet. Dabei zeigte sich, dass die Vollwertköstlerinnen im Vergleich zu den Mischköstlerinnen mehr Kohlenhydrate sowie weniger Fett und Protein aufnahmen (Abb. 6.6). Aus ernährungsphysiologischer Sicht sind ein hoher Kohlenhydratanteil sowie niedrige Fett- und Proteinanteile günstig. Die Vollwertköstlerinnen befanden sich zwar näher an den DGE-Empfehlungen als die Mischköstlerinnen, lagen aber beim Fett darüber und bei den Kohlenhydraten darunter. Mit der ovo-lakto-vegetabilen Variante der Vollwert-Ernährung wurde das günstigste Verhältnis von Kohlenhydraten zu Fetten und Proteinen erreicht.

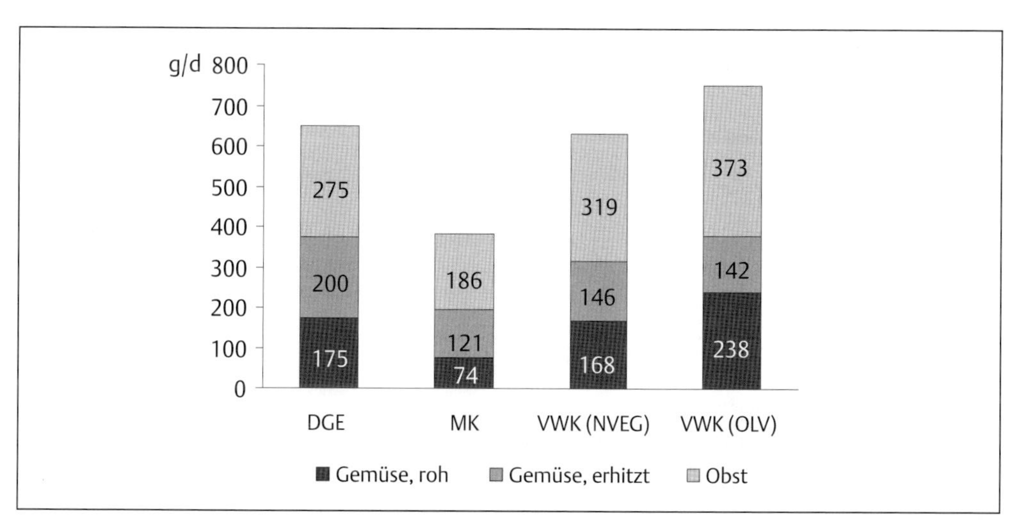

Abb. 6.5: Gemüse- und Obstverzehrsmengen der Mischköstlerinnen (MK), Nicht-Vegetarierinnen (NVEG) und Ovo-Lakto-Vegetarierinnen (OLV) im Vergleich zu den Empfehlungen der DGE (in g pro Tag, Median; nach *Hoffmann* 1999)

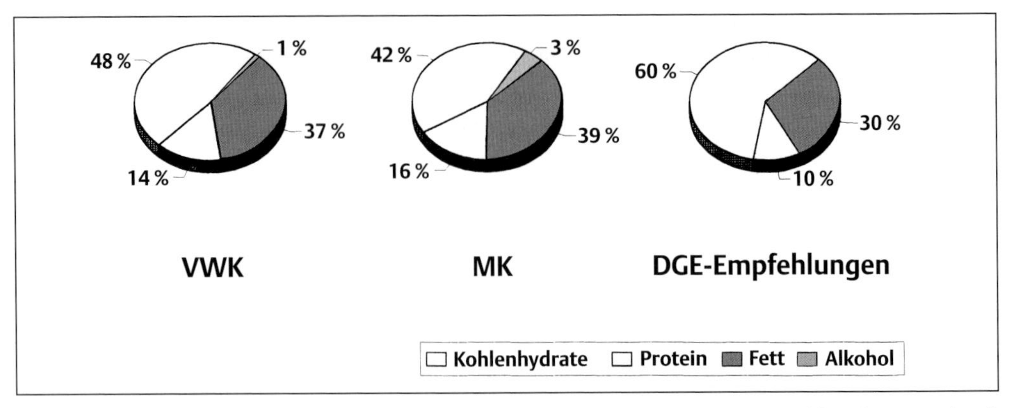

Abb. 6.6: Nährstoffrelationen bei den Vollwertköstlerinnen (VWK) und den Mischköstlerinnen (MK) im Vergleich zu den Empfehlungen der DGE (nach *Aalderink* u. a. 1994)

Die Zufuhr von **Vitaminen**, die überwiegend in *pflanzlichen* Lebensmitteln vorkommen, war bei den untersuchten Vollwertköstlerinnen höher als bei der Vergleichsgruppe. Die Aufnahme von Vitaminen, die in erster Linie mit *tierischen* Lebensmitteln aufgenommen werden (Vitamine D, B_2, B_{12}), war dagegen etwas geringer. Beim Vergleich der Vitaminzufuhr mit den damaligen Empfehlungen der *DGE* (1991) zeigte sich, dass diese bei den Vollwertköstlerinnen – außer bei den Vitaminen D und B_{12} – höher war als die Empfehlungen (Abb. 6.7).

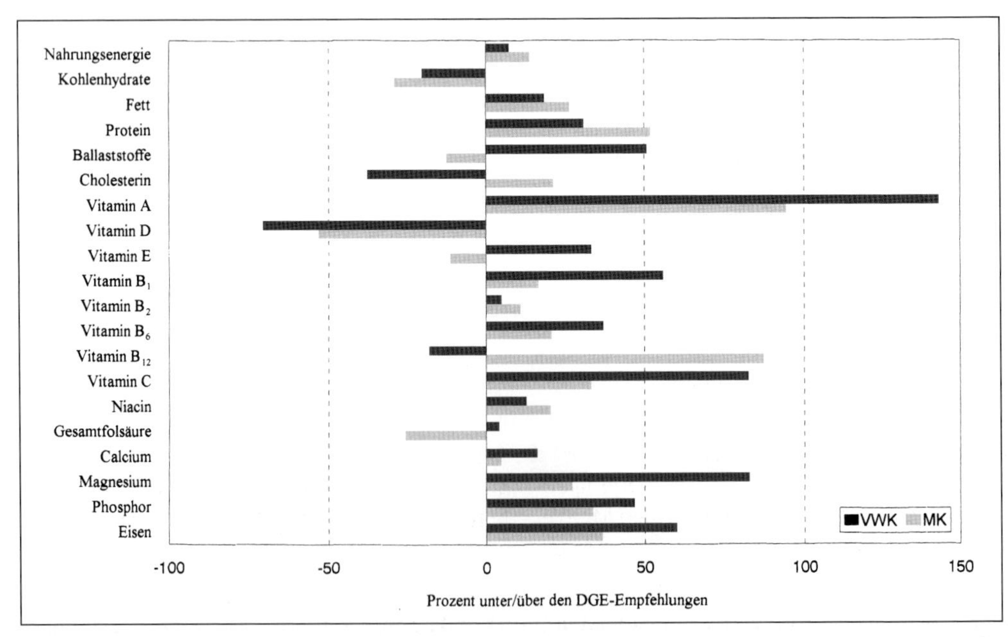

Abb. 6.7: Abweichungen der Nährstoffaufnahme der Vollwertköstlerinnen (VWK) und der Mischköstlerinnen (MK) von den Empfehlungen der DGE (nach *Aalderink* u. a. 1994)

Vitamin D kann vom Menschen durch Sonneneinstrahlung in der Haut aus Vorstufen des Vitamins gebildet werden. Bei einer Sonnenbestrahlung von Gesicht und Händen von täglich etwa 20 Minuten wird der Bedarf an Vitamin D durch diese Eigensynthese bereits gedeckt. Wenn die Sonneneinstrahlung fehlt, wie es besonders bei „Stubenhockern" und in den Wintermonaten im Norden vorkommen kann, muss die Vitamin-D-Versorgung über die Nahrung erfolgen (enthalten z. B. in Fisch, Fleisch, Pilzen, Eiern und Milch-Erzeugnissen).

Zur Versorgung mit **Vitamin B_{12}** folgen Ausführungen weiter unten (s. 6.7.4).

Werden statt der DGE-Empfehlungen von 1991 die neueren *D-A-CH-Referenzwerte* (*DGE* u. a. 2000) sowie der neuere Bundeslebensmittelschlüssel (BLS II.2; *Hoffmann* u. a. 1999b) zugrunde gelegt, ergeben sich einige Verschiebungen. Danach liegen die Vollwertköstlerinnen für die Berechnung der Nährstoffzufuhr bei **Folsäure** (–7 %) und der durchschnittlichen **Energiezufuhr** (–11 %) etwas *unter* den Empfehlungen.

Die Zufuhr der untersuchten **Mineralstoffe** überschritt bei den Vollwertköstlerinnen ebenfalls die Höhe der DGE-Empfehlungen von 1991. Auch die zwischenzeitlich höhere Empfehlung für **Calcium** (*DGE* u. a. 2000) wird fast erreicht, die Vollwertköstlerinnen liegen nur 2 % unter diesen neuen Empfehlungen. Inzwischen wurde die Empfehlung für die Calciumzufuhr von der WHO deutlich gesenkt (*WHO* 2003b). Da diese Mineralstoffe jedoch größtenteils aus pflanzlichen Lebensmitteln stammen, muss deren geringere Verfügbarkeit berücksichtigt werden.

Untersuchungen bezüglich **Selen** zeigen langfristig eine bessere Versorgung derjenigen Vollwertköstlerinnen, die eine geringe Menge an Fleisch essen – im Vergleich zu den Ovo-Lakto-Vegetariern (*Kolitschus* u. a. 2000).

Die Zufuhr von **Eisen** aus Lebensmitteln ist bei den Vollwertköstlerinnen höher als bei den Mischköstlerinnen. Obwohl bei den Vegetarierinnen im Vergleich zur üblichen Ernährung häufiger mit entleerten Speichern zu rechnen ist, stellt sich die Versorgung mit Funktionseisen (Serumeisen und Hämoglobin) nicht ungünstiger dar. Solange kein größerer Blutverlust, z. B. durch Operationen, stattfindet, sind niedrige Eisenspeicher nach derzeitigem Kenntnisstand als unproblematisch anzusehen (*Heins* u. a. 1999).

Die vorwiegend pflanzliche Ernährungsweise der Vollwertköstlerinnen hatte eine als günstig einzustufende hohe Zufuhr an **Ballaststoffen** und eine niedrige Aufnahme von **Cholesterin** zur Folge. Im Gegensatz zu den Mischköstlerinnen überschritt die Ballaststoffzufuhr der Vollwertköstlerinnen die Empfehlung der DGE; ihre Cholesterinzufuhr lag deutlich unterhalb des von der DGE angegebenen Richtwertes (*DGE* 1991; *Aalderink* u. a. 1994).

6.7.4 Blutparameter

Obwohl die Vitamin*zufuhr* der Vollwertköstlerinnen in den meisten Fällen höher war als diejenige der Mischköstlerinnen, ergaben sich bei den **Vitaminkonzentrationen im Blut** meist keine großen Unterschiede.

Kritisch kann die **Vitamin-B_{12}**-Versorgung bei Ovo-Lakto-Vegetarierinnen mit einem geringen Verzehr von Milch und Milchprodukten von weniger als 300 g pro Tag sein (*Hoffmann* u. a. 2003; die tatsächliche Tagesaufnahme beträgt durchschnittlich 350 g; *Statist. Jahrbuch ELF* 2002, S. 196, 249). Der Grund hierfür ist, dass Vitamin B_{12} in nennenswerten Mengen nur in tierischen Lebensmitteln vorkommt, d. h. vor allem in Fleisch(-Erzeugnissen) und Milch(-Produkten). Bei einem Vitamin-B_{12}-Mangel ist eine, eventuell auch nur vorübergehende Einnahme von Nahrungsergänzungsmitteln anzuraten.

Positiv fiel das antioxidativ wirksame **Beta-Carotin** auf, denn die Vollwertköstlerinnen wiesen bedeutend höhere Konzentrationen im Blut auf als die Mischköstlerinnen. Die Vollwertköstlerinnen nahmen doppelt so viel auf wie die Mischköstlerinnen und die Blutkonzentrationen lagen entsprechend signifikant höher. In diesem Zusammenhang ist erwähnenswert, dass Rohköstler die doppelte Menge an Beta-Carotin aufnahmen wie die Vollwertköstlerinnen, die Blutwerte jedoch niedriger waren. Hier zeigte sich sehr deutlich die geringere Resorption aus unerhitzter pflanzlicher Nahrung (*Hoffmann* u. a. 2001b).

Die Zufuhr von **Folsäure** der Mischköstlerinnen lag im Durchschnitt *unter* den damaligen Empfehlungen, die der Vollwertköstlerinnen befand sich *im Bereich* der damaligen Empfehlungen – nach den neuen, höheren *D-A-CH-Referenzwerten* (*DGE* u. a. 2000, S. 117) liegen die Vollwertköstlerinnen durchschnittlich geringfügig darunter (–7 %). Dieser relativ befriedigende Durchschnittswert lässt aber nicht erkennen, dass etwa zwei Drittel der Vollwertköstlerinnen *unter* den neuen Zufuhrempfehlungen und fast ein Fünftel sogar unterhalb des im Blut gemessenen anzustrebenden Grenzwertes lagen. Bei den Mischköstlerinnen befanden sich allerdings *mehr* Frauen, nämlich ein Drittel, unter diesem Grenzwert.

Bei den Frauen im gebärfähigen Alter ist zwar bei beiden Kostgruppen *im Durchschnitt* mit einer adäquaten Versorgung zu rechnen, aber ein Viertel der Vollwertköstlerinnen und etwas mehr als ein Drittel der Mischköstlerinnen lagen unterhalb der wünschenswerten Folsäurekonzentration im Blut. Bei Frauen mit Kinderwunsch ist daher eine Untersuchung des Folsäurestatus anzuraten, um zu entscheiden, ob vor und zu Beginn der Schwangerschaft eine Supplementierung mit Nahrungsergänzungsmitteln sinnvoll ist. Dadurch kann dem befürchteten Neuralrohrdefekt (Spina bifida = „offener Rücken" der Neugeborenen) vorgebeugt werden (Näheres s. Kap. 18 *Vollwert-Ernährung für Schwangere und Stillende*, S. 349).

Sowohl bei Vollwertköstlerinnen als auch bei Mischköstlerinnen fand sich die beste Versorgung mit Folsäure, wenn ein hoher Anteil an pflanzlichen Lebensmitteln, insbesondere an Gemüse und Obst, verzehrt wurde – und dies wiederum besonders in unerhitzter Form.

Eine große Bedeutung in der aktuellen Diskussion um die Prävention von Herz-Kreislauf-Erkrankungen kommt dem **Fettstoffwechsel** zu. Risikofaktoren sind unter anderem hohe Konzentrationen von Gesamt-Cholesterin, LDL-Cholesterin und Triglyceriden, ein hoher Quotient aus LDL- und HDL-Cholesterin sowie niedrige HDL-Konzentrationen.

Mit der Vollwert-Ernährungs-Studie konnte ein günstiger **HDL-Cholesterinspiegel** bei Vollwertköstlerinnen nachgewiesen werden. Ihre HDL-Cholesterin-Konzentrationen waren signifikant höher als bei den Mischköstlerinnen. Ab einem BMI von über 25 lag der Quotient aus LDL- und HDL-Cholesterin bei den Ovo-Lakto-Vegetarierinnen signifikant unter den Werten der Mischköstlerinnen. Dieser Vorteil war bei einem BMI von unter 25 tendenziell, aber nicht statistisch signifikant, gegeben.

Ab einem Alter von 45 Jahren wurden für beide Gruppen der Vollwertköstlerinnen günstige niedrigere **Triglyceridspiegel** im Vergleich zu den Mischköstlerinnen festgestellt.

Keine signifikanten Unterschiede zwischen den Ernährungsweisen konnten für Gesamt- und **LDL-Cholesterin** nachgewiesen werden (*Hoffmann* u. a. 2001a).

Das günstige Lipidprofil zeigte sich bei den Vollwertköstlerinnen, obwohl deren Gesamtfettzufuhr *über* den Empfehlungen lag – diese ist ähnlich wie die der Mischköstlerinnen. Allerdings war das Fettsäuremuster des verzehrten Fettes bei den Vollwertköstlerinnen günstiger als bei den Mischköstlerinnen. Daraus kann zum einen abgeleitet werden, dass die im Rahmen zur Prävention von Herz-Kreislauf-Erkrankungen üblicherweise empfohlene **Einschränkung der Fettzufuhr** (*Krauss* u. a. 2000) einen niedrigeren Stellenwert hat als der Anteil pflanzlicher Lebensmittel in der Kost (*Hoffmann* u. a. 2001a). Zum anderen unterstützen diese Daten auch die sich immer stärker durchsetzende Erkenntnis, dass es weniger auf die verzehrte Fett*menge* als auf die *Qualität* der Fette ankommt, d. h. aufgenommen werden sollten weniger gesättigte Fettsäuren, eher einfach ungesättigte Fettsäuren und nicht zuviel mehrfach ungesättigte Fettsäuren.

Als unabhängiger Risikofaktor für Herz-Kreislauf-Erkrankungen gilt auch ein hoher **Homocysteinspiegel**, der stoffwechselbedingt teilweise von der Versorgung mit Vitamin B_{12} abhängig ist. Die Vollwertköstlerinnen hatten keine statistisch signifikant höheren Homocysteinspiegel als die Mischköstlerinnen (*Sachs* u. a. 2000). Allerdings hatten diejenigen Ovo-Lakto-Vegetarierinnen, die durchschnittlich nur etwa 170 g Milch und Milchprodukte zu sich nahmen und einen entsprechend niedrigen Vitamin-B_{12}-Spiegel aufwiesen, leicht erhöhte Homocysteinwerte.

Eine vermutete höhere **Belastung** der Vollwertköstlerinnen mit **Blei** konnte nicht bestätigt werden. Trotz einer höheren Bleiaufnahme durch pflanzliche Lebensmittel wie Vollkornprodukte, Obst und Gemüse wurden keine höheren Bleikonzentrationen im Blut festgestellt als bei den Mischköstlerinnen (*Schönberger* u. a. 2001). Die Blutwerte von **Cadmium** lagen etwas höher, die von **Quecksilber** und Hexachlorbenzol (**HCB**) deutlich niedriger als bei den Mischköstlerinnen (*Schönberger* 2003).

6.7.5 Gesundheitliche Bewertung der Vollwert-Ernährung

Wird die Vollwert-Ernährung mit anderen Ernährungsweisen wie einer üblichen Mischkost, Rohkost-Ernährung und veganen Ernährung verglichen, zeigt sich, dass bei allen Ernährungsweisen gewisse Schwachpunkte auftreten. Eine allgemeine Bewertung einer Ernährungsweise ist deshalb schwierig, da die verschiedenen Ernährungsmuster sowohl günstige als auch ungünstige gesundheitliche Wirkungen nach sich ziehen können. Insgesamt lässt sich aber feststellen, dass Vollwert-Ernährung diejenige Ernährungsweise darstellt, mit der zum einen die Ernährungsempfehlungen, wie sie aus gesundheitlicher Sicht gegeben werden, weitgehend umgesetzt werden können und bei der anhand der untersuchten Parameter die günstigsten Auswirkungen zu erwarten sind. Dabei ist es für einige Parameter unbedeutend, ob dies als ovo-lakto-vegetarische oder nicht-vegetarische Variante umgesetzt wird (*Hoffmann* 2002).

Die **ovo-lakto-vegetabile Variante** der Vollwert-Ernährung (vorausgesetzt sie enthält mindestens 300 g Milch und Milchprodukte pro Tag) lieferte alle Nährstoffe (außer Vitamin D, was bei ausreichender Sonnenbestrahlung der Haut unproblematisch ist) entsprechend den offiziellen Empfehlungen der DGE. In vielen Fällen lagen die Werte sogar deutlich darüber, so auch bei den Ballaststoffen. Die Nährstoffrelation war etwas günstiger als bei den Mischköstlerinnen, da etwas weniger Fett und Protein, dafür aber mehr komplexe Kohlenhydrate und Ballaststoffe aufgenommen wurden als von Mischköstlern. Neben den Nährstoffen im Blut lagen auch die Cholesterin- und Homocysteinwerte im Normalbereich.

Diejenigen Ovo-Lakto-Vegetarierinnen, die **sehr wenig Milch und Milchprodukte** aufnahmen (im Durchschnitt unter 300 g pro Tag), hatten niedrigere Vitamin-B_{12}- und höhere Homocysteinwerte im Blut als die Gruppe mit einem höheren Milchprodukteverzehr. Für diese Personen sollte die Aufnahme von Vitamin-B_{12}-haltigen Nahrungsergänzungsmitteln überlegt werden.

Eine Vollwert-Ernährung, die neben Milch (-Produkten) und Eiern auch **geringe** Mengen an Fleisch(-Erzeugnissen) enthielt, führte zu etwas höheren Werten von Vitamin B_{12} ,Vitamin D und Selen als bei den Ovo-Lakto-Vegetarierinnen. Diese nicht-vegetarische Variante der Vollwert-Ernährung bietet daher die sicherste Nährstoffversorgung.

Anhand der gewonnenen Erkenntnisse wird deutlich, dass es sich bei der Vollwert-Ernährung um eine präventive Ernährungsform handelt, d. h. sie ist geeignet, **ernährungsabhängigen Krankheiten vorzubeugen**. Neben den gesundheitlichen Vorteilen sind die Empfehlungen sehr gut **in die alltägliche Praxis umsetzbar**. Den meisten der untersuchten Vollwertköstlerinnen war es wichtig, mit ihrem Ernährungsverhalten weitere Aspekte der Ernährung zu berücksichtigen, vor allem die Umweltverträglichkeit.

Die Gießener Vollwert-Ernährungs-Studie fand eine Fortsetzung in einer Untersuchung der Nährstoffversorgung von schwangeren Vollwertköstlerinnen. Ziel der **Gießener Schwangerschafts-Studie** war es zu überprüfen, ob die Empfehlungen der Vollwert-Ernährung auch für schwangere Frauen unverändert ausgesprochen werden können oder zielgruppengerecht modifiziert werden müssen. Eine Darstellung dieser Studie findet sich im Kap. 18 *Vollwert-Ernährung für Schwangere und Stillende* (S. 349).

Teil II

Lebensmittelgruppen in der Vollwert-Ernährung

Nach Darstellung der Grundlagen der Vollwert-Ernährung und den Allgemeinen Empfehlungen werden im Teil II dieses Buches die einzelnen Lebensmittelgruppen beschrieben. Die Reihenfolge der Kapitel entspricht – nach Bedeutung geordnet – der Reihenfolge der Lebensmittelgruppen in der „Orientierungstabelle für die Vollwert-Ernährung" (Übersicht 6.1, S. 190).

Innerhalb der einzelnen Kapitel erfolgt die Darstellung systematisch: vorangestellt sind jeweils die Empfehlungen für die Vollwert-Ernährung. Nach allgemeinen, teilweise warenkundlichen Aspekten folgen Angaben zu den Änderungen des Lebensmittelverbrauchs. Der Hauptteil umfasst jeweils die gesundheitlichen Aspekte; teilweise werden ökologische, ökonomische und/oder soziale Aspekte angesprochen. Abschließend werden jeweils die Kernaussagen zusammengefasst.

7 Gemüse und Obst

(Unter Mitarbeit von Ulrike Becker)

7.1 Empfehlungen für die Vollwert-Ernährung

Sehr empfehlenswert ist der Verzehr von reichlich Gemüse und Obst, etwa die Hälfte davon als unerhitzte Frischkost (je nach Vorliebe, Bekömmlichkeit und Jahreszeit ein bis zwei Drittel; auch in milchsaurer Form; s. Abb. 5.1, S. 120). Der Verzehr von Gemüse und Obst sollte vielseitig sein – eher mehr Gemüse als Obst – und sich nach dem jahreszeitlichen Angebot richten.

Tiefkühlgemüse und -obst sollte, wenn überhaupt, nur gelegentlich verwendet werden. Ungeschwefeltes, eingeweichtes Trockenobst ist zum Süßen von Speisen zu empfehlen. Säfte aus Gemüse und Obst sind in verdünnter Form zum Durstlöschen geeignet. Die Erzeugnisse sollten aus ökologischer und regionaler Landwirtschaft stammen.

Weniger empfehlenswert sind Gemüse- und Obstkonserven in Dosen oder Gläsern, Trockengemüse sowie Fruchtnektare.

Nicht empfehlenswert sind Fertiggerichte aller Art sowie Extrakte aus Gemüse und Obst (Nahrungsergänzungsmittel).

7.2 Allgemeines

Gemüse ist ein Sammelbegriff für alle Pflanzenteile, die unerhitzt oder erhitzt zur Ernährung des Menschen geeignet sind – mit Ausnahme der Früchte mehrjähriger Pflanzen (meist Gehölze), die als *Obst* bezeichnet werden. Die Einteilung der Gemüsearten richtet sich meist nach dem jeweiligen Pflanzenteil: z. B. Wurzelgemüse, Blattgemüse, Blütengemüse, Zwiebelgemüse, Stengel- und Sprossgemüse. Die Obstarten werden im Handel eingeteilt in Kernobst, Steinobst, Beerenobst, Schalenobst (= Nüsse) und Wildobst (*Franke* 1997, S. 246).

Trockene Samen zählen nicht zum Gemüse, d. h. getrocknete Erbsen, Bohnen, Linsen u. a. werden zu einer eigenständigen Gruppe der *Hülsenfrüchte* zusammengefasst (s. Kap. 10 *Hülsenfrüchte*, S. 265). Kartoffeln zählen bei dieser botanischen Einteilung zu den Sprossknollen, Kräuter zu den Gewürzgemüsen. Um ihre Besonderheiten aufzuzeigen und ihren Stellenwert innerhalb der Vollwert-Ernährung hervorzuheben, wurden ihnen eigenständige Kapitel gewidmet (s. Kap. 9 *Kartoffeln*, S. 261; s. Kap. 16 *Gewürze, Kräuter und Salz*, S. 327).

7.3 Änderungen des Verbrauchs

Gemüse und Obst stehen den Menschen seit Millionen von Jahren als Nahrung zur Verfügung. Dabei ist zu bedenken, dass fast alle Gemüse- und Obstarten, wie wir sie heute kennen, erst seit kurzer Zeit verzehrt werden. Seit der Industrialisierung haben sich beim Verbrauch von Gemüse und Obst wesentliche Veränderungen ergeben (Tab. 7.1). Der bis zu den 1960er Jahren rückläufige Trend bei Gemüse hat sich nicht fortgesetzt, sondern der Verbrauch ist wieder deutlich gestiegen. Dazu trägt auch der zunehmende Anteil industriell verarbeiteter Produkte am Gesamtverbrauch von Gemüse bei. Bei Obst liegt fast durchgängig eine steigende Tendenz vor.

Beim Gemüse- und Obstverbrauch von 1850 wurde der Anteil der Produktion im eigenen Garten statistisch nicht erfasst, weil diese Erzeugnisse nicht auf dem Markt gehandelt wurden. Da die Eigenproduktion früher weit höher lag als heute, hat der Gemüseverbrauch vermutlich anfangs noch deutlicher abgenommen, der Obstverbrauch dagegen nur dem Anschein nach zugenommen (*Thomas* und *Rienermann* 1976).

Tab. 7.1: Verbrauchsentwicklung von Gemüse und Obst in Deutschland[1]
(kg pro Person und Jahr; nach *Teuteberg* und *Wiegelmann* 1986, S. 236f: Angaben bis 1900; *Statist. Jahrbücher ELF* 1962, S. 173–175; 1973, S. 159–184; 1984, S. 168–195; 1991, S. 173, 203; 2002, S. 195, 197, 224–231)

	1850	1900	1950/51	1960/61	1970/71	1980/81	1990/91	2000/01
Frischgemüse	37	61	50	49	64	64	81	92
Gemüsekonserven	–	–	–	6	12	15	14	11
Tiefkühlgemüse[2]	–	–	–	–	1	2	3[2]	4[2]
Frischobst[3]	15	43	41	81	93	84	124	141
Obstkonserven	–	–	–	3	7	9	9	7
Tiefkühlobst[2]	–	–	–	–	0,1	0,2	0,4[2]	0,8[2]
Trockenobst	–	–	2	2	1	1	1	1

[1] zwischen 1950/51 und 1989/90 BRD (alte Bundesländer), ab 1990/91 Deutschland (alte und neue Bundesländer)
[2] berechnet nach *Statist. Jahrbücher ELF* (s. o.); Angaben für Kalenderjahre (hier: 1990 bzw. 1996)
[3] ohne Schalenobst
– keine Angabe

7.4 Gesundheitliche Aspekte

7.4.1 Essenzielle Nährstoffe

Aktuelle Studien belegen, dass ein reichlicher Verzehr von Gemüse und Obst das Risiko für Herz-Kreislauf-Erkrankungen, Krebs und insgesamt die Sterblichkeit senkt. Die positiven Wirkungen werden nicht auf einzelne Nährstoffe dieser Lebensmittelgruppe zurückgeführt, sondern auf das Zusammenwirken aller Inhaltsstoffe. Sie haben vermutlich additive und synergistische Effekte, die über die isolierte Zufuhr einzelner Nährstoffe nicht zu erreichen sind (*La Veccia* 2001; *Bazzano* u. a. 2002).

Gemüse und Obst weisen im Vergleich zu anderen Lebensmittelgruppen aufgrund ihres geringen Energiegehalts sehr hohe Nährstoffdichten für zahlreiche **Vitamine** und **Mineralstoffe** auf (s. Tab. 3.1, S. 43). Gemüse und Obst leisten einen wesentlichen Beitrag für die Versorgung mit Vitamin C, Folsäure, Beta-Carotin, Magnesium und Ballaststoffen. Auch für die Vitamine B1, B6 und Niacin sowie für die Mineralstoffe Kalium, Eisen und Zink sind Gemüse und Obst wichtige Quellen. Eine kritische Nährstoffversorgung der Bevölkerung wurde für Beta-Carotin und insbesondere Folsäure festgestellt (*Ernährungsbericht* 2000, S. 57). Aus diesen Gründen kommt Gemüse und Obst ernährungsphysiologisch ein besonderer Stellenwert zu. Die hohe gesundheitliche Bedeutung führte zu der breit angelegten „five a day"- bzw. „5 am Tag"-Kampagne mit der Empfehlung, fünf Portionen Gemüse oder Obst pro Tag zu essen, um den Gesundheitszustand der Bevölkerung dauerhaft zu verbessern (*Oberritter* 2000b).

Beurteilt nach der Nährstoffdichte ergibt sich für Gemüse eine günstigere Beurteilung als für Obst (s. Tab. 3.1, S. 43); darauf beruht die Empfehlung, eher mehr Gemüse als Obst zu verzehren.

Gemüse und Obst nehmen auch deshalb eine Sonderstellung ein, da der größte Teil in frischer, d. h. roher, nicht erhitzter Form verzehrt werden kann – im Gegensatz zu anderen Lebensmittelgruppen, wie Kartoffeln, Hülsenfrüchten, Fleisch, Fisch und Eiern. Beim **Rohverzehr** treten keine Verluste an Inhaltsstoffen durch Verarbeitung auf, d. h. diese Lebensmittel ermöglichen die praktisch vollständige Zufuhr ihrer natürlicherweise enthaltenen Inhaltsstoffe (s. 7.4.6, S. 233).

7.4.2 Sekundäre Pflanzenstoffe

Neben der hohen Nährstoffdichte für Vitamine und Mineralstoffe enthalten alle Gemüse- und Obstarten sekundäre Pflanzenstoffe, beispielsweise Farb-, Geschmacks- und Geruchsstoffe. Bekannt sind z. B. die Carotinoide, die Gemüse und Obst rot oder gelb färben, sowie die Glucosinolate, die für den typischen Geschmack von Meerrettich, Kohlrabi und Kohl verantwortlich sind. Sulfide wie das Allicin bewirken den typischen Geruch von Knoblauch; Menthol aus Pfefferminze zählt zu den anregenden Monoterpenen (*Watzl* und *Leitzmann* 1999, S. 30ff).

Die Empfehlung für *unerhitzte* Frischkost hat bezüglich der sekundären Pflanzenstoffe eine besondere Bedeutung. Nur durch die weitgehende Vermeidung von Verarbeitungsprozessen wird die Zufuhr und Wirksamkeit sekundärer Pflanzenstoffe nicht beeinträchtigt, da sie teilweise hitzelabil und leicht flüchtig sind.

Eine ausführliche Darstellung der sekundären Pflanzenstoffe erfolgt im Unterkapitel 4.2 (S. 71).

7.4.3 Natürlich vorkommende gesundheitsschädliche Inhaltsstoffe

Neben den in Kartoffeln und Hülsenfrüchten vorkommenden gesundheitsschädlichen Substanzen (s. 9.4.3, S. 262; s. 10.4.2, S. 267) sind nur die strumigenen, d. h. kropffördernden Inhaltsstoffe in **Kohlgemüsen** erwähnenswert. Ihre schädigende Wirkung kommt aber bei normalen Verzehrsgewohnheiten nicht zum Tragen, in diesen Konzentrationen besitzen sie sogar gesundheitsfördernde Wirkungen (Watzl und Leitzmann 1999, S. 16ff; s. 4.2.2, S. 73).

Vom Rohverzehr **grüner Bohnen** ist abzuraten, weil der in den Samen enthaltene Giftstoff Phasin nur durch Garen der Bohnen zerstört wird. Gleiches gilt für das in **Holunderbeeren** enthaltene hitzelabile Sambunigrin, ein blausäurehaltiges Glykosid, das Brechreiz und Magenschmerzen hervorrufen kann.

7.4.4 Nährstoffverluste durch Zubereitung

Bei den verschiedenen Zubereitungsverfahren treten je nach mechanischen und thermischen Einflüssen Verluste an wasserlöslichen, oxidations- oder wärmeempfindlichen Nährstoffen und sekundären Pflanzenstoffen auf (*Bognár* 1995). Allerdings gibt es bei den Erhitzungsverfahren auch positive Wirkungen, z. B. die Zerstörung unerwünschter Inhaltsstoffe, eine Änderung des Geschmacks der Lebensmittel und eine bessere Ausnutzbarkeit bestimmter Nährstoffe.

Das **Schälen** von Gemüse und Obst bewirkt ein teilweises Entfernen von Vitaminen und Mineralstoffen. Analysen zeigen, dass die Schalen von Äpfeln und Birnen im Vergleich zum Fruchtfleisch einen signifikant höheren Gehalt an allen untersuchten Nährstoffen, insbesondere an Vitamin C, enthalten. Bestimmte sekundäre Pflanzenstoffe wie glykosilierte Quercetinverbindungen kommen im Apfel fast ausschließlich in der Schale vor. Durch Schälen gehen außerdem erwünschte Ballaststoffe verloren. Zur optimalen Erhaltung der Inhaltsstoffe sollten deshalb nur die nicht zum Verzehr geeigneten Bestandteile abgetrennt werden.

Durch gründliches **Waschen** von Gemüse und Obst wird der größte Teil der außen haftenden Schadstoffe entfernt. Bei bestimmten Obstarten (Pfirsichen und Äpfeln) zeigte sich, dass sich Pestizide durch das Waschen um 15–68 % verringern ließen (*DGE* 2000a). Dadurch reduziert sich der Nährstoffgehalt kaum, während Wässern zu beträchtlichen Verlusten an wasserlöslichen Vitaminen und Mineralstoffen führt (*Bognár* 1995).

Durch **Zerkleinern** (mechanische Strukturveränderungen) kommt es nur zu einer geringen Abnahme von Vitamin C (2–10 %; es dient als Indikatorsubstanz für andere empfindliche Vitamine). Besonders niedrig sind die Verluste, wenn das zerkleinerte Gemüse sofort weiterverarbeitet, z. B. mit Salatsoße gemischt wird. Bei längerem Stehenlassen (von zwei Stunden) wurden Oxidationsverluste bis zu 62 % festgestellt (*Bognár* 1995).

Die **Garverfahren** bei Gemüse reduzieren mehr oder weniger stark den Gehalt an essenziellen Nährstoffen. Das Ausmaß der Verluste hängt von folgenden Faktoren ab:

- Garmethode: Kochen, Dünsten (= mit wenig Wasser), Dampfdrucktopf, Mikrowelle
- Gemüseart
- erwünschter Garzustand
- Eigenschaften der Inhaltsstoffe

Zahlreiche Untersuchungen des Einflusses verschiedener Garverfahren bei Gemüse auf ausgewählte Vitamine und Mineralstoffe zeigen, dass Dünsten günstiger ist als Kochen, es sei denn, die Garflüssigkeit wird mitverzehrt (Tab. 7.2 und 7.3). Der Dampfdrucktopf bietet keine Vorteile für die Nährstofferhaltung. Hierbei ist genau auf die Garzeiten zu achten, da bei der durch Druck erhöhten Temperatur Nährstoffverluste infolge zu langer Garzeit sehr schnell eintreten. Auch das Garen im Mikrowellenherd ist bezüglich des Nährstofferhalts nicht günstiger als Dünsten oder konventionelles Kochen (*Bognár* 1995; s. 5.3.8.1, S. 145).

Vitamingehalte werden in starkem Maß auch durch lange **Warmhaltezeiten** bzw. Aufbewahren bereits gegarter Speisen reduziert (Tab. 7.4).

Tab. 7.2: Verluste an den Vitaminen C und B_1 beim Garen von Lebensmitteln
(durchschnittliche Auslaug- und Abbauverluste in %; nach *Bognár* 1995)

	Vitamin C			Vitamin B_1		
	Kochen	Dämpfen	Dünsten[1]	Kochen	Dämpfen	Dünsten[1]
Gemüse[2]	35	25	20	35	20	10
Kartoffeln	30	20	15	25	15	10
Kohl[3]	60	45	45	–	–	–
Obst[4]	60	–	40	23	5	–

[1] beim Dünsten verbleibt keine Garflüssigkeit
[2] Blatt-, Blüten-, Frucht- und Knollengemüse
[3] Weißkohl, Rotkohl, Wirsing, Spinat
[4] Beeren, Kirschen

Tab. 7.3: Verluste an Mineralstoffen beim Garen von ausgewählten Gemüsen
(durchschnittliche Auslaugverluste in %; nach *Bognár* 1988)

	Kalium		Magnesium		Eisen	
	Kochen	Dämpfen	Kochen	Dämpfen	Kochen	Dämpfen
Blumenkohl	44	4	–	–	13	10
grüne Bohnen	30	5	10	2	15	15
Karotten	45	0	42	13	14	3
Spinat	72	36	48	18	51	55

– keine Angabe

Tab. 7.4: Vitaminverluste beim Warmhalten, Kühlen und Tiefgefrieren von Speisen
(durchschnittliche Verluste in %; nach *Bognár* 1988)

	Dauer	Vitamin C		Vitamin B_1		Vitamin B_2	
		MW	SB	MW	SB	MW	SB
Warmhalten	1 Stunde	8	4–17	5	1–9	3	0–11
70 bis 80 °C	3 Stunde	22	11–51	14	3–27	8	1–33
Kühlen	1 Tag	7	5–11	2	1–5	2	1–3
+2 bis +4 °C	3 Tage	20	15–33	6	3–15	6	3–9
Tiefgefrieren	1 Monat	6	2–11	3	0–5	2	0–5
−18 bis −25 °C	6 Monate	37	14–64	20	2–27	12	2–28

MW = Mittelwert SB = Schwankungsbreite

7.4.5 Nährstoffverluste durch Konservierung

Zu den Konservierungsmethoden von Gemüse und Obst zählen unter anderem Hitzekonservierung, Tiefkühlung und Trocknung. Allen Verfahren ist gemeinsam, dass die Haltbarmachung zu einem Verlust an essenziellen und gesundheitsfördernden Inhaltsstoffen führt. Eine alternative Konservierungsmöglichkeit für Gemüse ist die Milchsäuregärung.

Bei der **Hitzekonservierung** von Gemüse kommt es wegen der relativ langen Einkochdauer und dem Auslaugen (Aufgussflüssigkeit) zu Verlusten bis zu 60 % der ursprünglichen Menge an den Vitaminen C, B_1 und B_6. Nach zwölfmonatiger Lagerung verringern sich die Werte nochmals um etwa 10 % (bezogen auf den Gehalt in frisch eingekochtem Gemüse; *Bognár* 1991). Wird die Aufgussflüssigkeit aus den Dosen bzw. Gläsern mitverwendet, sind die Verluste geringer; der teilweise hohe Kochsalzzusatz bei Gemüsekonserven spricht jedoch gegen den Mitverzehr der Aufgussflüssigkeit.

Bei Obstkonserven betragen die Verluste der B-Vitamine wie bei Gemüsekonserven bis zu 60 %, die Vitamin-C-Verluste können jedoch 80 % erreichen (*Bognár* 1991). Außerdem verringert der bei Konserven übliche Zusatz von isolierten Zuckern die Nährstoffdichte und erhöht den Energiegehalt und die Energiedichte.

Die **Tiefkühlung** bewirkt Verluste bei den unterschiedlichen Zubereitungsschritten (Blanchieren, Lagerung, Auftauen). Beim Wasserblanchieren von *Gemüse* liegen die mittleren Verluste an Mineralstoffen und Vitaminen zwischen 10 und 30 %, sie nehmen bei kleinstückigem bzw. stärker zerkleinertem Gemüse zu. Durch Mikrowellen und Dampfblanchieren bleiben die wasserlöslichen Nährstoffe besser erhalten (*Bognár* und *Wolf* 2002). Pro Monat Lagerung werden bei Temperaturen von −18/−25 °C zwischen 0,5 und 5 % des nach dem Blanchieren noch vorhandenen Vitamin C abgebaut. Werden die Produkte vor dem Tiefgefrieren nicht blanchiert, sind die Vitamin-C-Verluste mit Ausnahme von Gemüsepaprika wesentlich stärker ausgeprägt. Die Verluste an Vitamin B_1 schwanken je nach Gemüseart um 0,5–14 % pro Monat (*Bognár* und *Wolf* 2002).

Die Vitaminverluste bei *Obst* sind geringer, da der Blanchiervorgang meist nicht nötig ist und die enthaltenen Fruchtsäuren die Vitamine schützen (*Bognár* und *Wolf* 2002).

Wird der Auftauprozess beschleunigt, z. B. Obst in etwa 15 °C warmem Wasser oder Gemüse direkt im heißen Kochtopf, sind die Vitaminverluste beim Auftauen gering. Beim Erwärmen von Gemüsespeisen auf Esstemperatur (ca. 70 °C) gehen dagegen 10–40% des Vitamin-C-Gehaltes verloren (*Bognár* und *Wolf* 2002).

Obgleich die **Tiefkühlung** aus ernährungsphysiologischer Sicht eine recht günstige Konservierungsmethode ist, wird die Empfehlung des Verzehrs von Tiefkühlkost für die Vollwert-Ernährung zurückhaltend gegeben. Dieses beruht primär auf dem hohen Energieeinsatz bei der Herstellung der Ware und bei der weiteren Tiefkühlkette (mehrfache Lagerungen und Transporte; s. 5.5.2, S. 163). Es erscheint daher aus **ökologischen Gründen** sinnvoll, *Tiefkühlgemüse und -obst* aus dem Lebensmittelhandel nicht oder nur gelegentlich zu verwenden. Für die Lagerhaltung von selbst angebautem Gemüse und Obst sowie für auf Vorrat zubereitete Mahlzeiten bietet sich die Tiefkühlung zur schonenden Konservierung an. In der Gemeinschaftsverpflegung sind tiefgekühlte Lebensmittel wegen deutlich geringerer Personal kosten heute billiger als Frischware. Nicht empfehlenswert sind dagegen *Tiefkühlfertiggerichte*, weil sie häufig ernährungsphysiologisch ungünstig zu bewertende Zutaten und Zusatzstoffe enthalten.

Bei der **Trocknung** von Gemüse und Obst führt die Verminderung des Wassergehalts zur Reduktion oder zum vollständigen Erliegen des Wachstums von Mikroorganismen und somit zur Verlängerung der Haltbarkeit. Zur Enzyminaktivierung wird in der Lebensmittelindustrie das geputzte und zerkleinerte *Gemüse* 2–7 Minuten blanchiert, eine Schwefelung kann sich anschließen. Der Trocknungsprozess z. B. für Suppengemüse erfolgt durch technologisch unterschiedliche Verfahren und führt zu licht-, luft- und feuchtigkeitsempfindlichen Produkten, die eine aufwändige Verpackung erfordern. Vor allem durch die Vorbehandlungsschritte des industriellen Trocknungsprozesses wie Waschen, Schälen, Schneiden und Blanchieren kommt es zu beträchtlichen Verlusten vor allem an wasserlöslichen Inhaltsstoffen. Die trocknungsspezifischen Verluste liegen bei sachgemäßer Trocknung (außer für Vitamin C und Beta-Carotin) in der Größenordnung von 0–10%. Da Vitamin C wasserlöslich ist, wird es während des gesamten Trocknungsprozesses immer weiter verringert; die Verluste können bis zu 60% betragen (*Heiss* und *Eichner* 1990; *Väth* u. a. 1990). Das fettlösliche Beta-Carotin wird bei der Trocknung im Wesentlichen durch Oxidationsprozesse zerstört. Hier können die Verluste bei bis zu 25% liegen (*Ernährungsbericht* 2000, S. 242). Durch Verluste und Veränderungen des Aromas kommt es zusätzlich zu starken Qualitätseinbußen.

Als Vorbehandlung von *Obst* wird eine Erhitzung (Pflaumen) oder Schwefelung (Apfelringe, Aprikosen) durchgeführt, um die Farbe zu erhalten. Die Vitamin-B_1-Verluste von geschwefelten Produkten können teilweise mehr als 25% betragen (*Ernährungsbericht* 2000, S. 242).

Die **Konservierung** von Gemüse und Obst erfordert im Vergleich zur Zubereitung von Frischware zusätzliche Verarbeitung und führt dadurch zu unterschiedlich hohen Verlusten an wertgebenden Inhaltsstoffen. Werden frische Produkte jedoch zu lange und unter ungünstigen Bedingungen gelagert, können die Nährstoffverluste größer sein als durch schnelle und sachgerechte Konservierung, wie im Falle der Tiefkühlung. Unter dem Aspekt der Nährstofferhaltung ist der direkte Verbrauch frischer Ware der konservierten Kost, auch der Tiefkühlkost, vorzuziehen. *Hitze*konservierte Nahrungsmittel (in Dosen oder Gläsern) weisen die größten Nährstoffverluste auf.

Im Gegensatz zu den bisher genannten Konservierungsmethoden bleiben bei der Haltbarmachung von Gemüse durch **Milchsäuregärung** die wertgebenden Inhaltsstoffe weitgehend erhalten. Die Gärung (unter Ausschluss von Sauerstoff) ist eine der ältesten Konservierungsmethoden und bietet sich beispielsweise für Kohl, Gurken, Möhren, Rote

Bete, Bohnen und Zwiebeln an. So bauen bei der Sauerkrautherstellung vor allem Milchsäurebakterien einen Teil der Kohlenhydrate zu organischen Säuren ab, hauptsächlich zu Milchsäure, Essigsäure und Kohlensäure. Durch Einsalzen (z. B. 2–2,5 g Salz pro 100 g Weißkohl) werden die mikrobiellen Vorgänge in der Regel so beeinflusst, dass unerwünschte Mikroorganismen in ihrer Entwicklung unterdrückt werden. Das gesäuerte Produkt muss stets von Flüssigkeit bedeckt, d. h. vor Sauerstoff geschützt sein, wodurch bei Kühlhaltung eine Lagerfähigkeit über mehrere Monate erreicht wird.

Die Vitamine und Mineralstoffe bleiben durch den Ausschluss von Sauerstoff und Hitze weitgehend erhalten. Der Säuregehalt (etwa pH 3,6 bei Sauerkraut) führt zur Reduktion von dreiwertigem zu besser resorbierbarem zweiwertigem Eisen und übt außerdem einen Schutz auf den Erhalt von Vitamin C aus.

Zur Erhöhung der Lagerzeit wird bei im Handel befindlichen Erzeugnissen meistens eine Pasteurisierung oder Sterilisierung vorgenommen, wodurch das Gärgemüse seinen Frischkost-Charakter verliert. Eine Ausnahme ist z. B. unerhitztes Frischkost-Sauerkraut im Reformwaren- und Naturkosthandel.

Schon seit langem sind **ernährungsphysiologisch günstige Eigenschaften** milchsauer vergorener Gemüse aus der Erfahrungsheilkunde bekannt. Neuere Studien über den Einfluss fermentierter Lebensmittel zeigen, dass Milchsäurebakterien die Aktivität einiger bakterieller Enzyme im Darm hemmen, welche die Umwandlung von Prokarzinogenen zu Karzinogenen bewirken. Somit kann der Verzehr milchsauer vergorener Lebensmittel dazu beitragen, das Risiko der Kolonkarzinomentstehung zu senken (*Michel* und *Leitzmann* 1993; *Watzl* und *Leitzmann* 1999, S. 194ff). Eine aktuelle finnische Studie konnte zudem nachweisen, dass sich bei der Gärung von Weißkohl zu Sauerkraut in Abhängigkeit der Starterkulturen verschiedene sekundäre Pflanzenstoffe bilden, die bei der Abwehr von Krebs erregenden Substanzen eine Rolle spielen (*Tolonen* 2002).

7.4.6 Unerhitzte Frischkost

Für *unerhitzte Frischkost* steht teilweise auch der Begriff Rohkost; in der Vollwert-Ernährung wird jedoch der Begriff *unerhitzte Frischkost* bevorzugt, weil es nicht nur auf den rohen Zustand, sondern auch auf die Frische ankommt, d. h. lang aufbewahrte Lebensmittel sind zwar noch roh, aber nicht mehr frisch (s. 5.3, S. 118).

Unerhitzte Frischkost umfasst nicht nur Gemüse und Obst (einschließlich milchsauer vergorenem Gemüse), sondern auch unerhitztes Getreide, unerhitzte Nüsse, Ölsamen, Ölfrüchte, kaltgepresste unraffinierte Öle, Keimlinge und Kräuter; im erweiterten Sinne gehören dazu auch unerhitzte tierische Lebensmittel, z. B. Vorzugsmilch und unerhitzte Sauermilchprodukte (s. 5.3.2, S. 120).

Bestimmte Gemüsearten, wie Auberginen, sind in unerhitzter Form für den Verzehr nicht geeignet. Hülsenfrüchte sollten nicht roh gegessen werden, weil erst durch das Erhitzen bestimmte gesundheitsschädliche Inhaltsstoffe zerstört werden (dies gilt auch für Keimlinge von Hülsenfrüchten, sie müssen blanchiert werden; s. 10.4.4, S. 269).

Ein **Vorteil** von Frischkost ist, dass Nährstoffe nicht durch Hitzeschädigung vermindert werden (s. 7.4.4, S. 229). Zahlreiche Studien zeigen, dass frisches, unerhitztes Gemüse eine besondere protektive Wirkung bezüglich der Krebsentstehung aufweist (*Watzl* und *Leitzmann* 1999, S. 58f). Die Nährstoffresorption aus gegarter Kost ist im Vergleich zur unerhitzten Frischkost allerdings erleichtert, weil durch den Kochprozess Pflanzenzellwände aufgebrochen werden und somit der Zugang zu Nährstoffen erleichtert wird. Dagegen entfalten die in unerhitzter Frischkost in großer Menge vorhandenen Ballaststoffe und sekundären Pflanzenstoffe ihre physiologischen

Wirkungen uneingeschränkt; die vollständig erhaltenen Farb-, Geruchs- und Geschmacksstoffe erhöhen außerdem den Genuss (s. 4.1, S. 64; s. 4.2, S. 71).

Neben der Vielfalt an Inhaltsstoffen hat Frischkost meist eine niedrige Energiedichte – vorausgesetzt, weitere Zutaten sind nicht fettreich (z. B. in der Salatsoße). Durch längeres Kauen und intensives Einspeicheln sowie durch eine große Magenfüllung wird ein höherer Sättigungswert erreicht als beim Verzehr der gleichen Lebensmittel in erhitzter Form. Daher kann unerhitzte Frischkost zur Regulation des Körpergewichts langfristig von erheblichem Nutzen sein (s. 5.3.2, S. 120).

Schon *Bircher-Benner* (1938, S. 68–82) behandelte seine Patienten vor über 100 Jahren erfolgreich mit unerhitzter Frischkost, wobei seine *Ordnungstherapie* nicht ausschließlich aus einer Ernährungsumstellung auf Frischkost bestand, sondern auch die Ordnung aller anderen Lebensbereiche beinhaltete.

7.4.7 Anthropogene Schadstoffe

Zur Einschätzung der Schadstoffbelastung bei Gemüse und Obst muss besonders der Gehalt an Nitrat, Schwermetallen und Pestiziden beachtet werden.

7.4.7.1 Nitrat

Nitrat in Lebensmitteln und Trinkwasser ist hauptsächlich aus zwei Gründen unerwünscht. Erstens wird aus dem aufgenommenen Nitrat endogen (im Körper) und exogen (außerhalb des Körpers) von nitratreduzierenden Mikroorganismen Nitrit gebildet, das sich mit sekundären Aminen oder Amiden aus dem Nahrungsprotein verbindet. Die so entstehenden **Nitrosamine** sind stark kanzerogene Substanzen. Die Nitrosaminbildung wird unter anderem durch die Vitamine A (einschl. Beta-Carotin), C und E gehemmt (*Elmadfa* und *Leitzmann* 1998, S. 558).

Zweitens sind durch eine endogene bakterielle Umwandlung des Nitrats in Nitrit Säuglinge gefährdet, da der Sauerstofftransport des Blutes durch eine Reaktion von Nitrit mit Hämoglobin beeinträchtigt wird. Im schlimmsten Fall kann die entstehende **Blausucht** (Methämoglobinämie) zu innerem Ersticken führen. Für Säuglinge und Kleinkinder bestehen deshalb für die Nitrataufnahme strengere Richtwerte. Erwachsene haben einen enzymatischen Schutzmechanismus, der bei Säuglingen noch nicht ausreichend entwickelt ist.

Die häufigsten **Quellen** für die Aufnahme von Nitrat und Nitrit sind Gemüse (zu etwa 62 %) und Trinkwasser (zu etwa 26 %; s. 15.4.2, S. T T; *Groß* und *Lessig* 2002). Die WHO hat einen Grenzwert von 220 mg Nitrat pro Tag für Erwachsene festgelegt. Die durchschnittliche tägliche Aufnahme liegt bei etwa 100 mg Nitrat pro Person (*Diehl* 1998b), wobei je nach Verzehrsgewohnheiten und Trinkwasserqualität große individuelle Unterschiede bestehen. Bei hohem Gemüseverzehr, d. h. mehr als 300 g pro Tag, kann die Nitrataufnahme deutlich darüber liegen. Eine hohe Gemüsezufuhr bedingt aber gleichzeitig eine hohe Aufnahme an den Vitaminen C und E sowie Polyphenolen, die die Bildung der Nitrosamine hemmen (*Diehl* 1998b).

Nitrat wird von der Pflanze aus dem Boden als Stickstoffquelle zur Bildung von Protein aufgenommen. Zahlreiche Faktoren beeinflussen den Nitratgehalt der Pflanzen, wobei vor allem die Pflanzenart, aber auch die Menge der Stickstoffdüngung und die Intensität der Sonneneinstrahlung bedeutsam sind. Zwischen verschiedenen Gemüsearten bestehen natürlicherweise große Unterschiede, die zu einer Einteilung in nitratarme und nitratreiche Gemüse führen (Tab. 7.5).

Auch innerhalb einer Gemüseart können **Sorteneigenschaften** zu einer deutlich unterschiedlichen Anreicherung von Nitrat führen. Bei verschiedenen Kopfsalatsorten schwanken bei gleicher Stickstoffdüngung und Sonnen-

Tab. 7.5: Nitratbelastungen ausgewählter Gemüsearten in Deutschland
(mg Nitrat pro kg Frischsubstanz; nach *Umweltinstitut München* 2003b)

hoher Nitratgehalt (über 1.000 mg/kg)
Eissalat, Fenchel, Kohlrabi, Kopfsalat, Kresse, Radieschen, Rettich, Rote Bete, Spinat (tiefgefroren)
mittlerer Nitratgehalt (500–1.000 mg/kg)
Chinakohl, Endivien, Grünkohl, Knollensellerie, Kohlrüben, Mangold, Petersilienblätter, Spinat, Zucchini
niedriger Nitratgehalt (100–500 mg/kg)
Auberginen, Blumenkohl, Brokkoli, Chicorée, Gurken, Kartoffeln, Lauch, Möhren, Rotkohl, Weißkohl, Wirsing
geringer Nitratgehalt (unter 100 mg/kg)
Paprika, Rosenkohl, Schwarzwurzel, Spargel, Tomaten, Zuckermais, Zwiebeln

einstrahlung die Nitratgehalte um mehr als 25 % (*Samwel* 2000).

In den **Pflanzenorganen** ist die Nitratverteilung nicht gleichmäßig. Da Nitrat über die Wurzel aufgenommen wird, reichert es sich besonders im Transportsystem (Stiel, Blattspreite) und den stoffwechselaktiven Teilen an (äußere grüne Blätter; *Prugar* und *Prugarová* 1991; *Scharpf* und *Wehrmann* 1991).

Eine steigende **Stickstoffdüngung** verursacht bei den meisten Pflanzen eine Erhöhung des Nitratgehalts. Es können Werte erreicht werden, die bei entsprechenden Verzehrsgewohnheiten und in Kombination mit einem hohen Nitratgehalt im Trinkwasser den WHO-Grenzwert für die Nitrataufnahme erreichen oder überschreiten (*Scharpf* und *Wehrmann* 1991).

Obwohl theoretisch auch mit organischen Düngern (z. B. Mist und Jauche) überdüngt werden kann, weisen Erzeugnisse aus **ökologischem Anbau** geringere Nitratgehalte auf als konventionelle Ware (*Samwel* 2000; s. 5.4.6, S. 158).

Der Umbau von Nitrat zu Pflanzenprotein erfordert Energie, die die Pflanze aus dem **Sonnenlicht** bezieht. Hohe Nitratgehalte können somit auch auf mangelnde Belichtung zurückgeführt werden. Die in der sonnenlichtarmen Zeit (Herbst, Winter, Frühjahr) im Treibhaus- oder Folienanbau produzierten Gemüse weisen deshalb höhere Nitratgehalte auf als saisongerecht im Freiland gereiftes Gemüse und Obst.

Ein weiterer Einfluss besteht darin, dass mit zunehmender **Reife** der Nitratspeicher der Pflanze abnimmt, junges Gemüse hat dagegen eingelagertes Nitrat noch nicht zu Protein umgebaut. Eine Verschiebung des Erntetermins kann somit die Nitratgehalte vermindern. Generell enthält ausgereiftes Gemüse weniger Nitrat (*Scharpf* und *Wehrmann* 1991).

Um die **Nitrataufnahme gering** zu halten, sollten im Freiland ausgereifte Gemüse aus regionalem Anbau gewählt werden (s. 5.5.6, S. 166). Küchentechnisch empfiehlt sich bei Blatt- und Kohlgemüsen, die äußeren Blätter zu entfernen sowie Stiele und Blattrippen auszuschneiden. Da es beim Aufbewahren und Aufwärmen von Resten nitratreicher Gemüse zur Umwandlung von Nitrat zu dem wesentlich reaktionsfreudigeren Nitrit kommt, sollten Reste vermieden und nicht von Säuglingen und Kleinkindern gegessen werden.

7.4.7.2 Schwermetalle

Schwermetalle wie **Blei** und **Cadmium** gelangen vorwiegend über Industrie- und Autoabgase in die Nahrungsketten. Ablagerungen auf Gemüse und Obst über Staubniederschläge und die Aufnahme über die Wurzel (besonders bei Cadmium) führen zu Belastungen, die je nach regionalen Bedingungen stark schwanken können. Beispiele für erhöhte Schwermetallbelastungen sind Äcker und Hausgärten mit früherer oder noch andauernder Klärschlammdüngung sowie die Nähe zu industriellen Schwermetall-Emittenten oder stark befahrenen Straßen (*Ewers* 1990). Trotz der Gefahren werden heute immerhin noch 28 % des Klärschlamms landwirtschaftlich genutzt (*Universität Bremen* 2003).

Seit 1979 wurde für die **Blei**gehalte der meisten Lebensmittel pflanzlicher Herkunft ein Rückgang verzeichnet, die **Cadmium**gehalte blieben dagegen weitgehend unverändert (*Arnold* u.a. 1998). Für Blei wird durch eine durchschnittliche wöchentliche Nahrungszufuhr eine prozentuale Auslastung des WHO-Richtwerts (s. 8.4.9, S. 255) von weniger als 20% erreicht, bei Cadmium liegt die Auslastung ebenfalls bei etwa 20% (*Diehl* 1998a). Das Lebensmittelmonitoring 2000 zeigte bei den untersuchten Gemüse- und Obstproben nur geringe Belastungen an Schwermetallen (*BgVV* 1999b).

Bedingt durch die Art der Belastung lässt sich die ubiquitäre Ausbreitung der Schwermetalle auch in der ökologischen Landwirtschaft nicht beeinflussen. Die Schwermetallbelastungen pflanzlicher Erzeugnisse können somit kaum geringer als bei konventioneller Landwirtschaft sein.

Frisches Gemüse und Obst sollte so gründlich wie jeweils möglich gewaschen und abgerieben werden, was bei zarter oder gekräuselter Oberfläche nur mit Sorgfalt oder gar nicht gelingt (z.B. bei Wirsingkohl bzw. Himbeeren). Äußere Blätter sollten nicht verwendet werden.

7.4.7.3 Pestizide

Untersuchungen der amtlichen Lebensmittelkontrollen ergaben **Höchstmengenüberschreitungen** an Pestiziden bei 0,7% der Obststichproben, wobei ausländische Ware mit 6% deutlich öfter Überschreitungen aufweist. Bei Gemüse enthielten über 30% der einheimischen und fast die Hälfte der ausländischen Proben nachweisbare Rückstände. Auch hier kamen Höchstmengenüberschreitungen bei Importen wesentlich häufiger vor (*Ernährungsbericht* 2000, S. 182; *BgVV* 2002). Obgleich die Anwendung bestimmter Pestizide in Deutschland verboten ist, werden diese hier weiterhin produziert und in Ländern eingesetzt, die Gemüse und Obst nach Deutschland importieren. Auf diese Weise gelangen Rückstände, die vermeidbar wären, in unsere Speisen.

Eine Studie, die von 1994–2000 ökologisches Gemüse und Obst mit konventioneller Ware verglichen hat, zeigte deutliche Unterschiede bezüglich der Pestizidbelastung: 96% der ökologischen Gemüse- und Obstproben waren frei von Pestiziden (nur 0,1% lagen über der Höchstmenge der Rückstandsverordnung), während bei den konventionellen Proben 35% mit Pestiziden belastet waren (1,7% über der Höchstmenge; *Weber* u.a. 2001).

Gründliches Waschen der Lebensmittel ist empfehlenswert, jedoch haften die Schadstoffe teilweise so fest an der Schale bzw. am Blatt, dass erst kräftiges Abreiben, unter Umständen auch Schälen (z.B. Gurke) zu nennenswerten Verminderungen führt. Pestizide, die von der pflanzlichen Wurzel oder Frucht aufgenommen werden oder durch Blatt oder Schale diffundieren, lassen sich so nicht reduzieren. Zur Minimierung der Pestizidaufnahme ist es daher am sinnvollsten, Lebensmittel aus ökologischer Landwirtschaft zu bevorzugen (*Samwel* 1999).

Generell kann die Festlegung von **Grenzwerten** bzw. **Höchstmengen** für einzelne Schadstoffe nur akute Toxizitäten ausschließen. Über synergistische Wirkungen der Schadstoffe oder ihrer Abbauprodukte untereinander ist in der Regel wenig bekannt; sie sind auch wegen der Komplexität analytisch kaum nachvollziehbar. Dies trifft auch für die chronischen Wirkungen geringer Aufnahmemengen zu. Auswirkungen auf individuell erhöhte Stress- bzw. Allergieanfälligkeit oder Interaktionen mit Medikamenten sind kaum zu erfassen (s. 3.2.2.8, S. 54).

Im Hinblick auf die allgemeine Schadstoffbelastung sollte das Ziel eine Vermeidung bzw. Verminderung der Anwendung und Emission problematischer Substanzen sein.

7.5 Ökologische Aspekte

Bei der Bewertung von Gemüse und Obst müssen neben den gesundheitlichen Aspekten besonders die ökologischen Rahmenbedingungen bedacht werden.

Bei den **konservierten Produkten** verursacht der Energieaufwand für den Gefrierprozess sowie die Gefrierlagerung im Großhandel, Einzelhandel und privaten Haushalt eine ungünstigere Energiebilanz von tiefgekühlter Ware im Vergleich zu sterilisierten Produkten (Konservendosen oder -gläsern). Durch zentralisierte Verarbeitung muss der Energieverbrauch für den Tiefkühltransport hinzugerechnet werden.

Darüber hinaus besteht der Anreiz, nicht nur tiefgekühlte *Rohware*, sondern auch tiefgekühlte *Fertiggerichte* zu kaufen, was durch die zunehmende Verbreitung von Mikrowellengeräten im Trend unterstützt wird und die Ernährungsgewohnheiten ungünstig beeinflussen kann (s. 5.3.8, S. 145). Von 1996 bis 2001 ist der Verbrauch an Tiefkühlkost insgesamt um 45 % gestiegen, bei Rohgemüse waren es 23 %, bei Gemüsezubereitungen 26 % und bei zubereiteten Hauptspeisen 33 %. Hinzu kommen noch Snacks, Pizza, Baguettes und Ähnliches. Jeder Deutsche konsumierte 2001 durchschnittlich 34,3 kg Tiefkühlware (ohne Speiseeis), mit weiter steigender Tendenz (*Deutsches Tiefkühlinstitut* 2002a und b).

Treibhausgemüse ist nicht nur wegen des höheren Nitratgehalts zu meiden, auch hier steht der Energieaufwand für die Produktion in einem deutlichen Missverhältnis zum Nahrungsenergiegehalt des Endprodukts (s. 5.5.3, S. 165).

Die **Transportwege** von den Produzenten zu den Verarbeitern und dann erst zu den Verbrauchern nehmen nicht nur durch die steigende Zentralisierung der verarbeitenden Nahrungsmittelbetriebe und Großhandelsketten zu. Auch die Erwartungshaltung vieler Verbraucher für Frischgemüse und -obst außerhalb der Erntezeit, für Angebotsvielfalt und für exotische Früchte führt zu einem Wachstum der Transportmenge. Diese wird durch die zukünftige Intensivierung des europäischen und weltweiten Warenaustauschs noch steigen. Die Umweltschäden durch das Verkehrsaufkommen, insbesondere die Abgas- und Lärmbelastung, werden entsprechend größer (s. 5.5.2, S. 163).

Eine Möglichkeit für Verbraucher, diese Sachverhalte in den eigenen Entscheidungsrahmen einzubeziehen, ist eine **Änderung ihres Kaufverhaltens**. So konnte beispielsweise belegt werden, dass eine insgesamt ökologische Ernährungsweise deutlich weniger Energie verbraucht als eine konventionelle. Bei der Gesamtbilanz des Energieverbrauchs, der sich aus verbrauchten Lebensmitteln, Stickstoffaustrag (Treibhausgase), Verpackung, Transport und Energieverbrauch im Haushalt zusammensetzte, war der Energieverbrauch einer ökologisch ausgewählten Mischkost bereits um 29 % geringer als der einer durchschnittlichen Mischkost. Beim Vergleich dieser Variante mit einer ökologischen Ernährung *ohne Fleisch* sind es sogar 52 % weniger (*Taylor* 2000, 139ff).

Vor allem aus ökologischen Gründen wird in der Vollwert-Ernährung der Einkauf von frischem Gemüse und Obst aus regionaler und saisonaler Erzeugung empfohlen.

7.6 Kernaussagen

- Gemüse und Obst weisen eine hohe Dichte an essenziellen Nährstoffen sowie an Ballaststoffen und sekundären Pflanzenstoffen auf.
- Zahlreiche Studien belegen, dass ein hoher Verzehr dieser Lebensmittel das Risiko von Herz-Kreislauf- und Krebs-Erkrankungen sowie Übergewicht senkt.
- Frisches, *unerhitztes* Gemüse und Obst liefern viele wertvolle Nahrungsbestandteile in nahezu unveränderter Form und weisen in zahlreichen Studien eine besondere protektive Wirkung bezüglich der Krebsentstehung auf.
- Frischkost hat meist eine höhere Sättigungswirkung als Kochkost und kann daher zur Verminderung des Körpergewichts beitragen.
- Bei der Zubereitung erhitzter Gemüsegerichte ist bezüglich der Nährstofferhaltung das Dünsten mit wenig Wasser die beste Methode.
- Ökologisch erzeugtes Gemüse und Obst ist deutlich geringer mit Nitrat und Pestiziden belastet als konventionelles, außerdem ist es vorteilhafter für die Umwelt.
- Vor allem aus ökologischen und gesundheitlichen Gründen sollte Gemüse und Obst aus der Region und entsprechend der Jahreszeit ausgewählt werden.
- Aufgrund eventueller Belastungen mit Schwermetallen und Pestiziden sollte frisches Gemüse und Obst so gründlich wie jeweils möglich gewaschen bzw. abgerieben werden.

8 Getreide

(Unter Mitarbeit von: Wiebke Franz)

8.1 Empfehlungen für die Vollwert-Ernährung

Sehr empfehlenswert sind Vollkorn und Vollkorn-Erzeugnisse, d. h. sie sollten aus gemahlenen, geschroteten, geflockten oder gekeimten *vollständigen* Getreidekörnern hergestellt sein. Das Getreide sollte aus ökologischer und regionaler Landwirtschaft stammen. Zu den Vollkorn-Erzeugnissen zählen:

- Speisen aus erhitztem Vollkorn, z. B. Aufläufe, Bratlinge oder ganzes gekochtes Korn als Beilage (z. B. Vollkornreis) sowie Brei bzw. Grütze aus Mehl, Schrot oder Flocken
- Vollkornbrote und -brötchen verschiedener Sorten
- andere Erzeugnisse aus vollem Korn, z. B. Vollkornnudeln, Vollkornflocken, Vollkornfeinbackwaren und Vollkorngrieß
- Frischkorn(-müsli) aus unerhitztem Vollkorn (je nach Bekömmlichkeit; Herstellung frisch geflockt, geschrotet oder gequetscht und eingeweicht – oder auch angekeimt)

Weniger empfehlenswert sind Nicht-Vollkorn-Erzeugnisse aus geschältem Getreide, Auszugsmehlen oder nur teilweise ausgemahlenen Mehlen. Dazu zählen:

- geschälter (weißer) Reis, auch Parboiled-Reis, Graupen, Bulgur, Couscous
- Weißbrot, weiße Brötchen, Graubrot, Mischbrot und Toastbrot (sofern es sich nicht um Vollkorntoast handelt)
- andere Erzeugnisse aus geschältem Getreide, Auszugsmehlen oder teilweise ausgemahlenen Mehlen, z. B. Nudeln, Cornflakes, Feinbackwaren und Grieß
- Getreidekleie

Nicht empfehlenswert sind isolierte Erzeugnisse wie Getreidestärke (z. B. in Pudding) und Getreideprotein (z. B. Seitan).

8.2 Allgemeines

Für den größten Teil der Menschheit bilden Getreide und Getreide-Erzeugnisse seit Jahrtausenden die **wichtigste Nahrungsgrundlage**. Weltweit stammen 48 % der insgesamt aufgenommenen Energie und 43 % des verzehrten Proteins aus Getreide (*FAO* 2000). In Deutschland wurden um 1800 schätzungsweise 52 % der Nahrungsenergie durch Getreide geliefert (*Lemnitzer* 1977, S. 68), zu Beginn des 20. Jahrhunderts waren es noch 35 % (*Wirths* 1977, S. 9). Im Jahr 2000 betrug die Energiebereitstellung durch Getreide(-Erzeugnisse) in Deutschland nur noch 22 % (*FAO* 2000).

Die sieben **Getreidearten**, die für die Ernährung des Menschen genutzt werden, sind Weizen, Roggen, Hafer, Gerste, Reis, Mais und Hirse. Außerdem gibt es Ursprungsformen des Weizens wie Dinkel, Einkorn, Emmer und Kamut. Grünkern ist in der Milchreife geernteter und gedarrter Dinkel. Triticale ist eine Kreuzung aus Weizen (*Triti*cum) und Roggen (Se*cale*). Buchweizen zählt nicht zu den Getreidearten, sondern zu den Knöterichgewächsen, wird aber wie Getreide verwendet. Quinoa und Amaranth sind Körnerfrüchte (kein Getreide, sondern Melden- bzw. Fuchsschwanzgewächse) und zeichnen sich durch einen etwas höheren Gehalt an Protein und einigen Mineralstoffen (Calcium, Magnesium und Eisen) gegenüber den Getreidearten aus. Sie sollten bevorzugt in ihren Anbauländern (Südamerika) verwendet werden, in unseren Breiten wegen der langen Transportwege nur gelegentlich (s. 8.5, S. 259).

Die überragende **Bedeutung der Getreide-Erzeugnisse** für die Ernährung ist einerseits *ernährungswirtschaftlich* zu begründen, da Getreide-Erzeugnisse zu den preiswertesten und selbst in Mangelzeiten relativ leicht verfügbaren Lebensmitteln zählen. Sie sind gut lager- und transportfähig. Andererseits sind Getreide-Erzeugnisse aus Vollkorn *ernährungsphysiologisch* sehr wertvoll. Von den Nährstoffen, die der Mensch benötigt, fehlen im Getreidekorn nur wenige (z. B. Vitamin C) bzw. manche sind nur in sehr geringer Menge vorhanden (z. B. Calcium). Getreide ist daher nicht nur ein bedeutender Kohlenhydratlieferant, sondern weltweit einer der wichtigsten Proteinlieferanten. Getreide ist außerdem reich an Ballaststoffen, wichtigen Mineralstoffen und Vitaminen, besonders den Vitaminen der B-Gruppe.

Aus ernährungswirtschaftlichen und ernährungsphysiologischen Gründen ist es daher sinnvoll, das Getreide als wichtigste Nahrungsgrundlage in der seit Jahrtausenden bewährten Form, d. h. als Vollkorn, beizubehalten bzw. es wieder zur Geltung zu bringen.

Im Zuge der **Industrialisierung** und der Entstehung von Ballungsräumen wurde das Getreide nicht mehr in den zahlreichen und weitverbreiteten Kleinmüllereien gemahlen, sondern in zentralen Großmühlenbetrieben. Als Folge davon und zur Kosteneinsparung wurden immer größere Mengen Mehl vor der Weiterverarbeitung über zunehmende Entfernungen transportiert und über längere Zeiträume gelagert. Die Tatsache, dass Vollkornmehl im Gegensatz zu ganzen Getreidekörnern nicht lange haltbar ist, wurde durch teilweise oder fast vollständige Abtrennung der leicht verderblichen Bestandteile des Getreidekorns (v.a. des Keims) umgangen. Damit wurde eine Konservierungsmöglichkeit ohne Kühlung geschaffen, d. h. ein für lange Zeit lagerfähiges, helles Mehl (Auszugs-, Fein- oder Weißmehl).

Ein weiterer Grund für den Rückgang der Verwendung von Vollkornmehl war, dass Auszugsmehlprodukte aufgrund der früher schwierigen und teuren Herstellung vornehmlich von der wohlhabenden Bevölkerungsschicht verzehrt wurden und somit Statussymbol eines höheren Lebensstandards waren. Seit der Verbreitung der modernen Mühlentechnik konnten sich alle Menschen das damals hochgeschätzte, weiße Mehl „leisten". Gleichzeitig unterstützte die Ernährungswissenschaft diese Entwicklung, indem sie behauptete, die unverdaulichen Randschichten des Getreidekorns (Kleie) seien überflüssiger Ballast: Das „alte Verfahren, Korn in einer einzigen Prozedur mitsamt der Kleie zu vermahlen, sollte ganz aufgehoben werden" (*Rubner* 1904, S. 66). Durch die Abtrennung der verderblichen und unverdaulichen Teile werden jedoch dem Menschen ernährungsphysiologisch wichtige Substanzen vorenthalten.

Für die ernährungsphysiologische Bewertung der Qualität der Mehle ist die Unterscheidung nach ihrem Ausmahlungsgrad bzw. den Mehltypen wesentlich. Der **Ausmahlungsgrad** bezeichnet den Gewichtsanteil des beim Vermahlen von Getreide anfallenden Mehles (in Prozent des Getreideausgangsgewichts). Vollkornmehl hat daher einen Ausmahlungsgrad von 100 %. Fällt aber z. B. nur drei Viertel des Getreideausgangsgewichts als Mehl an, beträgt der Ausmahlungsgrad 75 %. Wenn ein hoher Anteil des Ausgangsgetreides als Mehl anfällt, wird von *hoch ausgemahlenem Mehl* gesprochen, z. B. Vollkornmehl, im Gegensatz zu *niedrig ausgemahlenem Mehl* bei Auszugs-, Fein- oder Weißmehl (der Begriff *ausgemahlenes Mehl* im Sinne von niedrig ausgemahlenem Mehl ist daher missverständlich).

Die **Mehltypen** geben den mittleren Mineralstoffgehalt in mg pro 100 g Mehl-Trockensubstanz an. Die Mehltype 405 hat demnach einen mittleren Mineralstoffgehalt von 405 mg pro 100 g Mehl-Trockensubstanz. Die Mehltypen stehen in Beziehung zum Ausmahlungsgrad. Je höher der Ausmahlungsgrad, desto mehr mineralstoffreiche Randschichten enthält das Mehl, umso höher ist der Mineralstoffgehalt und damit die Mehltype und desto dunkler die Farbe. Die Mehltypenbezeichnung ist gesetzlich vorgeschrieben, wobei bestimmte Schwankungsbreiten des Mineralstoffgehalts zulässig sind (Tab. 8.1).

Tab. 8.1: Gesetzliche Mehltypenbezeichnung in Deutschland
(DIN-Norm 10355; nach *Arens* 1991)

Mahlerzeugnis	Benennung	Type	Mineralstoffgehalt g/100 g Trockenmasse	
			Mindestwert	Höchstwert
Mehl	Weizenmehl	405	-	0,50
		550	0,51	0,63
		812	0,64	0,90
		1.050	0,91	1,20
		1.600	1,21	1,80
	Durumweizenmehl	1.600	1,55	1,85
	Roggenmehl	815	-	0,90
		997	0,91	1,10
		1.150	1,11	1,30
		1.370	1,31	1,60
		1.740	1,61	1,80
Backschrot	Weizenbackschrot	1.700	-	2,10
	Roggenbackschrot	1.800	-	2,20
Vollkornmehl[1]	Weizenvollkornmehl	-	-	-
	Roggenvollkornmehl	-	-	-
Vollkornschrot[1]	Weizenvollkornschrot	-	-	-
	Roggenvollkornschrot	-	-	-

[1] Vollkornmehl und Vollkornschrot müssen die gesamten Bestandteile der gereinigten Körner einschließlich des Keims enthalten; sie haben keine Typenbezeichnung. Die Körner dürfen vor der Verarbeitung von der äußeren Fruchtschale befreit sein.
- kein Wert bzw. keine Typenbezeichnung festgelegt

Vollkornmehl und **Vollkornschrot** haben keine Typenbezeichnung, da aufgrund der Getreidesorte, der Bodenmineralien, der Witterungsbedingungen und der Pflanzenbehandlung der Mineralstoffgehalt schwanken kann. Zwischen Vollkornmehl und Vollkornschrot besteht somit lediglich ein Unterschied im Feinheitsgrad, nicht im Ausmahlungsgrad.

Bei der Herstellung von Vollkornmehl muss eine Reinigung der Kornoberfläche (Weißreinigung) aus mikrobiologisch-hygienischen Gründen erfolgen. Dabei kommt es nicht nur zu einer Reduktion der auf der Kornoberfläche haftenden Schmutzteile, sondern auch der dort befindlichen Mikroorganismen und potenziellen Schadstoffe aus der Umwelt (*Münzing* 1994). Bei dieser Abtrennung der äußeren Fruchtschale gehen weniger als 1 % der Ballaststoffe verloren; es darf weiterhin als „Vollkornmehl“ bezeichnet werden (*Rabe* und *Seibel* 1990).

Bei der Herstellung von **Backschrot** aus Weizen und Roggen wird im Gegensatz zu Vollkornschrot der wertvolle Keim abgetrennt, um eine längere Haltbarkeit zu erzielen. Backschrot ist also *kein* Vollkornschrot.

Vollkornbrot und **-brötchen** müssen mindestens 90 % Vollkorn-Erzeugnisse enthalten (*Deutsche Lebensmittelbuch-Kommission* 1999a), ein 10 %iger Zusatz von niedriger ausgemahlenen Mehltypen und/oder Restbrot ist erlaubt. Spezielle Vollkornbäckereien stellen Brot, Brötchen, Kuchen usw. aus 100 % Vollkornanteil her.

Es ist nicht auszuschließen, dass im Handel **Brot aus Backschrot** als „Vollkornbrot“ angeboten wird, statt unter der richtigen Bezeichnung „Schrotbrot“.

In den letzten Jahren sind im Zuge des Verbraucherwunsches, immer weniger Zeit für die Speisenzubereitung zu verwenden, neben den zahlreichen Erzeugnissen aus Auszugsmehlen außerdem verschiedene **vorverarbeitete Erzeugnisse** aus ganzem oder grob zerkleinertem Korn (z. B. Parboiled Reis, Thermogetreide, Gerstengraupen, Bulgur, Couscous, Minuten-Polenta) im Angebot. Durch die industrielle Vorbehandlung mit Wasser und Wärme sowie das teilweise Entfernen des Keims und/oder der Randschichten sind die Garzeiten bei der Zubereitung im Haushalt erheblich verkürzt. Diese Vorbehandlung geht mit einem Verlust an wertgebenden Inhaltsstoffen einher und verbraucht für die Erhitzungsprozesse Primärenergie, weshalb diese Produkte aus ernährungsphysiologischer und ökologischer Sicht weniger empfehlenswert sind als ihre naturbelassenen Ausgangserzeugnisse.

8.3 Änderungen des Verbrauchs

In den letzten 120 Jahren ist ein starker Rückgang des **Gesamt-Getreideverbrauchs** festzustellen. So ist der Verbrauch an Roggenmehl auf etwa ein Achtel gefallen (Abb. 8.1). Der Verbrauch an Weizenmehl stieg dagegen zunächst auf das Doppelte im Jahr 1948/49 und fiel seitdem etwa auf das Ausgangsniveau zurück, wobei in den letzten 30 Jahren wieder ein leichter Anstieg zu verzeichnen ist. Insgesamt erfolgte ein Rückgang des Getreideverbrauchs auf knapp 60 % (s. Tab. 2.2, S. 33).

Die **Anteile der einzelnen Mehltypen** an der gesamten Mehlherstellung haben sich seit Ende des 2. Weltkriegs wesentlich verändert (Abb. 8.2). Vor Beginn der Industrialisierung lag der Vollkornanteil bei annähernd 100 %. Bei Weizen nahmen hoch ausgemahlene Mehle kontinuierlich ab, dafür traten niedrig ausge-

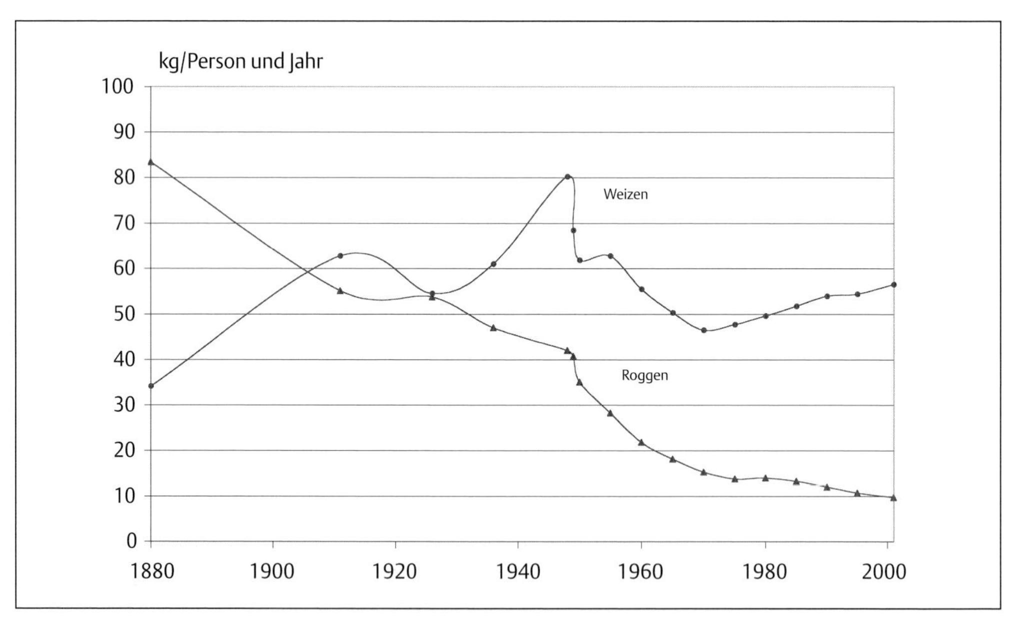

Abb. 8.1: Verbrauchsentwicklung von Weizen- und Roggenmehl in Deutschland
(zwischen 1950 und 1990 BRD (alte Bundesländer); kg pro Person und Jahr; nach *Thomas* und *Rienermann* 1976: Angaben für 1879/81 und 1925/27; nach *Ernährungsbericht* 1969, S. 36: Angaben für 1909/13 und 1948/50; nach *Statist. Jahrbüchern ELF* 1962, S. 154–158; 1973, S. 162; 1980, S. 169; 1982, S. 167; 1991, S. 177f; 1997, S. 201; 2002, S. 211: Angaben ab 1935/38; eigene Zeichnung)

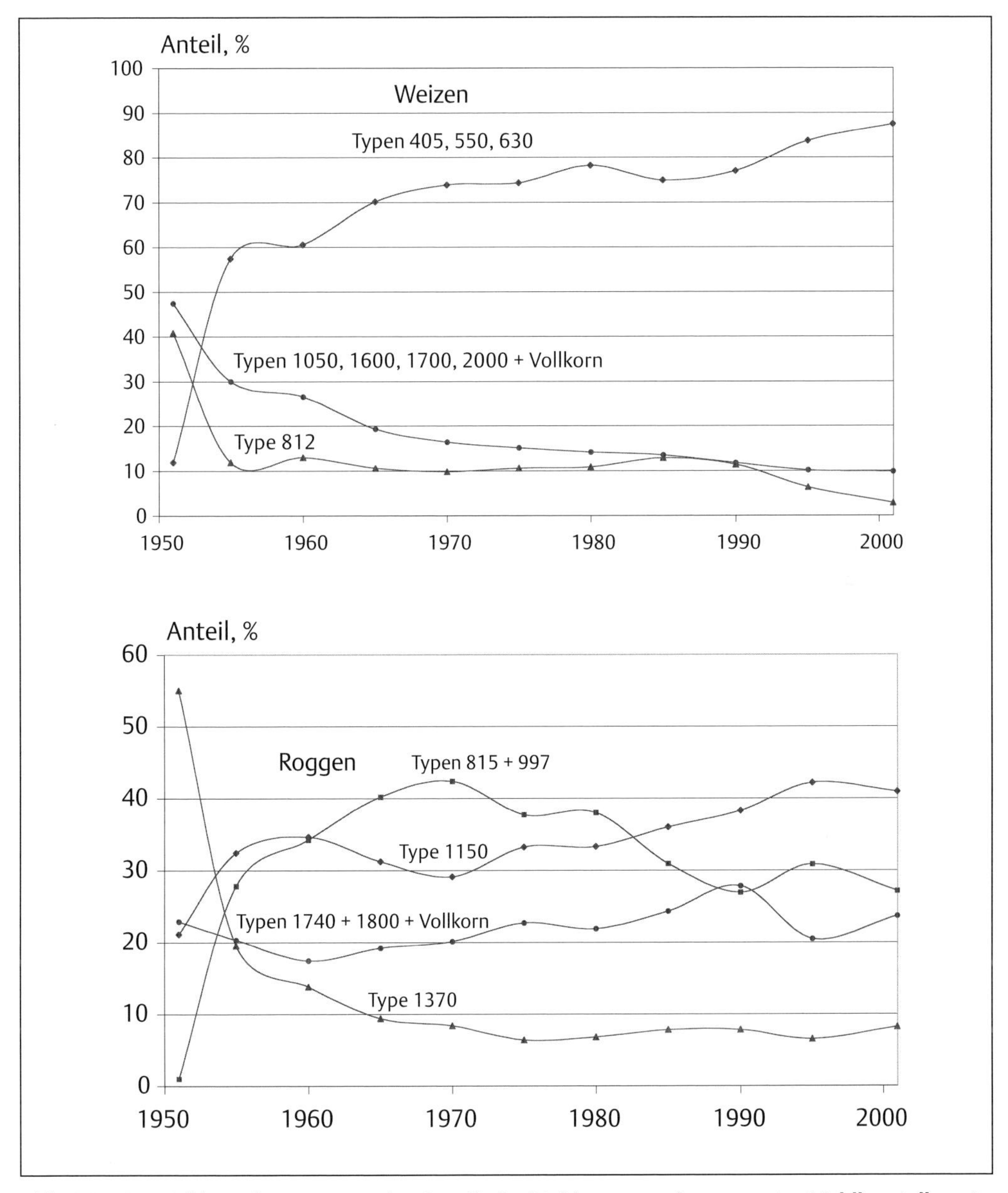

Abb. 8.2: Entwicklung des prozentualen Anteils der Mehltypen an der gesamten Mehlherstellung in Deutschland

(zwischen 1950 und 1990 BRD (alte Bundesländer); nach *Statist. Jahrbüchern ELF* 1956, S. 152; 1960, S. 160; 1962, S. 162; 1970, S. 168; 1973, S. 172; 1980, S. 179; 1988, S. 185; 1991, S. 187; 1997, S. 204f; 2002, S. 214f; eigene Zeichnung; teilweise haben sich die Mehltypen-Bezeichnungen geändert)

mahlene Mehle immer mehr in den Vordergrund: 2001/02 bestand etwa 87 % des insgesamt verwendeten Mehls (ohne Exportmehl sowie ohne Grieß und Dunst) aus den Typen 405, 550 und 630. Bei Roggen blieb der Anteil der hoch ausgemahlenen Mehle etwa konstant, jedoch rückten auch hier die niedriger ausgemahlenen Typen in den Mittelpunkt (*Statist. Jahrbuch ELF* 2002, S. 214f).

Die **Bedeutung des Getreides** in Deutschland wird durch folgende Angaben deutlich: Der Anteil aller Getreide-Erzeugnisse an der Energiezufuhr beträgt im Durchschnitt etwa 22 %. Von allen Mahlerzeugnissen (ohne Exportmehl sowie Grieß und Dunst) aus den Hauptgetreidearten Weizen und Roggen werden noch etwa 7 % aus hoch ausgemahlenen Mehlen (Typen ab 1600) hergestellt. Somit werden fast alle Getreide-Erzeugnisse (93 %) aus ernährungsphysiologisch weniger wertvollen Mehlen produziert (nach *Statist. Jahrbuch ELF* 2002, S. 214f) – dies entspricht etwa 20 % der täglichen Gesamt-Energiezufuhr.

Die ernährungsphysiologischen Konsequenzen, die sich durch diese Entwicklungen ergeben, werden im Folgenden hinsichtlich der einzelnen Inhaltsstoffe des Getreides dargestellt.

8.4 Gesundheitliche Aspekte

Bei der ernährungsphysiologischen Beurteilung geht es im Wesentlichen um den Beitrag, den Getreide bzw. Getreide-Erzeugnisse zur Versorgung mit essenziellen Nährstoffen leisten. Die Inhaltsstoffe des Getreidekorns sind nicht gleichmäßig im ganzen Korn verteilt, sondern kommen im Mehlkörper (Endosperm), im Keim (Embryo und Scutellum) und in den Randschichten (Frucht- und Samenschale, Aleuronschicht u. a.) in unterschiedlichen Mengen vor. Der gewichtsmäßig größte Anteil am Korn ist der Mehlkörper. Er enthält vor allem Stärke und speziell beim Weizen und Dinkel das für den Backprozess wichtige, ernährungsphysiologisch allerdings weniger wertvolle Kleberprotein. Der Keim und die Randschichten sind reich an Vitaminen und Mineralstoffen, sie enthalten Fettsäuren, einschließlich der essenziellen Linol- und Alpha-Linolensäure, und hochwertiges Protein. Die Randschichten enthalten darüber hinaus große Mengen an Ballaststoffen. Der Keim und die Randschichten, die vorwiegend die ernährungsphysiologisch wertvollen Inhaltsstoffe liefern, umfassen etwa 20 % des gesamten Korngewichts und werden als Kleie bei der Herstellung von hellen Mehlen und Erzeugnissen wie Gerstengraupen weitgehend entfernt (*Becker* und *Lobitz* 2001, S. 6; *BgVV* 1999c).

8.4.1 Hauptnährstoffe

Der **Proteingehalt** der einzelnen Getreidearten ist mit 7–13 % für pflanzliche Lebensmittel relativ hoch (Tab. 8.2).

Tab. 8.2: Proteingehalt und biologische Wertigkeit verschiedener Getreidearten
(Souci u. a. 2000: Proteingehalt; FAO 1970 und Jekat 1984, S. 182: biologische Wertigkeit; s. Tab. 4.7, S. 83).

Getreide	Proteingehalt[1] g/100 g	Biologische Wertigkeit
Reis (spelzfrei)	7,2	83[2]
Mais	8,5	76[2]
Roggen	8,8	83[2]
Buchweizen (kein Getreide)	10,9	75[3]
Gerste (spelzfrei)	9,8	–
Hirse (*Sorghum*, spelzfrei)	9,8	73[3]
Weizen	10,9	58[2]
Dinkel	13,3	–
Hafer (spelzfrei)	11,7	65[3]

[1] Gesamt-N-Gehalt × 5,80
[2] nach *Jekat* 1984
[3] nach *FAO* 1970
– keine Angabe

Durch niedriges Ausmahlen wird die Proteinmenge um etwa 10 % herabgesetzt, weil der Proteingehalt zur Kornmitte hin abnimmt. Gleichzeitig wird auch die biologische Wertigkeit (s. 4.3.3, S. 82) vermindert, da der prozentuale Lysinanteil (die limitierende Aminosäure des Getreides) gegen die Kornmitte hin fast nur halb so hoch ist wie im Keim und in der Kleie. Im Inneren des Weizens (d. h. auch im weißen Mehl) befindet sich hauptsächlich das für die Backqualität wichtige *Kleberprotein*, das ernährungsphysiologisch weniger wertvoll ist. Zwar wird ein Teil des Proteins aus den ballaststoffreichen Randschichten in etwas geringerem Maße ausgenutzt, da aber ihr Proteingehalt höher ist, bleibt die verfügbare Proteinmenge bei hoch ausgemahlenen Mehlen größer (und biologisch höherwertig) als bei niedrig ausgemahlenen Mehlen.

Der **Fettgehalt** von Weizen, Roggen, Gerste, Reis, Dinkel und Buchweizen beträgt etwa 2 %, von Mais und Hirse knapp 4 % und von Hafer 7 % (*Souci* u. a. 2000). Das Fett befindet sich hauptsächlich im Keim und in der Aleuronschicht (*Belitz* u. a. 2001, S. 661) und ist als Träger der fettlöslichen Vitamine von Bedeutung. Etwa die Hälfte der Fettsäuren besteht aus der essenziellen Linolsäure. Bei niedrigem Ausmahlen treten daher Verluste an Fett, essenziellen Fettsäuren und fettlöslichen Vitaminen auf. Dadurch wird zwar eine verlängerte Lagerungsfähigkeit von Auszugsmehlen erreicht, gleichzeitig sind die Verluste jedoch ernährungsphysiologisch nachteilig.

Der größte Teil der **Kohlenhydrate** besteht bei allen Getreidearten aus Stärke. Zusätzlich enthält Getreide verschiedene Zucker (u. a. Saccharose, Glucose, Fructose, Maltose und Raffinose) sowie unverdauliche Kohlenhydrate (Ballaststoffe; *Belitz* u. a. 2001, S. 686ff).

8.4.2 Vitamine

Das Getreide stellt eine wesentliche Quelle für die Vitaminversorgung dar, insbesondere enthält es – hauptsächlich in den Randschichten und im Keim – Vitamine der B-Gruppe, Vitamin E und geringe Mengen an Beta-Carotin. Der Vitamingehalt der einzelnen Getreidearten ist naturgemäß recht unterschiedlich. Auch innerhalb einer Getreideart gibt es – wie bei allen Lebensmitteln – relativ große Schwankungsbreiten durch Sorte, Standort, Anbau, Klimabedingungen, Lagerung usw. Beispielsweise wird der Vitamin-B_1-Gehalt von Weizen im Mittel mit 462 µg/100 g angegeben, er schwankt jedoch zwischen 140 und 1.080 µg/100 g (*Souci* u. a. 2000).

Tab. 8.3: Vitamingehalt von Weizen und Weizenmehlen Type 1050 und 405
(µg/100 g; *Souci* u. a. 2000)

	Weizen ganzes Korn	Weizenmehl Type 1050	Verlust %	Weizenmehl Type 405	Verlust %
Vitamin E	1.400	600[1]	57	300[1]	78
Vitamin B_1	462	430	7	60	87
Vitamin B_2	94	70	25	30	68
Niacinäquivalent	5.100	1.400	72	700	86
Pantothensäure	1.200	630	47	210	82
Vitamin B_6	269	243	10	180	33
Folsäure	87	22	75	10	88
Biotin	6,0	2,9	52	1,5	75

[1] aus: *BgVV* 1999c

Durch Schälen der Getreidekörner und niedrige Ausmahlung tritt eine Wertminderung in Bezug auf den Vitamingehalt ein (Tab. 8.3 und Abb. 8.3). Auffallend sind die teilweise starken Vitaminverluste schon bei der Type 1050 und der sehr niedrige Gehalt an den meisten Vitaminen bei der Type 405.

Nicht nur durch das Abtrennen der gesundheitlich wertvollen Getreidebestandteile, sondern auch beim Backprozess oder anderen **Erhitzungsverfahren** wird der Vitamingehalt reduziert.

Neben den Vitaminen B_1 und E ist auch Folsäure empfindlich gegen Hitze; die Verluste sind abhängig von Höhe und Dauer der Hitzeeinwirkung sowie unter anderem vom Feuchtigkeitsgehalt. Sie sind in der Kruste von Backwaren erheblich höher als in der Krume und bei langer Backzeit höher als bei kurzer (*Elmadfa* und *Leitzmann* 1998, S. 417). Da Vollkornbrot länger gebacken wird und dabei eine dickere Kruste erhält, sind die Verluste zwar größer als bei Weißbrot, aber wegen der höheren Ausgangswerte verbleibt im Vollkornbrot dennoch eine höhere Vitaminkonzentration: 250 µg Vitamin B_1 pro 100 g bei Weizenvollkornbrot bzw. 86 µg pro 100 g bei Weizenweißbrot (*Souci* u. a. 2000).

Neben der Temperatur hat der pH-Wert großen Einfluss auf die Stabilität von Vitaminen. Folsäure ist in neutralem und Vitamin B_1 in neutralem und alkalischem Milieu instabil. Daher sind die Verluste bei Gebäcken mit chemischen Auflockerungmitteln (z. B. Backpulver), die den pH-Wert des Teiges auf über 6 an-

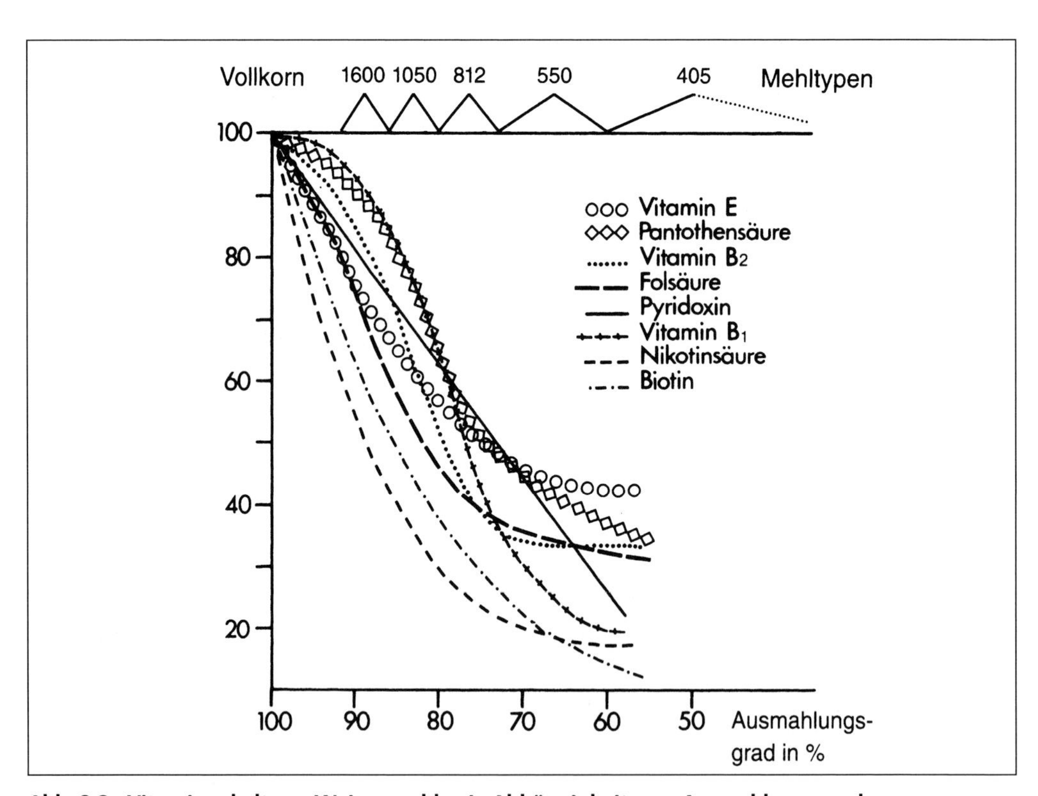

Abb. 8.3: Vitamingehalt von Weizenmehlen in Abhängigkeit vom Ausmahlungsgrad
(% des Ausgangsgehalts von Vollkornmehl; *Thomas* 1986, S. 191; die Angaben für den Zusammenhang zwischen Ausmahlungsgrad und Mehltypen sind theoretische Schwankungsbereiche, sie wurden aktualisiert)

steigen lassen können, deutlich höher (Vitamin-B_1-Verlust etwa 90 %) als bei der Zubereitung von Brotteig mit Hefe oder Sauerteig, die den pH-Wert des Teiges herabsetzt (Vitamin-B_1-Verlust etwa 25 %; *Elmadfa* und *Leitzmann* 1998, S. 417).

Nicht zuletzt wegen der Vitaminverluste durch Erhitzen empfiehlt sich zusätzlich zum Vollkornbrot und zu erhitzten Vollkorngerichten der Verzehr einer Frischkornmahlzeit mit unerhitztem Getreide (s. 8.4.6, S. 251).

Schweinefleisch wird häufig als gute Vitamin-B_1-Quelle genannt. Wegen gesundheitlich unerwünschter Inhaltsstoffe, die im Schweinefleisch und vor allem in daraus hergestellten Wurstwaren vorkommen können, wie gesättigte Fettsäuren, Cholesterin und Purine (s. 4.4.3, S. 89; s. 14.4.4 und 14.4.5, S. 305), ist eine Verzehrssteigerung dieser Vitamin-B_1-reichen Lebensmittel nicht zu empfehlen. Das Fehlen dieser unerwünschten Inhaltsstoffe und die allgemein hohe Nährstoffdichte prädestinieren Vollkorn-Erzeugnisse als optimale Lebensmittelgruppe für die Vitamin-B_1-Zufuhr. Auch wegen der kritischen Versorgungslage mit Folsäure (*Ernährungsbericht* 2000, S. 57) sind neben Gemüse die Vollkorn-Erzeugnisse besonders zu empfehlen.

8.4.3 Mineralstoffe

Vollkorn ist wegen seiner hohen Nährstoffdichte für Mineralstoffe eine wichtige Quelle vor allem für Kalium, Magnesium, Eisen, Zink, Kupfer, Mangan und Chrom (s. Tab. 3.1, S. 43). Der Gehalt ist bei den einzelnen Getreidearten unterschiedlich, aber auch innerhalb einer Getreideart schwankt der Gesamtgehalt an Mineralstoffen, beispielsweise beim Weizen von 1,38 bis 2,50 g/100 g (*Souci* u. a. 2000). Da die Mineralstoffe wie die Vitamine vorwiegend in den Randschichten und im Keim des Getreidekorns lokalisiert sind, treten bei einem niedrigen Ausmahlungsgrad ähnlich starke Verluste auf (Tab. 8.4). Auffallend sind die teilweise stark verminderten Werte schon bei der Type 1050 und der niedrige Gehalt an den meisten Mineralstoffen bei der Type 405.

Die Beurteilung eines Lebensmittels als Lieferant für Nährstoffe erfolgt nicht nur nach deren Gehalt, sondern auch nach deren **Bioverfügbarkeit**, d. h. welche Menge aus dem Lebensmittel resorbiert werden kann. Als resorptionshemmende Substanzen beim Vollkorn sind Ballaststoffe und Phytinsäure bekannt. Besonders mit Eisen, Zink, Calcium und Magnesium gehen sie leicht Komplexbindungen ein und entziehen sie damit teilweise der Resorption. Da Ballaststoffe und Phytinsäure in der Natur immer vergesellschaftet vorliegen, ist eine Unterscheidung ihrer Einflüsse schwierig. Größere Bedeutung scheint jedoch die Phytinsäure zu haben (*Greiner* und *Jany* 1996; s. 8.4.5.1, S. 249).

Auf die Resorptionsrate der Nährstoffe wirken auch andere Faktoren, wie die gegenseitige Beeinflussung von Inhaltsstoffen mit hemmen-

Tab. 8.4: Mineralstoffgehalt von Weizen und Weizenmehlen Type 1050 und 405
(mg/100 g; *Souci* u. a. 2000)

	Weizen ganzes Korn	Weizenmehl Type 1050	Verlust %	Weizenmehl Type 405	Verlust %
Kalium	381	203	47	108	72
Calcium	33	24	27	15	54
Magnesium	97	54	44	0,6	99
Eisen	3,2	2,2	31	1,5	53
Zink	2,6	1,9	27	0,7	73

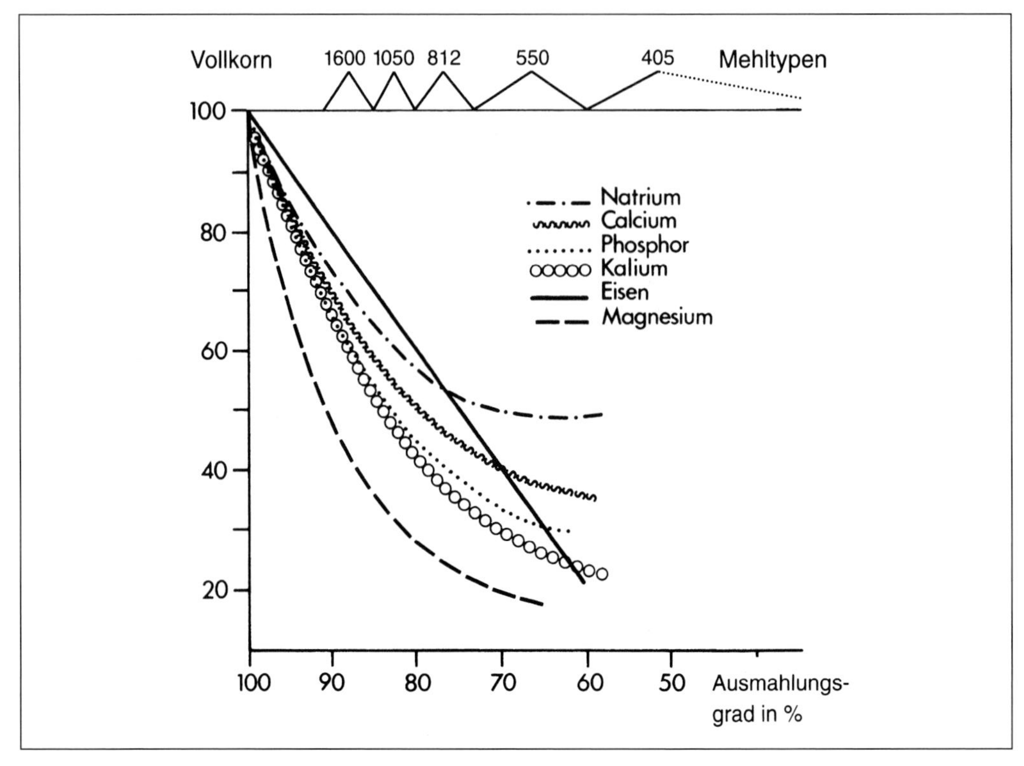

Abb. 8.4: Mineralstoffgehalt von Weizenmehlen in Abhängigkeit vom Ausmahlungsgrad
(% des Ausgangsgehalts von Vollkornmehl; *Thomas* 1986, S. 192; die Angaben für den Zusammenhang zwischen Ausmahlungsgrad und Mehltypen sind theoretische Schwankungsbereiche, sie wurden aktualisiert)

den und fördernden Wirkungen. Die Resorption von Nicht-Häm-Eisen wird unter anderem durch den Phosphat-, Calcium- oder Zinkgehalt der Nahrung sowie durch phenolische Verbindungen in Kaffee und schwarzem/grünem Tee beeinträchtigt. Die Anwesenheit von Vitamin C steigert dagegen die Resorptionsrate. Bei der Zinkresorption wirken eine hohe Calcium- und Eisenzufuhr negativ, tierisches Protein wirkt dagegen positiv (*Elmadfa* und *Leitzmann* 1998, S. 244).

Insgesamt muss bei der Beurteilung einer verminderten Bioverfügbarkeit von Mineralstoffen aus Vollkorn(-Erzeugnissen) berücksichtigt werden, dass mit ihnen auch die Zufuhr an Mineralstoffen sehr deutlich erhöht ist.

8.4.4 Ballaststoffe

Vollkorn ist eine sehr wichtige Quelle für Ballaststoffe (Zellulose, Hemizellulose, Pentosane und Schleimstoffe). Bei den einzelnen Getreidearten liegt ihr Anteil zwischen 5 und 10%. Da sich die Ballaststoffe hauptsächlich in den Randschichten befinden, hängt ihr Gehalt im Mehl entscheidend vom Ausmahlungsgrad ab. So enthält das helle Weizenmehl (Type 405) nur noch etwa 30% der Ballaststoffe des ganzen Getreidekorns, das helle Roggenmehl (Type 815) noch etwa 50% (*Souci* u. a. 2000).

Eine ausführliche Darstellung der Bedeutung und Funktion der Ballaststoffe findet sich im Unterkapitel 4.1 (S. 64).

8.4.5 Sekundäre Pflanzenstoffe

Vollkorn ist reich an sekundären Pflanzenstoffen. Hierzu zählen unter anderem Phytosterine in Weizen- und Maiskeimen sowie Tocotrienole in den Keimen von Gerste, Hafer, Weizen und weiteren Getreidearten (bei beiden ist der cholesterinsenkende Effekt vorrangig), außerdem Saponine unter anderem im Hafer (Einfluss auf die Gallensäureausscheidung).

Die Bedeutung und Funktion der sekundären Pflanzenstoffe ist im Unterkapitel 4.2 (S. 71) ausführlich dargestellt. Nachfolgend wird nur auf die bei Getreide kontrovers diskutierten Stoffe eingegangen. Dabei handelt es sich um Phytinsäure, Lektine und Enzyminhibitoren.

8.4.5.1 Phytinsäure

Phytinsäure kann aufgrund ihrer Eigenschaft, mit Mineralstoffen schwer lösliche Komplexe (Phytate) zu bilden, diese der Resorption entziehen und so zu einer geringeren Aufnahme an Mineralstoffen, insbesondere Eisen und Zink, beitragen.

Phytate können durch das Enzym Phytase, das in den Randschichten von Getreidekörnern und Hülsenfruchtsamen vorkommt, gespalten und damit neutralisiert werden. Durch verschiedene küchentechnische Verarbeitungssverfahren kann die Phytase aktiviert werden. Das Ausmaß des Phytatabbaus hängt dabei von der Getreideart, dem Zerkleinerungsgrad, der Dauer, der Temperatur und dem pH-Wert ab. Beim Einweichen von Getreideschrot für 10 Stunden wird etwa 20 % des Phytats gespalten. Am geringsten ist der Abbau des Phytins in ganzen Körnern (*Fretzdorff* u. a. 1995). Die Phytatreduktion durch Keimung ist für die verschiedenen Getreidearten sehr unterschiedlich und liegt bei Weizen und Roggen (z. B. nach 4 Tagen Keimdauer) zwischen 30 und 40 % (*Greiner* und *Jany* 1996). Ein vollständiger Phytatabbau erfolgt bei der Herstellung von sauer fermentiertem Roggenvollkornbrot unabhängig von der Teigführungsart (*Kniel* und *Regula* 1995). Negativ auf den Phytatabbau wirken alle Verfahren, die die phytatspaltenden Enzyme inaktivieren, wie Erhitzen, da auch dem Phytatabbau im Magen-Darm-Trakt eine entscheidende Rolle für die Mineralstoffresorption zukommt (*Sandström* 1996).

Bei der Beurteilung einer reduzierten Bioverfügbarkeit von Mineralstoffen durch eine hohe Phytatzufuhr muss auch der Einfluss der **Zusammensetzung der Gesamtnahrung** berücksichtigt werden. Einige Substanzen, z. B. Oxalate, Citrate, phenolische Verbindungen, Aminosäuren, Proteine, Ascorbinsäure und andere, sind durch Bildung löslicher Komplexe in der Lage, Mineralstoffe vom Phytatkomplex zu lösen und damit verfügbar zu machen (*Greiner* und *Jany* 1996).

In westlichen Ländern, wo die durchschnittliche Phytatzufuhr pro Mahlzeit zwischen 10 und 100 mg liegt, sind **keine Mangelerscheinungen** zu erwarten, da mit dem Verzehr phytatreicher Lebensmittel wie Vollkorn(-Erzeugnisse) auch die Zufuhr an Mineralstoffen erhöht ist. Dies gilt in westlichen Ländern auch für die sog. Risikogruppen wie Schwangere oder Veganer. So zeigt der Vergleich des Versorgungsstatus mit Eisen, Zink und Kupfer von schwangeren Vollwertköstlerinnen mit schwangeren Mischköstlerinnen für Eisen zwar geringere, aber nicht bedenkliche Werte. Für Zink und Kupfer liegen sogar höhere Werte für die Vollwertköstlerinnen vor (*Heins* 2001; s. Kap. 18 *Vollwert-Ernährung für Schwangere und Stillende*, S. 349). Eine Studie zur Zinkversorgung von Vegetariern und Mischköstlern ergab eine etwa 30 % höhere Zinkaufnahme für die Vegetarier (DGE u. a. 2000, S. 192), was die geringere Zinkverfügbarkeit aus pflanzlichen Lebensmitteln ausgleicht.

Umgekehrt gibt es inzwischen zunehmend Erkenntnisse zu **gesundheitlichen Vorteilen** von Phytinsäure (*Greiner* und *Jany* 1996; deren Aussagen werden im folgenden zusammengefasst). So zeigt sie unter anderem einen günstigen Einfluss auf den **Blutzuckerspiegel**. Phytinsäure hemmt die Aktivität des stärkeabbauenden Enzyms Alpha-Amylase vermutlich dadurch, dass sie mit den für die Enzymaktivität verantwortlichen Calcium-Ionen schwer lösliche Komplexe bildet. Folge ist ein langsamerer Anstieg des Blutzuckerspiegels.

Weiterhin scheint Phytinsäure eine Rolle bei der Senkung des **Blutfettspiegels** zu spielen: Kupfer und Zink konkurrieren im Darm um dieselben Bindungsstellen für den Übertritt vom Darm ins Blut. Phytinsäure bindet mehr Zink als Kupfer, sodass Kupfer verstärkt ins Blut gelangt. Das veränderte Zink/Kupfer-Verhältnis soll zu einer Senkung des Blutfettspiegels führen.

Schließlich gilt ein Zusammenhang zwischen einer niedrigen **Dickdarmkrebsrate** und hoher Phytatzufuhr durch pflanzliche Lebensmittel als fast gesichert (*Watzl* und *Leitzmann* 1999, S. 173). Dabei scheint Phytat sowohl die Entstehung als auch das Fortschreiten von Krebserkrankungen im Dickdarm zu verhindern. Der krebsverhütende Mechanismus wird zum einen darin vermutet, dass die eisenabhängige Bildung von krebsauslösenden Radikalen im Darm durch die Bindung von Eisen an Phytinsäure unterbunden wird. Zum anderen scheint auch die Bindung von Zink- und Magnesium-Ionen eine Schutzfunktion zu haben, da es im Tierversuch das Krebswachstum vermindert.

Weiterhin gibt es Hinweise auf eine Senkung des Risikos für **Karies** und **Nierensteine** bei hoher Phytatzufuhr.

Zusammenfassend überwiegen die positiven Eigenschaften eines erhöhten Phytatverzehrs deutlich die möglichen Nachteile einer verminderten Bioverfügbarkeit von Mineralstoffen.

8.4.5.2 Lektine

Gegen Lektine, insbesondere aus dem Weizenkeim, wurde der Vorwurf erhoben, dass sie auch in erhitzter Form Entzündungen im Darm hervorrufen können, die Durchlässigkeit der Darmwand erhöhen und das Gleichgewicht der Darmflora stören. Auf diese Weise sollen Bakterien und andere Fremdproteine in den Blutkreislauf gelangen und Allergien und Autoimmunerkrankungen auslösen können.

Lektine sind Proteinverbindungen, die als sekundäre Pflanzenstoffe in einer Vielzahl von Gemüse- und Obstarten, aber auch in Kartoffeln, Hülsenfrüchten und Getreide vorkommen. Lektine dienen den Pflanzen als natürliche Abwehrstoffe vor Fraßfeinden: Sie können im Darm von Insekten Entzündungen hervorrufen, die das Eindringen von Lektinen, Bakterien u. a. in die Blutbahn ermöglichen und damit die Fraßfeinde abwehren.

Die verschiedenen Lektine unterscheiden sich stark hinsichtlich ihrer Toxizität und Hitzestabilität, beispielsweise sind sie in Hülsenfrüchten hitzelabil, verschiedene Weizenlektine sind hingegen hitzestabil.

Zur täglichen Gesamtaufnahme des Menschen an Lektinen gibt es nur Schätzungen, die sich auf 0–300 mg/Tag bzw. 0–5 mg/kg Körpergewicht belaufen (*Watzl* u. a. 2001). Im Tierversuch schädigten extrem hohe Mengen an Weizenkeimlektin (500 mg/kg Körpergewicht) reversibel die Darmwand (*Pusztai* u. a. 1993). Diese Aufnahmemengen können bei der Ernährung des Menschen nicht erreicht werden, sodass die Autoren selbst zum Schluss kommen, dass der Verzehr von Weizenvollkorn im Rahmen einer gemischten Kost mit keinerlei Toxizität einhergeht.

Neben der geringen Zufuhrmenge an Lektinen wirkt sich beim Menschen vermutlich auch eine Schutzschicht aus Glykokonjugaten auf dem Darmepithel und die große Darmfläche günstig aus (*Freed* 1999). Auch die Hypothese, dass Lektine bei genetisch disponierten Personen eine Autoimmunreaktion gegen körpereigene Strukturen und damit letztlich eine rheumatoide Arthritis hervorrufen können (*Cordain* u. a. 2000b), ist durch Humanstudien nicht belegt (*Watzl* u. a. 2002b). Für einige Lektine werden sogar gesundheitsfördernde Effekte diskutiert (*Pusztai* 1993; *Peumans* und *van Damme* 1996; *Jordinson* u. a. 1999).

8.4.5.3 Enzyminhibitoren

Enzyminhibitoren können eine vollständige Verdauung von Stärke und Proteinen verhindern, sodass diese unverdaut in den Dickdarm gelangen und dort Bakterien als Nahrung dienen. In Folge sollen nicht nur Blähungen auftreten, sondern auch giftige Fuselalkohole entstehen, die Darm und Leber schädigen könnten.

In Getreidekörnern kommen Amylase- und Protease-Inhibitoren vor, die jedoch nicht vollkornspezifisch sind, da sie auch im Mehlkörper enthalten sind. Nur die Protease-Inhibitoren sind weitgehend hitzestabil und daher auch in Lebensmitteln wie Vollkornbrot, Vollkornnudeln usw. aktiv. Amylase-Inhibitoren sind mit Ausnahme des Alpha-Amylase-Inhibitors des Weizens hitzelabil (*Watzl* und *Leitzmann* 1999, S. 142). Daher könnte nur im unerhitzten Weizenkorn die Stärkeverdauung vermindert sein. Dies wird derzeit eher als positive Wirkung diskutiert, da auf diese Weise der Blutzuckeranstieg vermindert und verlangsamt wird.

Für eine gute Verträglichkeit von Vollkornprodukten und Hülsenfrüchten ist es unerlässlich, diese solange zu garen und/oder ausquellen zu lassen, bis sie vollständig weich sind und die Stärke gut durchfeuchtet ist.

Es wird gelegentlich darüber berichtet, dass nach dem abendlichen Verzehr von rohem Obst Fuselalkohole von Hefen produziert werden, die sich auf der Oberfläche besonders von Steinobst befinden. Diese umstrittene These wird von Einzelnen auch auf unerhitzte Vollkornprodukte übertragen (*Pirlet* 1992). Die anfängliche Unverträglichkeit soll zu Spätschäden führen; überzeugende Daten liegen darüber nicht vor (s. 6.2.3, S. 196).

8.4.6 Frischkornmahlzeit

Eine Frischkornmahlzeit (z. B. Frischkornmüsli) wird unter anderem mit Getreide wie Weizen, Roggen, Gerste oder Hafer zubereitet und eignet sich als Frühstücks-, Zwischen- oder Abendmahlzeit – entweder als süße Geschmacksvariante mit Obst oder pikant mit Gemüse.

Dazu wird das Getreide geschrotet oder zerquetscht und bei Weizen, Roggen und Gerste für 8–12 Stunden in Wasser oder Sauermilchprodukten eingeweicht. Haferschrot bzw. -flocken benötigen keine Einweichzeit, da Hafer wesentlich weicher ist als andere Getreidearten; außerdem kann Hafer aufgrund des hohen Fettgehalts beim Einweichen bitter werden. Eine andere Zubereitungsmethode ist das Ankeimen der Getreidekörner, wobei sie nach 2–3 Tagen genussfertig sind. Die Keimlinge sollten nur 1–2 mm lang sein und nicht, wie bei Kresse, voll auskeimen. Im Handel erhältliche Getreideflocken werden bei der Herstellung erhitzt und bieten somit im Gegensatz zu frisch gequetschten Flocken nicht die Vorteile des unerhitzten Vollkorns; sie sind jedoch für viele ein Einstieg in die spätere Frischkornmahlzeit.

Unmittelbar vor dem Verzehr wird das Getreide mit Obst oder Gemüse der Jahreszeit sowie mit Milch oder Milchprodukten zubereitet. Nüsse, Ölsamen sowie eingeweichtes Trockenobst und/oder Gewürze können die Frischkornmahlzeit geschmacklich abrunden.

Mahlzeiten mit unerhitztem Getreide bieten eine Reihe von **Vorteilen**. Beim Erhitzen auftretende Inhaltsstoffverluste, besonders von hitzeempfindlichen Vitaminen, Aminosäuren und sekundären Pflanzenstoffen, werden vermieden (s. 4.2, S. 71; s. 8.4.2, S. 245).

Außerdem ist das Wasserbindungsvermögen bei unerhitzten Ballaststoffen etwas größer, d. h. die Darmperistaltik wird stärker unterstützt (s. 4.1, S. 64).

Unerhitztes Weizenschrot bewirkt im Vergleich zu erhitztem Weizenschrot einen niedrigeren Anstieg der **Blutglucose- und Insulinreaktion** nach dem Essen. Die Wirkung ist deutlich ausgeprägter, wenn das unerhitzte Weizenschrot grob anstatt fein geschrotet ist

(*Sichert-Hellert* 1992). Der Einfluss der Partikelgröße auf die Blutglucosereaktion bestätigt sich auch in Untersuchungen mit Vollkornbrot aus fein vermahlenem Mehl und solchem mit ganzen Getreidekörnern, wobei letzteres einen niedrigeren glykämischen Index aufweist (*Liljeberg* u.a. 1992). Für rohe Haferflocken konnten im Vergleich zu erhitzten nur geringe Unterschiede in der Wirkung auf Blutzucker- und Insulinspiegel festgestellt werden (*Sichert-Hellert* 1992). Für Gerste und Roggen zeigen In-vitro-Studien zum thermischen Einfluss auf den enzymatischen Stärkeabbau, dass dieser ähnlich gering ist wie beim Hafer.

Besondere Vorteile bieten die niedrigen Blutzuckeranstiege von unerhitztem Weizenschrot für **Diabetiker**. In Studien mit Typ-I- und Typ-II-Diabetikern wurde ein Frischkornmüsli mit einem Diabetiker-Standardfrühstück verglichen (gleicher Energiegehalt und gleiche Nährstoffrelation: 60 % Kohlenhydrate, 28 % Fett, 12 % Protein; Zutaten für das Standardfrühstück waren Graubrot mit Belag und ein Apfel). Als Vergleich diente das jeweilige gewohnte Frühstück der Probanden. Das Frischkornmüsli bewirkte einen deutlich niedrigeren und gleichmäßigeren Blutzuckerverlauf als das Standardfrühstück und das gewohnte Frühstück (*Sichert-Oevermann* u.a. 1987; v. Koerber 1989; Abb. 8.5; s. Tab. 4.4, S. 68).

Mahlzeiten aus Getreide, Milchprodukten und evtl. Nüssen, wie die beschriebenen Frischkornmahlzeiten, sind aufgrund des **Proteingehalts** und der **biologischen Wertigkeit** des Proteingemisches sehr günstig (s. 4.3.4, S. 83). Die hohe biologische Wertigkeit von Frischkornmahlzeiten verbessert sich nochmals,

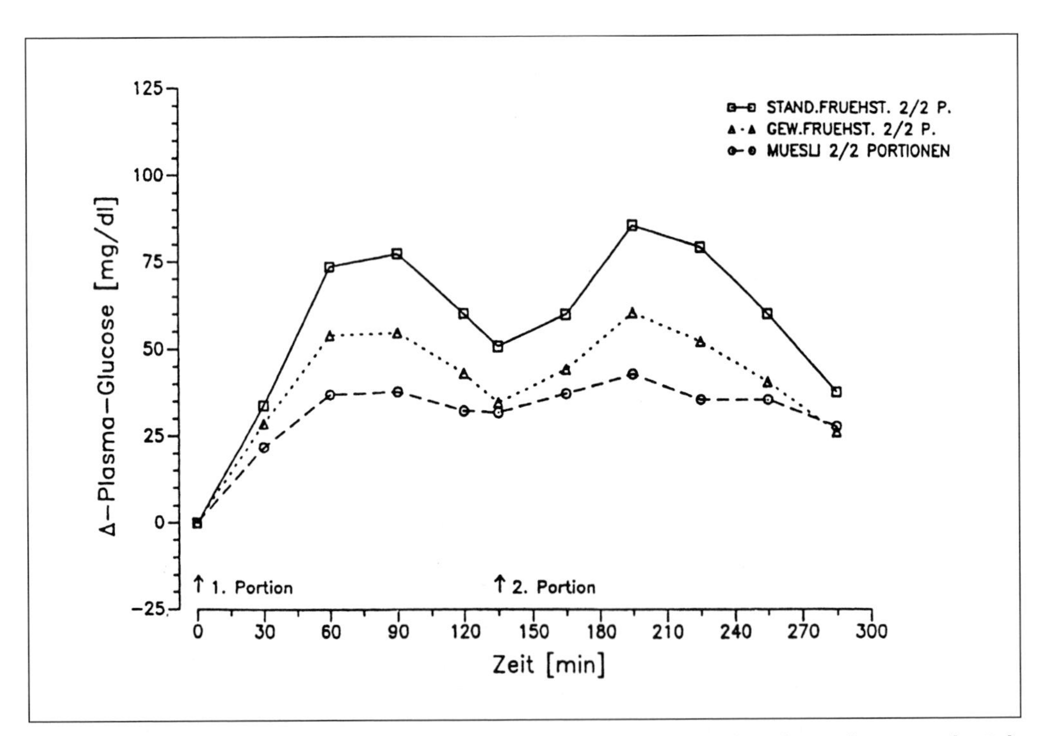

Abb. 8.5: Blutzuckeränderung nach Frischkornmüsli, Standardfrühstück und gewohntem Frühstück bei Typ-II-Diabetikern

(*v. Koerber* 1989, S. 115; ähnliche Befunde ergaben sich auch bei Typ-I-Diabetikern).

wenn angekeimte Getreidekörner verwendet werden. So fanden *Jahn-Deesbach* und *Schipper* (1991) eine starke enzymatische Neusynthese essenzieller Aminosäuren aus nicht-essenziellen Aminosäuren während des Keimvorgangs. Bei Weizen stieg nach drei Tagen Keimdauer bei 25 °C der Gehalt an Lysin um 38 % und an Threonin um 37 % an; die hohe Zunahme an Lysin ist bedeutsam, da es die limitierende Aminosäure des Weizenproteins ist.

Während des Keimens von Getreidekörnern wurde außerdem eine **Neusynthese von Vitaminen** festgestellt. Bemerkenswert ist der Anstieg des Vitamin-C-Gehalts von annähernd null auf 12 mg/100 g Frischsubstanz bei vier Tagen Keimdauer (*Harmuth-Hoene* u. a. 1987) bzw. auf 550 µg/g Trockensubstanz bei sieben Tagen Keimdauer (*Yang* u. a. 2001b).

Eine schnelle Umstellung auf Frischkornmahlzeiten kann möglicherweise problematisch sein, da sich die Darmflora nur langsam an die ungewohnte Kost anpasst. Der Gehalt an Ballaststoffen und unerhitzter Stärke kann bei empfindlichen Personen zu Bekömmlichkeitsproblemen führen. In diesem Fall sind zunächst handelsübliche (= erhitzte) Getreideflocken zu empfehlen oder auch gekeimte Getreidekörner, bei denen die für Blähungen verantwortlichen Oligosaccharide Raffinose und Stachyose durch den Keimprozess abgebaut sind (*Colmenares de Ruiz und Bressani* 1990; s. 6.2, S. 192).

8.4.7 Präventive Aspekte von Vollkorn

In den letzten Jahren wurde in mehreren prospektiven und Fall-Kontroll-Studien ein Zusammenhang zwischen dem Verzehr von Vollkorn und einem verminderten Risiko für Krankheiten wie Krebs, Herz-Kreislauf-Erkrankungen und Typ-II-Diabetes festgestellt. In einer Meta-Analyse von 40 Fall-Kontroll-Studien zeigte sich, dass das **Krebsrisiko** bei Personen mit hohem Vollkornverzehr um etwa 33 % verringert war im Vergleich zu Personen mit sehr niedrigem bzw. keinem Verzehr von Vollkorn (*Jacobs* u. a. 1998a).

Ein verringertes Risiko für **Herz-Kreislauf-Erkrankungen** bei moderatem Vollkornverzehr wurde in zwei großen prospektiven Studien, der Nurses' Health Study (NHS) sowie der Iowa Women' Health Study (IWHS), beobachtet. Nach Berücksichtigung verschiedener Faktoren ging in der NHS ein hoher Vollkornverzehr (3 Portionen pro Tag) im Vergleich mit einem sehr niedrigen Verzehr mit einem um 25 bis 30 % verringerten Risiko für Herzinfarkt und Schlaganfall einher (*Liu* u. a. 1999; *Wolk* u. a. 1999; *Liu* u. a. 2000b). Eine vergleichbare Risikominderung wurde in der IWHS gefunden (*Jacobs* u. a. 1998b).

In beiden Kollektiven und einer Untergruppe (42.898 Männer) der Health Professionals Follow-up Study wurde außerdem ein verringertes Risiko für die Entstehung von **Typ-II-Diabetes** festgestellt (31–42 %; *Meyer* u. a. 2000; *Liu* u. a. 2000a; *Fung* u. a. 2002). Eine Erklärung für das verminderte Risiko für Herzerkrankungen und Typ-II-Diabetes sind reduzierte Blutcholesterinwerte und die verbesserte Insulinsensitivität bei erhöhtem Vollkornverzehr (*Pereira* u. a. 2002: *McKeown* u. a. 2002). In der IWHS wurde auch der Zusammenhang zwischen dem Gesamtsterblichkeitsrisiko und der Aufnahme an Vollkorn- und Auszugsmehlprodukten untersucht. Das relative Risiko war bei den Frauen mit täglichem Vollkornverzehr um 15 % verringert, während die Mortalitätsrate bei den Frauen mit regelmäßigem Verzehr von Weißmehl-Erzeugnissen erhöht war (*Jacobs* u. a. 1999).

Auch diese Daten lassen den Schluss zu, dass der regelmäßige Verzehr von Vollkorn(-Erzeugnissen) im Rahmen einer gemischten Kost eine gesundheitsfördernde Wirkung besitzt.

8.4.8 Lagerung und Haltbarkeit von Vollkorn-Mahlerzeugnissen

Im Handel erhältliche Vollkorn-Mahlerzeugnisse (Vollkornmehl und -schrot) in Fertigpackungen sind bei guter Herstellungs- und Lagerpraxis bis zu mehreren Jahren haltbar (*Münzing* 1994). Die Haltbarkeit von Vollkorn-Mahlerzeugnissen wird in erster Linie durch den Feuchtigkeitsgehalt des Getreides sowie die Luftfeuchte und Temperatur während der Lagerung bestimmt (*Münzing* 1990). Voraussetzung für eine lange Lagerfähigkeit sind ein guter Reinigungs- und Hygienezustand des Getreides. Die moderne Müllereitechnik verfügt über die entsprechenden Möglichkeiten, das Getreide auf einen optimalen a_W-Wert (= Wasseraktivität, d. h. „freies" Wasser für Abbaureaktionen und Mikroorganismen) zwischen 0,3 und 0,55 zu trocknen, um die Entwicklung von Mikroorganismen zu minimieren (*Münzing* 1994). In Großmühlen erreicht die beim Mahlprozess in Walzenstühlen entstehende Wärme nur etwa 30 °C, sodass die im Getreide enthaltenen, hitzeempfindlichen Antioxidanzien wie Vitamin E und Lezithin nicht zerstört werden.

Auch der **Vermahlungsgrad** ist von Bedeutung für die Haltbarkeit: Je feiner das Mahlerzeugnis, desto größer ist die Zerkleinerung und Verteilung der enzym- und fettreichen Fraktionen über das ganze Mahlgut und damit die Verderblichkeit. Die Handelsmühlen sind technisch in der Lage, selbst bei hohem Feinheitsgrad die lagerungsempfindlichen Randschichten und den Keim des Korns möglichst wenig zu zerkleinern und damit unerwünschte Veränderungen durch enzymatische Reaktionen oder Oxidationen zu reduzieren. Ein optimales Verpackungsmaterial verhindert den Anstieg des Feuchtigkeitsgehalts und die Geruchsaufnahme während der Lagerung bei geschlossenen Packungen (*Münzing* 1990). In geöffneten Packungen und unter ungünstigen Bedingungen (Temperatur über 25 °C, relative Luftfeuchtigkeit über 65 %) können Vollkornmehle hingegen nur maximal einen Tag ohne Veränderungen des Geschmacks und Geruchs sowie ohne Abbauprozesse von Fett- und Aminosäuren gelagert werden (*Münzing* 1987).

Bei der **Eigenvermahlung von Getreide im Haushalt** oder im Einzelhandel sind die technischen Möglichkeiten in der Regel nicht so optimal wie in den Handelsmühlen. So kann in Haushaltsmühlen beim *feinen* Vermahlen z. B. mit Steinmahlwerk die Temperatur bis zu 60 °C erreichen. Die hitzeempfindlichen Antioxidanzien werden ab 40 °C zerstört, sodass bei Lagerung des Mahlgutes der Schutz vor oxidativen Veränderungen nicht mehr optimal gewährleistet ist (*Münzing* 1990). Trotzdem kann auch bei der Eigenvermahlung ein kleiner Vorrat an Vollkornmehl oder -schrot ohne größere Qualitätseinbußen einige Zeit im Haushalt aufbewahrt werden, wenn günstige Verarbeitungs- und Lagerungsbedingungen vorhanden sind: Die Vermahlung des Getreides sollte möglichst produktschonend und der Aufbewahrungsort von Vollkornmehl und -schrot trocken, kühl und dunkel sein. Temperaturschwankungen sind möglichst zu vermeiden, ebenso Temperaturen über 20 °C, eine relative Luftfeuchtigkeit über 60 % (gilt auch für die vorherige Lagerung des ganzen Getreidekorns) und eine geruchsintensive Umgebung. Moderne Großküchen sind in der Regel geeignet, da die relative Luftfeuchte selten 55 % übersteigt (*Münzing* 1990). Diese Bedingungen lassen sich im Privathaushalt nicht sicher einhalten und kontrollieren. Deshalb sollte frisch vermahlenes Vollkornmehl und -schrot innerhalb von 6 Wochen verbraucht sein, da es in diesem Zeitraum nicht zu nennenswerten Qualitätsverlusten kommt.

Für die Backqualität scheint eine Lagerung von 5–15 Tagen sogar eher positiv zu sein, weil durch verschiedene Oxidationsprozesse des Getreideproteins eine höhere Elastizität des Klebers entsteht; dieser Effekt wird im konventionellen Bereich durch die Zugabe von Ascorbinsäure beschleunigt (*Beck* 1995).

8.4.9 Schadstoffe

8.4.9.1 Mikroorganismen und mikrobielle Toxine

Auf Getreidekörnern befindet sich natürlicherweise eine **Mikroflora** aus Bakterien und Pilzen. Gesundheitlich von Bedeutung sind dabei insbesondere die sporenbildenden Bakterien und die mykotoxinbildenden Feldpilze (z. B. *Fusarium spp.*) und Lagerpilze (z. B. *Aspergillus spp.* und *Penicillium spp.*).

Im Rahmen der „Besonderen Ernte-Ermittlung" der *Bundesanstalt für Getreide-, Kartoffel- und Fettforschung* in Detmold wird regelmäßig der **Hygienestatus** und die Belastung des deutschen Getreides (Roggen und Weizen) mit **Mykotoxinen** – Deoxynivalenol (DON), Zearalenon (ZEA), Ochratoxin A (OTA) – ermittelt. Die Gesamtkeimzahl lag im Jahr 2002 ebenso wie die Gehalte an Enterobakterien, Sporenbildnern, Schwärzepilzen, Fusarien, Aspergillen, Penicillien und Hefen im Rahmen der für Getreide üblichen Werte aus den Jahren 2000 und 2001 (*Maeting* 2003). Für die Fusarientoxine DON und ZEA gibt es derzeit weder in Deutschland noch in der EU eine verbindliche Höchstmengenregelung. Vorschläge für eine Änderung der deutschen Mykotoxin-Höchstmengenverordnung belaufen sich auf maximal 50 µg ZEA/kg Getreide(-Erzeugnisse) sowie 500 µg DON/kg Speisegetreide, Mehl und Teigwaren und 350 µg/kg Brot und Backwaren (*Drusch* und *Aumann* 2003). Für OTA schreibt die EU maximal 5 µg OTA/kg für unverarbeitetes Getreide und maximal 3 µg/kg für Getreide und Getreide-Erzeugnisse vor (*EG* 2001c).

Die Belastung mit Fusarientoxinen hängt neben Faktoren wie Vorfrucht, Sortenwahl und Bodenbearbeitung vor allem von den Witterungsbedingungen während der Blüte ab. So sind die Befallsraten in warmen, feuchten Jahren deutlich höher als in kälteren, trockenen Jahren und regional stark unterschiedlich (*Drusch* und *Aumann* 2003). Die in der *Besonderen Ernte-Ermittlung* 2000 und 2001 ermittelten Belastungen lagen für ZEA und DON im Mittel deutlich unter den empfohlenen Höchstwerten und bei Roggen fast immer sehr viel niedriger als bei Weizen und Triticale (*Wolff* 2003).

Für OTA zeigten die Ergebnisse einer bundesweiten, gemeinschaftlichen Untersuchung verschiedener Bundesforschungsanstalten von 1996–1999 zum Vorkommen von OTA in Lebensmitteln und der Belastung des Verbrauchers, dass Getreide(-Erzeugnisse) wesentlich zur OTA-Aufnahme beitragen. Fast 70 % der Getreide- und Getreideerzeugnis-Proben enthielten OTA. Gehalte über 3 µg/kg wurden in 1,4 %, über 5 µg/kg in 0,8 % der Muster festgestellt. Insgesamt lag die OTA-Aufnahme der Verbraucher über Lebensmittel jedoch nur bei rund 0,5 ng OTA/kg Körpergewicht und Tag. Das bedeutet eine nur 10%ige Auslastung des vom Wissenschaftlichen Lebensmittelausschuss der EU empfohlenen Wertes von maximal 5 ng OTA/kg Körpergewicht und Tag (provisional tolerable daily intake, PTDI-Wert; *Wolff* und *Gareis* 2002).

Der Vergleich von **ökologisch und konventionell erzeugtem Roggen und Weizen** zeigte keine Unterschiede in der Gesamtkeimzahl, die in allen Proben unter $10^{7,7}$ Keime/g Getreide lag (*Marx* u. a. 1994). Hinsichtlich des Vorkommens von Mykotoxinen in konventionell und ökologisch angebautem Getreide gibt es unterschiedliche Studienergebnisse. Bei ökologisch erzeugtem Roggen fanden sich deutlich und bei Weizen geringfügig höhere Gehalte an DON und ZEA im Vergleich zu Getreide aus konventioneller Erzeugung (*Marx* u. a. 1995). Eine jüngere Studie von 1999 ermittelte für ökologisch erzeugten Winterweizen aus den Jahren 1994–1996 generell niedrige Befallsraten mit Pilzen der Gattungen Fusarium, Aspergillus und Penicillium. Die gute mikrobiologische Qualität des ökologischen Weizens bestätigte sich auch in der unbedenklichen Belastung mit DON und den negativen Befunden an OTA (*Backes* und *Krämer* 1999).

Ebenfalls deutlich geringere Werte für Fusarienbefall und DON-Gehalte bei Weizen aus ökologischem Landbau ergab ein Fusarium-Monitoring 1989–1999. Dies wird darauf zurückgeführt, dass im ökologischen Landbau auf zwei der wesentlichen Risikofaktoren für einen hohen Fusarienbefall, die Minimalbodenbearbeitung und Mais als Vorfrucht, verzichtet wird (*Beck* und *Lepschy* 2000).

Von Bedeutung ist nach wie vor der Befall von Getreide, insbesondere Roggen mit **Mutterkorn**. Mutterkorn ist die Überdauerungsform des Schlauchpilzes *Claviceps purpurea* und enthält verschiedene toxisch wirkende Ergot-Alkaloide. Die stark gefäßverengende und damit blutdrucksteigernde Wirkung dieser Alkaloide äußert sich bei einer Vergiftung mit Mutterkorn durch Schäden am Nervensystem, Bewegungsstörungen, Sprachverlust, Gliederschmerzen und starken Juckreiz. Bei schweren Vergiftungen kommt es zu Muskelkrämpfen bis hin zum Tod.

In Deutschland lag der Befall von Roggen mit Mutterkorn zwischen 1998–2000 nach den Ergebnissen der *Besonderen Ernte-Ermittlung* zwischen 0,09 und 0,17 % (*Lindhauer* und *Münzing* 2001). Für Getreide zum Einsatz als Lebensmittel sind diese Mutterkornbelastungen zu hoch, die nach der Interventionsrichtlinie 0,05 % nicht übersteigen sollten (*Wolff* 1995). Durch die in Müllereibetrieben üblichen Reinigungsverfahren kann Mutterkorn praktisch völlig vom Getreide entfernt werden. Eine Gefährdung des Verbrauchers besteht also nur, wenn unzureichend gereinigtes Getreide direkt ab Hof bezogen wird. Solches Getreide sollte gemieden oder in jedem Fall vor der Verarbeitung selbst auf Mutterkorn (lange, dunkel-violette bis schwarze Körner oder Bruchstücke) untersucht werden. Auch durch Erhitzen ist keine sichere Zerstörung der Alkaloide gewährleistet. So sinkt der Alkaloidgehalt bei der Herstellung von Brot durch die Fermentation während der Teigführung und den Backprozess nur um etwa 50 % (*Wolff* 1995).

Intensive **Reinigung** und die **Verarbeitung** zu Getreide-Erzeugnissen (z. B. niedrige Ausmahlung) kann die Belastung mit Keimen und Mykotoxinen im Vergleich zu nur grob gereinigtem Getreide deutlich reduzieren (*Wolff* 2003). Durch gute Reinigungspraxis (Entfernen von Besatz, Aspirieren, Klassieren und Scheuern) kann der Bakteriengehalt um bis zu 70 % sinken (*Eugster* 2001). Andererseits können falsche Lagerung und bestimmte Zubereitungsmethoden wie das Einweichen von unerhitztem Getreideschrot für Frischkornmahlzeiten und der Keimprozess für die Herstellung von Keimlingen Mikroorganismen günstige Wachstumsbedingungen bieten. Die Ausgangskeimzahl, die Temperatur und der Feuchtigkeitsgehalt sind Hauptfaktoren für den Anstieg der Keimbelastung.

Eine Keimzahl von 10^8/g Getreide bzw. Getreidekeimlinge stellt die Obergrenze einer tolerierbaren mikrobiellen Belastung dar, wobei ein gesundheitliches Risiko davon abhängt, ob pathogene Mikroorganismen vorhanden sind.

Das Einweichen von Getreideschrot bis zu zehn Stunden führt bei normalem Ausgangskeimgehalt zu keinem gesundheitlichen Risiko, selbst wenn es bei Zimmertemperatur von 20 °C und in Leitungswasser erfolgt. Bei hohen Außentemperaturen ist das Einweichen im Kühlschrank und die Verwendung von Sauermilchprodukten zum Einweichen zu empfehlen.

Bei der Anzucht von **Getreidekeimlingen** ist das entscheidende Kriterium für die Zunahme der Keimzahl die Umgebungstemperatur. Bei Temperaturen von 25 °C kam es bei gekeimtem Weizen und Roggen nach drei Tagen Keimdauer zu einem deutlichen Anstieg der Gesamtkeimzahl bis zu 10^9/g Keimlinge. Bei Umgebungstemperaturen bis zu 21 °C lag die Gesamtkeimzahl hingegen im maximal tolerierbaren Bereich von 10^8/g Keimlinge, weshalb diese Temperatur nicht überschritten werden sollte. Zusätzlich erwies sich das zweimalige tägliche Wässern der Keimlinge und das Verwerfen des Restwassers für die mikrobiologische und ernährungsphysiologische Qualität als günstig (*Merx* u. a. 1994b). Blanchieren (Übergießen mit kochendem Wasser) ist eine weitere Möglichkeit zur Verminderung der Keimzahl, wobei allerdings mit einem mehr oder weniger großen Nährstoffverlust zu rechnen ist (*Merx* u. a. 1994a).

Zusätzlich ist für die mikrobiologische Beurteilung von Getreidekeimlingen auch der üblicherweise geringe Anteil an der täglichen Kost zu berücksichtigen, wodurch sich eine mögliche bakterielle Belastung relativiert.

8.4.9.2 Umweltkontaminanten

Zu den Umweltkontaminanten zählen unter anderem **polychlorierte Biphenyle** (PCB), **polyzyklische aromatische Kohlenwasserstoffe** (PAK) und Substanzen wie **polychlorierte Dibenzo-p-Dioxine** (PCDD) und **Dibenzofurane** (PCDF). Die Belastung der Getreideernte durch PCBs ist derzeit als bedeutungslos anzusehen (*Eich* und *Rabe* 2001).

Die Situation bei den PAK ist abhängig vom Standort. Industrieferne Standorte führen zu niedrigeren PAK-Gehalten als industrienahe. PCDD und PCDF kommen mit Ausnahme weniger Proben aus hoch kontaminierten Gebieten generell bei pflanzlichen Lebensmitteln nur in Bereichen der Nachweisgrenze vor (*Fürst* 2000).

Die ubiquitäre bzw. standortabhängige Belastung mit Umweltkontaminanten hat zur Folge, dass deren Gehalt nicht durch unterschiedliche Anbaumethoden beeinflusst werden kann. Insgesamt ist für diese meist kanzerogenen Substanzen keine „Unbedenklichkeitserklärung" auszusprechen. Vom Tier stammende Lebensmittel sind wegen des Anreicherungseffekts über die Nahrungsketten und wegen der Fettlöslichkeit vieler Schadstoffe meist stärker belastet, sodass pflanzliche Lebensmittel diesbezüglich besser zu bewerten sind.

Bei der Belastung mit toxischen **Schwermetallen** spielen in erster Linie Blei und Cadmium eine Rolle. Sie gelangen entweder über die Luft (Blei und Cadmium) oder über die Wurzeln aus dem Boden (Cadmium) in die Pflanzen, sodass vor allem die Lage des Getreidefeldes, aber auch die Anbaumethode eine Rolle für die Belastung spielen. Die *Bundesanstalt für Getreide-, Kartoffel- und Fettforschung* beobachtet in ihren regelmäßigen Untersuchungen seit längerem einen Rückgang der Belastung von Weizen und Roggen mit Blei und in den letzten Jahren auch einen Trend zur Abnahme der Cadmiumgehalte. Die Proben der Ernte 2001 überstiegen bei Weizen nie die Höchstwerte für Blei und Cadmium und bei Roggen nur einmal den Höchstwert für Cadmium (*Brüggemann* 2003a). Diese positive Entwicklung ist auf den drastischen Rückgang der Schwermetall-Emissionen in den letzten Jahren aufgrund verschärfter Umwelt- und Abfallkreislaufgesetze zurückzuführen.

Der **ökologische Landbau** verzichtet konsequent auf Klärschlammdüngung und cadmiumhaltige Phosphatdünger. Dies scheint eine Erklärung für die deutlich geringere Cadmium-Belastung von ökologisch erzeugtem Weizen im Vergleich zu konventionellem zu sein (*Kurfürst* und *Beck* 1995). Cadmium reichert sich vor allem in den fetthaltigen Pflanzenteilen an, sodass die Cadmiumbelastung bei Vollkorn(-Erzeugnissen), die noch Keim und Randschichten enthalten, eine größere Bedeutung hat als bei Weißmehlprodukten. Eine Warnung vor dem Verzehr von Vollkorn lässt sich aus diesen Befunden aber nicht ableiten, da die Belastung insgesamt niedrig ist und die gesundheitlichen Vorteile von Vollkorn bei weitem überwiegen (8.4.7, S. 253).

8.4.9.3 Schadstoffe aus Erzeugung, Verarbeitung und Zubereitung

Seit 1975 untersucht die *Bundesanstalt für Getreide-, Kartoffel- und Fettforschung* regelmäßig Getreideproben auf Rückstände an **Pestiziden**. Bestimmt werden Organohalogenverbindungen, Insektizide, Akarizide, Fungizide sowie (in größerem Umfang ab 1993) Herbizide und Saatgutbehandlungsmittel.

Wirkstoffe aus der Gruppe der Organohalogenverbindungen (z. B. Lindan, DDT, Aldrin, Dieldrin, HCB) sind seit vielen Jahren nicht mehr zugelassen, können aber aufgrund ihrer hohen Beständigkeit noch als Rückstände vorkommen.

Während in den Jahren 1990 bis 1995 hauptsächlich Insektizide nachgewiesen wurden, sind es seit 1995 zu gleichen Teilen auch Fungizide und Herbizide. Seit 1995 enthielten über die Hälfte der Proben keine Rückstände oder die Konzentrationen für Insektizide, Herbizide und Fungizide lagen so niedrig, dass die zulässigen Höchstmengen der Wirkstoffe nicht überschritten wurden. So stieg der Anteil an lindanfreien Proben zwischen 1991 und 2000 von 14% auf 85% an. Gleichzeitig sanken die gefundenen Konzentrationen an Lindan von 0,02 bis 0,09 mg/kg (1991) auf Spuren unter 0,01 mg/kg, bei einer zulässigen Höchstmenge von 0,1 mg/kg. Die Belastung des erntefrischen Getreides mit Rückständen an Pestiziden ist damit so gering, dass sie keine gesundheitliche Gefahr für den Verbraucher darstellt (*Eich* und *Rabe* 2002, S. 61). Es ist jedoch zu berücksichtigen, dass Getreide nicht nur auf dem Feld, sondern auch im Laufe der weiteren Lagerung und Verarbeitung mit diesen Substanzen kontaminiert werden kann.

Für die möglichst geringe und schonende Verarbeitung von Getreide im Haushalt bzw. die Verwendung weitgehend naturbelassener Getreide-Erzeugnisse spricht zum einen der höhere Gehalt an wertgebenden Inhaltsstoffen. Zum anderen wird die Entstehung und Aufnahme möglicherweise gesundheitsschädlicher Stoffe wie Acrylamid bei bestimmten Zubereitungs- bzw. Verarbeitungsverfahren minimiert.

Acrylamid ist eine synthetische Substanz, die kommerziell zur Herstellung von Polyacrylamid verwendet wird. Polyacrylamid wird z. B. bei der Trinkwasseraufbereitung (Flockungsmittel), in der Papierindustrie (Bindemittel) sowie in Lebensmittelverpackungen verwendet. Außerdem kommt sie im Tabakrauch vor. Seit 2002 ist bekannt, dass Acrylamid auch bei der industriellen Herstellung und während der Zubereitung stärkehaltiger Lebensmittel im Haushalt entstehen kann. Der Mechanismus der Bildung von Acrylamid ist noch nicht vollständig geklärt. Es gibt jedoch konkrete Hinweise, dass sich Acrylamid insbesondere in Gegenwart von reduzierenden Zuckern (Glucose und Fructose) und der Aminosäure Asparagin bei Hitzeeinwirkung und niedrigem Wassergehalt bildet. Erhitzungsverfahren, bei denen Acrylamid in Kartoffel- und Getreide-Erzeugnissen entstehen kann, sind Grillen, Braten, Backen, Rösten, Frittieren oder Mikrowellenerhitzen. Die Gehalte sind dabei umso größer, je höher die Temperatur, je länger die Einwirkzeit und je trockener das Gargut ist. Die höchsten Werte wurden in Pommes frites und Kartoffelchips gefunden. Knäckebrot und Kekse weisen mittlere bis hohe Gehalte auf. Die Belastung von Brot, Zwieback und Frühstücks-Getreide-Erzeugnissen (z. B. Cornflakes) liegt überwiegend in einem niedrigeren Bereich. In rohen oder in gekochten Lebensmitteln wurde Acrylamid bisher nicht nachgewiesen (*BMVEL* 2003d).

In Tierversuchen hat sich Acrylamid als Krebs erregend erwiesen. Daher wurde es von der *International Agency for Research on Cancer (IARC)* als „wahrscheinlich kanzerogen für den Menschen" beurteilt und vom *Bundesinstitut für Risikobewertung* (*BfR*) als ernst zu nehmendes gesundheitliches Risiko für den Menschen eingestuft *(DGE* 2003). Aus Gründen des vorsorgenden gesundheitlichen Verbraucherschutzes haben daher Bund und Länder unter Federführung des *Bundesamtes für Verbraucherschutz und Lebensmittelsicherheit (BVL)* im August 2002 ein Minimierungskonzept für Acrylamid vereinbart, über das die Belastung durch Lebensmittel schnellstmöglich gesenkt werden soll. Da es keine Grenzwerte für Acrylamid in Lebensmitteln gibt, wurden sog. Signalwerte für die maximale Konzentration in Lebensmitteln geschaffen. Dafür werden bei relevanten Warengruppen die 10% der am höchsten mit Acrylamid belasteten Lebensmittel identifiziert. Innerhalb dieser Gruppe gilt der niedrigste Acrylamidwert als Signalwert, den alle Hersteller einhalten sollen. Hersteller, deren Produkte den Signalwert überschreiten, werden von der Lebensmittelüberwachung aufgefordert, Maßnahmen zur Minimierung einzuleiten. Außerdem werden alle Lebensmittel mit einem Acrylamidgehalt von mehr als 1000 µg/kg in die Minimierungsbemühungen einbezogen (*BMVEL* 2003d).

Die Aufnahme von Acrylamid lässt sich um den Faktor fünf bis sechs verringern, wenn besonders belastete Produktgruppen wie Knabberartikel auf Kartoffelbasis, Pommes frites und Kräcker nur einmal pro Woche gegessen werden. Für eine **acrylamidarme Zubereitung** von Getreide(-Erzeugnissen) im Haushalt wird empfohlen (*Maschkowski* u. a. 2002):

- Generell eine starke Bräunung der Lebensmittel und ein starkes Austrocknen der Oberfläche vermeiden.
- Beim **Backen** Temperaturen von 180 °C bei Umluft und 200 °C ohne Umluft nicht überschreiten, bei Keksen maximal 190 °C bei Ober- und Unterhitze und 170 °C bei Umluft; Backpapier benutzen, um eine zu starke Bräunung von unten zu vermeiden. Großvolumige Gebäcke haben tendenziell geringere Acrylamidgehalte als Kleingebäck; Ei oder Eigelb verringert die Acrylamidbildung.
- **Toast** nur kurz und leicht anrösten.
- Beim Braten scharfes Anbraten, zu hohe Temperaturen und hitzelabile Fette und Öle vermeiden (s. 12.5, S. 285).

8.5 Soziale Aspekte

Beim Vermahlen von 100 kg Weizen zu Auszugsmehl ergibt sich eine Mehlausbeute von etwa 75 kg (*Thomas* 1986, S. 245). Der „Abfall" geht in die Tierfütterung, wo er mit einer Effektivität von nur 10–35 % in tierische Lebensmittel umgewandelt wird, was eine unbefriedigende Nutzung von Nahrungsressourcen darstellt.

Bei den Vitaminen und Mineralstoffen ist die **Verschwendung** noch offensichtlicher: z. B. liefern 100 g Weizen als Vollkorn 462 µg Vitamin B_1, 100 g Weizen als Auszugsmehl (Type 405) aber nur noch etwa 60 µg Vitamin B_1, das sind nur noch 13% des Ausgangsgehalts (berechnet nach *Souci* u. a. 2000).

Auch durch die sog. „**Veredelung**" treten Verluste auf, wenn Getreide nicht direkt für die Ernährung des Menschen genutzt wird, sondern auf dem Umweg der Erzeugung tierischer Lebensmittel „veredelt" wird. Im Jahre 2000/2001 wurden 67 % des in Deutschland verwendeten Getreides an Tiere verfüttert. Zusätzlich gingen 10% in die Industrie für Nicht-Nahrungszwecke, sodass nur 23% des Getreides für die direkte Ernährung des Menschen genutzt wurden (*Statist. Jahrbuch* 2002, S. 211; s. 5.2.5, S. 117).

Die Pseudo-Getreide **Quinoa** und **Amaranth**, die in den Anden Südamerikas beheimatet sind, stellen für die dortige Bevölkerung wertvolle Lebensmittel dar. Der inzwischen stattfindende Export dieser Früchte nach Europa, der wegen weiter Transportwege mit erhöhtem Energieaufwand und vermehrten Schadstoffemissionen verbunden ist, trägt hier nicht zur besseren oder gar notwendigen Nahrungsversorgung der gesunden Bevölkerung bei, sondern erweitert lediglich das bereits reichliche Angebot. Es wäre wesentlich sinnvoller, den Anbau für den lokalen Verzehr zu fördern, damit die Nahrungsversorgung in diesen Ländern verbessert wird (s. 5.7, S. 170). Auch **Kamut** wird bisher nicht regional angebaut und ist für die hiesige Versorgung mit Getreide nicht notwendig.

8.6 Kernaussagen

- Getreide trägt in Form von Vollkorn(-Erzeugnissen) wesentlich zur Versorgung mit fast allen essenziellen Nährstoffen sowie Ballaststoffen und sekundären Pflanzenstoffen bei.
- Getreide-Erzeugnisse aus geschältem Korn oder niedrig ausgemahlenen Mehlen weisen hohe Verluste an wertgebenden Inhaltsstoffen auf, da sich diese überwiegend in den Randschichten und im Keim befinden.
- Zahlreiche Studien belegen, dass ein hoher Verzehr von Vollkorn(-Erzeugnissen) zum Schutz vor Herz-Kreislauf-Erkrankungen, Krebs und Typ-II-Diabetes beitragen kann.
- Frischkornmahlzeiten aus unerhitztem, eingeweichtem Getreide liefern die ganze Fülle unveränderter Nährstoffe.
- Phytinsäure, Lektine und Enzyminhibitoren sind in den üblicherweise aufgenommenen Mengen gesundheitlich unbedenklich und teilweise sogar gesundheitsförderlich.
- Getreide aus regionaler, ökologischer Erzeugung sollte verwendet werden, unter anderem um die Aufnahme an Mykotoxinen, Pestiziden und Cadmium möglichst gering zu halten und die Umwelt zu schonen.
- Zur Minimierung der Acrylamidbelastung durch Getreide(-Erzeugnisse) sollten mit hohen Temperaturen und geringem Feuchtigkeitsgehalt hergestellte Produkte wie Kekse nur selten verzehrt werden.

9 Kartoffeln

(Unter Mitarbeit von Ulrike Becker)

9.1 Empfehlungen für die Vollwert-Ernährung

Sehr empfehlenswert ist der Verzehr von Kartoffeln, besonders von Pellkartoffeln. Diese sollten gegenüber geschälten Kartoffeln (Salzkartoffeln) und verarbeiteten Kartoffelprodukten bevorzugt werden. Kartoffeln sollten aus ökologischer und regionaler Landwirtschaft stammen.

Weniger empfehlenswert sind Kartoffel-Trockenprodukte, beispielsweise zur Herstellung von Püree oder Knödeln.

Nicht empfehlenswert sind fettreiche Kartoffel-Erzeugnisse, wie Pommes frites und Chips sowie isolierte Kartoffelstärke.

9.2 Allgemeines

Die Kartoffelknolle entsteht als verdickter Sprossabschnitt unterirdischer Ausläufer der Kartoffelpflanze, die zu den Nachtschattengewächsen zählt. Anfang des 17. Jahrhunderts wurde sie von Südamerika nach Europa gebracht und fand erst Mitte bis Ende des 18. Jahrhunderts weite Verbreitung als Grundnahrungsmittel. Je nach Verwendungszweck werden Speise-, Salat-, Futter- und Saatkartoffeln unterschieden; weitere Einteilungskriterien sind Reife- und Erntezeitpunkt (z. B. Früh- oder Spätkartoffeln) und das Kochverhalten (z. B. fest- oder mehligkochend).

Auch wenn die Kartoffel häufig zu den Gemüsen gezählt wird, soll ihr besonderer Stellenwert in der Vollwert-Ernährung mit einem eigenständigen Kapitel unterstrichen werden.

9.3 Änderungen des Verbrauchs

Der seit Mitte des 20. Jahrhunderts stark rückläufige Verbrauch von Speisekartoffeln hält in abgeschwächtem Ausmaß weiterhin an. Heute wird nur noch weniger als ein Drittel der Menge von 1900 verbraucht. Dabei nimmt der Anteil *unverarbeiteter* Kartoffeln an der Gesamtmenge deutlich ab, der Verzehr von Kartoffel-Erzeugnissen (z. B. Püree, Knödel, Pommes frites und Chips) nimmt dagegen zu. Der Anteil dieser sog. „Veredelungsprodukte" beträgt mittlerweile fast 50 % des Marktanteils des gesamten Kartoffelverbrauchs (Tab. 9.1). Mit steigendem Wohlstand und durch ein unbegründetes, schlechtes Image als „Dickmacher" wurde die Kartoffel mehr und mehr vom Speiseplan verdrängt.

Tab. 9.1: Verbrauchsentwicklung von Kartoffeln und Kartoffel-Erzeugnissen in Deutschland[1]
(kg pro Person und Jahr; nach *Teuteberg* und *Wiegelmann* 1986, S. 236f: Zahlen bis 1900; *Statist. Jahrbücher ELF* 1962, S. 165; 1977, S. 162; 1986, S. 190; 1991, S. 192; 2002, S. 218: Zahlen ab 1950/51)

	1850	1900	1950/51	1960/61	1970/71	1980/81	1990/91	2000/01
Kartoffeln, gesamt	138	271	186	132	102	81	75	70
davon Kartoffel-Erzeugnisse	–	–	–	–	–	22	29	32

[1] zwischen 1950/51 und 1989/90 BRD (alte Bundesländer), ab 1990/91 Deutschland (alte und neue Bundesländer)
– keine Angabe

9.4 Gesundheitliche Aspekte

9.4.1 Hauptnährstoffe und essenzielle Nährstoffe

Kartoffeln zählen zu den stärkereichen Lebensmitteln (15–20%); sie sind beinahe fettfrei und haben einen hohen Wassergehalt (78%). Für einige Nährstoffe weisen sie eine hohe Nährstoffdichte auf, z. B. für die Vitamine C, B1 und Niacin sowie für die Mineralstoffe Magnesium, Kalium und Eisen (s. Tab. 3.1, S. 43). Die Nährstoffe sind nicht gleichmäßig in der Kartoffel verteilt. Für Vitamin C zeigt sich, dass unabhängig von der Sorte die Konzentrationen in der Schale am geringsten sind (*Weber* und *Putz* 1998).

Der **Proteingehalt** ist mit etwa 2% zwar gering, wegen des großen Anteils essenzieller Aminosäuren ist die biologische Wertigkeit jedoch hoch. Die Kombination von Ei (ein Drittel des Proteins) mit Kartoffeln (zwei Drittel des Proteins), d. h. auf 700 g Kartoffeln etwa ein Ei, erreicht durch den Ergänzungseffekt sogar die höchstmögliche biologische Wertigkeit von zwei kombinierten Proteinquellen, nämlich 136 (*Jekat* 1984; s. 4.3.4, S. 83). Diese Kombination wird als „Kartoffel-Ei-Diät" bei der Ernährung Nierenkranker genutzt, die mit einer minimalen Protein-, d. h. Stickstoffmenge, ernährt werden müssen.

Das menschliche Verdauungssystem kann rohe Kartoffelstärke so gut wie nicht verwerten, deshalb sollten Kartoffeln trotz der dadurch entstehenden Verluste an essenziellen Nährstoffen erhitzt werden. Wie beim Gemüse führt das Kochen in wenig Wasser bzw. das Dämpfen zu den geringsten **Vitamin- und Mineralstoffverlusten** (*Bognár* 1995). Durch die Zubereitung als Pellkartoffeln können zusätzliche Verluste durch Schälen und Auslaugen ins Kochwasser vermieden werden, die bei der Zubereitung von geschälten Kartoffeln (Salzkartoffeln) entstehen.

Die **Nährstoffdichte** verschlechtert sich deutlich bei gebratenen oder frittierten Kartoffelerzeugnissen, z. B. bei Pommes frites und Chips, da der Fettanteil auf das Vier- bis Achtfache ansteigen kann (*Souci* u. a. 2000).

9.4.2 Ballaststoffe

Der Ballaststoffgehalt von etwa 2% ist vergleichbar mit den meisten Gemüsearten (*Souci* u. a. 2000). Durch den hohen Gesamtverzehr war die Kartoffel früher eine wichtige Ballaststoffquelle. Der starke Rückgang des Kartoffelverzehrs trug zu einer deutlichen Verminderung der Ballaststoffaufnahme in den letzten 100 Jahren bei (s. 4.1.2, S. 66; *Ernährungsbericht* 2000, S. 19). Heute erfolgt die Ballaststoffzufuhr nur noch zu 11–12% mit Kartoffeln (*Mensink* u. a. 2002, S. 36). Der Kartoffelverzehr kann somit die wünschenswerte Erhöhung der Ballaststoffzufuhr unterstützen.

9.4.3 Natürlich vorkommende gesundheitsschädliche Inhaltsstoffe

Angekeimte Kartoffeln und solche, die durch Lichteinwirkung grüne Stellen gebildet haben, enthalten die **Glykoalkaloide** Solanin und Chaconin. Diese finden sich hauptsächlich direkt in sowie unter der Schale und in den Keimansätzen (*Haase* 1999). Sie sind hitzestabil und werden durch Kochen nicht zerstört, beim Kochen gehen sie allerdings teilweise ins Kochwasser über (*DGE* 1997b).

Gesundheitliche Störungen, die nach der Aufnahme ungewöhnlich hoher Mengen der Glykoalkaloide auftreten können, sind Kopfschmerzen, Erbrechen und Durchfälle. Die grünen und angekeimten Stellen an Kartoffeln sollten deshalb großzügig entfernt werden. Um die Bildung der Glykoalkaloide zu vermeiden, sollten Kartoffeln unbeschädigt sein sowie kühl, trocken und vor allem dunkel gelagert werden. Beim Entfernen der Schale durch Pellen von gekochten Pellkartoffeln oder Schälen von Kartoffeln (für die Zubereitung von Salzkartoffeln oder Pommes frites) wird einen Großteil der schädlichen Substanzen entfernt (*Haase* 1999).

9.4.4 Anthropogene Schadstoffe

9.4.4.1 Nitrat

Obwohl Kartoffeln zu den nitratarmen Lebensmitteln zählen (s. 7.4.7.1, S. 234; s. Tab. 7.5, S. 235), kann die Gesamtverzehrsmenge möglicherweise zu einer beachtlichen Nitrataufnahme führen. Aus dem aufgenommenen Nitrat kann Nitrit gebildet werden, das sich mit sekundären Aminen oder Amiden aus dem Nahrungsprotein zu Nitrosaminen verbindet, einer stark krebserregenden Substanz.

Untersuchungen über die **Verminderung des Nitratgehalts** durch küchentechnische Zubereitung ergaben, dass diejenigen Kochverfahren, die zu den größten Nährstoffverlusten führen, gleichzeitig die Nitratgehalte am stärksten reduzieren: Schälen und Kochen in viel Wasser ergibt eine Nitratreduktion um 60–65%, die nährstoffschonende Zubereitung als Pellkartoffel bringt dagegen nur eine Reduzierung von 0–12%. Spätkartoffeln (Ernte von September bis Oktober) weisen in der Regel niedrigere Nitratgehalte auf als Frühkartoffeln (Ernte im Juni; *Naturland* 1999, S. 18). Kartoffeln aus ökologischem Anbau enthalten weniger Nitrat als konventionell erzeugte (*Samwel* 1998).

Mit der Einkaufsentscheidung für lagerfähige Spätkartoffeln aus ökologischem Anbau wird die Nitratzufuhr über Kartoffeln deutlich reduziert.

9.4.4.2 Pestizide

Der Einsatz von Pestiziden, d. h. Herbiziden, Fungiziden und Insektiziden, ist im heute verbreiteten Großanbau von Kartoffeln fast überall anzutreffen.

Wie groß das gesundheitliche Risiko bei einer Aufnahme dieser Stoffe ist, wird kontrovers diskutiert. Insbesondere über die Langzeitwirkung ist wenig bekannt. Untersuchungen deuten jedoch darauf hin, dass es durch die Aufnahme geringer Mengen über einen langen Zeitraum zu gesundheitsschädlichen Auswirkungen beim Menschen kommen kann (s. 3.2.2.7, S. 52).

9.4.4.3 Acrylamid

Im April 2002 entdeckten schwedische Wissenschaftler den derzeit als krebserregend geltenden Stoff Acrylamid in zahlreichen Lebensmitteln, vor allem aber in Kartoffel-Erzeugnissen. Wie es zur Bildung von Acrylamid kommt, ist noch nicht vollständig geklärt. Es gibt aber konkrete Hinweise dafür, dass sich Acrylamid insbesondere aus reduzierenden Zuckern (Glucose und Fructose) und der Aminosäure Asparagin bei Hitzeeinwirkung und niedrigem Wassergehalt bildet. Hohe Konzentrationen von Acrylamid entstehen damit vor allem beim Braten, Backen, Frittieren, Rösten und Grillen. Besonders hohe Gehalte weisen frittierte, gebratene und gebackene Kartoffeln auf, wie Kartoffelchips, Pommes frites, Bratkartoffeln, Ofenkartoffeln und Rösti (*BMVEL* 2003d; *Maschkowski* u. a. 2002).

Die Sorte und die Art der Lagerung von Kartoffeln beeinflusst ebenfalls die Acrylamidbildung. Durch den Stärkeabbau während des Lagerns wird Glucose und Fructose freigesetzt. Vermutlich steigt der Acrylamidgehalt mit der Konzentration von Glucose und Fructose an. Auch niedrige Lagertemperaturen fördern den Abbau von Stärke. In dunkel gelagerten Kartoffeln entsteht beim Erhitzen weniger Acrylamid als in Kartoffeln mit grünen oder angekeimten Stellen (*Kantonales Labor Zürich* 2002).

Um die Acrylamidbildung bei der Zubereitung von Kartoffeln möglichst gering zu halten, sollten Kartoffeln dunkel und nicht unter 8 °C gelagert werden. Bei der Zubereitung aller Kartoffel-Erzeugnisse sollte eine zu starke Bräunung vermieden werden. Brat- und Ofenkartoffeln aus *gekochten* Kartoffeln enthalten weniger Acrylamid als aus *rohen* Kartoffeln zubereitete, weil sie nur kurz gebraten werden müssen. Beim Backen entsteht weniger Acrylamid, wenn die Temperaturen mit Umluft 180 °C und ohne Umluft 200 °C nicht überschreiten. Backpapier auf dem Blech hilft, eine zu starke Bräunung von unten zu vermeiden. Bei der Zubereitung von Ofenkartoffeln sind dickere Kartoffelstücke günstiger als dünne, da sich Acrylamid vor allem in den Randschichten bildet.

In gekochten oder gedünsteten Kartoffeln sowie Kartoffelgratins und Kartoffelpüree wurde bisher kein Acrylamid nachgewiesen. Experten gehen davon aus, dass sich die Aufnahme von Acrylamid um 80–85 % verringern lässt, wenn besonders belastete Produktgruppen wie Knab-berartikel auf Kartoffelbasis, Pommes frites und Kräcker nicht öfter als einmal pro Woche gegessen werden (*Ministerium für Ernährung und Ländlichen Raum Baden-Württemberg* 2002).

9.5 Ökologische Aspekte

Der steigende Konsum stark verarbeiteter Kartoffel-Erzeugnisse erhöht den **Energieverbrauch** bei der Herstellung, Verpackung und Lagerung dieser Produkte. Der Energieeinsatz und der Ausstoß an CO_2 ist bei der Herstellung von Kartoffel-Erzeugnissen nahezu dreimal so hoch wie bei der Produktion von Kartoffeln selbst (*Taylor* 2000, S. 73f).

Als **Konservierungsverfahren** können bei Kartoffeln das Sterilisieren (z. B. Salzkartoffeln in Gläsern oder Dosen), Trocknen (Püree, Knödel) und das Tiefgefrieren (z. B. Pommes frites) zur Anwendung kommen. Alle Verfahren sind energie- und materialaufwändig und belasten damit die Umwelt.

Verpackungen mit Aluminium, wie aluminiumbeschichtete Beutel und Kartons, sind die energieaufwändigsten **Verpackungsmaterialien**, gefolgt von Weißblechdosen und Aluminiumdosen mit hohem Recyclinganteil. Glas und Papierbeutel verbrauchen zu ihrer Herstellung am wenigsten Energie (*Taylor* 2000, S. 91ff).

Wegen erheblicher Belastung der Umwelt durch die großen Pestizidmengen im konventionellen Anbau sollten ökologisch angebaute Kartoffeln bevorzugt werden.

Die Zubereitung von Pellkartoffeln für den Direktverzehr ist ökologisch gesehen die sinnvollste Variante, da der größte Teil des Energieaufwands von sterilisierten, tiefgekühlten oder getrockneten Kartoffelprodukten entfällt.

9.6 Kernaussagen

- Kartoffeln sind wertvolle Nährstofflieferanten, vor allem für die Vitamine C, B_1 und Niacin, für die Mineralstoffe Magnesium, Kalium und Eisen sowie für Ballaststoffe.
- Aufgrund ihres hohen Nährstoffgehalts und geringen Fettanteils weisen Kartoffeln eine hohe Nährstoffdichte auf.
- Es ist empfehlenswert, den Verzehr von gering verarbeiteten Kartoffeln (v. a. Pellkartoffeln) auf Kosten stark verarbeiteter zu erhöhen.
- Stark verarbeitete Kartoffel-Erzeugnisse (besonders Pommes frites und Chips) sind wegen Nährstoffverlusten und aufgrund ihres hohen Fettgehalts, ihres möglichen Acrylamidgehalts sowie dem hohen Primärenergieverbrauch bei Herstellung, Lagerung und Verpackung nicht empfehlenswert.
- Unter anderem aufgrund geringerer Nitrat- und Pestizidbelastungen bzw. um die Umwelt zu schonen, sollten Kartoffeln aus ökologischer und regionaler Erzeugung verwendet werden.

10 Hülsenfrüchte

(Unter Mitarbeit von Ulrike Becker)

10.1 Empfehlungen für die Vollwert-Ernährung

Sehr empfehlenswert ist die Verwendung der verschiedenen Hülsenfrüchte, wobei die individuelle Bekömmlichkeit zu beachten ist. Bohnen, Erbsen, Linsen, Kichererbsen und Lupinen sind in Form gekochter Samen oder blanchierter Keimlinge eine wertvolle Bereicherung des Speiseplans. Sie sollten aus ökologischer Landwirtschaft stammen. Auch traditionelle Soja-Erzeugnisse wie „Sojamilch“ und Tofu sowie ähnliche Produkte, beispielsweise aus Lupinensamen, sind zu empfehlen, sofern sie ökologisch und regional erzeugt wurden.

Weniger empfehlenswert sind solche traditionellen Soja-Erzeugnisse, die aus konventionellem Anbau stammen, sowie Fertigmischungen (z. B. Bratlingsmischungen).

Nicht empfehlenswert sind Produkte aus stark verarbeitetem, besonders texturiertem, Sojaprotein (z. B. „Sojafleisch“).

10.2 Allgemeines

Zu den Hülsenfrüchten zählen botanisch die reifen, trockenen Samen von Pflanzen mit zweischaligen Hülsen aus der Familie der Schmetterlingsblütler (Leguminosen). Dazu gehören Bohnen, Erbsen, Linsen und Lupinen, aber auch Kichererbsen und Erdnüsse. Neben der botanischen Einteilung werden die Erdnüsse jedoch auch den Schalenobstarten (Nüssen) zugerechnet. Die halbreifen grünen Bohnen und Erbsen wie Stangenbohnen, Buschbohnen oder Zuckererbsen zählen zum Gemüse.

Nur etwa 13 % der gesamten Inlandsverwendung von Hülsenfrüchten dienten 2001 der Ernährung des Menschen, der überwiegende Teil wurde als Tierfutter eingesetzt (*Statist. Jahrbuch ELF* 2002, S. 217). Von den etwa 100.000 t Hülsenfrüchten, die 2000/01 in Deutschland verbraucht wurden, kamen 68 % aus dem Ausland (*Statist. Jahrbuch ELF* 2002, S. 101, 192f).

10.3 Änderungen des Verbrauchs

Hülsenfrüchte haben ihre Rolle als Grundnahrungsmittel verloren, der Rückgang ist noch deutlicher als bei Kartoffeln (Tab. 10.1). Während Kartoffeln erst vor knapp 400 Jahren nach Europa eingeführt und vor etwa 200 Jahren zum Grundnahrungsmittel wurden, zählen Hülsenfrüchte schon seit Jahrtausenden zu den Feldfrüchten des Menschen. Verbesserte Konservierungsmethoden für proteinreiche Lebensmittel *tierischer* Herkunft und deren höheres Prestige verdrängten die Hülsenfrüchte mehr und mehr vom Speiseplan der Mittel- und Nordeuropäer.

Tab. 10.1: Verbrauchsentwicklung von Hülsenfrüchten in Deutschland[1]
(kg pro Person und Jahr; nach *Teuteberg* und *Wiegelmann* 1986, S. 236f: Angaben bis 1900; *Statist. Jahrbücher ELF* 1962, S. 165; 1973, S. 155; 1984, S. 167; 1991, S. 191; 2002, S. 217: Angaben ab 1950/51)

	1850	1900	1950/51	1960/61	1970/71	1980/81	1990/91	2000/01
Hülsenfrüchte	20,7	4,3	1,7	1,5	1,1	1,0	1,1	1,2

[1] zwischen 1950/51 und 1989/90 BRD (alte Bundesländer), ab 1990/91 Deutschland (alte und neue Bundesländer)

10.4 Gesundheitliche Aspekte

10.4.1 Wertgebende Inhaltsstoffe

10.4.1.1 Hauptnährstoffe, essenzielle und gesundheitsfördernde Substanzen

Hülsenfrüchte weisen von allen Lebensmitteln den höchsten **Proteingehalt** auf, der zwischen 25 % (Erdnuss) und 34–38 % (Sojabohne) liegt. Die biologische Wertigkeit des Proteins von Hülsenfrüchten wird durch die Kombination mit Getreide, Ei oder Milchprodukten deutlich erhöht (s. 4.3.4, S. 83).

Hülsenfrüchte liefern mit Ausnahme der Sojabohnen und Erdnüsse zum größten Teil **komplexe Kohlenhydrate** in Form von Stärke. Sie enthalten fast kein **Fett**. Dies macht sie bei den heutigen Ernährungsfehlern – zu viel Fett, zu wenig komplexe Kohlenhydrate – zu einem optimalen Lebensmittel.

Hinzu kommt der hohe Gehalt an **Ballaststoffen**, der bei Bohnen, Erbsen, Kichererbsen und Linsen zwischen 15 und 23 % liegt (*Souci* u. a. 2000).

Der geringe Fettanteil bei Erbsen, Linsen und Bohnen ergibt eine hohe **Nährstoffdichte** besonders für die B-Vitamine, Niacin und Pantothensäure sowie für Magnesium, Phosphor, Kalium und Eisen (*Marquard* 1998).

Charakteristisch für Leguminosen ist ihr vergleichsweise hoher Anteil an **Oligosacchariden**, insbesondere Stachyose und Verbascose. Diese werden zusammen mit den ebenfalls enthaltenen Pento- und Hexosanen von anaeroben Darmbakterien abgebaut und verursachen so die bekannten Blähungen (*Marquard* 1998). Diese bereits sprichwörtlichen Verträglichkeitsprobleme nach dem Verzehr von Hülsenfrüchten sind unter anderem ein Grund für ihre abnehmende Verwendung. Um der Darmflora eine Anpassungsphase zu gewähren, sollte die Gewöhnung an Hülsenfrüchte langsam erfolgen (s. 4.5, S. 93). Besser verträglich sind Hülsenfruchtgerichte, wenn die Samen einige Stunden eingeweicht werden. Dadurch reduzieren sich die blähungsauslösenden Stoffe deutlich bis vollständig (*El-Adawy* u. a. 2000; *Ibrahim* u. a. 2002).

Für **Diabetiker** sind Hülsenfrüchte aufgrund ihrer geringen Blutzuckerwirksamkeit sowie ihres Gehalts an sekundären Pflanzenstoffen besonders geeignet. Nach dem Verzehr von Hülsenfrüchten steigt der Blutzuckerspiegel sehr langsam und leicht an, was für die diabetische Stoffwechselsituation günstig ist (*Watzl* und *Leitzmann* 1999, S. 143ff). Anders als noch vielfach üblich, müssen deshalb Hülsenfrüchte in verzehrsüblichen Mengen bei den blutzuckerwirksamen Kohlenhydraten nicht angerechnet werden (*Berger* und *Jörgens* 1986, S. 106; *v. Koerber* u. a. 1995a; s. Tab. 4.4, S. 68).

10.4.1.2 Inhaltsstoffe bestimmter Hülsenfrüchte

Sojabohnen und daraus hergestellte Produkte sind besonders reich an Phytoöstrogenen, die im Organismus des Menschen bei Beschwerden und Krankheiten positiv wirken, die mit Östrogenen in Zusammenhang stehen. Dazu zählen Herz-Kreislauf-Erkrankungen, Osteoporose, Krebserkrankungen von Brust, Gebärmutter und Prostata sowie Hitzewallungen in den Wechseljahren. So erkranken Asiatinnen, die reichlich Sojaprodukte konsumieren, wesentlich seltener an Brustkrebs als westliche Frauen (*Danz* 2000). Epidemiologische Studien weisen auch auf eine antioxidative Wirkung der Phytoöstrogene hin (*Watzl* und *Leitzmann* 1999, S. 42f; *Keller* und *Leitzmann* 2002, S. 17ff).

Sojabohnen nehmen auch wegen ihres Fettanteils von etwa 20 % und ihres Proteingehalts von bis zu 40 % eine Sonderstellung ein. Der Verzehr von Sojaprodukten schützt sehr wahrscheinlich vor koronaren Herzerkrankungen. Darauf deuten zahlreiche epidemiologische Studien hin, die zeigen, dass der Konsum von Soja und Sojaprodukten zu einer deutlichen Senkung der Cholesterin- und Triglyceridspiegel führte. Ebenso positiv wirkt sich der Konsum auf den Homocysteinspiegel und den Blutdruck aus. Die in Hülsenfrüchten enthaltenen sekundären Pflanzenstoffe (v.a. Isoflavone) und die Ballaststoffe tragen ebenfalls zu einer cholesterinsenkenden Wirkung bei (*Anderson* u. a.1999).

Erdnüsse sind nährstoffreich, weisen jedoch wegen ihres Fettgehalts von 25 % einen hohen Energiegehalt auf und ähneln damit, wie der Name bereits sagt, den Nüssen (s. Kap. 11 *Nüsse, Ölsamen und Ölfrüchte*, S. 273). In vielen Anbauländern wird das Öl der Erdnüsse zur Speisenzubereitung verwendet (Afrika, Asien, USA).

Lupinen gehören ebenfalls zur Familie der Hülsenfrüchte. Ursprünglich beinhalteten die etwa 300 Arten der Lupinenfamilie einen hohen Anteil bitterer Alkaloide. Neu gezüchtete Sorten sind inzwischen praktisch frei von Bitterstoffen (*Goldscheider* 2002). Die für Nahrungszwecke verwendeten **Süßlupinen** ähneln in ihrer Zusammensetzung den Sojabohnen, weisen aber im Vergleich zu diesen mit 4–7 % einen deutlich niedrigeren Fettgehalt auf und enthalten mehr Vitamin A, E und Niacin sowie Magnesium, Eisen und Zink (*Marquard* 1998; *Schuster* 2002). Aus Süßlupinen lassen sich zahlreiche Produkte herstellen, die den Sojaprodukten Tofu, Sojamilch und Sojasoße ähneln (s. 10.4.5, S. 269).

Insgesamt belegen zahlreiche epidemiologische Studien, dass der Verzehr von Hülsenfrüchten und besonders von Sojabohnen positive Effekte auf die Gesundheit ausübt. Neben den bereits erwähnten Wirkungen haben sie außerdem günstige Einflüsse auf die Nierenfunktion und beugen Osteoporose und Übergewicht vor (*Anderson* u. a. 1999).

10.4.2 Natürlich vorkommende gesundheitsschädliche Inhaltsstoffe

Hülsenfrüchte enthalten eine Reihe von Substanzen, die sich beim Verzehr in *unerhitzter* Form gesundheitsschädlich auswirken können. Zu diesen Inhaltsstoffen zählen Hämagglutinine, blausäurehaltige Verbindungen, Protease-Inhibitoren, Tannine und Phytinsäure.

Hämagglutinine (oder **Lektine**) sind Proteine, die sich u. a. an rote Blutkörperchen (Erythrozyten) binden, wodurch diese verkleben und die Funktion des Sauerstofftransports nicht mehr ausüben können. Es ist jedoch nicht klar, ob die Toxizität allein auf dieser Eigenschaft beruht. Lektine haben möglicherweise auch einen positiven Einfluss auf die Vorbeugung von Krebserkrankungen (*Jordinson* u. a. 1999). Durch 15-minütiges Kochen werden sie vollständig zerstört. Auch durch Keimen reduziert sich der Lektingehalt (*DGE* 1996b, s. 4.2, S. 71).

Blausäure ist in einigen Hülsenfrüchten, besonders in Limabohnen, in Verbindung mit Zuckermolekülen (**Glukosiden**) enthalten. Blausäure wirkt hemmend auf Enzyme der Endoxidation, d. h. die innere Atmung des Stoffwechsels wird blockiert. Die intakten Glukoside sind ungiftig, die hochtoxische Blausäure wird jedoch nach dem Einweichen und der Zellzerstörung beim Kauen durch spezielle Enzyme freigesetzt. Beim Erhitzen werden die Enzyme inaktiviert und eventuell entstandene Blausäure verflüchtigt sich. Deshalb sollten Hülsenfrüchte (besonders Limabohnen) ausreichend gekocht werden.

Obwohl die bei uns üblicherweise verzehrten Bohnen und Erbsen (heimische und importierte) nur sehr geringe Mengen blausäurehaltiger Glukoside aufweisen, sollten diese nur gegart – bzw. als Keimlinge blanchiert (s. 10.4.4, S. 269) – verzehrt werden (s. 4.2, S. 71).

Protease-Inhibitoren wurden früher als gesundheitsschädlich beschrieben (*Ernährungsbericht* 1988, S. 112). Heute wird jedoch davon ausgegangen, dass sich diese sekundären Pflanzenstoffe bei normalen Verzehrsgewohnheiten nicht gesundheitsschädigend auswirken (*Watzl* und *Leitzmann* 1999, S. 17). Vielmehr besitzen sie nach neuesten Untersuchungen in den natürlicherweise in Lebensmitteln vorkommenden Konzentrationen eher gesundheitsfördernde Eigenschaften (s. 4.2.2, S. 73). Der in Sojabohnen enthaltene Protease-Inhibitor (Bowman-Birk-Inhibitor) wirkt sich vorbeugend auf die Krebsentwicklung von Dickdarm, Mundhöhle, Lunge, Leber und Speiseröhre aus. Die Wirkmechanismen sind noch nicht vollständig geklärt (*Friedmann* und *Brandon* 2001; *Watzl* und *Leitzmann* 1999, S. 86f).

Protease-Inhibitoren werden durch Erhitzen unwirksam oder in ihrer Aktivität stark eingeschränkt. Das Ausmaß der Hemmung bzw. Zerstörung ist abhängig von der Temperatur und dem Feuchtigkeitsgehalt. Die Zerstörung durch Dampferhitzen dauert bei einem Feuchtigkeitsgehalt von 20 % 15 Minuten, bei einem Feuchtigkeitsgehalt von 60 % nur 5 Minuten. Einweichen der Samen über Nacht und anschließendes Kochen für 5 Minuten inaktiviert diese sekundären Pflanzenstoffe ebenfalls (s. 4.2, S. 71).

Tannine kommen in Hülsenfrüchten vor allem in den Randschichten in bedeutenden Konzentrationen vor. Je nach Art ihrer chemischen Zusammensetzung wirken sie unterschiedlich stark auf die Hemmung der Stärkeverdauung. Möglicherweise ist diese Wirkung in einer Hemmung der Stärke abbauenden Amylase begründet (*Watzl* und *Leitzmann* 1999, S. 143f). Durch Kochen oder Keimen wird der Gehalt an Tanninen verringert (*DGE* 1996b).

Phytinsäure kommt in Konzentrationen von 0,1–6 % in Hülsenfrüchten vor. Sie bindet positiv geladene Ionen wie die Mineralstoffe Eisen oder Zink. Ihre hemmende Wirkung auf die Resorption von Mineralstoffen unterliegt aber zahlreichen Einflüssen und wird unter anderem durch Keimung oder Erhitzung deutlich reduziert. Der Phytinsäuregehalt reduziert sich z. B. bei 12 Stunden gequollenen und 15 Minuten im Dampfdrucktopf gegarten Mungbohnen um 25 %. Durch den Keimprozess über 48 Stunden werden bis zu 80 % der Phytinsäure abgebaut (*Kataria* u. a. 1989a; *Bishnoi* u. a. 1994); in anderen Studien werden Reduzierungen von 30–50 % angegeben (*El-Shimi* und *Damir* 1984; *Kataria* u. a. 1989b; *Ibrahim* u. a. 2002). Inzwischen ist bekannt, dass Phytinsäure auch gesundheitsfördernde Eigenschaften besitzt und sich positiv auf die Regulation des Blutzuckerspiegels sowie bei der Krebsprävention auswirkt (*Watzl* und *Leitzmann* 1999, S. 142f, 173; s. 8.4.5.1, S. 249).

Insgesamt reduziert das mehrstündige Einweichen von Hülsenfruchtsamen alle antinutritiven Faktoren wie Phytinsäure, Tannine, Protease-Inhibitoren und Hämagglutinine (*El-Adawy* u. a. 2000). Kochen im Dampfdrucktopf vermindert diese Faktoren effektiver als normales Kochen. Bei Langbohnen zeigte sich, dass das Kochen angekeimter Bohnen die unerwünschten Stoffe am effektivsten reduzierte. Protease-Inhibitoren und die Blähungen verursachenden Oligosaccharide wurden durch Fermentation vollständig abgebaut, der Gehalt an Phytinsäure verringerte sich dadurch merklich (*Ibrahim* u. a. 2002).

10.4.3 Nährstoffverluste durch Kochen

Beim Kochen von Hülsenfrüchten liegen die Vitaminverluste zwischen 20 und 30 %, mit Ausnahme von Folsäure (40–50 %) und Vitamin B_1 (40–60 %; *Bognár* 1997). Die Auslaugungsverluste an Mineralstoffen erreichen Werte von 10–25 % (*Bognár* 1988). Ist zum Garzeitpunkt die Flüssigkeit vollständig aufgesogen oder wird sie, wie bei Eintöpfen und Suppen, mitverzehrt, werden die Mineralstoffverluste vollständig vermieden. Mit einer Einweichzeit von etwa 12 Stunden lässt sich die Kochzeit deutlich verringern. Beim Kochen sollte kein Salz zugegeben werden, da hierdurch das Weichwerden erschwert, eventuell sogar verhindert wird.

10.4.4 Keimlinge/Sprossen

Gekeimte Hülsenfruchtsamen sind eine empfehlenswerte Möglichkeit, Hülsenfrüchte ohne bzw. mit nur geringer Hitzeeinwirkung durch Blanchieren (s. 7.4.6, S. 233) zu verzehren. Während des Keimvorgangs nimmt der Gehalt an einigen Vitaminen, besonders C und B1, deutlich zu. Die Proteinqualität verändert sich durch eine völlige Umstrukturierung des Aminosäuremusters, wobei der Gesamtgehalt der essenziellen Aminosäuren ansteigt. Die Fettsäurenzusammensetzung verändert sich in Abhängigkeit der Samenart und der Keimungsdauer, teilweise kommt es zu einem verringerten Gesamtfettgehalt (*Bischoff* 1993). Durch enzymatische Vorgänge nimmt während des Keimprozesses der Gehalt an den blähend wirkenden Kohlenhydraten Stachyose und Raffinose innerhalb von 48 Stunden vollständig ab (*Ibrahim* u. a. 2002). Auch der Gehalt an Phytinsäure und Protease-Inhibitoren reduziert sich beim Keimvorgang deutlich (*Khalil* 2001; *Ibrahim* u. a. 2002).

Wegen des verbleibenden Gehalts an gesundheitsschädlichen Substanzen, wie Hämagglutininen (s. 10.4.2, S. 267), und einer möglichen mikrobiellen Kontamination bei unsachgemäßer Handhabung, ist es empfehlenswert, die Keimlinge von Hülsenfrüchten zu **blanchieren**. Im Vergleich zur für Hülsenfrüchte üblichen Kochzeit von einer halben Stunde bis mehreren Stunden sind die Vitaminverluste durch Blanchieren gering (*Harmuth-Hoene* und *Bognár* 1988).

In den ersten Keimtagen kommt es zu einem Anstieg des **Nitratgehalts** der Keimlinge. Dieser lässt sich jedoch durch bestimmte Anzuchtmethoden wie verlängerte Keimdauer (4–6 Tage) und erhöhte Lichtintensität nach dem zweiten Keimtag stark reduzieren (*Boese* u. a. 1986).

Das Keimen von Bohnen verursacht einen leichten Anstieg an **essenziellen Aminosäuren** und den **Mineralstoffen** Eisen und Zink, allerdings eine Verminderung der Mineralstoffe Natrium, Kalium, Kupfer, Mangan und Magnesium (*Khalil* 2001).

10.4.5 Traditionelle Sojaprodukte

China gilt als Ursprungsland der Sojabohne, im asiatischen Raum ist sie seit Jahrtausenden eine der wichtigsten Nahrungspflanzen. In der westlichen Welt werden Sojabohnen vorwiegend zur Ölgewinnung genutzt und der proteinreiche Pressrückstand als Tierfutter eingesetzt. Aus Sojabohnen lassen sich zahlreiche Gerichte und Produkte herstellen. Durch teilweise arbeits- und zeitaufwändige Zubereitungsmethoden entstehen traditionelle Produkte, wie Sojasprossen, Sojamilch, Tofu, Sojasoße und Miso.

Sojamilch ist ein wässriger Sojabohnenextrakt, der aus gequollenen Bohnen hergestellt wird. Sie werden gemahlen und in einem Wasserüberschuss (10:1) 15–20 Minuten nahe am Kochpunkt erhitzt (*Belitz* u. a. 2001, S. 753). Die so gewonnene Sojamilch dient in asiatischen Ländern vor allem für die Weiterverarbeitung zu Tofu.

Zur Herstellung von **Tofu** wird das in der Sojamilch enthaltene Protein bei 65 °C unter Zugabe von Nigari (Gerinnungssalz aus Meerwasser) oder von Calciumsulfat (industrielles Fällungsmittel) zur Gerinnung gebracht. Das entstandene Gel wird durch Pressen von der wässrigen Phase getrennt, wobei das fertige Produkt noch zu 88 % aus Wasser besteht (*Belitz* u. a. 2001, S. 753). Der Proteingehalt liegt zwischen 8 und 11 %, der Fettanteil beträgt etwa 5 %, während der Kohlenhydratgehalt mit 1–2 % gering ist (*Souci* u. a. 2000). Je nach Fällungsmittel und Weiterverarbeitung werden zahlreiche Tofusorten unterschieden: gewürzt, fermentiert, gebacken, gegrillt oder geräuchert. Mit diesen traditionellen Tofu-Zubereitungen wird in vielen asiatischen Ländern ein Großteil des Proteinbedarfs gedeckt. Tofu als Bestandteil von Bratlingen, Füllungen oder in Aufläufen fand in den letzten Jahren auch in westlichen Ländern stärkere Verbreitung.

Sojasoße ist als Würzmittel aus der asiatischen Küche bekannt. Die traditionelle Herstellung umfasst einen langwierigen Fermentationsprozess. Entfettetes Sojamehl und gerösteter, gequetschter Weizen im Verhältnis von 1:1 bis 4:1 werden eingeweicht, erhitzt und mit Schimmelpilzkulturen beimpft. Nach drei Tagen wird eine Salzlösung, Milchsäurebakterien und Hefe zugegeben. Der anschließende Fermentationsprozess dauert mindestens sechs Monate bei unterschiedlichen Temperaturen. Wertvolle Sojasoßen reifen mehrere Jahre. Minderwertige Produkte sind mit Würzen verschnitten, die durch Säurehydrolyse hergestellt werden (*Belitz* u. a. 2001, S. 753f). Hierbei werden Aromen, Farb- und andere Zusatzstoffe hinzugefügt.

Als Ausgangsprodukt für **Miso** dient eingeweichter, erhitzter Reis, dem nach etwa zwei Tagen Fermentation mit Schimmelpilzen gekochte Sojabohnen und Salz zugegeben werden. Die Mischung gärt einige Monate, wobei Milchsäurebakterien und Hefen beteiligt sind (*Belitz* u. a. 2001, S. 754). Endprodukt ist eine dunkle Paste, die je nach Herstellungsweise und -dauer in Farbe und Aroma variiert.

Die Herstellung traditioneller Sojaprodukte beruht auf alten Rezepturen und erfordert handwerkliche Erfahrungen. In zahlreichen asiatischen Ländern sind sie durch Klima und Kultur fest verwurzelte Grundnahrungsmittel und stellen dort häufig die wichtigste Proteinquelle dar. In unserem Kulturkreis gelten sie nicht als notwendige Lebensmittel, da kein Proteinmangel besteht. Ihr teilweise relativ hoher Verarbeitungsgrad und ihr hoher Salzgehalt (z. B. Sojasoße, Miso), die konventionelle Anbauweise mit teilweise hohem Pestizideinsatz sowie die weit überwiegende Herkunft der Rohware aus Übersee (z. T. auch aus Entwicklungsländern wie Brasilien) sind Gründe, die traditionellen Sojaprodukte in Europa als weniger empfehlenswert einzustufen (s. Übersicht 6.1, S. 190).

Inzwischen gibt es in Europa angebaute Sojaprodukte aus ökologischer Landwirtschaft, die als empfehlenswert eingeordnet werden. Dies gilt auch für Produkte aus vollständigen Sojabohnen, wie Sojamehl, -grieß und -granulat sowie geröstete Sojabohnen. Hilfreich kann ihr Einsatz beispielsweise bei Kuhmilch- oder Getreideallergikern sein.

10.4.6 Texturierte Sojaprodukte

In der westlichen Welt dient die Sojabohne innerhalb des Nahrungssektors vor allem der lebensmittelverarbeitenden Industrie als Ausgangssubstrat für zahlreiche Produkte. Nach der Sojaölgewinnung (s. 12.2, S. 278) liegt fettarmes Sojaschrot vor, dessen restliche Fettmenge über weitere Extraktion (Herauslösung) mit einem organischen Lösungsmittel abgetrennt wird. Dieses muss anschließend durch Dampfbehandlung entfernt werden. Aus dem so entfetteten Sojaschrot kann entweder durch Feinvermahlung fettarmes Sojamehl (50 % Protein) hergestellt werden oder das entfettete Sojaschrot wird durch Extraktion mit Wasser oder einem Wasser-Alkohol-Gemisch weiterverarbeitet zu Proteinkonzentraten (70 % Protein) oder Proteinisolaten (90 % Protein). Diese Produkte werden unter anderem bei der Herstellung von Backwaren, Nudeln, Süßwaren, Wurst, Fertigsuppen, Kindernahrungsmitteln und Diätpräparaten verwendet.

Durch **Texturierung** (= Strukturänderung) solcher Mehle, Konzentrate oder Isolate werden sog. texturierte Sojaprodukte hergestellt (TVP = **t**extured **v**egetable **p**rotein, „Sojafleisch"). Bei der Texturierung im Extrusions- oder Spinnverfahren erhalten diese Produkte durch den Einsatz eines Bindemittels aus Proteinen und entfettetem Ölsamenmehl sowie der Verfilzung der Proteinfasern einen gewissen fleischähnlichen „Biss".

Beim *Extrusionsverfahren* wird die proteinreiche Substanz mit Wasser unter hohem Druck und Hitzeanwendung durch einen Extruder gepresst. An dessen Ausgang befindet sich eine Lochscheibe, die die Größe und Form des texturierten Produkts bestimmt. Das Material wird in entsprechende Stücke geschnitten und getrocknet.

Für das *Spinnverfahren* wird das Protein zunächst eingedickt und dann durch Spinndüsen in ein Fällbad gepresst, ähnlich der Herstellung von synthetischen Textilfasern. Dann werden die hauchfein ausgefällten Proteinfasern zu gröberen Fasern verfilzt. Als Bindemittel dient ein Gemisch aus Albumin, Gluten und entfettetem Ölsamenmehl.

Zur weiteren Gestaltung und Variation der Produkte (z. B. Rind-, Schweine-, Geflügel-, Fischfleisch-Imitate) können Zusätze erfolgen, vor allem Farb- und Aromastoffe, Gewürze und Geschmacksverstärker (*Belitz* u. a. 2001, S. 83ff). Die so entstandenen proteinreichen Produkte können als separates Nahrungsmittel, z. B. als „Fleischersatz" oder als Zutat zu Fleisch(-Erzeugnissen), Pasteten, Pizzabelägen, Snacks u. a. eingesetzt werden.

Vom Standpunkt der Vollwert-Ernährung aus werden konzentrierte und isolierte Sojaprodukte sowie TVP wegen der zahlreichen Verarbeitungsschritte und des hohen Energieaufwands bei der Herstellung als nicht empfehlenswert eingestuft (s. Übersicht 6.1, S. 190). Stattdessen sollten eher die gegarten oder gekeimten Hülsenfrüchte verzehrt werden.

10.4.7 Lupinenprodukte

Von Natur aus enthalten die etwa 300 Arten der Lupinenfamilie einen hohen Anteil bitterer und giftiger Alkaloide. Neu gezüchtete Sorten sind mittlerweile praktisch alkaloidfrei und werden in ganz Europa angebaut. Als Nahrungsmittel sind die weiße, die gelbe und die blaue Süßlupine von Bedeutung. Sie sind anders als viele Hülsenfruchtarten auch in rohem Zustand nicht giftig.

Lupinenmehl wird in Brot, Kleingebäck und Teigwaren zur Verbesserung der Verarbeitungseigenschaften und des Nährwerts eingesetzt. Es lockert den Teig und macht Backwaren haltbarer. Vor allem in der Naturkostbranche ersetzt es in Backwaren häufig das Sojamehl.

Aus eingeweichten und zu einer Maische vermahlenen Lupinensamen wird **Lupinenmilch** produziert, die hauptsächlich zu einem quarkähnlichen, mit Tofu vergleichbaren Proteinkonzentrat verarbeitet wird. Es wird pur, gewürzt oder z. B. zu Bratlingen verarbeitet im Naturkosthandel angeboten. Bei der Herstellung von **Lupinenquark** bleiben Schalenbestandteile zurück. Diese getrockneten Fasern werden in Backwaren, Cerealien und als Trägerstoffe für Aromen eingesetzt. Durch Fermentation lässt sich aus Süßlupinensamen auch eine **Flüssigwürze**, ähnlich der Sojasoße, herstellen. Ein koffeinfreier **Lupinenkaffee** ist ebenfalls im Handel.

Die genannten Erzeugnisse werden bisher nur von einer Firma in Deutschland in ökologischer Qualität hergestellt und zur Weiterverarbeitung an verschiedene Naturkostfirmen verkauft. Die genannten Produkte sind wie die entsprechenden Erzeugnisse aus Soja stark verarbeitet. Besonders für Milcheiweiß- und Soja-Allergiker können die Produkte hilfreich sein (*Schuster* 2002; *Goldscheider* 2002).

10.5 Ökologische Aspekte

Für die Landwirtschaft bieten Hülsenfrüchte durch ihre bodenverbessernde Wirkung ein sinnvolles Glied in der Fruchtfolge. Durch stickstoffbindende Knöllchenbakterien an den Wurzeln führen sie zu einer **natürlichen Stickstoffanreicherung**. Trotzdem werden Bohnen, Erbsen und Linsen in Deutschland nur wenig angebaut, der größte Teil wird aus Kanada (Bohnen, Linsen), der Türkei (Linsen, Kichererbsen), den USA (Bohnen, Sojabohnen) sowie Frankreich (Erbsen) importiert (*Statist. Bun-*

desamt 2001, S. 51, 70). In Deutschland wurden 1999 etwa 1.000 t Sojabohnen angebaut, etwa 80 % davon stammen aus ökologischem Anbau (*Keller* und *Leitzmann* 2002, S. 5).

In den meisten Ländern werden inzwischen **gentechnisch veränderte Sojasorten** angebaut; in Deutschland ist der Anbau derzeit nicht erlaubt. Mehr als die Hälfte der Welt-Soja-Produktion stammt inzwischen aus gentechnisch veränderten Pflanzen. In den USA betrug der Anteil an Gen-Soja 2002 etwa 80 %, in Argentinien sogar 99 %. Aus diesen Ländern importierte Sojazutaten und Futtermittel enthalten in der Regel Anteile an gentechnisch veränderten Sojabohnen, die in zahlreichen verarbeiteten Lebensmitteln enthalten sein können (TransGen 2003; s. 5.3.5, S. 129). In Bio-Produkten ist der Einsatz von gentechnisch veränderten Rohstoffen und Produkten verboten (*Fisel* u. a. 2001).

Da im konventionellen Anbau von Hülsenfrüchten, insbesondere beim intensiven Anbau von Sojabohnen, erhebliche Mengen an **Pestiziden** eingesetzt werden und die getrockneten Samen nach der Ernte zum Schutz vor Insekten mit Insektiziden begast werden, sollten Produkte aus ökologischer Erzeugung bevorzugt werden. Dadurch kann der Eintrag von Pestiziden in die Umwelt vermieden werden.

10.6 Kernaussagen

- Hülsenfrüchte weisen eine hohe Nährstoffdichte auf und sind wegen ihres Gehalts an Ballaststoffen und sekundären Pflanzenstoffen besonders wertvolle Lebensmittel.
- Zahlreiche Studien belegen, dass ein reichlicher Verzehr dieser Lebensmittel zu einem verminderten Risiko für koronare Herzerkrankungen, Krebs, Osteoporose und Übergewicht beitragen kann.
- Die Gewöhnung an eine ballaststoffreiche Kost, zu der auch Hülsenfrüchte zählen, sollte jedoch langsam erfolgen. Linsen werden von vielen Menschen besser vertragen als andere Hülsenfrüchte und sind deshalb besonders gut für den Einstieg geeignet.
- Aufgrund antinutritiver Faktoren müssen Hülsenfrüchte in erhitzter Form verzehrt werden. Keimlinge bzw. Sprossen aus Hülsenfruchtsamen müssen vor dem Verzehr lediglich blanchiert werden und weisen dafür eine höhere Nährstoffdichte auf als länger erhitzte Gerichte.
- Hülsenfrüchte sind preisgünstig, gut lagerfähig und daher ganzjährig verfügbar.
- Eine rechtzeitige Planung erleichtert es, Hülsenfrüchte ohne großen Zeitaufwand zuzubereiten und wieder öfter auf den Speiseplan zu bringen.
- Die Erzeugnisse sollten aus ökologischer und regionaler Landwirtschaft stammen, unter anderem um die Umwelt zu schonen und die Aufnahme an Pestiziden zu vermeiden.

11 Nüsse, Ölsamen und Ölfrüchte

(Unter Mitarbeit von Markus Keller und Hans-Helmut Martin)

11.1 Empfehlungen für die Vollwert-Ernährung

Sehr empfehlenswert sind rohe oder geröstete Nüsse, Nussmuse, Ölsamen und Ölfrüchte, allerdings in mäßigen Mengen im Rahmen der empfohlenen Gesamtfettaufnahme. Sie sollten aus ökologischem Anbau stammen.

Weniger empfehlenswert sind *gesalzene* oder *gesüßte* Nüsse, z. B. gesalzene Cashewnüsse, kandierte Mandeln oder Nusscrunchys.

Nicht empfehlenswert sind konventionelle Nuss(-Nougat)-Cremes.

11.2 Allgemeines

Nüsse werden seit langer Zeit vom Menschen als Nahrung genutzt und waren bereits vor der Kultivierung des Getreides wichtige Grundnahrungsmittel. Sie gehören botanisch verschiedenen Familien an, werden vom Handel jedoch meist unter dem Begriff *Schalenobst* zusammengefasst. Im Gegensatz zum Obst ist bei den Nüssen die verholzte Schale ungenießbar und nur der Samenkern zum Verzehr geeignet.

Zu den Nüssen zählen Cashewnüsse, Edelkastanien, Haselnüsse, Kokosnüsse, Macadamianüsse, Mandeln, Paranüsse, Pekannüsse, Pinienkerne, Pistazien und Walnüsse. Die Erdnüsse gehören botanisch zu den Hülsenfrüchten, werden aber wie Nüsse verwendet (s. auch Kap. 10 *Hülsenfrüchte*, S. 265).

Mit dem Begriff **Ölsamen** werden die Samen verschiedener Pflanzenarten bezeichnet, aus denen Speiseöl gewonnen wird. Hierzu zählen Baumwollsaat, Hanfsamen, Leinsamen (Flachs), Mohn, Kürbiskerne, Ölpalmenkerne, Rapssamen, Rizinussamen, Senfsamen, Sesamsaat, Sojabohnen, Sonnenblumenkerne und Traubenkerne. Für den menschlichen Direktverzehr, z. B. als Müslizutat oder zum Bestreuen von Brot, werden Hanfsaat, Kürbiskerne, Mohn, Sesam, Leinsamen und Sonnenblumenkerne verwendet; diese Samen werden im Handel auch *Ölsaaten* genannt.

Ölfrüchte liefern pflanzliches Fett aus ihrem Fruchtfleisch; die wichtigsten sind Oliven, Avocados und die Früchte der Ölpalme. Neben ihrem Ölgehalt weisen sie einen hohen Wassergehalt auf; damit sind sie dem Gemüse ähnlich.

Bei sachgerechter Lagerung sind Nüsse in der Schale viele Monate haltbar. Wie Ölsamen und Ölfrüchte können sie unerhitzt, d. h. ohne Verarbeitungsverluste, direkt verzehrt werden. Aus Nüssen, Ölsamen und Ölfrüchten lassen sich wohlschmeckende Speiseöle bzw. Speisefette gewinnen, die teilweise einen besonderen Eigengeschmack aufweisen und vielseitig verwendbar sind (s. Kap. 12 *Speiseöle und Speisefette*, S. 278).

11.3 Änderungen des Verbrauchs

Der Verbrauch von **Nüssen** wird seit Ende der 1960er Jahre statistisch erfasst und weist – mit leichten Schwankungen – eine steigende Tendenz auf. Während der Jahresverbrauch 1966/67 noch bei etwa 1,2 kg pro Person und Jahr lag, betrug er 2000/01 knapp 4 kg (*Statist. Jahrbuch ELF* 2002, S. 230).

Ölsamen werden in der Verbrauchsstatistik erst seit 1979/80 ausgewiesen. Der jährliche Pro-Kopf-Verbrauch stieg von etwa 0,75 kg über 1 kg (1990/91) auf etwa 1,9 kg (2000/01) deutlich an (eigene Berechnungen nach *Statist.*

Jahrbuch ELF 1988, S. 223 und 2002, S. 253). Darin ist allerdings der Verbrauch über verarbeitete Lebensmittel wie Brot, Müsli usw. nicht enthalten.

Bei den **Ölfrüchten** lassen sich nur für Oliven Verbrauchszahlen ermitteln. Der Verbrauch pro Person und Jahr steigerte sich von etwa 100 g (1980) über etwa 200 g (1991) auf etwa 400 g (2001; *FAOSTAT* 2002).

Nur ein sehr geringer Teil der Inlandsversorgung an Nüssen und Ölsamen dient dem direkten menschlichen Verzehr. So wird in Deutschland mehr als die 50fache Menge des direkten Verbrauchs von Ölsamen in der Lebensmittelindustrie verarbeitet, vor allem zu Speiseöl, Backfetten und Margarine (*Statist. Jahrbuch ELF* 2002, S. 253).

11.4 Gesundheitliche Aspekte

11.4.1 Wertgebende Inhaltsstoffe

Samen sind generell sehr nährstoffreich, da sie das gesamte Aufbaumaterial für die Entwicklung des Keimlings enthalten. Ölfrüchte enthalten zwischen 13 und 25 %, Nüsse und Ölsamen zwischen 40 und 70 % **Fett** mit überwiegend einfach und mehrfach ungesättigten Fettsäuren. Ölsamen, aber auch verschiedene Nüsse, sind gute Quellen für die essenziellen, mehrfach ungesättigten Fettsäuren Linolsäure und Alpha-Linolensäure (s. 4.4.2.1, S. 86).

Im Vergleich zu anderen pflanzlichen Lebensmitteln sind Nüsse mit 10–20 % bzw. Ölsamen mit 17–37 % reich an **Protein**. Dessen relativ niedrige biologische Wertigkeit von 40–60 kann durch Kombinationen mit Protein aus Getreide, Hülsenfrüchten oder Milch deutlich aufgewertet werden (s. 4.3.4, S. 83). Ölfrüchte enthalten nur sehr wenig Protein (1–2 %) und bestehen zu 65–75 % aus Wasser.

Nüsse und Ölsamen haben einen hohen Gehalt an **Vitamin E**, den **Vitaminen der B-Gruppe** sowie an **Kalium**, **Magnesium**, **Phosphor**, **Zink**, **Kupfer** und **Mangan** (*Souci* u. a. 2000). Nüsse und Ölsamen können auch zur **Calcium-** und **Eisen**versorgung beitragen mit in der Regel guter Verfügbarkeit (*Reddy* u. a. 1993; *Pomeros-Schneider* 1989). Ölfrüchte liefern vor allem **B-Vitamine**, **Kupfer**, **Zink**, **Kalium** und **Eisen**.

Trotz des relativ hohen Fettgehalts sind Nüsse aus ernährungsphysiologischer Sicht wertvoll. Ein regelmäßiger Verzehr von Nüssen (etwa 20–25 g vier bis fünfmal pro Woche) kann sich günstig bei der **Prävention von Herz-Kreislauf-Erkrankungen** auswirken. Epidemiologische Untersuchungen zeigten, dass mit häufigerem Nussverzehr das Risiko sinkt, einen Herzinfarkt zu erleiden oder an **koronaren Herzerkrankungen** zu sterben (*Fraser* u. a. 1992; *Hu* u. a. 1998; *Sabaté* 1999).

Auch wenn dabei andere Ernährungsfaktoren (z. B. Häufigkeit und Höhe des Gemüseverzehrs oder Gesamtfettzufuhr) mit einbezogen werden, bleibt der positive Zusammenhang bestehen. Mögliche Gründe sind neben dem sehr günstigen Fettsäurenmuster von Nüssen der Gehalt an Ballaststoffen und sekundären Pflanzenstoffen sowie das günstige Verhältnis der Aminosäuren Arginin und Methionin, das als Schutzfaktor angesehen werden kann (*Brehme* 2002b).

In anderen Studien, in denen bis zu 50 % der täglichen Fettzufuhr in Form von Nüssen verzehrt wurde, konnte ein signifikantes Absinken des Serumcholesterinspiegels sowie des LDL-Cholesterins beobachtet werden (*Sabaté* u. a. 1993; *Abbey* u. a. 1994; *Rajaram* u. a. 2001). Ein hoher Cholesterinspiegel gilt als Risikofaktor für die Entstehung von Herz-Kreislauf-Erkrankungen (s. 4.4.3, S. 89).

Leinsamen enthalten 5–7 % **Schleimstoffe**, die zusammen mit weiteren Ballaststoffen die Darmmuskulatur anregen und als leichtes Abführmittel wirken. Mit dem Verzehr von Leinsamen ist eine reichliche Flüssigkeitsaufnahme erforderlich.

11.4.2 Natürlich vorkommende gesundheitsschädliche Inhaltsstoffe und Befall durch Mikroorganismen

Bittermandeln enthalten das Glykosid Amygdalin, aus dem durch enzymatischen Abbau giftige **Blausäure** freigesetzt wird. Blausäure inaktiviert Atmungsenzyme und kann innerhalb von Sekunden zum inneren Ersticken führen. Für Kinder wird eine tödliche Dosis von 5–7, für Erwachsene von etwa 60 roh verzehrten Bittermandeln angegeben (*Daßler* und *Heitmann* 1991). Durch die natürliche Abneigung gegen den bitteren Geschmack wird diese Dosis jedoch kaum versehentlich erreicht. Bittermandeln werden aus geschmacklichen Gründen bestimmten Backwaren in geringen Mengen zugesetzt, wobei sich durch die Hitzeeinwirkung die Blausäure weitgehend verflüchtigt.

Bei unsachgemäßer Lagerung (feucht-warm) sowie bei geschälter Ware können Nüsse und Ölsamen von Schimmelpilzen (v. a. *Aspergillus flavus*) befallen werden, die hochgiftige **Aflatoxine** bilden. Aflatoxine schädigen Leber und Nervensystem und gelten als starke Kanzerogene (v. a. in Leber und Niere).

Besonders häufig sind Erdnüsse und daraus hergestellte Produkte, wie Erdnussmus oder -butter, betroffen. Pistazien aus dem Iran, aber auch aus den USA und anderen Erzeugerländern, waren in der Vergangenheit immer wieder mit den Schimmelpilzgiften belastet. Wiederholt verhängte die EU-Kommission Einfuhrverbote für belastete Nüsse aus Drittländern (*Hermes* 1999a; *Weiland* 2000). Seit 1997 rät das *Bundesinstitut für gesundheitlichen Verbraucherschutz und Veterinärmedizin (BgVV)* vom Verzehr iranischer Pistazien ab. Auch 1999 wiesen knapp die Hälfte der untersuchten Pistazienproben Aflatoxinbelastungen auf, die im Einzelfall bis zu zwanzigfach über den erlaubten Grenzwerten von 4 µg/kg lagen (*Hermes* 1999a). Auch bei Haselnüssen (ganz und gemahlen) wurden vereinzelt unerlaubt hohe Aflatoxinmengen gemessen (*Hermes* 1999b). Wie Walnüsse und Kokosnüsse gehören Haselnüsse jedoch zu den weniger belasteten Nussarten (*Krämer* 1997, S. 92).

Durch eine sorgfältige Rohstoffauswahl, optimale Lagerung, strenge Hygiene bereits bei Ernte und Trocknung der Nüsse sowie durch regelmäßige Kontrolluntersuchungen kann das Risiko einer Verunreinigung mit Aflatoxinen und anderen Schimmelpilzgiften verringert werden. Da Aflatoxine farb-, geruch- und geschmacklos sind und außerdem durch Hitzeeinwirkung nur teilweise zerstört werden, sollten Nüsse, die in irgendeiner Weise untypisch sind, sicherheitshalber nicht verzehrt werden. Ob gemahlene Nüsse oder andere aus Nüssen hergestellte Produkte mit Schimmelpilzen belastet sind, lässt sich mit bloßem Auge meist nicht erkennen. Es empfiehlt sich deshalb, stets ganze Nüsse zu kaufen, diese kühl und trocken aufzubewahren, auf Schimmelbelag zu kontrollieren und ggf. selbst zu zerkleinern.

Nüsse, vor allem Erdnüsse und Haselnüsse, aber auch Ölsamen wie Sesam besitzen ein relativ **hohes allergenes Potenzial** und können bei entsprechend anfälligen Menschen schwere allergische Reaktionen hervorrufen. Insbesondere bei Kindern treten Allergien gegen Nussprotein häufiger auf (*Ewan* 1996; *Al-Muhsen* u. a. 2003; s. 4.7, S. 105).

11.4.3 Anthropogene Schadstoffe

Cadmium, aber auch andere **Schwermetalle** werden von Ölsamen in erheblichem Maße angereichert. Sonnenblumenkerne, Mohn, Sesam und vor allem Leinsamen gehören zu den pflanzlichen Lebensmitteln mit den höchsten Cadmiumgehalten.

Im Jahre 2000 wurde im Rahmen des Lebensmittel-Monitoring bei Sonnenblumenkernen ein mittlerer Cadmiumgehalt von 0,38 mg/kg festgestellt, der Maximalwert betrug 1,1 mg/kg. Die von der WHO festgelegte wöchentlich duldbare Gesamt-Cadmiumaufnahme wird jedoch erst bei täglichen Verzehrsmengen von 120 g Ölsamen mit erhöhtem Cadmiumgehalt (0,6 mg/kg) überschritten. Auch bei Erdnüssen konnten Belastungen mit Cadmium nachgewiesen werden. Erdnüsse lagern das Schwermetall verstärkt aus dem Boden ein, wenn beispielsweise im konventionellen Anbau mit belastetem Klärschlamm gedüngt wird (*Weiland* 2000).

Cadmium kann sich im menschlichen Körper anreichern und zu Nierenversagen, Skelettschäden sowie Einschränkungen der Fortpflanzung führen. Eine karzinogene Wirkung beim Menschen kann ebenfalls nicht ausgeschlossen werden (*EG* 2001b). Daher sollte die Aufnahme von Cadmium, wie auch von anderen Schwermetallen, möglichst niedrig gehalten werden.

Weitere Schadstoffe in Nüssen und Ölsamen können Rückstände von **chemisch-synthetischen Pestiziden** sein. In der konventionellen Nussproduktion kommen insbesondere Herbizide und Insektizide zur Anwendung, die unter Umständen die Schale durchdringen und ins Innere der Frucht gelangen können. Untersuchungen zur Belastung von Nüssen und Ölsamen mit Pestizidrückständen liegen allerdings kaum vor. Leinsamen erwies sich im Lebensmittel-Monitoring 1999 als sehr gering belastet.

Vor allem bei Walnüssen werden zur Bleichung und Schönung der Schalenoberfläche in manchen Ländern **Bleichmittel** eingesetzt. In der EG-Vermarktungsnorm für Walnüsse ist die Bleichung ausdrücklich zugelassen, „sofern die Behandlung die Qualität der Kerne nicht beeinträchtigt" (*EG* 2001a). Die deutschen Nusshändler haben sich jedoch freiwillig verpflichtet, keine chemisch gebleichten Walnüsse zu importieren (*NDR* 2002). Bei ökologischer Erzeugung ist diese Behandlung grundsätzlich nicht erlaubt.

Während der Lagerung erfolgt bei Nüssen oft eine **Begasung mit Methylbromid** zum Schutz vor Schädlingen und dem Befall mit Schimmelpilzen und Hefen. Nach dem Zerfall von Methylbromid bleiben Rückstände von Bromid im Lebensmittel, die laut Rückstands-Höchstmengenverordnung von 1999 bei Schalenfrüchten 0,1 mg/kg nicht übersteigen dürfen (*Hagen-Meyer* 2003a). Bromid steht im Verdacht, kanzerogen und mutagen zu wirken. Derart behandelte Nüsse (Para-, Erd- und Walnüsse) zeigten im Vergleich zu anderen begasten Lebensmitteln sowohl die höchsten Rückstandsmengen als auch die am längsten nachweisbare Verweildauer für Methylbromid (*Norman* 2000).

11.5 Ökologische und soziale Aspekte

Die mit Abstand wichtigsten **Nüsse** auf dem Weltmarkt sind Kokosnüsse und Erdnüsse, auf die über 90 % der Weltproduktion entfallen. In der konventionellen Landwirtschaft erfolgt der Anbau unter Einsatz von Pestiziden überwiegend in Monokulturen. Kokos- und Erdnüsse werden hauptsächlich zu Speiseölen sowie zu Fetten für die Margarine-, Süß- und Backwarenherstellung verarbeitet.

Nüsse und Ölsamen aus **regionalem Anbau** sind wegen der kürzeren Transportwege und des damit verbundenen geringeren Energieverbrauchs aus ökologischer Sicht zu bevorzugen. Gleichzeitig wird die heimische Landwirtschaft unterstützt.

Allerdings werden in Deutschland, abgesehen von Walnüssen, keine nennenswerten Mengen an Nüssen erzeugt. Europäische Ernten gibt es nur für Haselnüsse, Mandeln, Pinienkerne und in geringem Umfang für Pistazien und Edelkastanien. Alle anderen Nüsse stammen überwiegend aus tropischen Ländern, den USA, China und der Türkei. Sie müssen über weite Entfernungen transportiert werden, was einen höheren Energieverbrauch und Schadstoffausstoß bedingt (s. 5.5.2, S. 163).

Von den **Ölsamen**, die für den Direktverzehr geeignet sind, werden in Deutschland lediglich Sonnenblumenkerne, Leinsamen und Mohn in nennenswerten Größenordnungen produziert. Der jeweilige Selbstversorgungsgrad ist jedoch sehr gering, sodass ein Großteil des Inlandsverbrauchs importiert werden muss. Die wichtigsten Erzeugerländer sind Kanada (Leinsamen), China (Sesam, Leinsamen, Hanfsaat), Argentinien (Sonnenblumenkerne), Indien (Sesam, Leinsamen), die Russische Föderation (Sonnenblumenkerne), Türkei (Mohn) sowie Österreich und Ungarn (Kürbiskerne) (*FAOSTAT* 2002).

Deutschland war im Jahre 2002 nach China und Indien der weltweit drittgrößte Produzent von **Raps**. Der überwiegende Teil der Ölproduktion wird in Europa für technische Zwecke verwendet (Herstellung von Gummiwaren, Schmierölzusatz, Biodiesel), nur geringe Mengen dienen der Speiseölherstellung (*FAOSTAT* 2002).Während in den vergangenen Jahren der Anbau von Raps als nachwachsendem Rohstoff vornehmlich auf stillgelegten Agrarflächen erfolgte, wird mittlerweile etwa die Hälfte des Anbaus auf aktiven Flächen betrieben. Der Anbau nachwachsender Rohstoffe ist von der Bundesregierung aus Gründen des Umwelt- und Klimaschutzes sowie zur Erschließung von Produktions- und Einkommensalternativen in der Landwirtschaft politisch gewollt und wird durch verschiedene Maßnahmen, wie der beschleunigten Markteinführung von Biodiesel und finanziellen Förderungen, forciert (*BMVEL* 2003a). Zu bedenken ist dabei jedoch, dass der Anbau von nachwachsenden Rohstoffen nur dann ökologisch sinnvoll ist, wenn relevante Aspekte der Umweltverträglichkeit beachtet werden, wie der Nicht-Einsatz von Pestiziden und leichtlöslichen Stickstoffdüngern.

Ölfrüchte werden in Deutschland aus klimatischen Gründen nicht produziert. Über 75 % der Welt-Oliven-Produktion stammt aus den Mittelmeerländern.

11.6 Kernaussagen

- Nüsse, Ölsamen und daraus hergestellte Erzeugnisse sind fettreich und sollten nur in mäßiger Menge im Rahmen der Fettmengenempfehlung verzehrt werden.
- Nüsse und Ölsamen sind gute Quellen für Linolsäure, Alpha-Linolensäure, hochwertiges Protein, Vitamin E, B-Vitamine und verschiedene Mineralstoffe.
- Ein regelmäßiger Verzehr von Nüssen kann sich günstig auf die Prävention von Herz-Kreislauf-Erkrankungen auswirken.
- Zur Vermeidung eines Befalls mit Schimmelpilzen im Haushalt sollten nur frische Nüsse und Ölsamen eingekauft, kühl und trocken aufbewahrt sowie bald verbraucht werden. Nüsse und Ölsamen können mit geruchs- und geschmacksneutralen Aflatoxinen belastet sein, d. h. eine Belastung ist ungünstigerweise nicht wahrnehmbar.
- Hinsichtlich der Belastung mit Umweltkontaminanten und Pestiziden sind lediglich Schwermetalle von Bedeutung; ein Überschreiten der Höchstmengen ist jedoch nur bei regelmäßigem Verzehr großer Mengen möglich.
- Unter anderem zur Schonung der Umwelt sollten ökologisch erzeugte Nüsse, Ölsamen und Ölfrüchte verwendet werden.

12 Speiseöle und Speisefette

(Unter Mitarbeit von Hans-Helmut Martin)

12.1 Empfehlungen für die Vollwert-Ernährung

Sehr empfehlenswert ist der Verzehr von hochwertigen Ölen und Fetten, allerdings in mäßigen Mengen im Rahmen der empfohlenen Gesamtfettzufuhr. Diese sollte auf etwa 30 % der Gesamtenergiezufuhr begrenzt werden und überwiegend aus einfach und mehrfach ungesättigten Fettsäuren bestehen. Die empfohlene Fettmenge entspricht durchschnittlich etwa 80 g pro Person und Tag im Falle leichter körperlicher Aktivität. Bei guter Fettqualität, d. h. einem günstigen Fettsäuremuster, kann die Fettzufuhr für körperlich aktive Normalgewichtige bei hohem Gemüse- und Obstverzehr etwas höher sein (bis etwa 35 % der Gesamtenergiezufuhr).

Die Aufnahme an gesättigten Fettsäuren (über fettreiche Wurst und andere Fleisch-Erzeugnisse, fettreiche Milchprodukte, Kokosfett, viele fettreiche Fertigprodukte, Süßwaren und Knabberartikel) sollte zu Gunsten einfach und mehrfach ungesättigter Fettsäuren verringert werden. Ein Unterschreiten des empfohlenen Richtwertes von etwa 30 % auf bis zu 20 % der Gesamtenergiezufuhr ist unbedenklich. Diese Empfehlungen lassen sich vor allem durch eine eingeschränkte Aufnahme von tierischen Schlachtfetten und von festen sichtbaren Speisefetten erreichen.

Für die verschiedenen Verwendungszwecke von Ölen und Fetten werden folgende Produkte – bevorzugt aus ökologischer und regionaler Landwirtschaft – empfohlen:

- Streichfette: Butter oder ungehärtete Pflanzenmargarinen mit hohem Anteil an nativem Kaltpressöl
- für unerhitzte Speisen wie Salate: native, kaltgepresste Speiseöle
- zum Garen und Backen: alle vorher genannten Öle und Fette

Weniger empfehlenswert sind extrahierte, raffinierte Öle und Fette sowie Fette mit hohem Anteil an langkettigen, gesättigten Fettsäuren (z. B. Kokosfett und Palmkernfett). Dies gilt auch für damit hergestellte Produkte wie fettreiche Süßwaren und Knabberartikel.

Generell ist Braten (Temperaturen um 200 °C) weniger zu empfehlen, insbesondere nicht mit üblichen Salatölen (wie Sonnenblumenöl, Olivenöl und Distelöl). Wenn überhaupt, sollte mit Butterschmalz oder eingeschränkt mit ökologischen Bratölen gebraten werden, wobei der Rauchpunkt nicht erreicht werden sollte.

Nicht empfehlenswert sind gehärtete Fette, wie übliche Margarinen, und damit hergestellte Produkte.

12.2 Allgemeines

Speiseöle und Speisefette bestehen überwiegend aus Triglyceriden mit sehr unterschiedlicher Fettsäurenzusammensetzung und einem geringen Anteil an Begleitstoffen. Im allgemeinen Sprachgebrauch wird zwischen Ölen (flüssig) und Fetten (bei Zimmertemperatur fest) unterschieden. Die Konsistenz ist abhängig vom Fettsäuremuster: je mehr gesättigte Fettsäuren, desto fester.

Sie lassen sich in sichtbare und versteckte Öle und Fette einteilen. Als **sichtbare Öle und Fette** werden Streichfette (Butter und Margarine), Speiseöle, Speisefette (Kokos- und Palmkernfett) sowie Schlachtfette (Schweineschmalz und Rindertalg) bezeichnet. **Versteckte Öle und Fette** sind in Lebensmitteln natürlicherweise enthalten, z. B. in Nüssen, Ölsamen, Fleisch und Milchprodukten oder sie werden bei der Herstellung zugefügt, z. B. in Gebäck, Schokolade und Wurst.

Sämtliche Speiseöle stellen ein **Teilprodukt (Isolat) der Ölsamen und Ölfrüchte** dar. Manche Öle wie Weizen- und Maiskeimöl sind Nebenprodukte der Herstellung von Auszugsmehlen und isolierter Stärke. Speiseöle werden aufgrund ihres Geschmacks und ihrer Konsistenz nicht direkt verzehrt, sondern in erster Linie als küchentechnische Hilfsmittel zur Herstellung von Salatsaucen und Speisen verwendet. Dies erklärt den im Vergleich zu den Grundnahrungsmitteln niedrigen täglichen Verbrauch von etwa 15–20 g pro Person (*Mensink* u. a. 2002, S. 162ff).

Butter ist eine Wasser-in-Fett-Emulsion mit einem Fettanteil von 81–85 %, die durch einen Butterungsprozess aus dem Rahm der Milch gewonnen wird. Je nach Herstellungsverfahren wird zwischen Süßrahmbutter (aus ungesäuertem Rahm) und Sauerrahmbutter (aus gesäuertem Rahm) unterschieden. So genannte „mildgesäuerte" Butter wurde auf Basis einer Süßrahmbutter hergestellt, der anschließend mikrobiell erzeugte Milchsäure zugesetzt wurde. Für die Einteilung in die Handelsklassen (Deutsche Markenbutter und Deutsche Molkereibutter) sind bestimmte Mindestanforderungen bezüglich Aussehen und Geschmack, Wasserverteilung und Streichfähigkeit vorgeschrieben (*Belitz* u. a. 2001, S. 515ff). Butter zeichnet sich durch einen relativ hohen Ölsäuregehalt (etwa 18 %) und ein besonders breites Spektrum an kurz- und mittelkettigen Fettsäuren aus. Sie wird im Allgemeinen als Streichfett oder zum Kochen und Backen verwendet.

Dreiviertelfettbutter und **Halbfettbutter** haben einen entsprechend niedrigeren Fett- und einen höheren Wasseranteil und dürfen zusätzlich Speisegelatine als Verdickungsmittel enthalten.

Butterschmalz (auch eingesottene Butter oder Butterbrät, in Indien „Ghee" genannt), besteht zu über 99 % aus Milchfett und wird aus Butter durch Eindampfen oder Abschmelzen des Wasser- und Proteinanteils gewonnen.

12.2.1 Ölgewinnung

Die Gewinnung von Speiseölen erfolgt unter anderem aus den **Samen** von Getreide (z. B. Maiskeimöl, Weizenkeimöl), Hülsenfrüchten (z. B. Sojaöl, Erdnussöl), Kreuzblütlern (z. B. Rapsöl), Korbblütlern (z. B. Sonnenblumenöl), Leingewächsen (Leinöl), Nüssen (z. B. Walnussöl, Haselnussöl), Kürbisgewächsen (Kürbiskernöl) und Beeren (z. B. Traubenkernöl).

Früchte zur Ölgewinnung sind Oliven und Palmfrüchte. Einige Öle besitzen ein intensives Aroma und finden meist als Spezialöle für die Zubereitung von Salaten Verwendung. Besonders deren hohe Geschmacksintensität ermöglicht es, die Ölmenge gering zu halten. Der höhere Preis erklärt sich in erster Linie durch die erforderliche sehr gute Qualität der Rohware.

Speiseöle können durch Kaltpressung oder Heißpressung mit Extraktion aus den Ölsamen bzw. Ölfrüchten gewonnen werden. Die höchste Qualität und die geringste technologische Verarbeitung erfahren dabei Speiseöle mit den zusätzlichen Bezeichnungen **„nativ, kaltgepresst"**. Die Ölgewinnung erfolgt hierbei aus ausgesuchter, nicht vorgewärmter Rohware durch Pressung oder andere schonende Verfahren wie Zentrifugieren. Welche Temperaturen während des Pressvorgangs durch den Pressdruck erreicht werden, ist nicht festgelegt. Verbände und Anbieter des ökologischen Anbaus geben in ihren Richtlinien Empfehlungen für die maximale Press- und Auslauftemperatur (zwischen 40 und 60 °C).

Native, kaltgepresste Öle dürfen den meisten Verfahren der Raffination, wie Entschleimung, Entsäuerung und Bleichung nicht unterworfen werden, nur eine Wasserdampfbehandlung (Dämpfung) ist zulässig (*Deutsche Lebensmit-*

telbuch-Kommission 1997/2001). Eine Wasserdampfbehandlung wird bei ökologisch erzeugten und verarbeiteten, als „nativ" gekennzeichneten Ölen nicht durchgeführt (*Bioland* 1995; *Kirsten* 2002).

Bei der **Heißpressung mit Extraktion** werden die Ölsaaten vor dem Pressen zunächst zerkleinert und unter Hitzezufuhr gepresst. Durch den Pressdruck und die Hitzeanwendung entstehen Temperaturen bis über 100 °C. Nach dem Pressen erfolgt unter Einsatz von Fettlösungsmitteln (z. B. Hexan) die Extraktion des in den Ölsaaten noch vorhandenen Öls. Um ein genussfähiges Öl zu erhalten, müssen das Fettlösungsmittel sowie unerwünschte Fettbegleitstoffe durch eine anschließende *Raffination* entfernt werden. Dabei kann ein unerwünschter Rest vom Lösungsmittel von max. 0,1 % im Öl verbleiben (*Belitz* u. a. 2001, S. 634).

12.2.2 Raffination

Die Raffination von Ölen aus Heißpressung mit Extraktion hat zum Ziel, gesundheitsschädliche Inhaltsstoffe sowie alle Substanzen zu beseitigen, die den Genusswert und den Eignungswert, insbesondere die Haltbarkeit, negativ beeinflussen. Dieser Prozess umfasst eine Reihe aufwändiger Schritte (*Belitz* u. a. 2001, S. 634ff):

- **Entschleimung**: Schleimstoffe werden durch Zusatz von Phosphorsäure, Zitronensäure und Erhitzung auf 90 °C entfernt. Das Entfernen von Schleimstoffen, Harzen, Proteinen und Phosphatiden trägt zu einer längeren Haltbarkeit der Öle bei. Am Ende der Raffination erfolgt eine Nachentschleimung mittels Soda. Lezithinreichen Ölen wie Soja- und Rapsöl wird zusätzlich auch Lezithin entzogen.
- **Entsäuerung**: Durch Zugabe von Lauge werden freie und kurzkettige Fettsäuren und die zugesetzte Phosphor- und Zitronensäure ausgefällt, Geschmacksstoffe weitgehend und die eventuell vorhandenen Schwermetalle größtenteils entfernt. Als Alternative zu diesem Verfahren existiert eine „destillative Entsäuerung": Mittels einer Erhitzung auf 210–250 °C bei Unterdruck werden freie Fettsäuren entfernt. Bei diesem Verfahren entstehen geringe Mengen trans-Fettsäuren, besonders bei minderwertiger, z. B. schlecht gelagerter Rohware (*Haug* 1997; s. 12.4.4, S. 284).
- **Bleichung**: Durch Zugabe von Adsorptionsmitteln und anschließender Aktivkohlebehandlung werden Farbstoffe, Schwermetalle, Oxidationsprodukte, polyzyklische aromatische Kohlenwasserstoffe (PAKs) – aber ungünstigerweise auch sekundäre Pflanzenstoffe – entfernt.
- **Dämpfung (Desodorierung)**: Durch Wasserdampfbehandlung bei 250 °C für bis zu sechs Stunden werden Geruchs- und Geschmacksstoffe, Fettlösungsmittel, Fettzersetzungsprodukte sowie Pestizide größtenteils entfernt.

Im Anschluss an die Raffination werden Speiseöle häufig noch „**winterisiert**" (auch *dekantiert* genannt). Dabei werden durch Kälte diejenigen Triglyceride abgetrennt, die bei niedrigeren Temperaturen fest werden und dadurch das Öl trüben. Winterisiertes Öl bleibt auch im Kühlschrank flüssig und klar.

12.2.3 Härtung

Ziel der Härtung ist es, **streichfähige Fette** zu erhalten. Um aus flüssigem Öl ein streichfähiges Fett (Margarine) herzustellen, sind verschiedene Verfahren möglich, wie Hydrierung, Umesterung und Mischung von Ölen zusammen mit festen Fetten.

Die **Hydrierung** ist eine synthetische Sättigung der ungesättigten Fettsäuren durch Anlagerung von Wasserstoff an eine oder mehrere Doppelbindungen mit Hilfe eines Katalysators bei hoher Temperatur. Chemisch gehärtete Fettsäuren sind ernährungsphysiologisch wie die von Natur aus gesättigten Fettsäuren zu bewerten. Auch bei der Fetthärtung werden Fettbegleitstoffe, z. B. Vitamin E, teilweise zerstört. Außerdem können wie bei der Raffination trans-Fettsäuren entstehen (s. 12.4.4, S. 284).

Bis vor wenigen Jahren wurden Öle nur teilweise gehärtet, um ein streichfähiges Produkt zu erzielen, ein Teil der Fettsäuren blieb ungesättigt. Hierbei konnten allerdings größere Mengen trans-Fettsäuren entstehen. Mittlerweile wird meistens das gesamte Öl durchgängig hydriert und dann anschließend wieder mit ungesättigten Fettsäuren gemischt, wodurch eine streichfähige Konsistenz entsteht. Durch diese Produktionsumstellung im konventionellen Bereich konnte der Gehalt an trans-Fettsäuren in hydrierten Fetten stark gesenkt werden (im Ökobereich werden Öle ohnehin nicht hydriert). Daher liegt heute die Zufuhr an trans-Fettsäuren deutlich niedriger als noch vor wenigen Jahren.

Die **Umesterung** von Fetten ist ein weiteres Verfahren, um die Schmelzpunkte der Fette den jeweiligen Verwendungszwecken technologisch anzupassen, z. B. als Streich- oder Ziehfette (letztere dienen vorwiegend zur industriellen Herstellung von Blätterteig). Dies erfolgt durch den Austausch der Fettsäuren innerhalb der Triglyceride und zwischen verschiedenen Triglyceriden (intra- bzw. intermolekulare Umlagerung). Dabei werden die Esterbindungen der Triglyceride gelöst und neu verknüpft. Diese Umlagerung hat zur Folge, dass sich der Schmelzpunkt des Fettes erhöht und ein streichfähiges Produkt entsteht. Umgeesterte Fette verursachen vermutlich keine Gesundheitsschäden, trotzdem werden umgeesterte Fette wegen der starken industriellen Verarbeitung und des Eingriffs in die innere Struktur der Triglyceride für die Vollwert-Ernährung nicht empfohlen.

Für den Reformwaren- und Naturkostbereich werden sog. **ungehärtete Pflanzenmargarinen** hergestellt. Sie bestehen aus einer Mischung von flüssigen pflanzlichen, kaltgepressten Ölen und festen pflanzlichen Fetten, unter Hinzufügung einer geringen Menge Wasser, eines Emulgators und zur Farbgebung Karottensaft oder Beta-Carotin. Ungehärtete Pflanzenmargarinen mit einem hohen Anteil an nativem Kaltpressöl sind aufgrund ihrer Zusammensetzung aus ungesättigten *und* gesättigten Fettsäuren streichfähig. Sie unterliegen keinem Eingriff in die Struktur ihrer Fettsäuren oder Triglyceride, wie bei der Hydrierung oder Umesterung, und können deshalb empfohlen werden.

12.3 Änderungen des Verbrauchs

Der **Gesamtfettverbrauch** ist in Deutschland seit der Industrialisierung sehr stark gestiegen. In der zweiten Hälfte des 18. Jahrhunderts betrug der Fettverbrauch nur etwa 25 g pro Person und Tag (*Lemnitzer* 1977, S. 62), 1888/91 waren es bereits 88 g, bis 1994 stieg er auf 134 g. Die Fettmenge entsprach im Jahr 1994 etwa 38 % der Gesamtenergiezufuhr (*Ernährungsbericht* 1996, S. 26). Derzeit liegt die Fettzufuhr bei Frauen altersabhängig zwischen 60 und 80 g, bei Männern zwischen 75 und 130 g pro Tag. Dies entspricht im Durchschnitt einem Anteil von 34 % an der Gesamtenergiezufuhr (*Mensink* u. a. 2002, S. 23f; eigene Weiterberechnung).

Der Gesamtfettverbrauch setzt sich etwa zu einem Viertel aus sichtbaren und zu drei Vierteln aus versteckten Fetten zusammen (*Mensink* u. a. 2002, S. 22). Innerhalb der Gruppe der sichtbaren Nahrungsfette hat sich der Butterverbrauch in den letzten 100 Jahren nur wenig verändert. Der Margarineverbrauch stieg in der ersten Hälfte des letzten Jahrhunderts stark an und hält sich seitdem auf ähnlich hohem Niveau wie Butter (Tab. 12.1).

Für die Aufnahme von versteckten Fetten sind vor allem zwei Lebensmittelgruppen verantwortlich: Fleisch und Fleisch-Erzeugnisse einerseits sowie Milch, Käse und andere Milchprodukte andererseits. Sie tragen jeweils zu

Tab. 12.1: Verbrauchsentwicklung von sichtbaren Fetten in Deutschland[1]
(Reinfett in g pro Person und Tag; *Ernährungsbericht* 1969, S. 36f: Angaben für 1909/13; *Statist. Jahrbücher ELF* 1962, S. 204; 1973, S. 213; 1984, S. 221; 1991, S. 227; 2002, S. 255: Angaben ab 1935/38)

Sichtbare Fette	1909/13	1935/38	1950/51	1960/61	1970/71	1980/81	1990[2]	2001[2,3]
Butter	18,4	18,4	14,5	19,2	19,2	16,2	14,8	14,8
Margarine	8,5	13,2	19,5	23,3	19,5	18,4	17,3	13,2
Speiseöle	–	5,5	4,9	8,2	12,6	14,8	19,2	48,2
Schlachtfette	–	17,2	15,9	15,6	17,5	17,5	15,1	14,3
Platten- und Kunstspeisefette[4]	23,6	3,3	3,8	2,7	4,1	4,9	3,3	2,5
Summe	**50,5**	**57,6**	**58,6**	**69,0**	**72,9**	**71,8**	**69,7**	**93,0**

1 zwischen 1959/51 und 1989/90 BRD (alte Bundesländer), ab 1990/91 Deutschland (alte und neue Bundesländer)
2 berechnet nach *Statist. Jahrbüchern ELF* (s. o.)
3 vorläufige Werte
4 1909/13 sonstige Fette; 1970/71 Pflanzen- und Plattenfette; ab 1980/81 Speisefette

etwa 25% zur Gesamtfettzufuhr bei. Süßwaren, Gebäck und Backwaren zusammen liefern weitere 10–15% (*Mensink* u.a. 2002, S. 22; eigene Weiterberechnung). Der Anteil von pflanzlichen Fetten und Ölen (v.a. Speiseöle und Margarine) beträgt etwa 16% der Gesamtfettzufuhr, der von tierischen Fetten (v.a. Butter) etwa 12%.

12.4 Gesundheitliche Aspekte

Eine hohe Fettzufuhr, speziell an gesättigten Fettsäuren und trans-Fettsäuren, erhöht das Risiko von **Herz-Kreislauf-Erkrankungen** (s. 4.4.3, S. 89).

Das Risiko für verschiedene **Krebserkrankungen** (Dickdarm-, Prostata-, Gebärmutter-, Brust- und Lungenkrebs) kann durch eine hohe Fettzufuhr (deutlich mehr als 30% der Energiezufuhr) und eine niedrige Fettqualität steigen (hoher Anteil gesättigter Fettsäuren; s. 4.4.5, S. 92; s. 14.4.2.1, S. 302). Weitere Ernährungsfaktoren sind ebenfalls einflussreich, z.B. ein zu geringer Gemüseverzehr (s. 7.4.1, S. 228), Alkoholmissbrauch und ein hoher Fleischverzehr (*Boeing* und *Kroke* 1999, S.18).

Eine erhöhte Fettaufnahme zählt neben anderen Faktoren wie Bewegungsmangel auch als Risikofaktor für **Adipositas**. Dieser Einfluss gilt vor allem für gesättigte Fettsäuren, z.B. in Kokosfett, Palmkernfett, fettem Fleisch und Fleisch-Erzeugnissen, fettreichen Milchprodukten, vielen Fertigprodukten, Süßwaren und Knabberartikeln (s. 4.4.4, S. 90).

Die Qualität der Fettaufnahme hat auch einen Einfluss auf das **Immunsystem**. Das Fettsäurenmuster, d.h. ein hoher Anteil mehrfach ungesättigter Fettsäuren, kann die Membranelastizität, die Zellfunktion und die Immunantwort von Lymphozyten positiv beeinflussen. Ein höherer Anteil mehrfach ungesättigter Fettsäuren kann somit die Immunkompetenz verbessern (*Karsten* u.a. 1996). Im Gegensatz dazu führt eine *überhöhte* Aufnahme von Linolsäure zur Bildung von Prostaglandinen, die bestimmte Mechanismen des Immunsystems beeinträchtigen (*Rasmussen* u.a. 1994; *Samartin* u.a. 2001) und Entzündungsprozesse fördern; demgegenüber sind aus Alpha-Linolensäure gebildete Prostaglandine diesbezüglich neutral.

12.4.1 Essenzielle und gesundheitsfördernde Nährstoffe

Speiseöle und -fette tragen teilweise erheblich zur Versorgung mit essenziellen und gesundheitsfördernden Inhaltsstoffen bei. Der Beitrag zur **Vitamin-E-Zufuhr** liegt bei etwa 30% (s. 4.4.2.2, S. 87). Zur **Vitamin-D-Zufuhr** tragen pflanzliche Fette mit etwa 7%, tierische Fette einschließlich Milchprodukten mit knapp 20% bei (Mensink u. a. 2002).

Einfach und mehrfach ungesättigte Fettsäuren werden in erheblichem Maße über pflanzliche Öle und Fette zugeführt. Insgesamt sollte im Rahmen der wünschenswerten Gesamtfettmenge die Zufuhr von (einfach bzw. mehrfach) ungesättigten und gesättigten Fettsäuren im Verhältnis von 2:1 stehen (*Ernährungsbericht* 2000, S. 45), tatsächlich liegt es deutlich ungünstiger, nämlich unter 1,2:1. Besonders zur Versorgung mit Omega-3- und Omega-9-Fettsäuren (Ölsäure) ist ein erhöhter Verzehr von Olivenöl, Rapsöl, Leinöl, Walnussöl und Hanföl und eine verminderte Zufuhr gesättigter Fettsäuren wünschenswert (s. 4.4.2.1, S. 86).

Triglyceride mit **mittel- und kurzkettigen Fettsäuren** (mit einer Kettenlänge von maximal zwölf Kohlenstoffatomen) sind natürlicherweise zu etwa 10% in Milchfett enthalten und kommen daher in Butter und anderen fettreichen Milchprodukten vor. Weitere Quellen sind Palmkern- und Kokosfett. Die Aufnahme aus all diesen Quellen liegt in Deutschland bei etwa 2 g pro Person und Tag. Mittel- und kurzkettige Fettsäuren sind für den Menschen nicht essenziell. Sie sind jedoch leichter verdaulich und resorbierbar als Triglyceride mit langkettigen Fettsäuren und in der Regel gut bekömmlich. In isolierter Form werden diese Fettsäuren als **MCT-Fette** seit langem erfolgreich in der Diätetik von Fettverdauungsstörungen, Erkrankungen der Gallenwege, Mukoviszidose, Morbus Crohn u. a. eingesetzt (*Kasper* 2000, S. 10ff). MCT-Fette werden immer wieder zum Abnehmen angepriesen, sind aber für eine dauerhafte Gewichtsreduktion nicht geeignet (*Franz* 2002).

Speiseöle enthalten auch unterschiedliche Mengen an **sekundären Pflanzenstoffen**, vor allem Phytosterine. Dabei weisen native, kaltgepresste Öle deutlich höhere Werte auf als extrahierte und raffinierte (s. 4.2, S. 71).

12.4.2 Natürlich vorkommende gesundheitsschädliche Inhaltsstoffe

Früher konnte **Rapsöl** wegen des hohen Gehalts an **Erucasäure** (bis zu 50% der Fettsäuren) kaum zu Nahrungszwecken verwendet werden. Fütterungen mit früher angebauten Rapssorten führten bei zahlreichen Tierarten zu Fettablagerungen im und anderen Schädigungen am Herzmuskel. Erst seit Mitte der 1970er Jahren konnten durch Züchtung Rapssorten mit einem Erucasäuregehalt von maximal 10% für die Margarineproduktion eingesetzt werden. Seit Erucasäure-arme (unter 5%) Rapssorten angebaut und verarbeitet werden, kann Rapsöl auch über die Margarineherstellung hinaus als Speiseöl vermehrt der Ernährung des Menschen dienen (*Belitz* u. a. 2001, S. 639). Seit einigen Jahren ist Rapsöl auch in guter ökologischer Qualität im Handel. Aufgrund seines günstigen Fettsäuremusters (s. Tab. 4.10, S. 88) kann Rapsöl einen wesentlichen Beitrag zur Versorgung mit Omega-3- und Omega-9-Fettsäuren leisten.

12.4.3 Anthropogene Schadstoffe

Native, kaltgepresste Speiseöle sind bei guter Rohstoffqualität, besonders bei Rohware aus ökologischer Landwirtschaft, nur gering mit anthropogenen Schadstoffen wie Pestiziden, Schwermetallen und polyzyklischen aromatischen Kohlenwasserstoffen belastet.

Bei **heißgepressten, raffinierten Speiseölen** liegen die Schadstoffkonzentrationen inzwischen fast immer unter der Nachweisgrenze. Verunreinigungen mit Schwermetallen sind sehr niedrig und bewegen sich meist an der Nachweisgrenze. Denn Schwermetalle in Ölsaaten sind im Allgemeinen an Protein gebunden und werden somit beim Pressvorgang kaum herausgelöst, sondern verbleiben in den Pressrückständen (*Brüggemann* u. a. 2000; *Brüggemann* 2003b). Insofern sind bei Schwermetallen auch kaum Unterschiede zwischen raffinierten und nativen/kaltgepressten, unraffinierten Ölen zu erwarten.

12.4.4 Bewertung der Ölgewinnung und -verarbeitung

Gegenüber heißgepressten/extrahierten, raffinierten Ölen weisen kaltgepresste, nicht raffinierte Speiseöle einen höheren Gehalt an wertgebenden Inhaltsstoffen auf. So wird durch die Raffination z. B. der Gehalt an sekundären Pflanzenstoffen deutlich vermindert (s. 4.2, S. 71).

In extrahierten Speiseölen können sehr geringe Rückstände des Fettlösungsmittels **Hexan** verbleiben (max. 0,1 %; *Belitz* u. a. 2001, S. 634).

Raffinierte Speiseöle werden während des Raffinationsprozesses hohen Temperaturen ausgesetzt, wobei sich aus mehrfach ungesättigten Fettsäuren geringe Mengen **trans-Fettsäuren** bilden können. Diese können ebenfalls in geringen Mengen bei der Hydrierung, d. h. bei der Herstellung üblicher Margarinen, entstehen. Der Gehalt an trans-Fettsäuren in Margarine konnte durch eine Umstellung des Fetthärtungsverfahrens gesenkt werden (s. 12.2.3, S. 280), sodass die Zufuhr in den vergangenen Jahren deutlich gesunken ist. Sie liegt derzeit bei etwa 1g pro Person und Tag (*DGE* u. a. 2000, S. 55; *Koch* 2002). Trans-Fettsäuren finden sich natürlicherweise auch im Pansen von Wiederkäuern und daher auch in geringen Mengen in Milch, Käse, Rindfleisch und Fleisch-Erzeugnissen von Wiederkäuern (*Nardmann* 2000).

Die **gesundheitliche Bewertung** der während der Raffination und Hydrierung entstehenden trans-Fettsäuren ist uneinheitlich. Vermutungen über einen Zusammenhang zwischen trans-Fettsäuren und Morbus Crohn sowie Krebserkrankungen konnten bisher nicht bestätigt werden, sind aber auch nicht völlig ausgeräumt (*Zhou* 2000; *Slattery* 2001). Allerdings kann eine überhöhte Zufuhr von trans-Fettsäuren die Wirkung von Insulin vermindern (s. 4.4.4, S. 90) und das Mengenverhältnis von LDL- und HDL-Cholesterin im Blut verschlechtern (*DGE* u. a. 2000, S. 55). Bei der Raffination und Hydrierung entsteht hauptsächlich trans-Elaidinsäure. Quellen für den Verbraucher sind daher raffinierte Speiseöle, hydrierte Fette und daraus hergestellte Produkte wie hydrierte Margarinen (erkennbar an der Deklaration „z. T. gehärtet"), weiterhin Back- und Bratfette und damit hergestellte Produkte wie industriell gefertigter Blätterteig, Pommes frites, Nuss-Nougat-Cremes, Kartoffelchips, Gebäcke, Knabberartikel u. Ä. Besonders die trans-Elaidinsäure scheint sich in Bezug auf Blutfettwerte ungünstig auszuwirken (Nardmann 2000). Diese gesundheitlichen Probleme sind zwar erst bei mehr als 8–10 g täglicher Zufuhr zu erwarten und nicht bei der derzeit in Deutschland üblichen Aufnahme. Dennoch ist es ratsam, besonders die Zufuhr von trans-Fettsäuren aus hydrierten Pflanzenfetten bzw. die o. g. Produkte möglichst niedrig zu halten (Ernährungsbericht 2000, S. 55).

Native, kaltgepresste Speiseöle unterscheiden sich von heißgepressten, raffinierten Speiseölen hinsichtlich ihrer **Lagerfähigkeit**. Bedingt durch den Gehalt an freien Fettsäuren, Oxidationsprodukten und fettspaltenden Enzymen besitzen kaltgepresste Speiseöle nach dem Öffnen der Ölflasche eine kürzere Haltbarkeit von bis zu acht Wochen. Eine kühle, lichtgeschützte Lagerung von Speiseölen erhöht deren Stabilität vor allem hinsichtlich des Vitamin-E-Gehalts.

Native, kaltgepresste Speiseöle besitzen den charakteristischen Geschmack der verwendeten Ölsamen und Ölfrüchte. Sie bieten durch den intensiveren **Eigengeschmack** damit dem Verbraucher die Möglichkeit, die Speisen mit insgesamt weniger, aber dafür wohlschmeckendem Öl zuzubereiten.

12.5 Küchentechnische Verwendung von Speiseölen und Speisefetten

Zum **Kochen und Backen** (einschließlich Teigverarbeitung) sind alle empfohlenen Speiseöle und -fette geeignet. Auch Olivenöl kann zum Andünsten von Gemüse verwendet werden, weil die Temperatur nicht über 100 °C steigt, wenn etwas Wasser hinzugegeben wird und dieses teilweise verbleibt.

Das **Braten** von Lebensmitteln ist weniger empfehlenswert, weil Lebensmittel bei dieser Zubereitungsart viel Fett aufnehmen, was aufgrund der relativ hohen Gesamtfettaufnahme unerwünscht ist.

Beim Braten werden Temperaturen um 200 °C und darüber erreicht. Bei diesen Temperaturen ist der Rauchpunkt vieler Öle und Fette bereits überschritten (der Rauchpunkt ist die Temperatur, bei der sich ein Fett unter Rauchentwicklung zersetzt und gesundheitsschädliche Stoffe entstehen). Er wird hauptsächlich durch die Zusammensetzung der Triglyceride, den Gehalt an freien Fettsäuren und den Gehalt an mittelkettigen Fettsäuren bestimmt (*Bokisch* 1993, S. 80). Zum Braten sollten ausschließlich Fette oder Öle mit einem Rauchpunkt über 200 °C verwendet werden (s. u.).

Bei Bratölen und -fetten sollte der Gehalt an *mehrfach* ungesättigten Fettsäuren, die sich bei höheren Temperaturen zu Peroxiden umwandeln, sowie an sekundären Pflanzenstoffen und Protein gering sein, da diese Inhaltsstoffe zerstört werden oder toxische Abbauprodukte entstehen können. Butter und native, kaltgepresste Öle, z. B. auch Olivenöl, sind daher zum Braten *nicht* geeignet.

Wer auf das Braten nicht verzichten will, sollte **Butterschmalz** (Butterreinfett, Ghee) verwenden, ein Erreichen des Rauchpunktes soll dabei vermieden werden. Butterschmalz wird aus Butter durch Entzug von Wasser und Protein hergestellt, wodurch sich der Rauchpunkt erhöht (auf etwa 205 °C).

Darüber hinaus sind eingeschränkt auch **ökologische Bratöle** geeignet. Diese sog. High-oleic-Öle werden aus speziellen Züchtungen von Sonnenblumen und Disteln kalt gepresst und gedämpft. Sie enthalten im Gegensatz zu vielen konventionellen Ölen noch natürliche Farb- und Aromastoffe, was geschmackliche Vorteile aber auch Nachteile hat. Bei hohen Temperaturen (über 210 °C) werden sekundäre Pflanzenstoffe zerstört und es bilden sich toxische Abbauprodukte. Daher sollten höhere Temperaturen, wie sie z. B. beim scharfen Anbraten von Fleisch oder Bratlingen entstehen können, vermieden werden.

12.6 Ökologische und soziale Aspekte

Speiseöle aus Ölsamen und Nüssen aus **regionalem Anbau**, z. B. aus Sonnenblumenkernen, Raps, Hasel- und Walnüssen, sind wegen der kürzeren Transportwege und des damit verbundenen geringeren Energieverbrauchs und Schadstoffausstoßes aus ökologischer Sicht zu bevorzugen. Gleichzeitig wird hierdurch die heimische Landwirtschaft unterstützt. Speiseöle aus außereuropäischen und tropischen Nüssen wie Paranüssen, Kokosnüssen und Erdnüssen werden dagegen über weite Entfernungen transportiert (s. 11.5, S. 276).

Bei der Herstellung von kaltgepressten, nicht raffinierten Speiseölen ist mit einem geringen **Energieeinsatz** eine Ölausbeute von 10–30 % des Gesamtölgehalts möglich. Der Pressrückstand, der noch 70–90 % des ursprünglich vorhandenen Öls enthält, geht teilweise in die Heißpressung bzw. Extraktion. Ein anderer Teil findet in der Tierfütterung Verwendung, wo er unter hohen Veredelungsverlusten in tierische Lebensmittel umgewandelt wird. Diese weisen jedoch meistens einen höheren Anteil an ungünstig zu bewertenden gesättigten Fettsäuren und Cholesterin auf als die pflanzlichen Ausgangsprodukte.

Im Gegensatz zur Kaltpressung ist der Energieaufwand zur Gewinnung heißgepresster bzw. extrahierter Öle und bei der anschließenden Raffination sehr hoch, wobei allerdings nahezu 100 % des Öls aus der Rohware gewonnen werden können. Die proteinreichen Trester werden als Zusatz für vielerlei Produkte oder in der Tierfütterung eingesetzt.

Die Erzeugung von **Margarine** ist ein sehr energieaufwändiger Prozess, im Gegensatz dazu erfordert die Gewinnung von Butter deutlich weniger Energie.

12.7 Kernaussagen

- Speiseöle und Speisefette spielen in der täglichen Ernährung des Menschen eine wichtige Rolle als Streichfette, als Zutat bei der Zubereitung von Salaten und beim Kochen und Backen.
- Native, kaltgepresste Speiseöle, Butter und ungehärtete Pflanzenmargarinen sind besonders empfehlenswert. Sie tragen erheblich zur Versorgung mit einfach und mehrfach ungesättigten Fettsäuren und mit Vitamin E bei (Linolsäure und die Alpha-Linolensäure sind essenziell).
- Versteckte Fette und Öle liefern etwa drei Viertel der täglichen Fettzufuhr. Sie sind in Lebensmitteln natürlicherweise enthalten, wie in Nüssen, Ölsamen, Fleisch, Milch und Milchprodukten. Sie können auch bei der Herstellung von Nahrungsmitteln zugefügt werden, z. B. bei vielen Fertigprodukten, Gebäck, Schokolade, Wurst und anderen Fleisch-Erzeugnissen.
- Die Zufuhr von Fetten, besonders die von gesättigten Fettsäuren, ist in Deutschland zu hoch (gesättigte Fettsäuren sind vor allem in tierischen Lebensmitteln und harten Pflanzenfetten enthalten). Dies trägt zu Übergewicht und verschiedenen Folgekrankheiten bei, vor allem zu Herz-Kreislauf-Erkrankungen. Auch die Beteiligung an Krebs-Erkrankungen wird diskutiert.
- Die Fettmenge sollte auf etwa 30 % der Nahrungsenergiezufuhr verringert und die Fettsäurezusammensetzung verbessert werden (weniger gesättigte Fettsäuren zu Gunsten von einfach und mehrfach ungesättigter Fettsäuren).
- Die Speiseöle und Speisefette sollten unter anderem aus Gründen des Umweltschutzes ökologisch und regional erzeugt sein.
- Fette und Öle sind besonders als Geschmacksträger in Lebensmitteln und bei der Speisenzubereitung bedeutsam. Deshalb erfordert eine Verringerung des Fettverzehrs besondere Kreativität bei der Zubereitung, z. B. über einen vermehrten Einsatz von Kräutern und Gewürzen.

13 Milch und Milch-Erzeugnisse

(Unter Mitarbeit von Stefan Weigt)

13.1 Empfehlungen für die Vollwert-Ernährung

Sehr empfehlenswert ist der Konsum von Milch und Milch-Erzeugnissen in mäßigen Mengen. Im Idealfall sollte Vorzugsmilch von Bio-Betrieben verwendet werden, ernährungsphysiologisch fast genauso hochwertig ist pasteurisierte Vollmilch. Für Schwangere, Säuglinge, Kleinkinder und Kranke mit eingeschränkter Immunabwehr wird pasteurisierte Milch statt Vorzugsmilch empfohlen.

Milch-Erzeugnisse wie Dickmilch, Joghurt, Kefir und Buttermilch (ohne Zutaten) sollten gegenüber fettreichen Milchprodukten wie süße und saure Sahne bevorzugt werden. Probiotische Milch-Erzeugnisse können positive gesundheitliche Wirkungen entfalten – sie sind aber für die Gesundheit nicht notwendig. Käsesorten ohne Zusatzstoffe sind empfehlenswert, allerdings in mäßiger Menge. Butter ist als Streichfett bei sparsamem Verbrauch zu empfehlen (s. Kap. 12 *Speiseöle und Speisefette*, S. 278). Die Erzeugnisse sollten aus ökologischer und regionaler Tierhaltung stammen.

Für Menschen, die kein Fleisch und keine Fleisch-Erzeugnisse essen, wird eine Mindestmenge an Milch(-Erzeugnissen) von 300 g pro Tag empfohlen.

Weniger empfehlenswert sind H-Milch (-Erzeugnisse), Milchprodukte mit Zutaten wie zuckerhaltige Fruchtzubereitungen, Zusatzstoffe und Aromen sowie Käsesorten mit Zusatzstoffen.

Nicht empfehlenswert sind Sterilmilch, Kondensmilch, Milchpulver sowie Schmelzkäse.

13.2 Allgemeines

Milch ist von Natur aus als Nahrung für die jeweiligen Neugeborenen von Säugern vorgesehen und entspricht in idealer Weise den Bedürfnissen der jeweiligen Art in den ersten Lebensmonaten. Deshalb gibt es sehr große Unterschiede in der Milch verschiedener Säuger; sie kann für Neugeborene durch kein anderes Lebensmittel oder Präparat in ihrem Gesamtwert ersetzt werden. Milch verliert nach dem Säuglingsalter an Bedeutung, ist aber dennoch auch im Wachstums- und Erwachsenenalter ein wertvoller Nährstofflieferant für den Menschen.

Weltweit nimmt die Produktion von *Kuh*milch mit etwa 90 % an der gesamten Milchproduktion eine überragende Stellung ein, obwohl in gewissem Umfang und teilweise nur in bestimmten Regionen auch Milch(-Erzeugnisse) von Schaf, Ziege, Stute, Kamel und Büffel von Bedeutung sind. Im europäischen Kulturkreis trägt Kuhmilch zu über 95 % des Milchkonsums bei, weshalb in diesem Kapitel nur auf Kuhmilch eingegangen wird.

13.3 Änderunge des Verbrauchs

Seit Beginn des 20. Jahrhunderts ist in Deutschland ein Rückgang des Milchkonsums festzustellen, der Anfang der 1980er Jahre seinen Tiefpunkt erreichte und seitdem eine leicht steigende Tendenz aufweist (*Ernährungsbericht* 2000, S. 23). Der heutige Verbrauch von etwa 105 kg Milch und Milch-Erzeugnissen pro Person und Jahr (ohne Käse und Quark) entspricht einer durchschnittlichen Tagesaufnahme von etwa 290 g pro Person, zusammen mit Käse und Quark etwa 350 g (*Statist. Jahrbuch ELF* 2002, S. 196, 249; Tab. 13.1).

Tab. 13.1: Verbrauchsentwicklung von Milch und Milch-Erzeugnissen in Deutschland[1]
(kg/Person und Jahr; *Statist. Jahrbücher ELF* 1962, S. 151; 1973, S. 156, 203; 1984, S. 167, 213; 1991, S. 173, 219; 2002, S. 196, 249)

	1935/38	1950/51	1960/61	1970	1980	1990	2001[2]
Konsummilch	126,0	111,2	109,3	75,5	65,0	66,5	61,9
Sauermilch und Milchmischgetränke	–	–	2,1	7,7	14,2	21,0	26,2
Sahne	–	–	–	3,5	5,1	7,7	8,0
Kondensmilch	1,1	2,1	6,8	7,7	6,4	5,4	5,2
Mager-, Buttermilch	11,2	10,8	8,1	7,3	4,5	3,6	3,6
Sterilmilch	–	–	–	2,0	0,6	0,4	–
Käse (gesamt)[3]	4,4	5,2	7,0	10,2	13,9	18,5	21,6

[1] zwischen 1950/51 und 1989/90 BRD (alte Bundesländer), ab 1990/91 Deutschland (alte und neue Bundesländer)
[2] vorläufig
[3] einschließlich Frischkäse und Quark
– keine Angabe

13.4 Gesundheitliche Aspekte

13.4.1 Hauptnährstoffe und essenzielle Inhaltsstoffe

Milch ist besonders reich an Calcium sowie den Vitaminen B_2 und B_{12} und damit ein wichtiger Nährstofflieferant.

Der Gehalt an **Protein** schwankt zwischen 3,1 und 3,7 %, das aus 80 % Kasein und 20 % Molkenprotein besteht. Milchprotein besitzt einen hohen Gehalt an essenziellen Aminosäuren. Bereits ein halber Liter Vollmilch kann den täglichen Bedarf fast aller essenziellen Aminosäuren decken. Zusammen mit Proteinen pflanzlicher Lebensmittel, wie Getreide, Kartoffeln und Hülsenfrüchten, ergeben sich günstige Proteinkombinationen mit hoher biologischer Wertigkeit (s. 4.3.4, S. 83).

Milchzucker (Laktose) ist in Kuhmilch in einer Menge von 4–5 % enthalten. Bei 75–80 % der Menschen weltweit entwickelt sich nach dem Säuglingsalter eine zunehmende Unverträglichkeit für Milchzucker (Laktose-Intoleranz). Die Ursache liegt im Mangel des Enzyms Laktase, das der Körper nach dem Abstillen in immer kleiner werdenden Mengen synthetisiert. Bei Nord- und Mitteleuropäern liegt als Ausnahme die Laktose-Intoleranz durchschnittlich unter 20 %, sodass hier die meisten Menschen Milch und Milch-Erzeugnisse ohne Probleme vertragen (s. 2.1, S. 27; s. 2.3, S. 30).

Laktose wird bei der Verdauung in Glucose und Galaktose gespalten. Im Dünndarm ist die Resorptionsrate für Galaktose wesentlich niedriger als für Glucose. Ein Teil der Galaktose gelangt deshalb in den Dickdarm, wo sie den Darmbakterien als Nahrung dient. Die dabei entstehende Milchsäure schafft ein günstiges saures Milieu, welches besonders das Wachstum von Bifidusbakterien fördert und das von säureempfindlichen Fäulnisbakterien unterdrückt.

Der **Fettgehalt** der Kuhmilch beträgt heute zwischen 3,6 und 3,9 % (*Souci* u. a. 2000). Die Milch bestimmter Rinderrassen wie Rotvieh oder Deutsche Jersey enthält sogar 5–6 % Fett. Das Fett besteht in erster Linie aus kurz- und mittelkettigen Fettsäuren. Der Anteil einfach ungesättigter Fettsäuren ist mit etwa 25 % der Fettsäuren im Vergleich zu pflanzlichen Ölen relativ gering, im Vergleich zu sonstigen tierischen Fetten allerdings relativ hoch; der Anteil an mehrfach ungesättigten Fettsäuren liegt unter 3 % (*Jahreis* 2000, S. 993). Über die ernährungsphysiologische Bedeutung der etwa 200 in sehr geringen Konzentrationen vorliegenden sog. *Minorfettsäuren* ist bisher wenig bekannt; manche sind für die Immunabwehr wichtig.

Seit einigen Jahren finden allerdings die *konjugierten Linolsäuren* (**c**onjugated **l**inolenic **a**cids, CLA) vor allem wegen ihrer festgestellten antikanzerogenen Eigenschaften verstärkt Beachtung. Für antiatherogene, antidiabetogene und anabole Wirkungen gibt es verschiedene Anhaltspunkte. Diese Hinweise müssen in weiteren Studien noch bestätigt werden, bevor daraus konkrete Ernährungsempfehlungen abgeleitet werden können. Der CLA-Gehalt in Milchprodukten variiert stark und hängt insbesondere von der Fütterungsart der Kühe ab. Bei Stallhaltung und ganzjähriger Silagefütterung beträgt der CLA-Anteil an den Gesamtfettsäuren unter 0,5 %. Mit zunehmendem Anteil frischen Weidefutters steigt der Gehalt bis auf 1,5 %. Die Milch ökologisch gehaltener Tiere, die im Sommer auf der Weide fressen, enthält deshalb deutlich mehr CLA als Milch von konventionell gehaltenen Kühen, die ganzjährig im Stall stehen (*Jahreis* 2000, S. 994; *Jahreis* 1997, S. 168ff). Die tägliche CLA-Aufnahme über Milch- und Milchprodukte liegt nach Schätzungen bei 240 mg für Frauen bzw. 280 mg für Männer. Das entspricht rund zwei Dritteln der gesamten CLA-Zufuhr (*Rickert* und *Steinhart* 2001, S. 4ff).

Milch und Milch-Erzeugnisse einschließlich Käse sind heute im Bundesdurchschnitt die bedeutendsten **Fettlieferanten**. Bei Männern liefern sie etwa 23 % der Gesamtfettaufnahme; bei Frauen sind es rund 27 % (*Mensink* u. a. 2002, S. 22). In der *Nurses Health Study* war das Risiko für koronare Herzerkrankungen bei Bevorzugung von fettreichen Milch-Erzeugnissen (Vollmilch, Hartkäse, Eiscreme, Butter) im Vergleich zu fettarmen signifikant erhöht (*Hu* u. a. 1999a). Patienten mit Fettstoffwechselstörungen und/oder genetisch vorbelastete Personen sollten deshalb *fettarme* Milch(-Erzeugnisse), insbesondere fettarme Käsesorten bevorzugen.

Für **Calcium** sowie die **Vitamine B_2 und B_{12}** weist Milch eine sehr hohe Nährstoffdichte auf (s. Tab. 3.1, S. 43). Knapp die Hälfte der Zufuhr von Calcium, etwa 35 % der von Riboflavin (Vitamin B_2) und ein gutes Viertel von Cobalamin (Vitamin B_{12}) nehmen die Deutschen durch den Konsum von Milch und Milch-Erzeugnissen auf (*Mensink* u. a. 2002, S. 41–79). Die frühere Empfehlung zur Einhaltung eines bestimmten Ca:P-Verhältnisses gilt nach heutigem Kenntnisstand als überholt (*DGE* u. a. 2000, S. 167).

Da die Calciumbilanz von der Gesamtproteinzufuhr abhängt, wird die Empfehlung zur Calciumaufnahme mit steigender Proteinaufnahme höher. Bei der durchschnittlichen täglichen Proteinzufuhr von derzeit etwa 80–125 g bei Männern und 65–75 g bei Frauen wird je nach Alter eine tägliche Calciumaufnahme von 600 mg für Kinder bis 1200 mg für Jugendliche empfohlen (*Mensink* u. a. 2002, S. 146ff; *DGE* u. a. 2000, S. 159).

Da eine hohe Calciumzufuhr die Eisenresorption beeinträchtigt, sollte statt immer höherer Empfehlungen für Calcium einer reduzierten Proteinaufnahme Vorrang gegeben werden. Eine überwiegend pflanzliche Kost führt generell zu einer geringeren Gesamtproteinzufuhr und einem entsprechend geringeren Calciumbedarf (bei täglich 50 g Protein etwa 500 mg Calcium; *Zemel* 1988; *WHO* 2003b). Bereits eine Aufnahme von 250 ml Milch liefert 300 mg Calcium, dessen Resorption durch den Milchzucker und Rückresorption in der Niere durch Phosphor begünstigt wird.

Eine Kostform mit Milch oder Milchprodukten erleichtert somit die Versorgung mit Nährstoffen, deren Zufuhr bei einer rein vegetarischen (veganen) Kost kritisch sein kann, insbesondere mit Calcium sowie den Vitaminen B_2 und B_{12}. Aber auch eine fleischreiche und milcharme Kost kann zu Versorgungsproblemen mit Vitamin B_2 und Calcium führen (s. 6.7, S. 217).

Für bestimmte Menschen ist Milch wegen vorliegender Milchzuckerunverträglichkeit oder Milchproteinallergie nicht als Nahrungsmittel zuträglich; andere reagieren auf den Verzehr von Milch mit höherer Infektanfälligkeit. Davon betroffene Menschen können sich auch *ohne* den Verzehr von Milch und Milchprodukten bedarfsdeckend ernähren. Allerdings ist dann eine sorgfältige Auswahl und Zusammenstellung der Lebensmittel erforderlich.

13.4.2 Milchverarbeitung

Unerhitzte **Rohmilch** wird nach dem Melken lediglich gefiltert und gekühlt und darf nur vom Erzeugerbetrieb direkt an die Verbraucher im sog. *Ab-Hof-Verkauf* abgegeben werden.

Vorzugsmilch ist eine unter strengen Auflagen erzeugte und *kontrollierte Rohmilch*, die sofort nach dem Melken gefiltert und auf mindestens +8 °C gekühlt wird. Sie muss innerhalb von 24 Stunden auf dem Erzeugerbetrieb verpackt sein und unterliegt – im Gegensatz zur Milch-ab-Hof – strengen amtlichen und tierärztlichen Hygienekontrollen. Die Keimzahl darf 100.000 pro ml bei +30 °C nicht übersteigen. Vorzugsmilch ist gekühlt je nach Jahreszeit zwischen zwei und fünf Tagen haltbar. Sie muss den natürlichen Fettgehalt von mindestens 3,5 % aufweisen und darf nicht homogenisiert werden. Wegen vorgeschriebener Kontrollen des Viehbestandes, des Hofes und der Milch ist das mögliche Infektionsrisiko bei Vorzugsmilch deutlich geringer als bei weniger streng kontrollierter Milch im Ab-Hof-Verkauf. Für Schwangere, Säuglinge, Kleinkinder und Kranke mit eingeschränkter Immunabwehr wird zur Sicherheit pasteurisierte Milch empfohlen.

Rohmilch ist ungekühlt nur kurze Zeit haltbar. Um das Infektionsrisiko durch pathogene Keime auszuschließen, die Haltbarkeit zu verlängern oder die technologische Verarbeitung zu verbessern, kann Milch in Molkereien unterschiedlichen Verarbeitungsschritten unterzogen werden, nämlich Entrahmung, Homogenisierung und Erhitzung.

13.4.2.1 Entrahmung und Homogenisierung

Die in Molkereien angelieferte Rohmilch wird zuerst durch Zentrifugation von Schmutz gereinigt, wobei meist im gleichen Arbeitsprozess die **Entrahmung** erfolgt, d. h. die vollständige Abtrennung des Milchfetts. Anschließend wird durch Rückmischen der Fettfraktion der gewünschte Fettgehalt der Milch eingestellt.

Milch kommt in Deutschland in verschiedenen Fettgehaltsstufen auf den Markt. Der Gehalt an fettlöslichen Vitaminen verringert sich bei fettarmer Milch und Magermilch deutlich im Vergleich zu Vollmilch (Tab. 13.2). Deshalb und wegen des besseren Geschmacks werden für gesunde, normalgewichtige Menschen Milch und Milch-Erzeugnisse mit natürlichem Fettgehalt (etwa 3,5 %) empfohlen. Der Gehalt an wasserlöslichen Vitaminen, Mineralstoffen und Proteinen ist unabhängig vom Fettgehalt der Milch.

In einem weiteren Verarbeitungsschritt erfolgt die **Homogenisierung**, bei der die Milch unter hohem Druck durch feine Düsen gepresst wird. Der Durchmesser der Fettkügelchen wird dabei von 3–6 auf weniger als 1 µm verkleinert, wodurch sich die Gesamtoberfläche der Fettkügelchenmembran vergrößert. Zur Bildung der neuen Membranstrukturen werden Milchproteine benötigt. Als Folge davon liegt nach dem Homogenisieren eine feine Verteilung von Fett und Proteinen in der Milch vor (*Beck* und *Forster* 2002).

Die Homogenisierung verhindert das von vielen Verbrauchern unerwünschte Aufrahmen und vereinfacht die technologische Verarbeitung der Milch. Die dadurch erleichterte, d. h. schnellere Fettresorption aus homogenisierter Milch ist nicht als ernährungsphysiologischer Vorteil einzuschätzen.

Tab. 13.2: Gehalt fettlöslicher Nährstoffe in Milch verschiedener Fettstufen
(*Souci* u. a. 2000)

	Fettgehalt	Vitamine (µg/100 g)				
	%	A (Retinol-äquivalent)	Beta-Carotin	D	E	K
Roh- oder Vorzugsmilch	**4,3**	35	17	0,074	128	0,3
Vollmilch (Trinkmilch)	**> 3,5**	31	17	0,088	70	0,3
Fettarme Milch (teilentrahmt)	**1,6**	14	8	0,028	37	0,2
Magermilch (entrahmt)	**0,1**	2,4	1	0,000	–	–

– nur Spuren

Die Hypothese aus den 1970er Jahren, dass über das Enzym Xanthinoxidase in homogenisierter Milch die Entstehung von Arteriosklerose begünstigt würde, ist schon lange widerlegt (*Clifford* u. a. 1983).

13.4.2.2 Erhitzungsverfahren

Mit Ausnahme von Milch-ab-Hof und Vorzugsmilch wird Milch in den Molkereien einem Erhitzungsverfahren unterzogen, entweder der Pasteurisierung, der Ultrahoch-erhitzung oder der Sterilisierung (Tab. 13.3).

Die Auswirkungen der Erhitzung auf die Inhaltsstoffe der Milch sind abhängig von Temperatur und Dauer. Bei allen Verfahren erfolgt eine Denaturierung der **Proteine**, d. h. eine Änderung der räumlichen Struktur der Proteinmoleküle. Dies betrifft die Molkenproteine stärker als das hitzestabilere Kasein. Bei der Pasteurisierung denaturieren etwa 10 % der Molkenproteine. Außerdem werden einige der Enzyme abhängig von Höhe und Dauer der Wärmeeinwirkung inaktiviert (*Kielwein* 1994, S. 178f).

Untersuchungen über Verluste an der hitzeempfindlichen essenziellen Aminosäure Lysin werden stellvertretend für andere essenzielle Aminosäuren durchgeführt. Es zeigen sich eher geringe Erhitzungsverluste von 1–2 % beim Pasteurisieren bis hin zu 6–10 % beim Sterilisieren (Tab. 13.4).

Tab. 13.3: Erhitzungsverfahren für Milch
(*Kielwein* 1994, S. 175; *Franz* 1999, S. 111)

	Vorwärmtemperatur (°C)	Erhitzungstemperatur (°C)	Erhitzungsdauer
Pasteurisierung (Kurzzeiterhitzung)	62	71–74	35–40 Sek.
Hochpasteurisierung	66	125–127	1–2 Sek.
Direkte Ultrahocherhitzung (Dampfinjektion; „H-Milch")	70–80	140–150	2–4 Sek.
Indirekte Ultrahocherhitzung (Röhren- oder Plattenerhitzer; „H-Milch")	70–80	135–140	6–10 Sek.
Sterilisierung	65–75	109–115	20–40 Min.

Tab. 13.4: Lysin- und Vitaminverluste der Milch durch verschiedene Erhitzungsverfahren
(% des Ausgangsgehalts; *Renner* 1982, S. 305ff; *Kallweit* u. a. 1988, S. 270ff)

Erhitzungsverfahren	Lysin	Vitamin B_1	Vitamin B_6	Vitamin B_{12}	Folsäure
Pasteurisierung	1–2	< 10	0–8	< 10	< 10
Ultrahocherhitzung	1–4	0–20	< 10	5–10	5–10
Kochen	5	10–20	10	20	15
Sterilisierung	6–10	20–50	20–50	20–100	30–50

Vitaminverluste treten bei der schonenden Pasteurisierung (Kurzzeiterhitzung) in geringem Umfang auf. Für die in der Milch relevanten B-Vitamine sowie für Ascorbinsäure (Vitamin C) liegen die Verluste im Vergleich zur unverarbeiteten Rohmilch bei wenigen Prozent. In ultrahocherhitzter Milch gehen zwischen 5% (Vitamine B_1, B_2, B_6, Folsäure) und 20% (Vitamine B_{12} und C) verloren. Am größten sind die Verluste in sterilisierter Milch mit etwa 50%. Generell steigen die Verluste mit zunehmender Behandlungstemperatur und -dauer.

Zudem nimmt die Zerstörung der Vitamine durch Lichteinfluss und oxidative Vorgänge (Luftsauerstoff) zu. Lichtempfindlich sind insbesondere die Vitamine A, B_2, B_6, C und K sowie Nicotinsäure und Folsäure. An der Luft sind vor allem die fettlöslichen Vitamine A, E, und K instabil sowie die wasserlöslichen Vitamine B_1 und C (*Schlimme* und *Buchheim* 1999, S. 87f). Zum Schutz vor Vitaminverlusten ist deshalb auf eine entsprechende Verpackung und Lagerung zu achten: Braune Flaschen sind lichtdurchlässigen Flaschen vorzuziehen.

Der typische **Kochgeschmack** von H-Milch oder Sterilmilch entsteht durch freiwerdende Sulfhydrylgruppen aus schwefelhaltigen Aminosäuren und nimmt mit steigender Temperatur zu. Dieser Geschmack wird von vielen Menschen bereits als normal empfunden, da sie den Geschmack von pasteurisierter Milch oder Vorzugsmilch (Rohmilch) nicht kennen und schätzen gelernt haben. Direkt hochpasteurisierte Milch weicht sensorisch nur wenig von pasteurisierter Milch ab (*Eberhard* 2001, S. 44).

Wegen der Vermeidung der genannten Änderungen ist im Idealfall Vorzugsmilch empfehlenswert. Ein geringeres potenzielles Infektionsrisiko bei nur geringfügigen Hitzeschädigungen bietet pasteurisierte Milch.

13.4.3 Milch-Erzeugnisse

Zu den Milch-Erzeugnissen zählen neben Butter (s. Kap. 12 *Speiseöle und Speisefette*, S. 278) gesäuerte Milch-Erzeugnisse, Milchmisch-Erzeugnisse, Sahneprodukte, Kondensmilch und Käse. Während die Herstellung gesäuerter Milch-Erzeugnisse weder mit Nährstoffverlusten noch mit einer Erhöhung der Energiedichte einhergehen muss, stellen Butter, Sahne-Erzeugnisse und Käse konzentrierte Teilprodukte der Milch dar.

Das Angebot an **gesäuerten Milch-Erzeugnissen** ist besonders umfangreich. Es umfasst Produkte aus Sauermilch, Joghurt, Kefir und Buttermilch. Diese werden unter Einsatz spezieller Mikroorganismen (meist Milchsäurebakterien) hergestellt, die den Milchzucker teilweise zu Milchsäure abbauen.

Milchsäure kommt aufgrund ihrer chemischen Struktur in zwei unterschiedlichen Formen vor: L(+)-Milchsäure und D(–)-Milchsäure. Die L(+)-Form dreht polarisiertes Licht nach rechts, die D(–)-Form nach links. Da der Körper die mit der Nahrung aufgenommene D(–)-Milchsäure nur langsam verstoffwechseln kann, gab es früher die Empfehlung der WHO, täglich nicht mehr als 100 mg D(−)-Milchsäure pro kg Körpergewicht aufzunehmen (entspricht etwa 1 kg Joghurt). Diese Empfehlung wurde fallen gelassen, da die Aufnahme dieser Menge unwahrscheinlich ist und keine negativen Folgen beobachtet wurden.

Bei Sauermilch- und Joghurt-Erzeugnissen ist zur Erhöhung der Trockenmasse ein Wasserentzug bei der Ausgangsmilch durch Verdampfung oder der Zusatz von Magermilchpulver zulässig. Werden andere Zutaten als für die Herstellung notwendigen Milchinhaltsstoffe, Enzyme und Mikroorganismen verwendet (z. B. Stärke oder Gelatine als Bindemittel), müssen diese gekennzeichnet werden, ebenso wenn die Produkte nach der Herstellung über 50 °C wärmebehandelt werden (*Henkenjohann* und *Muermann* 1998, S. 28).

Die in unerhitzten Sauermilch-Erzeugnissen (und anderen milchsauren Lebensmitteln) vorkommenden **lebenden Milchsäurebakterien** können sich günstig auf die Darmfunktionen auswirken. So unterdrücken sie z. B. durch die Produktion von Milchsäure und antibiotischen Substanzen das Wachstum unerwünschter Erreger im Dickdarm (Milchsäure gehört zu den *Substanzen in fermentierten Lebensmitteln*, die wiederum zu den *Bioaktiven Substanzen* zählen; *Watzl* und *Leitzmann* 1999, S. 183ff; s. 4.5, S. 93). Allerdings sind günstige gesundheitliche Effekte nur dann zu erwarten, wenn sich oral aufgenommene Milchsäurebakterien dauerhaft im Darm ansiedeln. Solche bleibenden positiven Effekte sind nur durch regelmäßigen Verzehr milchsaurer Produkte zu erzielen. Das wiederum ist abhängig von den enthaltenen Milchsäurebakterien und von der Art des Milch-Erzeugnisses. Nur etwa 5 % der Laktobazillen und bis zu 30 % der Bifidobakterien überleben die Magen-Darm-Passage. Verglichen mit anderen Lebensmitteln bleiben die im Joghurt enthaltenen Milchsäurebakterien am besten vor den Verdauungssäften in Magen und Dünndarm geschützt (*Groeneveld* und *Leitzmann* 1997, S. 124f).

Seit Mitte der 1990er Jahre haben unter den Sauermilch-Erzeugnissen vor allem **probiotische Milch-Erzeugnisse** an Bedeutung gewonnen, die zweistellige Zuwachsraten pro Jahr aufweisen (*Fankhänel* 2000). Sie werden zu den *Funktionellen Lebensmitteln* bzw. zu *Designer Food* gerechnet (s. 5.3.7.1, S. 142). Probiotische Milch-Erzeugnisse werden über-wiegend als **Joghurt** oder **Milchmisch-Erzeugnisse** im Handel angeboten und sollen durch ihren Gehalt an lebenden Mikroorganismen die Darmflora des Konsumenten positiv beeinflussen (s. 4.5.1, S. 93). Verschiedene Studien geben Hinweise, dass Milchsäurebakterien bzw. fermentierte Milch-Erzeugnisse dazu beitragen, Durchfallerkrankungen und chronische Obstipation abklingen zu lassen, die Entstehung krebserregender Verbindungen zu hemmen und bestimmte Mechanismen des Immunsystems anzuregen (*DGE* 2001c). Zudem gibt es Hinweise, dass Probiotika möglicherweise bei atopischen Erkrankungen wie Neurodermitis, Heuschnupfen oder Asthma einen günstigen Einfluss ausüben. Unklar ist noch, auf welche Weise Probiotika hier Einfluss ausüben. Vermutlich wirken sie über die Darmflora, die am Aufbau und Erhalt des Immunsystems beteiligt ist. Auch eine geringere Durchlässigkeit der Darmschleimhaut, die bei Atopie und Nahrungsmittelallergien erhöht ist, wird diskutiert. Ferner gelten eine verbesserte Barrierefunktion und verminderte allergische Entzündungen als mögliche Wirkmechanismen (*Kalliomäki* u. a. 2001).

Ob die in den probiotischen Milch-Erzeugnissen enthaltenen Keimzahlen allerdings ausreichen, um die genannten Effekte beim Menschen hervorzurufen, ist wenig untersucht. Kritisch sind deshalb die Werbeaussagen der Hersteller probiotischer Milch-Erzeugnisse zu bewerten, die für diese Erzeugnisse einen besonderen gesundheitlichen Nutzen versprechen (*AgV* 2000). Herkömmliche, nicht wärmebehandelte Sauermilch-Erzeugnisse, die lebende Milchsäurebakterien (Lakto- und Bifidusbakterien) enthalten, sind in ähnlicher Weise gesundheitsförderlich (*DGE* 2001c).

Milchmischerzeugnisse werden mit Zutaten wie Fruchtzubereitungen, isolierten Zuckern und Kakao sowie häufig mit Zusatzstoffen und Aromen hergestellt, wobei der Fettgehalt und die Erhitzungsverfahren variieren. Die meisten Zutaten erhöhen den Energiegehalt, besitzen aber keine gesundheitlich positiven Wirkungen. Generell ist ihr ernährungsphysiologischer Wert im Vergleich zu Milch wegen der geringeren Nährstoffdichte ungünstiger. Beim Verzehr von gesäuerten Milch-Erzeugnissen ohne Zutaten können die wertgebenden Inhaltsstoffe der Milch am besten genutzt werden.

Zu den **Sahne-Erzeugnissen** zählen Kaffeesahne (mind. 10 % Fett), Schlagsahne (mind. 30 % Fett), saure Sahne (mind. 10 % Fett) und Crème fraîche (mind. 30 % Fett). Sie stellen Teilprodukte der Milch dar und sollten wegen ihres hohen Fettgehalts sparsam verwendet werden.

Kondensmilch wird durch Verdampfen von Wasser aus der Milch und Sterilisieren haltbar gemacht. Sie gibt es in unterschiedlichen Fettgehaltsstufen und teilweise mit Zusatz isolierter Zucker. Ihre Verwendung wird wegen der hohen Temperaturen bei der Herstellung und den damit verbundenen Nährstoffverlusten nicht empfohlen.

Milchpulver, Milchprotein und **Milchzucker** sind übertrieben verarbeitete und teilweise vollständig isolierte Milchinhaltsstoffe; diese sollten im Rahmen der Vollwert-Ernährung gemieden werden. Sie finden hauptsächlich in der lebensmittelverarbeitenden Industrie Verwendung.

Die **Käsesorten** werden nach der Art der Proteingerinnung in *Frisch-* und *Sauermilchkäse* sowie *Labkäse* unterteilt. Zu den Frisch- und Sauermilchkäsen zählen Speisequark, Doppelrahmfrischkäse und Handkäse. Die Labkäse lassen sich je nach Wassergehalt und Bakterienkultur in Weichkäse, halbfeste Schnittkäse, Schnittkäse und Hartkäse einteilen.

Die moderne Käsetechnologie setzt zur Milchvorbehandlung die *Ultrafiltration* ein. Das Verfahren trennt die unterschiedlich großen Bestandteile der Milch voneinander. Die Vorteile dieser Methode für die Käseproduktion sind eine bessere Ausnutzung des Rohstoffs Milch sowie eine vereinfachte Herstellung. Säure- und Labgerinnung werden heute meist nicht mehr getrennt, sondern in Kombination vorgenommen. Das Lab – ein Enzym aus dem Kälbermagen – wird zunehmend gentechnisch hergestellt (s. 5.3.5, S. 129). Generell unterliegen die einzelnen Arbeitsgänge der Käseherstellung mehr und mehr einem technisierten Produktionsablauf.

Die meisten Käsesorten sollten wegen ihres hohen Fettgehalts nur in mäßiger Menge verzehrt werden. Käsesorten mit **Zusatzstoffen** sind wegen ihrer möglicherweise bedenklichen gesundheitlichen Wirkungen weniger empfehlenswert. Ein Zusatz ist z. B. *Nitrat* zum Vermeiden von Fehlblähungen, der Gehalt darf maximal 15 mg pro Liter betragen. Zur Rindenbehandlung gegen Pilzbefall wird das Antibiotikum *Natamycin* verwendet. Die Käseverordnung schreibt vor, Natamycin nur in so geringen Mengen auf den Käse aufzutragen, dass es nicht weiter als 5 mm in den Käse eindringt. Die Rinde von behandeltem Käse sollte deshalb mindestens 5 mm tief abgeschnitten werden. Natamycin besitzt als Antibiotikum pharmazeutische Wirkungen und kann wegen Resistenzbildung andere antibiotische Medikamente unwirksam werden lassen. Außerdem können natürliche organische Farbstoffe wie Annatto und Beta-Carotin verwendet werden. Ein Zusatz von *Calciumchlorid* dient dem Ausgleich von Calcium-Ionen; da durch die Pasteurisierung Calcium-Ionen fester an Casein gebunden werden und somit für die technologische Verarbeitung (Käseherstellung) nicht mehr verfügbar sind, werden sie in Form einer Calciumchlorid-Zugabe ergänzt. Zudem kann die Labgerinnung durch Zugabe von *Citrat* verbessert werden (*Spreer* 1995, S. 313f). Außer Calciumchlorid sind alle Zusatzstoffe laut

Käse-Verordnung deklarationspflichtig; somit ist es möglich, Käse *ohne* Zusatzstoffe von Käse *mit* Zusatzstoffen zu unterscheiden.

13.4.4 Mikrobielle Belastung der Milch

Wegen ihres Nährstoffreichtums ist Milch nicht nur für den Menschen wertvoll, sondern auch für Mikroorganismen ein günstiges Wachstumssubstrat. Neben den erwünschten Milchsäurebakterien gelangen über das Tier und den Melkvorgang auch unerwünschte Zellen und Keime in die Milch. Zum einen sind dies unter anderem Abwehrzellen aus Entzündungsreaktionen und abgestorbene Zellen des Drüsenepithels. Zum anderen handelt es sich um Keime, die entweder direkt mit der Milch ausgeschieden werden (sekretorische Kontamination) oder, was häufiger der Fall ist, aus der Umgebung in die Milch gelangen (postsekretorische Kontamination). Die Keimzahl erhöht sich besonders durch mangelhafte Melkhygiene, wobei es zur Keimübertragung zwischen den Tieren kommen kann. Auch eine unzureichende Reinigung von Melkzeug und Rohrleitungen kann zu hohen Keimbelastungen führen.

Die **Qualitätskontrolle** der Molkereien umfasst daher die Bestimmung der Zell- und Keimzahl, die bei der Milchanlieferung für jeden landwirtschaftlichen Betrieb mindestens zwei mal monatlich durchgeführt wird. Nach der Milchgüteverordnung wird Milch unter anderem nach bakteriologischen Kriterien in Güteklassen eingeteilt, wonach sich die Bezahlung der angelieferten Milch richtet.

Nach Auffassung von internationalen Experten kann Milch mit großer Wahrscheinlichkeit als Risikofaktor für **BSE** (**B**ovine **S**pongiforme **E**nzephalopathie) ausgeschlossen werden. Da sich diese Beurteilung auf Studien gründet, die bis zum Jahre 1995 erarbeitet wurden, halten es deutsche und britische Forschungsanstalten (*Bundesanstalt für Milchforschung, Veterinary Laboratories Agencies*) für notwendig, die bisherigen Ergebnisse auf der Basis aktueller zu BSE vorliegenden Erkenntnisse zu überprüfen. Erste Ergebnisse werden ab 2004 erwartet.

Käse und teilweise Frischkäse werden unter Verwendung von Labenzymen aus den Mägen von Kälbern oder Rindern gewonnen. Mägen gehören nicht zum Risikomaterial und werden damit als sicher eingestuft. Anstelle von Wiederkäuermagenlab werden heute häufig mikrobiell – teilweise auch mit Hilfe gentechnisch veränderter Mikroorganismen (s. 5.3.5, S. 129) – gewonnene Labaustauschstoffe verwendet (*BMVEL* 2002c).

13.4.5 Anthropogene Schadstoffe

Antibiotika, die gegen Euterentzündungen eingesetzt werden, hemmen in der Milch auch das Wachstum erwünschter Mikroorganismen, die für die Produktion von Milch-Erzeugnissen notwendig sind. In Molkereien angelieferte Milch wird daher mindestens zweimal monatlich auf sog. *Hemmstoffe* untersucht.

Keimabtötende **Reinigungs- und Desinfektionsmittel** für Melkzeug und Rohrleitungen können bei ungenügendem Nachspülen in die Milch gelangen und ebenfalls das Wachstum erwünschter Milchsäurebakterien unterbinden. Rückstände dieser Tierarznei- und Reinigungsmittel in der Milch sind nicht immer auszuschließen.

Schadstoffe gelangen auch über Futter, Wasser und Luft in die Milch, so vor allem **Pestizide** der persistenten Organochlor-Verbindungen sowie Kontaminationen mit den Polychloriden PCB, PCDD und PCDF. Sie sind fettlöslich und können, je mehr Chlor-Atome sie enthalten, immer weniger aus dem Fettgewebe ausgeschieden werden. Die Gehalte für die drei wichtigsten Verbindungen dieser Stoffklasse in Milch liegen in vergleichbarer Höhe wie beim Schweinefleisch; gesetzliche Höchstmengen werden nur selten überschritten. Seit 1998 wird Milch stichprobenartig auf nicht zugelassene Stoffe, Tierarzneimittel, Organochlor-Verbindungen und andere Umweltkontaminanten untersucht. Nach dem Rückstandskontrollplan von 1998 gab es in Deutschland lediglich zwei Überschreitungen der zulässigen Höchstmengen beim Antibiotikum Chloramphenicol und je eine Überschreitung bei Entzündungshemmern bzw. Schwermetallen (*Ernährungsbericht* 2000, S. 197).

Über Schimmelpilzbefall des Futters können **Mykotoxine** von der Kuh aufgenommen werden und in die Milch gelangen. In einer umfassenden Untersuchung zur Qualität von ökologisch und konventionell erzeugter Milch fand die *Bundesforschungsanstalt für Milchforschung* keine wesentlichen Unterschiede hinsichtlich der Lebensmittelsicherheit. Lediglich bei den Mykotoxinen fanden sich bei einigen wenigen Proben konventionell produzierter Milch Spuren von Aflatoxin. Die Werte lagen unterhalb der gesetzlichen Grenzwerte und wurden vermutlich von mit Aflatoxin belastetem Kraftfutter hervorgerufen (*Bundesforschungsanstalt für Milchforschung* 2002).

Artgerechte Tierhaltung, hohe Futterqualität, gute Melktechnik und eine sorgfältige Hygiene sind Grundbedingungen, um das Lebensmittel Milch in höchstmöglicher Qualität anzubieten.

13.5 Ökologische Aspekte

Eine ökologische Bewertung des Lebensmittels Milch betrifft besonders die **artgerechte Tierhaltung**. Bei der ökologischen Landwirtschaft ist die Höhe des Gesamttierbestandes in das Konzept der Kreislaufwirtschaft eingebunden und somit abhängig von der Größe der landwirtschaftlichen Nutzfläche (s. 5.4.2, S. 151). Dadurch wird die Gefahr einer Überdüngung der Ackerflächen mit Gülle und Mist verringert und gleichzeitig ermöglicht, ausreichend Futter aus eigenem Anbau bereitzustellen. Da keine chemisch-synthetischen Pestizide angewendet werden dürfen, lassen sich Pestizid-Rückstände in Milch weitestgehend vermeiden. Außerdem kann durch die extensive Milchviehhaltung das für den Ackerbau nicht brauchbare Grünland, besonders in Hanglagen, für Futterzwecke genutzt und wertvoller Dünger gewonnen werden.

Ökologische Probleme entstehen beim Lebensmittelhandel durch die Verpackung und den Transport der Milch. Die gebräuchlichste **Verpackung** für Milch in Deutschland ist weiterhin die Einwegverpackung aus polyethylenbeschichtetem Karton. H-Milch wird in aluminiumbeschichtete Kartonbehälter gefüllt, um die lichtempfindlichen Vitamine während der Lagerung zu schützen. Ein Trennen der verwendeten Materialien und anschließendes Recycling wird derzeit nur in begrenztem Umfang durchgeführt.

Nach einer vom *Umweltbundesamt* (1995) veröffentlichten Studie zur Ökobilanz von Getränkeverpackungen schneidet die Mehrwegglasflasche besser ab als der Einwegkarton. Mehrwegglasflaschen und der – kaum mehr erhältliche – Schlauchbeutel aus Polyethylen liegen etwa gleich. Milch-Erzeugnisse sind meist in Plastikbehältern mit Aluminiumdeckeln im Handel. Der entstehende Abfall lässt sich vermeiden, wenn Milch-Erzeugnisse, wie in anderen Ländern und im Naturkosthandel üblich, in Mehrweggläsern vermarktet werden (s. 5.6.2, S. 168).

Ein starker Konzentrationsprozess im Molkereisektor führte in Deutschland zum Verschwinden zahlreicher kleiner, flächendeckend vorhandener Molkereien (wie sie beispielsweise in der Schweiz heute noch vielerorts existieren). Infolgedessen werden die **Transportwege** für die anzuliefernde Milch und die in den Molkereien hergestellten Milch-Erzeugnisse deutlich länger. Solange es die Verkehrspolitik, vor allem über den niedrigen Preis von Dieselkraftstoff, ermöglicht, dass Milcherzeuger aus dem Allgäu in Norddeutschland und Hersteller aus dem Norden in Süddeutschland mit Gewinn vermarkten können, wird sich am überhöhten Transportaufkommen kaum etwas ändern. Wünschenswert ist, dass das Verbraucherbewusstsein durch ökologisch orientiertes regionales Einkaufsverhalten diese Situation verbessert.

13.6 Ökonomische und soziale Aspekte

Um die ökonomische Existenzgefährdung für die landwirtschaftlichen Betriebe abzuschwächen, wurden innerhalb der EU Interventionspreise eingeführt, d. h. für die Erzeuger garantierte Mindestpreise, unter anderem für Milch. Dies bewirkte jedoch, dass die Milchproduktion immer stärker anstieg – einerseits über die Milchleistung der Kühe, andererseits durch Spezialisierung der landwirtschaftlichen Betriebe auf Milchwirtschaft. Die Ertragssteigerungen führten zur Überproduktion: Es entstanden die vielbeschriebenen „Milchseen" (eigentlich Milchpulverberge) und „Butterberge" der EU, für die wiederum Subventionen und Lagerhaltungskosten aus Steuermitteln aufgewendet werden mussten.

Das sog. „Hofsterben" kleinerer und mittlerer bäuerlicher Betriebe wurde mit diesen Maßnahmen trotzdem nicht verhindert (s. 1.1.3, S. 15; s. 5.7.1.3, S. 178). Inzwischen haben die EU-Agrarminister reagiert und die Subventionspolitik geändert. Subventionen fließen jetzt unabhängig von der Produktionsmenge und sind an die Einhaltung von Umwelt- und Qualitätsstandards gebunden (*Europäische Kommission* 2003).

Bei Milch und Milch-Erzeugnissen entfallen wesentliche Nachteile, die bei anderen tierischen Produkten auftreten. So zeigen Milchkühe einen relativ guten Wirkungsgrad bei der Umwandlung von Energie und Protein aus pflanzlichem Futter in tierische Lebensmittel (s. 5.2.5, S. 117).

13.7 Kernaussagen

- Milch und Milch-Erzeugnisse spielen in der Vollwert-Ernährung eine wichtige Rolle, sie sollten allerdings in mäßigen Mengen verzehrt werden.
- Milch und Milch-Erzeugnisse sind gute Nährstofflieferanten, vor allem für Calcium und Vitamin B_2.
- Durch ihren Vitamin-B_{12}-Gehalt sind Milch(-Erzeugnisse) eine ideale Ergänzung in der vegetarischen Ernährung.
- Unerhitzte bzw. pasteurisierte Milch(-Erzeugnisse) sind wegen der Vermeidung von Nährstoffverlusten hocherhitzten Produkten vorzuziehen.
- Aufgrund des relativ hohen Energie- und Nährstoffgehalts ist Milch ein wertvolles *Lebensmittel*, aber nicht als *Getränk* zum Durstlöschen geeignet.
- Sauermilch-Erzeugnisse wie Joghurt, Kefir oder Buttermilch sind sehr empfehlenswert, sofern sie weder Zucker noch andere isolierte Zutaten wie Zusatzstoffe und Aromen enthalten.
- Käse – möglichst nicht die fettreichen Sorten – kann in mäßigen Mengen genossen werden.
- Milch und Milch-Erzeugnisse sollten von ökologisch wirtschaftenden, regionalen Betrieben stammen, unter anderem weil die Tiere artgerecht gehalten werden und die Umwelt weniger belastet wird.

14 Fleisch, Fisch und Eier

(Unter Mitarbeit von Wiebke Franz)

14.1 Empfehlungen für die Vollwert-Ernährung

Für die Vollwert-Ernährung wird der Verzehr von Fleisch, Fisch und Eiern **nicht ausdrücklich empfohlen**, ein mäßiger Verzehr wird aber nicht abgelehnt. Darunter werden bis zu zwei Fleischmahlzeiten, bis zu einer Fischmahlzeit und bis zu zwei Eier pro Woche verstanden. Diese Lebensmittel sollten aus regionaler, ökologischer Erzeugung stammen.

↘ **Weniger empfehlenswert** sind Fleisch-Erzeugnisse wie fettreiche, gepökelte oder geräucherte Wurst-Erzeugnisse, Fisch-Erzeugnisse wie Räucherfisch und Fischkonserven sowie Ei-Erzeugnisse wie Flüssigei und Trockenei.

↓ **Nicht empfehlenswert** sind Innereien.

14.2 Allgemeines

Tierische Lebensmittel besitzen in vielen Kulturen der Welt ein **hohes Ansehen**, was unter anderem bei Festessen deutlich zum Ausdruck kommt. Geringe Mengen tierischer Lebensmittel haben den Menschen während der Evolution begleitet, lediglich zu Zeiten der Sammler und Jäger war der Anteil tierischer Lebensmittel relativ hoch und betrug etwa ein Drittel der Nahrungsmenge (s. Kap. 2 *Entwicklungsgeschichte der Ernährung des Menschen*, S. 27). Gründe für die allgemeine Beliebtheit von tierischen Lebensmitteln sind zum einen im Geschmack zu sehen, zum anderen im hohen Prestige, das unter anderem auf der früher immer knappen Verfügbarkeit beruht.

Der hohe Fleisch*verbrauch* in den letzten Jahrzehnten (bis zu 100 kg pro Person und Jahr) ist keine Besonderheit dieses Jahrhunderts. Gegen Ende des Mittelalters soll der durchschnittliche Fleischverbrauch bei über 100 kg pro Person und Jahr gelegen haben (*Braudel* 1985, S. 204; *Teuteberg* und *Wiegelmann* 1986, S. 66), wobei über die gesundheitlichen Folgen dieses hohen Fleischkonsums wenig bekannt ist.

In der Geschichte gab es allerdings auch Zeiten, in denen Fleisch nicht den Stellenwert besaß, den es heute einnimmt. So wird z. B. über die **römische Heeresverpflegung** berichtet: „Die Sicherstellung des Getreidenachschubes [850 g Weizen pro Person und Tag] bedeutet bei ihm [Caesar] die Sicherstellung der Ernährung schlechtweg ... Dagegen bezeichnet er Fleisch ausdrücklich als ‚secundum inopiae subsidium' [sekundäre Reserve für Mangelzeiten]; während seine Truppen in Albanien Mangel an Weizen leiden, wird dieser Zustand ausgesprochen als Hungersnot empfunden, trotzdem Schlachtvieh in Hülle und Fülle zur Verfügung stand; ja es wird den Soldaten selbst unter diesen Umständen hoch angerechnet, dass sie letzteres überhaupt aßen, und als in jenen Tagen eine Kohorte sich in schwerer Schlacht besonders auszeichnet, wird ihr zum Lohn – trotz der eben geschilderten Verhältnisse – nicht die Fleisch-, sondern die Getreideportion verdoppelt. Ein ähnliches Bild ergeben die Schilderungen anderer Schriftsteller, z. B. Tacitus, wo ebenfalls eine regelmäßige Fleischverpflegung anstelle einer Verpflegung mit Getreide als Übelstand beurteilt wird" (*Mayerhofer* und *Pirquet* 1926, S. 433).

Heute trägt der hohe Verzehr an Fleisch und Fleischprodukten zusammen mit dem Verzehr weiterer tierischer Lebensmittel wesentlich zur Aufnahme von Gesamtfett, gesättigten Fettsäuren, Cholesterin und Purinen bei und ist somit eine der Ursachen für die Entstehung ernährungsabhängiger Krankheiten. Bei der Verwirklichung einer gesunderhaltenden Kost geht es aber nicht in erster Linie um die Frage, ob diese vegetarisch sein soll oder nicht. Sowohl bei überwiegend pflanzlichen als auch bei überwiegend tierischen Kostformen können Fehler gemacht werden, besonders wenn sie einseitig durchgeführt werden – beispielsweise wenn der Anteil stark verarbeiteter Lebensmittel überwiegt, wie es bei derzeitiger Durchschnittskost häufig der Fall ist. Als negatives Beispiel sei ferner auf Vegetarier mit hohem Konsum an Auszugsmehl-Erzeugnissen und isolierten Zuckern hingewiesen (sog. „Puddingvegetarier").

Die Empfehlungen für die Vollwert-Ernährung beinhalten sowohl eine fleischlose als auch eine Variante mit mäßigen Anteilen an Fleisch (bis zu zwei Fleischmahlzeiten à 150 g/Woche), Fisch (bis zu einer Fischmahlzeit à 150 g/Woche) und Eier (bis zu zwei Stück/Woche). Die Tierhaltung ist ein integraler Bestandteil der ökologischen Landwirtschaft (s. 5.4.2, S. 151); aus diesem Grunde ist ein mäßiger Verzehr tierischer Lebensmittel aus dieser Erzeugung durchaus sinnvoll.

14.3 Änderungen des Verbrauchs

In den letzten 200 Jahren erhöhte sich der **Fleisch*verbrauch*** (einschließlich Fleisch-Erzeugnisse) von etwa 17 kg auf fast 100 kg pro Person und Jahr. Besonders in den letzten 40 Jahren hat sich der Verbrauch stark erhöht, aber seit 1990 wieder leicht abgenommen (Abb. 14.1). Der tatsächliche **Fleischverzehr** (nach Abzug von Knochen, Verwendung als Tierfutter, industrieller Verwertung und Verlusten) liegt dagegen wesentlich niedriger; im Jahre 2001 lag er bei 59,4 kg (*Statist. Jahrbuch ELF* 2002, S. 237).

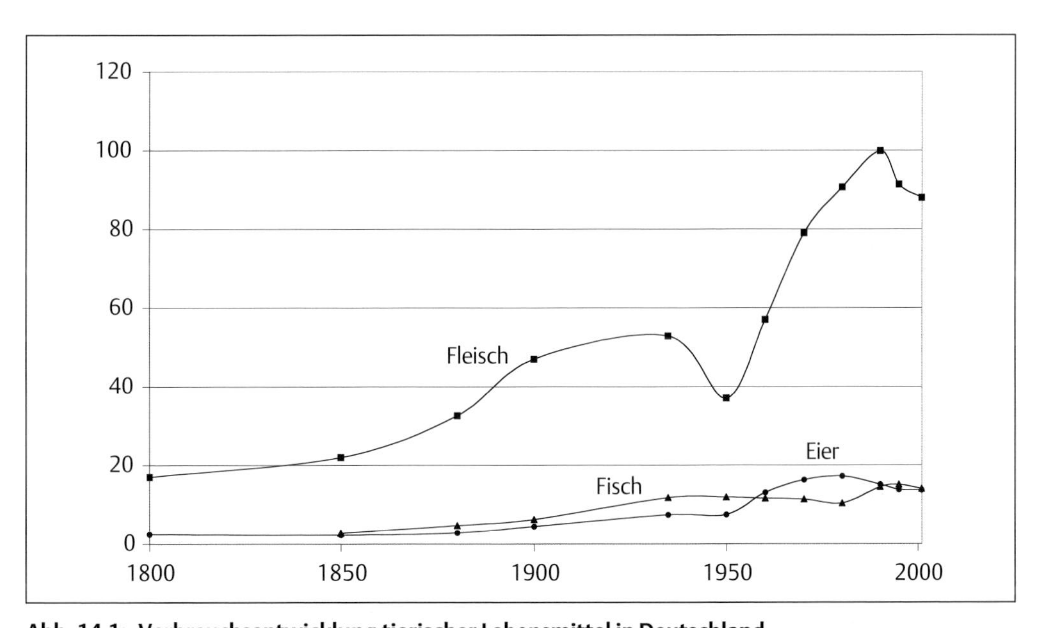

Abb. 14.1: Verbrauchsentwicklung tierischer Lebensmittel in Deutschland
(zwischen 1950 und 1990 BRD (alte Bundesländer); kg pro Person und Jahr; *Lemnitzer* 1977, S. 60f: Angaben für 2. Hälfte des 18. Jahrh.; *Teuteberg* und *Wiegelmann* 1986, S. 240f: Angaben für 1850 bis 1900; *Statist. Jahrbücher ELF* 1962, S. 151; 1973, S. 156; 1984, S. 166f; 1991, S. 173; 1997, S. 187; 2002, S. 196; Angaben ab 1935/38: eigene Zeichnung)

Tab. 14.1: Verbrauchsentwicklung der verschiedenen Fleischarten in Deutschland[1]
(kg pro Person und Jahr[2]; *Statist. Jahrbücher ELF* 1962, S. 183f; 1982, S. 163; 1991, S. 207f; 2002, S. 235f)

	1935/38	1950/51	1960/61	1970/71	1980/81	1990	2001[3]
Schweinefleisch	29,2	19,4	29,6	40,2	50,3	57,6	53,7
Rindfleisch	14,8	11,4	17,3	22,1	21,5	21,0	10,3
Geflügelfleisch	1,7	1,2	4,4	8,6	9,6	12,4	18,5
Kalbfleisch	3,2	1,9	1,9	2,2	1,7	1,1	–[4]
Sonst. Fleisch[5]	1,2	0,5	0,6	0,9	1,1	2,1	2,7
Innereien	1,9	1,3	2,6	4,7	5,5	5,7	2,9
Summe	**52,0**	**35,7**	**56,4**	**78,7**	**89,7**	**99,9**	**88,1**

[1] zwischen 1950/51 und 1989/90 BRD (alte Bundesländer), ab 1990/91 Deutschland (alte und neue Bundesländer)
[2] bis einschließlich 1980 sind die Zahlen ohne Abschnittsfette, danach mit Abschnittsfetten
[3] vorläufig
[4] ab 1991 wird Kalbfleisch bei Rindfleisch einbezogen
[5] Schafe, Pferde, Kaninchen, Ziegen, Wild

Seit Anfang des 20. Jahrhunderts stieg der **Verbrauch von Fisch und Eiern** etwa auf das Doppelte. Der Verbrauch frischer Seefische spielte bis zum Beginn des Eisenbahnzeitalters und moderner Kühltechnik nur in Küstennähe eine bedeutsame Rolle.

Über die Hälfte des verbrauchten Fleisches ist Schweinefleisch, gefolgt von Rind- und Geflügelfleisch (Tab. 14.1).

Der Anteil tierischer Lebensmittel an der **Gesamtenergiezufuhr** erhöhte sich von 12 % in der zweiten Hälfte des 18. Jahrhunderts (*Lemnitzer* 1977, S. 70) auf etwa ein Drittel im Jahre 1998 (inklusive Milch und Milch-Erzeugnisse; *Mensink* u. a. 2002, S. 17ff). Ernährungsphysiologisch von besonderer Bedeutung ist die Entwicklung des Anteils von tierischem Protein an der **Gesamtproteinzufuhr**, der sich von der zweiten Hälfte des 18. Jahrhunderts bis 1994 auf fast das Vierfache erhöhte (Tab. 14.2).

Tab. 14.2: Entwicklung der Proteinzufuhr in Deutschland[1]
(g pro Person und Tag bzw. % der Gesamtproteinzufuhr; *Lemnitzer* 1977, S. 62: Angaben bis 1909/13; *Statist. Jahrbücher ELF* 1956, S. 140; 1965, S. 148; 1983, S. 165: Angaben ab 1935/38 bis 1970/71; *Ernährungsberichte* 1984, S. 30f; 1992, S. 28; 1996, S. 26: Angaben für 1980/81 bis 1994)

	insgesamt	davon pflanzlich		davon tierisch	
	g	g	%	g	%
2. Hälfte des 18. Jhs.	60	50	83	10	17
1909/13	87	53	61	34	39
1935/38	85	42	50	43	50
1950/51	76	40	53	36	47
1960/61	80	32	40	48	60
1970/71	85	31	37	54	64
1980/81	82	28	34	54	66
1989	99	33	33	66	67
1994	95	32	34	63	66

[1] zwischen 1950/51 und 1989/90 BRD (alte Bundesländer), ab 1990/91 Deutschland (alte und neue Bundesländer)

14.4 Gesundheitliche Aspekte

Fleisch, Fisch und Eier tragen in der Durchschnittsernährung erheblich zur Versorgung mit essenziellen Nährstoffen bei, sind aber hierfür nicht unbedingt notwendig. Mengenmäßig spielen insbesondere **Fleisch und Fleisch-Erzeugnisse** mit einer durchschnittlichen Verzehrsmenge von 200 g pro Tag für erwachsene Männer und 125 g für erwachsene Frauen eine Rolle (*Mensink* 2003; Tab. 14.3). Der ernährungsphysiologische Wert von Fleisch liegt in erster Linie in seinem Gehalt an Protein, den Vitaminen B_1, B_6 und B_{12} sowie Eisen, Zink und Selen. Der Beitrag von **Fisch** zur Nährstoffversorgung ist durch seinen Gehalt an hochwertigem Protein und Jod, bei Fettfischen außerdem an Omega-3-Fettsäuren sowie den Vitaminen A und D gekennzeichnet. **Eier** liefern das höchstwertige Protein aller Lebensmittel und sind reich an den Vitaminen A, B_2, B_{12}, D sowie Eisen und Kalium. Insbesondere Fleisch(-Erzeugnisse) sowie Eier enthalten auch unerwünschte Substanzen wie gesättigte Fettsäuren, Cholesterin und Purine.

Tab. 14.3: Anteil von Fleisch[1] an der Zufuhr verschiedener Inhaltsstoffe in Deutschland
(%[2]; nach *Mensink* u. a. 2002, S. 22ff, eigene Berechnungen; Purine nach *Ernährungsbericht* 1996, S. 26)

	m	w
Protein (g)	35	30
Fett (g)	26	19
Cholesterin (mg)	31	25
Vitamin B_1 (mg)	40	30
Vitamin B_6 (mg)	24	19
Vitamin B_{12} (μg)	55	49
Eisen (mg)	20	14
Zink (mg)	32	25
Purine (mg)	99	99

[1] inklusive Fleisch-Erzeugnisse, Geflügel und Innereien
[2] Durchschnittswerte bezogen auf Erwachsene, 18–80 Jahre

14.4.1 Protein

Der Proteingehalt in tierischen Lebensmitteln beträgt etwa 12–24 % bei Fleisch, 13–21 % bei Fisch und 13 % bei Hühnereiern (*Souci* u. a. 2000).

Fleisch und Fleisch-Erzeugnisse liefern in Deutschland bei Männern durchschnittlich 35 % und bei Frauen 30 %, Fisch und Eier jeweils 3–5 % der **Gesamtproteinaufnahme**, die mit etwa 100 g für Männer bzw. 72 g für Frauen deutlich über den Zufuhrempfehlungen liegt (59 bzw. 47 g/Tag; *Mensink* u. a. 2002, S. 146ff; DGE u. a. 2000, S. 35). Die Proteinaufnahme weist je nach Altersgruppe große Schwankungen auf. So erreichen einerseits etwa 20 % der Frauen in allen Altersgruppen (bis zu 36 % bei den älteren Frauen) und bis zu 26 % der älteren Männer *nicht* die empfohlene Proteinzufuhr. Im Durchschnitt liefert eine Ernährung ohne Fleisch(-Erzeugnisse) und Fisch durch die übrigen Lebensmittel immer noch die empfohlene Proteinmenge. Die hohe biologische Wertigkeit von Fleisch- und Fischprotein kann durch günstige Kombinationen verschiedener pflanzlicher und/oder tierischer Proteine erreicht werden (sog. Aufwertungseffekt; s. 4.3.4, S. 83).

Gemäß den Referenzwerten für die Nährstoffzufuhr soll aus Sicherheitsgründen die tägliche **maximale Proteinzufuhr** 2 g/kg Körpergewicht nicht überschreiten. Tatsächlich liegen mehr als 25 % der jungen Männer zwischen 18 und 24 Jahren über diesen Empfehlungen (*Mensink* u. a. 2002, S. 29). Eine über die 2 g/kg Körpergewicht hinaus gehende Proteinaufnahme wird in der Wissenschaft kontrovers diskutiert (*DGE* u. a. 2000, S. 39f; *Metges* und *Barth* 2000). Während die einen von möglichen gesundheitlichen Risiken wie verminderter Knochendichte und Nierensteinen berichten, weisen andere auf Vorteile einer erhöhten Proteinzufuhr hin, z. B. vermindertes Risiko für ischämische Herzerkrankungen. Insgesamt finden sich vermehrt Hinweise, dass eine erhöhte Proteinaufnahme insbesondere dann ungünstig sein kann, wenn es sich überwiegend um tierisches Protein handelt (ausführliche Darstellung s. 4.3.5, S. 84).

14.4.2 Fett und Fettsäuren

14.4.2.1 Fleisch und Fleisch-Erzeugnisse

Der **Fettgehalt** von Fleisch liegt je nach Tierart und Teilstück zwischen 1 und 30 %, der von Wurstwaren zwischen 6 und 42 % (durchschnittlich 28 %). Bei Fisch liegt er zwischen 0,5 und 24,5 % und bei Hühnereiern bei 12 % (*Honikel* 2001; *Krull* 2000; *Souci* u. a. 2000).

Tierische Lebensmittel liefern für die Ernährung der Menschen in Deutschland durchschnittlich 63–65 % der **Fettzufuhr**. Milchprodukte (ohne Butter) stehen als Quelle deutlich an erster Stelle (23–27 %), die restlichen tierischen Lebensmittel (inklusive Butter) liefern gemeinsam durchschnittlich 42 % der Fettzufuhr bei Männern und 36 % bei Frauen. Mengenmäßig sind dabei Wurstwaren, tierische Fette (Butter, Schweineschmalz u. a.) und fettreiche Fleischsorten von Bedeutung (*Mensink* u. a. 2002, S. 22ff).

Als Risikofaktor für ernährungsabhängige Erkrankungen wird die **Fettmenge** in den letzten Jahren in der Wissenschaft kontrovers diskutiert. Demgegenüber hat die **Fettqualität** der Nahrung, d. h. das Verhältnis von pflanzlichem zu tierischem Fett bzw. von gesättigten, einfach ungesättigten und mehrfach ungesättigten Fettsäuren untereinander mehr Beachtung erfahren (ausführliche Darstellung s. 4.4, S. 85).

Insbesondere eine hohe Aufnahme an **gesättigten Fettsäuren** gilt als Risikofaktor für Erkrankungen wie Fettstoffwechselstörungen, Arteriosklerose und bestimmte Krebsarten (*DGE* u. a. 2000, S. 44). Speziell tierisches Fett wird als möglicher Risikofaktor für Krebs von Lunge, Dickdarm, Brust, Gebärmutter und Prostata diskutiert, überzeugende epidemiologische Studien fehlen jedoch (*Boeing* und *Kroke* 1999, S. 18). Auch wenn der Anteil der gesättigten Fettsäuren in Fleisch mit 40–50 % niedriger liegt als vielfach vermutet (*Honikel* 2001), ist er doch deutlich höher als in fast allen pflanzlichen Fetten (Ausnahme: Palmkern- und Kokosfett). Neben dem hohen Verzehr von fettreichen Wurstwaren und fettreichen Fleischsorten trägt auch der Verzehr von Milchprodukten zum ungünstigen Fettsäurenverhältnis der Durchschnittsernährung bei und sollte unter anderem aus diesem Grund reduziert werden. Die Gießener Vollwert-Ernährungs-Studie hat deutlich gezeigt, dass sich die Bevorzugung pflanzlicher Lebensmittel günstig auf das Fettsäurenmuster der Nahrung und die Blutfettwerte auswirkt (s. 6.7.4, S. 221).

In der *Nurses' Health Study* war das Risiko für koronare Herzerkrankungen bei Bevorzugung von Geflügel und Fisch anstelle von rotem Fleisch (Rind, Lamm, Schwein) deutlich gesenkt (*Hu* u. a. 1999a). Die Bevorzugung von Fisch, Geflügel oder Wild gegenüber dem Verzehr von Schweine-, Rind- oder Lammfleisch empfiehlt auch der *World Cancer Research Fund* und das *Deutsche Institut für Ernährungsforschung*. Der tägliche Fleischverzehr sollte demnach 80 g nicht übersteigen und der Anteil von Schwein, Rind und Lamm nicht mehr als 10 % der Gesamtenergieaufnahme betragen (*Boeing* und *Kroke* 1999, S. 24, 27). Denn ein hoher Fleischkonsum wird als *wahrscheinlicher* Risikofaktor für Dickdarmkrebs und als *möglicher* Risikofaktor für Krebs von Prostata, Brust, Bauchspeicheldrüse und Niere angesehen. Dabei ist jedoch unklar, ob das erhöhte Risiko auf dem tierischen Fett im Fleisch, auf den Zubereitungsverfahren (s. 14.4.6.3, S. 309) oder auf anderen Faktoren beruht, z. B. einem Mangel an sekundären Pflanzenstoffen aus Gemüse und Obst oder dem hohen Eisengehalt in rotem Fleisch, der die Bildung von freien Radikalen im Darm fördert (*Ernährungsbericht* 2000, S. 321; *Boeing* und *Kroke* 1999, S. 10).

Auch bei dem Verlauf der rheumatoiden Arthritis spielt der Verzehr tierischer Lebensmittel eine Rolle. Sie sind reich an der Fettsäure ***Arachidonsäure***, aus der im Stoffwechsel entzündungsauslösende und -fördernde Substanzen wie Prostaglandine und Thromboxan gebildet werden. Besonders viel Arachidonsäure enthalten Eigelb, Schweineschmalz, Kalbs- und Schweineleber sowie Thunfisch. Eine überwiegend ovo-lakto-vegetabile Ernährung geht mit einer geringeren Arachidonsäure-Aufnahme als in der durchschnittlichen Mischkost einher und ist daher von Vorteil (*Leitzmann* u. a. 2003b).

14.4.2.2 Fisch und Fisch-Erzeugnisse

Fisch zeichnet sich durch seinen Gehalt an den *Omega-3-Fettsäuren* Eicosapentaensäure (EPA) und Docosahexaensäure (DHA), den sog. Fischölen, aus. In pflanzlichen Lebensmitteln kommen zwar Omega-3-Fettsäuren vor, aber nicht diese beiden Fettsäuren. In anderen tierischen Lebensmitteln finden sie sich nur in geringen Mengen. Bei Wiederkäuern kann der Gehalt allerdings durch die Haltungsform positiv beeinflusst werden. Weidehaltung von Wiederkäuern mit Grünfütterung, wie bei artgemäßer Tierhaltung, führt im Vergleich zur Stallmast zu einem hohen Anteil essenzieller Fettsäuren, einem niedrigen Omega-6-/Omega-3-Fettsäuren-Verhältnis und einem geringeren Gesamtfettgehalt mit hohem Anteil an mehrfach ungesättigten Fettsäuren (*Matthes* und *Patushenko* 1999).

Der Omega-3-Fettsäuren-Gehalt in Fisch hängt in erster Linie vom Fettgehalt, aber auch von der Futterquelle, Wassertemperatur, Größe, dem Alter, Geschlecht und der Jahreszeit ab. Hohe Gehalte von über 1 g je 100 g haben Makrele, Hering, Thunfisch, Heilbutt, Lachs und Aal (*Henninger* und *Ulberth* 1997). Seit der Beobachtung, dass bei den Grönland-Eskimos das geringe Auftreten von Herz-Kreislauf-Erkrankungen mit der hohen Zufuhr an Fischöl korreliert, hat es weltweit zahlreiche Untersuchungen zu gesundheitlichen Vorteilen von Fischölen gegeben. In Hinblick auf die Prävention ernährungsbeeinflusster Erkrankungen kommt die *DGE* in einer Auswertung zum Schluss, dass Fischöle *wahrscheinlich* die Serumtriglyceride, das Herzinfarktrisiko und die Symptome einer chronischen Polyarthritis sowie *möglicherweise* den Blutdruck senken und über die Bildung von Eicosanoiden herzschützend wirken (*Ernährungsbericht* 2000, S. 290ff).

Die Zufuhrempfehlung für Omega-3-Fettsäuren liegt bei 0,5 Energieprozent (*DGE* u. a. 2000, S. 55), was etwa 1 g/Tag beim Erwachsenen – enthalten in etwa 100–150 g Fisch – entspricht. Der durchschnittliche Fischverzehr des deutschen Erwachsenen liegt jedoch nur bei etwa 20 g/Tag (*Mensink* u. a. 2002, S. 162ff). Eine wesentliche Erhöhung des Verzehrs ist nicht zu erwarten und ökologisch nicht zu verantworten (s. 14.5.2, S. 311). Fisch kann somit in Form von fettreichen Arten einen guten Beitrag zur Versorgung mit Omega-3-Fettsäuren leisten, aber die Zufuhrempfehlung bei weitem nicht abdecken. EPA und DHA können jedoch zum Teil aus Alpha-Linolensäure im Körper des Menschen gebildet werden, sodass zur ausreichenden Versorgung mit Omega-3-Fettsäuren regelmäßig Alpha-Linolensäure-reiche pflanzliche Öle wie Lein-, Hanf-, Raps-, Walnuss- und Sojaöl verzehrt werden sollten (s. 12.4.1, S. 283).

14.4.3 Vitamine und Mineralstoffe

Fleisch(-Erzeugnisse) liefern in Deutschland durchschnittlich 30–40 % der Zufuhr von Vitamin B_1 und 49–55 % von Vitamin B_{12}. Diese Lebensmittelgruppe gilt ebenfalls als gute Quelle für die Vitamine B_6 und Niacin sowie die Mineralstoffe Kalium, Eisen und Zink (*Mensink* u. a. 2002, S. 50ff; s. Tab. 14.3, S. 301). Bei einer Verringerung des Fleischkonsums und besonders bei einer vegetarischen Ernährung muss daher auf die vermehrte Zufuhr von Lebensmitteln mit einer hohen Dichte für diese Nährstoffe geachtet werden. Gute Quellen für Vitamin B_1, B_6 , Kalium, Eisen und Zink sind Vollkorn-Erzeugnisse, Hülsenfrüchte und verschiedene Gemüse. Zink findet sich außerdem in Milch-Erzeugnissen, Kalium auch in Obst, Niacin vor allem in Vollkornprodukten und Vitamin B_{12} in Milch und Milch-Erzeugnissen (*Elmadfa* und *Fritsche* 2001).

Neben der hohen Nährstoffdichte der Lebensmittel spielt auch die Bioverfügbarkeit der Nährstoffe eine große Rolle, die bei pflanzlichen Lebensmitteln aufgrund resorptionshemmender Inhaltsstoffe wie Ballaststoffe und Phytinsäure (s. 8.4.4, S. 248; s. 8.4.5, S. 249) geringer als bei tierischen Lebensmitteln sein kann.

Hinsichtlich der Versorgung mit Vitaminen und Mineralstoffen, die hauptsächlich über tierische Lebensmittel aufgenommen werden, hat sich in der **Gießener Vollwert-Ernährungs-Studie** (s. 6.7., S. 217) gezeigt, dass die DGE-Zufuhrempfehlungen für die Vitamine A, B_1, B_2, B_6 und Niacin sowie die Mineralstoffe Zink und Eisen auch bei vollständigem Meiden von Fleisch und Fisch mit Vollwert-Ernährung erreicht werden können (*Groeneveld* 1994; *Aalderink* u. a. 1994). Für die Vitamine D und B_{12} lag die Aufnahme in der Studie bei den untersuchten Vollwertköstlerinnen im Durchschnitt unter den Zufuhrempfehlungen, was bei Vitamin D ebenso für die Mischköstlerinnen galt und nur bei geringer Sonneneinstrahlung eventuell problematisch sein kann. Die Vitamin-B_{12}-Versorgung kann auch ohne Fleisch mit der vegetarischen Variante der Vollwert-Ernährung gedeckt werden, wenn täglich mindestens 300 g Milch(-Erzeugnisse) verzehrt werden (*Hoffmann* u. a. 2003). Kritisch kann somit bei Vitaminen lediglich die Versorgung mit Vitamin B_{12} bei denjenigen Ovo-Lakto-Vegetariern werden, die einen darunter liegenden Verzehr an Milch(-Erzeugnissen) aufweisen – sowie bei Veganern.

Trotz höherer **Eisenzufuhr** bei Vollwert-Ernährung als bei Durchschnittskost und gleicher Versorgungslage mit Funktionseisen (Serumeisen und Hämoglobin) können insbesondere bei völligem Meiden von Fleisch und Fleisch-Erzeugnissen die **Eisenspeicher** niedriger liegen (*Hoffmann* u. a. 1999a). Dies wird auf die schlechte Eisenverfügbarkeit aus pflanzlichen Lebensmitteln zurückgeführt, gilt aber als unbedenklich, solange keine größeren Eisenverluste z. B. durch Unfälle auftreten. Zur Verbesserung der Eisenverfügbarkeit sollten eisenreiche Lebensmittel mit säurereichen (z. B. Vitamin C, Zitronensäure) gleichzeitig verzehrt werden. Außerdem sollten deshalb Lebensmittel (wie schwarzer Tee), die die Eisenresorption hemmen, nur selten und nicht zu den Mahlzeiten aufgenommen werden (s. 15.4.6, S. 323).

Selbst bei erhöhtem Nährstoffbedarf in der **Schwangerschaft** kann eine ausreichende Eisenversorgung durch vegetarische Vollwert-Ernährung erreicht werden (s. Kap. 18 *Vollwert-Ernährung für Schwangere und Stillende*, S. 349). In der Gießener Schwangeren-Studie hatten vegetarisch lebende Vollwertköstlerinnen im Vergleich zu schwangeren Mischköstlerinnen für Eisen zwar geringere, aber nicht bedenkliche Werte – für Zink und Kupfer sogar höhere Werte (*Heins* 2001, S. 208f).

Hinsichtlich der **Selenversorgung** zeigte sich in der Vollwert-Ernährungs-Studie, dass bei ovo-lakto-vegetarischer Kost zwar geringere Selenwerte im Blut beobachtet wurden als bei fleischhaltiger Kost, diese jedoch nie unzureichend waren (*Kolitschus* u. a. 2000).

Meeresfische und andere marine Lebewesen wie Garnelen oder Muscheln zählen zu den wenigen natürlichen Lebensmitteln, die wesentlich zur **Jodversorgung** beitragen können. Die Jodgehalte sind allerdings aufgrund von Fischart, Fanggebiet, Jodverteilung, Alter und biologischem Jahreszyklus der Meerestiere sehr unterschiedlich und weisen selbst innerhalb einer Art Schwankungsbreiten von mehreren hundert Prozent auf. Ein Vergleich verschiedener Analysen zeigte hohe durchschnittliche Gehalte von 120–200 µg/100 g Filet für Schellfisch, Seelachs, Kabeljau, Leng und Wittling (*Karl* und *Münkner* 1999). Mit einer täglichen Portion von 150 g könnte die für Erwachsene empfohlene Jodzufuhr von 180–200 µg/Tag gedeckt werden. Eine solche übliche Portion wird aber durchschnittlich nur einmal *pro Woche* verzehrt – und dies sollte aus ökologischen Gründen auch nicht erhöht werden. Der Beitrag des Fischverzehrs zur empfohlenen Jodzufuhr beträgt unter Berücksichtigung der Verzehrsanteile von Meeresfischen, Fischarten, Fisch-Erzeugnissen und deren mittleren Jodgehalten tatsächlich nur etwa 12 % (= 22 µg Jod/Tag) (*Karl* und *Münkner* 1999).

Zur ausreichenden Versorgung mit Jod wird deshalb auch in der Vollwert-Ernährung ausdrücklich die Verwendung von **jodiertem Meersalz** oder **jodiertem Kochsalz** empfohlen – nicht nur beim Zusalzen im Haushalt, sondern auch bei der Lebensmittelverarbeitung in Industrie und Handwerk (weitere Darstellung der Jodanreicherung s. 16.4.4, S. 332).

14.4.4 Cholesterin

Der Cholesteringehalt von Fleisch liegt mit Ausnahme von Geflügel (bis zu 90 mg/100 g) unabhängig vom Fettgehalt zwischen 45 und 65 mg/100 g (*Honikel* 2001), der von Hühnereiern bei 400 mg/100 g (*Souci* u. a. 2000). Jeweils gut ein Viertel des mit der Nahrung zugeführten Cholesterins wird mit Fleisch(-Erzeugnissen) und Innereien sowie mit Eiern aufgenommen (*Mensink* u. a. 2002, S. 26). Obwohl endogenes Cholesterin den Serumcholesterinspiegel stärker beeinflusst als das Nahrungscholesterin, gilt eine längerfristige Zufuhr von mehr als 300 mg täglich als eigenständiger Risikofaktor für Fettstoffwechselstörungen, insbesondere Hypercholesterinämie, und erhöht signifikant das Herzinfarktrisiko (*Ernährungsbericht* 2000, S. 55, 304). Eine hohe Cholesterinzufuhr wird außerdem als möglicher Risikofaktor für Krebs von Lunge und Prostata diskutiert (*Boeing* und *Kroke* 1999, S. 19; detaillierte Darstellung der Cholesterinproblematik s. 4.4.3, S. 89).

Da der Blutcholesterinspiegel unter anderem auch von der Gesamtzufuhr an Fett und gesättigten Fettsäuren abhängig ist, erweist sich eine Verminderung des Konsums von fettreichen Fleischsorten und Wurstwaren sowie Eiern in mehrfacher Hinsicht als günstig für den Cholesterinspiegel. In der Gießener Vollwert-Ernährungs-Studie (s. 6.7, S. 217) nahmen die Vollwertköstlerinnen nur etwa halb so viel Cholesterin auf wie die Mischköstlerinnen (187 mg/Tag gegenüber 364 mg/Tag; *Aalderink* u. a. 1994).

14.4.5 Purine

Purine kommen als Bestandteile vor allem von Nucleosiden und Nucleotiden und damit von DNS und RNS sowohl in tierischen als auch in pflanzlichen Lebensmitteln vor. Zu den purinreichen Lebensmitteln zählen neben allen Fleisch- und Fischarten insbesondere Innereien wie Nieren und Leber sowie Hülsenfrüchte. Aber auch Getreide, Nüsse und einige Gemüsearten wie Schwarzwurzel, Rosenkohl, Blumenkohl, Spinat und Pilze tragen bei größeren Verzehrsmengen zur Purinaufnahme bei (*Souci* u. a. 2000). Über Fleisch(-Erzeugnisse) und Innereien wird jedoch mehr als die Hälfte aller Purine aufgenommen, Fisch trägt mit immerhin 12 % zur Aufnahme bei (*Ernährungsbericht* 1996, S. 26, s. Tab. 14.3, S. 301). Eier hingegen sind purinfrei.

Purinreiche Lebensmittel erhöhen die Harnsäurekonzentration im Körper und können so bei vorhandener Störung der Harnsäureausscheidung zur Entstehung von Gicht sowie zur Entstehung von Harnsäure- und Calciumoxalat-Steinen beitragen (*Kasper* 2000, S. 321ff, 350; *Leitzmann* u. a. 2003b, S. 332ff, 341).

Die wichtigste Maßnahme zur Prävention und Therapie dieser Erkrankungen ist die Verringerung der Purinaufnahme durch eine gezielte Lebensmittelauswahl. Das bedeutet eine überwiegend lakto-vegetabile Kost und das Meiden von Innereien, Fleischextrakt, Räucherfisch,

Fisch in Öl sowie der purinreichen Haut von Geflügel und Fisch. Außerdem ist bei vorliegender Gicht die Vermeidung einer hohen Alkohol- und Fettzufuhr wichtig, die beide die Harnsäureausscheidung hemmen (Kasper 2000, S. 322f; Leitzmann u. a. 2003b, S. 336ff).

14.4.6 Schadstoffe

14.4.6.1 Mikroorganismen, mikrobielle Toxine, Parasiten und BSE

Der Beitrag tierischer Lebensmittel zur Belastung der Verbraucher mit Mikroorganismen, mikrobiellen Toxinen und Parasiten betrifft in erster Linie Salmonellen, Campylobacter, Listerien, EHEC, Ochratoxin A und Fadenwürmer.

Die größte **Bedeutung** der durch Bakterien verursachten Erkrankungen hat nach wie vor die Salmonellose, die Fälle sind jedoch stark rückläufig. Infektionen mit Campylobacter und EHEC nehmen zu (*Ernährungsbericht* 2000, S. 213ff). Von den im Zeitraum 1993–1998 an das Robert-Koch-Institut gemeldeten Erkrankungen, bei denen das ursächliche Lebensmittel ermittelt werden konnte, gingen 56% auf eihaltige oder teilweise eihaltige Lebensmittel, 20% auf Fleisch(-Erzeugnisse) sowie jeweils 3,6% auf Geflügel(-Erzeugnisse) und Fisch(-Erzeugnisse) zurück (*Tirado* und *Schmidt* 2000).

Die häufigste Ursache für lebensmittelbedingte **Salmonellosen** stellen rohe Eier, damit hergestellte Lebensmittel und rohes Fleisch, insbesondere Geflügelfleisch dar. In den letzten Jahren tritt als Erreger neben *S. enteritidis* zunehmend ein mehrfach Antibiotika-resistenter Stamm von *S. typhimurium* auf, der Komplikationen der sonst meist harmlos verlaufenden Durchfallerkrankung hervorrufen kann (*Ammon* und *Bräunig* 2002, S. 5f).

Hinsichtlich der Häufigkeit liegen **Campylobacter**-Infektionen nach den Salmonellosen an zweiter Stelle. Sie beruhen auf dem Verzehr von nicht ausreichend durcherhitztem Geflügelfleisch und Rohmilch (*Ernährungsbericht* 2000, S. 218). In einer Untersuchung waren alle untersuchten Puten- und Truthahn-Proben entweder mit Salmonellen oder *Campylobacter jejuni* kontaminiert (*Franck* 2001).

Bei Boden- und Auslaufhaltung unterliegen die Hühner einer erhöhten hygienischen Belastung, da ein ständiger Kontakt mit der Einstreu und dem darin enthaltenen Kot besteht. Die Tiere sind daher häufiger mit Parasiten befallen als bei der in Deutschland nur noch bis 2007 erlaubten Käfighaltung (*Stein* 2002; *Anonymus* 2002a). Diese Risiken können durch gezieltes Haltungsmanagement und die Richtlinien zur ökologischen Hühnerhaltung minimiert werden. Bei der **ökologischen Freilandhaltung** ist beispielsweise die Tieranzahl je Flächeneinheit so zu begrenzen, dass der Boden im Auslaufbereich durch den Hühnerkot nicht übermäßig belastet wird. Der im Stallbereich anfallende Hühnerkot soll zudem vollständig als Dünger auf den betriebseigenen Feldern verwendet werden können (*EG* 1999c).

Die Hygienemaßnahmen beim **Schlachten von Mastgeflügel** reichen nicht aus, um die Verbreitung von Salmonellen und Campylobacter bei Geflügel ausreichend zu verhindern. Weitergehende Hygienemaßnahmen bei der Schlachttechnologie, die Einführung des „logistischen Schlachtens" (zeitlicher Abstand zwischen der Schlachtung Bakterien-positiver und -negativer Bestände) und die Beschränkung des Einsatzes antimikrobiell wirksamer Substanzen sind erforderlich (*BgVV* 2001).

Die Zahl der Infektionen mit **Listerien** ist in Deutschland relativ gering. Problematisch können Rohwurst und geräucherter roher Fisch sein (*Ammon* und *Bräunig* 2002, S. 9). Eine Studie ermittelte besorgniserregende Keimzahlen bezüglich der Kontamination von vakuumverpacktem Räucherlachs mit Listerien, darunter besonders häufig die pathogene Art *Listeria monocytogenes* (*Becker* u. a. 2001).

Verotoxinbildende ***enterohämorrhagische Escherichia coli*** (**EHEC**) treten hauptsächlich bei Rindern und kleinen Wiederkäuern auf. Der Mensch infiziert sich über die von diesen Tieren gewonnenen und mit EHEC verunreinigten Lebensmittel, besonders Rohmilch, Weichkäse, rohes oder unzureichend durchgegartes Rindfleisch und Rohwurst (*Ernährungsbericht* 2000, S. 219). Die Folge einer Infektion mit EHEC, von der besonders häufig Kleinkinder betroffen sind, kann das *Hämolytisch Urämische Syndrom* sein, das zu schweren chronischen Nierenschäden oder zum Tode führen kann (*Cordier* 1997).

Das Mykotoxin (Pilzgift) **Ochratoxin A** (OTA) ist auch in einigen tierischen Lebensmitteln nachweisbar, was auf die Verwendung OTA-haltigen Futters zurückzuführen sein dürfte. Die Aufnahme über Fleisch, Wurst, Fisch und Eier liegt für Erwachsene bei etwa 2 ng/Tag, das sind rund 6% der insgesamt unbedenklichen Gesamtaufnahme (s. 8.4.9.1, S. 255). Im Wesentlichen erfolgt die Aufnahme über Innereien vom Schwein und damit hergestellten Fleisch-Erzeugnissen (z. B. Leber- und Blutwurst). Geflügel- und Rindfleisch sind praktisch OTA-frei (*Wolff* und *Gareis* 2002).

Fadenwürmer (Nematoden) gehören zu den häufigsten Parasiten von **Seefischen**. Durch ein sorgfältiges und rasches Ausnehmen der Fische sowie durch die Entfernung des als kritisch geltenden Bauchlappens kann verhindert werden, dass Nematoden ins Filet gelangen (*Dohrmann* 2001). Alle tiefgefrorenen und erhitzten Fisch(-Erzeugnisse) gelten als sicher, da die Würmer weder Frost noch Hitze vertragen. Bei rohem Fisch wie Sushi ist jedoch Vorsicht geboten, wenn dieser unsachgemäß behandelt wurde (*DGE* 2002a). Bauchschmerzen und Erbrechen können die Folge sein.

Nach derzeitigem Kenntnisstand ist die **b**ovine **s**pongiforme **E**nzephalopathie (**BSE**) eine Prion-Erkrankung von Säugetieren, die in Form einer neuen Variante der Creutzfeldt-Jacob-Erkrankung (vCJD) wahrscheinlich auch auf den Menschen übertragen werden kann. In Deutschland ist allerdings noch kein vCJD-Fall registriert worden (*Mollenhauer* u. a. 2002). Die Übertragung der Prionen erfolgt über Gehirnmaterial, Blut und eventuell Fett erkrankter Tiere (*Beyreuther* u. a. 2002). Die Ursache für BSE beim Rind ist wahrscheinlich die Verfütterung von Tiermehl, andere Ursachen werden jedoch diskutiert (*Scholz* 2002).

Bei über 277 an BSE erkrankten Rindern in Deutschland (Stand September 2003; *BMVEL* 2003e) ist noch kein Fall bei Tieren aus **ökologischer Tierhaltung** aufgetreten, wo die Verfütterung von Tiermehl und die Verwendung von tierischem Fett (außer Milchfett) in Milchaustauscherfutter seit jeher verboten ist. Der Zukauf von Tieren aus konventioneller Haltung ist in Ausnahmefällen erlaubt. Die Vermarktung als „ökologisch erzeugt" darf nach der EU-Öko-Verordnung erst nach einem Umstellungszeitraum erfolgen (*EG* 1999c). Einige Anbauverbände wie Bioland und Demeter verbieten die ökologische Vermarktung zugekaufter Tiere generell. Sie schreiben für die Vermarktung unter ihrem Verbandszeichen die Geburt und Aufzucht der Tiere in einem nach ihren Richtlinien wirtschaftenden Betrieb vor (*Bioland* 2002; *Demeter* 2002).

14.4.6.2 Umweltkontaminanten

Die Verunreinigung der Umwelt mit verschiedenen **Organochlorverbindungen** (z. B. DDT, PCDD/F, PCB) ist in den letzten Jahrzehnten aufgrund umfangreicher Anwendungsverbote, verbesserter Technologien und verschärfter Emissionsvorschriften kontinuierlich zurückgegangen, was sich auch in der Belastung von Fleisch, Fisch, Eiern und daraus hergestellten Produkten zeigt (*Hiebl* 2002; *Honikel* 2002).

Die persistenten Organochlorverbindungen werden aufgrund ihres fettlöslichen Charakters in tierischem Fettgewebe angereichert und nur langsam abgebaut. Tierische Lebensmittel stellen daher die Hauptquelle für diese Substanzgruppe dar. Neuere Studien zeigen, dass sowohl in Fleisch und Fisch als auch in

Eiern meistens die Konzentrationen der heute noch relevanten Verbindungen wie **DDT, Lindan, HCB** und **PCB** unterhalb der gesetzlich zugelassenen Höchstmengen liegen (*Honikel* 2002; *DGE* 2001b). So wurde beispielsweise im Rahmen des Lebensmittel-Monitorings 1996 zwar in 97% aller Proben vom Hering DDT nachgewiesen, im Mittel jedoch lediglich 21 µg/kg Frischgewicht bei einer zulässigen Höchstmenge von 500 µg/kg (*Ernährungsbericht* 2000, S. 187f). Vereinzelte Grenzwertüberschreitungen können bei Fischen, z. B. Aal und Plattfischen auftreten, die in Flussmündungen oder Flussabschnitten unterhalb von Kläranlagen beheimatet sind (*Cederquist* 2003). Bei Eiern und Schweinefleisch bilden Proben mit nachweisbaren PCB-Rückständen mittlerweile die Ausnahme. In einer Untersuchung konnten in keinem von 3.000 Eiern PCB nachgewiesen werden (*Stiftung Warentest* 2000).

Die von den Bundesforschungsanstalten durchgeführten Dioxin-Untersuchungen zeigen, dass die tägliche Aufnahme an **polychlorierten Dibenzodioxinen und Dibenzofuranen** (PCDD/F) zu 95% über Lebensmittel erfolgt. Fleisch(-Erzeugnisse) tragen mit etwa einem Drittel, Fisch(-Erzeugnisse) mit rund 13% und Eier lediglich mit 2% bei. Insgesamt schöpft die Dioxinaufnahme über Lebensmittel den deutschen Zielwert von maximal 1 pg iTE (internationale Toxizitäts-Äquivalenzfaktoren) pro kg Körpergewicht und Tag nur zu rund zwei Dritteln aus (*Blüthgen* u. a. 2002). Das stellt eine erhebliche Verbesserung gegenüber der Situation von Anfang der 1990er Jahre dar, wo die durchschnittliche Aufnahme noch 2 pg iTE/kg Körpergewicht und Tag betrug. Durch stark kontaminierte Futtermittel treten immer wieder kurzzeitig höhere Belastungen von tierischen Lebensmitteln auf, zuletzt 1999 beim „Belgischen Dioxin-Skandal“. Daher muss auch in Zukunft der möglichen Verunreinigung von Futtermitteln mit persistenten Schadstoffen durch vermehrte Kontrollen Rechnung getragen werden. Außerdem ist zu beachten, dass fettreiche Fischarten aus küstennahen Gebieten oder vom Land umschlossenen Meeren wie der Nord- und Ostsee teilweise sehr hohe Konzentrationen im Vergleich zu mageren Hochseefischen aufweisen können (*Cederquist* 2003).

Untersuchungen über den Zeitraum 1973 bis 2000 zeigen, dass Schwermetallkonzentrationen von **Blei, Cadmium** und **Quecksilber** in Fleisch stark gesunken sind. Sie liegen oft unter der analytischen Nachweisgrenze und sind damit heute vor allem in Muskelfleisch eher unbedeutend. Höhere Gehalte können altersabhängig Innereien aufweisen, die Schwermetalle akkumulieren, jedoch sind diese niedriger als Anfang der 1970er Jahre im Muskelfleisch (*Honikel* 2002).

Fisch gilt als Hauptquelle für **Quecksilber**, dessen Belastung bei älteren langlebigen, bei fettreichen und bei küstennah lebenden Fischen höher ist (*Cederquist* 2003). Der Quecksilbergehalt von Fisch ist allerdings nicht so hoch, dass bei einem mäßigen Verzehr von 1–2 Fischmahlzeiten pro Woche gesundheitliche Schäden zu erwarten sind (*DGE* 2001b). Selbst in der Schwangerschaft ist ein mäßiger Verzehr möglichst gering belasteter Fische vertretbar (*DGE* 2002a).

Der **Blei-** und **Cadmiumgehalt** von Fischen ist ebenfalls unbedenklich. Kritische Werte können allerdings bei Mollusken (z. B. Tintenfisch) auftreten, besonders wenn sie nicht oder nur unvollständig ausgenommen sind, da die Tiere das Schwermetall in ihren Eingeweiden speichern (*DGE* 2001b).

Triorganische Zinnverbindungen wie Tributylzinn und Triphenylzinn finden hauptsächlich als antibakterieller Bestandteil von Schiffsfarben Verwendung. Aufgrund ihrer hohen Ökotoxizität und Beständigkeit sind sie von der EU bereits seit 1989 verboten, allerdings nur für Schiffskörper unter 25 m sowie Geräte und Einrichtungen zur Fisch- und Muschelzucht. Schon in geringen Konzentrationen wirken sie auf Gewässerorganismen toxisch und verursachen bei Schnecken und Muscheln Störungen des Immun- sowie des Hormonsystems bis hin zu Unfruchtbarkeit (*Anonymus* 2000). Konzentrationen an Tributylzinn von 20–30 µg/kg Fisch sind keine Seltenheit, umstritten ist dagegen, ob solche Mengen beim häufigen Verzehr belasteter Lebensmittel eine gesundheitliche Gefahr für den Menschen darstellen (*Heblik* 2000a).

Als radioaktives Isotop ist heute nur das durch den Reaktorunfall von Tschernobyl 1986 aufgetretene **Cäsiumisotop Cs 137** von Bedeutung (*Honikel* 2002). Vor allem die Wälder im süddeutschen Raum sind nach wie vor belastet. Die Konzentration von Cs 137 in Wildfleisch aus Bayern erreicht je nach jahreszeitlich bedingter Futterquelle fast die Höchstgrenze von 600 Bq/kg Frischmasse bei Rehwild (*Schwind* u. a. 2002); bei Schwarzwild wird diese sogar deutlich überschritten (*Hecht* und *Schwind* 2001).

14.4.6.3 Schadstoffe aus Erzeugung, Verarbeitung und Zubereitung

Die große Leistungssteigerung in den letzten Jahrzehnten beruht unter anderem auf dem Einsatz von leistungsfördernden Medikamenten wie **Hormonen** und **Antibiotika** in der konventionellen Nutztierhaltung. Sie geht in aller Regel mit einer Krankheitszunahme der Tiere einher, die ihrerseits den Einsatz weiterer Tierarzneimittel erfordert. Beispielsweise wurden 1999 in der EU 4.688 t Antibiotika bei Nutztieren eingesetzt, was zur Selektion von Antibiotika-resistenten Krankheitserregern beiträgt, die auch dem Menschen gefährlich werden können (*Anonymus* 2002b). Auch in der konventionellen Aquakultur ist der Einsatz von Medikamenten aufgrund der hohen Bestandsdichte unvermeidbar, Rückstände dieser Substanzen sind daher möglich (*Hubold* 1996).

Die im Rahmen des Rückstandskontrollplans im Untersuchungszeitraum 1995–1998 ermittelten Befunde von **Tierarzneimitteln** bei Nutztieren, Wild und Fisch aus Aquakultur wiesen nicht auf eine akute Verbrauchergefährdung in Deutschland hin. Vereinzelt findet die deutsche Lebensmittelüberwachung positive Proben mit Hormonrückständen, die allerdings keinen Rückschluss auf ein größeres Ausmaß an illegalem Hormoneinsatz in der Mast zulassen. Die bereits seit mehreren Jahren verbotenen Substanzen Clenbuterol (Asthma-Medikament) und Chloramphenicol (Antibiotikum) werden jedoch immer wieder festgestellt (*Ernährungsbericht* 2000, S. 189ff). Das *Bundesinstitut für Risikobewertung* (2003) fordert einen vollständigen Verzicht auf Antibiotika zu Mastzwecken, da seiner Einschätzung nach die Zahl insbesondere der mehrfach Antibiotika-resistenten Erreger in der Rind-, Schweine- und Geflügelfleischproduktion nach wie vor zu hoch ist. Ein weitgehendes Verbot der letzten vier noch zur Wachstumsförderung zugelassenen Antibiotika ist von der *EU* (2003) erst ab 2006 vorgesehen.

In der **ökologischen Tierhaltung** ist der Einsatz von chemisch-synthetischen Medikamenten wie Antibiotika, Chemotherapeutika, Antiparasitika und Hormonen zur Prophylaxe (Ausnahme: gesetzliche Impfungen) oder Mastbeschleunigung verboten. Bei therapeutischem Einsatz ist das Doppelte der gesetzlichen Wartezeiten zum Abbau der Medikamente einzuhalten (*EG* 1999c).

Bei der konventionellen Herstellung von Fleisch-Erzeugnissen wie Schinken und Wurstwaren sind zahlreiche **Zusatzstoffe,** unter anderem der Zusatz von Nitrit und Nitrat, erlaubt. Etwa 95 % der Wurstwaren wird Nitritpökelsalz zur Beeinflussung von Farbe und Aroma sowie aufgrund seiner antimikrobiellen Wirkung zugesetzt. Nitrit kann mit sekundären Aminen und Amiden zu möglicherweise kanzerogenen **N-Nitrosoverbindungen** (wie Nitrosaminen; s. auch 7.4.7.1, S. 234) reagieren. Die Belastung von gepökelten Waren mit N-Nitrosoverbindungen ist aufgrund geringeren Nitritzusatzes, verbesserter Verarbeitungstechnologien und Vitamin-C-Zusatz in den letzten Jahren zurückgegangen. Beim Erhitzen wie Braten oder Grillen steigt der Gehalt jedoch erheblich an (Nardmann 2001). Zur Gesamtbelastung des Verbrauchers mit N-Nitrosoverbindungen tragen Pökelfleisch-Erzeugnisse zwar nur zu etwa 10–15 % bei; insgesamt ist es jedoch sinnvoll, die Aufnahme an Nitrat, Nitrit und Nitrosaminen möglichst gering zu halten (*DGE* 2000b). Nach einer Untersuchung ist ein hoher Verzehr von Fleischwaren wie Schinken, Wurst und gesalzenem Trockenfleisch (≥ zweimal/Woche) mit einem erhöhten Risiko für Magenkrebs verbunden (*Ward* und *López-Carillo* 1999).

In der **ökologischen Fleischverarbeitung** ist die Verwendung von Nitritpökelsalz entweder gänzlich verboten, wie bei den Anbauverbänden Bioland, Demeter, Gäa und Ökosiegel, oder zumindest mengenmäßig eingeschränkt (*BLE* 2003; s. 5.3.4.5, S. 127).

Fleisch und Fisch sollten mit schonenden Garverfahren zubereitet werden, da starkes Erhitzen wie **Grillen oder Braten** zur Entstehung von **heterozyklischen Aminen** und **polyzyklischen aromatischen Kohlenwasserstoffen** (PAK, z. B. Benzpyren) führt, die sich im Tierversuch als kanzerogen erwiesen haben. Beim Menschen gelten Braten und Grillen als mögliche Risikofaktoren für Magen- und Dickdarmkrebs (*Boeing* und *Kroke* 1999). In der *Iowa Women's Health Study* wurde außerdem ein erhöhtes Brustkrebsrisiko für Frauen mit einem hohen Verzehr an sehr stark erhitztem rotem Fleisch („well done": gebraten, gegrillt oder frittiert, z. B. Hamburger, Beefsteak, Bacon) im Vergleich zu weniger stark gebräuntem Fleisch ermittelt, was die Autoren auch hier auf den Gehalt an heterozyklischen Aminen zurückführten (*Zheng* u. a. 1998).

PAK treten ebenfalls beim **Räuchern**, insbesondere beim Schwarzräuchern von Fisch, Fleisch und Fleisch-Erzeugnissen vorwiegend in der Außenschicht der Produkte auf (*DGE* 1997a). Schwarzräuchern ist bei allen ökologischen Anbauverbänden für Fleisch-Erzeugnisse verboten.

Der Verbraucher ist nicht nur direkt durch eventuell mit Schadstoffen belastete tierische Lebensmittel gesundheitlich gefährdet, sondern auch indirekt durch die in der Massentierhaltung vermehrt anfallende nitrathaltige Gülle, die bei der Verwendung als Dünger zu erhöhten Nitratgehalten in Lebensmitteln führen kann und die außerdem das Grundwasser belastet und die Trinkwasserqualität gefährdet. Außerdem beeinträchtigen die vielfältigen Stallstäube, an denen Mikroorganismen und Toxine haften, die in den Tierhaltungsbetrieben beschäftigten und lebenden Personen mit Erkrankungen wie „Staublunge", Asthma oder Allergien (*BMVEL* 2002d).

14.5 Ökologische Aspekte

14.5.1 Fleisch und Fleisch-Erzeugnisse

Die Erzeugung tierischer Lebensmittel erfordert einen hohen Einsatz von **Primärenergie** (fossile Energie, z. B. Erdöl). So wird für konventionell erzeugtes Rindfleisch etwa zwölfmal und für konventionell erzeugte Eier etwa viermal soviel Primärenergie verbraucht, wie Nahrungsenergie darin enthalten ist. Die entsprechende Erzeugung in der ökologischen Landwirtschaft verbraucht immerhin nur etwa zwei Drittel (Eier) bis weniger als halb so viel Primärenergie (Rindfleisch). Der Anbau von *pflanzlichen* Lebensmitteln ermöglicht hingegen einen Energiegewinn bis zum Fünfzehnfachen der eingesetzten Primärenergiemenge (eigene Berechnung nach *Taylor* 2000, S. 58ff; Souci u. a. 2000; s. 4.5, S. 93).

Die Landwirtschaft – dabei zu über 80 % die Tierhaltung – ist an der Zunahme verschiedener Spurengase wie Kohlendioxid (CO_2), Methan (CH_4) und Distickstoffoxid (N_2O) in der Atmosphäre beteiligt und verstärkt dadurch den **Treibhauseffekt**. CO_2 entsteht bei der Verbrennung fossiler Energieträger (*Burdick* 1997; s. 1.1.2, S. 11).

Bei ökologischer Erzeugung fallen der Energieeinsatz und damit verbunden auch die CO_2-Emissionen deutlich niedriger aus als im konventionellen Bereich (s. 5.4.5, S. 155). Geringer sind die Unterschiede zwischen ökologischer und konventioneller Erzeugung bei den zum Großteil aus der Tierhaltung kommenden klimarelevanten Gasen CH_4, N_2O und NH_3 (Ammoniak). Der Wechsel zu einer pflanzlich betonten Ernährung ermöglicht daher das größte Einsparungspotenzial klimarelevanter Gase im Ernährungsbereich (s. 5.2.3, S. 116). So verursacht die Erzeugung von Rindfleisch eine Klimabelastung (gemessen in kg CO_2-Äquivalente/kg Produkt) von 14,9 bei konventioneller und von 13,9 bei ökologischer Landwirtschaft. Wird die gleiche Menge Weizen erzeugt, beträgt die Klimabelastung hingegen nur 0,32 (konventionell) bzw. 0,14 (ökologisch) kg CO_2-Äquivalente (*Deuter* 1999). Methan entsteht insbesondere im Verdauungstrakt von Wiederkäuern (Rinder) und bei der Lagerung der Tierexkremente. Es ist 30- bis 60-mal so treibhauswirksam wie CO_2 und hat den größten Anteil an den klimarelevanten Emissionen der Landwirtschaft. Etwa 3 % der Stickstoffverbindungen, die über Düngemittel wie Gülle und Mist in Böden und Gewässer gelangen, wird zu N_2O um- oder abgebaut. Daneben entstehen als weitere stickstoffhaltige, treibhauswirksame Gase Ammoniak und Stickstoffoxide, die unter anderem am „sauren Regen" und seinen Folgen beteiligt sind (*Burdick* 1997). Zusätzlich wird das Weltklima durch die Abholzung des sauerstoffproduzierenden Regenwaldes für Weideflächen oder den Anbau von Futterpflanzen (Soja) beeinträchtigt.

Die **Gewässerbelastung** mit Stickstoffverbindungen (Ammoniak, Nitrat) führt zu vermehrtem Algenwachstum mit seinen negativen Folgen für die Artenvielfalt (*Blaustein* und *Johnson* 2003; s. 5.4.5, S. 155). Daneben enthält die Gülle auch etwa 80 % der verabreichten Antibiotika, die von den Tieren weitgehend unverändert wieder ausgeschieden werden. Mehr als die Hälfte der tiermedizinisch verwendeten Antibiotika sind Tetrazykline, die sich in der Gülle als erstaunlich stabil erwiesen haben. Die negativen Auswirkungen auf die Bodenmikroorganismen lassen sich derzeit noch nicht abschätzen (*Winckler* 2001).

Die ökologische **Tierhaltung** erfolgt flächengebunden, d. h. die Tierbelegung je Flächeneinheit ist gemäß EU-Öko-Verordnung so zu begrenzen, dass jede Belastung der Umwelt, insbesondere des Bodens, der Oberflächengewässer und des Grundwassers minimiert wird. Außerdem ist der Einsatz von Antibiotika und anderen allopathischen Tierarzneimitteln zur Prävention oder Leistungssteigerung verboten und zu therapeutischen Zwecken auf ein Minimum zu beschränken (EG 1999c).

Der hohe Verzehr tierischer Lebensmittel stellt einen verschwenderischen Umgang mit den **Ressourcen** von landwirtschaftlichen Nutzflächen und Wasser dar. So benötigt die Erzeugung von Schweinefleisch die 32-fache Fläche wie die Erzeugung von Kartoffeln oder Gemüse (*Deuter* 1999).

14.5.2 Fisch und Fisch-Erzeugnisse

Nach Schätzungen der FAO sind inzwischen etwa 75 % der kommerziell genutzten **Fischarten** entweder überfischt oder stehen am Rande der Überfischung (*Cederquist* 2003). Die Bestände sind beispielsweise bei Kabeljau von 280.000 t im Jahr 1970 bis zum Jahr 2002 auf 40.000 t gesunken (*Zimmermann* 2002). Viele Fische werden bereits gefangen, bevor sie geschlechtsreif werden und Nachwuchs erzeugen können. Hinzu kommt, dass jährlich bei weltweit etwa 100 Mio. t Anlandung zusätzlich etwa 30 Mio. t Fisch als unerwünschter sog. „Beifang" tot oder sterbend ins Meer zurückgeschüttet werden (*Cederquist* 2003). Bei Meeresfisch handelt es sich zudem in der Regel nicht um ein regionales Produkt, sondern es werden energieaufwändige Transporte notwendig.

Mittlerweile gibt es Organisationen, die Richtlinien für eine nachhaltig wirtschaftende Fischerei aufgestellt haben und entsprechende Umweltsiegel verleihen. Die Aktion *Marine Stewardship Council (MSC)* möchte beispielsweise einen verantwortungsvollen Umgang mit den Fischressourcen fördern. Nachhaltig wirtschaftende Fischereien können sich vom MSC zertifizieren lassen (*Vesper* u. a. 2000). Die Umweltorganisation *Greenpeace* hält die Zertifizierungkriterien jedoch für noch nicht ausreichend, um bedrohte und überfischte Bestände zu schonen, da z. B. die Befischung bereits gefährdeter Bestände nur eingeschränkt und nicht ausgeschlossen ist (*Greenpeace* 2003a).

Sowohl die Aufzucht von Süß- als auch von Salzwasserfischen findet vermehrt in Fischfarmen, sog. **Aquakulturen**, statt. Etwa 90 % aller Forellen und Lachse stammen heute schon aus Zuchtfarmen (*Schiebener* 1999 und 2000). Die konventionelle intensive Aquakultur ist jedoch keine Alternative, sondern trägt zur Fischereikrise bei. Für das Futter von Raubfischen wie Forellen oder Lachsen wird gezielt Fisch gefangen und zu Fischmehl verarbeitet. So werden für die Erzeugung von 1 kg Lachs 5 kg andere Fische benötigt. Außerdem belasten die Abwässer aus den Farmen die Meere zusätzlich. Die Verschmutzung durch eine kleine Lachsfarm (500 t/Jahr) ist vergleichbar mit den Abwässern einer Kleinstadt mit 7.500 Einwohnern (*Cederquist* 2003). Die Shrimpszucht bedroht die artenreichen und produktiven Ökosysteme der Mangrovenwälder im Gezeitenbereich der Küsten von West- und Ostpazifik sowie des Indischen Ozeans. Sie hinterlässt ein mit Rückständen von Futter, Dünger, Exkrementen, Pestiziden und Antibiotika hoch belastetes Wasser, das ungeklärt in die Umgebung gelangt (*Freier* 2002). Abgesehen von der massiven ökologischen Belastung ist diese Massentierhaltung alles andere als artgerecht.

Seit einigen Jahren gibt es auch **ökologisch produzierende Aquafarmen**. Verschiedene deutsche Verbände der Bio-Landwirtschaft entwickelten Richtlinien für die Haltung von Karpfen in Teichen, *Naturland* darüber hinaus auch für die Haltung von Forellen, Lachsen und Garnelen sowie die Kultur von Muscheln. Wie in der Haltung von Landtieren ist die Besatzdichte begrenzt, die Umwelteinwirkungen sind zu minimieren und der Einsatz von Medikamenten zur Prophylaxe oder Leistungsförderung ist nicht erlaubt. Die Menge und Herkunft von Fischmehl und -öl für Lachse, Fo-rellen und Garnelen unterliegt ebenfalls genauen Vorschriften (*Naturland* 2002).

Insgesamt sollte der gegenwärtige Fischverzehr aus den genannten Umwelt- und Tierhaltungsgründen keinesfalls gesteigert werden. Wegen der aktuellen Bestandslagen (Stand Juli 2003) und der angewandten Fangmethoden ist laut *Greenpeace* (2003b) lediglich der Konsum von **Hering** und **Makrele** akzeptabel. Der Verzehr von Fischen aus ökologisch bewirtschafteten Aquafarmen wird ebenfalls als vertretbar bewertet, wobei der **Karpfen** aufgrund seiner geringen Ansprüche an Lebensraum und Nahrung nach ökologischen Gesichtspunkten empfehlenswerter ist als **Forelle** und **Lachs**. Seit 2002 müssen frische und bearbeitete Fische in der EU mit Handelsbezeichnung, Produktionsmethode und Fanggebiet bzw. Ursprungsland gekennzeichnet werden. Das ermöglicht dem Verbraucher, beim Kauf von Fisch nach ökologischen Gesichtspunkten zu entscheiden. Allerdings ist die Kennzeichnung für verarbeitete Produkte – etwa geschälte Garnelen oder paniertes Fischfilet – nicht verpflichtend (*DGE* 2002b).

14.5.3 Eier und Ei-Erzeugnisse

In der EU ist ab 2012 aus Tierschutzgründen die **Haltung von Legehennen** in herkömmlichen Käfigen verboten und danach nur noch in sog. ausgestalteten Käfigen zulässig. Deutschland geht über diese EU-Vorschriften hinaus und verbietet bereits ab 2007 die herkömmliche Käfighaltung und ab 2012 auch die Haltung in ausgestalteten Käfigen. Es sind dann in Deutschland nur noch Boden-, Volieren- und Freilandhaltung erlaubt, sodass die Hennen artgemäß fressen, trinken, ruhen, staubbaden sowie zur Eiablage ein Nest aufsuchen können (*BMVEL* 2001b).

Obwohl die **Käfighaltung** von Hühnern nicht tiergerecht ist, da sie den Hennen nicht gestattet, arteigene Verhaltensweisen auszuleben, hat sie ökologisch durchaus Vorteile. Die zwangsläufige Ausweitung der Boden- und Auslaufhaltung geht mit einem deutlich erhöhten Flächenbedarf, einer stärkeren Gefährdung von Oberflächen- und Grundwasser durch Exkremente und erhöhten Emissionen von N_2O und NH_3 einher (*Stein* 2002; *Anonymus* 2002a).

Zum anderen wird der **Selbstversorgungsgrad** mit deutschen Eiern, von denen 2001 85 % aus Käfighaltung stammten, laut Schätzungen der Bundesregierung von 74 % auf etwa 40 % zurückgehen. Dies wird eine Ausdehnung des Eierimports zur Folge haben (*Scheffels* 2003), der mit umweltbelastenden und energieaufwändigen Transporten verbunden ist.

Die Reduktion des Eierverzehrs von derzeit 4–5 auf maximal 2 Eier pro Woche aus regionaler, ökologischer Erzeugung ist daher eine nachhaltig sinnvolle Lösung.

Flüssigei- und Trockenei-Erzeugnisse wie Volleipulver sind mit energieverbrauchenden Verfahren erzeugt und daher ebenso wie damit hergestellte Lebensmittel (z. B. Gebäck) weniger empfehlenswert.

14.6 Ökonomische und soziale Aspekte

Der hohe Verzehr tierischer Lebensmittel führt auch in ökonomischer Hinsicht zu Missständen, nicht nur in Entwicklungsländern (s. 5.7.1, S. 171). Die Umweltschäden durch die Nutztierhaltung und die durch Über- und Fehlernährung bedingten Erkrankungen verursachen **hohe Kosten**, die die Gemeinschaft tragen muss. Ebenso werden die landwirtschaftlichen Subventionen über Steuergelder aufgebracht, die hauptsächlich der Preisstützung dienen und kaum den kleinen und mittleren Betrieben zugute kommen (*Schneider* 2000, S. 17).

Landwirtschaftliche Nutztiere treten häufig in **Nahrungskonkurrenz zum Menschen**. Während sie früher mit für den Menschen nicht verwertbaren Futtermitteln wie Gras, Heu und Abfällen gefüttert wurden, erhalten sie heute oft Getreide oder Soja. Das stellt eine große Verschwendung von Nahrungsressourcen dar, denn bei der Erzeugung tierischer Lebensmittel entstehen sog. Veredelungsverluste. Tiere benötigen je nach Art und Futtermittel zwischen 65 und 90 % der Nahrungsenergie aus Pflanzen zur Erhaltung des eigenen Stoffwechsels sowie zum Aufbau von Körpersubstanz, die vom Menschen nicht verzehrt werden kann. Nur ein geringer Anteil der aufgenommenen Nahrungsenergie von 10–35 % wandelt das Tier in vom Menschen essbare Körpersubstanz um (s. 5.2.5, S. 117).

Weltweit werden über ein Drittel der Getreideernte als **Tierfutter** verwendet (*FAO* 2002b, S. 3), was angesichts der etwa 800 Mio. chronisch unterernährten und etwa 30 Mio. jährlich verhungernden Menschen nicht zu verantworten ist (s. 1.1.4, S. 18; s. 5.7, S. 170). Einzelne Verbände der ökologischen Landwirtschaft schließen daher den Import von billigen Futtermitteln aus Entwicklungsländern in ihren Richtlinien aus. Obwohl dieser nach der EU-Öko-Verordnung zulässig ist, findet er in der Praxis jedoch auch bei anderen Bio-Betrieben wohl kaum statt (s. 5.4.8, S. 161).

Aquakulturen in Entwicklungsländern dienen ebenfalls nicht primär der Verbesserung der Ernährungssituation der einheimischen Bevölkerung, da in der Regel die gesamte Produktion für den Export bestimmt ist (*Dietz* 1999).

14.7 Kernaussagen

- Der Verzehr von Fleisch, Fisch und Eiern sollte auf wöchentlich bis zu zwei Fleischmahlzeiten, bis zu einer Fischmahlzeit und bis zu zwei Eiern beschränkt werden.
- Hohe Mengen tierischer Lebensmittel können über ihren Gehalt an Gesamtfett, gesättigten Fettsäuren, Arachidonsäure, Cholesterin, Protein und Purinen zu ernährungsabhängigen Erkrankungen beitragen (z. B. Rheuma, Fettstoffwechselstörungen, Herz-Kreislauf-Erkrankungen und Gicht).
- Ein gewisser Fleisch-, Fisch- und Eierverzehr erweist sich in der Vollwert-Ernährung als günstig, um die Zufuhrempfehlungen für Vitamin B_{12} und Omega-3-Fettsäuren leichter zu decken.
- Die Belastung tierischer Lebensmittel mit Schadstoffen stellt in der Regel keine akute gesundheitliche Gefahr dar. Vor allem um die Belastung zu minimieren, die Umwelt zu schonen und eine artgerechte Tierhaltung zu ermöglichen, sollten diese Lebensmittel aus ökologischer und regionaler Erzeugung stammen.
- Durch die Exkremente und Ausdünstungen (Methan) der Tiere aus Massentierhaltung wird die Umwelt stark belastet.
- Bei der Produktion tierischer Lebensmittel wird landwirtschaftliche Nutzfläche, fossile Energie, Wasser sowie Nahrungsenergie und -protein in hohem Maße eingesetzt.
- Der hohe Verbrauch tierischer Lebensmittel in den reichen Industrieländern führt bezüglich weltweiter Ernährungssicherung zu sozialer Ungerechtigkeit, da direkt verzehrbare pflanzliche Lebensmittel als Futter ver(sch)wendet werden.
- Aufgrund von Bestandssituation, Fischfangmethoden und Zuchtbedingungen sind derzeit nur Hering und Makrele aus freiem Meer sowie Karpfen, Forelle und Lachs aus ökologischer Aquakultur zu empfehlen.
- Unzureichend erhitzte bzw. rohe Fleisch(-Erzeugnisse), rohe Fisch(-Erzeugnisse) und rohe Eier(-Erzeugnisse) sind aufgrund des erhöhten Risikos einer Lebensmittelinfektion zu meiden.
- Das Räuchern, Braten, Grillen und Frittieren sollte weitgehend gemieden werden, weil dabei krebserregende Substanzen entstehen können.

15 Getränke

(Unter Mitarbeit von Stefan Weigt)

15.1 Empfehlungen für die Vollwert-Ernährung

Sehr empfehlenswert ist die Deckung des Flüssigkeitsbedarfs mit ungechlortem Trinkwasser, Quellwasser (sofern hygienisch und toxikologisch unbedenklich) oder natürlichem Mineralwasser. Zum Durstlöschen eignen sich auch ungesüßte Kräuter- und Früchtetees, außerdem verdünnte Frucht- und Gemüsesäfte sowie in begrenzter Menge Getreidekaffee. Die Rohwaren sollten aus ökologischer und so weit wie möglich aus regionaler Landwirtschaft stammen. Milch sowie unverdünnte Frucht- und Gemüsesäfte sind Nährstofflieferanten und sollten nicht zur Deckung des Flüssigkeitsbedarfs dienen.

Die empfohlene Trinkmenge beträgt ein bis zwei Liter pro Tag, wobei sie je nach körperlicher Aktivität, Umgebungstemperatur und Wassergehalt der Nahrung stark schwanken kann.

Weniger empfehlenswert sind Tafelwasser, Fruchtnektare sowie Getränke mit anregender Wirkung, wie Bohnenkaffee, schwarzer Tee, Kakao, Bier und Wein. Es ist anzuraten, diese anregenden Getränke nicht täglich und nicht in größeren Mengen zu trinken. Tees mit ausgeprägter medizinischer Wirkung und Heilwässer sollten über längere Zeit nur nach medizinischer Verordnung getrunken werden.

Nicht empfehlenswert sind Fruchtsaftgetränke, Limonaden, Cola-Getränke, Energy-Drinks, Instant- und Sportlergetränke sowie Spirituosen und damit hergestellte Mixgetränke.

15.2 Allgemeines

Wasser wird im Allgemeinen nicht als Nährstoff angesehen, obwohl es beim Bedarf des Menschen an lebenswichtigen Substanzen an erster Stelle steht. Bereits ein Zeitraum von etwa drei Tagen ohne Wasserzufuhr führt zum Tode. Diese drastische Folge ist bei keinem der als „essenziell" definierten Nährstoffe gegeben; im Gegenteil, die Speicherfähigkeit des Körpers erlaubt, dass bestimmte Vitamine und Mineralstoffe über Monate und teilweise über Jahre *nicht* zugeführt werden müssen.

Flüssigkeiten dienen in erster Linie der Deckung des Wasserbedarfs. Die mit Getränken verbundene Aufnahme von **Nähr- und Wirkstoffen** stellt eine Möglichkeit der Nährstoffversorgung dar, steht aber beim Thema Getränke nicht im Mittelpunkt.

15.3 Änderungen des Verbrauchs

Die Getränkeaufnahme innerhalb der letzten 50 Jahre zeigt unterschiedliche Entwicklungen (Tab. 15.1).

Die deutlichsten Veränderungen sind beim Verbrauch von **Mineralwasser** festzustellen. Hier kam es zu mehr als einer Verdopplung innerhalb der letzten 20 Jahre. Vermutlich hängt dies mit dem gleichzeitig fallenden Trinkwasserverbrauch (Leitungswasser) zusammen. Hierbei dürfte auch die Verunsicherung der Konsumenten im Hinblick auf die Qualität des Trinkwassers eine besondere Rolle spielen (s. 15.4.2, S. 317).

Der Verbrauch von **Fruchtsäften** hat sich verdoppelt, auch der an sog. Erfrischungsgetränken (Fruchtsaftgetränke, Limonaden, Cola-Getränke, Brausen) ist stark angestiegen. Wäh-

Tab. 15.1: Verbrauchsentwicklung von Getränken in Deutschland[1]
(Liter/Person und Jahr; *Statist. Jahrbücher ELF* 1962, S. 205; 1973, S. 216; 1988, S. 228; 1991, S. 230; 1997, S. 255)

Getränke	1935/38	1950/51	1960/61	1970/71	1980	1990	2001[2]
Alkoholfreie Getränke	**–**	**–**		**–**	**132**	**210**	**257**
Mineralwasser[3]	–	–		–	40	85	110
Erfrischungsgetränke[4]	–	–		–	72	85	106
Fruchtsäfte[5]	–	–		–	19	40	40
Sonstige alkoholfreie Getränke	**–**	**–**	**–**	**–**	**290**	**328**	**293**
Bohnenkaffee[6]	59	17	82	115	159	190	159
Schwarzer Tee[7]	8	5	13	16	27	25	26
Alkoholische Getränke	**85**	**47**	**113**	**163**	**170**	**188**	**152**
Bier	75	40	97	143	146	154	123
Wein	9	6	12	16	21	22	20
Schaumwein	0,3	0,1	1	2	4	6	4
Spirituosen[8]	1	1	2	3	8	6	6

[1] zwischen 1950/51 und 1989/90 BRD (alte Bundesländer), ab 1990/91 Deutschland (alte und neue Bundesländer)
[2] vorläufig
[3] einschließlich Tafelwasser
[4] Fruchtsaftgetränke, Limonaden, Cola-Getränke, Brausen
[5] einschließlich Fruchtnektaren und Gemüsesäften
[6] 35 g Röstkaffee pro Liter
[7] einschl. Grüntee, 9 g Tee pro Liter
[8] bis 1970/71 Trinkbranntwein
– keine Angabe

rend der Konsum von schwarzem **Tee** in den letzten Jahren stagnierte, gibt es beim **Kaffee** einen Rückgang.

Der Anteil **alkoholischer Getränke** an der Getränkeaufnahme ist relativ hoch. So wird mit über 150 Liter pro Person und Jahr wesentlich mehr Bier als Mineralwasser getrunken.

15.4 Gesundheitliche Aspekte

15.4.1 Wasser als lebensnotwendige Substanz

Der Körper eines Erwachsenen besteht zu etwa 60 % aus Wasser. Aufgrund seiner physikalischen und chemischen Eigenschaften ist Wasser die Grundlage aller biochemischen Vorgänge im Organismus und für die Entstehung und Erhaltung des Lebens von elementarer Bedeutung. Da alle Nährstoffe nur in gelöster Form die Zellmembran passieren können, ist Wasser als universelles **Lösungsmittel** für die Versorgung der Zellen lebens- und zufuhrnotwendig. Es dient unter anderem dem Transport der Nährstoffe zu den Zellen sowie dem Abtransport von Endprodukten des Stoffwechsels, besonders über Niere (Urin) und Haut (Schweiß). Im Darm wird Wasser als Quellmittel für Ballaststoffe benötigt, wodurch sich das Volumen des Speisebreis erhöht und die Ausscheidung des Stuhls normalisiert (s. 4.1.3, S. 66).

Unter normalen Umständen besteht zwischen den aufgenommenen und abgegebenen Wassermengen ein hormonell gesteuertes, dynamisches Gleichgewicht, sodass die **Wasserbilanz** des Körpers ausgeglichen ist. Auf der Zufuhrseite erfolgt die Aufnahme von Flüssigkeit entweder über Getränke, über feste Nahrung in Form von gebundenem Wasser oder über Oxidationswasser, das beim Abbau der Hauptnährstoffe im Stoffwechsel entsteht. Auf der Abgabeseite steht die Wasserausscheidung über Urin, Haut, Lunge und Stuhl. Einflüsse wie steigende Außentemperatur, sportliche Aktivität, Fieber und Durchfallerkrankungen steigern die Ausscheidungsmenge des Wassers teilweise erheblich und erhöhen den Flüssigkeitsbedarf. Arbeit in heißer Umgebung kann den Wasserbedarf leicht um das Drei- bis Vierfache steigern (*DGE* u. a. 2000, S. 145–150). Studien ergaben, dass die geistige Leistungsfähigkeit bei einem Flüssigkeitsdefizit nachlässt. Dagegen verbesserte eine ausreichend hohe Flüssigkeitszufuhr Aufmerksamkeit, Lernleistung und Schulnoten von Schülern bzw. Studenten. Offenbar spricht die kognitive und mentale Leistungsfähigkeit sensibel auf Änderungen der Flüssigkeitsversorgung an (*Lehrl* u. a. 2003).

Die Niere ist das Hauptregulationsorgan des Wasserhaushalts. Liegt die Flüssigkeitszufuhr unter dem Bedarf, verringert sich der Bestand an Körperwasser, denn obligate (unerlässliche) Wasserausscheidungen über Haut, Lunge, Stuhl und sehr konzentrierten Urin bestehen fort. Folgen der Dehydration sind ein Ansteigen der Körpertemperatur, Herzrhythmusstörungen, Durchblutungsstörungen des Gehirns und im Extremfall ein tödlicher Kollaps (*Elmadfa* und *Leitzmann* 1998, S. 43f).

Das natürlich gebundene und das durch Zubereitung gebundene Wasser der Kost macht üblicherweise zusammen etwa 60–70 % des Nahrungsgewichts aus. Viele Lebensmittel bestehen zum größten Teil aus Wasser, wie Gemüse und Obst, deren Wassergehalt in frischem Zustand zwischen 70 und 97 % liegt. Wenn die durch einen hohen Verzehr von frischem Gemüse und Obst zugeführte Flüssigkeitsmenge höher ist als die durch Getränke, kann die tägliche Trinkmenge entsprechend vermindert werden.

Bei **Milch** ist ein relativ großer Teil des zugeführten Wassers zur Ausscheidung der gleichzeitig mitgelieferten harnpflichtigen Substanzen erforderlich. So bleibt bei Vollmilch je nach Konzentration des Urins nur 60–80 % des Gesamtwassergehalts der Milch für den Körper frei verfügbar, sog. Restwasser. Auch aus diesem Grund eignet sich Milch nicht zur Deckung des Flüssigkeitsbedarfs. Daher ist zum Durstlöschen bei Fruchtsäften (80–95 % Restwasser) und besonders bei Gemüsesäften (40 bis 80 % Restwasser) ein Verdünnen mit Wasser (mindestens 1:1) günstig.

Ähnlich verhält es sich beim Kaffee, der durch seine diuretische (harntreibende) Wirkung wenig zur Deckung des Flüssigkeitsbedarfs beiträgt. Kaffee sollte durch die gleiche Menge an Wasser kompensiert werden, wie es in einigen Ländern traditionsgemäß serviert wird.

15.4.2 Trinkwasser

Die **Trinkwassergewinnung** in Deutschland erfolgt zu 64 % aus Grundwasser, zu 27 % aus Oberflächenwasser (z. B. Bodensee, Rhein) und Uferfiltrat (durch filtrierende Bodenschichten dem Grundwasser zugeleitetes Flusswasser) sowie zu 9 % aus Quellwasser (*Bundesministerium für Umweltschutz* 2002). Einwandfreie Farbe, Geruch und Geschmack sind Anforderungen an das Trinkwasser, die in der heutigen Situation alleine nicht mehr den gesundheitlichen Anforderungen genügen. Aus Landwirtschaft, Industrie, Haushalten und Verkehr gelangen zahlreiche Substanzen nicht nur in Oberflächengewässer, sondern inzwischen auch ins Grundwasser. Außerdem zählen überalterte und ungeeignete Wasserleitungs- und Kanalisationssysteme zu den Gefahrenquellen für Kontaminationen. Auch im persönlichen Verhalten liegen direkte Ursachen, z. B. durch Putz- und Waschmittelverbrauch, Autoverkehr und bestimmte Freizeitaktivitäten.

Regional liegen akute Belastungen des Grundwassers durch Pestizide und Nitrat vor. Von den in Deutschland zugelassenen 300 **Pestiziden** sind bereits 40 in Grundwasserproben nachgewiesen worden – auch wenn dies lange

Zeit als ausgeschlossen galt, da angenommen wurde, dass sich diese Stoffe innerhalb kurzer Zeit abbauen (*Kruse* 1991). Seit 1989 gelten neue Grenzwerte der Trinkwasserverordnung für Pestizide und deren toxische Hauptabbauprodukte. Sie liegen bei 0,1 µg/l für die Einzelsubstanz und 0,5 µg/l für die Summe mehrerer Substanzen. Für die seit der Umweltkonferenz 2000 in Johannesburg international verbotenen Pestizide Aldrin, Dieldrin, Heptachlor und Heptachlorepoxid gelten seit 2003 mit 0,03 µg/l sogar noch strengere Werte (*Trinkwasserverordnung* 2003, Anlage 2, Teil I).

Hauptkritikpunkt an der Trinkwasserverordnung sind zulässige **Ausnahmeregelungen** bei Überschreitung der Grenzwerte. Wenn Abhilfemaßnahmen erhöhte Belastungen nicht mindern, keine gesundheitliche Gefährdung der Bevölkerung zu erwarten ist und die Wasserversorgung in dem betroffenen Gebiet nicht auf andere zumutbare Weise aufrechterhalten werden kann, dürfen die Werte bis zu drei Jahre überschritten werden (*Trinkwasserverordnung* 2003, § 9 Abs. 6).

Eine umfassende toxikologische Bewertung der im Trinkwasser vorhandenen Pestizide ist derzeit nicht möglich, weil das Wissen über ihre Abbau- und Zersetzungsprodukte sowie ihre synergistischen und Summationswirkungen unzureichend ist. Außerdem besteht keine einheitliche Meinung über die mögliche Schädlichkeit der Pestizide und ihre Wirkung auf Risikogruppen mit hohem Flüssigkeitsbedarf, wie Säuglinge und Nierenkranke. Akut toxische Wirkungen sind bei Einhaltung der Grenzwerte allerdings nicht zu erwarten (*Kruse* 1991; *Trinkwasserverordnung* 2003). Dennoch zählt unser Trinkwasser zu den empfehlenswerten Getränken. Kaum ein anderes Lebensmittel unterliegt so strengen Grenzwerten und intensiven Kontrollen.

Nitrat, dessen Konzentration im Grundwasser landwirtschaftlich intensiv genutzter Gebiete sehr hoch sein kann (50–100 mg/l), besitzt selbst eine geringe Toxizität. Es ist jedoch Vorläufer des über bakterielle Reduktion gebildeten Nitrits. Dieses kann einerseits im Magen mit sekundären Aminen kanzerogene Nitrosamine bilden, die eine konkrete Gesundheitsgefährdung ausüben. Andererseits kann die Reaktion von Nitrit mit Hämoglobin (roter Blutfarbstoff) zur Methämoglobinämie (Blausucht; mangelnde Sauerstoffsättigung des Blutes) bei Säuglingen führen (s. 7.4.7.1, S. 234). Der zulässige Nitratgrenzwert laut Trinkwasserverordnung beträgt 50 mg/l; für die Zubereitung von Säuglingsnahrung sollten 10 mg/l nicht überschritten werden (*Mineral- und Tafelwasserverordnung* 2003, Anlage 4).

Vorwiegend bei Oberflächengewässern und Uferfiltraten muss bei der Trinkwasseraufbereitung neben der Entfernung von Verunreinigungen eine Entkeimung durchgeführt werden, da die reinigende Versickerung des Wassers durch den Boden entfällt bzw. nicht ausreicht. Von den Entkeimungsverfahren ist die Verwendung von **Chlorverbindungen** am einfachsten und billigsten, sodass diese häufiger als andere Möglichkeiten der Desinfektion (z. B. Ozon, UV-Strahlen) zur Anwendung kommen. Neben der erwünschten bakterienabtötenden Wirkung können jedoch gesundheitsschädliche und geschmacksbeeinträchtigende Reaktionsprodukte entstehen, insbesondere Trihalogenmethane.

Epidemiologische Studien aus den USA ergaben, dass mit Chlor desinfiziertes Trinkwasser mit einem erhöhten Krebsrisiko verbunden ist. Tierversuche bestätigen diese Beobachtung. Bei Einhaltung des in der Trinkwasserverordnung festgelegten Grenzwertes von 50 µg/l ist jedoch keine Gesundheitsgefahr zu befürchten. Zudem liegen die Trihalogenmethan-Werte in Deutschland meist unter der Bestimmungsgrenze von 0,5 µg/l (*Botzenhart* und *Schweinsberg* 1997). Wegen des Chorgehalts und der möglicherweise höheren sonstigen Schadstoffgehalte sollte Leitungswasser aus Oberflächengewässern und Uferfiltraten möglichst nicht oder nur begrenzt zum Trinken und zur Nahrungszubereitung verwendet werden.

Außerdem spielen im Trinkwasser **Fluorid, Arsen, Blei** und **Kupfer** eine toxikologische Rolle. Insbesondere Bleirohre, die noch bis Anfang der 1970er Jahre verlegt wurden, können hier problematisch sein. Die novellierte *Trinkwasserverordnung* (2003, § 6 Abs. 2) senkt den Grenzwert für Blei von 40 µg/l bis zum Jahr 2013 in zwei Schritten auf 10 µg/l. Unabhängig von diesem Stufenplan sollten insbesondere in Haushalten mit Säuglingen und Kleinkindern bleihaltige Wasserleitungen im Küchenbereich gegen toxikologisch unbedenkliche Leitungsmaterialien ausgetauscht werden.

Insgesamt ist die Trinkwasserqualität und -sicherheit in Deutschland als sehr gut zu bezeichnen. Somit ist Trinkwasser als **Durstlöscher** sowie zur **Getränke- und Speisenzubereitung** sehr zu empfehlen. Die Einhaltung der strengen Güteanforderungen der Trinkwasserverordnung werden regelmäßig überwacht. Lediglich bei der Belastung mit Nitrat und Blei gab es in der Vergangenheit gelegentlich regionale bzw. von den Hausleitungen abhängige Überschreitungen der Grenzwerte.

15.4.3 Mineralwasser, Quellwasser und Tafelwasser

Mineral- und Quellwasser werden aus tiefen unterirdischen Wasservorkommen gewonnen. Diese entstehen, indem Regenwasser durch den Boden sickert und sich über wasserundurchlässigen Schichten ansammelt. Wasser aus sehr tiefen Erdschichten weist über die natürliche Filterwirkung meist weniger unerwünschte Substanzen auf als oberflächennahes Wasser. Durch spezielle Gesteinsschichten geflossenes Wasser kann einen besonders hohen Gehalt an Mineralsalzen aufweisen, die sich im normalen Trinkwasser nicht oder nur in geringen Mengen finden. Die aus dem Gestein gelöste natürliche Kohlensäure begünstigt die Freisetzung zahlreicher Mineralsalze.

Bei **natürlichem Mineralwasser** (offizielle Handelsbezeichnung) sind außer dem Entzug von Kohlensäure oder Eisen-Schwefel-Verbindungen („enteisent") bzw. dem Zusatz von Kohlensäure keine weiteren Veränderungen erlaubt. Der wesentliche Unterschied zwischen **Quellwasser** und natürlichem Mineralwasser besteht im „ernährungsphysiologisch wirksamen" Gehalt an Mineralstoffen im Mineralwasser, den Quellwasser nicht aufweisen muss. **Heilwasser** ist entweder besonders mineralstoffreich oder extrem mineralstoffarm und unterliegt dem Arzneimittelgesetz. **Tafelwasser** muss nicht aus Quellen gewonnen werden und kann eine Mischung aus Trinkwasser und Mineralwasser sein. Bestimmte Mineralsalze und natürliches, salzreiches Wasser sowie Kohlensäure dürfen zugesetzt werden. Der Zusatz von aufbereitetem Meerwasser muss besonders gekennzeichnet sein (*Mineral- und Tafelwasserverordnung* 2003).

Die **Mineralstoffzusammensetzung** der verschiedenen Mineralwassersorten hängt davon ab, durch welche Gesteinsschichten das Wasser gesickert ist. So führen Kalkgestein und Dolomit zu einem hohen Gehalt an Calciumhydrogencarbonat. In der Mineral- und Tafelwasserverordnung ist festgelegt, wie die Kennzeichnung nach dem charakterisierenden Bestandteil vorgenommen werden darf, z. B. „magnesiumhaltig" ab einem Magnesiumgehalt von 50 mg/l. Auch die Kriterien für die Kennzeichnung „geeignet für die Zubereitung von Säuglingsnahrung" sind dort festgelegt. So muss z. B. der Sulfatgehalt unter 240 mg/l liegen.

Alle Wässer unterliegen einerseits **Grenzwerten** für unerwünschte chemische Stoffe, andererseits mikrobiologischen Anforderungen. Da die Aufbereitung zur Verminderung oder Veränderung mikrobiologischer oder chemischer Belastungen von Mineralwasser gesetzlich verboten ist, sind die Wasservorkommen ausschließlich auf natürliche Barrieren gegen Kontaminationen angewiesen. Wegen der Vielzahl der Belastungsmöglichkeiten aus

Landwirtschaft, Industrie und Privatbereich werden langfristig erhebliche Probleme nicht ausgeschlossen (*Steuer* 1990).

Umstritten ist die gesundheitliche Bewertung der natürlichen **Strahlenbelastung** von Mineralwässern mit Radium-226 und Radon-222. Wie andere Mineralstoffe werden diese Radioisotope vom Wasser aus dem Gestein herausgelöst. Studien deuten auf einen möglichen Zusammenhang zwischen mit Radium belastetem Trinkwasser und Leukämie-Erkrankungen bei Kindern hin. Der von der WHO empfohlene Grenzwert für Radium von 100 Becquerel pro Liter wurde im Jahr 2000 noch von vielen deutschen Mineralwässern deutlich überschritten (*Heblik* 2000b). Inzwischen haben einige Brunnen mit hohen Radiumwerten ihre Eisenfilter so umgebaut, dass die Strahlenbelastung erheblich geringer ist (*Frühschütz* 2001). Allerdings deklarieren nur wenige Hersteller die Radiumwerte. Ob eine Belastung vorliegt und wie hoch die Werte sind, kann bei den Abfüllern nachgefragt werden. Insbesondere bei Schwangeren und Kindern sollte auf eine geringe Belastung geachtet werden.

Der Mineralstoffgehalt des Mineralwassers muss auf dem Etikett angegeben sein. In einer Stichprobenuntersuchung wichen die Herstellerangaben allerdings häufig deutlich (über 20%) von den tatsächlichen Werten ab. Zwei von drei Wässern zeigten gelb-bräunliche Trübungen, die vermutlich durch **Huminstoffe** verursacht werden, die bei der Humusbildung entstehen (*Stiftung Warentest* 2002).

Eine Untersuchung von 119 Mineralwassermarken ermittelte in 10% der Proben eine **Nitrat**konzentration von über 10 mg/l, der höchste gemessene Wert war 26 mg/l (*Cejka* und *Meyer-Kahrweg* 1991). Bisher gibt es keinen einheitlichen Höchstwert für Nitrat, da natürliches Mineralwasser von „ursprünglicher Reinheit" sein muss, d. h. keine anthropogenen Kontaminanten enthalten darf. Da sich Nitrat aus dem hohen Düngemitteleinsatz in der Intensivlandwirtschaft jedoch auf dem Weg in tiefere Erdschichten und Wasservorkommen befindet, ist in manchen Regionen der *natürliche* Nitratgehalt „ursprünglich reiner" Mineralwässer nicht mehr klar festzulegen und Auslegungssache der Untersuchungsämter. Dabei wird als Höchstwert für eine natürliche Nitratbelastung 25 mg Nitrat/l angesehen (*Cejka* und *Meyer-Kahrweg* 1991). Mineralwasser mit der Kennzeichnung „geeignet für die Zubereitung von Säuglingsnahrung" darf höchstens 10 mg Nitrat/l enthalten (*Mineral- und Tafelwasserverordnung* 2003; s. 15.4.2; S. 317; s. 7.4.7.1, S. 234).

Die **Verfügbarkeit der Mineralien** in verschiedenen Wässern wurde nicht in allen Fällen untersucht. Nachgewiesen wurden die Resorptionsraten für Calcium und Mangan. Calcium aus Mineralwasser wird mindestens ebenso gut resorbiert wie aus Käse und Milchprodukten. Das Spurenelement Mangan wird sogar vollständig vom Körper aufgenommen. Jod aus Mineralwasser erhöht die Jodkonzentration im Körper (*Wagner* u. a. 1994). Aufgrund ihrer chemischen Form ist davon auszugehen, dass auch die anderen Mineralien aus Mineralwasser gut verfügbar sind. Der Resorptionsanteil richtet sich nach der vorliegenden Verbindung, dem jeweiligen Transportmechanismus (passive Diffusion, erleichterte Diffusion oder aktiver Transport), der Ernährungsweise und dem persönlichen Ernährungsstatus (*Franz* 2000).

Ein wichtiger Vorteil der Flüssigkeitszufuhr über Trink- und Mineralwasser liegt darin, dass sie **keine Nahrungsenergie** enthalten.

15.4.4 Kräuter- und Früchtetees

Durch ungesüßte Kräuter- und Früchtetees wird Flüssigkeit – ähnlich wie bei allen Wässern – zugeführt, ohne die Energieaufnahme zu erhöhen. Ihre Aromen bringen als Kalt- oder Heißgetränk eine angenehme Abwechslung.

Kräuter- und Früchtetees tragen nur unwesentlich zur Nährstoffzufuhr bei. Lediglich der Vitamin-C-Gehalt von Hagebuttentee ist nen-

nenswert, je nach Ausgangsware zwischen 3 und 12 mg pro Tasse (*Steger und Wallnöfer* 1992); dessen Beitrag zur empfohlenen Vitamin-C-Aufnahme von 100 mg/d kann demnach bedeutsam sein.

Heilkräutertees sollten wegen zahlreicher Inhaltsstoffe mit Arzneiwirkung nicht über längere Zeit und nur nach fachlicher Beratung getrunken werden. Als durstlöschende Getränke können sie bei zu häufigem oder lang andauerndem Konsum in ihrer Wirkung unterschätzt werden und unerwünschte Folgen haben.

Ein Befall von Kräuter- und Früchtetee durch **Mikroorganismen** stellt durch das Überbrühen mit kochendem Wasser keine Gesundheitsgefährdung dar. Allerdings kann es bei feuchter und warmer Lagerung vorkommen, dass bereits hitzeresistente Toxine wie das Pilzgift Ochratoxin A gebildet worden sind, die beim Überbrühen nicht unschädlich gemacht werden. Deshalb sollte feuchte oder angeschimmelte Rohware nicht mehr verwendet werden (*Barth* 2001).

Die Belastungssituation mit **Pestiziden** und **Schwermetallen** bietet Anlass zur Besorgnis (*Katalyse-Institut für angewandte Umweltforschung* 1995, S. 399–440). In einer Stichprobe von 50 Früchtetees überschritten 21 Produkte die gesetzlichen Höchstmengen für ein oder mehrere Pestizide. Häufig finden sich zudem Rückstände des seit 1989 in Deutschland verbotenen Holzschutzmittels PCP (Pentachlorphenol; *Stiftung Warentest* 2001b). Obwohl auch Bio-Tees betroffen waren, empfiehlt es sich weiterhin, Rohware aus ökologischer Landwirtschaft zu bevorzugen, weil das Risiko von Pestizidrückständen darin deutlich geringer ist.

15.4.5 Säfte, Nektare, Limonaden usw.

Fruchtsäfte und **Gemüsesäfte** zeichnen sich durch einen hohen Gehalt an Mineralstoffen und Vitaminen aus. Ein von der Pflanzenart und Düngung abhängiger hoher Nitratgehalt mancher Gemüsesäfte (z. B. Rote Bete, Karotte) und der häufige Zusatz von Kochsalz sind allerdings ungünstig. Frucht- und Gemüsesäfte sollten zum *Durstlöschen* verdünnt getrunken werden (s. 15.4.1, S. 316).

Die Herstellung von Säften aus Gemüse und Obst ist mit dem Abtrennen von Zellwänden, Schalen, Kernen und meist auch Fruchtfleisch (alle zusammen ergeben den sog. Trester) verbunden, wodurch wertgebende Inhaltsstoffe, wie Ballaststoffe, Farb- und Aromastoffe teilweise entfernt werden. Zur Haltbarmachung werden Frucht- und Gemüsesäfte pasteurisiert; dadurch kommt es zu geringen Nährstoffverlusten.

Fruchtsäften dürfen zum Ausgleich eines Mangels an Eigensüße zur Geschmacksstandardisierung bis 15 g **isolierte Zucker** pro Liter zugesetzt werden (außer bei Trauben- und Birnensaft). Auf diese sog. *Korrekturzuckerung* muss in der Zutatenliste hingewiesen werden. Nur Säfte, die nicht nachgezuckert wurden, dürfen den Hinweis „ohne Zuckerzusatz" tragen. Mit der Deklaration „gezuckert" dürfen Fruchtsäften (außer Apfelsaft) 100 g/l isolierte Zucker, teilweise sogar 200 g/l zugesetzt werden (z. B. bei Johannisbeer- und Zitronensaft; *Fruchtsaft-Verordnung von 1982,* 2002).

Sehr häufig werden Frucht- und Gemüsesäfte zur Erleichterung des Transports und der Lagerhaltung durch Wasserentzug konzentriert. Zur Rückverdünnung auf Trinkstärke wird vor dem Abfüllen wieder die entsprechende Menge Wasser zugegeben (Deklaration „aus Fruchtsaftkonzentrat").

Fruchtnektare, Fruchtsaftgetränke, Limonaden und **Cola-Getränke** dürfen zur Erzielung eines süßen Geschmacks als Süßungsmittel unter anderem Haushaltszucker (Saccharose), Glucosesirup oder Fructose enthalten. Nektaren dürfen bis zu 20 % Zucker zugesetzt werden. Bei Fruchtsaftgetränken gibt es keine Beschränkungen für die Zuckerbeigabe. In der Regel werden aber nicht mehr als 100 g Zucker

Tab. 15.2: Mindest-Fruchtanteil verschiedener fruchthaltiger Getränke in Deutschland
(% des Produktgewichts; *Fruchtsaft-Verordnung von 1982* (2002)

Getränkeart	Orange	Grapefruit	Apfel	Birne	Traube	Sauerkirsche	Johannisbeere
Saft	100	100	100	100	100	100	100
Nektar	50	50	50	50	–	35	25
Fruchtsaftetränk	6	6	30	30	30	10	10
Limonade	3	3	15	15	15	5	5

– wird nicht hergestellt

pro Liter verwendet. Zur Herstellung von diätetischen Getränken wie Diät-Fruchtnektar oder Diät-Limonade dienen Süßstoffe. Der Mindest-Fruchtsaftanteil verschiedener fruchthaltiger Getränke weist große Unterschiede auf (Tab. 15.2).

Ein Säurezusatz zu Fruchtsäften, Fruchtnektaren und Fruchtsaftgetränken ist in der Regel verboten (Ausnahmen: Kernobstgetränke und Ananassaft). Limonaden und Cola-Getränke werden vorwiegend mit Zitronensäure, teilweise auch mit Phosphorsäure gesäuert. Außerdem erfolgt hierbei ein Zusatz von Kohlensäure; weitere Zusatzstoffe können z. B. Zuckercouleur, Koffein, Chinin und Konservierungsmittel sein. Zutaten bei Gemüsesaft sind unter anderem Salz, Essig, Gewürze und Kräuter (*Wucherpfennig* u. a. 1990, S. 21ff, 206ff).

Gesüßte Instantgetränke wie Brausen oder Zitronentee setzen sich vorwiegend aus Wasser, isolierten Zuckern und Geschmacksstoffen zusammen.

Sportlergetränken werden zusätzlich unterschiedliche Mengen an Mineralstoffen zugesetzt (sog. isotonische Getränke), manche sind mit Vitaminen angereichert und/oder enthalten Fruchtsaftanteile. Das Ziel, mit diesen Getränken verbrauchte Kohlenhydrate und im Schweiß ausgeschiedene Elektrolyte zu ersetzen, kann ebenso mit verdünnten Fruchtsäften erreicht werden (Verdünnungsverhältnis Saft zu Wasser etwa 1:1).

Die sog. **Energy-Drinks** zählen rechtlich zu den koffeinhaltigen Erfrischungsgetränken. Neben Wasser, Zucker bzw. Süßstoff enthalten diese Modegetränke Zutaten, die eine leistungssteigernde oder aufputschende Wirkung versprechen, z. B. Koffein, Taurin oder Myo-Inositol. In Deutschland hergestellte Erfrischungsgetränke durften bislang einen Taurinzusatz von höchstens 300 mg pro Liter enthalten. Da nach dem übergeordneten EU-Recht aber bis zu 4.000 mg zulässig sind, wurde der Grenzwert 1998 aus der Zusatzstoffzulassungsverordnung gestrichen.

Trotz des durch die Verarbeitung entstehenden Verlustes an Ballaststoffen und anderen Inhaltsstoffen sind Säfte als wertvolle (Teil-) Lebensmittel anzusehen, besonders wenn sie nicht hitzebehandelt sind. Säfte bieten allerdings keinen Ersatz für frisches Gemüse und Obst. Auch das große Angebot an angereicherten Multivitaminsäften sollte nicht darüber hinwegtäuschen, dass Ernährungsfehler nicht durch den Konsum vitaminangereicherter Produkte ausgeglichen werden können.

Fruchtnektare sind wegen des Zuckerzusatzes weniger empfehlenswert. Aufgrund der starken Verarbeitung, des hohen Gehalts an Süßungsmitteln und zumeist auch Zusatzstoffen sollten Fruchtsaftgetränke, Limonaden, Cola-Getränke, Energy-Drinks sowie Instant- und Sportlergetränke gemieden werden.

15.4.6 Bohnenkaffee, schwarzer Tee, Kakao, Getreidekaffee

Die anregende Wirkung von Getränken wie Kaffee, grünem und schwarzem Tee sowie Kakao beruht auf dem Wirkstoff **Koffein**, der in Kaffee (etwa 100 mg pro Tasse) in höherer Menge als in grünem und schwarzem Tee (etwa 50 mg pro Tasse) oder Kakao (etwa 10 mg pro Tasse) vorkommt. Nicht nur der unterschiedliche Gehalt an Koffein, sondern auch die Aufnahmeart entscheidet über die Wirkungsweise. Während Koffein aus Kaffee sofort resorbiert wird und sehr schnell seine Wirkung entfaltet, verlangsamen phenolische Verbindungen (Tannine, Gerbsäuren) im schwarzen Tee die Resorption und verlängern dadurch die Wirkung. Kakao weist neben dem geringeren Koffeingehalt und der weit weniger ausgeprägten Koffeinwirkung zusätzlich einen Gehalt an Theobromin von 100 mg pro Tasse auf, welches ebenfalls eine leicht anregende Wirkung besitzt.

Koffein erhöht die Durchblutung des Nierenmarks, wodurch die Nierenfunktion angeregt wird (diuretische Wirkung). Zudem hemmt es die Natriumrückresorption, sodass mehr Wasser ausgeschieden wird (*Gleiter* und *Deckert* 1992). Wegen dieser harntreibenden Effekte sind koffeinhaltige Getränke als Durstlöscher nicht geeignet.

Die stimulierende Wirkung koffeinhaltiger Getränke tritt jedoch nicht bei allen Personen und nicht nach jeder Koffeinaufnahme ein; auch eine Ermüdung kann die Folge sein. Die Vortäuschung von Wachheit und die nur vermeintlich vorhandene Energie können zu einer ständigen Überforderung des Körpers führen. Ein zu hoher Kaffeekonsum kann unerwünschte Nebeneffekte wie Schlaflosigkeit, Kopfschmerzen und Magenbeschwerden hervorrufen. Obwohl ein Gewöhnungseffekt mit möglichen Entzugserscheinungen eintreten kann, besteht jedoch keine echte Abhängigkeit im Sinne einer Sucht.

Abhängig von der Trinkmenge an Kaffee wurde eine Steigerung der **Cholesterinwerte** im Blut festgestellt. Für jede Tasse (140 ml) koffeinhaltigen Kaffees, die täglich getrunken wird, erhöht sich der Serum-Cholesterinspiegel durchschnittlich um 2–3 mg%. Entkoffeinierter Kaffee, papiergefilterter Kaffee, Instantkaffee, schwarzer Tee und koffeinhaltige Cola-Getränke zeigen dagegen keinen Einfluss auf die Cholesterinwerte. Offensichtlich ist nicht Koffein dafür verantwortlich, sondern das Kaffeelipid Cafestol (*DGE* 1999).

Beim Rösten der Kaffeebohnen entsteht **Acrylamid**. Stichprobenuntersuchungen ergaben Mengen von 100–700 µg/kg Kaffee (*Bundesamt für Verbraucherschutz und Lebensmittelsicherheit* 2003). Allerdings enthält fertig aufgebrühter Kaffee nur relativ kleine Mengen Acrylamid (2–4 µg/Tasse). Im Vergleich zu stark belasteten Lebensmitteln wie Chips ist diese Konzentration gering (*Hansen* 2002). Etwas höher ist die Belastung bei löslichem Kaffee mit durchschnittlich 700 µg/kg, was etwa 5 µg Acrylamid pro Tasse entspricht (s. 9.4.4.3, S. 263).

Entgegen früherer Vermutungen führt Kaffeekonsum nach Auffassung der WHO zu *keiner* nachweisbaren Erhöhung des **Krebsrisikos**. Möglicherweise enthält Kaffee sogar Substanzen, die vor Krebs schützen. So gilt die Chlorogensäure als Schutzfaktor vor Dickdarm- und Leberkrebs (*Ahrndt* 1997).

Tannine und Chlorogensäure in schwarzem Tee und Kaffee bilden Komplexe mit dem Spurenelement **Eisen**. Die Eisenresorption aus der Nahrung wird durch schwarzen Tee um etwa 60%, durch Kaffee um etwa 40% reduziert (*Ekmekcioglu* 2001). Folglich sollten schwarzer Tee und Kaffee nicht zu Hauptmahlzeiten und weder regelmäßig noch in größeren Mengen getrunken werden.

Getreidekaffee ist ein heißer Wasserauszug von geröstetem Getreide, Zichorien, Feigen und/oder Eicheln, die einen Dämpfungsprozess durchlaufen haben. Die dabei entstehenden Änderungen im Stärkegehalt und die Röstprodukte sind geschmacksbestimmend für Gersten- oder Malzkaffee. Sie enthalten kein Koffein und deutlich weniger Gerbsäuren als Bohnenkaffee.

Allerdings entstehen beim Rösten von Getreidekaffee recht hohe Konzentrationen von **Acrylamid**. Eine Tasse kann bis zu 16,4 µg enthalten (*Bundesamt für Verbraucherschutz und Lebensmittelsicherheit* 2003). Die Hersteller sind bemüht, die Röstverfahren so umzustellen, dass die Schadstoffbelastung minimiert wird. Da es bei den einzelnen Getreidekaffeesorten große Schwankungen gibt, ist es sinnvoll, beim Hersteller den Acrylamidgehalt zu erfragen und gering belastete Sorten zu bevorzugen. Pro Tag sollten nicht mehr als 2–3 Tassen Getreidekaffee getrunken werden.

Grüner und **schwarzer Tee** enthalten mit 40 bis 1.900 mg/kg teilweise reichlich Fluor, das sich beim Aufgießen gut in die Flüssigkeit löst. Gemessen wurden Werte zwischen 0,56 und 2,73 mg/kg. So liefern 2–3 Tassen bis zu 1 mg Fluorid (*Katalyse-Institut für angewandte Umweltforschung* 1995, S. 327). Zum Vergleich: Wer angereichertes Fluoridsalz verwendet, nimmt pro Tag etwa 0,5 mg des Mineralstoffs auf. Bei hohem und regelmäßigem Konsum von Grün- oder Schwarztee sollte dieses bedacht werden.

In **Kakao** sind pro 100 g durchschnittlich 500 mg Oxalsäure enthalten. Oxalsäure bindet Calcium und macht diesen Knochenbaustein schlechter verfügbar. Bei hohem Konsum von Kakao, Schokolade und kakaohaltigen Nuss-Nougat-Cremes in der Wachstumsphase kann sich dies möglicherweise negativ auf den Knochenaufbau auswirken. Ferner trägt übermäßiger Kakaokonsum vermutlich zur Bildung von Oxalat-Nierensteinen bei (*Katalyse-Institut für angewandte Umweltforschung* 1995, S. 347–356). Da fertige Kakaogetränkepulver bis zu 80 % Zucker enthalten, sollten Kakaogetränke selbst hergestellt werden. Als Genussmittel kann Kakao gelegentlich getrunken werden; als Durstlöscher ist er nicht geeignet.

15.4.7 Alkoholische Getränke

Alkohol ist als Genussmittel seit Menschengedenken bekannt. Es gibt Länder und Religionen, in denen der Konsum von Alkohol verboten ist, so in islamischen Ländern oder bei den Buddhisten und Mormonen. Das inzwischen in Deutschland und anderen Industrieländern erreichte Ausmaß des Alkoholkonsums führt zu gesundheitsschädlichen Auswirkungen und sozialen Folgen.

In Deutschland trinken erwachsene Männer täglich durchschnittlich fast 0,5 l Bier oder 0,2 l Wein, das entspricht 17 g reinem Alkohol und etwa 150 kcal bzw. 625 kJ. Frauen kommen auf etwa 5 g reinen Alkohol. Bei vielen Männern trägt Alkohol somit nicht unwesentlich (durchschnittlich zu etwa 5 %) zur überhöhten Energieaufnahme bei (*Mensink* u. a. 2002).

Akute Auswirkungen des Alkoholkonsums liegen im Bereich von Unfällen (Verkehr, Arbeitswelt, Freizeitbeschäftigungen) und Gewalttaten, wobei die Rolle von Alkohol als Mitverursacher oft unterbewertet wird.

Die **gesundheitlichen Folgen** eines *chronischen* Alkoholkonsums sind vielfältig und fördern die Entstehung zahlreicher Krankheiten, wie Leber- und Bauchspeicheldrüsenerkrankungen, Bluthochdruck, Herzmuskelstörungen sowie Schädigungen des Nerven- und Immunsystems. Alkohol erhöht als Lösungs- und Transportmittel von Kanzerogenen (besonders aus dem Zigarettenrauch) das Risiko für Tumore von Mundhöhle, Rachen, Kehlkopf und Speiseröhre sowie Leber; auch ein Einfluss auf die Entstehung von Brust- und Dickdarmkrebs wird diskutiert (*Boeing* und *Kroke* 1999).

Allerdings scheinen sich auch positive Wirkungen des Alkoholkonsums auf bestimmte Gesundheitsfaktoren zu bestätigen. Zahlreiche Studien belegen, dass mäßiger Alkoholkonsum das Risiko für Herz-Kreislauf-Erkrankungen senkt. Denn Alkohohl erhöht den HDL- und senkt den LDL-Cholesterinspiegel im Blut und mindert die Thrombosegefahr (*Winterhalter* 2000). Allerdings ist unklar, welche Menge Alkohol erforderlich ist, um diese Wirkung zu erzielen. Je nach Studie schwanken die Angaben zwischen 10 und 40 g/Tag. Die These, dass insbesondere Rotwein durch seine antioxidativen Inhaltsstoffe (Phenole) das Risiko für Herz-Kreislauf-Erkrankungen mindert, ist bisher nicht ausreichend belegt. Ein Zusammenwirken von Phenolen und Alkohol wird diskutiert. Die bisherigen Erkenntnisse reichen nicht aus, Alkohol grundsätzlich als gesundheitsfördernd zu empfehlen. Zum einen sinkt das Herz-Kreislauf-Risiko durch Alkohol nur bei über 50-Jährigen. Bei Jüngeren überwiegt die Gefahr für Bluthochdruck oder Unfälle. Zum anderen ist der Einfluss des Alkohols im Vergleich zu anderen Risikofaktoren wie Rauchen oder erhöhte Blutfettwerte eher gering (*Franz* 2003).

Die **sozialen Folgen** einer chronisch überhöhten Alkoholaufnahme können im Einzelfall vernichtend sein. Vor ständigem Alkoholkonsum in größeren Mengen muss deshalb deutlich gewarnt werden.

Wenn Mineralwasser verwendet wird, sollten **regionale Sorten** bevorzugt werden, denn die weiten, energie- und abgasintensiven Transporte z. B. aus Italien, Belgien oder Frankreich stehen dem übergeordneten Ziel der Schonung der Umwelt entgegen (s. 5.5.2, S. 163). Bei Leitungswasser als Getränk ist kein energieaufwändiger Transport erforderlich.

In Deutschland fallen jährlich rund 15 Mio. Tonnen **Verpackungsabfälle** an. Davon entstehen etwa 2,3 Mio. Tonnen durch Getränkekartons (*Umweltbundesamt* 2002d). Die umweltverträglichste Getränkeverpackung für *Mineralwasser* und *kohlensäurehaltige Erfrischungsgetränke* ist die PET(Polyethylenterephthalat)-Mehrwegflasche – vor der Glas-Mehrwegflasche. Zwar sind Getränkekartons für *stilles Wasser, Saft* oder *Wein* den Glas-Mehrwegflaschen aus ökologischer Sicht gleichwertig. Da aber Mehrwegflaschen – schon aus Gründen der Wirtschaftlichkeit – meist kürzere Transportwege zurücklegen, sind sie bei stillem Wasser, Saft und Wein den Getränkekartons vorzuziehen (ausführliche Darstellung s. 5.6.2, S. 168).

15.5 Ökologische Aspekte

Die mögliche Belastung des Trinkwassers mit Pestiziden und Nitrat haben zum Misstrauen gegenüber diesem Grundlebensmittel geführt und zum steigenden Verbrauch von abgefülltem Mineralwasser beigetragen. Die möglichen Schadstoffbelastungen des Trinkwassers sollten dazu führen, dass Industrie, Landwirtschaft, Politik und Verbraucher **aktiven Gewässerschutz** praktizieren. Eine Verringerung von Emissionen und die konsequente Durchsetzung der ökologischen Landwirtschaft durch staatliche Unterstützung sowie ein steigendes Verantwortungsbewusstsein der Verbraucher können wesentliche präventive Schritte für eine Verbesserung der Trinkwasserqualität sein (s. 5.4.5, S. 155).

15.6 Soziale Aspekte

Kaffee, Tee und Kakao sind klassische Beispiele für tropische Erzeugnisse, die in Kolonialzeiten in die sog. „Mutterländer" eingeführt wurden und dort schnell große Beliebtheit erlangten. Heute haben sich zwar die Beziehungen zwischen den produzierenden Entwicklungsländern und den verbrauchenden Industrieländern formell geändert, die teilweise inhumanen Arbeitsbedingungen und unfairen Wirtschaftsbeziehungen sind aber weiterhin vorhanden. Anbau und Ernte sind arbeitsintensiv und wegen der zumeist sinkenden Weltmarktpreise immer weniger lohnend. Das Risiko tragen die Bauern, die wie die Saisonarbeiter nur niedrige Einkommen erzielen (s. 5.7.3, S. 183).

Die **Weiterverarbeitung** und der Handel von Rohkaffee, schwarzem Tee und Rohkakao erfolgt fast ausschließlich in den Verbraucherländern. Dabei werden teilweise hohe Gewinne erzielt. Die Verbraucher der Endprodukte haben sich mittlerweile an ein sehr niedriges Preisniveau gewöhnt, das nur aufgrund der äußerst niedrigen Lohnkosten in den Entwicklungsländern aufrechterhalten werden kann.

Vor allem Welt-Läden, Naturkostläden und zunehmend auch Supermärkte bieten unter anderem Kaffee, schwarzen Tee und Kakao aus **Fairem Handel** an, deren Erzeuger deutlich höhere Erlöse erhalten und deren Vermarktung weitgehend ohne aufwändigen Zwischenhandel erfolgt (*Gaster* 1997, S. 232; s. 5.7.2, S. 180).

15.7 Kernaussagen

- Erwachsene sollten durchschnittlich ein bis zwei Liter pro Tag trinken.
- Durch körperliche Aktivität und warmes Klima kann die täglich benötigte Trinkmenge deutlich höher liegen.
- Um den Flüssigkeitsbedarf zu decken, sind ungechlortes Trinkwasser sowie natürliches Quell- und Mineralwasser am besten geeignet.
- Wasser kann zu einem erheblichen Teil zur Versorgung mit Mineralstoffen beitragen.
- Ungesüßte Kräuter- und Früchtetees, verdünnte Frucht- und Gemüsesäfte sowie in begrenzten Mengen Getreidekaffee sind empfehlenswerte Durstlöscher. Die Rohstoffe sollten unter anderem aus Umweltgründen von ökologischen und regionalen Landbaubetrieben stammen.
- Gesüßte, koffeinhaltige bzw. alkoholische Getränke sind als Durstlöscher nicht geeignet.

16 Gewürze, Kräuter und Salz

(Unter Mitarbeit von Anika Kühn und Wiebke Franz)

16.1 Empfehlungen für die Vollwert-Ernährung

Sehr empfehlenswert ist die vielseitige Verwendung von Gewürzen und Kräutern zur Geschmacksverfeinerung. Sie sollten aus ökologischer Erzeugung stammen. Zum Salzen sollte jodiertes Meer-, Koch- oder Kräutersalz – in mäßiger Menge – verwendet werden (außer für Jod-empfindliche Menschen).

Weniger empfehlenswert sind nicht-jodiertes Meer-, Koch- und Kräutersalz.

Nicht empfehlenswert sind Gewürzaromen (Gewürzextrakte) und damit hergestellte Erzeugnisse, Würzen, Würzmischungen, Aromastoffe und Geschmacksverstärker (z. B. Glutamat).

16.2 Allgemeines

Zum Würzen von Speisen werden neben Gewürzen, Kräutern und Salz auch verschiedene Mischungen und Zubereitungen aus würzenden Zutaten verwendet. In den Leitsätzen des Deutschen Lebensmittelbuches werden die nachfolgenden Begriffe unterschieden (*Deutsche Lebensmittelbuch-Kommission* 1999b, S. 293ff).

Als **Gewürze** werden meist trockene Teile von Pflanzen bezeichnet (Wurzeln, Wurzelstöcke, Zwiebeln, Rinden, Knospen, Blüten, Früchte, Samen oder Teile davon). Sie werden wegen ihres natürlichen Gehalts an charakteristischen Geschmacks- und Geruchsstoffen als würzende oder geschmacksgebende Zutaten geschätzt. Zu den Gewürzen im weiteren Sinne zählen z. B. auch Salz und die Genusssäuren (Essigsäure bzw. Essig, Zitronensäure, Weinsäure, Milchsäure u. a.).

Gewürze werden neben der Verwendung als geschmacksgebender Bestandteil auch zur Konservierung von Lebensmitteln eingesetzt. Früher hatten Gewürze aufgrund des Fehlens anderer Konservierungsmittel größere Bedeutung. Aber auch heute noch werden sie insbesondere in Ländern mit klimatischen Verhältnissen, die Verderb oder mikrobielle Verunreinigungen von Lebensmitteln fördern, gezielt eingesetzt. Die antioxidative Wirkung verschiedener Gewürze (z. B. Rosmarin, Salbei) kann vor allem fetthaltigen Lebensmitteln und Speisen eine längere Haltbarkeit verleihen. Außerdem ist bekannt, dass einige Gewürze antimikrobielle Wirkungen besitzen (z. B. Schwarzer Pfeffer, Nelken) (*Winkler* und *Alf* 2000, S. 6).

Kräuter sind Blätter, Blüten, Sprosse oder Teile davon, die den Speisen in frischem, getrocknetem oder tiefgefrorenem Zustand zugegeben werden und der Geschmacksverfeinerung dienen, z. B. Petersilie, Schnittlauch oder Basilikum. Die Abgrenzung gegenüber Gewürzen ist in einigen Fällen unscharf.

Der Begriff **Salz** umfasst ein weites Spektrum verschiedener Mineralien, z. B. Natrium-, Kalium-, Magnesium- und Calciumsalze. Unter „Salz" wird im Handel hauptsächlich Speisesalz oder Meersalz verstanden. Speisesalz wird überwiegend aus unterirdischen Salzablagerungen im Bergbau oder durch Soleförderung gewonnen. Meersalz wird im allgemeinen unter Nutzung der Sonnenwärme durch Verdunstung von Meerwasser in flachen Becken gewonnen. Es fällt auch als Nebenprodukt von Meerwasser-Entsalzungsanlagen an, die zur Trinkwasserversorgung betrieben werden. Das gewonnene Salz wird zur Reinigung mit Süßwasser gewaschen und anschließend bis zu einer Restfeuchte von 2–3 % entwässert. Neben dem Hauptbestandteil Natriumchlorid enthält Meersalz geringe Mengen an Kalium- und Magnesiumchlorid sowie Spuren von Calcium- und Magnesiumsulfat (*Täufel* u. a. 1993, S. 134f).

Neben der Verwendung als Würzmittel kann Salz auch zur Konservierung dienen, z. B. für Sauerkraut, Salzgurken, Pökelfleisch und Salzheringe. Salz wird auch bei der Brotherstellung zur Geschmacksgebung und Lockerung des Teiges eingesetzt.

Gewürzsalze (Kräutersalze) sind Mischungen von pulverisierten Kräutern, Gewürzen, Gewürzzubereitungen, Gemüse und/oder aminosäurenhaltigen Würzen mit Speisesalz, wobei der Salzanteil bei mehr als 40% liegen soll. Häufig erfolgt eine Intensivierung des Geschmacks von Gewürzsalzen durch den Geschmacksverstärker Glutamat.

Diätsalz wird besonders für natriumempfindliche Personen angeboten. Dabei wird Natrium größtenteils durch Kalium, aber auch durch Magnesium oder Calcium ersetzt und meist als Verbindung mit organischen Säuren z. B. als Kaliumadipinat angeboten (*Belitz* u. a. 2001, S. 970).

Gewürzmischungen bestehen ausschließlich aus Gewürzen. Sie werden nach Herkunft oder Verwendungszweck bezeichnet (z. B. Kräuter der Provence, Lebkuchengewürz).

Gewürzzubereitungen sind Mischungen von Gewürzen mit anderen geschmacksgebenden und/oder geschmacksbeeinflussenden Stoffen. Sie enthalten in der Regel Speisesalz (bis zu 5% dürfen auch ohne Deklaration zugesetzt werden), den Geschmacksverstärker Glutamat sowie teilweise Stärke und/oder Hefeextrakt (*Belitz* u. a. 2001, S. 969).

Bei **Gewürzaromen (-extrakten)** handelt es sich um Auszüge aus Gewürzen, die nur Aromaextrakte und/oder natürliche Aromastoffe enthalten (s. u.). In Gewürzaromazubereitungen und Gewürzaromasalzen ersetzen sie Gewürze ganz oder teilweise.

Würzen sind flüssige, pastenförmige oder trockene Erzeugnisse, die durch Hydrolyse von eiweißreichen Stoffen hergestellt werden. Sie dienen vor allem der Geschmacks- und Geruchsbeeinflussung von Suppen und Fleischbrühen.

Würzmischungen bestehen überwiegend aus Geschmacksverstärkern, Speisesalz, Zuckerarten oder anderen Trägerstoffen. Als weitere Bestandteile können sie unter anderem Hefe, Gemüse und Gewürze enthalten. Sie sind fest oder flüssig oder als sog. Streuwürzen im Handel.

Aromastoffe sind Verbindungen, die einen spezifischen Geruch und Geschmack aufweisen und dazu bestimmt sind, einzeln oder im Gemisch Lebensmitteln das gewünschte Aroma zu verleihen (nicht jedoch die Grundgeschmacksrichtungen süß, sauer oder salzig). Derzeit werden in der Lebensmittelindustrie etwa 5.000 verschiedene Aromastoffe eingesetzt. Dabei lassen sich gemäß der Aromenverordnung verschiedene Arten unterscheiden (*Hagen-Meyer* 2003b; *v. Koerber* u. a. 1995b):

Natürliche Aromastoffe werden aus tierischen oder pflanzlichen Rohstoffen durch physikalische, enzymatische oder mikrobiologische Verfahren gewonnen. Dabei müssen sie nicht aus dem namengebenden Lebensmittel stammen, sondern können auch von Bakterien, Hefen oder Pilzen produziert sein (z. B. Geschmacksrichtung Pfirsich aus Schimmelpilzkulturen). Demnach widerspricht die Bezeichnung „natürlich" der Verbrauchererwartung im Sinne von „gering verarbeitet" – sondern sie besagt lediglich, dass diese Art von Aromastoffen aus *natürlichen* Quellen isoliert wurde.

Naturidentische Aromastoffe werden chemisch synthetisiert oder mit chemischen Verfahren aus pflanzlichen oder tierischen Rohstoffen isoliert. Sie haben in der Natur ein identisches Vorbild, das aber nicht unbedingt in dem Lebensmittel, nach dem sie schmecken, vorkommen muss (z. B. kommt das übliche naturidentische Kokosnussaroma nicht in Kokosnüssen vor, sondern in einer anderen tropischen Pflanze).

Die *künstlichen Aromastoffe* werden ohne natürliches Vorbild chemisch synthetisiert. Bei der Deklaration von Aromastoffen muss nicht nach diesen drei Gruppen differenziert werden, die Kennzeichnung von natürlichen Aromastoffen als „natürlich" ist jedoch erlaubt. Alle Arten von Aromastoffen und die damit hergestellten Produkte werden in der Vollwert-Ernährung als nicht empfehlenswert eingestuft.

Essig kann auf biologischem oder chemischem Weg gewonnen werden. Bei der biologischen Herstellung handelt es sich um eine mikrobiologische Gärung aus verschiedenen Ausgangsprodukten wie Wein (für Weinessig) oder Äpfeln (für Obstessig). Auf chemischem Wege wird reine Essigsäure aus Acetaldehyd hergestellt, die dann verdünnt als Essigessenz verkauft wird (*Belitz* u. a. 2001, S. 970f). Während der Essig aus konventioneller Produktion filtriert und pasteurisiert wird, verzichten Hersteller von Bio-Essig darauf. Die Bio-Produkte enthalten daher Enzyme und Pektine (*Zimmermann* 1998).

16.3 Änderungen des Verbrauchs

Der Import von Gewürzen steigt seit Jahren kontinuierlich an. Während er 1991 noch bei 52.973 t lag, belief sich der Import 2002 auf 66.443 t. Davon entfiel fast ein Drittel auf Pfeffer und ein Sechstel auf Paprika. Danach folgen Koriander, Kümmel und Muskat. Ein Teil der importierten Gewürze wird wieder exportiert, sodass 2002 der **Verbrauch** in Deutschland 48.323 t betrug (*Fachverband der Gewürzindustrie* 2002). Damit hat sich der Gewürzverbrauch in den letzten 30 Jahren um etwa 50 % erhöht. Pro Person werden jährlich etwa 550 g exotische Gewürze verwendet. Davon gehen 65 % in die Ernährungsindustrie und das Lebensmittelhandwerk, die restlichen 35 % werden direkt in den deutschen Haushalten verbraucht (*Enderle* 2002).

Eine Aussage über die **Entwicklung des Salzverbrauchs** ist aufgrund unvollständiger Daten und verschiedener abweichender Quellen schwierig. Für 1973 wurde die tägliche **Salzaufnahme** mit 12,6 g/Person und für 1981 mit 11,8 g/Person angegeben (*Ernährungsbericht* 1984, S. 170). Die rückläufige Tendenz bestätigte sich und liegt aktuell für Männer zwischen 7,3 und 9,6 g/Tag (*Mensink* u. a. 2002, S. 78f) bzw. laut *Ernährungsbericht* 2000 (S. 34f) bei 8,9 g/Tag. Für Frauen liegt die Zufuhr zwischen 5,8 und 6,3 g/Tag bzw. bei 7,9 g/Tag. Diese Werte entsprechen auch in etwa den Daten einer weiteren Studie im Zeitraum von 1988–1996, die eine tägliche Gesamtaufnahme (inkl. Zusalzen) von durchschnittlich 8,2 g für Männer und 6,0 g für Frauen ermittelte. Die Salzaufnahme korrelierte mit der Nahrungsmenge, d. h. Männer nahmen etwa 29 % mehr auf als Frauen und übergewichtige Mischköstler durchschnittlich 15 % mehr als normalgewichtige (Anke u. a. 2000).

16.4 Gesundheitliche Aspekte

16.4.1 Physiologische Wirkungen von Gewürzen und Kräutern

Frische Kräuter wie Schnittlauch und Petersilie können einen – wenn auch geringen – Beitrag zur Vitamin- und Mineralstoffversorgung leisten. Gewürze und Kräuter weisen zusätzlich einen hohen Gehalt an sekundären Pflanzenstoffen auf (s. 4.2, S. 71). Neben ätherischen Ölen, scharf schmeckenden Stoffen wie Capsaicin oder Gingerol, Bitterstoffen und Harzen zählen dazu auch Phytohormone und Gerbstoffe. Diese Substanzen zeigen vielfältige Wirkungen auf den Organismus. Sie regen beispielsweise die Speichelbildung an und beeinflussen den Magen-Darm-Trakt, die Leber sowie den Kreislauf und die Harnorgane (*Bielefeld* 2001, S. 14ff; *Winkler* und *Alf* 2000, S. 6).

Allerdings existieren nur für die wenigsten Substanzen kontrollierte Studien, in denen der

Einfluss des Verzehrs eines Gewürzes auf biochemische Parameter untersucht wurde. Die meisten beschriebenen Wirkungen beruhen auf Erfahrungsberichten oder traditionell begründeter Anwendung.

Die **Speichelbildung** hat verschiedene Funktionen, so erleichtert sie beispielsweise das Kauen und Schlucken und trägt zur Reinigung der Mundhöhle von Nahrungsresten bei. Außerdem schützt der Speichel vor mechanischer, thermischer und chemischer Schädigung der Mundschleimhaut. Durch die Steigerung der Speichelmenge kann eine Hemmung der Zahnkariesbildung und eine Abwehr pathogener Keime erzielt werden (*Kühne* 1999, S. 10). Gewürze und Kräuter verstärken die Speichelbildung. Bei gewürzten Speisen liegt sie bis zu dreimal höher als bei ungewürzter, schwach salzhaltiger Nahrung. Neben dem Verzehr von Chili ist dieser Effekt vor allem beim Verzehr von Pfeffer, Ingwer, Paprika, Curry und Senf zu beobachten (*Winkler* und *Alf* 2000, S. 6).

Die Wirkungen von Gewürzen und Kräutern auf den **Magen-Darm-Trakt** sind vielfältig. Fenchel und Kümmel wirken gegen Blähungen. Nelken, Estragon, Beifuß und Fenchel fördern die Verdauungsvorgänge (*Pahlow* 2000, S. 94, 148, 154).

Bei Wirkungen von Kräutern und Gewürzen auf die **Leber** muss zwischen cholagoger (galletreibender) und choleretischer (gallebildender) Wirkung unterschieden werden. Als Cholagoga sind Senf und Paprika bekannt. Choleretisch wirkt vor allem Curcuma, aber auch Pfefferminze, Zwiebel, Kümmel und Anis.

Die **Kreislauffunktionen** können ebenfalls durch Gewürze beeinflusst werden. So lässt sich eine Erhöhung des Herzschlagvolumens nach scharfem Paprika und Chili nachweisen (*Winkler* und *Alf* 2000, S. 6). Capsaicin, der scharf schmeckende Wirkstoff in Paprika und Chili, bewirkt eine Gefäßerweiterung, die sich bei sensibel reagierenden Menschen in Schweißausbrüchen, verstärktem Tränenfluss und vermehrter Nasenschleimsekretion äußert (*Schnur* 1998). Die gesundheitsfördernden Wirkungen von Knoblauch bezüglich Krankheitserregern und Blutfließeigenschaften sind unbestritten. Die Risikosenkung von Arteriosklerose und Bluthochdruck gilt nicht als gesichert (*Beaglehole* 1996; s. 4.2.2.7, S. 79).

Die **Harnorgane** werden vor allem durch Wacholder, aber auch durch Liebstöckel und Sellerie im Sinne einer harntreibenden Wirkung beeinflusst (*Kühne* 1999, S. 60; *Bielefeld* 2001, S. 108).

16.4.2 Mikrobielle Belastung von Gewürzen und Kräutern

Während die Schadstoffbelastung vieler Gewürze und Kräuter in den letzten Jahren weiter zurückgegangen ist (*Hermes* 1998; *Link* 2001), ist das Vorkommen von pathogenen Keimen in Gewürzen immer noch relativ häufig, besonders bei schwarzem Pfeffer.

Gewürze können mit Hilfe verschiedener Verfahren entkeimt werden. So besteht die Möglichkeit, sie mit ionisierenden Strahlen (Röntgen-, Elektronen- oder Gammastrahlen) zu behandeln. In Deutschland wurde die **Bestrahlung** von getrockneten Kräutern und Gewürzen im Zuge der EU-Harmonisierung legalisiert (*EG* 1999d und e). Bei Gewürzen, die im Haushalt für den direkten Verzehr bestimmt sind, besteht kein Grund zur Entkeimung durch Bestrahlung. Die derzeit in der Lebensmittelherstellung angewendeten Verfahren werden als hygienisch ausreichend angesehen (weitere Ausführungen s. 5.3.6, S. 138).

Für die Qualitätserhaltung der Gewürze spielt die Art der **Aufbewahrung** eine wesentliche Rolle. Sie sollten trocken, kühl und wegen ihres starken Eigengeruchs von anderen Lebensmitteln getrennt aufbewahrt werden. Bei unsachgemäßer Lagerung kann eine erhebliche Wirkstoffabnahme und damit eine Qualitätsminderung eintreten. Eine hohe Luftfeuchtigkeit bietet Schimmelpilzen, Bakterien und Hefen gute Wachstumsbedingungen und führt zu einem Verderb der Gewürze (*Winkler* und *Alf* 2000, S. 56).

Eine **Zerkleinerung** der Gewürze, z. B. mit Mörser oder Mühle, sollte erst kurz vor der Zubereitung erfolgen, um Qualitätseinbußen zu vermindern. Durch die Zerkleinerung erfolgt eine Oberflächenvergrößerung; sofortiger Verzehr vermeidet somit eine Aromaverflüchtigung (*Bielefeld* 2001, S. 16f).

16.4.3 Gesundheitliche Wirkungen einer überhöhten Salzaufnahme

Die Bestandteile des Kochsalzes – Natrium und Chlorid – sind für den Menschen in geringen Mengen essenziell. Der Mindestbedarf für Natrium wird mit 0,5 g und für Chlorid mit 0,8 g pro Tag für Erwachsene angegeben (*Elmadfa* und *Leitzmann* 1998, S. 213f). Er wird normalerweise mit den in Lebensmitteln natürlich vorkommenden Mengen gedeckt.

Die **Zufuhrempfehlung** für Salz lautet 6 g pro Person und Tag. Dies bezieht sich auf die gesamte Salzaufnahme, nicht nur auf das den Speisen selbst zugefügte Salz. Von einer höheren Zufuhr sind keine Vorteile zu erwarten, wohl aber Nachteile (*DGE* u. a. 2000, S. 153). Die empfohlene Zufuhrmenge stellt einen Kompromiss zwischen der tatsächlichen täglichen Aufnahme von durchschnittlich etwa 6–9 g pro Person und dem absoluten Mindestbedarf an Natrium von 0,5 g bzw. etwa 1,3 g Salz pro Tag dar. Die Einhaltung einer Salzaufnahme von 6 g pro Tag wird in der Vollwert-Ernährung als praktikabel angesehen.

Kochsalzempfindliche (natriumsensitive) Menschen, das sind etwa 50 % der Bluthochdruck-Patienten (Hypertoniker) und 20–30 % der Gesunden (Normotoniker), reagieren auf die Zufuhr von zu viel Salz mit einer Erhöhung des **Blutdrucks** (*Schorr-Neufing* 2001). Sie können durch die Reduzierung der Salzaufnahme den Blutdruck senken. Bei salzempfindlichen Hypertonikern ist die Fähigkeit der Niere zur Natriumausscheidung beeinträchtigt, was eine Natriumretention und somit einen höheren intrazellulären Natriumgehalt zur Folge hat. Dadurch wird besonders die Muskulatur der Gefäßwand zur Kontraktion angeregt. In Deutschland sind knapp 30 % der Bevölkerung von Bluthochdruck betroffen (27 % der Frauen und 30 % der Männer; *Thamm* 1999).

Der **Salzgehalt** verschiedener Lebensmittel, vor allem von Fleisch- und Fisch-Erzeugnissen, Käse sowie Brot, ist in der Regel relativ hoch. Aber auch konservierte Lebensmittel in Dosen und Gläsern sowie Fertiggerichte weisen zum Teil sehr hohe Salzgehalte auf.

Die **Salzaufnahme** ist abhängig von der Verwendung verzehrsfertiger Produkte und dem Verzehr von im Haushalt oder in der Außer-Haus-Verpflegung zubereiteten Speisen. Mit Brot, Milch-Erzeugnissen sowie Fleisch und Wurstwaren werden rund 60 % der Salzmenge zugeführt (*Mensink* u. a. 2002, S. 78f). Einen Anteil von immerhin gut 30 % trugen im Ernährungs-Survey außerdem „Gewürze" zur Natriumaufnahme bei, wobei unter Gewürzen nicht nur Speisesalz, sondern auch Brühwürfel, Gewürzsoßen u. a. erfasst wurden. Wird die Speisesalzmenge betrachtet, die für selbst oder in der Außer-Haus-Verpflegung zubereitete Speisen verwendet wird, kommen Untersuchungen zur Verwendung von Jodsalz zu einer Schätzung der täglichen **Zusalzmenge** von 1 g. Denn ein Großteil des verwendeten Salzes wird nicht verzehrt, sondern geht z. B. über das Kochwasser verloren (*Manz* 1998, S. 46).

Die Vorliebe für Salz ist nicht angeboren, sondern erlernt. Zubereitungsarten wie Dünsten und Dämpfen sollten bevorzugt werden, weil dadurch der Eigengeschmack der Gerichte am besten zu erhalten und ein Nachsalzen zu vermindern ist. Zusätzlich ist eine geschmackliche Verfeinerung mit (möglichst frischen) Kräutern und Gewürzen zu empfehlen.

Im Fachhandel werden verschiedene **Kräutersalze** mit hohem Anteil an Kräutern (bis 40 %)

angeboten, die wegen des verminderten Salzgehalts eine Alternative zum üblichen Salz darstellen. Daneben gibt es auch nicht zu empfehlendes Kräutersalz, das als Zusatzstoff Glutamat enthält.

Der **Geschmacksverstärker Glutamat**, ein Salz der Aminosäure Glutaminsäure, das natürlicherweise in fast allen Lebensmitteln vorkommt, wird in isolierter Form vor allem Suppen, Saucen, Fleisch- und Fischgerichten sowie Gewürzzubereitungen, Würzen und Würzmischungen zur Erzeugung einer pikant-würzigen Geschmacksrichtung zugegeben. In der Vergangenheit sind verschiedene gesundheitliche Risiken durch Glutamat diskutiert worden, insbesondere das sog. „China-Restaurant-Syndrom" mit Kopf-, Magen- und Gliederschmerzen nach dem Verzehr von chinesischen Speisen. Diese auf Einzelfallberichten beruhenden Beschwerden konnten in gezielten Untersuchungen mit Glutamat nicht belegt werden (*Tarasoff* und *Kelly* 1993; *Biesalski* u. a. 1997). Trotzdem ist der Verzehr von Lebensmitteln mit Zusatz von Glutamat nicht empfehlenswert, da es eine nur scheinbare Geschmacksintensität vorgibt. Außerdem handelt es sich dabei in der Regel um stark verarbeitete Fertiggerichte.

16.4.4 Jodierung von Salz

Jod zählt zu den **essenziellen Nährstoffen**. Es ist ein integraler Bestandteil der Schilddrüsenhormone, die für das Wachstum von Zellen und Geweben unerlässlich sind. Für Erwachsene bis 50 Jahre wird eine tägliche Jodzufuhr von 200 µg, für Erwachsene ab 51 Jahren von 180 µg empfohlen (*DGE* u. a. 2000, S. 179).

Deutschland gilt aufgrund des geringen Jodgehalts der Böden als **Jodmangelgebiet**. Die früher deutlichen regionalen Unterschiede im Jodgehalt der Lebensmittel (höherer Jodgehalt in Küstennähe) und damit in der Jodversorgung spielen heute eine geringe Rolle, da infolge – ökologisch ungünstiger – umfangreicher Transporte das Nahrungsangebot räumlich relativ ausgeglichen ist. Durchschnittlich werden über Lebensmittel schätzungsweise nur 30–70 µg Jod pro Tag aufgenommen. Seit der Einführung von Jodsalz beträgt die Zufuhr inzwischen über 100 µg pro Tag, sodass die Jodversorgung deutlich besser ist als vor dessen Einführung. Sie wird aber immer noch nicht als optimal angesehen (*Ernährungsbericht* 2000, S. 46f, 56, 58f; *Meng* und *Scriba* 2002).

Die wichtigste Folgeerkrankung eines chronischen Jodmangels ist die Entwicklung einer **Struma (Kropf)**, verbunden mit einer Vergrößerung der Schilddrüse sowie Funktionsstörungen und Strukturanomalien. In Deutschland leiden etwa 40 % der Bevölkerung an einer nachgewiesenen Schilddrüsenvergrößerung. Mindestens 90.000 Bundesbürger müssen sich pro Jahr einer Schilddrüsenoperation unterziehen und benötigen dann in der Regel eine lebenslange medikamentöse Therapie. Gegenüber früheren Jahren hat die verbesserte Jodversorgung jedoch bereits zu einem deutlichen Rückgang der Kropfhäufigkeit geführt. Regionale Studien zeigten bei 6–10-jährigen Kindern einen Rückgang von 20 auf 5 %, bei 11–18-jährigen Jugendlichen in einigen Regionen von 50 auf 10 % (*Arbeitskreis Jodmangel* 2003).

Bei dem derzeit üblichen und auch bei dem für die Vollwert-Ernährung angeratenen Lebensmittelverzehr ist es nicht möglich, die empfohlene **Jodzufuhr** *allein* über jodhaltige Lebensmittel zu erreichen. Dies gilt auch, wenn einmal pro Woche eine Mahlzeit mit Salzwasserfisch verzehrt wird. Eine Steigerung der durchschnittlich verzehrten Fischmenge (1998 etwa 140 g/Woche, einschließlich Süßwasserfisch; *Mensink* u. a. 2002, S. 162ff) ist nicht zu erwarten und ökologisch nicht zu verantworten (s. 14.5.2, S. 311).

Eine **ausreichende Jodversorgung** ist aber durch die Verwendung von *jodiertem* Salz in allen konsumierten Lebensmitteln erreichbar. Die Empfehlung, jodiertes Speisesalz einzusetzen, wird deshalb in der Vollwert-Ernährung unterstützt, auch wenn es sich hierbei um den Zusatz eines isolierten Nährstoffs handelt.

Etwa 75 % der deutschen Bevölkerung verwenden bisher jodiertes Speisesalz im Haushalt (*Ernährungsbericht* 2000, S. 60ff) Dieses Zusalzen trägt allerdings nur zum kleineren Teil zur Gesamtaufnahme von Salz bei. Der überwiegende Anteil des aufgenommenen Jodsalzes stammt aus industriell gefertigten Lebensmitteln, wie Wurst und anderen Fleisch-Erzeugnissen, Brot und Käse. Um eine ausreichende Zufuhr an Jod zu erzielen, ist es folglich unerlässlich, dass nicht nur beim Zusalzen im Haushalt, sondern auch generell bei der Lebensmittelverarbeitung in Industrie und Handwerk jodiertes Speisesalz verwendet wird. In Lebensmittelhandwerk und Gastronomie ist die Verwendung von Jodsalz inzwischen etabliert.

Bei einer empfohlenen Salzaufnahme von 6 g pro Tag (*DGE* u. a. 2000, S. 153) ist bei einer durchschnittlichen Jodierung von 20 µg Jod pro g Salz eine Jodaufnahme von 120–140 µg Jod pro Tag zu erwarten. Zusammen mit der Jodzufuhr über jodhaltige Lebensmittel lässt sich somit die Empfehlung von 200 bzw. 180 µg/Tag erreichen (s. o).

Das **Beispiel Schweiz** zeigt, dass eine Jodmangelprophylaxe mit Jodsalz erfolgreich sein kann. Dort wird seit etwa 100 Jahren – auch in der Lebensmittelverarbeitung und Gastronomie – Salz verwendet, das derzeit 25 µg Jod pro g enthält. Demzufolge besteht in der Schweiz praktisch kein Jodmangel mehr und die Kropferkrankung ist sehr selten (*DGE* u. a. 2000, S. 182).

Das zur **Verbesserung der Jodzufuhr** eingeführte jodierte Salz gilt seit 1989 in Deutschland nicht mehr als diätetisches Lebensmittel, sondern als Lebensmittel des allgemeinen Verzehrs und darf damit in der Gemeinschaftsverpflegung sowie in Lebensmittelindustrie und -handwerk auch nicht-diätetischen Lebensmitteln zugesetzt werden. Ein Problem bei der Umsetzung ist jedoch, dass die Verbraucher diesen, bei verpackten Lebensmitteln deklarationspflichtigen Zusatz teilweise immer noch negativ bewerten; eine entsprechende flächendeckende Aufklärung ist daher erforderlich.

Bei der Verwendung von jodiertem Salz ist laut *DGE* u. a. (2000, S. 183) allgemein keine **Überversorgung mit Jod** zu befürchten, denn zwischen der bedarfsdeckenden und der toxischen Menge von Jod liegt ein weiter Abstand. Erst die Aufnahme von täglich 2.000 µg Jod, etwa der zehnfachen empfohlenen Menge, kann langfristig bei gesunden Erwachsenen zu einer Hyperthyreose führen (*Elmadfa* und *Leitzmann* 1998, S. 241). Bei jodiertem Salz würde dies einer täglichen Zufuhr von 100 g Salz entsprechen; diese Aufnahmemenge ist allerdings unrealistisch, denn der einmalige Verzehr von 50 g Salz (egal ob *mit* oder *ohne* Jodzusatz) führt bereits zum Tode.

Mittlerweile gibt es jedoch unterschiedliche Meinungen darüber, ab welcher Jodmenge es zu möglichen **gesundheitlichen Störungen** kommen kann. Daher sollte bei der Sorge um eine Unterversorgung mit Jod nicht die Gefahr einer möglichen Überversorgung übersehen werden, da es offenbar Jod-empfindliche Menschen gibt, die in Folge der Jodierung unter Gesundheitsstörungen leiden. In diesem Zusammenhang ist es auch wichtig zu berücksichtigen, dass deutschlandweit die Mineralstoffmischungen im Futter landwirtschaftlicher Nutztiere jodiert werden. Auf diese Weise liegt inzwischen der mittlere Jodgehalt der Milch viermal höher, der eines Hühnereies 14-mal höher als ohne Anreicherung (*Köhrle* 1998, S. 224f).

Der Alltag eines Menschen, der die fast unausweichlichen Jodzusätze in der täglichen Nahrung nicht verträgt, ist schwierig. Daher ist es notwendig, durch Bereitstellung nicht-jodierter Lebensmittel sowie einer durchgängigen und eindeutigen Deklaration von Jod (z. B. auch bei losen Waren) jedem die Freiheit zu lassen, ob er jodierte Lebensmittel verzehren möchte oder nicht. Grundsätzlich sollte es von allen Lebensmitteln eine jodierungsfreie Variante geben. Bei der Verwendung von Grundnahrungsmitteln, wie sie in der Vollwert-Ernährung ohnehin empfohlen werden, lässt sich eine zusätzliche Jodaufnahme erheblich eingrenzen.

Im Wachstumsalter, bei bereits vorhandenen Schilddrüsenerkrankungen und während der Schwangerschaft kann die Höchstgrenze für die Jodaufnahme erheblich niedriger liegen. Eine eventuelle medikamentöse Jodtherapie sollte daher nur nach ärztlicher Verordnung erfolgen.

16.4.5 Fluoridierung von Salz

Da die Fluoridgehalte in Wasser und Böden in den meisten Regionen in Deutschland sehr gering sind und die Bevölkerung die von der DGE herausgegebenen Richtwerte deutlich unterschreitet, wird zur Kariesprophylaxe immer wieder über eine Fluoridierung von Trinkwasser diskutiert und fluoridiertes Speisesalz von Fachinstitutionen empfohlen (*Ernährungsbericht* 2000, S. 185–190). Mehrere Studien konnten eine positive Wirkung von fluoridiertem Trinkwasser bzw. fluoridiertem Speisesalz auf die Kariesprophylaxe feststellen (*Grembowski* u. a. 1993; *Küpper* 2002), obwohl Karies keine Fluoridmangelkrankheit ist.

Die *Deutsche Gesellschaft für Zahn-, Mund- und Kieferheilkunde* (2000) empfiehlt die maßvolle Verwendung von **fluoridiertem Speisesalz** ab dem 3. Lebensjahr, zusätzlich zur Zahnpflege mit fluoridhaltiger Zahnpasta ab dem Zahndurchbruch (bis zum 6. Lebensjahr max. 500 ppm Fluoride). Falls fluoridreiches (> 0,7 mg/l) Trink- oder Mineralwasser verfügbar ist, kann auf die Verwendung von fluoridiertem Speisesalz verzichtet werden.

Gesundheitliche Nachteile durch die Verwendung von fluoridiertem Speisesalz werden vom *BgVV* (1999a) ausgeschlossen, da die Fluoridaufnahme über Salz dafür zu gering sei. Beispielsweise müssten für eine Skelettfluorose täglich mindestens 10–25 mg Fluorid über mindestens 10 Jahre aufgenommen werden, wofür eine tägliche Aufnahme von 40–100 g fluoridiertem Salz erforderlich wäre.

Aufgrund ihres geringeren Körpergewichts kann bei **Kindern** eine Supplementierung mit Fluorid die Grenzwerte für die maximale tägliche Zufuhr leicht überschreiten, wenn mehrere Maßnahmen der systemischen Fluoridsupplementierung (fluoridhaltige Zahnpasta, Fluoridtabletten, Fluoridsalz und fluoridreiches Mineralwasser) gleichzeitig angewendet werden. Um die Gefahr einer Fluorose (Verfärbungen der Zähne) auszuschließen, wird für Kinder und Erwachsene gleichermaßen empfohlen, nur eine Form der systemischen Supplementierung anzuwenden (*Hellwig* und *Hetzer* 2002).

In der **Vollwert-Ernährung** wird die Fluoridierung von Lebensmitteln nicht empfohlen, da die Gefahr einer Mehrfachsupplementierung zu hoch ist und der Verbraucher teilweise überfordert ist, seine Fluoridaufnahme über Lebensmittel einzuschätzen. Lebensmittel, die natürlicherweise relativ viel Fluorid enthalten, sind Meerestiere und schwarzer Tee sowie manche Mineral- und Heilwässer. Bei guter Mundhygiene (evtl. auch mit fluoridierter Zahnpasta) und geringem Verzehr kariogen wirksamer Lebensmittel (s. 17.4.3.1, S. 343) ist fluoridiertes Speisesalz nicht erforderlich.

16.5 Ökologische, ökonomische und soziale Aspekte

Der intensive Anbau in **Gewürzmonokulturen** gefährdet das natürliche Gleichgewicht zwischen Boden und Pflanze. Insbesondere kann es durch den hohen Einsatz von Pestiziden zu Gesundheitsgefährdungen von in der Landwirtschaft arbeitenden Menschen und zu Umweltbeeinträchtigungen kommen. Außerdem gefährden mögliche Pestizidrückstände die Konsumenten von Gewürzen.

Ein Großteil der in Industrieländern verwendeten Gewürze stammt aus **Entwicklungsländern**. Bedingt durch den gestiegenen Verbrauch werden dort verstärkt Gewürze für den Export angebaut. Bei den Gewürzen kommt beispielhaft der *komparative Kostenvorteil* zum Tragen; d. h. mit dem Erlös aus dem Export von Gewürzen können deutlich mehr Lebensmittel für den eigenen Bedarf gekauft werden, als wenn auf der gleichen Fläche Lebensmittel angebaut würden (s. 5.7, S. 170). Zum Beispiel ist der „Gewürzstaat" Kerala einer der relativ reichen Staaten in Indien.

Eine Alternative zum herkömmlichen Anbau und Handel von Gewürzen und Kräutern ist der **Faire Handel** mit Entwicklungsländern und ökologisch angepasste Anbaumethoden. Bei deren Vermarktung kommt der erzielte Erlös den Arbeitern sowie der wirtschaftlichen Entwicklung der Erzeugerländer direkt zugute (s. 5.7.2, S. 180).

16.6 Kernaussagen

- Zur Geschmacksverfeinerung von Speisen sollten vor allem Gewürze und Kräuter verwendet werden, außerdem mit biologischen Verfahren gewonnene Würzmittel wie Essig.
- Gewürze und Kräuter können aufgrund ihres vielfältigen Gehalts an sekundären Pflanzenstoffen gesundheitsförderliche Wirkungen auf den Magen-Darm-Trakt, die Herz-Kreislauf-Funktionen u. a. ausüben.
- Die Erzeugnisse sollten unter anderem zur Umweltschonung aus ökologischer Landwirtschaft stammen.
- Gewürzaromen, Würzen, Würzmischungen, Aromastoffe und Geschmacksverstärker sollten wegen ihrer synthetischen Herstellung oder synthetisch hergestellten Zutaten nicht eingesetzt werden.
- Die Salzaufnahme über alle verzehrten Lebensmittel zusammen sollte unter anderem zur Vermeidung von Bluthochdruck 6 g/Tag nicht übersteigen.
- Zur Prävention eines Jodmangels und seiner Folgen sollte jodiertes Meer- oder Kochsalz verwendet werden.
- Um Menschen, die empfindlich auf Jod reagieren, eine jodsalzfreie Ernährung zu ermöglichen, sollten alle Lebensmittel – einschließlich loser Ware – eindeutig deklariert sein und auch ohne Jodzusatz angeboten werden.
- Die Verwendung von fluoridiertem Speisesalz zur Kariesprophylaxe wird nicht empfohlen, um eine Überdosierung bei gleichzeitiger Anwendung anderer Fluoridierungsmaßnahmen zu vermeiden.

17 Süßungsmittel

(Unter Mitarbeit von Anika Kühn und Wiebke Franz)

17.1 Empfehlungen für die Vollwert-Ernährung

Sehr empfehlenswert ist die Senkung einer überhöhten individuellen Geschmacksschwelle für *süß* durch allmähliche Reduktion des Verzehrs von stark gesüßten Lebensmitteln.

Zum Süßen sollte frisches, süßes Obst bevorzugt werden. Weiterhin können nicht wärmegeschädigter Honig oder ungeschwefeltes, eingeweichtes Trockenobst verwendet werden, allerdings in mäßigen Mengen und nicht konzentriert. Die Süßungsmittel sollten aus ökologischer und möglichst aus regionaler Erzeugung stammen.

Weniger empfehlenswert sind wärmegeschädigter Honig, geschwefeltes, uneingeweichtes Trockenobst, Fruchtdicksäfte, Vollrohr-/Vollrübenzucker, Agavendicksaft, Ahornsirup und Zuckerrübensirup, die nur in geringen Mengen und nicht konzentriert verwendet werden sollten.

Nicht empfehlenswert sind isolierte Zucker (z. B. Haushalts-, Trauben-, Fruchtzucker, brauner Zucker), Stärkeverzuckerungsprodukte, Zuckeralkohole und Süßstoffe sowie damit hergestellte Produkte (Süßwaren, Feingebäck usw.).

17.2 Allgemeines

Für viele Menschen besteht eine natürliche Vorliebe für die Geschmacksrichtung *süß*. Bereits 2600 v. Chr. wurde in Ägypten die Bienenhaltung gezielt zur Honiggewinnung genutzt. Die Zuckerpflanze (Zuckerrohr) stammt aus Indien. Bereits im 4. Jahrhundert wurde dort die Kristallisation des Zuckers entdeckt. Die Araber verbesserten die Raffinationsmethoden und verbreiteten diese über Persien und Alexandria nach Venedig. Durch die Kreuzzüge gelangte Zucker nach Europa und wurde zunächst als Arzneimittel vielfältig verwendet. In Augsburg (1573) und Dresden (1587) wurden die ersten deutschen Zuckerraffinerien errichtet, die importierten amerikanischen Roh-Rohrzucker verarbeiteten. Erst Mitte des 19. Jahrhunderts entwickelte sich die Gewinnung von Rübenzucker zu einem leistungsstarken Industriezweig in Europa. Heute wird Zucker weltweit in großen Mengen erzeugt, zu etwa zwei Dritteln aus Zuckerrohr und zu etwa einem Drittel aus Zuckerrüben.

Im Folgenden werden unter **„Süßungsmitteln"** alle süß schmeckenden Lebensmittel und Konzentrate daraus sowie isolierte Zucker, Stärkeverzuckerungsprodukte, Zuckeralkohole und Süßstoffe verstanden. Nach der EU-Süßungsmittel-Richtlinie werden abweichend nur Zuckeraustauschstoffe und Süßstoffe als „Süßungsmittel" zusammengefasst (*EG* 1994), während Fructose, Glucose, Saccharose und Glucosesirup als „Zucker und Zuckerarten" bezeichnet werden.

Die zahlreichen süß schmeckenden Substanzen und Lebensmittel können neben rein chemischen Eigenschaften auch nach ihrem Energiegehalt und ihrer Süßintensität klassifiziert werden (Abb. 17.1). Sie werden technologisch und sensorisch vielfältig in der Lebensmittelverarbeitung eingesetzt.

Der **Begriff „Zucker"** hat unterschiedliche Bedeutungen. Um Missverständnisse zu vermeiden, sollte deshalb immer genau angegeben werden, welcher Zucker gemeint ist. Von *isolierten Zuckern* muss der *natürliche Zuckerge-*

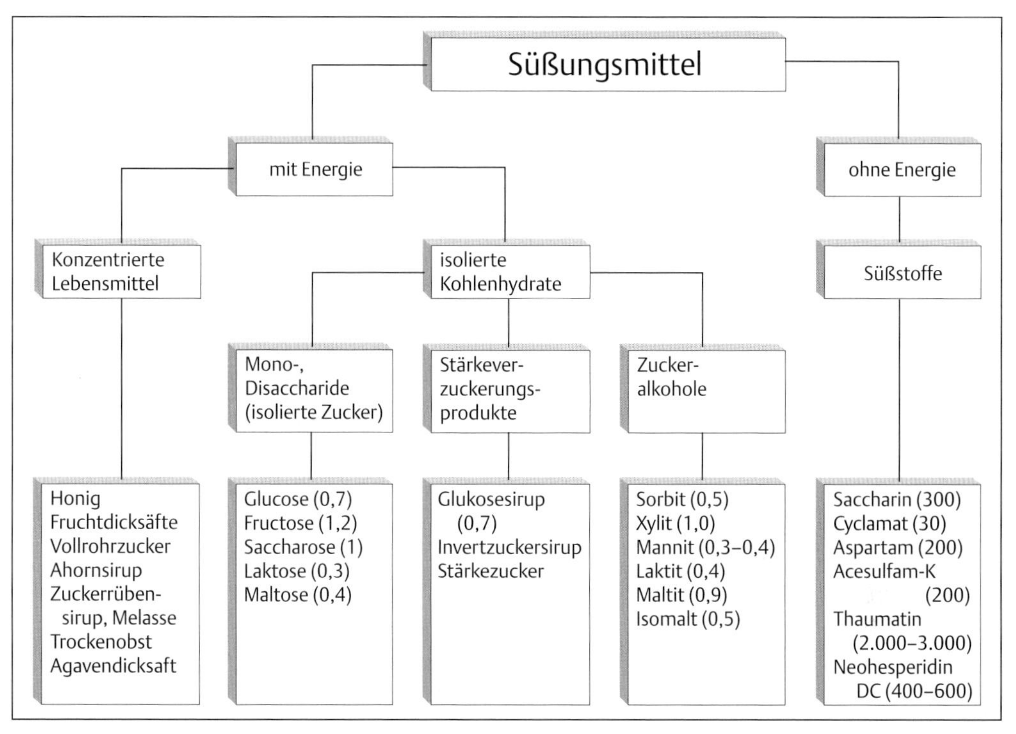

Abb. 17.1: Süßungsmittel auf dem deutschen Markt
(ohne frisches süßes Obst; Zahlen in Klammern: Süßintensität im Vergleich zu Saccharose; nach *Großklaus* 1992; nach *Trurnit* und *Lobitz* 1997; eigene Zeichnung)

halt in Lebensmitteln und der physiologische Begriff des *Blutzuckers* unterschieden werden.

Während der Verdauung werden Kohlenhydrate in ihre Einzelbausteine, nämlich überwiegend in Glucose, aber auch Fructose und andere Zucker zerlegt. Diese werden durch die Darmwand ins Blut aufgenommen und bilden den „Zucker" im Blut. Der Blutzucker wird an die Zellen zur Energiegewinnung weitergegeben und ist besonders für die Gehirnfunktion notwendig. Ein Blutzuckerspiegel zwischen 80 und 120 mg Glucose/dl gilt als normal, starke Schwankungen rufen bestimmte physiologische Reaktionen wie Hungergefühle oder sogar Heißhunger hervor und sollten vermieden werden.

Süßungsmittel wie **Trockenobst, Dicksäfte** (Apfel- und Birnendicksaft, Agavendicksaft), **Vollrohr-/Vollrübenzucker** (eingedickter, getrockneter und gemahlener Zuckerrohr- bzw. Zuckerrübensaft), **Ahornsirup, Zuckerrübensirup** und **Melasse** sind nicht *vollständig* isoliert, jedoch im Vergleich zum Rohprodukt durch Wasserentzug stark konzentriert. **Honig** ist das einzige Naturprodukt, das natürlicherweise Zucker in hohen Konzentrationen enthält. Alle genannten Produkte enthalten Mono- oder Disaccharide als süß schmeckende Substanzen.

Unter *Zucker* wird im allgemeinen Sprachgebrauch meistens **Saccharose** (deutsche chemische Bezeichnung: *Rohrzucker*) verstanden, ein aus Zuckerrohr oder Zuckerrüben isoliertes Disaccharid, das sich je zur Hälfte aus Glucose und Fructose zusammensetzt. Synonyme Bezeichnungen sind unter anderem Haushaltszucker, Kristallzucker, Raffinadezucker oder raffinierter Zucker. Der Begriff *Rohrzucker* (bzw. *Rübenzucker)* bezeichnet daneben auch die Herkunft des Zuckers, d. h. die Pflanze, aus der sie isoliert wurden, nämlich Zuckerrohr (bzw. Zuckerrübe).

Davon zu unterscheiden ist der **Rohzucker** oder **braune Zucker**, der im Verarbeitungsprozess im Vergleich zum raffinierten Zucker lediglich etwas weniger gereinigt wird und deshalb eine braune Farbe aufweist (er ist nicht *roh* im Sinne von *unerhitzt)*. Brauner Zucker kann auch durch nachträgliches Färben von raffiniertem Zucker mit Melasse hergestellt sein.

Zur Herstellung von **Vollrohr- oder -rübenzucker** werden Zuckerrohr bzw. -rüben gepresst, der Saft abgetrennt, gefiltert und geklärt. Durch einen anschließenden Kochvorgang wird bis zum Sirup eingedickt, getrocknet und schließlich gemahlen. Der Saccharosegehalt von Vollrohr- oder -rübenzucker beträgt 80–90 %, daneben sind geringe Mengen Fructose und Glucose sowie weitere Begleitstoffe enthalten, die das charakteristische Aroma ausmachen. Im Naturkosthandel findet sich außerdem der kristallisierte Zucker aus dem Zuckerrohrsaft (auch *Rohrohrzucker* genannt) in drei verschiedenen Zentrifugationsstufen. Je nach Melassegehalt wird er unter den Bezeichnungen Demerara (dunkel, Aschegehalt >1 %), Muskovado (Aschegehalt 0,5–1,0 %) und Syramena bzw. Cristallino (hell, Aschegehalt < 0,5 %) angeboten. Die hellste Zentrifugationsstufe entspricht am ehesten dem braunen Zucker. In verarbeiteten Produkten taucht nur die Bezeichnung *Rohrohrzucker* auf, die offen lässt, welche Zentrifugationsstufe und damit welcher Melasseanteil enthalten ist (*Franz* 2001).

Traubenzucker (Glucose) findet sich nicht nur in Trauben, sondern ist der in der Natur am weitesten verbreitete Zucker, denn das Speicherkohlenhydrat der Pflanzen (Stärke) setzt sich ebenso wie das Stützkohlenhydrat der Pflanzen (Zellulose) aus Glucosebausteinen zusammen. Technisch wird Traubenzucker vorwiegend aus isolierter Mais- oder Kartoffelstärke durch Säurehydrolyse oder enzymatisch produziert. **Fruchtzucker** (Fructose) ist die natürliche Zuckerform von Früchten. Industriell wird Fruchtzucker aus Saccharose und/oder durch Umwandlung von Glucose erzeugt.

Zuckeralkohole werden meist durch Hydrierung von Mono- oder Disacchariden großtechnisch hergestellt. Sie werden im Körper ohne Insulin verstoffwechselt und werden deshalb als *Zuckeraustauschstoffe* für Diabetiker eingesetzt.

Die in Deutschland am häufigsten verwendeten **Süßstoffe** sind Saccharin, Cyclamat, Aspartam und Acesulfam-K. Im Zuge der Harmonisierung des EU-Rechts wurden außerdem Neohesperidin DC und Thaumatin in Deutschland zugelassen (*Muermann* 1998). Sie werden aufgrund ihres lakritzartigen Nachgeschmacks jedoch nur in Mischungen mit anderen Süßstoffen eingesetzt. Mit europaweiten Zulassungen von weiteren Süßstoffen ist zu rechnen.

Süßstoffe haben in den verwendeten Mengen nur einen vernachlässigbaren oder gar keinen Energiegehalt, da es zum Teil natürlicherweise nicht vorkommende Substanzen sind, die nicht verstoffwechselt werden. Aus natürlichen Quellen stammen nur das Dipeptid Aspartam, das Protein Thaumatin und das Flavonoid Neohesperidin (*Trurnit* und *Lobitz* 1997). Süßstoffe werden in energiereduzierten Produkten sowie speziellen Lebensmitteln für Diabetiker eingesetzt. Neben Cola- und Limonaden-Getränken, Süßigkeiten, Milch-Erzeugnissen mit Fruchtzubereitungen und Marmeladen werden auch Obstkonserven häufig mit Süßstoffen gesüßt.

Die südamerikanische Strauchpflanze *Stevia rebaudiana Bertoni*, die in den letzten Jahren zunehmend als natürliches Süßungsmittel populär wurde, ist in Europa nicht zugelassen (*EG* 2000). Die Blätter der Stevia enthalten für den süßen Geschmack verantwortliche Glykoside

(z. B. Steviosid). Sie können zum Süßen entweder unverändert (beispielsweise im Tee), gemahlen, als flüssiger Auszug oder deren isolierte Glykoside verwendet werden. Vor allem in Japan wird Stevia bereits seit Jahrzehnten für zahlreiche Fertigprodukte verwendet. Die gemahlenen Blätter haben eine etwa 30fach höhere Süßkraft als Saccharose, isolierte Stevioside süßen etwa 300-fach stärker als Haushaltszucker (*Frühschütz* 2000).

17.3 Änderungen des Verbrauchs

Bis zum Beginn der einheimischen Produktion von Zucker aus Zuckerrüben vor etwa 200 Jahren hatten **isolierte Zucker** in Deutschland praktisch keine Bedeutung. Seit ungefähr 30 Jahren schwankt der Verbrauch von Haushaltszucker in Deutschland um die 35 kg pro Person und Jahr. Zusammen mit isoliertem Traubenzucker und Isoglucose beträgt der Verbrauch isolierter Zucker sogar über 40 kg pro Person und Jahr bzw. etwa 115 g pro Tag (*Statist. Jahrbuch ELF* 2002, S. 195; Abb. 17.2). Kein anderer Nahrungsbestandteil hat einen vergleichbar steilen Verbrauchsanstieg in dieser relativ kurzen Zeitspanne erfahren.

Kohlenhydrate liefern durchschnittlich etwa 45 % der täglich aufgenommenen **Nahrungsenergie**. Nur etwa die Hälfte davon stammt aus Polysacchariden (Getreide, Kartoffeln, Hülsenfrüchte u. a.). Über 20 % seiner täglichen Energiezufuhr nimmt der durchschnittliche Verbraucher über Mono- und Disaccharide auf (*Ernährungsbericht* 2000, S. 44f). Hierin sind neben natürlicherweise süß schmeckenden Lebensmitteln wie Obst vor allem die zahlreichen gesüßten Produkte wie Erfrischungsgetränke, Gebäck und Schokolade enthalten.

Rein rechnerisch ernährt sich jeder Deutsche etwa sechs Wochen im Jahr ausschließlich von isolierten Zuckern. Da es sich hierbei um

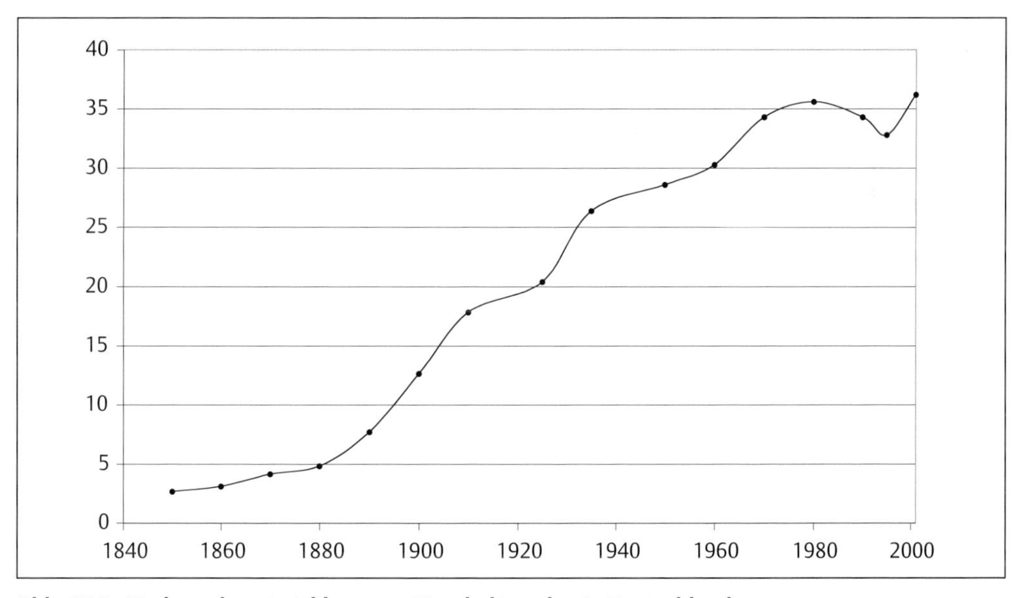

Abb. 17.2: Verbrauchsentwicklung von Haushaltszucker in Deutschland
(zwischen 1950 und 1990 BRD (alte Bundesländer); kg pro Person und Jahr; *Teuteberg* und *Wiegelmann* 1986, S. 238f: Angaben bis 1925; *Statist. Jahrbücher ELF* 1962, S. 150; 1973, S. 155; 1984, S. 167; 1991, S. 172; 1997, S. 186, 2002, S. 195: Angaben ab 1935/38; eigene Zeichnung)

Durchschnittszahlen handelt, liegt in Einzelfällen (besonders bei Kindern) die Zufuhr an isolierten Zuckern weit darüber.

Auch wenn der Gesamtverbrauch an isolierten Zuckern seit einiger Zeit relativ konstant ist, haben sich die Anteile der im **Haushalt** verwendeten sowie der in **Handwerk und Industrie** verarbeiteten Saccharose deutlich verändert. Im Wirtschaftsjahr 1952/53 lag deren Verbrauch im Haushalt mit 17 kg pro Person und Jahr deutlich über der Menge von etwa 9 kg, die in Industrie und Handwerk eingesetzt wurde (*Ernährungsbericht* 1984, S. 170). Dieses Verhältnis verschob sich allmählich und lag im Wirtschaftsjahr 2000/01 bei etwa 6 kg im Haushalt zu 32 kg in Industrie und Handwerk (*Statist. Jahrbuch ELF* 2002, S. 221).

Demnach fand eine Funktionsverlagerung vom Haushalt zu Industrie und Handwerk statt (z. B. Einmachen von Obst, Herstellen von Marmelade und Kuchen). Diese Entwicklung spiegelt den deutlichen Trend zu **Fertigprodukten** wider. Die wichtigste Produktgruppe für die Verwendung isolierter Zucker bzw. Süßstoffe sind Getränke wie Cola, Limonaden, Fruchtnektare, Fruchtsaftgetränke und Obstwein. An zweiter Stelle stehen Süßigkeiten, an dritter Nähr- und Backmittel, gefolgt von Brotaufstrichen, Obst- und Gemüsekonserven sowie Milch-Erzeugnissen (*Statist. Jahrbuch ELF* 2002, S. 221). Ein weiterer Grund für den rückläufigen Verbrauch der im Haushalt verwendeten isolierten Zucker ist neben einem gestiegenen Verbraucherbewusstsein der teilweise Ersatz durch Süßstoffe.

17.4 Gesundheitliche Aspekte

Die **Geschmacksempfindung süß** zählt neben sauer, salzig und bitter zu den Grundgeschmacksrichtungen, deren Reizschwelle für eine angenehme Empfindung individuell unterschiedlich ist. Süßes führt wegen teilweise jahrelanger Gewöhnung auch bei konzentrierter Aufnahme meist zu positiven Bewertungen, während die anderen Geschmacksrichtungen in hohen Konzentrationen eher unangenehme Gefühle hervorrufen.

Das Geschmacksempfinden kann sich jedoch ändern, wenn bewusst die Reizschwelle gesenkt werden soll. Nach einer Übergangszeit von einigen Tagen ohne Süßungsmittel löst eine gering gesüßte Speise das gleiche intensive Geschmackserlebnis aus wie zuvor eine höhere Süßkonzentration; letztere wird dann häufig als übersüßt empfunden.

Das Ziel dieser **Geschmackssensibilisierung** ist eine deutlich reduzierte Aufnahme von isolierten Zuckern, wodurch der Genuss von Süßem ohne gesundheitliche Nachteile und ohne Bekömmlichkeitsstörungen ermöglicht wird (s. 6.2.1, S. 192). Lebensmittel mit stark süßenden Eigenschaften wie Honig und Fruchtdicksäfte erschweren mit ihrem bei hoher Zugabe dominierenden Eigengeschmack ein Übersüßen und erleichtern somit eine Geschmackssensibilisierung. Die Verwendung von Zuckeraustauschstoffen und Süßstoffen führt dagegen nur zu einem Austausch von isolierten Zuckern, ohne eine grundsätzliche Änderung des Geschmacks und damit der Ernährungsgewohnheiten zu unterstützen. Darum sind diese Substanzen ebenso wie isolierte Zucker nicht empfehlenswert.

Erschwert wird ein „zuckerbewusstes" Einkaufsverhalten durch die Vielfalt der auf Zutatenlisten erscheinenden Zuckernamen wie Glucosesirup, Isoglucose und Invertzucker. Die Zusammenfassung dieser einzeln aufgeführten isolierten Zucker würde oft zu einer weiter vorne liegenden Positionierung auf der Zutatenliste führen, d. h. deren höheren Gehalt zu erkennen geben.

Süßungsmittel können bei einzelnen Menschen **Störungen in der Bekömmlichkeit** anderer Lebensmittel verursachen. Beispielsweise können isolierte Zucker die Verträglichkeit von Vollkorn(-Erzeugnissen) beeinträchtigen und bewirken bei empfindlichen Personen Blähungen (*Bruker* 1993, S. 247ff; s. 6.2.1,

S. 192). Der Verzicht auf Vollkorn(-Erzeugnisse) wäre nicht nur hinsichtlich ihrer Nährstoffdichte eine ungünstige Entscheidung. Aus diesem Grunde werden für die Vollwert-Ernährung primär Süßungsmittel empfohlen, die weder die Verträglichkeit einzelner Lebensmittel noch kompletter Speisen beeinträchtigen.

Mit dem Zucker- bzw. Süßwarenverzehr sind **psychische Aspekte** verbunden, die für den Einzelnen eine hohe Bedeutung haben können. Süß wird bereits von Kleinkindern mit positiven Gefühlen wie Wärme, Liebe und Belohnung assoziiert. Dabei ist der Schritt vom Genuss zur Ersatzbefriedigung oft nicht groß.

17.4.1 Verringerung der Nährstoffdichte der Kost

Isolierte Zucker (vor allem weißer und brauner Zucker) enthalten aufgrund ihres extremen Grades an „Reinheit" praktisch keine bzw. sehr wenige essenzielle Nährstoffe. Vielfach wird angenommen, dass bestimmte konzentrierte Lebensmittel, wie Honig, Fruchtdicksäfte, Vollrohrzucker, Ahornsirup und Zuckerrübensirup, im Gegensatz zu weißem und braunem Zucker einen höheren Gehalt an wertgebenden Inhaltsstoffen aufweisen. Diese Aussage trifft nur begrenzt zu, denn die Vitamin- und Mineralstoffgehalte dieser Lebensmittel sind

Tab. 17.1: Nährstoffdichte ausgewählter Zuckerarten und Süßungsmittel
(pro 100 kcal; nach *Souci* u. a. 2000; z. T. Herstellerangaben; eigene Berechnung)

	Weißer Zucker	Brauner Zucker[1]	Vollrohrzucker[2]	Blütenhonig	Ahornsirup	Apfel	Weizen
Hauptnährstoffe (g/100 kcal)							
Protein	0	0	0,3	0,1	0	0,6	3,8
Fett	0	0		–	–	1,0	0,6
Kohlenhydrate	24,6	24,6	24,6	24,5	25,0	21,0	19,7
Saccharose	24,6	24,4	–	0,8	–	4,7	0,2
Glucose	–	–	–	11,0	–	3,7	–
Fructose	–	–	–	12,6		10,5	0,0
(Ballaststoffe)	–	–	–	–	–	3,7	4,3
Mineralstoffe (mg/100 kcal)							
insgesamt	–	125,5	–	83,7	–	585,8	543,9
Kalium	0,5	22,8	189,0	14,7	75,5	224,4	123,4
Magnesium	0,0	3,6	33,6	0,6	3,5	10,5	31,5
Calcium	0,1	13,9	41,3	1,9	24,1	10,6	10,6
Eisen	0,0	–	1,4	0,4	0,1	0,5	1,0
Vitamine (µg/100 kcal)							
B_1	0	1,5	23,3	1,0	–	64,4	152,8
B_2	0	1,5	12,9	16,3	2,3	58,8	30,3
B_6	0	–	38,8	51,9	–	189,4	87,3
Niacin	0	7,5	129,0	42,4	11,5	551,7	1.673,6
C	0	176,6	–	795,0	–	22.050,2	0
Gewicht (g/100 kcal)	25,0	25,6	25,8	33,1	38,3	182,0	31,6
Energie (kcal/100 g)	399	390	387	302	261	54	298

[1] aus Zuckerrohr
[2] Herstellerangaben
– keine Angaben

ebenfalls sehr niedrig, besonders wenn die *Nährstoffdichte* zugrunde gelegt und diese in Relation zu anderen Lebensmitteln wie Äpfeln oder Weizen gesetzt wird (Tab. 17.1).

Da isolierte Zucker, Stärkeverzuckerungsprodukte und Zuckeralkohole praktisch frei von essenziellen Nährstoffen sind, weisen damit hergestellte Getränke und Fertigprodukte meist eine niedrige Nährstoffdichte für Vitamine und Mineralstoffe auf (z. B. Limonaden, Süßigkeiten und Feingebäck). Die Folge davon ist eine Art „Verdünnung" der gesamten Kost bezüglich Vitaminen und Mineralstoffen – bzw. eine Erhöhung der Energiedichte (s. 3.2.1, S. 42). Diese Produkte müssten durch besonders nährstoffdichte Lebensmittel kompensiert werden, was aber bei der Durchschnittsernährung nicht oder nicht ausreichend der Fall ist.

17.4.2 Bewertung einzelner Süßungsmittel

Grundsätzlich sollten konzentrierte Süßungsmittel wie Honig und Dicksäfte sparsam verwendet werden. Trotzdem haben sie den Vorteil, dass sie keine so starke Verarbeitung erfahren haben wie Saccharose (Ambros 2002).

Beim **Honig** bleibt die Naturbelassenheit, gemessen an der Enzymaktivität, bei einer Erwärmung bis zu 40 °C (= Bienenstock-Temperatur) erhalten. Das Erwärmen wird häufig erforderlich, um den Honig zum Abfüllen fließfähig zu machen. Eine stärkere Erwärmung hat bereits nach kurzer Zeit eine Minderung der Honigqualität zur Folge (z. B. Abnahme der Enzymaktivitäten; *Lipp* 1994, S. 153f). Prinzipiell sollte angestrebt werden, Honig nicht zu erwärmen.

Agavendicksaft wird zum Süßen immer beliebter. Der dünne Saft wird von den Blüten der Agave gebildet und anschließend durch Hitze eingedickt. Agavendicksaft ist neutral im Geschmack und eignet sich zum Süßen von Getränken, Müslis, Joghurts, Desserts, Backwaren, Fruchtaufstrichen und Salatsoßen. Agavendicksaft hat eine etwas höhere Süßkraft als Zucker, gleichzeitig aber weniger Energie. Der Dicksaft der blauen Agave, der allerdings in Deutschland nur selten verkauft wird, hat einen hohen Fructoseanteil und ist dadurch auch für Diabetiker geeignet. Trotzdem ist ein sparsamer Umgang mit Agavendicksaft anzuraten, da der hohe Fructosegehalt den Blutzucker zwar langsamer, aber dennoch ansteigen lässt. Der Agavendicksaft aus der wilden Agave schmeckt zwar genauso und lässt sich auch ebenso vielseitig verwenden, ist für Diabetiker aufgrund des höheren Traubenzuckeranteils aber weniger geeignet (*Anonymus* 2001).

Bis auf Thaumatin, das als toxikologisch unbedenklich gilt, hat die WHO für **Süßstoffe** Werte für eine lebenslange, unbedenkliche tägliche Aufnahme (ADI-Werte; s. 3.2.2.8, S. 54) festgelegt, die zur Grundlage der Höchstmengendefinition für bestimmte Lebensmittel wurden. Die gesundheitliche Unbedenklichkeit der Süßstoffe ist jedoch immer wieder in der Diskussion. So wird beispielsweise Aspartam mit Krämpfen, Kopfschmerzen und Sehstörungen in Verbindung gebracht und Acesulfam K hat sich in Versuchen mit Mäusen als Erbgut verändernd erwiesen. Insbesondere Säuglinge und Kinder sollten deshalb Süßstoffe meiden, da sie aufgrund ihres geringeren Körpergewichts und der höheren Stoffwechselaktivität einem größeren Risiko ausgesetzt sind (*Berges* 2001).

Die EU hat **Stevia** *rebaudiana Bertoni* (Pflanzen und getrocknete Blätter) im Februar 2000 aufgrund gesundheitlicher Bedenken die Zulassung als „neuartiges Lebensmittel" oder Lebensmittelzutat verweigert (*EG* 2000). Der *Wissenschaftliche Lebensmittelausschuss* der EU kam in seiner Stellungnahme zum Schluss, dass die vorgelegten Daten zur toxikologischen Beurteilung der Pflanzen und getrockneten Blätter nicht ausreichen, um Stevia als gesundheitlich unbedenklich einzustufen oder

Höchstmengen zu erlassen (*Scientific Committee on Food* 1999a). Für Steviosidzubereitungen gibt es Hinweise auf mögliche negative Effekte auf die männliche Fruchtbarkeit und genotoxische Wirkungen eines Steviosidabbauprodukts (*Scientific Committee on Food* 1999b). Außerdem trägt Stevia als hoch konzentriertes Lebensmittel mit süßem Geschmack nicht dazu bei, die individuelle Geschmacksschwelle für „süß" herabzusetzen.

17.4.3 Isolierte Zucker und Krankheiten

Neben der verminderten Nährstoffdichte der Kost durch isolierte Zucker gilt der Zusammenhang zwischen dem übermäßigen Verzehr isolierter Zucker und Erkrankungen wie Zahnkaries und Adipositas als belegt (*Kluthe* 2002a). Für weitere Erkrankungen wie Diabetes mellitus, Fettstoffwechselstörungen, Arteriosklerose und Herz-Kreislauf-Erkrankungen werden Zusammenhänge zur hohen Aufnahme isolierter Zucker diskutiert (*Howard* und *Wylie-Rosett* 2002).

17.4.3.1 Zahnkaries

Eine Beziehung zwischen dem Verzehr isolierter Zucker und Zahnkaries ist seit langem Gegenstand wissenschaftlicher Untersuchungen. Auch wenn die Entstehung der Karies von mehreren Faktoren (wie z. B. schlechter Mundhygiene) abhängt, gilt mittlerweile als sicher, dass der häufige Konsum **isolierter Zucker** die Entstehung von Plaques und Zahnkaries fördert (*Howard* und *Wylie-Rosett* 2002). Weitere Faktoren, wie die Dauer des Kontakts der Zähne mit isolierten Zuckern (Zwischenmahlzeiten, Nuckelflasche), die Häufigkeit des Süßverzehrs oder das unterschiedliche kariogene Potenzial einzelner Lebensmittel, begünstigen deutlich die Entstehung von Karies bereits im Kindesalter. Die Karieswirkung ist besonders hoch bei klebrigen Süßigkeiten, z. B. Karamell- und Kaubonbons sowie uneingeweichtem Trockenobst und Honig (*Lenz-Graf* 2000). Zur Vorbeugung vor Zahnkaries sollte neben dem bisher Genannten regelmäßiges und gründliches **Zähneputzen** erfolgen.

Zuckeralkohole (auch Zuckeraustauschstoffe genannt) können nur zu einem geringen Teil zu den zahnzerstörenden Säuren abgebaut werden. Daher werden sie zur Herstellung sog. „zahnschonender" Süßwaren eingesetzt (*Bässler* 2000). Allerdings wirken Zuckeralkohole „bei übermäßigem Verzehr" abführend. Die Konzentrationen, bei denen abführende Wirkungen beobachtet werden können, schwanken zwischen 10 g und 70 g pro Tag – je nach Zuckeraustauschstoff, Gewöhnung und Körpergewicht (*Kluthe* 2002b).

Die Möglichkeit, den süßen Geschmack durch nicht kariogene **Süßstoffe** zu erzielen, besteht für die Herstellung von Süßigkeiten in vielen Fällen nicht, da den Süßstoffen das Volumen als massegebende Zutat fehlt.

Zusätzlich fördert der Einsatz von Zuckeralkoholen und Süßstoffen nicht das Ziel, die Geschmacksempfindung für süß und somit die Häufigkeit des Süßverzehrs zu senken. Außerdem können mit Süßstoffen und Zuckeraustauschstoffen hergestellte Naschereien dazu verleiten, die Zahnhygiene zu vernachlässigen (*Berges* 2001).

17.4.3.2 Adipositas

Eine Kost mit hohem **glykämischem Index** (s. 4.1.3, S. 66; s. 17.4.3.3, S. 344) gilt mittlerweile als gesicherter Riskofaktor für die Entstehung von Übergewicht und Adipositas (*Brand-Miller* u. a. 2002; *Ludwig* 2002). Neben glucosereichen Lebensmitteln, wie bestimmten Erfrischungsgetränken oder Süßigkeiten, tragen auch stärkereiche, ballaststoffarme Lebensmittel (z. B. Kartoffeln, Weißbrot) zu einem hohen glykämischen Index der Kost bei. Der Übergewicht fördernde Effekt wird auf die stärkere Insulinausschüttung nach höherem Blutzuckeranstieg und die niedrigere Sättigungswirkung von Nahrung mit hohem glykämischem Index zurückgeführt. Es gibt aber auch kritische Stimmen, die diese Zusammenhänge noch nicht als gesichert ansehen (*Pi-Sunyer* 2002).

Lebensmittel mit einem hohen Gehalt an **isolierten Zuckern** weisen teilweise gleichzeitig einen hohen Fettgehalt auf (z. B. Schokolade, Feingebäck), was zu einer überhöhten Energiezufuhr beitragen kann und so das Risiko für Übergewicht verstärkt. Zusätzlich kann die Geschmackskomponente „süß“ einen Anreiz darstellen, das Sättigungsgefühl zu übergehen und mehr zu essen als erforderlich.

Die Diskussion zum Einfluss der **Süßstoffe** auf das Körpergewicht reicht von „Mitverursacher von Übergewicht“ bis hin zu „Hilfe bei der Gewichtsreduktion“. Süßstoffe werden immer wieder als „Dickmacher“ angegriffen, da sie über den süßen Geschmack eine Insulinausschüttung (kephalischer Insulinreflex) bewirken sollen. Der durch das Insulin sinkende Blutzuckerspiegel soll dann den Appetit anregen und zu vermehrter Nahrungsaufnahme führen. Als „Beweis“ wird meist der Einsatz von Süßstoffen in der Nutztiermast angeführt. Richtig ist, dass es weder Belege für einen kephalischen Insulinreflex bei Tier oder Mensch noch Belege für eine Appetitsteigerung durch Süßstoffe gibt (*Graubaum* 2001; *Förster* 2001). Einzelne Süßstoffe werden zur besseren Geschmacksakzeptanz von bitterem Futter in der Ferkelaufzucht verwendet. Als Masthilfsmittel sind Süßstoffe verboten (*Schulz* 2001).

Ob die Verwendung von Süßstoffen über einen geringen Energiegehalt der Nahrung zu einer Reduktion des Körpergewichts beitragen kann, ist immer noch umstritten. Während einzelne Studien durch einen Austausch von zucker- durch süßstoffhaltige Lebensmittel (z. B. Getränke) eine Gewichtsreduktion bzw. eine geringere Gewichtszunahme erzielen konnten (*Blackburn* u. a. 1997; *Raben* u. a. 2002), zeigen andere Untersuchungen nach einem Überblick von *v. Rymon Lipinski* (2001) keine Gewichtsveränderung. Für eine dauerhafte Gewichtsreduktion bleibt also in jedem Fall eine weitgehende Veränderung der Ernährungs- und Lebensgewohnheiten die erfolgversprechendste Maßnahme.

17.4.3.3 Diabetes mellitus

Für die Entstehung von Diabetes mellitus Typ I („Jugenddiabetes“) ist der gegenwärtige Konsum isolierter Zucker als direkt krankheitsverursachend *nicht* belegt. Beim Typ-II-Diabetes („Altersdiabetes“) können allerdings zuckerhaltige Speisen zu **Übergewicht** (s. o.) beitragen, was zu einer verringerten Wirkung des Insulins mit nachfolgenden Blutzuckererhöhungen führt.

Die **blutzuckersteigernde Wirkung** von Haushaltszucker (Saccharose) ist geringer als häufig angenommen. Dies liegt daran, dass er nur zur Hälfte aus blutzuckerwirksamem Traubenzucker (Glucose) besteht und zur anderen Hälfte aus kaum blutzuckersteigerndem Fruchtzucker (Fructose). Der glykämische Index (s. 4.1.3, S. 66) von Saccharose beträgt daher nur etwa 60, derjenige von Fructose 10–20 (*Foster-Powell* u. a. 2002; s. Tab. 4.4, S. 68). Ähnliches gilt für andere Lebensmittel mit süßenden Eigenschaften, die überwiegend aus Saccharose bzw. Glucose-/Fructose-Gemischen bestehen, wie Honig, Apfel- und Birnendicksaft, Vollrohrzucker sowie Ahorn- und Zuckerrübensirup.

In begrenzten Mengen führen diese Süßungsmittel daher zu deutlich niedrigeren Blutzuckeranstiegen als oft vermutet. Wegen der resorptionsverzögernden Wirkung des in Fertigprodukten meist reichlich enthaltenen Fetts gilt Entsprechendes auch für Süßwaren wie Kuchen, Schokolade und Speiseeis. Demgegenüber verursachen beispielsweise Weißbrot und Kartoffeln, die in der Diabetiker-Kost im Gegensatz zum Haushaltszucker üblicherweise „erlaubt“ sind, ähnlich hohe Blutzuckerspitzen wie Traubenzucker (*Foster-Powell* u. a. 2002; s. Tab. 4.4, S. 68).

Folglich müssen vom Standpunkt der Blutzuckerregulation Lebensmittel und Speisen mit isoliertem Haushaltszucker für Diabetiker nicht ausgeschlossen werden (*Toeller* und *Gries* 1995, S. 311) – allerdings sprechen gegen sie selbstverständlich auch die anderen in diesem Kapitel angeführten Argumente.

17.5 Ökologische und soziale Aspekte

Bei der Verarbeitung von 7 kg Zuckerrüben zu 1 kg Zucker (enthält etwa 4.000 kcal Nahrungsenergie) wird **Primärenergie** in Höhe von 2.500 kcal benötigt (ohne Berücksichtigung der Herstellung von Melasse und Zuckerrübenschnitzel). Das bedeutet, 1 kg Zucker liefert nur etwas mehr Nahrungsenergie, als für seine Herstellung aus Zuckerrüben verbraucht wurde. Die Emissionen betragen 1.580 g CO_2-Äquvalente und 5,6 g SO_2-Äquivalente pro kg Zucker (nach *Taylor* 2000, S. 84f; *Souci* u. a. 2000; eigene Berechnungen).

Die Zucker- und Süßwarenindustrie insgesamt verbraucht von allen Zweigen des produzierenden Ernährungsgewerbes weitaus am meisten Primärenergie, nämlich etwa 17 %, gefolgt von den Brauereien mit fast 9 % (*Statist. Jahrbuch ELF* 2002, S. 286f).

Durch den Anbau von Zuckerrüben und Zuckerrohr gehen beträchtliche **landwirtschaftliche Nutzflächen** für die Erzeugung anderer Lebensmittel verloren, die eher für eine gesunderhaltende Ernährung genutzt werden sollten. Dies gilt nicht nur für Europa, sondern besonders für den zum Export bestimmten Zuckerrohranbau in Entwicklungsländern (s. 5.7.1.2, S. 176).

17.6 Kernaussagen

- Zum Süßen sollten frisches Obst und Süßungsmittel wie nicht wärmegeschädigter Honig sowie ungeschwefeltes, eingeweichtes Trockenobst (in mäßigen Mengen und nicht konzentriert) bevorzugt werden.
- Die Süßungsmittel sollten unter anderem aus ökologischen Gründen von Bio-Betrieben stammen.
- Süßungsmittel mit Eigengeschmack (wie Honig, Trockenobst und Dicksäfte) unterstützen das Ziel, die erlernte Geschmacksschwelle für „süß“ herabzusetzen. Dem wirken isolierte Zucker, Zuckeralkohole und Süßstoffe entgegen.
- Ein hoher Verzehr von isolierten Zuckern und damit hergestellten Produkten senkt die Nährstoffdichte der Gesamtnahrung. Ein dogmatischer Verzicht auf zuckerhaltige Lebensmittel ist aber aus gesundheitlichen Gründen nicht notwendig.
- Der häufige Verzehr zuckerhaltiger Lebensmittel, insbesondere klebriger Produkte wie Kaubonbons und uneingeweichtes Trockenobst, ist eine anerkannte Ursache für Karies.
- Glucosereiche Lebensmittel (wie Auszugsmehlprodukte, verschiedene Erfrischungsgetränke und Süßwaren) tragen zu einem hohen glykämischen Index der Nahrung bei, der als Risikofaktor für Übergewicht gilt und die Stoffwechselsituation von Diabetikern verschlechtert.
- Für Diabetes mellitus, Fettstoffwechselstörungen, Arteriosklerose und Herz-Kreislauf-Erkrankungen werden Zusammenhänge mit einer hohen Aufnahme isolierter Zucker diskutiert.

Teil III

Vollwert-Ernährung für besondere Bevölkerungsgruppen

Die Vollwert-Ernährung eignet sich für alle Bevölkerungsgruppen, wenn geringfügige Besonderheiten beachtet werden. In den bisherigen Auflagen dieses Buches wurde dieser Hinweis von den Autoren als ausreichend erachtet. Fragen, die bezüglich dieser Besonderheiten immer wieder gestellt werden, waren Anlass zur Erstellung von Teil III in dieser Auflage. Da keine grundsätzlichen Veränderungen der Empfehlungen für die besonderen Bevölkerungsgruppen erforderlich sind, fallen die Darstellungen der folgenden Kapitel relativ kurz aus. Die angegebenen Quellen geben die Möglichkeit, sich weitergehend mit diesen Themen zu befassen.

Bewusst ausgeschlossen wurden die Besonderheiten bei Krankheiten, da dieses den Rahmen des Buches sprengen würde. Die zur Verfügung stehende Literatur zu diesem Thema ist umfangreich. Ein aktuelles Buch, in dem die Anliegen der Vollwert-Ernährung weitergehend berücksichtigt werden, stammt von *Leitzmann* u. a. (2003b).

18 Vollwert-Ernährung für Schwangere und Stillende

(Beitragsautorin: Kathi Dittrich)

18.1 Ernährung für Schwangere

18.1.1 Allgemeines

An die Ernährung für **Schwangere** sind besondere Anforderungen gestellt, da nicht nur die Mutter, sondern auch der Fetus versorgt werden muss. Ein Mangel in der Nährstoffversorgung kann die Gesundheit der Mutter und des Kindes beeinträchtigen. Während in den ersten drei Schwangerschaftsmonaten der Energie- und Nährstoffbedarf kaum erhöht ist, steigt ab dem vierten Monat der Bedarf an Protein, Magnesium, Eisen, Zink, Jod sowie den meisten Vitaminen an. Dieser zusätzliche Bedarf wird durch die Hormonumstellung während der Schwangerschaft, die eine effizientere Nährstoffresorption bewirkt, überwiegend gedeckt. Die teilweise höheren Empfehlungen zur Aufnahme einiger Nährstoffe für Schwangere berücksichtigen diese natürliche Reaktion des schwangeren Körpers meist nicht. Die zusätzlich benötigte Nahrungsenergie nimmt nur leicht zu, der Tagesbedarf liegt durchschnittlich um 255 kcal höher (*DGE* u. a. 2000, S. 29).

Der Verzehr von Lebensmitteln mit einer hohen Nährstoffdichte, wie Gemüse, Obst, Vollkornprodukte, Hülsenfrüchte und Nüsse, ist daher besonders empfehlenswert. Da diese Lebensmittel wesentlicher Bestandteil der Vollwert-Ernährung sind, ist diese Ernährungsform für Schwangere gut geeignet.

Die im Rahmen der **Gießener Schwangerschafts-Studie** untersuchten 76 Vollwertköstlerinnen nahmen über die Nahrung mehr Vitamine und Mineralstoffe auf als eine Vergleichsgruppe von 43 Frauen, die sich mit einer üblichen Mischkost ernährte. Auch die Nährstoffrelation sowie die Versorgung mit einfach und mehrfach ungesättigten Fettsäuren war bei den schwangeren Vollwertköstlerinnen günstiger als bei den Mischköstlerinnen (*Koebnick* u. a. 1999). Etwa die Hälfte der schwangeren Vollwertköstlerinnen praktizierte die ovo-lakto-vegetarische, die andere Hälfte die nicht-vegetarische Variante der Vollwert-Ernährung.

18.1.2 Kritische Nährstoffe

Besondere Aufmerksamkeit kurz vor und in der Schwangerschaft gilt Eisen und Jod sowie Folsäure, da diese Nährstoffe in höheren Mengen benötigt werden und die Versorgung in der Bevölkerung allgemein knapp ist.

Für **Eisen** wird in der Schwangerschaft eine Verdopplung der Zufuhr auf 30 mg pro Tag empfohlen. Im Gegensatz zu allen anderen Mineralstoffen sind Vollwertköstler eher knapp mit Eisen versorgt, insbesondere wenn die vegetarische Variante der Vollwert-Ernährung praktiziert wird. Die **Gießener Schwangerschafts-Studie** zeigte, dass schwangere Vollwertköstlerinnen zwar mehr Eisen über die Nahrung aufnehmen, wegen der schlechteren Verfügbarkeit von Eisen aus pflanzlichen Nahrungsmitteln waren die Eisenspeicher jedoch deutlich häufiger erschöpft als bei den schwangeren Mischköstlerinnen. Die Vollwertköstlerinnen mit geringem Fleischverzehr waren dabei besser versorgt als die Ovo-Lakto-Vegetarierinnen. Deshalb wird Schwangeren empfohlen, die nicht-vegetarische Variante der Vollwert-Ernährung zu bevorzugen (*Heins* 2001, S. 206).

Dennoch lag auch bei der vegetarischen Variante der Vollwert-Ernährung kein erhöhtes Risiko einer Eisenmangelanämie vor. Ein gewisser Rückgang der Werte in der Schwangerschaft ist normal und schützt die Mutter möglicherweise vor Infektionen (*Leitzmann* 2000). Sinken die Eisenwerte jedoch stark, sollte gemeinsam mit dem Frauenarzt eine Supplementation überlegt werden. Um die Eisenaufnahme aus pflanzlichen Lebensmitteln zu steigern, ist empfehlenswert, Vitamin-C-haltige Lebensmittel wie Obst, Paprika, Kohl oder Orangensaft gemeinsam mit eisenreichen Lebensmitteln zu verzehren. Möglicherweise kann auch das Trinken von Essigwasser zu den Mahlzeiten die Eisenaufnahme verbessern (1 Esslöffel Essig, 1 Teelöffel Honig, 200 ml Wasser; *Heins* 2001, S. 159).

Der Bedarf an **Jod** erhöht sich in der Schwangerschaft nur leicht. Wegen der knappen Versorgung in der Bevölkerung allgemein (s. 16.4.4, S. 332) sollten Schwangere auf eine ausreichende Jodzufuhr achten. Da die Jodaufnahme über Lebensmittel nur bedingt gesteigert werden kann, ist die Verwendung von jodiertem Salz zu empfehlen. Auch Brot, Wurst und Käse sollten mit Jodsalz hergestellt sein. Zur Jodversorgung tragen zudem Hochseefische wie Seelachs, Heilbutt oder Kabeljau bei. Sie können in der Schwangerschaft ein- bis zweimal pro Woche verzehrt werden.

Ein Mangel an **Folsäure** in der Schwangerschaft steht im Verdacht, beim Fetus Neuralrohrdefekte auszulösen, die zu schweren Schäden an Gehirn und/oder Rückenmark führen können (Spina bifida = offener Rücken). Das Neuralrohr schließt sich bereits zwischen dem 22. und 28. Tag der Schwangerschaft. Zu diesem Zeitpunkt ist die Schwangerschaft in den meisten Fällen noch nicht erkannt. Damit bereits in den ersten Schwangerschaftswochen genug Folsäure zur Verfügung steht, empfehlen verschiedene Fachgesellschaften Frauen mit Kinderwunsch vorsorglich zu den pro Tag empfohlenen 0,6 mg zusätzlich 0,4 mg Folsäure, also insgesamt 1 mg, zuzuführen (*DGE* u. a. 2000, S. 117). Frauen, die bereits ein Kind mit Neuralrohrdefekt hatten, wird zu der zehnfachen Menge, also 4 mg pro Tag, geraten (*Bergmann* u. a. 1997). Vegetarierinnen, die sich zu einer Folsäure-Supplementation entschließen, sollten zusätzlich Vitamin B_{12} einnehmen, da Folsäure-Gaben einen möglichen Vitamin-B_{12}-Mangel kaschieren können. Folsäure kommt in relevanten Mengen in grünem Gemüse, Hülsenfrüchten (insbesondere Sojabohnen), Nüssen, einigen Obstarten wie Erdbeeren, Kirschen, Weintrauben und Orangen, Vollkornprodukten, einigen Milchprodukten, Eiern sowie Hefe vor. Da Folsäure hitzeempfindlich ist, sind besonders unerhitzte Lebensmittel eine gute Quelle. Aufgrund des hohen Obst- und Gemüseverzehrs und Frischkostanteils in der Vollwert-Ernährung sind schwangere Vollwertköstlerinnen besser mit Folsäure versorgt als Mischköstlerinnen (*Koebnick* 1999, S. 138). Ob sie den von der *DGE* festgelegten vorsorglichen Zufuhrwert von 0,6 mg pro Tag erreichen, ist jedoch fraglich. Eine vorbeugende Einnahme von Folsäure als Nahrungsergänzungsmittel sollte daher von Frauen mit Kinderwunsch überlegt werden (s. 5.3.7.2, S. 143; s. 6.7.4, S. 221).

Bei der ovo-lakto-vegetarischen Variante der Vollwert-Ernährung kann zudem das Risiko für einen **Vitamin-B_{12}**-Mangel erhöht sein, welcher wiederum zu einem sekundären Folsäuremangel sowie erhöhten Homocysteinspiegeln führen kann. Ist eine ausreichend hohe Versorgung mit Milch- und Milchprodukten nicht sichergestellt (unter 300 g pro Tag, wie bei einer veganen Ernährungsweise oder einer einseitigen Lebensmittelauswahl z. B. aufgrund von Übelkeit), sollte daher auch eine vorübergehende Supplementation von Vitamin B_{12} in Erwägung gezogen werden (*Koebnick* 1999, S. 138; *Koebnick* u. a. 2002; *Hoffmann* u. a. 2003).

18.1.3 Vermeidung problematischer Stoffe

Alle Schwangeren sollten ungünstige bzw. schädigende **Genussmittel** meiden. Hierzu zählen alkoholische Getränke, die beim Kind gesundheitliche Schäden verursachen oder Fehlgeburten auslösen können. Da die kritische Menge individuell unterschiedlich ist, sollten Schwangere den Alkohol am besten ganz meiden. Auch Koffein soll in größeren Mengen die Entwicklung und das Geburtsgewicht des Kindes beeinträchtigen. Für koffeinhaltige Getränke wie Kaffee und schwarzer oder grüner Tee gilt als Obergrenze insgesamt etwa drei Tassen pro Tag. Das Rauchen sollte in der Schwangerschaft ganz eingestellt werden. Auch die Umgebung von Schwangeren sollte rauchfrei sein.

Um die Schwangere und das Ungeborene vor Infektionskrankheiten zu schützen, sollten während der Schwangerschaft weder rohes Fleisch wie Tartar und rohe Wurst wie Mettwurst und Teewurst, noch kurz gebratene Steaks oder Rohmilchkäse verzehrt werden. In nicht ausreichend gegartem Fleisch können sich **Toxoplasmose**-Erreger befinden, die für die werdende Mutter meist unproblematisch sind, aber beim ungeborenen Kind zu schweren Schäden führen können. Auch der Kontakt mit frischem Katzenkot und damit verunreinigter Erde oder kontaminierten Lebensmitteln gelten als Ansteckungsquellen. Hatte die Schwangere bereits vor der Schwangerschaft eine Toxoplasmose-Infektion, was durch einen Antikörpertest überprüft werden kann, besteht für das Kind keine Gefahr.

Rohmilch, die Rinde von Weichkäse, rohes Fleisch sowie unzureichend gereinigter Salat bergen das Risiko, **Listeriose**-Erreger zu enthalten. Über die Plazenta kann sich das Ungeborene mit den Bakterien infizieren und möglicherweise schwere Schäden erleiden. Der Verzehr von unerhitzter Milch, Rohmilchweichkäse, Sauermilchkäse sowie der Rinde von Weichkäse sollte daher in der Schwangerschaft vermieden und Gemüse gut gereinigt werden (*Leitzmann* u. a. 2003b, S. 123).

18.2 Ernährung für Stillende

Für **Stillende** gelten ähnliche Ernährungsempfehlungen wie für Schwangere. Der Eisenbedarf ist zwar nicht mehr so hoch, dafür liegt die empfohlene Zufuhr der Vitamine A, C und B_6 sowie von Zink um über 50 % höher (*DGE* u. a. 2000, S. 121). Die Versorgung mit diesen Nährstoffen kann durch die Vollwert-Ernährung gut gedeckt werden. Da in der Stillzeit der Energiebedarf deutlich ansteigt, isst die Stillende mehr und nimmt dadurch auch mehr Nährstoffe auf. In der Stillzeit besteht ein Mehrbedarf von etwa 530 kcal pro Tag (*Kersting* und *Alexy* 2002, S. 30). Diese Mehraufnahme wird in der Regel durch den größeren Appetit der Mutter automatisch gesteuert. Wird der Säugling vier bis sechs Monate voll gestillt, sinkt das Gewicht der Mutter meist wieder auf den Wert vor der Schwangerschaft. Die Stillzeit sollte allerdings nicht als Abmagerungskur genutzt werden. Denn sonst können Schadstoffe vermehrt aus dem Fettgewebe der Mutter freigesetzt werden und in die Muttermilch gelangen. Bei extrem niedriger Energiezufuhr kann zudem die Milchproduktion abnehmen.

Suchtgifte wie Alkohol, Koffein und Nikotin gehen in die Muttermilch über und sollten daher in der Stillzeit ganz gemieden werden.

Auf bestimmte Lebensmittel wie Zwiebeln, Kohl, Hülsenfrüchte oder saures Obst muss nur verzichtet werden, wenn der Säugling darauf mit Blähungen oder wundem Po reagiert. Untersuchungen zeigten, dass Säuglinge ganz unterschiedlich empfindlich sind, sodass ein genereller Verzicht nicht nötig ist (*Kersting* und *Alexy* 2002, S. 32).

Abschließend bleibt festzustellen, dass die Vollwert-Ernährung für die Zeit vor und während der Schwangerschaft sowie in der Stillzeit sehr gut geeignet ist. Insbesondere die nicht vegetarische Variante mit ein bis zwei Fleisch- und Fischmahlzeiten pro Woche kann die Nährstoffversorgung am besten sicherstellen. Aber auch die ovo-lakto-vegetabile Vollwert-Ernährung ist in der Schwangerschaft zu empfehlen, wenn der Eisengehalt im Blut der Schwangeren in der zweiten Schwangerschaftshälfte etwa zweimal ermittelt wird.

18.3 Kernaussagen

- In der Schwangerschaft sind die Zufuhrempfehlungen für einige Nährstoffe stark erhöht; der Energiebedarf nimmt nur leicht zu.
- Die in der Gießener Schwangerschafts-Studie untersuchten Vollwertköstlerinnen nahmen über die Nahrung mehr Vitamine und Mineralstoffe auf als eine Vergleichsgruppe, die sich mit üblicher Mischkost ernährte.
- Um die Eisenversorgung zu verbessern, wird in der Schwangerschaft die nicht-vegetarische Variante der Vollwert-Ernährung mit ein bis zwei Fleischmahlzeiten pro Woche empfohlen.
- Für eine ausreichende Jodaufnahme ist die Verwendung von jodiertem Salz zu empfehlen.
- Um ausreichend Folsäure aufzunehmen, sollten Schwangere reichlich Gemüse und Obst, besonders als Frischkost, verzehren. Für Frauen mit Kinderwunsch, die keine Vollwert-Ernährung praktizieren, sollte eine vorbeugende Einnahme von Folsäure-Supplementen überlegt werden.
- Bestimmte Genussmittel wie Alkohol, Koffein und Nikotin sollten wegen ihrer schädlichen Wirkung in Schwangerschaft und Stillzeit ganz gemieden werden.
- Um das Risiko für Toxoplasmose und Listeriose gering zu halten, sollten in der Schwangerschaft weder rohes Fleisch und rohe Wurst noch Rohmilch verzehrt werden.
- Für Stillende gelten ähnliche Ernährungsempfehlungen wie für Schwangere.
- Vollwert-Ernährung eignet sich insgesamt sehr gut für Schwangere und Stillende.

19 Vollwert-Ernährung für Säuglinge und Kleinkinder

(Beitragsautorin: Kathi Dittrich)

19.1 Allgemeines

Die erste Nahrung eines neugeborenen Kindes sollte **Muttermilch** sein. Denn Muttermilch ist optimal auf den Bedarf des Kindes abgestimmt und ihre Nährstoffzusammensetzung passt sich den Bedürfnissen des wachsenden Säuglings an. Darüber hinaus bietet das Stillen eine Reihe weiterer Vorteile für Mutter und Kind (Übersicht 19.1).

Übersicht 19.1:
Vorteile des Stillens
(nach *BgVV* 1999)

- Muttermilch ist optimal auf die Nährstoffbedürfnisse des Kindes abgestimmt.
- Muttermilch enthält spezifische Immunstoffe, die das Neugeborene vor Infektionen schützen.
- Muttermilch ist immer verfügbar, hygienisch einwandfrei und richtig temperiert.
- Stillen fördert die Gesundheit der Mutter: die Gebärmutter bildet sich schneller zurück, das Risiko für bestimmte Krebserkrankungen sinkt.
- Stillen fördert die emotionale Bindung zwischen Mutter und Kind.

Sollte das Stillen nicht möglich sein, ist industriell hergestellte Säuglingsanfangsnahrung auf Kuhmilchbasis die beste Alternative. Die entsprechenden Produkte sind mit der Silbe „Pre“ gekennzeichnet und können die gesamte Milchnahrungszeit hindurch gegeben werden (*Kersting* und *Alexy* 2000, S. 8). Die Milch von Kuh, Schaf und Ziege unterscheidet sich in der Nährstoffzusammensetzung zu sehr von denen der Muttermilch und ist daher nicht direkt geeignet. Lediglich Stutenmilch kommt der Muttermilch relativ nahe, ist aber schwer verfügbar und sehr teuer (*Franz* 1998). Andere Alternativen zur Muttermilch wie Frischkorn-, Mandel- oder Reismilch können zu einer Unterversorgung des Säuglings führen (*Kersting* und *Alexy* 2000, S. 8). Eine hypoallergene (sog. HA-)Nahrung ist nur erforderlich, wenn eine familiäre Veranlagung für Allergien vorliegt, d. h. wenn die Eltern oder Geschwister eine Allergie hatten bzw. haben.

19.2 Beikost

Der Säugling sollte mindestens vier, höchstens sechs Monate voll gestillt werden. Bei Familien mit einer Veranlagung für Allergien wird als Prävention eine Stilldauer von mindestens sechs Monaten empfohlen. Danach ist die Beikost zur Deckung des Eisen-, Calcium- und Vitaminbedarfs und für die Ballaststoffzufuhr erforderlich. Frühestens ab dem fünften Lebensmonat sollte der erste Brei eingeführt werden. Für die ersten Löffelmahlzeiten hat sich ein Gemüsebrei bewährt, der aus in Wasser gekochten und pürierten Möhren, Pastinaken, Brokkoli oder einem anderen verträglichen Gemüse bestehen kann. Aus Sicht der Vollwert-Ernährung sind selbst gekochte Breie zu bevorzugen. So lassen sich unnötige Zusätze vermeiden und die Zutaten frisch verarbeiten, was sich auch positiv auf den Geschmack auswirkt. Hat sich das Kind an die Löffelfütterung gewöhnt, kann der Gemüsebrei zu einem **Gemüse-Kartoffel-Brei** erweitert werden. Kinder mit hohem Allergierisiko sollten mit der Beikost im ersten Lebensjahr keine häufigen Allergieauslöser wie Kuhmilch, Eier, Fisch, Zitrusfrüchte, Soja, Weizen und Nüsse erhalten.

Um die **Eisenversorgung** des Säuglings zu gewährleisten, wird empfohlen, dem Gemüse-Kartoffel-Brei 20 g Fleisch, z. B. mageres Geflügel-, Lamm-, Rind- oder Schweinefleisch, zuzusetzen. Anfangs sollte nur eine Fleischart verwendet und weitere Fleischarten erst allmählich eingeführt werden (*Kersting* und *Alexy* 2000, S. 16). Aus Sicht der Vollwert-Ernährung ist eine tägliche Fleischgabe nicht unbedingt nötig. Wer seinem Kind weniger oder kein Fleisch geben möchte, kann stattdessen 10 g feine Vollkornflocken oder Vollkornmehl als Eisenlieferant verwenden. Besonders eisenreich sind Hafer, Hirse und Roggen sowie die Gemüsearten Fenchel, Schwarzwurzel und Brokkoli. Da das Eisen aus pflanzlichen Lebensmitteln schlechter resorbiert wird als aus Fleisch, sollte dem Brei nach dem Kochen ein Vitamin-C-reicher Kindersaft oder Orangensaft zugesetzt werden, denn Vitamin C verbessert die Verfügbarkeit des Eisens aus pflanzlicher Kost. Auch ein Nachtisch von 5–10 Teelöffeln Obstmus aus Honigmelone, Kiwi oder Beeren, falls gut verträglich, erhöht die Vitamin-C-Aufnahme. Werden die Aspekte zur Steigerung der Eisenaufnahme beachtet, gedeiht ein Kind auch ohne Fleisch (*Kersting* und *Alexy* 2000, S. 26; *Anemueller* 1997).

Als **Speiseöl** ist Rapsöl, aber auch Oliven-, Soja-, Sonnenblumen- oder Maiskeimöl empfehlenswert. In den ersten sechs Monaten sollte vorsichtshalber raffiniertes Öl bevorzugt werden, da es weniger Schwermetalle und freie Fettsäuren enthält. Nach sechs Monaten ist natives Kaltpressöl aus ökologischem Anbau geeignet. Um die Belastung mit Peroxiden gering zu halten, sollte das Öl im Kühlschrank gelagert und nach Anbruch möglichst bald verbraucht werden (*Kersting* und *Alexy* 2000, S. 16; *Verband für Unabhängige Gesundheitsberatung* 2002).

Am Ende des fünften bis siebten Monats sollte eine ganze Stillmahlzeit durch den Kartoffel-Gemüse-Brei ersetzt sein. Hat sich das Kind an den Brei gewöhnt, wird nach einem Monat, also im sechsten bis achten Monat, eine weitere Milchmahlzeit durch einen **Vollmilch-Getreide-Brei** abgelöst. Dieser besteht aus Vollmilch, Vollkornmehl oder -flocken sowie Obstsaft. Als Getreide eignen sich Hafer, Weizen oder Dinkel. Die Pseudogetreide Buchweizen, Amaranth und Quinoa sollten im ersten Lebensjahr nicht angeboten werden, da sie für Säuglinge gesundheitsabträgliche Inhaltsstoffe enthalten können (*DGE* 1996a).

Wird das Getreide frisch und fein gemahlen, bleiben auch die empfindlichen Nährstoffe des Getreides gut erhalten und der Brei erhält eine zum Füttern geeignete Konsistenz. Zur Verbesserung der Eisenversorgung sollten in den abgekühlten Brei ein bis zwei Esslöffel Orangensaft oder anderer Vitamin-C-reicher Saft untergerührt werden.

Im siebten bis neunten Monat wird der **Getreide-Obst-Brei** eingeführt und eine weitere Milchmahlzeit abgesetzt. Der Brei wird aus Vollkornmehl oder -flocken in Wasser gekocht und anschließend mit etwas Butter sowie fein geriebenem oder püriertem frischem Obst ergänzt. Der Brei enthält bewusst keine Milch, weil der Säugling sonst zu viel Protein erhalten würde und Milch die Resorption von Eisen aus Getreide verschlechtert (*Koletzko* 2002).

19.3 Familienkost und Getränke

Nach zehn bis zwölf Monaten hat sich der Magen-Darm-Trakt des Kindes so weit entwickelt, dass es zunehmend an der **Familienkost** teilnehmen kann. Zunächst kann das normale Mittagessen für das Kleinkind mit der Gabel etwas zerdrückt werden. Anschließend kann die Morgen- und Abendmahlzeit durch feines Müsli mit Obst und dünn belegtes Vollkornbrot ersetzt werden. Auch das erste unerhitzte Gemüse kann jetzt in fein geriebener Form nach und nach eingeführt werden. Als Zwischenmahlzeit eignen sich Obst, Vollkornbrot, Müsli und später rohes Gemüse. Eine abwechslungsreiche Vollwert-Ernährung mit Gemüse, Obst, Vollkorn- und Milchprodukten ist für das Kleinkind bestens geeignet. Die Gerichte sollten jedoch weiterhin wenig gesüßt und gesalzen sein. Unerhitzter Honig sollte im ersten Lebensjahr unter anderem wegen der Gefahr einer Botulismus-Infektion nicht gegeben werden (*Kersting* und *Alexy* 2000, S. 26). Fleisch und Eier spielen nach wie vor eine untergeordnete Rolle. Geringe Fleischgaben sind zur Deckung des Eisenbedarfs zwar günstig, aber nicht unbedingt nötig. Der Proteinbedarf lässt sich auch ohne Fleisch durch Milch, Sauermilchprodukte (Joghurt, Käse), Getreide, Nüsse sowie Hülsenfrüchte decken.

Mit Einführung der Beikost, spätestens aber mit der Familienkost, sollte das Kind regelmäßig etwas zu **trinken** bekommen. Das einfachste und beste Getränk ist Leitungswasser, wenn die Inhaltsstoffanalysen entsprechend günstig ausfallen. Aber auch kohlensäurearmes Mineralwasser und ungesüßter Kräutertee sind geeignet. Obst- und manche Gemüsesäfte können ebenso wie andere zuckerhaltige Getränke die Entstehung von Karies begünstigen und sollten mindestens im Verhältnis 1:1 mit Wasser verdünnt gegeben werden. Zuckerhaltige Getränke sollten jedoch nicht in der Flasche angeboten werden, da ständiges Nuckeln die Zähne angreifen kann. Am besten ist es, das Kind so früh wie möglich aus dem Becher trinken zu lassen.

19.4 Zur Frage zusätzlicher Nährstoffe

Über die normale Ernährung hinaus wird offiziell empfohlen, dem Kind im ersten Lebensjahr Vitamin D und Fluorid zu geben (*DGE* u. a. 2000, S. 82; S. 187). Der **Vitamin-D**-Gehalt der Muttermilch und der Beikost wird als zu gering eingeschätzt, um die Gefahr einer Rachitis sicher abzuwenden. Besonders gefährdet soll der Säugling zwischen dem zweiten und neunten Monat sein. Vitamin D wird zwar auch in der Haut bei Sonnenlicht gebildet; ob die endogen gebildete Menge insbesondere in den Wintermonaten ausreicht, ist aber umstritten. In den Wintermonaten sollte daher eine vorbeugende Gabe von Vitamin D überlegt werden.

Die Einnahme von **Fluoridtabletten** ist dagegen unnötig, da sie den Säugling lediglich vor Karies und nicht vor einem – in der Praxis nicht auftretenden – Fluoridmangel schützen soll. Sinnvoller ist es, durch eine geeignete Ernährung und regelmäßige Zahnpflege Karies vorzubeugen (*Rischer* 2000).

Zusammenfassend ist sowohl für die Ernährung von älteren Säuglingen als auch für Kleinkinder die Vollwert-Ernährung bestens geeignet. Wie bei Erwachsenen sollte auf besondere Vorlieben und Abneigungen oder eventuell bestehende Unverträglichkeiten geachtet werden.

19.5 Kernaussagen

- Muttermilch ist optimal auf den Bedarf des Kindes abgestimmt; ihre Nährstoffzusammensetzung passt sich den Bedürfnissen des wachsenden Säuglings an.
- Der Säugling sollte mindestens vier, höchstens sechs Monate voll gestillt werden. Falls dieses nicht möglich ist, eignet sich industriell hergestellte Säuglingsanfangsnahrung, die mit „Pre" gekennzeichnet ist.
- Frühestens ab dem fünften und spätestens ab dem siebten Monat sollte der Säugling Beikost erhalten.
- Um die Eisenversorgung des Säuglings zu gewährleisten, wird empfohlen, dem Gemüse-Kartoffel-Brei 20 g Fleisch, z. B. mageres Geflügel-, Lamm-, Rind- oder Schweinefleisch zuzusetzen. Wird stattdessen Vollkorn und Vitamin-C-reicher Saft gegeben, gedeiht das Kind auch ohne Fleisch.

- Als weitere Breie werden der Vollmilch-Getreide-Brei und der Getreide-Obst-Brei eingeführt.
- Ab dem zehnten bis zwölften Monat kann das Kind allmählich an der Familienkost teilnehmen. Eine angepasste Vollwert-Ernährung eignet sich bestens für Kleinkinder.
- Mit Einführung der Beikost, spätestens aber mit der Familienkost, sollte das Kind regelmäßig etwas zu trinken bekommen. Leitungswasser, kohlensäurearmes Mineralwasser und ungesüßter Kräutertee sind sehr empfehlenswert.

20 Vollwert-Ernährung für Senioren

(Beitragsautorin: Ulrike Becker)

20.1 Allgemeines

Mit fortschreitendem Alter kommt es zu **physiologischen Veränderungen** der Organfunktionen. Während der Energiebedarf deutlich abnimmt, kann der Bedarf für die Vitamine C, D und B_6 erhöht und die Resorption einzelner Mikronährstoffe wie Vitamin B_{12} oder Calcium verringert sein (*Kasper* 1999; *Heseker* und *Schmid* 2002). Zudem steigt das Risiko für Erkrankungen, was meist die Einnahme verschiedener Medikamente erforderlich macht. Das kann sich auf den Ernährungszustand ebenso ungünstig auswirken wie auf den Appetit sowie auf das Riech- und Schmeckvermögen. Altersbedingt muss die Nahrungszubereitung und die Auswahl an Lebensmitteln zudem individuellen Anforderungen wie Kaubeschwerden oder Unverträglichkeiten angepasst werden (s. 6.2, S. 192). Eine ausgewogene und altersangepasste Vollwert-Ernährung kann aufgrund der hohen Nährstoffdichte dazu beitragen, dass Lebensqualität und Vitalität auch im Alter erhalten bleiben und Alterungsprozesse verlangsamt werden.

Im Allgemeinen zählen Personen ab dem 65. Lebensjahr zu den Senioren. Diese Bevölkerungsgruppe ist aufgrund sehr unterschiedlicher Gesundheits- und Lebenssituationen aber keineswegs einheitlich. Die *WHO* nimmt folgende Einteilung vor: 61- bis 75-Jährige gelten als ältere Menschen, 76- bis 90-Jährige als alte Menschen bzw. Hochbetagte; ab 91 Jahren wird von sehr alten Menschen bzw. Höchstbetagten gesprochen (Gesundheitsamt Bremen 2001, S. 9).

20.2 Deckung des Nährstoffbedarfs

Wenn der Mensch älter wird, kommt es zu fortschreitenden physiologischen Veränderungen. Da der Körper über Kapazitätsreserven verfügt, sind allerdings nicht gleich Leistungseinbußen spürbar. Wie sehr die Organfunktionen abnehmen, wird durch genetische Veranlagung und durch den Lebensstil und damit auch die Ernährung beeinflusst (*Heseker* und *Schmid* 2002). Während sich Nährstoffbedarf und -zufuhr junger Senioren nur unwesentlich von anderen Erwachsenen unterscheidet, treten bei **Hochbetagten** zunehmend Ernährungsdefizite auf. Bedingt durch physiologische Veränderungen, körperliche und geistige Beeinträchtigungen, psychische und soziale Probleme sowie Erkrankungen wird es zunehmend schwieriger, die Ernährung so anzupassen, dass der Nährstoffbedarf gedeckt ist. Bereits marginale Nährstoffdefizite wirken sich negativ auf Immunsystem und Gedächtnisleistungen aus (*Heseker* und *Schmid* 2002). Eine Kost, die reich an Gemüse und Obst und damit an Antioxidanzien ist, trägt dagegen zur Aufrechterhaltung von Wahrnehmungsfähigkeit und Gedächtnis älterer Menschen bei (*Bates* u. a. 2001).

Die potenziellen Veränderungen des Nährstoffbedarfs im Alter beruhen primär auf einem erhöhten Bedarf (Vitamin C und B_6) oder auf einer verminderten Resorption (Vitamin D und B_{12}, Folsäure, Calcium).

Von einer fortschreitenden **Abnahme der Leistungsfähigkeit der Organe** ist besonders der Magen betroffen, der weniger Säure produziert. Rund ein Drittel der älteren Generation leidet daher unter einer chronischen atrophischen Gastritis, d. h. an einer altersbedingten

Rückbildung der Magenschleimhaut, mit Verlust der spezifischen, säureproduzierenden Magendrüsen (*Volkert* 1997, S. 58ff). Die dadurch bedingte geringere Säureproduktion wirkt sich negativ auf die Verfügbarkeit der **Vitamine B_6, B_{12}** und **Folsäure** sowie die Löslichkeit und Verfügbarkeit des Mineralstoffs **Calcium** aus. Altersbedingte Erkrankungen und die daraus folgende Medikamenteneinnahme können die Ausnutzung dieser Vitamine zusätzlich beeinträchtigen (*Kasper* 1999).

Um die eingeschränkte Verfügbarkeit von **Folsäure** auszugleichen, sollten regelmäßig grüne Gemüse, Hülsenfrüchte, Nüsse und Vollkornprodukte verzehrt werden. Auch Erdbeeren, Orangen oder Weintrauben sind reich an Folsäure. Die Zufuhr an **Vitamin B_6** wird gewährleistet, wenn regelmäßig Kohl, grüne Bohnen, Linsen, Feldsalat und Vollkornprodukte sowie mageres Fleisch und Fisch verzehrt werden. **Vitamin B_{12}** liefern tierische Produkte wie Leber, Muskelfleisch, Fisch, Eier, Milch und Käse. Da dessen Resorption durch unzureichende Magensäure sowie Medikamente häufig verschlechtert ist und damit das Risiko für einen Mangel mit zunehmendem Alter deutlich ansteigt, wird insbesondere für Senioren, die an einer atrophischen Gastritis leiden, die Einnahme von Vitamin-B_{12}-Präparaten für sinnvoll gehalten (*Bates* 2001; *DGE* u. a. 2000, S. 134; *Kasper* 1999).

Im Alter ist die Resorption von **Vitamin D** sowie dessen Synthese in der Haut reduziert. Weil sich dadurch auch die Resorption von **Calcium** vermindert, steigt die Wahrscheinlichkeit für Osteoporose deutlich an. Um das Risiko für Knochenbrüche zu senken, sollten sich Senioren regelmäßig im Freien aufhalten, für Bewegung sorgen und täglich Milch-Erzeugnisse verzehren. Wird Milch aufgrund der teilweise nachlassenden Aktivität des Enzyms Laktase nicht mehr vertragen, können die besser verträglichen Sauermilch-Erzeugnisse wie Joghurt, Dickmilch oder Kefir gegessen werden. Die Empfehlungen der *DGE* für **Vitamin D**, die für über 65-Jährige von 5 auf 10 µg pro Tag angehoben wurden, können über die Nahrung kaum gedeckt werden (*DGE* u. a. 2000, S. 15, 83), denn nur wenige Lebensmittel wie Fettfische, z. B. Hering oder Makrele, Leber und Eigelb sowie Pilze liefern Vitamin D in nennenswerter Menge. Daher ist ein Vitamin-D-Mangel bei über-70-Jährigen auch bei ausgewogener Ernährung weit verbreitet (*Begerow* u. a. 2002). Eine Zufuhr über Präparate kann überlegt werden. Das gilt insbesondere für Senioren, die sich wenig im Freien aufhalten, besonders in der sonnenarmen Zeit des Jahres.

Bei älteren Menschen finden sich zudem bei gleicher Vitamin-C-Aufnahme wesentlich niedrigere Vitamin-C-Spiegel im Blut als bei jüngeren Erwachsenen (*Heseker* und *Schmid* 2002). Um den möglichen Mehrbedarf an **Vitamin C** zu decken, sollten täglich frisches Gemüse und Obst und/oder Obstsäfte verzehrt werden.

Eine entscheidende Rolle in der Seniorenernährung spielt der **abnehmende Energiebedarf**. Der Grundumsatz und damit der Energiebedarf sinkt bis zum 75. Lebensjahr etwa um 15–20 % (*Heseker* und *Schmid* 2002). Je nach körperlicher Aktivität nimmt auch der Leistungsumsatz erheblich ab. Um den Verlust der aktiven Muskelmasse aufzuhalten, sollten Senioren gezielt Muskel erhaltende bzw. Muskel aufbauende Übungen durchführen und sich soviel wie möglich bewegen.

Die **Resorption der Hauptnährstoffe** scheint bei Senioren nicht beeinträchtigt, obwohl im gesamten intestinalen Bereich die Durchblutung verringert ist und die funktionellen Bestandteile wie Lebermasse sowie Darmoberfläche abnehmen (*Volkert* 1997, S. 67).

Die Fähigkeit, **Glucose** zu verstoffwechseln, sinkt altersbedingt durch eine reduzierte Insulinsekretion und/oder Insulinsensitivität ebenfalls ab (*Bates* 2001). Dadurch ist der Blutzuckerspiegel bei Senioren häufig erhöht und das Risiko steigt an, Diabetes mellitus Typ II zu entwickeln. Hohe Mengen komplexer Kohlenhydrate scheinen sich bei Älteren positiv auf die Insulinsensitivität und den Blutzuckerspiegel auszuwirken (*Volkert* 1997, S. 96). Produkte aus dem vollen Korn und reichlich Gemüse und Obst, wie es für die Vollwert-Ernährung empfohlen wird, sind daher für die tägliche Kost günstig.

Auch die Bildung und der Abbau von **Lipiden** wie **Lipoproteinen** und **Cholesterin** sind im Alter vermindert. Das begünstigt das Entstehen von Hypercholesterinämie und Arteriosklerose. Senioren ist daher eine fettarme Kost zu empfehlen.

20.3 Altersbedingte Besonderheiten

Während noch selbstständig lebende, mobile Senioren mit den meisten Mikronährstoffen gut versorgt sind, weisen alte bzw. sehr alte Menschen häufig eine schlechte Nährstoffversorgung auf. Sie nehmen insgesamt **zu wenig Nahrung** auf und ernähren sich **zu einseitig**. Ein verringertes Verlangen nach Nahrung kann durch die geringere Stoffwechselrate und abnehmende körperliche Aktivität alter Menschen bedingt sein. Auch soziale Faktoren wie Einsamkeit oder eingeschränkte Mobilität spielen eine Rolle. Zudem ist im Alter der Appetit durch eine gesteigerte Aktivität von Sättigungsfaktoren und eine Veränderung der Neurotransmitter vermindert (*Volkert* 1997, S. 47).

Die Essgewohnheiten älterer Menschen werden auch durch ein verringertes Geschmacksempfinden erheblich beeinflusst. Etwa 60 % der 65–80-jährigen Menschen leiden an klinisch bedeutsamen **Schmeck- und Riechstörungen**, bei über 80-Jährigen steigt die Zahl auf etwa 75 % an. Das Süßempfinden ist bis ins hohe Alter oft gut erhalten, dagegen sinkt mit zunehmendem Alter die Präferenz von Speisen mit überwiegend sauren und bitteren Geschmackskomponenten, wie sie sich in bestimmten Gemüsen, Obst oder Kräutern finden. Kommt zu der Schmeck- noch eine Riechstörung hinzu, wird häufig die bevorzugte Nahrungsvielfalt weiter eingeschränkt, was sich negativ auf die Nährstoffversorgung auswirkt (*Klimek* u. a. 2000). Um trotz des nachlassenden Schmeck- und Riechvermögens die Freude am Essen zu erhalten, sollten reichlich frische oder getrocknete Kräuter und Gewürze verwendet und die Mahlzeiten in einer angenehmen Atmosphäre liebevoll angerichtet werden.

Ein hoher **Medikamentenkonsum**, der insbesondere bei Höchstbetagten nicht selten ist, kann sich ebenfalls negativ auf Appetit, Geschmacksempfinden und Speichelproduktion auswirken. Zusätzlich kann es zu **Mundtrockenheit** sowie **Schluckstörungen** kommen (*Leitzmann* u. a. 2003b, S. 143ff). Mit zunehmendem Alter erhöht sich zudem die Wahrscheinlichkeit für Zahnverluste und Zahnersatz. Probleme mit dem Kauen können dazu führen, dass bestimmte Lebensmittel wie Vollkornbrot oder frische Gemüse nicht mehr verzehrt oder dass weich gekochte Speisen bevorzugt werden. Auch das kann zu einer verschlechterten Versorgung mit Nährstoffen führen (*DGE* u. a.2000, S. 19).

Durch die genannten Veränderungen bzw. Probleme leiden viele Höchstbetagte an **Mangel- bzw. Unterernährung**. Betroffene bzw. Pflegepersonen sollten darauf achten, dass regelmäßig und abwechslungsreich gegessen wird. Mehrere kleine Mahlzeiten, schonend zubereitet und eventuell schon mundgerecht portioniert, motivieren eher zum Essen als wenige große. Bereiten rohes Gemüse und Obst Probleme, sollte es fein geraffelt bis püriert werden, da es in dieser Form meist auch unerhitzt gut verzehrt werden kann. Auch schonend zubereitete Warmspeisen können gegebenenfalls püriert gegessen werden. Gemüse- und Fruchtsäfte sind bei massiven Kauproblemen ebenfalls eine Alternative zur normalen Kost, um die Nährstoffversorgung zu sichern.

Das **Durstempfinden** ist in der Regel auch bei gesunden Senioren deutlich reduziert (*Volkert* 1997, S. 49). Eine zu geringe Flüssigkeitsaufnahme kann die Organfunktionen erheblich beeinträchtigen. Da der Wassergehalt des Körpers im Alter geringer ist und der Flüssigkeitshaushalt weniger schnell reguliert wird, kann es im Alter zu ernsten Austrocknungszuständen kommen. Auch Verstopfung ist möglicherweise auf eine zu geringe Flüssigkeitsaufnahme zurückzuführen (*Leitzmann* u. a. 2003b, S. 145). Um eine ausreichende Trinkmenge von etwa 1,5 Litern täglich zu erreichen, empfiehlt es sich, in regelmäßigen Abständen kleinere Mengen zu trinken und stets ein gefülltes Glas ins Blickfeld zu stellen.

Alterungsprozesse verlaufen nicht einheitlich und werden durch den **persönlichen Lebensstil** sowie durch soziale und andere äußere Umstände stark beeinflusst. Generell gilt, dass aufgrund des verminderten Energiebedarfs fettarme Lebensmittel bevorzugt werden sollten, die eine hohe Nährstoffdichte aufweisen, wie Gemüse und Obst, Vollkorn-Erzeugnisse sowie Milch- und Milch-Erzeugnisse. Von diesen Lebensmittelgruppen sollten täglich mehrere Portionen auf dem Speiseplan stehen. Im Allgemeinen sind mehrere kleine Mahlzeiten besser verträglich als wenige große. Wichtig ist ein abwechslungsreicher Speiseplan und insbesondere bei Höchstbetagten, dass sie regelmäßig essen und trotz des verminderten Durstempfindens ausreichend trinken. Da altersbedingt auch die Leistungsfähigkeit des Immunsystems nachlässt und die Anfälligkeit für Infektionen steigt, ist eine überwiegend pflanzliche Ernährung, die reich an Vitaminen und sekundären Pflanzenstoffen ist, besonders empfehlenswert.

20.4 Kernaussagen

- Mit fortschreitendem Alter kommt es zu physiologischen Veränderungen der Organfunktionen.
- Während der Energiebedarf deutlich abnimmt, kann der Bedarf für die Vitamine C, D und B_6 erhöht und die Resorption von Vitamin B_{12} und Calcium verringert sein.
- Insbesondere bei Hochbetagten und Höchstbetagten treten zunehmend Ernährungsdefizite auf.
- Physiologische Veränderungen sowie Medikamenteneinnahme verschlechtern die Versorgung mit Calcium und den Vitaminen C, B_6, B_{12} und Folsäure.
- Die empfohlenen Vitamin-D-Mengen können über die Nahrung kaum gedeckt werden. Bei Senioren, die sich wenig im Freien aufhalten, ist daher eine Supplementierung zu überlegen, besonders in der sonnenarmen Jahreszeit.
- Durch soziale Faktoren wie Einsamkeit und Immobilität sowie durch Schmeck- und Riechstörungen ist die bevorzugte Nahrungsvielfalt insbesondere von Hochbetagten und Höchstbetagten stark eingeschränkt, was sich negativ auf die Nährstoffversorgung auswirkt.
- Das Durstempfinden ist in der Regel auch bei gesunden Senioren deutlich reduziert. Auf eine ausreichende Trinkmenge von etwa 1,5 Litern pro Tag sollte daher geachtet werden.
- Eine altersgerechte Vollwert-Ernährung eignet sich sehr gut für Senioren.

21 Vollwert-Ernährung für Sportler

(Beitragsautorin: Kathi Dittrich)

21.1 Allgemeines

Für gute sportliche Leistungen spielen viele Faktoren eine Rolle. Neben Talent, Training, Technik und Taktik stellt die Ernährung eine wichtige Grundlage dar. Nur wenn dem Körper alle benötigten Nährstoffe sowie Energie in ausreichender Menge zur Verfügung stehen, kann er optimal funktionieren. Viele Leistungssportler ernähren sich nicht günstig. Männliche Ballsportler konsumieren häufig zu viel Alkohol, Bodybuilder(innen) nehmen **zu viele Proteine** auf und beide Geschlechter verzehren tendenziell **zu wenig Kohlenhydrate**, aber dafür zu viel Fett (*Schek* 2002, S. 14f).

Auch bei den Mikronährstoffen gibt es bei Sportlern Defizite. Unzureichend ist die **Zufuhr der Vitamine** A, C, E und B_6. Bei den Mineralstoffen werden Magnesium, Calcium, Zink und bei jungen Frauen Eisen als kritisch angesehen (*Schek* 2002, S. 67ff). Gesundheitlich belastend ist zudem, dass bei einigen Sportarten wie Kunstturnen oder Ballett bewusst ein niedriges Körpergewicht angestrebt wird oder sich Kampfsportler vor dem Wettkampf in eine niedrigere Gewichtsklasse herunterhungern.

Tab. 21.1: Wünschenswerte Relation der Hauptnährstoffe in der Trainingsphase für Ausdauer- und Kraftsportler (*Schek* 2002, S. 14)

Energieliefernde Nährstoffe	Energie-Prozent	
	Ausdauer-sportler	Kraft-sportler
Kohlenhydrate	≥ 55	50
Fette	≤ 30 (mind. 15)	≤ 35 (mind. 15)
Proteine	≥12 (max. 15)	≥ 12 (max. 15)
Alkohol	≤ 3	≤ 3

21.2 Deckung des Nährstoffbedarfs

Generell gelten für Sportler – ob im Freizeit- oder Leistungsbereich – die gleichen Empfehlungen für die Nährstoffrelation wie für die Allgemeinbevölkerung: zwischen 50 und 55 % der Energiezufuhr aus Kohlenhydraten, 30–35 % aus Fetten und 12–15 % aus Protein (*DGE* u. a. 2000, S. 36ff). Während Ausdauersportler eher einen Kohlenhydratanteil von 55 % anstreben sollten, kann er bei Kraftsportlern bei 50 % liegen und der Fettanteil mit 35 % etwas höher sein (Tab. 21.1).

Der **Vitamin- und Mineralstoffbedarf** ist höher als bei der Durchschnittsbevölkerung, wird aber durch die vermehrte Nahrungsaufnahme gedeckt. Die empfohlenen Nährstoffdichten für Vitamine und Mineralstoffe liegen nicht höher, denn die Mikronährstoffe gehen nicht überproportional zum Energieverbrauch verloren (*Schek* 2002, S. 66).

Im Wettkampf wird besonders Ausdauersportlern empfohlen, den Anteil an Kohlenhydraten auf über 60 % der Energiezufuhr zu erhöhen. Ansonsten unterscheiden sich die Anforderungen an die Ernährung bei verschiedenen Sportarten weniger stark als vielfach angenommen. Damit der Fettgehalt der Nahrung nicht zu hoch und eine ausreichende Versorgung mit Kohlenhydraten, Vitaminen und Mineralstoffen gewährleistet ist, sollten Sportler möglichst **überwiegend pflanzliche Lebensmittel** mit einer hohen Nährstoffdichte bevorzugen, wie Gemüse und Obst, Getreideprodukte, Hülsenfrüchte und Kartoffeln (*Wagner* und *Schröder* 2002, S. 15 ff).

Die Vollwert-Ernährung ist daher für Sportler eine günstige Ernährungsform, sowohl in der vegetarischen als auch in der nicht-vegetarischen Variante mit ein bis zwei Fleisch- oder Fischmahlzeiten pro Woche.

Dass eine ovo-lakto-vegetabile Vollwert-Ernährung selbst bei extremer Belastung für eine gute Nährstoffzufuhr sorgt, zeigte sich beim sog. **Deutschlandlauf**. Die Untersuchung von 30 Läufern belegte, dass selbst bei extremer Belastung (1015 km verteilt auf 20 Tage, d. h. etwa 50 km pro Tag) die Vollwert-Ernährung den Nährstoff- und Energiebedarf ausreichend deckt. Die Vollwertköstler waren besser mit den meisten Vitaminen und Mineralstoffen versorgt als eine Kontrollgruppe, die sich durchschnittlich ernährte. Lediglich der Eisenzufuhr und -resorption ist, wie bei der konventionellen Sporternährung, besondere Aufmerksamkeit zu widmen, da insbesondere Sportlerinnen nur knapp mit Eisen versorgt waren (*Eisinger* 1990, S. 174ff).

21.3 Kohlenhydrate als Hauptenergieträger

Ein hoher Kohlenhydratanteil der Kost ist für Sportler besonders wichtig, um die **Glykogenspeicher** in Leber und Muskelzellen gut gefüllt zu halten. Die als Glykogen gespeicherten Kohlenhydrate dienen neben den Fetten zur Energiebereitstellung während körperlicher Beanspruchung (*Baum* 2002). Um den Anteil an Kohlenhydraten in der Nahrung zu erhöhen, empfehlen sich stärke- und ballaststoffreiche Lebensmittel wie Haferflocken, Vollkornbrot, Naturreis, Kartoffeln, Hirse, Obst und Gemüse, die gleichzeitig auch reichlich Vitamine und Mineralstoffe enthalten. Eine Verteilung der Energiezufuhr auf **sechs Mahlzeiten** wirkt sich eher günstig auf die Glykogensynthese aus (*Schek* 2002, S. 44). Um eine Unterzuckerung zu vermeiden, sollten als Basiskost Lebensmittel mit niedrigem und mittlerem glykämischem Index bevorzugt werden. Dies sind beispielsweise Hülsenfrüchte, Vollkornnudeln, Naturreis, Pumpernickel, Äpfel und Orangen.

Um die Glykogenreserven für einen Wettkampf über den normalen Gehalt hinaus zu füllen, führen insbesondere Ausdauersportler das sog. **Carbo-Loading** durch. Dafür entleert der Sportler ein paar Tage vor dem Wettkampf seine Glykogenspeicher durch körperliche Belastung. Anschließend erhöht er den Kohlenhydratanteil der Nahrung auf bis zu 70 Energieprozent und verkürzt gleichzeitig das Training. Stärkereiche Speisen wie Gemüse-Reis-Gerichte, Nudeln mit fettarmer Tomatensoße, Kartoffeln mit Quark, Müsli mit Joghurt oder Obstsaft sowie Milchreis oder Grießbrei mit Früchten sind hierfür besonders geeignet (*Wagner* und *Schröder* 2002, S. 47). Auf diese Weise können die Zellen bis zu 50 % mehr Glykogen speichern. Etwa 30–60 Minuten vor einem längeren Wettkampf sollten die Speisen allerdings nicht zu ballaststoffreich sein, um den Magen-Darm-Trakt nicht unnötig zu belasten. Dennoch sollten Lebensmittel mit niedrigem glykämischem Index bevorzugt werden (s. Tab. 4.4, S. 68), um zu Beginn des Wettkampfs einen Abfall des Glucosespiegels und eine schnelle Entleerung der Glykogenspeicher sowie einen raschen Abbau von freien Fettsäuren zu vermeiden (*Buyken* 2003). Während der Belastung sollten dann in regelmäßigen Abständen Kohlenhydrate mit hohem glykämischem Index zugeführt werden. Um gleichzeitig auch **Flüssigkeit** aufzunehmen, sind isotone Glucose-Elektrolyt-Lösungen oder eine Mischung aus einem Teil Apfelsaft und zwei Teilen kohlensäurefreiem Mineralwasser gut geeignet (*Baum* 2002).

Nach dem Wettkampf gilt es, zunächst die Flüssigkeitsdefizite auszugleichen und die entleerten Glykogenspeicher wieder aufzufüllen. Dies gelingt beispielsweise mit Apfelsaftschorle, aus Apfelsaft im Verhältnis 1:1 mit Wasser gemischt. Anschließend reicht die im Training übliche kohlenhydratreiche Kost aus, um die Glykogenspeicher zu füllen.

21.4 Überschätzung der Proteinzufuhr

Sowohl bei Kraft- als auch bei Ausdauersportlern steigt der Proteinbedarf. Da Ausdauersportler zur Energiebereitstellung über die Gluconeogenese relativ viel Protein verbrauchen, wird für diese Sportart eine Proteinzufuhr von 1,6 g/kg Körpergewicht und Tag empfohlen. Kraftsportler benötigen selbst in der intensiven Muskelaufbauphase nicht mehr als 1,2 g/kg/Tag (*Schek* 2002, S. 61). Diese **Proteinmengen** werden bei einem Proteinanteil der Kost von 10–15 Energieprozent gut gedeckt. Auch mit einer ovo-lakto-vegetabilen, vollwertigen Ernährung lassen sich diese Proteinmengen problemlos erreichen (s. 6.7.3, S. 219). Bei einer überwiegend pflanzlichen Nahrung kann durch die Kombination von Lebensmitteln für eine hohe Proteinqualität gesorgt werden. Günstige Kombinationen sind Vollkorngetreide mit Milch, Hülsenfrüchten oder Eiern - sowie Kartoffeln mit Eiern oder Milch (s. 4.3, S. 81).

Probleme bereiten eher die (unnötig) **hohen Proteinmengen**, die von zahlreichen **Kraftsportlern** mit Präparaten zugeführt werden. Um den anfallenden Harnstoff zu eliminieren, muss die Flüssigkeitszufuhr erheblich gesteigert werden, damit die Nieren nicht überlastet werden (*Schek* 2002, S. 62).

Für die **Fettzufuhr** von Sportlern gelten die gleichen Empfehlungen wie für die Allgemeinbevölkerung (s. 4.4, S. 85): Sie sollten weniger tierisches Fett und mehr hochwertige pflanzliche Öle verwenden (*Wagner* und *Schröder* 2002, S. 15).

21.5 Zeit-Mengen-Problem

Bei Leistungssportlern, die einen sehr hohen Energiebedarf von mehr als 3.000 kcal bei Frauen und 4.500 kcal bei Männern haben, stellt die voluminöse vollwertige Ernährung hohe Anforderungen an die **Kapazität des Verdauungstrakts**. Hinzu kommt, dass die Aufnahme großer Nahrungsmengen relativ viel Zeit erfordert, die bei zahlreichen Leistungssportlern knapp ist. Konzentrate und Supplemente sollten jedoch nur in Ausnahmefällen zur Deckung des Energie- und Nährstoffbedarfs herangezogen werden, da sie nicht die Vielfalt der Inhaltsstoffe natürlicher Nahrung aufweisen und zur Beeinflussung der Resorption anderer Nährstoffe führen können. Nur bei Zeit-Mengen-Problemen oder bei extremen Belastungen kann es nötig sein, auf Energiekonzentrate zurückzugreifen (*Schek* 2002, S. 29).

Um den Verdauungstrakt nicht zu überlasten, ist es ratsam, die Energiezufuhr auf etwa **sechs Mahlzeiten pro Tag** zu verteilen. Etwa 30 % der täglichen Energiezufuhr nehmen Sportler über **Zwischennahrung** auf. Hier eignen sich Trockenobst, Salzstangen, Reissnacks oder Müsliriegel anstelle fetter und süßer Snacks wie Schokolade, Eis und Gebäck (*Schek* 2002, S. 17).

21.6 Flüssigkeitszufuhr

Sportler verlieren durch das Schwitzen Flüssigkeit, deshalb ist eine ausreichende Flüssigkeitsversorgung wichtig. Bereits eine Abnahme des Körperwassergehaltes um 2–5 % beeinträchtigt die physische Leistungsfähigkeit (*Schek* 2002, S. 33). **Hypertone Getränke** wie Limonaden, reine Fruchtsäfte oder Energydrinks sind nicht geeignet, da sie eine Flüssigkeitssekretion in den Dünndarm bewirken. Erst im Dickdarm wird die Flüssigkeit vollständig absorbiert.

Hypo- bis isotone Getränke wie Wasser oder Glucose-Elektrolyt-Lösungen werden zum größten Teil schon im Dünndarm absorbiert. Daher sind sie zur schnellen Rehydratation geeignet. Bei Wasser sollte kohlensäurearmen und natriumreichen Mineralwässern der Vorzug gegeben werden, weil diese schneller resorbiert werden (*Schek* 2002, S. 39).

Auch **Fruchtsaftschorlen**, d. h. Fruchtsäfte im Verhältnis 1:1 (vor und nach dem Sport) bzw. 1:2 (während der Belastung) mit Mineralwasser gemischt, sind zum Auffüllen der Flüssigkeitsverluste geeignet. Während des Wettkampfs können sich jedoch die Fruchtsäuren negativ auf die Netto-Wasserabsorption auswirken, deshalb sind gut zusammengesetzte Glucose-Elektrolyt-Lösungen bei Leistungssportlern mit Ausdauerbelastung geeigneter (*Schek* 2002, S. 38).

21.7 Kernaussagen

- Für Freizeit- und Leistungssportler gilt prinzipiell die gleiche empfohlene Nährstoffrelation wie für die Allgemeinbevölkerung.
- Um die Glykogenspeicher in Leber und Muskelzellen gut gefüllt zu halten, sollten Sportler auf einen hohen Kohlenhydratanteil ihrer Kost achten.
- Der leicht erhöhte Proteinbedarf von Kraft- und Ausdauersportlern kann bei einem Proteinanteil der Kost von 10–15 Energieprozent gut gedeckt werden.
- Damit der Fettgehalt der Nahrung nicht zu hoch und eine ausreichende Versorgung mit Kohlenhydraten, Vitaminen und Mineralstoffen gewährleistet ist, sollten Sportler überwiegend pflanzliche Lebensmittel mit einer hohen Nährstoffdichte bevorzugen, wie Gemüse und Obst, Getreideprodukte, Hülsenfrüchte und Kartoffeln.
- Vor und während des Wettkampfs sind besondere Ernährungsempfehlungen zu beachten.
- Zum Ausgleich des Flüssigkeitsverlustes dienen hypo- bis isotone Getränke und Fruchtsaftschorlen.
- Vollwert-Ernährung eignet sich für alle Sportler und Sportarten.

22 Zusammenfassung und Schlussbetrachtung

Die Wurzeln und Grundideen der Vollwert-Ernährung – auf die gesundheitliche Dimension bezogen – reichen bis in die Antike zurück. *Hippokrates* mit seiner Medizin der Gesunderhaltung und *Pythagoras* mit seinem klassischen Vegetarismus gelten als Begründer ganzheitlicher Ernährungs- und Lebensweisen in Europa. Gleichzeitig entwickelten sich umfassende Konzepte des menschlichen Lebens in China und Indien. Diese Ideen und Erfahrungen wurden von einer Reihe von Ganzheitsmedizinern wie *Paracelsus* (1493–1541) und *Hufeland* (1762–1836) weiterentwickelt.

Die Reformbewegung seit Mitte des 19. Jahrhunderts erkannte die nachteiligen Wirkungen der Industrialisierung auf den Menschen. Wichtige Wegbereiter der heutigen Vollwert-Ernährung waren *Max Bircher-Benner* (1867–1939) mit seinen klinischen Erfahrungen und *Werner Kollath* (1892–1970) mit seinen experimentellen Befunden. Ihre frühen Erkenntnisse führten zum Begriff „Vollwert der Nahrung“. Sie erkannten den Wert der nicht bzw. gering verarbeiteten Lebensmittel, die neben ihrem Reichtum an lebensnotwendigen und gesundheitsfördernden Inhaltsstoffen auch für die Widerstands- und Selbstheilungskräfte des Körpers bedeutsam sind.

Diesen Pionieren folgte eine Vielzahl von Ärzten, Zahnärzten und Ernährungswissenschaftlern, die aus ihrer jeweiligen Situation heraus die Vollwert-Ernährung weiterentwickelten: unter anderem *Are Waerland, Joseph Evers, Max-Otto Bruker, Johann Georg Schnitzer, Herbert Warning, Berthold Thomas* und *Helmut Anemueller*.

Infolge der weiteren Entwicklung in der Produktion, Verarbeitung und Zubereitung der Lebensmittel sowie aufgrund der Fortschritte in der Ernährungswissenschaft und Lebensmittelanalytik war es erforderlich, diese Aussagen zu ergänzen und weiterzuentwickeln. Im vorliegenden Buch werden altbewährte Erfahrungen mit neuen wissenschaftlichen Erkenntnissen, unter anderem über eine artgerechte und bedarfsgerechte Ernährung, zu einem schlüssigen Konzept zusammengeführt.

Zum ganzheitlichen Anspruch der Vollwert-Ernährung gehört zusätzlich zur Gesundheit des Einzelnen auch die Einbeziehung der Dimensionen Umwelt, Wirtschaft und Gesellschaft. Hierbei geht es einerseits um die weltweiten Auswirkungen des Ernährungssystems auf die Erhaltung der natürlichen Lebensgrundlagen, andererseits um die ökonomischen und sozialen Bedingungen der Menschen, die in der Erzeugung, Verarbeitung, Vermarktung und Zubereitung von Lebensmitteln arbeiten oder die von der gegenwärtigen Welthandelssituation betroffen sind, besonders in sog. Entwicklungsländern. Hintergrund dieser umfassenden Betrachtungen ist das gesellschaftliche Leitbild der „Nachhaltigkeit“ bzw. „Zukunftsfähigkeit“.

Mit der Vollwert-Ernährung ist das Anliegen verbunden, die Konzeption einer ganzheitlich orientierten, d. h. zeitgemäßen und nachhaltigen Ernährung zu entwickeln. Auf dieser Basis lassen sich umfassende Teilbegriffe und Kriterien für die Lebensmittelqualität aufstellen sowie Grundsätze und Empfehlungen ableiten.

Zur allgemeinen Orientierung dient die grundlegende Aussage von Kollath: „Laßt unsere Nahrung so natürlich wie möglich.“ Sie ist für Verbraucherinnen und Verbraucher leicht verständlich und kann ohne wissenschaftliches Fachwissen und ohne umfangreiche Warenkenntnisse umgesetzt werden. Außerdem gilt die Orientierung, pflanzliche Erzeugnisse in den Mittelpunkt der Ernährung zu stellen.

Diese beiden Grundsätze führen zu Empfehlungen für die Auswahl und Zubereitung von

Übersicht 22.1:
Zusammenfassende Empfehlungen für die Vollwert-Ernährung

Reichlich verzehren	Mäßig verzehren	Selten verzehren	Möglichst meiden
Gemüse, z. T. Frischkost	Nüsse	Konservierte Lebensmittel	Isolierte Zucker, Süßwaren
Obst, z. T. Frischkost	Ölsamen und Ölfrüchte	Nicht-Vollkornprodukte	Isolierte Substanzen
Vollkornprodukte	Native, kaltgepresste Öle	Raffinierte Fette	Fertigprodukte
Kartoffeln	Butter	Fleisch-Erzeugnisse	
Hülsenfrüchte	Milch(-Erzeugnisse)	Alkohol, Kaffee, Schwarzer Tee	
Wasser	Fleisch, Fisch und Eier		
Kräuter- und Früchtetees	Jodiertes Salz		
Gewürze und Kräuter	Honig		

Lebensmitteln, die inzwischen im Wesentlichen auch von nationalen und internationalen Organisationen gegeben werden (Übersicht 22.1).

Auch verschiedene Spezialgebiete der Medizin, unter anderem die Gastroenterologie, Kardiologie, Diabetologie und Onkologie, sprechen ähnliche Empfehlungen zur Vorbeugung gegen eine Vielzahl von Krankheiten aus. Die Vollwert-Ernährung weist jedoch zusätzliche Besonderheiten auf, die aus ganzheitlicher Sicht wichtig sind; diese sind in den grundlegenden Ausführungen (Teil I) und in den Kapiteln über die einzelnen Lebensmittelgruppen (Teil II) sowie in der Darstellung der Ernährung für besondere Bevölkerungsgruppen (Teil III) ausführlich dargelegt und begründet.

In der Vollwert-Ernährung werden weder Verbote noch Gebote ausgesprochen, sondern Grundsätze formuliert (Übersicht 22.2) und konkrete Empfehlungen daraus abgeleitet. Auf besonders günstige Lebensmittel wird aufmerksam gemacht, der seltene Verzehr bzw. die Vermeidung ungünstiger Produkte wird angeraten. Auf diese Weise hat jeder Einzelne die Möglichkeit, in Eigenverantwortung seine Gesundheit zu fördern.

Übersicht 22.2:
Kurzfassung der Grundsätze der Vollwert-Ernährung

1. genussvoll und bekömmlich
3. überwiegend pflanzlich
4. bevorzugt gering verarbeitet
5. ökologisch erzeugt
6. regional und saisonal
7. umweltverträglich verpackt
8. fair gehandelt

Die Erfahrung zeigt, dass Vollwert-Ernährung bei entsprechender Küchenpraxis sehr genussvoll und auch bekömmlich ist. Fördernde und hemmende Einflüsse sollten bei der Umsetzung berücksichtigt werden. Sie muss insgesamt – bei geeigneter Änderung der Einkaufs- und Essgewohnheiten – nicht wesentlich teurer sein als konventionelle Kost. Gleichzeitig gibt es gute Gründe, Lebensmitteln aus Bio-Landbau bzw. Fairem Handel einen höheren Wert beizumessen – und auch mehr Geld dafür auszugeben.

Nahrungsmittel mit Zusatzstoffen sowie stark verarbeitete Produkte aus bestimmten Technologien, wie Gentechnik und Lebensmittelbestrahlung, werden vermieden, da teilweise potenzielle Risiken für die Gesundheit, Umwelt und Gesellschaft vorhanden sind.

Vollwert-Ernährung ist insgesamt energiesparender und umweltschonender als herkömmliche Kostformen, unter anderem weil weniger tierische Produkte und weil Lebensmittel aus ökologischer Landwirtschaft sowie aus regionaler Herkunft und entsprechend der Jahreszeit verwendet werden. Für ökologische und regionale Erzeugnisse sprechen ferner ökonomische und soziale Gründe wie Existenzsicherung für die Bauern und weiteren Beschäftigten im Ernährungssystem. Um Ressourcen zu schonen und die Abfallproblematik zu vermindern, werden unverpackte oder umweltverträglich verpackte Lebensmittel empfohlen.

Außerdem kann langfristig durch Solidarität mit den Menschen in sog. Entwicklungsländern und durch vorbildliches Verhalten zu einer Verbesserung der dortigen Ernährungssituation beigetragen werden. Dies kann beispielsweise mit dem Kauf von Lebensmitteln aus Fairem Handel erfolgen, außerdem mit einem geringeren Verzehr tierischer Lebensmittel, wodurch sich die Veredelungsverluste bei deren Erzeugung und damit die Futtermittelimporte aus Entwicklungsländern vermindern lassen.

Die Erde wird mit immer mehr Menschen, immer weniger Ackerland und sich veränderndem Klima eine Nahrungsversorgung, wie sie heute in den reichen Ländern praktiziert wird, nicht viel länger zulassen, da Grenzen der Belastbarkeit bereits jetzt erreicht werden.

Mit der Vollwert-Ernährung können nicht alle Probleme unserer komplexen Gesellschaft gelöst werden; Vollwert-Ernährung ist aber so konzipiert, dass möglichst viele der Auswirkungen der vernetzten Zusammenhänge des Ernährungssystems berücksichtigt werden. Im Rahmen eines vernünftigen Lebensstilkonzepts wird angestrebt, die eigene Gesundheit und die der anderen Menschen zu fördern, die Umwelt zu schonen sowie einen Beitrag zu weltweit fairen Wirtschaftsbeziehungen und sozialer Gerechtigkeit zu leisten. Damit werden die Grundlagen für eine dauerhafte Lebensqualität und für eine nachhaltige Entwicklung gestärkt.

Die Erfahrung der vergangenen Jahrzehnte zeigt, dass die Vollwert-Ernährung zunehmend als eine zeitgemäße Kostform angenommen wird. Durch den Erkenntnisgewinn in den letzten Jahren über die gesundheitsfördernden Eigenschaften bestimmter natürlicher Lebensmittel finden die Empfehlungen der Vollwert-Ernährung auch in der Wissenschaft immer mehr Zustimmung. Wir sind optimistisch, dass sich diese positive Entwicklung durch gemeinsames Handeln zum Wohle der Menschen und der Umwelt verstärken wird.

Anhang

Literatur

1 *Aalderink J, Hoffmann I, Groeneveld M, Leitzmann C*
Ergebnisse der Gießener Vollwert-Ernährungs-Studie – Lebensmittelverzehr und Nährstoffaufnahme von Vollwertköstlerinnen und Mischköstlerinnen
Ern Umschau 41 (9), 328–35, 1994

2 *Abbey M, Noakes M, Belling GB, Nestel PJ*
Partial replacement of saturated fatty acids with almonds or walnuts lowers total plasma cholesterol and low-density lipoprotein cholesterol
Am J Clin Nutr 59 (5), 995–9, 1994

3 *Aboel-Zahab H, El-Khyat Z, Sidhom G, Awadallah R, Abdel-Al W, Mahdy K*
Physiological effects of some synthetic food colouring additives on rats
Boll Chim Farm 136 (10), 615–27, 1997

4 *Adzersen KH, Eustachi A, Gerhard I*
Stellungnahme zu Umwelt, Ernährung und Brustkrebs
Arbeitsgemeinschaft Naturheilkunde und Umweltmedizin (NATUM)
Umwelt-Medizin-Gesellschaft 13 (4), 344–51, 2000

5 *AGÖL (Arbeitsgemeinschaft Ökologischer Landbau), BNN (Bundesverband Naturkost Naturwaren)* (Hrsg)
Allgemeine Rahmenrichtlinien Verarbeitung
AGÖL und BNN, Darmstadt/Hürth, 49 S, 1995

6 *AGÖL (Arbeitsgemeinschaft Ökologischer Landbau), BNN (Bundesverband Naturkost Naturwaren)* (Hrsg)
Wasserschutz durch ökologischen Landbau – Leitfaden für die Wasserwirtschaft
AGÖL und BUND, Darmstadt/Bonn, 149 S, 1997

7 *AGÖL (Arbeitsgemeinschaft Ökologischer Landbau,* Hrsg*)*
Rahmenrichtlinien für den ökologischen Landbau
Stiftung Ökologie und Landbau, Bad Dürkheim, Sonderausgabe Nr. 17, 48 S, 1996

8 *AgV (Arbeitsgemeinschaft der Verbraucherverbände)*
Untersuchung der Verbraucherverbände. Probiotische Milchprodukte
Ern Umschau 47 (9), 360–2, 2000

9 *Ahrndt, S*
Kaffee: Gesunder Muntermacher?
Rationelle Hauswirtschaft 34 (10), 9–11, 1997

10 *aid (Auswertungs- und Informationsdienst für Ernährung, Landwirtschaft und Forsten,* Hrsg*)*
Saisonkalender für Obst und Gemüse (Poster)
Bonn, 1998

11 *aid (Auswertungs- und Informationsdienst für Ernährung, Landwirtschaft und Forsten,* Hrsg*)*
Lebensmittel aus ökologischem Landbau
aid, Bonn, Nr. 1218, 10. Aufl, 34 S, 2001

12 *Alloway BJ, Ayres DC*
Schadstoffe in der Umwelt
Spektrum, Heidelberg, 382 S, 1996

13 *Al-Muhsen S, Clarke AE, Kagan RS*
Peanut allergy: an overview
Can Med Assoc J 168 (10), 1279–85, 2003

14 *Altenburger R, Faust M, Prietzel K, Grimme LH*
Ökotrophobiose – Ernährung in einem ökologischen Kontext
Dtsch Apoth Ztg 127 (9), 442–6, 1987

15 *Ambros G*
Honig, Sirup & Co.: Süße Alternativen
Schrot & Korn, Heft 7, 12–6, 2002

16 *American Dietetic Association and Dietitians of Canada*
Vegetarian diets
J Am Diet Assoc 103 (6), 748–65, 2003

17 *Ammon A, Bräunig J*
Lebensmittelbedingte Erkrankungen in Deutschland
Gesundheitsberichterstattung des Bundes 1, 18 S, 2002

18 *Anderson JW, Smith BM, Washnoch CA*
Cardiovascular and renal benefits of dry bean and soy bean intake
Am J Clin Nutr 70 (3), 464S–74S, 1999

19 *Andrews P, Martin L*
Hominoid dietary evolution
Phil Trans R Soc Lond 334 (B 1270), 199–209, 1991

20 *Anemueller H*
Vollwerternährung – aber richtig
Trias, Stuttgart, 143 S, 1991

21 *Anemueller H*
Eisenversorgung bei laktovegetabiler Ernährung im Säuglings- und Kleinkindesalter
Ärztez Naturheil 38 (6), 427–31, 1997

22 *Anemueller H*
Naturheilverfahren – Ernährungstherapie – Vollwertige Grunddiät mit Ableitungen
Hippokrates, Stuttgart, 165 S, 5. Aufl, 1998

23 *Anke M, Lösch E, Anke S*
Natrium in der Nahrungskette des Menschen. 4. Mitteilung: Der Natriumverzehr Erwachsener in Abhängigkeit von Geschlecht, Zeit, Lebensraum, Kostform, Alter, Körpergewicht, Jahreszeit und Stillzeit
Mengen- und Spurenelemente 20, 1177–84, 2000

24 *Anonymus*
Produktion und Verwendung zinnorganischer Verbindungen in Deutschland
Fachöffentliche Anhörung vom 14. März 2000. Bericht des Umweltbundesamtes und des Bundesinstituts für gesundheitlichen Verbraucherschutz und Veterinärmedizin
www.nabu.de/downloads/studien/tbtanhoerunguba.doc (eingesehen 6.8.2003) 2000

25 *Anonymus*
Agavendicksaft
Schrot & Korn, Heft 3, 32, 2001

26 *Anonymus*
Wie glücklich sind Hühner? Systeme der Legehennenhaltung im Vergleich
Food, School & Life, Heft 1, 16–7, 2002a

27 *Anonymus*
EU-Rat: Antibiotika in Futtermitteln verboten
www.vistaverde.de/news/Wirtschaft/0212/16_antibiotika.htm (eingesehen 6.8.2003) 2002b

28 *Appelby PN, Thorogood M, Mann JI, Key TJA*
The Oxford Vegetarian Study: an overview
Am J Clin Nutri 70 (Suppl), 525–31, 1999

29 *Arbeitsgemeinschaft der Verbraucherverbände (AgV)*
Lebensmittel im EG-Binnenmarkt (Loseblattsammlung)
AgV, Bonn, 2. Aufl, 1992

30 *Arbeitskreis Jodmangel*
Jodmangel – Häufigkeit und Kosten
www.jodmangel.de (eingesehen 7.8.2003) 2003

31 *Arens FJ*
Die neue Mehltypen-Regelung
Mühle und Mischfuttertechnik 128 (50), 657–8, 1991

32 *Arnold R; Kibler R, Brunner B*
Die alimentäre Aufnahme von ausgewählten Schadstoffen und Nitrat – Ergebnisse einer Duplikatstudie in bayerischen Jugend- und Seniorenheimen
Z Ernährungwiss 37 (4), 328–35, 1998

33 *Awad AB, Fink CS*
Phytosterols as anticancer dietary components: evidence and mechanism of action
J Nutr 130 (9), 2127–30, 2000

34 *Backes F, Krämer J*
Mikrobiologische und mykotoxikologische Qualität von Winterweizen aus organischem Landbau als Rohstoff für Lebensmittel
Getreide, Mehl und Brot 53 (4), 197–201, 1999

35 *Bässler KH*
Aktuelles Interview: Zuckeraustauschstoffe
Ern Umschau 47 (7), B25–7, 2000

36 *Bair H*
Nahrungsmittelallergien. Teil II
Ernährung/Nutrition 20 (10), 547–9, 1996

37 *Ball D, Maugham RF*
Blood and wine acid-base status of premenopausal omnivorous and vegetarian women
Brit J Nutr 78 (5), 683–93, 1997

38 *Ball M, Bartlett MA*
Dietary intake and iron status of Australian vegetarian women
Am J Clin Nutr 70 (3), 353–8, 1999

39 *Baltes W*
Lebensmittelchemie
Springer, Berlin, 474 S, 4. Aufl, 1995

40 *Baratta Mv* (Hrsg)
Der Fischer Weltalmanach 2002
Fischer Taschenbuch, Frankfurt/M, 1407 S, 2001

41 *Barlösius E*
Die Küche als sozio-kulturelles Phänomen
In: *Katalyse* und *Buntstift* (Hrsg) Ernährungskultur im Wandel der Zeiten
Köln, 5–10, 1997

42 *Barlösius E*
Soziologie des Essens – Eine sozial- und kulturwissenschaftliche Einführung in die Ernährungsforschung
Juventa, Weinheim, 256 S, 1999

43 *Barth A*
Pilzgift in Kräutertees, Arzneimitteln und Lakritze
UGB-Forum 18 (4), 217, 2001

44 *Bates CJ, Benton D, Biesalski HK, Staehelin HB, van Staveren J, Stehle P, Suter PM, Wolfram G*
Hohenheimer Konsensusgespräch – Ernährung und Altern
Akt Ernähr Med 26 (6), 285–302, 2001

45 *Baum K*
Ernährung und sportliche Leistungsfähigkeit: Möglichkeiten und Einflussfaktoren am Beispiel von Ausdauer- und Kampfsportarten
Ernährung im Fokus 2 (4), 87–90, 2002

46 *Baumgart DC, Dignass AU*
Intestinal barrier function
Curr Opin Clin Nutr Metab Care 5 (6), 685–94, 2002

47 *Bayer O, Kutsch T, Ohly HP*
Ernährung und Gesellschaft – Forschungsstand und Problembereiche
Leske und Budrich, Opladen, 316 S, 1999

48 *Bazzano LA, He J, Ogden LG, Loria CM, Vupputuri S, Myers L, Whelton PK*
Fruit and vegetable intake and risk of cardiovascular disease in US adults: the first National Health and Nutrition Examination Survey Epidemiologic Follow-up Study
Am J Clin Nutr 76 (1), 93–9, 2002

49 *Beaglehole R*
Garlic for flavor, not cardioprotection
The Lancet 348 (2), 1186–7, 1996

50 *Beck A*
Ist Frischvermahlung von Getreide für die Brotbereitung sinnvoll?
Lebendige Erde, Heft 6, 470–6, 1995

51 *Beck A, Forster P*
Die Homogenisierung von Milch und ihre Bedeutung für Allergien gegen Kuhmilch
Der Merkurstab 55 (1), 50–4, 2002

52 *Beck R, Lepschy J*
Ergebnisse aus dem Fusarium-Monitoring 1989–1999 – Einfluss der produktionstechnischen
Faktoren Fruchtfolge und Bodenbearbeitung
In: Risiken durch den Ährenparasiten *Fusarium graminearum* – Ergebnisse eines LBP-Forschungsverbundes
Schriftenreihe der Bayerischen Landesanstalt für Bodenkultur und Pflanzenbau 4 (3), 39–47, 2000

53 *Becker B, Schillinger U, Holzapfel WH*
Mikrobiologische Qualität und Listerienkontamination von vakuumverpacktem Räucherlachs
Arch Lebensmittelhyg 53 (1), 4–7, 2001

54 *Becker HG, Lobitz R*
Cerealien & Co
aid, Bonn, Nr. 1194, 40 S, 2001

55 *Becker M*
Die natürliche Ernährung des Menschen im Verlauf der Evolution
Qual Plant 25 (1), 77–88, 1975

56 *Begerow B, Pfeifer M, Minne HW*
Prävention der Osteoporose durch Ernährung – Wunschtraum oder reelles Versprechen?
Ern & Med 17 (3), 121–5, 2002

57 *Behr-Völtzer C, Hamm M, Vieluf D, Ring J* (Hrsg)
Diät bei Nahrungsmittelallergien und -intoleranzen
Urban & Vogel, München, 120 S, 1999

58 *Belitz HD, Grosch W, Schieberle P*
Lehrbuch der Lebensmittelchemie
Springer, Berlin, 1059 S, 5. Aufl, 2001

59 *Berg I*
Kochalltag in Deutschland – alles wie gehabt?
Ern Umschau 44 (10), B37–9, 1997

60 *Berger M, Jörgens V*
Praxis der Insulintherapie
Springer, Berlin, 220 S, 2. Aufl, 1986

61 *Berges U*
Dolce Vita dank Süßstoffen?
UGB-Forum 18 (2), 91–4, 2001

62 *Bergmann RL, Huch R, Bergmann KE, Dudenhausen JW*
Ernährungsprävention während der Schwangerschaft
Dt Ärztebl 94 (38), B1966–70, 1997

63 *Beyreuther K, Biesalski HK, Dingermann T, Kretzschmar H, Multhaup G, Tatzelt J, Wolfram G*
Hohenheimer Konsensusgepräch „BSE“
Akt Ernähr Med 27 (5), 304–14, 2002

64 *BgVV (Bundesinstitut für gesundheitlichen Verbraucherschutz und Veterinärmedizin)*
BgVV empfiehlt den Einsatz von fluoridiertem Speisesalz zur Kariesprophylaxe
BgVV-Pressedienst 10, 1999a

65 *BgVV (Bundesinstitut für gesundheitlichen Verbraucherschutz und Veterinärmedizin)*
Lebensmittel-Monitoring 2000. Gemeinsamer Bericht des Bundes und der Länder
BgVV, Berlin 1999b

66 *BgVV (Bundesinstitut für gesundheitlichen Verbraucherschutz und Veterinärmedizin)*
Nährwerttabellen des Bundeslebensmittelschlüssel Version II.3
www.bagkf.de/html/downloads.html (eingesehen 7.8.2003) 1999c

67 *BgVV (Bundesinstitut für gesundheitlichen Verbraucherschutz und Veterinärmedizin)*
Hygiene bei der Schlachtung von Geflügel noch immer verbesserungsbedürftig
BgVV-Pressedienst 34, 2001

68 *BgVV (Bundesinstitut für gesundheitlichen Verbraucherschutz und Veterinärmedizin)*
Lebensmittel-Monitoring 2000: Höchstmengen unerwünschter Stoffe nur selten überschritten
BgVV Pressedienst 17, 2002

69 *BgVV (Nationale Stillkommission am Bundesinstitut für gesundheitlichen Verbraucherschutz und Veterinärmedizin)*
Stillempfehlungen für die Säuglingszeit
BgVV, Berlin, 4 S, 1999

70 *Bielefeld JG*
Der Gewürz-Kompass
Gräfe und Unzer, München, 128 S, 2001

71 *Biesalski HK, Bässler KH, Diehl JF, Erbersdobler HF, Fürst P, Hammes W, Kempski O, Müller W, Steinhart H*
Na-Glutamat – Eine Standortbestimmung
Akt Ernähr Med 22 (3) 169–78, 1997

72 *Biesalski HK, Fürst P, Kasper H, Kluthe R, Pölert W, Puchstein C, Stähelin HB*
Ernährungsmedizin
Thieme, Stuttgart, 708 S, 2. Aufl, 1999

73 *Biesalski HK, Köhrle J, Schümann K* (Hrsg)
Vitamine, Spurenelemente und Mineralstoffe – Prävention und Therapie mit Mikronährstoffen
Thieme, Stuttgart, 774 S, 2. Aufl, 2002

74 *Bioland eV – Verband für organisch-biologischen Landbau* (Hrsg)
Bioland-Verarbeitungsrichtlinien: Speiseöle und -fette
(Fassung vom 28.11.95) Mainz 1995
www.bioland.de/bioland/richtlinien/oele_fette-richtlinie.pdf (eingesehen 12.8.2003) 1995

75 *Bioland eV – Verband für organisch-biologischen Landbau* (Hrsg)
Bioland-Richtlinien, Stand 26.11.2002
Bioland, Mainz, 43 S, 2002

76 *Biothai, Cedac, Drcsc, Grain, Masipag, Pan, Ubinig*
Goldener Reis: Die Saat der Täuschung (Deutsche Übersetzung und Bearbeitung)
Gen-ethischer Informationsdienst 149, 6–8, 2002

77 *Birch ANE, Geoghegan IE, Majerus MEN, Hacket C, Allen J*
Interactions between plant resistance genes, pest aphid populations and beneficial aphid predators
Annu Rep Scottish Crop Res Inst, 68–72, 1997

78 *Bircher-Benner MO*
Ernährungsfragen vom Standpunkt der Erfahrungsheilkunde
In: *Adam C* (Hrsg) Die natürliche Heilweise im Rahmen der Gesamtmedizin
Gustav Fischer, Jena, 61–84, 1938

79 *Bischoff T*
Die Verwandlungskünstler – Keimlinge und Sprossen
UGB-Forum 10 (4), 215–8, 1993

80 *Bishnoi S, Khetarpaul N, Yadav RK*
Effect of domestic processing an cooking methods on phytic acid and polyphenol contents of pea cultivars
Plant Foods Hum Nutr 45, 381–8, 1994

81 *Bitaud C*
Study on pesticide residues in organic food products in France: the world grows organic
Proceedings from the 13th IFOAM Scientific Conference, Basel, 2000

82 *Blackburn GL, Kanders BS, Lavin PT, Keller SD, Whatley J*
The effect of aspartame as part of a multidisciplinary weight-control program on short- and long-term control of body weight
Am J Clin Nutr 65 (2), 409–18, 1997

83 *Blanc BH, Hertel HU*
Hände weg vom Mikrowellenherd
Raum & Zeit, Heft 55, 3–12, 1992

84 *Blaustein AR, Johnson PTJ*
Verstümmelt durch Gülle – Froschsterben
Spektrum der Wissenschaft, Heft 4, 58–63, 2003

85 *Blaut M, Collins MD, Welling GW, Dore J, van Loo J, de Vos W*
Molecular biological methods for studying the gut microbiota: the EU human gut flora project
Brit J Nutr 87 (Suppl 2), 203–11, 2002

86 *BLE (Bundesanstalt für Landwirtschaft und Ernährung)*
Pökelstoffe – Gesetzliche Regelungen
www.oekolandbau.de/index.cfm?0003FB20B4AE1E2EB1C46520C0A8E066 (eingesehen 6.8.2003) 2003

87 *Bleeker I, Fischer AB, Tilkes F, Eikmann T*
PCB-Konzentrationen im menschlichen Blut
Umweltmed Forsch Prax 4 (2), 84–96, 1999

88 *Blüthgen A, Ruoff U, Teufel P*
Dioxine in Lebensmitteln. Abschätzung und Steuerung des Risikos für den Verbraucher
www.verbraucherministerium.de/forschungsreport/rep2-00/dioxin.htm (eingesehen 6.8.2003) 2002

89 *BMBF (Bundesministerium für Bildung und Forschung)*
Gesundheitsforschung: Forschung für den Menschen, Programm der Bundesregierung
www.gesundheitsforschung-bmbf.de/ (eingesehen 2.8.2003) 2001

90 *BMELF (Bundesministerium für Ernährung, Landwirtschaft und Forsten)*
Die europäische Agrarreform – Obst und Gemüse
Bonn, 33 S, 1996

91 *BMELF (Bundesministerium für Ernährung, Landwirtschaft und Forsten)*
Agrarbericht 2001 – Agrar- und ernährungspolitischer Bericht der Bundesregierung
Bundestagsdrucksache 14/5326, 198 S, 2001

92 *BMVEL (Bundesministerium für Verbraucherschutz, Ernährung und Landwirtschaft)* Ökologischer Landbau in Deutschland www.verbraucherministerium.de/landwirtschaft/oekolog-landbau/oekolog-landbau.htm (eingesehen 20.8.2002) 2001a

93 *BMVEL (Bundesministerium für Verbraucherschutz, Ernährung und Landwirtschaft)* Neue Verordnung zur Hennenhaltung: Käfighaltung in Deutschland nur noch übergangsweise zulässig BMVEL-Informationen vom 19.10.2001b

94 *BMVEL (Bundesministerium für Verbraucherschutz, Ernährung und Landwirtschaft)* Ernährungs- und agrarpolitischer Bericht der Bundesregierung Medien- und Kommunikations GmbH, Berlin, 197 S, 2002a

95 *BMVEL (Bundesministerium für Verbraucherschutz, Ernährung und Landwirtschaft)* Ein Jahr Bundesministerium für Verbraucherschutz, Ernährung und Landwirtschaft – was ist geschehen? Eine Zwischenbilanz der neuen Verbraucher-, Ernährungs- und Agrarpolitik, 2002b

96 *BMVEL (Bundesministerium für Verbraucherschutz, Ernährung und Landwirtschaft)* Informationen zu BSE www.verbraucherministerium.de/verbraucher/bse/fragenantworten.htm#2-05 (eingesehen 5.8.2003) 2002c

97 *BMVEL (Bundesministerium für Verbraucherschutz, Ernährung und Landwirtschaft)* Zukunft der Tierhaltung. Bericht der gleichnamigen Arbeitsgruppe im BMVEL www.verbraucherministerium.de/landwirtschaft/zukunft-tierhaltung.pdf (eingesehen 6.8.2003) 2002d

98 *BMVEL (Bundesministerium für Verbraucherschutz, Ernährung und Landwirtschaft)* Ernährungs- und agrarpolitischer Bericht der Bundesregierung Bundestagsdrucksache 15/405, Berlin, 171 S, 2003a

99 *BMVEL (Bundesministerium für Verbraucherschutz, Ernährung und Landwirtschaft)* Homepage zum Bio-Siegel www.bio-siegel.de (eingesehen 3.3.2003), 2003b

100 *BMVEL (Bundesministerium für Verbraucherschutz, Ernährung und Landwirtschaft)* Konsolidiertes Wachstum des ökologischen Landbaus Pressemitteilung Nr. 172, 2003c

101 *BMVEL (Bundesministerium für Verbraucherschutz, Ernährung und Landwirtschaft)* Informationen zu Acrylamid – Aktueller Sachstand (Stand: 30.01.2003) www.verbraucherministerium.de/verbraucher/aktueller_sachstand_acrylamid.htm (eingesehen 7.8.2003) 2003d

102 *BMVEL (Bundesministerium für Verbraucherschutz, Ernährung und Landwirtschaft)* Anzahl der bestätigten BSE-Fälle in Deutschland. Stand: 30.09.2003 www.verbraucherministerium.de/verbraucher/bse/anzahlbse.htm (eingesehen 1.10.2003) 2003e

103 *Bockisch FJ* (Hrsg) Bewertung von Verfahren der ökologischen und konventionellen landwirtschaftlichen Produktion im Hinblick auf den Energieeinsatz und bestimmte Schadgasemissionen. Studie als Sondergutachten im Auftrag des Bundesministeriums für Ernährung, Landwirtschaft und Forsten Bundesforschungsanstalt für Landwirtschaft (FAL), Braunschweig, Sonderheft 211, 206 S, 2000

104 *Boeing H, Kroke A* Krebsprävention durch Ernährung. Forschung, Daten, Begründungen, Empfehlungen World Cancer Research Fund (WCRF), Deutsches Institut für Ernährungsforschung (DIfE) (Hrsg), Bergholz-Rehbrücke, 29 S, 1999

105 *Boeing H, Lochs H, Scheppach W* Müssen die Ernährungsempfehlungen für die Ballaststoffaufnahme geändert werden? Akt Ernähr Med 26 (3), 107–12, 2001

106 *Boese B, Rohde A, Meier-Ploeger A* Keimlinge – eine Bereicherung des Gemüseangebots? AID-Verbraucherdienst 31 (3), 54–9, 1986

107 *Bognár A* Nährstoffverluste bei der haushaltsmäßigen Zubereitung von Lebensmitteln aid, Bonn, Nr. 3048, 60 S, 1988

108 *Bognár A* Haltbarmachungsmethoden im Vergleich UGB-Forum 8 (1), 10–3, 1991

109 Bognár A Ernährungsphysiologische und lebensmitteltechnologische Aspekte der Speisenverteilungssysteme Österreichische Krankenhaus-Zeitung, Heft 35, 117–25, 1994

110 *Bognár A*
Vitaminverluste bei der Lagerung und Zubereitung von Lebensmitteln
Ernährung/Nutrition 19 (10), 478–83, 1995

111 *Bognár A*
Substantielle Veränderungen bei der Lebensmittelverarbeitung im Haushalt
3. Ernährungsfachtagung der Sektion Baden-Württemberg der DGE (Hrsg.) „Lebensmittelqualität durch Verarbeitung“, 1.10.1996 in Stuttgart, Universität Hohenheim, 1997

112 *Bognár A, Wolf W*
Zur Lagerstabilität und Qualität tiefgefrorener Lebensmittel
Ern im Fokus 2 (6), 143–9, Bonn, 2002

113 *Bokisch M*
Handbuch der Lebensmitteltechnologie – Nahrungsfette und Öle
Ulmer, Stuttgart, 1993

114 *Borneff J, Borneff M*
Hygiene – ein Leitfaden für Studenten und Ärzte
Thieme, Stuttgart, 580 S, 5. Aufl, 1991

115 *Botzenhart K, Schweinsberg F*
Probleme der chemischen Trinkwasserqualität
Dt Ärztebl 94 (1–2), B38–42, 1997

116 *Braegger CP*
Probiotika in der Prävention und Behandlung der akuten Gastroenteritis bei Kindern
Monatsschr Kinderhlk 150 (7), 824–8, 2002

117 *Brammen C*
Nur Bio – geht das?
Fit for Fun, Heft 7, 98–107, 2003

118 *Brand-Miller JC, Holt S, Pawlak DB, McMillan J*
Glycemic index and obesity
Am J Clin Nutr 76 (suppl 1), 281S–5S, 2002

119 *Braudel F*
Sozialgeschichte des 15.–18. Jahrhunderts – der Alltag
Kindler, München, 671 S, 1985

120 *Braun K, Hahn A, Watkinson BM, Schmitt B*
Functional Foods – Konzept und Ziele
Ern Umschau 48 (5), 180–87, 2001

121 *Brehme U*
Fett im Fokus: Nährstoff mit zwei Gesichtern
UGB-Forum 19 (4), 203–6, 2002a

122 *Brehme U*
Stellenwert von Nüssen in der Ernährung für die Prävention von Herz-Kreislauf-Erkrankungen
Ern Umschau 49 (2), 44–8, 2002b

123 *Bremerstein I, Heyde M*
Sortierung und Verwertung von Verpackungskunststoffen
Umweltpraxis 2 (1–2), 15–8, 2002

124 *Broadhead CL, Combes RD*
The current status of food additives toxicity testing and the potential for application of the three Rs Altern Lab Anim 29 (4), 471–85, 2001

125 *Brombach C*
Ernährungsverhalten im Lebensverlauf von Frauen über 65 Jahren – Eine qualitativ biographische Untersuchung
Köhler, Gießen, 264 S, 2000

126 *Brombach C*
Mahlzeit – Familienzeit? Mahlzeiten im heutigen Familienalltag
Ern Umschau 48 (6), 238–42, 2001

127 *Brombacher J*
Ökonomische Analyse des Einkaufsverhaltens bei einer Ernährung mit Produkten des ökologischen Landbaus
Schriftenreihe des Bundesministeriums für Ernährung, Landwirtschaft und Forsten, Reihe A, Angewandte Wissenschaft, Heft 406, Landwirtschaftsverlag, Münster, 191 S, 1992

128 *Brüggemann J*
Schwermetalle. Untersuchungen im Rahmen der „Besonderen Ernteermittlung“ (BEE) auf Pflanzenschutz- und Schädlingsbekämpfungsmittel, Mykotoxine und Schwermetalle in Weizen und Roggen
In: *Bundesanstalt für Getreide-, Kartoffel und Fettforschung in Detmold und Münster* (Hrsg) Jahresbericht 2002
Detmold, 67, 2003a

129 *Brüggemann J*
Bundesanstalt für Getreide-, Kartoffel- und Fettforschung, Detmold
persönliche Mitteilung Mai 2003b

130 *Brüggemann J, Betsche T, Wittke S, Grote M*
Unterschiedliche Schwermetallgehalte in Raps und Sonnenblumen: Analyse, Lokalisierung und Transport der Bindungsformen
Forschungsreport 21 (1), 44, 2000

131 *Bruker M O*
Unsere Nahrung – unser Schicksal
emu, Lahnstein, 449 S, 1. Aufl, 1969, 25. unveränderte Aufl, 1993

132 *Bub A, Watzl B, Heeb D, Rechkemmer G, Briviba K*
Malvidin-3-glucoside bioavailability in humans after ingestion of red wine, dealcoholized red wine and grape juice
Eur J Nutr 40 (3), 113–20, 2001

133 *Buchinger O*
Das Heilfasten und seine Hilfsmethoden als biologischer Weg
Hippokrates, Stuttgart, 211 S, (verwendet: 23. Aufl, 1999), 1. Aufl, 1935

134 *BUND, Misereor* (Hrsg)
Zukunftsfähiges Deutschland – Ein Beitrag zu einer global nachhaltigen Entwicklung
Birkhäuser, Basel, 466 S, 4. Aufl, 1997

135 *Bund Ökologische Lebensmittelwirtschaft (BÖLW)*
www.boelw.de (eingesehen 23.7.2003) und persönliche Mitteilung, 2003

136 *Bund Ökologische Lebensmittelwirtschaft (BÖLW)*
Die ökologische Lebensmittelwirtschaft 2004. Zahlen, Daten, Fakten
www.boelw.de/download/boelw_oekodaten_2004.pdf (eingesehen 31.1.2004) 2004

137 *Bundesamt für Strahlenschutz (BfS)*
Gesundheitliche Risiken durch Mikrowellenkochgeräte?
Infoblatt 02/98 vom 12.8.1998

138 *Bundesamt für Verbraucherschutz und Lebensmittelsicherheit*
Acrylamid in Lebensmitteln
www.bvl.bund.de/dl/Acrylamid.pdf(eingesehen 21.1.2003) 2003

139 *Bundesanstalt für Milchforschung*
Auch Öko-Milch hat hohe Qualität
Pressemitteilung vom 25.09.2002
www.bafm.de/Pressemitteilungen/%D6komilch300902/KOMILC_1.HTM (eingesehen 5.8.2003) 2002

140 *Bundesinstitut für Risikobewertung (BfR)*
Antibiotika-Resistenz bei Keimen in der Fleischproduktion zu hoch
BfR-Pressedienst 8, 2003

141 *Bundesminister für Gesundheit*
Daten des Gesundheitswesens
Nomos, Baden-Baden, 407 S, 2001

142 *Bundesministerium für Umweltschutz 2002*
Wasserförderung in Deutschland – BGW-Wasserstatistik 2000
www.bmu.de/sachthemen/gewaesser/gewaesserstadt/privat/fachinfo/statistik_trw.php?ves=text (eingesehen 20.3.2003) 2002

143 *Burdick B*
Öko-Landbau contra Treibhauseffekt
Bio-land, Heft 5, 36–7, 1997

144 *Burger GC*
Die Rohkosttherapie – wissenschaftlich auch als „Instinktotherapie" bekannt
Heyne, München, 362 S, 3. Aufl, 1988

145 *Bushinsky DA*
Acid-base imbalance and the skeleton
Eur J Nutr 40 (5), 238–44, 2001

146 *Buyken A*
Mittelmeerküche auf Rezept
UGB-Forum 20 (1), 35–8, 2003

147 *Campbell TC*
Animal protein and ischemic heart disease
Am J Clin Nutr 71 (3), 849–50, 2000

148 *Capra FJ*
Wendezeit – Bausteine für ein neues Weltbild
dtv, München, Bd 33018, 1998

149 *Cavalli-Sforza LL*
Human evolution and nutrition
In: *Walcher D, Kretchmer N* (eds) Food, nutrition and evolution
Masson, New York, 1–7, 1981

150 *Cederquist A*
Fischverzehr – ökologisch noch vertretbar? Tagungsband Essen ohne Risiko? Lebensmittelbelastungen erkennen und meiden
Verband für Unabhängige Gesundheitsberatung eV (Hrsg), Wettenberg, 25–27, 2003

151 *Cejka R, Meyer-Kahrweg D*
Sekt oder Selters
Öko-Test, Heft 6, 29–34, 1991

152 *Challem JJ*
Did the loss of endogenous ascorbate propel the evolution of Anthropodia and *Homo sapiens*?
Medical Hypotheses 48 (5), 387–92, 1997

153 *Chaudelia M, Garg A, Lutjohann D, Bergmann Kv, Grundy SM, Brinkley LJ*
Beneficial effects of high dietary fiber intake in patients with type 2 diabetes mellitus
New Engl J Med 342 (19), 1440–1, 2000

154 *Chemikaliengesetz (Gesetz zum Schutz vor gefährlichen Stoffen) vom 25. Juli 1994*
BgBl I, S. 1703, 1994, zuletzt geändert durch Art. 7 § 1 des Gesetzes vom 06.08.2002, BgBl I, S. 3082, 2002

155 *Claupein E, Pfau C, Piekarski J*
Bio on the table – extra costs for organic food (Poster auf der International Household & Family Research Conference „Consumers and families as market actors", Helsinki, Juli 2002)
Bundesforschungsanstalt für Ernährung – Institut für Ernährungsökonomie und Soziologie, Karlsruhe, 2002

156 *Clifford AJ, Ho, CY, Swenerton H*
Homogenized bovine milk xanthine oxidase: a critique of the hypothesis relating to plasmalogen depletion and cardiovascular disease
Am J Clin Nutr 38 (2), 327–32, 1983

157 *Clifford MN*
Chlorogenic acids and other cinnamates – nature, occurence, dietary burden, absorption and metabolism
J Sci Food Agric 80 (7), 1033–43, 2000

158 *Club of Rome – Dieren Wv* (Hrsg)
Mit der Natur rechnen – Der neue Club-of-Rome-Bericht
Birkhäuser, Berlin, 338 S, 1995

159 *Club of Rome – Weizsäcker EUv, Lovins AB, Lovins LH* (Hrsg)
Faktor vier. Doppelter Wohlstand – halbierter Naturverbrauch
Droemer und Knaur, München, 352 S, 1997

160 *Collier R*
Entstehungsgeschichte und moderne Interpretation der Acidose-Therapie
natura med 13 (2), 25–36, 1998

161 *Colmenares de Ruiz AS, Bressani R*
Effect of germination on the chemical composition and nutritive value of amaranth grain
Cereal Chem 67 (6), 519–22, 1990

162 *Conklin-Brittain NL, Wrangham RW, Hunt KD*
Dietary response of chimpanzees and cercopithecines to seasonal variation in fruit abundance. II. Macronutrients
Int J Prim 19 (6), 971–97, 1998

163 *Constien A*
Allergologische Probleme im Erwachsenenalter
Akt Ernähr Med 27 (4), 238–41, 2002

164 *Cooper DA, Eldridge AL, Peters JC*
Dietary carotenoids and certain cancers, heart disease, and age-related macular degeneration: a review of recent research
Nutr Rev 57 (7), 201–14, 1999

165 *Cordain L, Miller JB, Eaton SB, Mann N, Holt SH, Speth JD*
Plant-animal subsistence ratios and macronutrient energy estimations in worldwide hunter-gatherer diets
Am J Clin Nutr 71 (3), 682–92, 2000a

166 *Cordain L, Toohey L, Smith MJ, Hickey MS*
Modulation of immune function by dietary lectins in rheumatoid arthritis
Brit J Nutr 83 (3), 207–17, 2000b

167 *Cordier JL*
Risikoeinschätzung von O157 und anderen verotoxinbildenen *E. coli* in Lebensmitteln und Maßnahmen der Risikominimierung
Mitt Gebiete Lebensm Hyg 88, 703–9, 1997

168 *Craig WJ*
Health-promoting properties of common herbs
Am J Clin Nutr 70 (Suppl), 491–9, 1999

169 *Crowell PL*
Prevention and therapy of cancer by dietary monoterpenes
J Nutr 129 (Suppl), 775–8, 1999

170 *Dam RM van, Willett WC, Rimm EB, Stampfer MJ, Hu FB*
Dietary fat and meat intake in relation to risk of type 2 diabetes in men
Diabetes Care 25 (3), 417–24, 2002

171 *Danz A*
Phytoöstrogene – Lebensmittel mit Hormonwirkung
UGB-Forum 17 (6), 292–5, 2000

172 *Daßler E, Heitmann G*
Obst und Gemüse – Eine Warenkunde
Paul Parey, Berlin, 383 S, 4 Aufl, 1991

173 *Dehne LI, Früh D, Matthes R, Naumann G*
Mikrowellengeräte im Haushalt
Bundesinstitut für gesundheitlichen Verbraucherschutz und Veterinärmedizin (BgVV), Berlin, 64 S, 1997

174 *DeLany JP, Windhauser MM, Champagne CM, Bray GA*
Differential oxidation of individual dietary fatty acids in humans
Am J Clin Nutr 72, 905–11, 2000

175 *Demeter-Bund eV* (Hrsg)
Erzeugungsrichtlinien für die Anerkennung der Demeter-Qualität, Stand Dezember 2002
Darmstadt, 49 S, 2002

176 *Denton D, Weisinger R, Mundy NI, Wickings EJ, Dixson A, Moisson P, Pingard AM, Shade R, Carey D, Ardaillou R, Paillard F, Chapman J, Thillet J, Michel JB*
The effect of increased salt intake on blood pressure of chimpanzees
Nature Med 1 (10), 1009–16, 1995

177 *Deuter H*
Vegane Ernährung, ein Beitrag für einen nachhaltigen Ernährungsstil?
Umweltnachrichten 14 (83), 26–30, 1999

178 *Deutsche Gesellschaft für Zahn-, Mund- und Kieferheilkunde (DGZMK)*
Empfehlungen zur Kariesprophylaxe mit Fluoriden. Stellungnahme der DGZMK, Stand 27.03.2000
www.dgzmk.de/set5.htm (eingesehen 7.8.2003) 2000

179 *Deutsche Lebensmittelbuch-Kommission*
Leitsätze für Brot und Kleingebäck vom 19.10.1993, geändert am 2.12.1998
In: Deutsches Lebensmittelbuch – Leitsätze 2000. Verkehrsbezeichnung, Qualität und Zusammensetzung
Bundesanzeiger, Köln, 430 S, 1999a

180 *Deutsche Lebensmittelbuch-Kommission*
Leitsätze für Gewürze und andere würzende Zutaten vom 27.05.1998
In: Deutsches Lebensmittelbuch – Leitsätze 2000. Verkehrsbezeichnung, Qualität und Zusammensetzung
Bundesanzeiger, Köln, 430 S, 1999b

181 *Deutsche Lebensmittelbuch-Kommission*
Leitsätze für Speisefette und Speiseöle vom 17. April 1997, geändert am 18.10.2001
In: Beck'sche Textausgaben Lebensmittelrecht, Textsammlung Stand Oktober 2002

182 *Deutsche Lufthansa AG*
Umweltbericht 1999/2000
http://umwelt.lufthansa.com/de/datenzahlen.html (eingesehen 18.9.01) 2000

183 *Deutsche Welthungerhilfe (DWH)*
Guten Appetit – Schlechten Hunger
DWH, Bonn, 126 S, 1994

184 *Deutscher Bauernverband* (Hrsg)
Situationsbericht 2001 – Trends und Fakten zur Landwirtschaft
Deutscher Bauernverband, Bonn, 264 S, 2000

185 *Deutscher Bauernverband* (Hrsg)
Situationsbericht 2002 – Trends und Fakten zur Landwirtschaft
Bonn, 264 S, 2001

186 *Deutsches Institut für Wirtschaftsforschung (DIW)*
Verkehr in Zahlen 1991
DIW, Berlin, 1991

187 *Deutsches Institut für Wirtschaftsforschung (DIW)*
Verkehr in Zahlen 1999
DIW, Berlin, 1999

188 *Deutsches Tiefkühlinstitut* (Hrsg)
Verbrauch an Tiefkühlkost 1960 bis 2001 in Deutschland
Tiefkühlmarkt, Deutsches Tiefkühlinstitut, Köln 2002a

189 *Deutsches Tiefkühlinstitut* (Hrsg)
Pro-Kopf-Verbrauch 1971 bis 2001
Tiefkühlmarkt, Deutsches Tiefkühlinstitut, Köln 2002b

190 *DGE (Deutsche Gesellschaft für Ernährung)*
„Vollwert-Ernährung" – Eine Stellungnahme der Deutschen Gesellschaft für Ernährung
Ern Umschau 34 (9), 308–10, 1987

191 *DGE (Deutsche Gesellschaft für Ernährung)*
Empfehlungen für die Nährstoffzufuhr
Umschau, Frankfurt/M, 158 S, 5. Überarbeitung, 1991

192 *DGE (Deutsche Gesellschaft für Ernährung)*
Pseudocerealien in der Ernährung von Säuglingen und Kleinkindern
DGE-info, Heft 3, 38–9, 1996a

193 *DGE (Deutsche Gesellschaft für Ernährung)*
Rohverzehr von Gemüse
DGE-info, Heft 8, 114–5, 1996b

194 *DGE (Deutsche Gesellschaft für Ernährung)*
Räuchern
DGE-info, Heft 1, 3–4, 1997a

195 *DGE (Deutsche Gesellschaft für Ernährung)*
Solanin in Nachtschattengewächsen
DGE-info, Heft 9, S 130, 1997b

196 *DGE (Deutsche Gesellschaft für Ernährung)*
Die DGE empfiehlt: Mehr Gemüse und Obst
DGE-info, Heft 4, 54, 1998

197 *DGE (Deutsche Gesellschaft für Ernährung)*
Kaffeekonsum, Cafestol und Cholesterinspiegel
DGE-info, Heft 2, 25, 1999

198 *DGE (Deutsche Gesellschaft für Ernährung)*
Rückstände von Pflanzenbehandlungsmitteln und Gehalt an wertgebenden Inhaltsstoffen in ausgewählten Obst- und Gemüsearten
DGE-info, Heft 12, 183, 2000a

199 *DGE (Deutsche Gesellschaft für Ernährung)*
Ist der Einsatz von Nitrat und Nitrit bei der Herstellung von Fleischerzeugnissen notwendig?
DGE-info, Heft 1, 6–8, 2000b

200 *DGE (Deutsche Gesellschaft für Ernährung)*
Mikrowellengeräte
DGE-info, Heft 1, 3–4, 2001a

201 *DGE (Deutsche Gesellschaft für Ernährung)*
Schadstoffe in Fischen
DGE-info, Heft 5, 73–4, 2001b

202 *DGE (Deutsche Gesellschaft für Ernährung)*
Prä- und probiotische Lebensmittel
DGE-info, Heft 11, 162–3, 2001c

203 *DGE (Deutsche Gesellschaft für Ernährung)*
Roher Fisch und Schwangerschaft
DGE-info, Heft 7, 99–100, 2002a

204 *DGE (Deutsche Gesellschaft für Ernährung)*
Verbesserte Kennzeichnung von Fischereierzeugnissen
DGE-info, Heft 2, 30, 2002b

205 *DGE (Deutsche Gesellschaft für Ernährung)*
Acrylamid. Doch nicht krebserregend?
Ern Umschau 50 (2), 68, 2003

206 *DGE (Deutsche Gesellschaft für Ernährung), ÖGE (Österreichische Gesellschaft für Ernährung), SGE (Schweizerische Gesellschaft für Ernährungsforschung), SVE (Schweizerische Vereinigung für Ernährung)* (Hrsg)
Referenzwerte für die Nährstoffzufuhr
Umschau/Braus, Frankfurt/M, 240 S, 2000

207 *Diehl JF*
„Iss und stirb" – zum Thema Lebensmittelbestrahlung
Lebensm Technol 17 (6), 16–9, 1984

208 *Diehl JF*
Der Disput über die Lebensmittelbestrahlung oder „offene Fragen" und gültige Antworten
In: *Ehlermann DAE, Spieß WEL, Wolf W* (Hrsg) Lebensmittelbestrahlung
Bundesforschungsanstalt für Ernährung, Karlsruhe, 88–104, 1992

209 *Diehl JF*
Schadstoffe in Lebensmitteln – Exposition und Risikobewertung heute
Teil I: Warnungen, Entwarnungen, Schwermetalle, Chlorkohlenwasserstoffe
Ern Umsch 45 (2), 40–3, 1998a
Teil II: Nitrat, Nitrit und Nitrosamine, Schlussfolgerungen
Ern Umsch 45 (3), 80–5, 1998b

210 *Dietz E*
Aquafarming als Alternative?
Knackpunkt 7 (1), 12–5, 1999

211 *Dohrmann A*
Einen schlechten Fang gemacht
Öko-Test, Heft 1, 28–31, 2001

212 *Dolata U*
Schlechte Ernte – Die wirtschaftlichen Misserfolge der Grünen Gentechnik
Politische Ökologie, Heft 81–82, 45–8, 2003

213 *Dorandt S, Leonhäuser IU*
Aus der Region – für die Region: Förderung eines nachhaltigen Lebensmittelkonsums in privaten Haushalten
In: *Schrader U, Hansen U* (Hrsg) Nachhaltiger Konsum – Forschung und Praxis im Dialog
Campus, Frankfurt, 215–26, 2001

214 *Drusch S, Aumann, J*
Schimmelpilzgifte in Getreide – Zur Problematik der Fusarientoxine
Ernährung im Fokus 3 (2), 37–41, 2003

215 *Duden „Etymologie"*
Herkunftswörterbuch der deutschen Sprache
Dudenverlag, Mannheim, 960 S, 3. Aufl, 2001

216 *Eaton SB, Eaton SB, Cordain L*
Evolution, diet and health
In: *Ungar PS, Teaford MF* (Hrsg) Human diet: origin and evolution
Bergin and Garvey, Atlanta, 7–17, 2002

217 *Eaton SB, Konner M*
Paleolithic nutrition: a consideration of its nature and current implications
N Engl J Med 312 (5), 283–9, 1985

218 *Eaton SB, Konner M, Shostak M*
Stone agers in the fast lane: chronic degenerative diseases in evolutionary perspective
Am J Med 84 (4), 739–49, 1988

219 *Eberhard P*
Hochpasteurisierte Milch
Eidgenössische Forschungsanstalt für Molkereiprodukte Bern-Liebefeld (FAM), Bern 2001
www.sar.admin.ch/de/annual_reports/2001/rap_fam_fat/P34_molkereiprodukte.pdf (eingesehen 5.8.2003) 2001

220 *Eberle U, Grießhammer R*
Ökobilanzen und Produktlinienanalysen
Öko-Institut, Freiburg, 147 S, 1996

221 *Edwards CA, Parrett AM*
Intestinal flora during the first months of life: new perspectives
Brit J Nutr 88 (Suppl 1), 11–8, 2002

222 *EG (Europäische Gemeinschaften)*
Verordnung (EWG) Nr. 2092/91 der Kommission vom 24.6.1991 über den ökologischen Landbau und die entsprechende Kennzeichnung der landwirtschaftlichen Erzeugnisse und Lebensmittel
Amtsblatt der Europäischen Gemeinschaften L 198/1, 1991

223 *EG (Europäische Gemeinschaften)*
Richtlinie 94/35/EG des Europäischen Parlaments und des Rates vom 30.6.1994 über Süßungsmittel, die in Lebensmitteln verwendet werden dürfen
Amtsblatt der Europäischen Gemeinschaften L 237, S 0003–0012, 1994

224 *EG (Europäische Gemeinschaften)*
Verordnung (EG) Nr. 258/97 des Europäischen Parlaments und des Rates vom 27.1.1997 über neuartige Lebensmittel und neuartige Lebensmittelzutaten
Amtsblatt der Europäischen Gemeinschaften L 43/1, 1997

225 *EG (Europäische Gemeinschaften)*
Richtlinie 1999/2/EG des europäischen Parlaments und des Rates vom 22.2.1999 zur Angleichung der Rechtsvorschriften der Mitgliedstaaten über mit ionisierenden Strahlen behandelte Lebensmittel und Lebensmittelbestandteile
Amtsblatt der Europäischen Gemeinschaften L 66/16, 1999a

226 *EG (Europäische Gemeinschaften)*
Richtlinie 1999/3/EG des europäischen Parlaments und des Rates vom 22.2.1999 über die Festlegung einer Gemeinschaftsliste von mit ionisierenden Strahlen behandelten Lebensmitteln und Lebensmittelbestandteilen
Amtsblatt der Europäischen Gemeinschaften L 66/24, 1999b

227 *EG (Europäische Gemeinschaften)*
Verordnung (EG) Nr. 1804/1999 des Rates vom 19.7.1999 zur Einbeziehung der tierischen Erzeugung in den Geltungsbereich der Verordnung (EWG) Nr. 2092/91 über den ökologischen Landbau und die entsprechende Kennzeichnung der landwirtschaftlichen Erzeugnisse und Lebensmittel
Amtsblatt der Europäischen Gemeinschaften
L 222/1, 1999c

228 *EG (Europäische Gemeinschaften)*
Richtlinie 1999/2/EG des europäischen Parlaments und des Rates vom 22.2.1999 zur Angleichung der Rechtsvorschriften der Mitgliedstaaten über mit ionisierenden Strahlen behandelte Lebensmittel und Lebensmittelbestandteile
Amtsblatt der Europäischen Gemeinschaften
L 66/16, 1999d

229 *EG (Europäische Gemeinschaften)*
Richtlinie 1999/3/EG des europäischen Parlaments und des Rates vom 22.2.1999 über die Festlegung einer Gemeinschaftsliste von mit ionisierenden Strahlen behandelten Lebensmitteln und Lebensmittelbestandteilen
Amtsblatt der Europäischen Gemeinschaften
L 66/24, 1999e

230 *EG (Europäische Gemeinschaften)*
Entscheidung der Kommission vom 22.2.2000 über die Zulassungsverweigerung von „*Stevia rebaudiana Bertoni*: Pflanzen und getrocknete Blätter" als neuartige Lebensmittel oder neuartige Lebensmittelzutaten gemäß der Verordnung (EG) Nr. 258/97 des Europäischen Parlaments und des Rates
Amtsblatt der Europäischen Gemeinschaften
L 61/14 vom 08.03.2000

231 *EG (Europäische Gemeinschaften)*
Verordnung (EG) Nr. 175/2001 der Kommission vom 26.1.2001 zur Festlegung der Vermarktungsnorm für Walnüsse in der Schale
Amtsblatt der Europäischen Gemeinschaften
L 26, 2001a

232 *EG (Europäische Gemeinschaften)*
Verordnung (EG) Nr. 466/2001 der Kommission vom 8.3.2001 zur Festsetzung der Höchstgehalte für bestimmte Kontaminanten in Lebensmitteln
Amtsblatt der Europäischen Gemeinschaften
L 77/1, 2001b

233 *EG (Europäische Gemeinschaften)*
Verordnung (EG) Nr. 466/2001 der Kommission vom 8.3.2001 zur Festsetzung der Höchstgehalte für bestimmte Kontaminanten in Lebensmitteln
Amtsblatt der Europäischen Gemeinschaften
L 77, 2001c

234 *EG (Europäische Gemeinschaften)*
Verzeichnis der zugelassenen Anlagen zur Behandlung von Lebensmitteln und Lebensmittelbestandteilen mit ionisierender Strahlung in den Mitgliedstaaten
Amtsblatt der Europäischen Gemeinschaften
C 145, 4, 2002

235 *Ehlermann DAE*
Hindernisse bei der Einführung der Lebensmittelbestrahlung
Ern im Fokus 2 (12), 313–6, 2003

236 *Ehret A*
Die schleimfreie Heilkost
Waldthausen, Ritterhude, 222 S, 5. Aufl, 1991

237 *Eich E, Rabe E*
Pflanzenschutzmittel: Verbraucher nicht gefährdet
Landwirtschaftliches Wochenblatt Westfalen-Lippe 31, 18–20
www.bagkf.de/pesticid.pdf (eingesehen 6.8.2003) 2001

238 *Eich E, Rabe E*
Pflanzenschutz- und Schädlingsbekämpfungsmittel
Untersuchungen im Rahmen der „Besonderen Ernteermittlung" (BEE) auf Pflanzenschutz- und Schädlingsbekämpfungsmittel, Mykotoxine und Schwermetalle in Weizen und Roggen
In: *Bundesanstalt für Getreide-, Kartoffel und Fettforschung in Detmold und Münster* (Hrsg) Jahresbericht 2001
Detmold, 61, 2002

239 *Eisinger M*
Vergleichende Untersuchung der Nährstoffzufuhr zweier Kostformen (konventionelle Sportlerkost und ovo-lakto-vegetarische Vollwertkost) bei einem Ultralangstreckenlauf (Deutschlandlauf 1987)
Wiss Fachverlag, Gießen, 230 S, 1990

240 *Ekmekcioglu C*
Die intestinale Bioverfügbarkeit von Eisen aus der Nahrung
VtaMinSpur 16 (4), 167–73, 2001

241 *El-Adawy TA, Rahma EH, El-Bedawy AA, Sobihah TY*
Effect of soaking process on nutrional quality an protein solubility of some legume seeds
Nahrung 44 (5), 339–43, 2000

242 *Elmadfa I, Fritsche D*
Die große GU Vitamin und Mineralstoff Tabelle
Gräfe und Unzer, München, 4. Aufl, 128 S, 2001

243 *Elmadfa I, Leitzmann C*
Ernährung des Menschen
Ulmer, Stuttgart, 627 S, 3. Aufl, 1998

244 *El-Shimi NM, Damir AA*
Changes in some nutrients of fenugreek seeds during germination
Food Chem 14 (1), 11–9, 1984

245 *Emberlin J, Adams-Groom B, Tidmarsh J*
The dispersal of maize (*Zea mays*) pollen. A report based on evidence available from publications and internet sites. A report commissioned by the Soil Association: National Pollen Research Unit, University College Worcester, Worcester, UK, 1999

246 *Empacher C, Götz K, Schulz I*
Haushaltsexploration der Bedingungen: Möglichkeiten und Grenzen nachhaltigen Konsumverhaltens – Die Zielgruppenanalyse des Instituts für sozial-ökologische Forschung
In: *Umweltbundesamt* (Hrsg) Nachhaltige Konsummuster – Ein neues umweltpolitisches Handlungsfeld als Herausforderung für die Umweltkommunikation
Erich Schmidt, Berlin, 87–181, 2002

247 *Enderle G*
Gewürze – Quelle von Reichtum, Macht und Wohlbefinden
Fachverband der Gewürzindustrie eV (Hrsg), Bonn, 6 S
www.gewuerzindustrie.de/presse/Fachartikel_Quelle%20von%20Reichtum-Macht-Wohlbefinden.pdf (eingesehen 7.8.2003) 2002

248 *Enquête-Kommission „Schutz der Erdatmosphäre"* (Hrsg)
Klimaänderung gefährdet globale Entwicklung – Zukunft sichern, jetzt handeln
Economica, Bonn, 238 S, 1992

249 *Enquête-Kommission „Schutz der Erdatmosphäre"* (Hrsg)
Landwirtschaft und Ernährung – Quantitative Analysen und Fallstudien und ihre klimatische Relevanz
In: Studienprogramm Landwirtschaft, Teilband II
Economica, Bonn, 189 S, 1994

250 *Entwicklungspolitik online*
Zucker: Süßes für Konsumenten, bittere Last für die Dritte Welt (Uwe Kerkov)
www.epo.de/specials/Zuckerdossier.html (eingesehen 13.8.2003) 2003

251 *Erbersdobler HF; Meyer AH* (Hrsg)
Praxishandbuch Functional Food
Behr's, Hamburg, Loseblattsammlung (Grundwerk von 1999), ca. 800 S, 2001

252 *Ernährungsbericht 1969*
Deutsche Gesellschaft für Ernährung, Frankfurt/M, 140 S, 1969

253 *Ernährungsbericht 1984*
Deutsche Gesellschaft für Ernährung, Frankfurt/M, 256 S, 1984

254 *Ernährungsbericht 1988*
Deutsche Gesellschaft für Ernährung, Frankfurt/M, 360 S, 1988

255 *Ernährungsbericht 1992*
Deutsche Gesellschaft für Ernährung, Frankfurt/M, 332 S, 1992

256 *Ernährungsbericht 1996*
Deutsche Gesellschaft für Ernährung, Frankfurt/M, 368 S, 1996

257 *Ernährungsbericht 2000*
Deutsche Gesellschaft für Ernährung (Hrsg), Frankfurt/M, 393 S, 2000

258 *Eschricht M, Leitzmann C*
Handbuch Bio-Lebensmittel
Behrs, Hamburg, Loseblattsammlung (Grundwerk von 1996), ca. 1400 S, 2003

259 *EU (Europäische Union)*
Verordnung (EG) Nr. 355/2003 des Rates vom 20.2.2003 über die Zulassung des Zusatzstoffes Avilamycin in der Tierernährung
Amtsblatt der Europäischen Union L 53/1, 2003

260 *Eugster W*
Schadstoffreduzierung in der Getreidereinigung
Getreide, Mehl und Brot 55 (3), 146–9, 2001

261 *EU-Rechnungshof*
Sonderbericht Nr. 14/2000 über die Ökologisierung der Gemeinsamen Agrarpolitik, zusammen mit den Antworten der Europäischen Kommission
Amtsblatt der Europäischen Gemeinschaften C 353/43, 2000

262 *Europäische Kommission*
Die Landwirtschaft in der Europäischen Union – Statistische und wirtschaftliche Informationen 2000
europa.eu.int/comm/agriculture/agrista/2000/table_de/de341.pdf (eingesehen 30.6.2003) 2000

263 *Europäische Kommission*
Mitteilung der Kommission 2001/ C 241/03 vom 8.8.2001 über Lebensmittel und Lebensmittelzutaten, die für die Behandlung mit ionisierenden Strahlen in der Gemeinschaft zugelassen sind
Amtsblatt der Europäischen Gemeinschaften C 241/6, 2001

264 *Europäische Kommission*
Statement of the Scientific Committee on Food on a report on 2-alkylcyclobutanones expressed on 3 July 2002 (SCF/CS/NF/IRR/26 ADD 3 Final)
http://europa.eu.int/comm/food/fs/sc/scf/index_en.html (eingesehen 1.2.2003) 2002a

265 *Europäische Kommission*
Bericht der Kommission vom 9.10.2002 über die Bestrahlung von Lebensmitteln im Zeitraum von September 2000 bis Dezember 2001 (KOM 549 final)
http://europa.eu.int/comm/food/fs/sfp/fi_index_de.html (eingesehen 1.2.2003) 2002b

266 *Europäische Kommission*
Die GAP-Reform: langfristige Perspektiven für eine nachhaltige Landwirtschaft
http://europa.eu.int/comm/agriculture/mtr/index_de.htm (eingesehen 11.2.2003) 2003

267 *European Fair Trade Association (EFTA*, Hrsg)
Fair trade in Europe
Maastricht, 85 S, 2001

268 *European Fair Trade Association (EFTA*, Hrsg)
Challenges of Fair Trade 2001–2003
Brüssel, 211 S, 2002

269 *Ewan PW*
Clinical study of peanut and nut allergy in 62 consecutive patients: new features and associations
Brit Med J 312 (7038), 1074–8, 1996

270 *Ewers U*
Toxikologische Beurteilung der Schwermetallaufnahme
Öff Gesundh Wes 52 (8/9), 380–6, 1990

271 *Ewies AA*
Phytoestrogens in the management of the menopause: up-to-date
Obstet Gynecol Surv 57 (5), 306–13, 2002

272 *Fachverband der Gewürzindustrie eV*
Marktentwicklung der Gewürzindustrie
www.gewuerzindustrie.de/presse/Marktentwicklung2002.pdf (eingesehen 7.8.2003) 2002

273 *Fahrner H*
Fasten als Therapie
Hippokrates, Stuttgart, 244 S, 1991

274 *Faltermaier T, Kühnlein I, Burda-Viering M*
Gesundheit im Alltag – Laienkompetenz in Gesundheitshandeln und Gesundheitsförderung
Juventa, Weinheim, 216 S, 1998

275 *Fankhänel S*
Markt für probiotische und präbiotische Milchprodukte
Ern Umschau 47 (9), 360, 2000

276 *FAO (Food and Agriculture Organization)*
Amino acid content of foods and biological data on proteins
Nutr Studies 24, Rome, 1970

277 *FAO (Food and Agriculture Organization)*
Der Weltbericht zu Hunger und Unterernährung 2000
FAO, Rom, 31 S, 2000

278 *FAO (Food and Agriculture Organization)*
Food Balance Sheets 2000 und 2003
http://apps.fao.org/lim500/wrap.pl?FoodBalanceSheet&Domain=FoodBalanceSheet (eingesehen 7.8.2003) 2000 und 2003

279 *FAO (Food and Agriculture Organization)*
World agriculture: towards 2015/2030 (summary report)
www.fao.org/docrep/004/y3557e/y3557e03.htm#c (eingesehen 13.8.2003) 2002a

280 *FAO (Food and Agriculture Organization)*
Neuer FAO-Weltbericht: Landwirtschaft 2015/2030
Blickpunkt Welternährung 32 (8), 3, 2002b

281 *FAO (Food and Agriculture Organization)*
The state of food insecurity in the world 2002
FAO, Rome, 36 S, 2002c

282 *FAOSTAT (FAO Statistical Database)*
Agriculture data 2002
http://apps.fao.org/page/collections (eingesehen 12.8.2003) 2002

283 *Fent K*
Ökotoxikologie
Thieme, Stuttgart, 288 S, 1998

284 *Finnegan H, McElroy D*
Transgene inactivation: plants fight back!
Bio/Technology 12 (9), 883–8, 1994

285 *Fisel T, Haccius M, Langerbein R, Neuendorff J, Schmdt HP, Schumacher U*
EU-Verordnung Ökologischer Landbau, Stand Oktober 2001 – Eine einführende Erläuterung mit Beispielen
Ministerium für Umwelt und Naturschutz, Landwirtschaft und Verbraucherschutz des Landes Nordrhein-Westfalen, 2. Aufl, 72 S, 2001

286 *Fleischauer AT, Poole C, Arab L*
Garlic consumption and cancer prevention: meta-analysis of colorectal and stomach cancers
Am J Clin Nutr 72 (4), 1047–52, 2000

287 *Fleming RM, Boyd LB*
The effect of high-protein diets on coronary blood flow
Angiology 51 (10), 817–23, 2000

288 *Förster D, Mäser W, Schäuble N, Steinmeyer R*
KundInnen des Naturkosthandels – Milieus – Geschmack – Informationsverhalten
Gesund Essen und Sinus-Institut, Schaafheim 73 S, 1995

289 *Förster H*
Einflussgrößen für die Nahrungsaufnahme
VitMinSpur 16 (Suppl 2), 11–2, 2001

290 *Forschungsinstitut für biologischen Landbau (FiBL;* Hrsg)
Erkenntnisse aus 21 Jahren DOK-Versuch – Bio fördert Bodenfruchtbarkeit und Artenvielfalt
FiBL Dossier, Heft 1, 16 S, 3. Aufl, 2000

291 *Forschungsinstitut für biologischen Landbau (FiBL)* und *Stiftung Ökologie und Landbau (SÖL)*
Organic Farming in Europe – Provisional Statistics 2002
www.organic-europe.net/europe_eu/statistics.asp (eingesehen am 31.1.2004) 2004

292 *Forum Umwelt & Entwicklung, Evangelischer Entwicklungsdienst (EED,* Hrsg*)*
Globale Handelspolitik – Motor oder Bremse nachhaltiger Entwicklung?
Bonn, 21 S, 2002

293 *Foster-Powell K, Holt SH, Brand-Miller JC*
International table of glycemic index and glycemic load values: 2002
Am J Clin Nutr 76 (1), 5–56, 2002

294 *Franck S*
Test Puten- und Truthahnfleisch – Dumme Pute
Öko-Test, Heft 4, 10–3, 2001

295 *Franke W*
Nutzpflanzenkunde
Thieme, Stuttgart, 509 S, 6. Aufl, 1997

296 *Franz W*
Sind Ziegen-, Schafs- oder Stutenmilch zur Säuglingsernährung geeignet?
UGB-Forum 15 (4), 231–2, 1998

297 *Franz W*
Was ist hochpasteurisierte Milch?
UGB-Forum 16 (2), 111, 1999

298 *Franz W*
Wie gut werden Mineralstoffe aus Mineralwasser vom Körper aufgenommen?
UGB-Forum 17 (3), 160–1, 2000

299 *Franz, W*
Worin unterscheiden sich „alternative" Zucker?
UGB-Forum 18 (3), 159, 2001

300 *Franz W*
MCT-Fette: Wundermittel gegen Übergewicht?
UGB-Forum 19 (4) 187–9, 2002

301 *Franz W*
Rotwein: Zum Wohl?
UGB-Forum 20 (1), 16–8, 2003

302 *Fraser GE, Sabate J, Beeson WL, Strahan TM*
A possible protective effect of nut consumption on risk of coronary heart disease
Arch Intern Med 152 (7), 1416–24, 1992

303 *Frassetto LA, Morris RC, Sellmeyer DE, Todd K, Sebastian A*
Diet, evolution and aging
Eur J Nutr 40 (5), 200–13, 2001

304 *Frassetto LA, Todd KM, Morris RC, Sebastian A*
Estimation of net endogenous noncarbonic acid production in humans from diet potassium and protein contents
Am J Clin Nutr 68 (3), 576–83, 1998

305 *Frassetto LA, Todd KM, Morris RC, Sebastian A*
Worldwide incidence of hip fracture in elderly women: relation to consumption of animal and vegetable foods
J Gerontol 55A (10), M585–92, 2000

306 *Freed DL*
Do dietary lectins cause disease?
Brit Med J 318 (17.04.), 1023–4, 1999

307 *Freier M*
Shrimps – Vom Luxusartikel zum Massenprodukt
Verbraucher-Zentrale Nordrhein-Westfalen eV (Hrsg), Düsseldorf, 15 S, 2002

308 *Frein M, Meyer H*
Wem gehört die biologische Vielfalt? Das „grüne Gold" im Nord-Süd-Konflikt
Evangelischer Entwicklungsdienst, Bonn, 45 S, 2001

309 *Frentzel-Beyme R, Chang-Claude J*
Vegetarian diets and colon cancer: the German experience
Am J Clin Nutr 59 (Suppl), 1143–52, 1994

310 *Fretzdorff B, Brümmer, JM, Röcken W, Greiner R, Konietzky U, Jany K-D*
Reduktion des Phytinsäure-Gehaltes bei der Herstellung von Backwaren und Getreidenährmitteln
AID-Verbraucherdienst 40 (1), 12–20, 1995

311 *Friedman M, Brandon DL*
Nutrional and health benefits of soy proteins
J Agric Food Chem 49 (3), 1069–86, 2001

312 *Fruchtsaft-Verordnung von 1982*
Verordnung über Fruchtsaft, konzentrierten Fruchtsaft und getrockneten Fruchtsaft
In: *Meyer AH* (Hrsg) Lebensmittelrecht, Bd II, Stand 15.10.2002
CH Beck, München, 2002

313 *Frühschütz L*
Stevia – verboten süß!
Schrot & Korn, Heft 5, 28–9, 2000

314 *Frühschütz L*
Mineralwasser: ursprünglich und rein?
Schrot & Korn, Heft 10, 12–7, 2001

315 *Fürst P*
Dioxine in Lebensmitteln - Eine Bilanzierung
Z Ernährungsökol 1 (1), 29–35, 2000

316 *Fung TT, Hu FB, Pereira MA, Liu S, Stampfer MJ, Colditz GA, Willett WC*
Whole-grain intake and the risk of type 2 diabetes: a prospective study in men
Am J Clin Nutr 76 (3), 535–40, 2002

317 *Gaster C*
TransFair - Was steckt hinter dem Siegel?
UGB-Forum 14 (3), 176–7, 1997

318 *GEMIS (Globales Emissions-Modell Integrierter Systeme)*
Software, Version 4.3, 2001

319 *Gepa (Gesellschaft zur Förderung der Partnerschaft mit der Dritten Welt mbH)*
Fairer Handel als Baustein des Agenda-Prozesses
www.gepa3.de/agenda21/a21_baustein.htm (eingesehen 14.9.2003) 2003

320 *Gesellschaft für Verpackungsmarktforschung*
Wiesbaden, persönliche Mitteilung vom 11.10.2002

321 *Gesundheitsamt Bremen*
Ernährung und Alter, Seniorenernährung im Blickpunkt
Bremen, 94 S, 2001

322 *Gleiter CH, Deckert J*
Coffein - Klinische Pharmakologie und Anwendung als Pharmakon
Med Mo Pharm 15 (9), 258–69, 1992

323 *Goldberg I*
Preface
In: *Goldberg I* (Hrsg) Functional foods - designer foods, pharmafoods, nutraceuticals
Champman & Hall, New York, XV–XVII, 1994

324 *Goldscheider S*
Lupinen - mehr als nur Eiweißersatz
www.biothemen.de/q-druck/lupine.html (eingesehen 12.8.2003) 2002

325 *Gordon KD*
Evolutionary perspectives on human diet
In: *Johnson EF* (ed) Nutritional anthropology
Alan R Liss, New York, 3–39, 1987

326 *Goudsblom J*
Feuer und Zivilisation
Suhrkamp, Frankfurt/M, 302 S, 1995

327 *Graubaum H-J*
Gewichtsreduktion mit saccharose- oder süßstoffhaltiger Reduktionsdiät
VitMinSpur 16 (Suppl 2), 13–4, 2001

328 *Greenpeace eV*
Stellungnahme zum Marine Stewardship Council (MSC)
www.greenpeace.org/deutschland/?page=/deutschland/fakten/meere/fischerei/stellungnahme-zum-msc1 (eingesehen 6.8.2003) 2003a

329 *Greenpeace eV*
Fisch & Facts 2003 (Poster)
Hamburg, 2003b

330 *Grefe C, Greffrath M, Schumann H*
attac - Was wollen die Globalisierungskritiker?
Rowohlt, Berlin, 221 S, 4. Aufl, 2002

331 *Greiner R, Jany KD*
Ist Phytat ein unerwünschter Inhaltstoff in Getreideprodukten?
Getreide, Mehl und Brot 50 (6), 368–72, 1996

332 *Grembowski D, Fiset L, Spadafora A, Milgrom P*
Fluoridation effects on periodontal disease among adults
J Periodontal Res 28 (3), 166–77, 1993

333 *Groeneveld M*
Beurteilung einer vorwiegend lakto-vegetabilen Ernährungsform anhand der Zufuhr und der Versorgung mit Vitaminen - Unter spezieller Berücksichtigung der antioxidativ wirkenden Vitamine C und E und des β-Carotins
Wiss Fachverlag, Gießen, 240 S, 1994

334 *Groeneveld M*
Funktionelle Lebensmittel - Definitionen und lebensmittelrechtliche Situation
Ern Umschau 45 (5), 156–61, 1998

335 *Groeneveld M, Leitzmann C*
Gesundheit kann man essen. Bioaktive Stoffe in Lebensmitteln
dtv, München, 160 S, 1997

336 *Groß J, Lessig U*
Nitrat-Gehalt in Lebensmitteln
Bayerisches Landesamt für Gesundheit und Lebensmittelsicherheit
www.vis-ernaehrung.bayern.de/de/left/fachinformationen/risiken/stoffe-nonbio/nitrat.htm (eingesehen 5.8.2003) 2002

337 *Großklaus R*
Süßstoffe und Zuckeraustauschstoffe - Entwicklung und gesundheitliche Bewertung
Teil 1: Gründe und Risiken des Einsatzes
Ern Umschau 39 (2), 43–6, 1992
Teil 2: Neuere Süßstoffe und Zuckeraustauschstoffe
Ern Umschau 39 (3), 89–94, 1992

338 *Grünewald-Funk D*
Noch immer problematisch: Versteckte Allergene in Lebensmitteln
DGE-info, Heft 1, 5–7, 2002

339 *Grupe G*
Das Management von Energieflüssen in menschlichen Nahrungsketten
Saeculum 42 (3/4), 239–44, 1991

340 *Grupe G*
Zum Nahrungsverhalten prähistorischer Populationen
In: *Brätter P, Gramm HJ* (Hrsg) Mineralstoffe und Spurenelemente in der Ernährung des Menschen
Blackwell Wiss Verlag, Berlin, 92–103, 1992

341 *Haase NU*
Glykoalkaloide in Kartoffelknollen – ein Gesundheitsrisiko für den Konsumenten?
Kartoffelbau 50 (1/2) 44–7, 1999

342 *Haddad EH, Berk LS, Kettering JD, Hubbard RW, Peters WR*
Dietary intake and biochemical, hematologic, and immune status of vegans compared with nonvegetarians
Am J Clin Nutr 70 (3, suppl), 586–93, 1999

343 *Häußler A*
Wie kommt der Mensch zu seinem Ernährungsstil? Hintergründe alternativer Ernährungsformen
Ern Umschau 49 (4), 128–32, 2002

344 *Haffer SM*
Obesity and the metabolic syndrom: the San Antonio Heart Study
Brit J Nutr 83 (Suppl 1), 67–70, 2000

345 *Hagen-Meyer A* (Hrsg)
Beck'sche Textausgaben Lebensmittelrecht
Stand 1.2.2003
1360. Verordnung über Höchstmengen an Rückständen von Pflanzenschutz- und Schädlingsbekämpfungsmitteln, Düngemitteln und sonstigen Mitteln in oder auf Lebensmitteln und Tabakerzeugnissen vom 21.10.1999
CH Beck, München, 2003a

346 *Hagen-Meyer A* (Hrsg)
Beck'sche Textausgaben Lebensmittelrecht
Stand 1.2.2003
850. Aromenverordnung vom 22.12.1981
CH Beck, München, 2003b

347 *Hahn A*
Nahrungsergänzungsmittel
Deutscher Apotheker Verlag, Stuttgart, 286 S, 2001

348 *Hampel R, Kühlberg T, Zöllner H, Klinke D, Klein K, Pichmann EG, Kramer A*
Aktueller Stand der alimentären Jodversorgung in Deutschland
Z Ern Wiss 35, 2–5, 1996

349 *Hansen H*
Muntermacher: Seien Sie wachsam.
Öko-Test, Heft 9, 42–7, 2002

350 *Harmuth-Hoene AE, Bognár A*
Nährwert und mikrobielle Belastung von Keimlingen aus Mungobohnen und Weizen
Ern Umschau 35 (10), 358–62, 1988

351 *Harmuth-Hoene AE, Bognár AE, Kornemann U, Diehl JF*
Einfluß der Keimung auf Nährwert von Weizen, Mungobohnen und Kichererbsen
Z Lebensm Unters Forsch 185 (5), 386–93, 1987

352 *Harris M*
Wohlgeschmack und Widerwillen
Klett-Cotta, Stuttgart, 308 S, 1991

353 *Haug K*
Trans-Fettsäuren: erhöhte Gehalte in raffiniertem Speiseöl
Kostprobe 6.6.1997
Westdeutscher Rundfunk, Köln, 1997

354 *Heany RP*
Protein and calcium: antagonists or synergists?
Am J Clin Nutr 75 (4), 609–10, 2002

355 *Heblik D*
Ist Fisch noch genießbar?
UGB-Forum 17 (4), 220–1, 2000a

356 *Heblik D*
Ist Mineralwasser radioaktiv?
UGB-Forum 17 (3), 164–5, 2000b

357 *Hecht H, Schwind KH*
Die Entwicklung der Radiocäsiumkontamination in Schwarzwild im Jahr 2000 seit dem Unfall von Tschernobyl in Bayern
Jahresbericht 2000 der Bundesanstalt für Fleischforschung, 83–4
www.bfa-fleisch.de/jahresberichte (eingesehen 6.8.2003) 2001

358 *Heins U*
Gießener Vollwert-Ernährungs-Studie Teil II: Einfluss der Kostform auf den Eisen-, Zink- und Kupferstatus in der Schwangerschaft
Shaker, Aachen, 290 S, 2001

359 *Heins U, Hoffmann I, Leitzmann C*
Eisenversorgung bei vegetarischer Ernährung
Ern Umschau 46 (3), 82–8, 1999

360 *Heiss R, Eichner K*
Haltbarmachen von Lebensmitteln
Springer, Berlin, 263 S, 2. Aufl, 1990

361 *Heller F, Duchmann R*
Intestinal flora and mucosal immune response
Int J Med Microbiol, 293 (1), 77–86, 2003

362 *Hellwig E, Hetzer G*
Salzfluoridierung
Wissenschaftliche Stellungnahme der Deutschen Gesellschaft für Zahn-, Mund- und Kieferheilkunde
Stand 6/2002
www.dgzmk.de/set5.htm (eingesehen 7.8.2003) 2002

363 *Hellwig E, Klimek J, Attin T*
Einführung in die Zahnerhaltung
Urban & Schwarzenberg, München, 417 S, 1995

364 *Henke KD, Behrens C, Arab L, Schlierf G*
Die Kosten ernährungsbedingter Krankheiten
Kohlhammer, Stuttgart, 303 S, 1986

365 *Henkenjohann K, Muermann B*
Milch und Milcherzeugnisse
aid, Bonn, Nr. 1008, 38 S, 1998

366 *Henninger M, Ulberth F*
Fettsäurenspektren von heimischen Fischen, Seefischen und Fischölen
Dt Lebensm Runds 93 (6), 178–82, 1997

367 *Henningsen A*
Die EU Bananenmarktordnung und die Nachfrage in Deutschland
www.uni-kiel.de/agrarpol/ahenningsen/Documents/OeGA_2001.pdf (eingesehen 24.7.2003) 2001

368 *Hermes P*
Ins Schwarze getroffen: Pfeffer
Öko-Test, Heft 3, 34–41, 1998

369 *Hermes P*
Iranisches Roulette – Testbericht Pistazien
Öko-Test, Heft 11, 86–7, 1999a

370 *Hermes P*
Eins auf die Nuß – Testbericht Haselnüsse
Öko-Test, Heft 12, 38–9, 1999b

371 *Heseker H, Schmid A*
Ernährung im hohen Alter und in der Geriatrie
Teil 1: Ursachen und Folgen von Unter- und Mangelernährung
Ern Umschau 49 (5), B17–20, 2002
Teil 2: Diagnostik der Mangelernährung und Möglichkeiten zur Verbesserung der Ernährungssituation
Ern Umschau 49 (6), B21–4, 2002

372 *Hiebl J*
Polychlorierte Biphenyle (PCB) in Lebensmitteln
www.vis-ernaehrung.bayern.de/de/left/fachinformationen/risiken/stoffe-nonbio/pcb.htm (eingesehen 12.8.2003) 2002

373 *Hilbeck A, Baumgartner M, Fried PM, Bigler F*
Effects of transgenic *Bacillus thuringiensis* corn-fed prey on mortality and development time of immature *Chrysoperia carnea* (Neuroptera: Chrysopidae)
Environ Entomol 27 (2), 480–7, 1998a

374 *Hilbeck A, Moar WJ, Puztai-Carey M, Filippini A, Bigler F*
Toxicity of the *Bacillus thuringiensis* CrylAb toxin on the predator *Chrysoperia carnea* (Neuroptera: Chrysopidae) using diet incorporated bioassays
Environ Entomol 27 (5), 1255–63, 1998b

375 *Hoering U*
Früchte der Vielfalt – Globale Gerechtigkeit und der Schutz traditionellen Wissens
Evangelischer Entwicklungsdienst, Bonn, 20 S, 2002

376 *Hofer K*
Ernährung und Nachhaltigkeit: Entwicklungsprozesse – Probleme – Lösungsansätze (Arbeitsbericht Nr. 135)
Akademie für Technikfolgenabschätzung in Baden-Württemberg, Stuttgart, 99 S, 1999

377 *Hofer, K*
Lebensmittelqualität als Tat-Sache
Geographica Bernensia, Bern, 317+X S, 2002

378 *Hoffmann I*
Gießener Vollwert-Ernährungs-Studie: Untersuchung auf Bias am Beispiel von Fettstoffwechsel-Parametern
Wiss Fachverlag, Gießen, 270 S, 1995

379 *Hoffmann I*
Die Empfehlungen der DGE für den Verzehr von mehr Gemüse und Obst: Umsetzbarkeit und Konsequenzen
Ern Umschau 46 (10), 365–8, 1999

380 *Hoffmann I*
Ernährungsempfehlungen und Ernährungsweisen – Auswirkungen auf Gesundheit, Umwelt und Gesellschaft
Habilitationsschrift, Fachbereich Agrarwissenschaften, Ökotrophologie und Umweltmanagement der Universität Gießen, 462 S, 2002

381 *Hoffmann I*
Transcending reductionism in nutritional research
Am J Clin Nutr 78 (3), 514S–6S, 2003

382 *Hoffmann I, Groeneveld MJ, Boeing H, Koebnick C, Golf S, Katz N, Leitzmann C*
Giessen Wholesome Nutrition Study: relation between a health conscious diet and blood lipids
Eur J Clin Nutr 55 (10), 887–95, 2001a

383 *Hoffmann I, Groeneveld MJ, Leitzmann C*
Nutrient intake and nutritional status of vegetarians and low-meat eaters consuming a diet meeting preventive recommendations
Am J Clin Nutr 70 (9), 628, 1999a

384 *Hoffmann I, Heuer T, Groeneveld M, Leitzmann C*
Vergleich der BLS-Version II.1 und II.2 bei verschiedenen Kostformgruppen
Ern Umschau 46 (12), 441–6, 1999b

385 *Hoffmann I, Koebnick C, Bub A, Heuer T, Strassner C, Groeneveld MJ, Leitzmann C*
Beta-carotene status differs in women with different dietary regimes
Ann Nutr Metab, 45 (Suppl 1), 263, 2001b

386 *Hoffmann I, Lauber I*
Gütertransporte im Zusammenhang mit dem Lebensmittelkonsum in Deutschland
Teil II: Umweltwirkungen anhand ausgewählter Indikatoren
Z Ernährungsökol 2 (3), 187–93, 2001a
Teil III: Auswirkungen und Modifikationen
Z Ernährungsökol 2 (4), 244–52, 2001b

387 *Hoffmann I, Sachs S, Koebnick C, Heuer T, Groeneveld MJ, Leitzmann C*
Vitamin B_{12} status in women following plant-centered or Western type diets mainly depends on dairy consumption
Poster, 9th Europ Nutr Conf, Rome, October 2003

388 *Holtmann, M, Mudter J, Galle PR, Neurath MF*
Das mukosale Immunsystem: Wie klar ist die Pathophysiologie?
Internist 43 (11), 1343–53, 2002

389 *Honikel KO*
Fleisch und seine Inhaltsstoffe im Vergleich zu anderen Lebensmitteln – Ein Überblick der Situation in Deutschland
Z Ernährungsökol 2 (3), 147–60, 2001

390 *Honikel KO*
Rückstände und Kontaminanten in Fleisch – Ein Überblick der Situation in Deutschland
Ern & Med 17 (4) 187–94, 2002

391 *Hooper LV, Midtvedt T, Gordon JL*
How host-microbial interactions shape the nutrient environment of the mammalian intestine
Annu Rev Nutr 22, 283–307, 2002

392 *Howard BV, Wylie-Rosett J*
Sugar and cardiovascular disease
A statement for healthcare professionals from the Committee on Nutrition of the Council on Nutrition, Physical Activity, and Metabolism of the American Heart Association
Circulation 106 (4), 523–7, 2002

393 *Hu FB, Stampfer MJ, Manson JE, Ascherio A, Colditz GA, Speizer FE, Hennekens CH, Willett WC*
Dietary saturated fats and their food sources in relation to the risk of coronary heart disease in women
Am J Clin Nutr 70 (6), 1001–8, 1999a

394 *Hu FB, Stampfer MJ, Manson JE, Rimm EB, Colditz GA, Rosner BA, Speizer FE, Hennekens CH, Willet WC*
Frequent nut consumption and risk of coronary heart disease in women: prospective cohort study
Brit Med J 317 (7169), 1341–5, 1998

395 *Hu FB, Stampfer MJ,Manson JE, Rimm E, Colditz GA, Speizer FE, Hennekens CH, Willett WC*
Dietary protein and risk of ischemic heart disease in women
Am J Clin Nutr 70 (2), 221–7, 1999b

396 *Hubold G*
Das Meer als Nahrungsquelle
UGB-Forum 13 (3), 142–5, 1996

397 *Ibrahim SS, Habiba, RA, Shatta, AA, Embaby HE*
Effect of soaking, germination, cooking and fermentation on antinutrional factors in cowpeas
Nahrung/Food 46 (2), 92–5, 2002

398 *Industrieverband Agrar eV* (Hrsg)
Wirkstoffe in Pflanzenschutz- und Schädlingsbekämpfungsmitteln – Physikalisch-chemische und toxikologische Daten
BLV, München, 3. Aufl, 576 S, 2000

399 *INFRAS Consulting Group for Policy Analysis and Implementation, Institut für Wirtschaftspolitik, Wirtschaftsforschung der Universität Karlsruhe (IWW)*
External costs of transport: accident, environmental and congestion costs of transport in Western Europe
IWW, Karlsruhe, 2000

400 *Inose T, Murata K*
Enhanced accumulation of toxic compounds in yeast cells having high glycolytic activity – a case study on the safety of genetically engineered yeast
Int J Food Sci and Technol 30 (2), 141–6, 1995

401 *Institut der Deutschen Wirtschaft*
Zahlen zur wirtschaftlichen Entwicklung der Bundesrepublik Deutschland
Deutscher Institutsverlag, Köln, 164 S, 2000

402 *Institut für angewandte Verbraucherforschung (IFAV)*
Verbraucherverhalten beim Lebensmittelkauf
IFAV, Köln, 45 S, 2001

403 *Institut für ökologisches Recycling*
Abfall vermeiden – Leitfaden für eine ökologische Abfallwirtschaft
Fischer Taschenbuch, Frankfurt/M, 157 S, 1990

404 *Institut für ökologisches Recycling*
Müllproblemo – Dokumentation zum Fachkongress zur ökologischen Abfallwirtschaft II
Institut für ökologisches Recycling, Berlin, 1991

405 *International Federation of Organic Agriculture Movements (IFOAM)*
Basis-Richtlinien für ökologische Landwirtschaft und Verarbeitung
www.ifoam.org (eingesehen 13.8.2002) 2000

406 *Internetportal Ökolandbau*
Ökologischer Landbau – Die Prinzipien
www.oekolandbau.de/index.cfm?uuid=00012F1D0BBB1F31BCCF6521C0A8D816&type=search&gfxname=verbraucher (eingesehen 13.8.2003) 2003

407 *IPCC (Intergovernmental Panel on Climate Change)*
Climate change 2001, working group I: the scientific basis (944 S)
www.grida.no/climate/ipcc_tar/wg1/index.htm (eingesehen 13.8.2003) 2001

408 *Isermeyer F*
Perspektiven für die Milchviehhaltung
In: *Deutsche Landwirtschafts-Gesellschaft (DLG, Hrsg)* Landwirtschaft 2010
Frankfurt/M, 29–37, 1999

409 *Jacobasch G, Schmiedl D*
Die Bedeutung resistenter Stärke für eine gesundheitsorientierte Ernährung
Ern Umschau 49 (1), 4–9, 2002

410 *Jacobs DR, Marquart L, Slavin J, Kushi L*
Whole-grain intake and cancer: an expanded review and meta-analysis
Nutr & Cancer 30 (2), 85–96, 1998a

411 *Jacobs DR, Meyer KA, Kushi LH, Folsom AR*
Whole-grain intake may reduce the risk of ischemic heart disease death in postmenopausal women: the Iowa Women's Health Study
Am J Clin Nutr 68 (2), 248–57, 1998b

412 *Jacobs DR, Meyer KA, Kushi LH, Folsom AR*
Is whole-grain intake associated with reduced total and cause-specific death rates in older women? The Iowa Women's Health Study
Am J Public Health 89 (3), 322–9, 1999

413 *Jäger L, Wüthrich B*
Nahrungsmittelallergien und -intoleranzen. Immunologie, Diagnostik, Therapie, Prophylaxe
Urban & Fischer, München, 272 S, 2002

414 *Jahn-Deesbach W, Schipper A*
Proteinqualität von Keimgetreide
Getreide, Mehl und Brot 45 (1), 3–5, 1991

415 *Jahreis G*
Krebshemmende Fettsäuren in Milch und Rindfleisch
Ern Umschau 44 (5), 168–72, 1997

416 *Jahreis G*
Änderung der Milchfettzusammensetzung
Deutsche Molkereizeitung 121 (23), 992–6, 2000

417 *Janelle KC, Barr SI*
Nutrient intakes and eating behaviour scores of vegetarian and nonvegatarian women
J Am Diet Assoc 95 (2), 180–89, 1995

418 *Jekat F*
Über Stoffwechselbilanzversuche – Grundlagen, Technik, Ergebnisse
Habilitationsschrift, Universität Gießen, 98 S, 1969

419 *Jekat F*
Nahrungseiweiß
AID-Verbraucherdienst 29 (9), 179–84, 1984

420 *Jenkins DJA, Jenkins AL*
The glycemic index, fibre and the dietary treatment of hypertriglyceridemia and diabetes
J Am Coll Nutr 6 (1), 11–7, 1987

421 *Jenkins DJA, Kendall CWC,Vidgen E, Augustin LS, van Erk M, Geelen A, Parker T, Faulkner D, Vuksan V, Josse RG, Leister LA, Connelly PW*
High-protein diet in hyperlipidemia: effect of wheat gluten on serum lipids, uric acid, and renal function
Am J Clin Nutr 74 (1), 57–63, 2001

422 *Jörgensen HH*
Sauer macht nicht lustig
Heilpraktiker Journal, Heft 6, 60–3, 1984

423 *Johansson SGO, O'B Hourihane J, Bousquet J, Bruijnzeel-Koomen C, Dreborg S, Haahtela T, Kowalski ML, Mygind N, Ring J, van Cauwenberge P, van Hage-Hamsten M, Wüthrich B*
Position paper: a revised nomenclature for allergy. An EAACI position statement from the EAACI nomenclature task force
Allergy 56 (9), 813–24, 2001

424 *Jordinson M, El-Hariry I, Calnan D, Calam J, Pignatelli M*
Vicia faba agglutinin, the lectin present in broad beans, stimulates differentiation of undifferen tiated colon cancer cells
Gut 44 (5), 709–14, 1999

425 *Jungbluth N*
Umweltfolgen des Nahrungsmittelkonsums – Beurteilung von Produktmerkmalen auf Grundlage einer
modularen Ökobilanz
Verlag dissertation.de, Berlin, 285 S, 2000

426 *Kalliomäki M, Salminen S, Arvilommi H, Kero P, Koskinen P, Isolauri E*
Probiotics in primary prevention of atopic disease: a randomised placebo-controlled trial
Lancet 357 (9262), 1076–9, 2001

427 *Kallweit E, Fries R, Kielwein G, Schlotyssek S*
Qualität tierischer Nahrungsmittel
Ulmer, Stuttgart, 368 S, 1988

428 *Kantonales Labor Zürich*
Acrylamid – Neueste Erkenntnisse aus dem Kantonalen Labor Zürich
www.klzh.ch/cfm/aktuelles/printversion.cfm?id=5 (eingesehen 5.8.2003) 2002

429 *Karl H, Münkner W*
Jod in marinen Lebensmitteln
Ern Umschau 46 (8), 288–91, 1999

430 *Karsten S*
Fettsäuren aus immunologischer Sicht
Ern Umschau 43 (5) 166–71, 1996

431 *Kasper H*
Vitaminresorption im Alter
VitaMinSpur 14 (1), 21–4, 1999

432 *Kasper H*
Ernährungsmedizin und Diätetik
Urban & Fischer, München, 624 S, 9. Aufl, 2000

433 *Katalyse – Institut für angewandte Umweltforschung*
Was wir alles schlucken – Zusatzstoffe in Lebensmitteln, mit Tips für Verbraucher
Rowohlt, Reinbeck, 254 S, 1985

434 *Katalyse – Institut für angewandte Umweltforschung*
Kommt gar nicht in die Tüte – Lebensmittelverpackung und Müllvermeidung
Kiepenheuer und Witsch, Köln, 190 S, 1991

435 *Katalyse – Institut für angewandte Umweltforschung*
Neue Chemie in Lebensmitteln
Zweitausendeins, Frankfurt/M, 547 S, 49. Aufl, 1995

436 *Katalyse – Institut für angewandte Umweltforschung*
Elektrosmog
CF Mueller, Heidelberg, 256 S, 5. Aufl, 2002a

437 *Katalyse – Institut für angewandte Umweltforschung*
Katalyse Umweltlexikon
www.umweltlexikon-online.de (eingesehen 18.12.2002) 2002b

438 *Kataria A, Chauhan BM, Punia D*
Antinutrients in amphidiploids (black gram and mung bean): varietal differences and effects of domestic processing and cooking
Plant Foods Hum Nutr 39 (3), 257–66, 1989a

439 *Kataria A, Chauhan BM, Punia D*
Antinutrients and protein digestibility (in vitro) of mung bean as affected by domestic processing and cooking
Food Chem 32 (1), 9–17, 1989b

440 *Keller M, Leitzmann C*
Hülsenfrüchte
In: *Eschricht M, Leitzmann C* (Hrsg) Handbuch Bio-Lebensmittel, Kap. III-2.14
Behr's, Hamburg, 1–31, 10. Aktualisierungslieferung, 2002

441 *Kersting M, Alexy U*
Empfehlungen für die Ernährung von Säuglingen
aid, Bonn, Nr. 1357, 32 S, 2000

442 *Kersting M, Alexy U*
Empfehlungen für die Ernährung von Mutter und Kind
aid, Bonn, Nr. 1358, 42 S, 2002

443 *Key TJ, Fraser GE, Thorogood M, Appleby PN, Beral V, Reeves G, Burr ML, Chang-Claude J, Frentzel-Beyme, R, Kuzma JW, Mann J, McPherson K*
Mortality in vegetarians and nonvegetarians: detailed findings from a collaborative analysis of 5 prospective studies
Am J Clin Nutri 70 (Suppl), 516–24, 1999

444 *Khalil MM*
Effect of soaking, germination, autoclaving and cooking on chemical and biological value of guar compared with faba bean
Nahrung/Food 45 (4), 246–50, 2001

445 *Kielwein G*
Leitfaden der Milchkunde und Milchhygiene
Parey, Berlin, 3. Aufl, 213 S, 1994

446 *Kirsten H* (Fa. Rapunzel, Legau)
Persönliche Mitteilung, 13.5.2002

447 *Klimek L, Moll B, Kobal G*
Riech- und Schmeckvermögen im Alter
Dt Ärztebl 97 (14), A911–8, 2000

448 *Klinke R, Silbernagel S*
Lehrbuch der Physiologie
Thieme, Stuttgart, 803 S, 3. Aufl, 2001

449 *Kluthe R* (Hrsg)
Ernährungsmedizin in der Praxis, Stand Aug. 2002
Kapitel 4/3.1 Vollkost, S. 7
Spitta, Balingen, Loseblattsammlung, 2002a

450 *Kluthe R* (Hrsg)
Ernährungsmedizin in der Praxis, Stand Aug. 2002
Kapitel 8/15.3.1 Süßungsmittel, S. 1–3
Spitta, Balingen, Loseblattsammlung, 2002b

451 *Kluthe R*
Ernährungsmedizin in der Praxis, Stand Mai 2003
Kapitel 10/3.1, S. 4ff
Spitta, Balingen, Loseblattsammlung, 2003

452 *Kniel B, Regula E*
Untersuchung über den Phytinsäureabbau bei der Herstellung von Roggenbroten mit unterschiedlichen Führungsarten
Getreide, Mehl und Brot 49 (4), 228–32, 1995

453 *Koch S*
Symposium on dietary fatty acids and health
Ern Umschau 49 (7), 276–7, 2002

454 *Koebnick C*
Gießener Vollwert-Ernährungs-Studie Teil II: Einfluss der Kostform auf den Vitamin-B_{12}- und Folatstatus in der Schwangerschaft
http://bibd.uni-giessen.de/ghtm/2000/uni/d000077.htm (eingesehen 18.9.2003) 1999

455 *Koebnick C, Heins U, Hoffmann I, Leitzmann C*
Die Bedeutung von Vitamin B_{12} in der Schwangerschaft und daraus resultierende Empfehlungen
für die Schwangerschaftsvorsorge
Geburtsh Frauenheilk 62 (3), 227–33, 2002

456 *Koebnick C, Heins U, Leitzmann C*
Ernährung in der Schwangerschaft Teil II: Vollwert-Ernährung – Lebensmittelverzehr und Gestationsverlauf
Ern/Nutr 23 (7/8) 302–7, 1999

457 *Köhrle J*
Mineralstoffe und Spurenelemente
Wiss Verlagsgesellschaft, Stuttgart, 238 S, 1998

458 *Köpke U*
Umweltleistungen des Ökologischen Landbaus
Ökologie & Landbau 30 (2), 6–18, 2002

459 *Koerber Kv*
Ernährung bei Diabetes mellitus mit kohlenhydrat- und ballaststoffreichen, gering verarbeiteten Lebensmitteln
Wiss Fachverlag, Gießen, 252 S, 1989

460 *Koerber Kv*
Ernährungsökologie
In: *Schönberger G, Spiekermann U* (Hrsg) Die Zukunft der Ernährungswissenschaft
Springer, Heidelberg, 161–73, 2000

461 *Koerber Kv, Hammann B, Willms G*
Für Diabetiker – Vollwert-Ernährung
Gräfe und Unzer, München, 96 S, 4. Aufl, 1995a

462 *Koerber Kv, Kretschmer J*
Der Anspruch auf Nachhaltigkeit im Ernährungsbereich – Wie zukunftsfähig ist unser Ernährungsstil?
aid-Verbraucherdienst 44 (4), 88–95, 1999

463 *Koerber Kv, Kretschmer J*
Zukunftsfähige Ernährung – Gesundheits-, Umwelt- und Sozialverträglichkeit im Lebensmittelbereich
Z Ernährungsökol 1 (1), 39–46, 2000

464 *Koerber Kv, Leitzmann C*
Vollwert-Ernährung – genussvoll, gesund, ökologisch, sozialverträglich
aid-Special, Nr. 3353, Bonn, 38 S, 7. Aufl, 2000

465 *Koerber Kv , Männle T, Leitzmann C*
Vollwert-Ernährung – Grundlagen einer vernünftigen Ernährungsweise
Haug, Heidelberg, 239 S, 4. Aufl, 1985

466 *Koerber Kv, Roehl R, Weiss G*
Aromastoffe – auch in Öko-Produkten erwünscht?
Bio-land, Heft 2, 33–6, 1995b

467 *Kofrányi E*
Die biologische Wertigkeit gemischter Proteine
Die Nahrung 11 (7/8), 863–73, 1967

468 *Kofrányi E*
Die biologische Wertigkeit von Eiweiß
Ern Umschau 16 (9), 33–5, 1969

469 *Kofrányi E, Wirths W*
Einführung in die Ernährungslehre
Umschau, Frankfurt/M, 383 S, 10. Aufl, 1987

470 *Kohlmeier L, Kroke A, Pötzsch J, Kohlmeier M, Martin K*
Ernährungsabhängige Krankheiten und ihre Kosten
Schriftenreihe des Bundesministeriums für Gesundheit, Bd. 27
Nomos, Baden-Baden, 331 S, 1993

471 *Kolbe H*
Wasserbelastung in Abhängigkeit von der Landnutzung
Ökologie & Landbau 30 (122), 34–5, 2002

472 *Koletzko B*
Beikost auf Milchbasis
Akt Ernähr Med 27 (5), 315–6, 2002

473 *Kolitschus M, Hoffmann I, Groeneveld M, Leitzmann C*
Die Gießener Vollwert-Ernährungs-Studie – Selen-Status von Frauen mit überwiegend ovo-lacto-vegetarischer Ernährung im Vergleich zu solchen mit einer üblichen Ernährung
Proc Germ Nutr Soc 2, 30, 2000

474 *Kollath W*
Die Ordnung unserer Nahrung
Hippokrates, Stuttgart, 87 S, 1942

475 *Kollath W*
Die Ordnung unserer Nahrung
Haug, Heidelberg, 323 S, (verwendet: 16. Aufl, 1998), 5. und letzte neubearbeitete Aufl, 1960

476 *Kollath W*
Der Vollwert der Nahrung
Haug, Heidelberg, 135 S, 2. Aufl, 1983

477 *Kommission der Europäischen Gemeinschaften*
Bericht der Kommission über die Aufnahme von Lebensmittelzusatzstoffen in der Europäischen Union
Kommission der Europäischen Gemeinschaften, Brüssel, 31 S, 2001

478 *Krämer J*
Lebensmittel-Mikrobiologie
Ulmer, Stuttgart, 428 S, 3. Aufl, 1997

479 *Kratzer W, Kächele V, Mason RA, Hill V, Hay B, Haug C, Adler G, Beckh K, Muche R*
Gallstone prevalence in Germany: the Ulm gallbladder stone study
Dig Dis Sci 43 (6), 1285–91, 1998

480 *Krauss RM, Eckel RH, Howard B* u.a.
AHA Dietary Guidelines: revision 2000: a statement for healthcare professionals from the Nutrition Committe of the American Heart Association
Circulation 102 (18), 2284–99, 2000

481 *Kretchmer N*
Food: a selective agent in evolution
In: *Walcher D, Kretchmer N* (eds) Food, nutrition and evolution
Masson, New York, 37–48, 1981

482 *Krull H*
Fleischerzeugnisse – Teil 2: Wurstwaren
Ernährung im Fokus 2 (12), 330–5, 2002

483 *Kruse H*
Schadstoffe im Wasser – Eine toxikologische Bewertung
AID-Verbraucherdienst 36 (1), 9–16, 1991

484 *Kühnau J*
Unterschiede in der ernährungsphysiologischen Bedeutung pflanzlicher und tierischer Lebensmittel für den Menschen
Ern Umschau 23 (2), 43–8, 1976a

485 *Kühnau J*
The flavonoids – a class of semi-essential food components: their role in human nutrition
World Rev Nutr Diet 24, 117–91, 1976b

486 *Kühne P*
Ernährungssprechstunde
Urachhaus, Stuttgart, 357 S, 1993

487 *Kühne P*
Gewürze und Kräuter
Arbeitskreis für Ernährungsforschung, Bad Vilbel, 112 S, 1999

488 *Küpper C*
Kariesprophylaxe mit neuen Akzenten
Ernährung & Medizin 17 (2), 94–7, 2002

489 *Kurfürst U, Beck A*
Cadmiumgehalte in ökologisch angebautem Weizen geringer
Lebendige Erde, Heft 6, 477–9, 1995

490 *Kutsch T*
Ethisch begründeter Konsum – Forderung, Wirklichkeit oder pragmatischer Kompromiss?
Ern im Fokus 1 (7), 170–5, 2001

491 *Kuyek D*
Genetically modified crops in Africa: implications for small farmers
Grain, Barcelona, 20 S, 2002

492 *Langer P*
Evolution of the digestive tract in mammals
Verh Dtsch Zool Ges 84, 169–93, 1991

493 *Lappé FM, Lappé A*
Hope's edge: next diet for a small planet
Tarcher, New York, 448 S, 2002

494 *Lauber I, Hoffmann I*
Gütertransporte im Zusammenhang mit dem Lebensmittelkonsum in Deutschland
Teil I: Ausmaß und Verteilung
Z Ernährungsökol 2 (2), 108–13, 2001

495 *La Veccia C, Altieri A, Tavani A*
Vegetable, fruit, antioxidants and cancer: a review of Italian studies
Eur J Nutr 40 (6), 261–7, 2001

496 *Lehmkühler S*
Die Gießener Ernährungsstudie über das Ernährungsverhalten von Armutshaushalten (GESA) – Qualitative Fallstudien – Dissertation
Universität Gießen, Institut für Ernährungswissenschaft, 377 S, 2002

497 *Lehrl S, Schmitz J, Schröder U, Wagner G*
Einfluss von Dehydratationen auf die kognitive Leistungsfähigkeit im Rahmen der Rosbacher Trinkstudie (RTS) 1–4
Proc Germ Nutr Soc 5, 59, 2003

498 *Leitzmann C*
Die physiologische Regulation der Nahrungsaufnahme
Ern Umschau 25 (4), 115–20, 1978

499 *Leitzmann C*
Bewußt besser leben
epd-Entwicklungspolitik, Heft 17, 9–11, 1986

500 *Leitzmann C*
Ballaststoffe – Funktionen, Zufuhrempfehlungen und ihre Umsetzung in Lebensmittel
Schriftenreihe des Fachbereichs 19, Universität Gießen, Heft 1, 27–44, 1990

501 *Leitzmann C*
Nahrungsergänzung für Schwangere – Sinnvoll, überflüssig oder gefährlich?
UGB-Tagungsbericht: Ernährung aktuell Mai 2000 in CH-Rapperswil
Verband für Unabhängige Gesundheitsberatung, Giessen, 21–3, 2000

502 *Leitzmann C*
Vegetarismus – Grundlagen, Vorteile, Risiken
Beck, München, 124 S, 2001

503 *Leitzmann C*
Nutrition ecology: origin and definition
In: *Elmadfa I, Anklam E, König J* (Hrsg) Modern aspects of nutrition: present knowledge and future perspectives
Karger, Basel, 220–1, 2003a

504 *Leitzmann C*
Nutrition ecology: the contribution of vegetarian diets
Am J Clin Nutr 78 (3), 657S–9S 2003b

505 *Leitzmann C, Hahn A*
Vegetarische Ernährung
Ulmer, 445 S, Stuttgart, 1996

506 *Leitzmann C, Keller M, Hahn A*
Alternative Kostformen
Hippokrates, Stuttgart, 264 S, 1999

507 *Leitzmann C, Koerber Kv, Männle T*
Die Gießener Formel – Aktuelle Definition der Vollwert-Ernährung
UGB Forum 20 (5), 257, 2003a

508 *Leitzmann C, Müller C, Michel P, Brehme U, Hahn A, Laube H*
Ernährung in Prävention und Therapie
Hippokrates, Stuttgart, 480 S, 2. Aufl, 2003b

509 *Leitzmann C, Sichert-Oevermann W*
Lebensmittelqualität aus der Sicht des Verbrauchers
AID-Verbraucherdienst 35 (4), 69–76, 1990

510 *Lemnitzer KH*
Ernährungssituation und wirtschaftliche Entwicklung
ssip-Schriften, Saarbrücken, 349 S, 1977

511 *Lenz-Graf M-L*
Zahngesunde Ernährung – Knackiges statt Süßem
UGB-Forum 17 (1), 18–21, 2000

512 *Leone CW, Oppenheim FG*
Physical and chemical aspects of saliva as indicators of risk for dental caries in humans
J Dent Educ 65 (10), 1054–62, 2001

513 *Liljeberg H, Granfeldt Y, Björck I*
Metabolic responses to starch in bread containing intact kernels versus milled flour
Eur J Clin Nutr 46, 561–75, 1992

514 *Lindhauer MG, Münzing K*
Über das Aufkommen an Mutterkorn in heimischen Roggenpartien
In: *Bundesanstalt für Getreide-, Kartoffel und Fettforschung in Detmold und Münster* (Hrsg) Jahresbericht 2000
Detmold, 25f, 2001

515 *Link C*
Test Paprika-Pulver – Scharfe Schoten
Öko-Test, Heft 6, 20–3, 2001

516 *Lipp J*
Der Honig – Handbuch der Bienenkunde
Ulmer, Stuttgart, 154 S, 3. Aufl, 1994

517 *Lischka E, Lischka N*
Fasten mit Obst- und Gemüsesäften
Falken, Niedernhausen, 100 S, 2000

518 *Liu S, Manson JE, Stampfer MJ, Hu FB, Giovannucci E, Colditz GA, Hennekens CH, Willett WC*
A prospective study of whole-grain intake and risk of type 2 diabetes mellitus in US women
Am J Public Health 90 (9), 1409–15, 2000a

519 *Liu S, Manson JE, Stampfer MJ, Rexrode KM, Hu FB, Rimm, EB, Willett WC*
Whole-grain consumption and risk of ischemic stroke in women
JAMA 284 (12), 1534–40, 2000b

520 *Liu S, Stampfer MJ, Hu FB, Giovannucci E, Rimm E, Manson JE, Hennekens CH, Willett WC*
Whole-grain consumption and risk of coronary heart disease: results from the Nurses' Health Study
Am J Clin Nutr 70 (3), 412–9, 1999

521 *Loaharanu P*
Cost/benefit aspects of food irradiation
Food Techn 48 (1), 104–8, 1994

522 *Löffler G, Petrides P*
Biochemie und Pathobiochemie
Springer, Berlin, 1155 S, 1997

523 *Lubec G, Wolf C, Bartosch B*
Amino acid isomerisation and microwave exposure
Lancet 2 (8676), 1392–3, 1989

524 *Ludwig DS*
The glycemic index: physiological mechanisms relating to obesity, diabetes and cardiovascular disease
JAMA 287 (18), 2414–23, 2002

525 *Lübke V*
Marketing für den Fairen Handel
Verbraucher Konkret, Heft 3, 24–31, 2002

526 *Lützner H*
Rheuma und Ernährung – Therapeutische und präventive Einflußmöglichkeiten
Bundesgesundhbl 34 (3), 122–5, 1991

527 *Lützner H, Million H*
Richtig essen nach dem Fasten
Gräfe und Unzer, München, 112 S, 6. Aufl, 2002

528 *Lutzenberger J, Gottwald FT*
Ernährung in der Wissensgesellschaft – Vision: Informiert essen
Campus, Frankfurt/M, 258 S, 1999

529 *Männle T, Koerber Kv, Leitzmann C, Hoffmann I, Hollen Av*
Orientierungstabelle für die Vollwert-Ernährung – Empfehlungen für die Lebensmittelauswahl gesunder Erwachsener
Verbraucher-Zentrale NRW und Verband für Unabhängige Gesundheitsberatung – Deutschland (Hrsg)
UGB-Beratungs- und Verlags-GmbH, Gießen, 3. Aufl, 1993

530 *Männle T, Koerber Kv, Leitzmann C, Hoffmann I, Hollen Av, Franz W*
Orientierungstabelle für die Vollwert-Ernährung – Empfehlungen für die Lebensmittelauswahl gesunder Erwachsener
Verbraucher-Zentrale NRW und Verband für Unabhängige Gesundheitsberatung – Deutschland (Hrsg)
UGB-Beratungs- und Verlags-GmbH, Gießen, 4. Aufl, 2000

531 *Männle T, Koerber K v, Leitzmann C, Sichert W, Schropp E*
Unsere Vollwert-Ernährung – Empfehlungen für eine vernünftige Lebensmittelauswahl
ardos, Gießen 1981

532 *Maeting I*
Untersuchungen zum Hygienestatus von erntefrischem Getreide – Muster der Besonderen Ernteermittlung 2002
In: *Bundesanstalt für Getreide-, Kartoffel und Fettforschung in Detmold und Münster* (Hrsg) Jahresbericht 2002
Detmold, 44f, 2003

533 *Mahner M, Bunge M*
Philosophische Grundlagen der Biologie
Springer, Heidelberg, 420 S, 2000

534 *Manz F*
Jod-Monitoring 1996
Repräsentative Studie zur Erfassung des Jodversorgungszustandes der Bevölkerung Deutschland
Schriftenreihe des Bundesministeriums für Gesundheit, Band 110
Nomos, Baden-Baden, 264 S, 1998

535 *Marchioni E, Delincée H* (Hrsg)
Toxikologische Untersuchung zur Risikobewertung beim Verzehr von bestrahlten, fetthaltigen Lebensmitteln
Berichte der Bundesforschungsanstalt für Ernährung, BFE-R-02-02, Karlsruhe, 198 S, 2002

536 *Marquard R*
Nutritive und antinutritive Inhaltsstoffe der Leguminosen
In: *Schuster W, Alkämper J, Marquard R, Stählin A, Stählin L* Leguminosen zur Körnernutzung
Institut für Pflanzenbau und Pflanzenzüchtung I der Justus-Liebig-Universität, Gießen 1998
http://bibd.uni-giessen.de/gdoc/2000/uni/p000003/nutritiv.htm (eingesehen 5.8.2003) 1998

537 *Martinez-Tome M, Jimenez AM, Ruggieri S, Frega N, Strabbioli R, Murcia MA*
Antioxidant properties of Mediterranean spices compared with common food additives
J Food Prot 64 (9), 1412–9, 2001

538 *Marx H, Gedek B, Kollarczik B*
Vergleichende Untersuchungen zum bakteriellen und mykologischen Status von ökologisch und konventionell angebautem Getreide
Z Ernährungswiss 33 (3), 239–43, 1994

539 *Marx H, Gedek B, Kollarczik B*
Vergleichende Untersuchungen zum mykotoxikologischen Status von ökologisch und konventionell angebautem Getreide
Z Lebensm Unters Forsch 200, 83–6, 1995

540 *Maschkowski G, Groeneveld M, Müller C*
Acrylamid – Wie Sie sich und Ihre Familie schützen können
aid und BMVEL (Hrsg) Bonn
www.was-wir-essen.de/download/acrylamid.pdf (eingesehen 5.8.2003) 2002

541 *Maschkowski G, Koerber K v, Oltersdorf U, Leitzmann C*
„Ernährungsökologie“ – Ernährung im Beziehungsgefüge Mensch-Umwelt
Aid-Verbraucherdienst 36 (5), 95–9, 1991

542 *Massey LK*
Dietary animal and plant protein and human bone health: a whole food approach
J Nutr 133 (3), 862–5, 2003

543 *Matthäus B, Brühl L, Kriese U, Schumann E, Peil A*
Hanföl: Ein „Highlight“ für die Küche? Untersuchungen zur Variabilität von Hanföl verschiedener Genotypen
Forschungsreport 24 (2), 22–25
www.verbraucherministerium.de/forschungsreport/rep2-01/hanf.htm (eingesehen 12.8.2003) 2001

544 *Matthes H-D, Patushenko V*
Einfluss der landwirtschaftlichen Produktionsweise auf den Fettsäuregehalt des Fleisches
Ern Umschau 46 (9), 335–8, 1999

545 *Mayerhofer E, Pirquet C*
Lexikon der Ernährungskunde
Springer, Wien, 1206 S, 1926

546 *Mc Eligot AJ, Gilpin EA, Rock CL, Newman V, Hollenbach KA, Thomson CA, Pierce JP*
High dietary fiber consumption is not associated with gastrointestinal discomfort in a diet intervention trial
J Am Diet Assoc 102 (4), 549–51, 2002

547 *McKeown NM, Meigs JB, Liu S, Wilson PWF, Jacques PF*
Whole-grain intake is favorably associated with metabolic risk factors for type 2 diabetes and cardiovascular disease in the Framingham Offspring Study
Am J Clin Nutr 76 (2), 390–8, 2002

548 *Meier A*
Pollenassoziierte Nahrungsmittelallergien
Hautfreund, Heft 6, 26–9, 2001

549 *Meier-Ploeger A*
Lebensmittelqualität
In: *Eschricht M, Leitzmann C* (Hrsg) Handbuch Bio-Lebensmittel, Kap. III-5
Behrs, Hamburg, 1–21, 7. Aktualisierungslieferung, 2001

550 *Meng W, Scriba PC*
Jodversorgung in Deutschland
Dt Ärztebl 99 (39), 2048–52, 2002

551 *Mensink G, Burger M, Beitz R, Henschel Y, Hinzpeter B*
Was essen wir heute? Ernährungsverhalten in Deutschland
Robert-Koch-Institut, Berlin, 168 S, 2002, mit erweiterten Zahlen von Dr. G. Mensink

552 *Mensink G*
Essen Männer anders?
In: *Altgeld T* (Hrsg) Männergesundheit. Neue Herausforderungen für Gesundheitsförderung und Prävention
Juventa, Weinheim, 155–69, 2003

553 *Mercenier A, Pavan S, Pot B*
Probiotics as biotherapeutic agents: present knowledge and future prospects
Curr Pharm Design 9 (2), 175–91, 2003

554 *Mersch-Sundermann V* (Hrsg)
Umweltmedizin/Ökologische Medizin
Thieme, Stuttgart, 740 S, 1999

555 *Mersch-Sundermann V*
Umwelt, Erkenntnis und prophylaktische Medizin
Teil 1: Das ökotoxikologische Systemmodell
Öff Gesundh Wes 51 (2), 58–62, 1989
Teil 2: Szientismus und Holismus – Dichotomie des Denkens
Öff Gesundh Wes 51 (3), 128–31, 1989

556 *Merx H, Seibel W, Rabe E, Menden E*
Einfluß von Keimungsparametern auf den Vitamingehalt und die mikrobiologische Qualität von Sprießkorn (Roggen und Weizen)
1. Mitt.: Stand der Forschung
Getreide, Mehl und Brot 48 (5), 17–20, 1994a
2. Mitt.: Einfluß der Keimgutfeuchte und der Keimtemperatur
Getreide, Mehl und Brot 48 (6), 22–7, 1994b

557 *Messina V, Mangels AR*
Considerations in planning vegan diets-children
J Am Diet Assoc 101 (6), 661–9, 2001

558 *Metges CC, Barth CA*
Metabolic consequences of a high dietary-protein intake in adulthood: assessment of the available evidence
J Nutr 130 (4), 886–9, 2000

559 *Meyer H*
Gentechnologie im Alltag – Eine zukunftsfähige Entwicklung?
BUND-Bericht Nr. 20, BUND Niedersachsen, Hannover, 49 S, 1997

560 *Meyer H, Eckelkamp C, Tappeser B, Weizsäcker Cv*
Das biosafety protocol
Forum Umwelt und Entwicklung, Bonn, 40 S, 1999

561 *Meyer KA, Kushi LH, Jacobs DR, Slavin J, Sellers TA, Folsom AR*
Carbohydrates, dietary fiber, and incident type 2 diabetes in older women
Am J Clin Nutr 71 (4), 921–30, 2000

562 *Meyer R*
Qualität – Wie viel darf es sein?
TAB-Brief 22, 7–10, 2002

563 *Michel P, Leitzmann C*
Milchsaures Gemüse zeigt Wirkung
UGB-Forum 10 (1), 19–21, 1993

564 *Michelsen G, Öko-Institut Freiburg* (Hrsg)
Der Fischer Öko-Almanach 91/92 – Daten, Fakten, Trends der Umweltdiskussion
Fischer Taschenbuch, Frankfurt/M, 456 S, 1991

565 *Michelsen H, Engel A, Back N, Rehm H, Rommel C, Sandner P, Treiber N*
EG-Entwicklungspolitik – Stabex Sysmin Subventionen, moderne Formen des Kolonialismus
Schmetterling, Stuttgart, 128 S, 1991

566 *Milton K*
Primate diets and gut morphology: implications for hominid evolution
In: *Harris M, Ross EB* (eds) Food and evolution: toward a theory of human food habits
Temple University, Philadelphia, 93–115, 1987

567 *Milton K*
Diet and primate evolution
Sci Amer 269 (2), 86–93, 1993

568 *Mineral- und Tafelwasserverordnung 2003*
Mineral- und Tafelwasserverordnung i. d. F. v. 3.3.2003
Bundesgesetzblatt I, Nr. 10 (19.03.), 352f, 2003

569 *Ministerium für Ernährung und ländlichen Raum Baden-Württemberg*
Acrylamid in Lebensmitteln – Verbraucherinformationen über Kartoffelerzeugnisse
Ministerium für Ernährung und ländlichen Raum Baden-Württemberg, Stuttgart, 6 S, 2002

570 *Misereor, Brot für die Welt, Friedrich-Ebert-Stiftung* (Hrsg)
Entwicklungspolitische Wirkungen des Fairen Handels
Misereor, Aachen, 320 S, 2000

571 *Mithen RE, Dekker M, Verkerk R, Rabot S, Johnson IT*
The nutritional significance, biosynthesis and bioavailability of glucosinolates in human foods
J Sci Food Agric 80 (7), 967–84, 2000

572 *Mollenhauer B, Zerr I, Ruge D, Krause G, Mehnert WH, Kretzschmar HA, Poser S*
Epidemiologie und klinische Symptomatik der Creutzfeldt-Jakob-Krankheit
Dtsch Med Wochenschr 127 (7), 312–7, 2002

573 *Montoya MT, Porres A, Serrano S, Fruchart JC, Mata P, Gerique J, Castro GR*
Fatty acid saturation of the diet and plasma lipid concentrations, lipoprotein particle concentration, and the cholesterol efflux capacity
Am J Clin Nutr 75 (3), 484–91, 2002

574 *Mountzouris KC, Mc Cartney AL, Gibson GR*
Intestinal microflora of human infants and current trends for its nutritional modulation
Brit J Nutr 87 (5), 405–20, 2002

575 *Müller C*
Bedeutung der Ernährung in der Prävention und Therapie ausgewählter ernährungsabhängiger Krankheiten sowie Darstellung und Bewertung verschiedener alternativer Ernährungsformen
Köhler, Gießen, 319 S, 1998

576 *Müller-Reißmann KF, Schaffner J*
Ökologisches Ernährungssystem
CF Müller, Karlsruhe, 224 S, 1990

577 *Münchner Rückversicherungsgesellschaft*
Welt der Naturgefahren (CD-ROM)
Münchner Rückversicherungsgesellschaft, München, 2000

578 *Münzing K*
Getreide und Getreideerzeugnisse aus der Sicht alternativer Ernährungsweisen (Teil 2)
Getreide, Mehl und Brot 41 (9), 267–75, 1987

579 *Münzing K*
Zur Haltbarkeit von Getreidevollkornmehlen und -schroten aus der Eigenvermahlung
AID-Verbraucherdienst 35 (4), 77–9, 1990

580 *Münzing K*
Getreide-Frischvermahlung für vollwertige Mehle ein Muß?
Bio-land, Heft 2, 25–7, 1994

581 *Muermann B*
Das neue Zusatzstoffrecht Teil 2 – Süßungsmittel in Lebensmitteln
Ern Umschau 45 (6), 206–8, 1998

582 *Nardmann B*
Trans-Fettsäuren – Risiko fürs Herz?
UGB-Forum 17 (1), 39–41, 2000

583 *Nardmann B*
Nitrosamin-Cocktail im Essen? Unter der Lupe
UGB-Forum 18 (3), 164–5, 2001

584 *Naturland – Verband für naturgemäßen Landbau*
Öko-Infothek Essen und Geniessen
Verlag Neuer Merkur, München 1999

585 *Naturland – Verband für naturgemäßen Landbau*
Naturland Richtlinien für die ökologische Aquakultur, Stand 12/2002
Naturland, Gräfelfing, 20 S, 2002

586 *Nau H, Steinberg P, Kietzmann M*
Lebensmitteltoxikologie: Rückstände und Kontaminanten – Risiken und Verbraucherschutz
Blackwell, Berlin, 243 S, 2003

587 *NDR (Norddeutscher Rundfunk)*
Markt im Dritten – Nüsse
NDR Fernsehen, Beitrag vom 02.12.2002
www.ndr.de/tv/markt/archiv/20021202_3.html (eingesehen 14.07.2003) 2002

588 *Netherwood T, Martín-Orúe SM, O'Donnell AG, Gockling S, Gilbert HJ, Mathers JC*
Transgenes in genetically modified soya survive passage through the human small bowel but are completely degraded in the colon
Forschungsbericht für die Food Standards Agency, GB, 12 S, 2002

589 *Nohlen D, Nuscheler F*
Was heißt Unterentwicklung
In: *Nohlen D, Nuscheler F* (Hrsg) Handbuch der Dritten Welt – Grundprobleme, Theorien, Strategien
Dietz, Bonn, 31–54, 1992

590 *Norman KNT*
The persistence of methyl-bromide residues in rice, dried fruit, seeds and nuts following laboratory fumigation
Pest Manag Sci 56 (2), 154–8, 2000

591 *Oberritter H*
Die Vollwert-Ernährung aus Sicht der Deutschen Gesellschaft für Ernährung (DGE)
In: *Koerber Kv, Leitzmann C* Vollwert-Ernährung – genussvoll, gesund, ökologisch, sozialverträglich
aid-Special, Nr. 3353, Bonn, 30, 7. Aufl, 2000a

592 *Oberritter H*
5 am Tag – Obst und Gemüse
DGE-info, Heft 6, 82, 2000b

593 *Öko-Institut* (Hrsg)
Globalisierung in der Speisekammer – Auf der Suche nach einer nachhaltigen Ernährung
Band 1: Wege zu einer nachhaltigen Entwicklung im Bedürfnisfeld Ernährung
Freiburg, 163 S, 1999a

594 *Öko-Institut* (Hrsg)
Globalisierung in der Speisekammer – Auf der Suche nach einer nachhaltigen Ernährung
Band 2: Landwirtschaft und Ernährung im internationalen Kontext
Freiburg, 91 S, 1999b

595 *Öko-Institut* (Hrsg)
Die blaue Paprika – Globale Nahrungsproduktion auf dem Prüfstand
Birkhäuser, Basel, 238 S, 2000

596 *Ökolandbau.de – Das Informationsportal*
Verzicht auf Gentechnik – Position des Ökologischen Landbaus
www.oekolandbau.de (eingesehen 5.8.2003) 2003

597 *Offermann F, Nieberg H*
Die ökonomische Seite des Ökologischen Landbaus
Wissenschaft erleben, Heft 1, 12–3, 2001

598 *Offermann F, Nieberg H*
(Wann) Ist ökologisch auch wirtschaftlich?
ForschungsReport, Heft 1, 27–9, 2002

599 *Oltersdorf U, Weingärtner L*
Handbuch der Welternährung
Dietz, Bonn, 208 S, 1996

600 *Ortolani C, Pastorello EA, Scibilia J*
How do we develop hypoallergenic foods, and is there a need for them?
Allergy 52 (12), 1170–4, 1997

601 *Oxfam International*
Eight broken promises: why the WTO isn't working for the world's poor
Oxfam Briefing Paper 9, 18 S
www.oxfam.org/eng/pdfs/pp0110_8_Broken_Promises.pdf (eingesehen 15.6.2003) 2001

602 *Pahlow M*
Gesunde Gewürze
Hirzel, Stuttgart, 192 S, 2000

603 *Pereira MA, Jacobs DR, Pins JJ, Raatz SK, Gross MD, Slavin JL, Seaquist ER*
Effect of whole grains on insulin sensitivity in overweight hyperinsulinemic adults
Am J Clin Nutr 75 (5), 848–55, 2002

604 *Peumans WJ, van Damme EJM*
Prevalence, biological activity and genetic manipulation of lectins in food
Trends Food Sci Technol 7 (April), 132–8, 1996

605 *Pichert H*
Das aktuelle Interview – Neue Geräte zur Wärmebehandlung von Lebensmitteln im Haushalt
Ern Umschau 36 (5), B18–24, 1989

606 *Pichert H*
Elektrosmog durch Technik im Haushalt?
Hauswirtsch u Wiss, Heft 1, 22–9, 1998

607 *Pimentel D, Pimentel M*
Counting the kilokalories
Ceres 10 (5), 17–21, 1977

608 *Pirlet K*
Zur Problematik der Vollwert-Ernährung – Ist sie vernünftig? Kann sie auch schaden?
Erfahrungsheilkunde 41 (5), 345–56, 1992

609 *Pi-Sunyer FX*
Glycemic index and disease
Am J Clin Nutr 76 (Suppl), 290S–8S, 2002

610 *Poinar HN, Kuch M, Sobolik KD, Barnes I, Stankiewicz AB, Kuder T, Spaulding WG, Bryant VM, Cooper A, Pääbo S*
A molecular analysis of dietary diversity for three archaic native Americans
Proc Natl Acad Sci 98 (8), 4317–22, 2001

611 *Pomeros-Schneider AG, Erdmann JW*
Bioavailability of calcium from sesame seeds, almond powder, whole wheat bread, spinach and nonfat dry milk in rats
J Food Science 54 (1), 150–3, 1989

612 *Poulsen E*
Safety evaluation of substances consumed as technical ingredients (food additives)
Food Addit Contam, Symp. Paper 8 (2), 125–34, 1991

613 *Projektgruppe Ökologische Wirtschaft*
Produktlinienanalyse – Bedürfnisse, Produkte und ihre Folgen
Kölner Volksblatt Verlag, Köln, 184 S, 1987

614 *Prugar J, Prugarová A*
Distribution des Nitrats in Gemüse und Kartoffeln
Ern/Nutr 15 (3), 142–6, 1991

615 *Pürschel C*
Eingriff in ein funktionierendes System
neue verpackung 54 (3), 16–21, 2001

616 *Pusztai A, Ewen SWB, Grant G, Brown DS, Stewart JC, Peumans WJ, van Damme EJM, Bardocz S*
Antinutritive effects of wheat-germ agglutinin and other N-acetylglucosamine-specific lectins
Brit J Nutr 70, 313–21, 1993

617 *Rabe E, Seibel W*
Analytische Untersuchungen an Vollkornbroten
Getreide, Mehl und Brot 44 (6), 170–5, 1990

618 *Raben A, Vasilaras A, Møller C, Astrup A*
Sucrose compared with artificial sweeteners: different effects on ad libitum food intake and body weight after 10 weeks of supplementation in overweight subjects
Am J Clin Nutr 76 (11), 721–9, 2002

619 *Rajaram S, Burke K, Connell B, Myint T, Sabaté J*
A monounsaturated fatty acid-rich pecan-enriched diet favorably alters the serum lipid profile of healthy men and women
J Nutr 131 (9), 2275–9, 2001

620 *Rajaram S, Sabaté J*
Health benefits of a vegetarian diet
Nutrition 16 (7–8), 531–3, 2000

621 *Rao AV, Gurfinkel DM*
The bioactivity of saponins: triterpenoid and steroidal glycosides
Drug Metabol Drug Interact 17 (1–4), 211–35, 2000

622 *Rapp S*
Veränderung der betrieblichen Parameter (insbesondere der Arbeitskräfte) bei der Umstellung auf ökologischen Landbau am Beispiel von Bioland (Bericht über Diplomarbeit an FH Nürtingen)
Ökologie & Landbau 26 (108), 29–31, 1998

623 *Rasmussen, LB, Kiens B, Pedersen BK, Richter EA*
Effects of diet and plasma fatty acid composition on immune status in elderly men
Am J Clin Nutr 59 (3), 572–4, 1994

624 *Rat von Sachverständigen für Umweltfragen*
Umweltprobleme der Landwirtschaft
Kohlhammer, Stuttgart, 647 S, 1985

625 *Rau H, Leitzmann C*
Fast Food und Welternährung
In: *BUKO Agrar Koordination* (Hrsg) Fast Food
Schmetterling, Stuttgart, 88–95, 1998

626 *Rauch E, Mayr P*
Milde Ableitungsdiät
Haug, Heidelberg, 230 S, 12. Aufl, 1992

627 *Reddy NS, Hotwani MS*
In vitro availability of iron from selected nuts and oilseeds
Plant Foods Hum Nutr 43, 247–50, 1993

628 *Reddy ST, Wang CY, Sakhaee K, Brinkley L, Pak CY*
Effect of low-carbohydrate high-protein diets on acid-base balance, stone-forming propensity, and calcium metabolism
Am J Kidney Dis 40 (2), 265–74, 2002

629 *Reganold JP, Glover JD, Andrews PK, Hinman HR*
Sustainability of three apple production systems
Nature 410 (6831), 926–30, 2001

630 *Rehner G, Daniel H*
Biochemie der Ernährung
Spektrum Akademischer Verlag, Heidelberg, 601 S, 2. Aufl, 2002

631 *Remer T*
Influence of diet on acid-base balance
Semin Dial 13 (4) 221–6, 2000

632 *Renner E*
Milch und Milchprodukte in der Ernährung des Menschen
Volkswirtschaftlicher Verlag, München, 467 S, 4. Aufl, 1982

633 *Richter WO*
Fettsäuren und Adipositas
Ern Umschau 49 (3), 105–6, 2002

634 *Rickert R, Steinhart, H*
Bedeutung, Analytik sowie Vorkommen von konjugierten Linolsäuren (CLA) in Lebensmitteln
Ern Umschau 48 (1), 4–7, 2001

635 *Riegel A*
Ausgabestrukturen verschiedener Ernährungstypen für Convenience-Produkte – Eine vergleichende Analyse
Diplomarbeit am Institut für Wirtschaftslehre des Haushalts und Verbrauchsforschung der Universität Gießen, 131 S, 2000

636 *Rischer A*
Tabletten gegen Karies?
UGB-Forum 17 (1), 35–8, 2000

637 *Robert-Koch-Institut*
Diabetes-Häufigkeit: www.rki.de/GESUND/KRANK/KRANK.HTM?/GESUND/KRANK/DIABET.HTM&1
Hypertonie-Häufigkeit: www.rki.de/GESUND/KRANK/HKK/HKK.HTM?/GESUND/KRANK/HKK/HKK_1.HTM&1
Gicht-Häufigkeit: www.rki.de/GESUND/KRANK/KRANK.HTM?/GESUND/KRANK/GICHT.HTM&1
(eingesehen 10.8.2003) 1999

638 *Rose SPR*
The biology of the future and the future of biology
Persp Biol Med 44 (4), 473–84, 2001

639 *Rosenberg U, Bögl W*
Keimreduktion in Lebensmitteln durch Mikrowellenbehandlung
Bundesgesundheitsbl 27 (7), 206–14, 1994

640 *Rottka H*
Der Verzehr von Pflanzenfaserballaststoffen in der Bundesrepublik Deutschland
In: *Rottka H* (Hrsg) Pflanzenfasern-Ballaststoffe in der menschlichen Ernährung
Thieme, Stuttgart, 63–76, 1980

641 *Rubner M*
Unsere Nahrungsmittel und die Ernährungskunde
Moritz, Stuttgart, 116 S, 1904

642 *Rusch V*
Bakterien – Freunde oder Feinde? Mikrobiologie und Medizin
Urania, Berlin, 167 S, 1999

643 *Rymon Lipinski GWv*
Süßstoffe und Körpergewicht – Eine kritische Bewertung relevanter Studien
VitMinSpur 16 (Suppl 2), 18–20, 2001

644 *Sabaté J*
Nut consumption, vegetarian diets, ischemic heart disease risk, and all-cause mortality: evidence from epidemiologic studies
Am J Clin Nutr 70 (3), 500–3, 1999

645 *Sabaté J, Fraser GE, Burke K, Knutsen S, Bennett H, Linsted KD*
Effects of walnuts on serum lipid levels and blood pressure in normal men
N Engl J Med 328 (9), 603–7, 1993

646 *Sachs S, Hoffmann I, Groeneveld M, Leitzmann C*
Die Gießener Vollwert-Ernährungs-Studie – Homocystein-Status von Frauen mit unterschiedlichen Ernährungsweisen
Proc Germ Nutr Soc 2, 13, 2000

647 *Salmeron J, Ascherioi A, Rimm EB, Colditz GA, Spiegelmann D, Jenkins DJ, Stamper MJ, Wing AL, Willett WC*
Dietary fiber, glycemic load and risk of NIDDM in men
Diabetes Care 20 (4), 545–50, 1997a

648 *Salmeron J, Manson JE, Stampfer MJ, Colditz GA, Wing AL, Willett WC*
Dietary fiber, glycemic load, and risk of non-insulin-dependent diabetes mellitus in women
JAMA 277 (6), 472–7, 1997b

649 *Samartin S, Chandra RK*
Obesity, overnutrition and the immune system
Nutr Res 21 (1–2), 243–62, 2001

650 *Samwel M*
Kartoffeln und Nitrat
Umweltnachrichten 13 (80), 18–9, 1998

651 *Samwel M*
Unsachgemäße Pestizidanwendung – Monitoring 1997: viele Pestizidrückstände
Umweltnachrichten 14 (85), 11–3, 1999

652 *Samwel M*
Nitrat: Gesundheitsgefährdung und Grenzwerte
Umweltnachrichten 15 (90), 4–8, 2000

653 *Sander FF*
Der Säure-Basenhaushalt des menschlichen Organismus
Hippokrates, Stuttgart, 156 S, 2. Aufl, 1985

654 *Sandström B*
Ballaststoffe und ihr Einfluß auf die Resorption von Mineralstoffen
VitaMinSpur 11(2), 91–8, 1996

655 *Schade G, Hübler KH, Schäfer M, Schön S, Walk H, Madsen G*
Wege zur Verbreitung ökologisch produzierter Lebensmittel in Berlin-Brandenburg – Endbericht des BMBF-geförderten Forschungsvorhabens
Humbold Universität und Technische Universität Berlin, 132 S, 2002

656 *Schade H*
Die physikalische Chemie in der Inneren Medizin
Steinkopff, Leipzig, 569 S, 1921

657 *Scharpf HC, Wehrmann J*
Nitrat in Grundwasser und Nahrungspflanzen
aid, Bonn, Nr. 1136, 1991

658 *Schauder P, Ollenschläger G*
Ernährungsmedizin – Prävention und Therapie
Urban und Fischer, München, 997 S, 2. Aufl, 2003

659 *Scheffels B*
Wie viel Platz braucht die Henne?
www.das-parlament.de/2002/48/Thema/034.html (eingesehen 6.8.2003) 2003

660 *Schek A*
Top-Leistung im Sport durch bedürfnisgerechte Ernährung
Phillipka, Münster, 112 S, 2002

661 *Schiebener W*
Zuchtlachs mit Ökosiegel
ServiceZeit KostProbe vom 28.6.1999
www.wdr.de/tv/service/kostprobe/kp_sarchiv/1999/06/28_2.html (eingesehen 6.8.2003) 1999

662 *Schiebener W*
Neuheit: Zuchtforellen mit Ökosiegel
ServiceZeit KostProbe vom 20.11.2000
www.wdr.de/tv/service/kostprobe/kp_sarchiv/2000/11/20_1.html (eingesehen 6.8.2003) 2000

663 *Schlimme E, Buchheim W*
Milch und ihre Inhaltsstoffe
Verlag Th. Mann, Gelsenkirchen, 112 S, 2. Aufl, 1999

664 *Schmitt H*
PAN Europe calls for pesticides reduction
Pesticides News 50 (12), 5, 2000a

665 *Schmitt H*
Pestizid Reduktion – Zeit zu handeln
PAN Europe Meeting, 30.9.–2.10.1999, Hamburg
Umwelt-Medizin-Gesellschaft 13 (1), 73–4, 2000b

666 *Schneider M*
Langsamer – Näher – Weniger – Schöner: Wege aus der Wohlstandsfalle
Universitas 52 (609), 241–9, 1997

667 *Schneider M*
Mythen der Landwirtschaft. Fakten gegen Vorurteile, Irrtümer und Unwissen
Stiftung Ökologie und Landbau, Bad Dürkheim, 45 S, 2000

668 *Schneider M, Geißler KA, Held M* (Hrsg)
Zeitfraß – Zur Ökologie der Zeit in Landwirtschaft und Ernährung
Politische Ökologie 13 (Sonderheft 8), München, 114 S, 1995

669 *Schnur E*
Gewürze
Ern Umschau 45 (8), B29–32, 1998

670 *Schönberger GU*
Zusammenhang zwischen Ernährungsweise und Gehalt an Schadstoffen im Blut – Dissertation
Universität Gießen, Institut für Ernährungswissenschaft, 237 S, 2003

671 *Schönberger GU, Hoffmann I, Koebnick C, Heuer T, Groeneveld MJ, Brunn H, Leitzmann C*
Relationship between preventive diets and blood lead levels in women
Ann Nutr Metab 45 (Suppl 1), 554, 2001

672 *Scholz R*
25 Thesen gegen die Behauptung, BSE und vCJK seien oral übertragbare Infektionskrankheiten und BSE gefährde die menschliche Gesundheit – Pro & Contra
Dtsch Med Wochenschr 127 (7), 341–3, 2002

673 *Schorr-Neufing U*
Hypertonie und Ernährung
VitaMinSpur 16 (1), 21–3, 2001

674 *Schulz E*
Einsatz von Süßstoffen in der Nutztierernährung
VitMinSpur 16 (Suppl 2), 8–10, 2001

675 *Schuster A*
Lupinen – Kleine Samen groß in Form
UGB-Forum 19 (3), 137–8, 2002

676 *Schutt K*
Ayurveda für jeden
Gräfe & Unzer, München, 160 S, 1996

677 *Schwarz M*
Zusatzstoffe aus rechtlicher, technologischer und ernährungsphysiologischer Perspektive unter Berücksichtigung der neuen Zusatzstoffzulassungsverordnung
Diplomica, Hamburg, 123 S, 2000

678 *Schwarz N*
Zeit für unbezahlte Arbeit
In: *Blanke K, Ehling M, Schwarz N* Zeit im Blickfeld – Ergebnisse einer repräsentativen Zeitbudgeterhebung
Kohlhammer, Stuttgart, 70–89, 1996

679 *Schweisfurth KL, Gottwald FT, Dierkes M*
Wege zu einer nachhaltigen Agrar- und Ernährungskultur
Schweisfurth Stiftung, München, 57 S, 2002

680 *Schwind K-H, Jira W, Hecht H, Prell E, Honisch E*
Die Entwicklung der Radiocäsiumkontamination in Rehwild seit dem Unfall von Tschernobyl in Bayern
In: *Bundesanstalt für Fleischforschung* (Hrsg) Jahresbericht 2001
www.bfa-fleisch.de/jahresberichte (eingesehen 6.8.2003) 2002

681 *Scientific Committee on Food*
Opinion on *Stevia rebaudianan Bertoni* plants and leaves (CS/NF/STEV/3 final, adopted on 17/6/99)
European Commission, General Direktorat-XXIV, Konsumentenpolitik und Konsumentengesundheitsschutz, Brüssel
http://europa.eu.int/comm/food/fs/sc/scf/out36_en.pdf (eingesehen 7.8.2003) 1999a

682 *Scientific Committee on Food*
Opinion on stevioside as a sweetener (CS/ADD/EDUL/167 final, adopted on 17/6/99)
European Commission, General Direktorat-XXIV, Konsumentenpolitik und Konsumentengesundheitsschutz, Brüssel
http://europa.eu.int/comm/food/fs/sc/scf/out34_en.pdf (eingesehen 7.8.2003) 1999b

683 *Sebastian A, Frassetto LA, Sellmeyer DE, Merriam RL, Morris Jr RC*
Estimation of the net acid load of the diet of ancestral pre-agricultural *Homo sapiens* and their hominid ancestors
Am J Clin Nutr 76 (6), 1308–16, 2002

684 *Sellmeyer DE, Stone KL, Sebastian A, Cummings SR*
A high ratio of dietary animal to vegetable protein increases the rate of bone loss and the risk of fracture in postmenopausal women
Am J Clin Nutr 73 (1), 118–22, 2001

685 *Sen A*
Unfaires Spiel – Zweierlei Maß: Handel, Globalisierung und der Kampf gegen die Armut (*Oxfam International*)
www.attac.de/archiv/unfaires_spiel_zweierlei_mass.pdf (eingesehen 15.6.2003) 2002

686 *Setzwein M*
Ernährung und Geschlecht – Umrisse einer theoretischen Herausforderung
Mitteilungen des Internationalen Arbeitskreis für Kulturforschung des Essens, Heft 5, 14–22, 2000

687 *Shiva V*
Betting on biodiversity: why genetic engineering will not feed the hungry
Research Foundation for Science, Technology and Ecology, New Delhi, Indien, 57 S, 1998

688 *Sichert-Hellert W*
Einfluß der Verarbeitung von Getreidevollkornprodukten auf Blutglukose- und Insulinreaktion beim Menschen. Untersuchungen in vivo und in vitro
Wiss Fachverlag, Gießen, 227 S, 1992

689 *Sichert-Oevermann W, Koerber K v, Bretthauer B, Leitzmann C, Laube H*
Blutglucose- und Insulinverlauf bei Gesunden und Diabetikern nach Gabe roher Vollkornzubereitungen, insbesondere Frischkornmüsli
Dtsch Med Wschr 112 (51/52), 1977–83, 1987

690 *Sieber R, Eberhard P, Gallmann PU*
Heat treatment of milk in domestic mikrowave ovens
Int Dairy J, Heft 6, 231–46, 1996

691 *Skurk T, Hauner H*
Klinische Bedeutung und Pathophysiologie der Adipositas
Ernährung und Medizin 17 (1), 11–4, 2002

692 *Slattery ML, Benson J, Ma KN, Schaffer D, Potter JD*
Trans-fatty acids and colon cancer
Nutrition and Cancer 39 (2), 170–5, 2001

693 *Soil Association*
Organic farming, food quality and human health: a review of the evidence
Soil Association, Bristol, UK, 87 S, 2001

694 *Souci SW, Fachmann W, Kraut H*
Die Zusammensetzung der Lebensmittel – Nährwert-Tabellen
medpharm GmbH Scientific Publishers, Stuttgart, 1182 S, 6. Aufl, 2000

695 *Spiekermann U*
Was ist Lebensmittelqualität? Ein historischer Rückblick
Ern Umschau 45 (6), 198–205, 1998

696 *Spitzmüller EM, Pflug-Schönfelder K, Leitzmann C*
Ernährungsökologie – Essen zwischen Genuß und Verantwortung
Haug, Heidelberg, 200 S, 1993

697 *Spreer E*
Technologie der Milchverarbeitung
Behr's, Hamburg, 7. Aufl, 571 S, 1995

698 *Statistische Jahrbücher über Ernährung, Landwirtschaft und Forsten (ELF)*
1956–1974
Bundesministerium für Ernährung, Landwirtschaft und Forsten (Hrsg)
Paul Parey, Hamburg, 1956–1974

699 *Statistische Jahrbücher über Ernährung, Landwirtschaft und Forsten (ELF)*
1977–2002
Bundesministerium für Ernährung, Landwirtschaft und Forsten (ab 2001: Bundesministerium für Verbraucherschutz, Ernährung und Landwirtschaft; Hrsg)
Landwirtschaftsverlag, Münster, 1977–2002

700 *Statistisches Bundesamt*
Sterbetabelle, Fachserie 1, Reihe 1
Statistisches Bundesamt, Wiesbaden, 1989

701 *Statistisches Bundesamt*
Die Zeitverwendung der Bevölkerung – Methode und erste Ergebnisse der Zeitbudgeterhebung 1991/92, Tabellenband I
Statistisches Bundesamt, Wiesbaden, 110 S, 1995

702 *Statistisches Bundesamt*
Aufwendungen privater Haushalte für den Privaten Verbrauch insgesamt. Einkommens- und Verbrauchsstichproben 1962–1998
Tabelle als persönliche Mitteilung, 2000

703 *Statistisches Bundesamt*
Außenhandel, Fachserie 7, Reihe 2 (Außenhandel nach Waren und Ländern – Spezialhandel)
Metzler-Poeschel, Stuttgart 2001

704 *Statistisches Bundesamt*
Umweltstatistische Erhebungen – Haushaltsabfälle je Einwohner
www.destatis.de/basis/d/umw/umwtab2.htm (eingesehen 6.10.2002) 2002a

705 *Statistisches Bundesamt*
Datenreport 2002
Statistisches Bundesamt, Wiesbaden, 640 S, 2002b

706 *Statistisches Bundesamt*
Ausstattung privater Haushalte mit elektrischen Haushaltsgeräten
www.destatis.de/basis/d/evs/budtab5.htm (eingesehen 1.2.2003) 2002c

707 *Statistisches Bundesamt*
Jeder zweite Gestorbene erlag im Jahr 2001 einer Kreislauferkrankung
Versicherungsmed 55 (1), 55, 2003a

708 *Statistisches Bundesamt*
Gesundheitsausgaben nach Leistungsarten
www.destatis.de/basis/d/gesu/gesutab5.htm (eingesehen 4.8.2003) 2003b

709 *Steger U, Wallnöfer PR*
Vitamin-C-Gehalt in Hagebutten- und Früchtetee
Ern Umschau 39 (3), 102–4, 1992

710 *Stein M*
Mogelpackung „Ökoei"
www.animal-health-online.de/drms/rinder/eier.htm (eingesehen 6.8.2003) 2002

711 *Steuer W*
Hygieneprobleme bei Mineral- und Tafelwasser
Öff Gesundh Wes 52 (8/9), 401–4, 1990

712 *Stiftung Warentest*
Oft schmutzig und geknickt
Test, Heft 4, 80–4, 2000

713 *Stiftung Warentest*
Raus aus der Nische
Test, Heft 11, 55–7, 2001a

714 *Stiftung Warentest*
Früchtetees – Pestizide frisch aufgebrüht
Test, Heft 12, 76–9, 2001b

715 *Stiftung Warentest*
Natürliche Mineralwässer und Babywässer – Ein trübes Ergebnis
Test, Heft 2, 68–73, 2002

716 *Stotzky G*
Release, persistance, and biological activity in soil of insecticidal proteins from *Bacillus thuringiensis*
In: *Letourneau DK, Burrows BE* (Hrsg) Genetically engineered organisms – assessing environmental and human health effects, 187–222, 2001

717 *Strahm RH*
Warum sie so arm sind – Arbeitsbuch zur Entwicklung der Unterentwicklung in der Dritten Welt mit Schaubildern und Kommentaren
Hammer, Wuppertal, 217 S, 9. Aufl, 1995

718 *Strassner C*
Ernähren sich Rohköstler gesünder?
Verlag für Medizin und Gesundheit, Heidelberg, 243 S, 1998

719 *Strassner C, Koebnick C, Leitzmann C*
Rohkost-Ernährung: Teil II – Die Gießener Rohkost-Studie
aid-Verbraucherdienst 42 (11), 268–74, 1997

720 *Streit B*
Lexikon Ökotoxikologie
VCH, Weinheim, 896 S, 2. Aufl, 1994

721 *Strohmann H*
The coming Kuhnian revolution in biology
Nature Biotechnol 15 (3), 194–200, 1997

722 *Szajewska H, Mrukowicz JZ*
Probiotics in the treatment and prevention of acute infectious diarrhea in infants and children: a systematic review of published randomized, double-blind, placebo-controlled trials
J Pediatr Gastroenterol Nutr 33 (Suppl 2), S17–25, 2001

723 *Täufel A, Ternes W, Tunger L, Zobel M*
Lebensmittel-Lexikon L-Z
Behr's, Hamburg, 922 S, 1993

724 *Tanner C, Wölfing Kast S, Arnold S, Sätteli K*
Internale und externale Restriktionen und Ressourcen des ökologisch nachhaltigen Lebensmitteleinkaufs – Ergebnispapier Nr. 1 des Teilprojekts Psychologie des Integrierten Projekts Gesellschaft I
Universität Bern, Institut für Psychologie, Bern, 72 S, 1998

725 *Tappeser B*
Grüne Gentechnik – Stand der Anwendung, Interessenkonflikte, Probleme und Risiken
In: *Bundesministerium für Verbraucherschutz, Ernährung und Landwirtschaft (BMVEL)* Dokumentation Diskurs Grüne Gentechnik – Auftaktveranstaltung 12.12.2001
BMVEL, Berlin, 45–67, 2001

726 *Tarasoff L, Kelly MF*
Monosodium L-glutamate: a double blind study and review
Fd Chem Toxic 31 (12), 1019–35, 1993

727 *Tauscher B, Brack G, Flachowsky G, Henning M, Köpke U, Meier-Ploeger A, Münzing K, Niggli U, Pabst K, Rahmann G, Willhöft C, Mayer-Miebach E*
Bewertung von Lebensmitteln verschiedener Produktionsverfahren – Statusbericht 2003 (101 S)
Senat der Bundesforschungsanstalten (Hrsg)
www.bmvel-forschung.de/themen/download/tdm200306_bericht_030515.pdf (eingesehen 10.7.2003) 2003

728 *Taylor C*
Ökologische Bewertung von Ernährungsweisen anhand ausgewählter Indikatoren – Dissertation
Universität Gießen, Institut für Ernährungswissenschaft, 179 S, 2000

729 *Temelie B*
Ernährung nach den Fünf Elementen
Joy, Sulzberg, 223 S, 2002

730 *Terre des Hommes*
Kinderarbeit – Was Verbraucher und Unternehmen tun können
Terre des Hommes, Osnabrück, 40 S, 2002

731 *Teuber M, Guillaume-Gentil O, Eggmann M, Calzada S, Keel F*
Hygienische Sicherheit von mikrowellenerhitzten Lebensmitteln
Mitt Gebiete Lebensm Hyg 86, 140–56, 1995

732 *Teuscher A*
Vollwerternährung – wertvoll für alle
Stiftung Ernährung und Diabetes, Bern, 128 S, 1992

733 *Teuteberg HJ*
War der Urmensch ein Vegetarier?
Ern/Nutr 14 (1), 21–2, 1990

734 *Teuteberg HJ, Wiegelmann G*
Unsere tägliche Kost
Coppenrath, Münster, 471 S, 1986

735 *Thamm M*
Blutdruck in Deutschland – Zustandsbeschreibung und Trends
Gesundheitswesen 61, Sonderheft 2, S90–3, 1999

736 *Thiede A, Kramer M, Fuchs KH*
Therapie der chronischen Obstipation
Dtsch Med Wschr 120 (14), 485–8, 1995

737 *Thiel C*
Gut leben trotz Nahrungsmittelallergie
Trias, Stuttgart, 213 S, 1997

738 *Thomas B*
Vollkorn bietet mehr
Daita, Bad Homburg, 285 S, 1986

739 *Thomas B, Rienermann U*
Die Rohfaseraufnahme in den letzten 100 Jahren
Ern Umschau 23 (10), 301–3, 1976

740 *Tirado C, Schmidt K* (Hrsg)
WHO surveillance programme for control of foodborne infections and intoxications in Europe. 7th Report. Country Reports: Germany 1993–1998
www.bgvv.de/internet/7threport/7threp_fr.htm (eingesehen 6.8.2003) 2000

741 *Toeller M, Gries FA*
Ernährung bei Krankheiten – Diabetes mellitus
In: *Biesalski H-K, Fürst P, Kasper H, Kluthe R, Pölert W, Puchstein C, Stähelin HB* (Hrsg) Ernährungsmedizin
Thieme, Stuttgart, 517 S, 1995

742 *Tolonen M, Taipale M, Viander B, Pihlava JM, Korhonen H, Ryhänen EL*
Plant-derived biomolecules in fermented cabbage
J Agr Food Chem 50 (23,) 6798–803, 2002

743 *TransFair*
„Was werden wir oft gefragt?“
www.transfair.org (eingesehen 13.8.2003) 2003

744 *TransGen*
Diskurs Gentechnik
www.transgen.de/Diskurs (eingesehen 9.10.2002) 2002

745 *TransGen*
Datenbank: Sojabohne
Bundesverband Verbraucher Initiative e. V. (Hrsg), Berlin
www.transgen.de (eingesehen 5.8.2003) 2003

746 *Trinkwasserverordnung 2003*
Verordnung zur Novellierung der Trinkwasserverordnung 01.01.2003
Bundesgesetzblatt 24 (Teil 1, Anlage 2, Teil 1), 959–80, Bonn 28.05.2001

747 *Trurnit G, Lobitz R*
Zucker, Sirupe, Honig, Zuckeraustauschstoffe, Süßstoffe
aid, Bonn, Nr. 1157, 35 S, 8. Aufl, 1997

748 *UBINIG (Policy Research for Development Alternative)*
Nayakrishi andalon: the new agricultural movement
UBINIG, Dhaka, Bangladesh, 24 S,1997

749 *Umweltbundesamt (UBA)*
Papier – Kunststoff – Verpackungen, eine Mengen- und Schadstoffbetrachtung
UBA, Berlin, 1989

750 *Umweltbundesamt (UBA)*
Ökobilanz für Getränkeverpackungen I
UBA, Berlin, 423 S, 1995

751 *Umweltbundesamt (UBA)*
Nachhaltiges Deutschland – Wege zu einer dauerhaft-umweltgerechten Entwicklung
Erich Schmidt, Berlin, 356 S, 2. Aufl, 1998

752 *Umweltbundesamt (UBA)*
Daten zur Umwelt 2000
www.umweltbundesamt.org (eingesehen 10.10.2002) 2000a

753 *Umweltbundesamt (UBA)*
Ökobilanz für Getränkeverpackungen II
UBA, Berlin, 481 S, 2000b

754 *Umweltbundesamt (UBA)*
Jahresbericht 2001
UBA, Berlin, 204 S, 2001a

755 *Umweltbundesamt (UBA)*
Mehr Ökolandbau – bessere ökologische Gewässergüte durch weniger Einträge von Schadstoffen
Presseinformation 48, 2001b

756 *Umweltbundesamt (UBA)*
Nachhaltige Entwicklung in Deutschland – Die Zukunft dauerhaft umweltgerecht gestalten
Erich Schmidt, Berlin, 513 S, 2002a

757 *Umweltbundesamt (UBA)*
Verordnungen des Bundes für eine nachhaltige Abfallwirtschaft
Umwelt, Heft 6 (Sonderteil), I–XV, 2002b

758 *Umweltbundesamt (UBA)*
Umweltdaten Deutschland 2002
UBA, Berlin, 56 S, 2002c

759 *Umweltbundesamt (UBA)*
Ökobilanz für Getränkeverpackungen für alkoholfreie Getränke und Wein II
UBA, Berlin, 13 S,
www.umweltdaten.de/uba-info-presse/hintergrund/oebil.pdf (eingesehen 5.8.2003) 2002d

760 *Umweltinstitut München* (Hrsg)
Monitoring 1997: viele Pestizidrückstände – unsachgemäße Pestizidanwendung
www.umweltinstitut.org (eingesehen 27.1.2003) 2003a

761 *Umweltinstitut München* (Hrsg)
Nitrat in Gemüse
www.umweltinstitut.org/frames/main.htm (eingesehen am 24.6.03) 2003b

762 *Umweltrat (Der Rat von Sachverständigen für Umweltfragen,* Hrsg*)*
Umweltgutachten 2000 – Schritte ins nächste Jahrtausend (verwendet: Kurzfassung)
Metzler-Poeschel, Stuttgart, 688 S, 2000

763 *UNICEF (United Nations International Childrens Education Fund)*
Beyond child labour, affirming rights
UNICEF, New York, 16 S, 2001

764 *UNICEF (United Nations International Childrens Education Fund)*
Zur Situation der Kinder in der Welt
Fischer, Frankfurt/M, 199 S, 2003

765 *Universität Bremen* (Hrsg)
Wasser-Wissen-Lexikon für Wasser und Abwasser – Klärschlamm
Institut für Umweltverfahrenstechnik, Universität Bremen
www.wasser-wissen.de/abwasserlexikon/k/klaerschlamm.htm
(eingesehen 13.6.2003) 2003

766 *UNO (United Nations Organization)*
Implementing Agenda 21
www.un.org (eingesehen 5.2.2002) 2002a

767 *UNO (United Nations Organization)*
Armut in Wohlstand umwandeln
www.uno.de/wiso/finanz/presse/ffd2.htm (eingesehen 12.8.2003) 2002b

768 *Väth B, Rumm-Kreuter D, Demmel I*
Einfluß verschiedener Blanchierverfahren auf wertgebende Inhaltsstoffe in Gemüsen unter Berücksichtigung der Stückgröße des Blanchiergutes
Ern Umschau 37 (12), 472–8, 1990

769 *Vaughan EF, Heilig HGJ, Zoetendal EG, Satokari R*
Molecular approaches to study probiotic bacteria
Trends Food Sci Technol 10 (12) 400–4, 1999

770 *Vegetarierbund Deutschland (VeBu)*
Bald jeder Dritte Vegetarier?
Pressemitteilung 9, VeBu, Hannover 2002

771 *Velimirov A*
Ratten bevorzugen Biofutter
Ökologie & Landbau, 117 (1), 19–21, 2001

772 *Verband für Unabhängige Gesundheitsberatung (UGB;* Hrsg*)*
Sind kaltgepreßte, unraffinierte Speiseöle für die Ernährung von Säuglingen empfehlenswert?
www.ugb.de/e_n_6_141702_n_n_n_n_n_n.html (eingesehen 23.9.2003) 2002

773 *Verbraucherzentrale Bundesverband* (Hrsg)
Muss Lebensmittelqualität mehr kosten? – Herausforderungen an eine neue Verbraucherpolitik
Berlin, 135 S, 2001

774 *Verbraucher-Zentrale Hamburg* (Hrsg)
Was bedeuten die E-Nummern? – Lebensmittel-Zusatzstoffliste
Hamburg, 84 S, 60. Aufl, 2001

775 *Verbraucher-Zentrale NRW* (Hrsg)
Gemüse à la Saison – Gemüseportraits/Rezepte rund ums Jahr
Düsseldorf, 139 S und 272 S, 1997

776 *Verbraucher-Zentrale NRW* (Hrsg)
Obst à la Saison – Obstportraits/Rezepte rund ums Jahr
Düsseldorf, 112 S und 221 S, 1998

777 *Verbraucher-Zentrale NRW* (Hrsg)
Ernährungsökologie: Wissenschaft mit Zukunft
Knackpunkt 4 (10), 14–8, 2002

778 *Vesper H, Plate T, Aschmann R*
Einkaufsführer Fisch
Umweltstiftung WWF-Deutschland und Verbraucher-Zentrale des Landes Bremen (Hrsg), Frankfurt/M, 30 S, 2000

779 *Vessby B*
Dietary fat and insulin action in humans
Brit J Nutr 83 (Suppl 1), 91–6, 2000

780 *Vogtmann H* (Hrsg)
Ökologische Landwirtschaft – Landbau mit Zukunft
CF Müller, Karlsruhe, 350 S, 2. Aufl, 1992

781 *Volkert D*
Ernährung im Alter
Quelle & Meyer, Wiesbaden, 372 S, 1997

782 *Vormann J, Goedecke T*
Latente Azidose – Übersäuerung als Ursache chronischer Erkrankungen
Schweiz Z Ganzheits-Med 14 (2), 90–6, 2002

783 *Vormann J, Goedecke T, Bänziger E*
Harmonisch zum Säure-Basen-Gleichgewicht
Fona, Lenzburg, Schweiz, 124 S, 2003

784 *Wagner G, Schröder U*
Essen Trinken Gewinnen
Pala, Darmstadt, 154 S, 2002

785 *Wagner G, Schröder U, Bader E*
Jodmangel in Deutschland
ZAT-Journal 2 (12), 34–6, 1994

786 *Wagner J*
Mögliche Gefährdung durch antibiotika-resistente krankheitserregende Bakterien aus Nahrungsmitteln tierischen Ursprungs
Umwelt Medizin Gesundheit 13 (4), 331–3, 2000

787 *Waldmann A, Koschizke JW, Leitzmann C, Hahn A*
Dietary intakes and life-style factors of a vegan population in Germany: results from the German Vegan Study
Eur J Clin Nutr 57 (8), 947–55, 2003

788 *Walker NW*
Auch Sie können wieder jünger werden
Waldthausen, Ritterhude, 208 S, 3. Aufl, 1993

789 *Wandmaker H*
Willst Du gesund sein? Vergiß den Kochtopf!
Waldthausen, Ritterhude, 329 S, 1988

790 *Ward MH, López-Carillo, L*
Dietary factors and the risk of gastric cancer in Mexico City
Am J Epidemiol 149 (10), 925–32, 1999

791 *Wassenegger M, Pütz A*
Post-transcriptional gene silencing – Wie sich Pflanzen nicht nur gegen Viren wehren
BIOforum, Heft 7–8, 484–6, 2002

792 *Watzl B, Briviba K, Bub A, Rechkemmer G*
Aktuelle Berichte über verschiedene sekundäre Pflanzenstoffe
Ern Umschau 48 (2, 4, 6, 8, 10, 12), 2001 und 49 (4, 8, 12), 2002a

793 *Watzl B, Leitzmann C*
Einfluß der Vollwert-Ernährung auf Immunantwort und Infektabwehr
Erfahrungsheilkunde 35 (7), 449–54, 1986

794 *Watzl B, Leitzmann C*
Bioaktive Substanzen in Lebensmitteln
Hippokrates, Stuttgart, 254 S, 2. Aufl, 1999

795 *Watzl B, Neudecker, C, Hänsch GM, Rechkemmer G, Pool-Zobel BL*
Dietary wheat germ agglutinin modulates ovalbumin-induced immune responses in brown Norway rats
Brit J Nutr 85 (4), 483–90, 2001

796 *Watzl B, Schlemmer U, Rechkemmer G*
Stellungnahme "Gesundheitliche Risiken von Vollkorn"
Ernährung im Fokus 2 (3), 60–2, 2002b

797 *WCRF (World Cancer Research Fund)*
Food, nutrition and the prevention of cancer: a global perspective
Am Inst Canc Res, Washington DC, 670 S, 1997

798 *Weber A, Bokmeier H, Janssen J, Strube J, Stolz P*
Pflanzenschutzmittelrückstände in Lebensmitteln aus ökologischer Herkunft im Vergleich zu nicht ökologischer Herkunft
Lebensmittelchemie 55, 113–36, 2001

799 *Weber L, Putz B*
Vitamin C in Kartoffeln
Kartoffelbau 49 (7), 278–81, 1998

800 *Weber M, Küllenberg B*
Die typgerechte Ernährung
Südwest, München, 199 S, 1996

801 *Weiland C*
Raue Schale – guter Kern: Testbericht Erdnüsse
Öko-Test, Heft 4, 98–9, 2000

802 *Weltbank* (Hrsg)
Weltentwicklungsbericht 2000/2001 – Bekämpfung der Armut (Überblick)
Washington, 16 S, 2001

803 *Wendt L*
Krankheiten verminderter Kapillarmembranpermeabilität
Koch, Frankfurt/M, 482 S, 1973

804 *Wendt L*
Ist eine vorwiegende Fleischkost gesundheitsschädlich?
Med Welt 28 (11), 552, 1977a

805 *Wendt L*
Persönliche Mitteilung, 1977b

806 *WHO (World Health Organization)*
Constitution of the World Health Organization
Off Rec Wld Hlth Org 2, 100 S, 1946

807 *WHO (World Health Organization)*
Energy and protein requirements
WHO Technical Report Series 724, Genf, 206 S, 1985

808 *WHO (World Health Organization)*
First international conference on health promotion, Ottawa, 21.11.1986
www.who.int/hpr/archive/docs/ottawa.html (eingesehen 13.8.2003) 1986

809 *WHO (World Health Organization)*
Food irradiation
WHO, Genf, 84 S, 1988

810 *WHO (World Health Organization)*
Basic documents
WHO, Genf, 182 S, 38. Aufl, 1990

811 *WHO (World Health Organization)*
Safety and nutritional adequacy of irradiated food
WHO, Genf, 161 S, 1994

812 *WHO (World Health Organization)*
High dose-irradiation: wholesomeness of food irradiated with doses above 10 kGy
WHO Technical Report Series 890, WHO, Genf, 198 S, 1999

813 *WHO (World Health Organization)*
Weltgesundheitsbericht 2002 (Ankündigung)
Versicherungsmed 55 (1), 18, 2003a

814 *WHO (World Health Organisation)*
Joint FAO/WHO Expert Consultation on Diet, Nutrition and the Prevention of Chronic Diseases
WHO Technical Report Series 916
WHO, Genf, 160 S, 2003
www.who.int/hpr/NPH/docs/who_fao_expert_report.pdf (eingesehen 30.9.2003) 2003b

815 *Wiedemann P, Schütz H, Thalmann A*
Risikobewertung im wissenschaftlichen Dialog
Forschungszentrum Jülich GmbH, Programmgruppe Mensch, Umwelt, Technik
www.emf-risiko.de/pdf/risikodialog%20-%20endbericht.pdf (eingesehen 1.8.2003) 2002

816 *Wiemer K*
DSD von mehreren Seiten eingekreist
neue verpackung 54 (6), 18–9, 2001

817 *Wiezorek C*
Schadstoffe im Alltag
Thieme, Stuttgart, 214 S, 1996

818 *Wilhelmi de Toledo F*
Buchinger-Heilfasten – Ein Erlebnis für Körper und Geist
Trias/Thieme, Stuttgart, 160 S, 2003

819 *Williams DE, Wareham NJ, Cox BD, Byrne CD, Hales CN, Day NE*
Frequent salad vegetable consumption is associated with a reduction in the risk of diabetes mellitus
J Clin Epidemiol 52 (4), 329–35, 1999

820 *Winckler C*
Antibiotika in der Umwelt
Bio-land, Heft 5, 27–8, 2001

821 *Winkler P, Alf R*
Küchenkräuter und Gewürze
aid, Bonn, Nr. 1372, 63 S, 2000

822 *Winterhalter P*
In vino veritas – in vino sanitas? Den Geheimnissen des Weins auf der Spur
Carolo-Wilhelmina, Heft 2, 6–9, 2000

823 *Wirths W*
Lebensmittel in ernährungsphysiologischer Bedeutung
UTB – Schöningh, Paderborn, 275 S, 2. Aufl, 1977

824 *Wolff J*
Zum Vorkommen von Mykotoxinen in Getreide
Getreide, Mehl und Brot 49 (3), 139–47, 1995

825 *Wolff J*
Mykotoxine – Untersuchungen im Rahmen der „Besonderen Ernteermittlung" (BEE) auf Pflanzenschutz- und Schädlingsbekämpfungsmittel, Mykotoxine und Schwermetalle in Weizen und Roggen
In: *Bundesanstalt für Getreide-, Kartoffel und Fettforschung in Detmold und Münster* (Hrsg) Jahresbericht 2002
Detmold, 63–67, 2003

826 *Wolff J, Gareis M*
Ochratoxin A in Lebensmitteln und Belastung des Verbrauchers
Bericht über eine bundesweite Studie
www.bagkf.de/ochra.pdf (eingesehen 6.8.2003) 2002

827 *Wolk A, Manson JE, Stampfer MJ, Colditz GA, Hu FB, Speizer FE, Hennekens CH, Willett WC*
Long-term intake of dietary fiber and decreased risk of coronary heart disease among women
JAMA 281 (21), 1998–2004, 1999

828 *Wolters M, Hahn A*
Nährstoffsupplemente aus Sicht des Konsumenten
Ern Umschau 48 (4), 136–41, 2001

829 *World Resources Institute*
A guide to world resources 2002–2004: decisions for the earth: balance, voice and power
World Resources Institute, Washington, 307 S, 2003

830 *Worldwatch Institute*
Zur Lage der Welt 2002
Fischer Taschenbuch, Frankfurt/M, 337 S, 2002

831 *Worlitschek M*
Die Praxis des Säure-Basen-Haushaltes – Grundlagen und Therapie
Haug, Heidelberg, 127 S, 2003

832 *Wrangham RW, Holland Jones J, Laden G, Pilbeam D, Conklin-Brittain NL*
The raw and the stolen: cooking and the ecology of human origins
Current Anthropol 40 (5), 567–94, 1999

833 *Wrangham RW, Peterson D*
Demonic males: apes and the origins of human violence
Bloomsbury, London, 350 S, 1996

834 *WTO (World Trade Organization)*
The World Trade Organization: a training package
www.wto.org/english/thewto_e/whatis_e/eol/e/wto01/wto1_47.htm#note1 (eingesehen am 12.8.2003) 1998

835 *WTO (World Trade Organization)*
International trade statistics 2001
WTO, Genf, 231 S, 2001

836 *Wucherpfennig K, Hahn P, Semmler G*
Handbuch Alkoholfreie Getränke
Behr's, Hamburg, 228 S, 1990

837 *Yang CS, Landau JM, Huang MT, Newmark HL*
Inhibition of carcinogenesis by dietary polyphenolic compounds
Annu Rev Nutr 21, 381–406, 2001a

838 *Yang F, Basu TK, Ooraikul B*
Studies on germination conditions and antioxidant contents of wheat grain
Int J Food Sci Nutr 52 (4), 319–30, 2001b

839 *Yussefi M, Willer H*
The world of organic agriculture: statistics and future prospects 2003
International Federation of Organic Agriculture Movements, Tholey-Theley, 127 S, 5. Aufl
www.soel.de/inhalte/publikationen/s/s_74.pdf (eingesehen 14.9.2003) 2003

840 *Zemel MB*
Calcium utilisation: effect of varying level and source of dietary protein
Am J Clin Nutr 48 (9, Suppl), 880–3, 1988

841 *Zheng W, Gustafson DR, Sinha R, Cerhan JR, Moore D, Hong CH, Anderson KE, Kushi LH, Sellers TA, Folsom AR*
Well-done meat intake and the risk of breast cancer
J Natl Cancer Inst 90 (22), 1724–9, 1998

842 *Zhou S, Wang G, Chen B, Wang P*
Effects of dietary fatty acids on tumorgenesis of colon cancer induced by methyl nitrourea in rats
J Environ Pathol Tox Oncol 19 (1–2), 81–6, 2000

843 *Ziegler E, Filer L Jr (ed)*
Present knowledge in nutrition
ILSI, Washington, 684 p, 7th ed, 1996

844 *Ziemann M*
Zur Internationalisierung der Verzehrsgewohnheiten in europäischen Ländern
Ern Umschau 45 (4), 121–5, 1998

845 *Zimmermann C*
Essig – Nur so gut wie seine Rohstoffe
Schrot & Korn, Heft 4, 8–13, 1998

846 *Zimmermann C*
Wissenschaft fordert Einstellung der Kabeljaufischerei in der Nordsee
Bundesforschungsanstalt für Fischerei, Pressedienst vom 26.11.2002
www.bfa-fish.de/news/news-d/aktuell/02-12-01kabeljau_bmvel.html (eingesehen 6.8.2003) 2002

847 *Zimpfer A, Bayerl C*
Nahrungsmittelallergie. Häufigkeit, Ursache, Diagnostik und Therapie
Z Ernährungsökol 2 (1), 28–35, 2001

848 *Zusatzstoff-Zulassungs-Verordnung von 1998*
Verordnung über die Zulassung von Zusatzstoffen zu Lebensmitteln zu technologischen Zwecken
In: *Klein G, Rabe HJ, Weiss H* (Hrsg) Textsammlung Lebensmittelrecht, Bd 1
Behr's, Hamburg, 1998

Weiterführende Literatur

(nach inhaltlichen Kriterien geordnet)

Vollwert-Ernährung

1 *Kollath W*
Die Ordnung unserer Nahrung
Haug, Heidelberg, 312 S, 16. Aufl, 1998

2 *Koerber Kv, Leitzmann C*
Vollwert-Ernährung – genußvoll, gesund, ökologisch, sozialverträglich
aid-Special, Nr. 3353, Bonn, 38 S, 7. Aufl, 2000

3 *Roth E*
Blickpunkt Vollwert-Ernährung – Theorie und Praxis für Schule und Beruf
Handwerk und Technik, 88 S, 4. Aufl, 1998

4 *Verband für Unabhängige Gesundheitsberatung Deutschland (UGB)* und *Stiftung Ökologie und Landbau (SÖL)*
Eine Einführung in die ökologische Agrar- und Esskultur
Stiftung Ökologie & Landbau, Bad Dürkheim, 188 S, 4. Aufl, 2001

5 *Leitzmann C, Hahn A*
Vegetarische Ernährung
Ulmer, Stuttgart, 430 S, 1996

6 *Leitzmann C, Keller M, Hahn A*
Alternative Ernährungsformen
Hippokrates, Stuttgart, 291 S, 1999

7 *Watzl B, Leitzmann C*
Bioaktive Substanzen in Lebensmitteln
Hippokrates, Stuttgart, 2. Aufl, 1999

8 *Verband für Unabhängige Gesundheitsberatung e.V.*
Internetportal für Fachinformationen zur Vollwert-Ernährung und Gesundheitsförderung
www.ugb.de

Vollwert-Ernährung für bestimmte Bevölkerungsgruppen

9 *Koch G*
Gesund essen wenn ein Baby kommt
Hädecke, Weil der Stadt, 125 S, 1992

10 *aid (Auswertungs- und Informationsdienst für Ernährung, Landwirtschaft und Forsten,* Hrsg)
Empfehlungen für die Ernährung von Mutter und Kind
aid, Bonn, 42 S, 2002

11 *Erckenbrecht I*
Das vegetarische Baby – Gesunde Ernährung von Anfang an
Pala, Darmstadt, 191 S, 1999

12 *aid (Auswertungs- und Informationsdienst für Ernährung, Landwirtschaft und Forsten,* Hrsg)
Empfehlungen für die Ernährung von Säuglingen
aid, Bonn, 32 S, 2000

13 *Katalyse-Institut für angewandte Umweltforschung*
Kinderernährung
Kiepenheuer und Witsch, Köln, 256 S, 2002

14 *Treichel B*
Älter werden mit gesunder Ernährung – Vollwertkost für die zweite Lebenshälfte
Pala, Darmstadt, 160 S, 1994

15 *Volkert D*
Ernährung im Alter
Quelle & Meyer, Wiesbaden, 372 S, 1997

16 *Schek A*
Top-Leistung im Sport durch bedürfnisgerechte Ernährung
Phillipka, Münster, 112 S, 2002

17 *Wagner A, Schröder U*
Essen Trinken Gewinnen
Handbuch für eine vollwertige Sporternährung
Pala, Darmstadt, 154 S, 2002

18 *Leitzmann C, Müller C, Michel P, Brehme U, Hahn A, Laube H*
Ernährung in Prävention und Therapie
Hippokrates, Stuttgart, 480 S, 2. Aufl, 2003

19 *Anemueller H*
Naturheilverfahren Ernährungstherapie
Vollwertige Grunddiät mit Ableitungen
Hippokrates, Stuttgart, 165 S, 5. Aufl, 1998

20 *Willett WC*
Eat, drink and be healthy
Simon & Schuster, New York, 299 S, 2001

21 *Leitzmann C, Weiger M, Kurz M*
Ernährung bei Krebs
Gräfe und Unzer, München, 160 S, 1996

22 *Teuscher A*
Vollwerternährung – wertvoll für alle
Stiftung Ernährung und Diabetes, Bern, 128 S, 1992

Grundlagen der Ernährung und Biochemie

23 *Rehner G, Daniel H*
Biochemie der Ernährung
Spektrum Akademischer Verlag, Heidelberg, 601 S, 2. Aufl, 2002

24 *Löffler G, Petrides PE*
Biochemie und Pathobiochemie
Springer, Berlin, 1155 S, 2002

25 *Elmadfa I, Leitzmann C*
Ernährung des Menschen
Ulmer, Stuttgart, 3. Aufl, 1998

26 *Suter, PM*
Checkliste Ernährung
Thieme, Stuttgart, 434 S, 2002

27 *DGE (Deutsche Gesellschaft für Ernährung), ÖGE (Österreichische Gesellschaft für Ernährung), SGE (Schweizerische Gesellschaft für Ernährungsforschung), SVE (Schweizerische Vereinigung für Ernährung;* Hrsg)
Referenzwerte für die Nährstoffzufuhr
Umschau, Frankfurt/M, 158 S, 2000

28 *DGE (Deutsche Gesellschaft für Ernährung,* Hrsg)
Ernährungsbericht 2000
DGE, Frankfurt/M, 393 S, 2000

29 *Souci SW, Fachmann W, Kraut H*
Die Zusammensetzung der Lebensmittel – Nährwert-TabellenMedpharm GmbH Scientific Publishers, Stuttgart, 1182 S, 6. Aufl, 2000

30 *Elmadfa I, Aign W, Muskat E, Fritsche D*
Die große GU Nährwert Kalorien Tabelle
Gräfe und Unzer, München, 128 S, 2002/3

31 *Kasper H*
Ernährungsmedizin und Diätetik
Fischer, München, 623 S, 9. Aufl, 2000

32 *Biesalski HK* u.a. (Hrsg)
Ernährungsmedizin
Thieme, Stuttgart, 728 S, 1999

Lebensmittelkunde/ Lebensmittelverarbeitung

33 *Belitz HD, Grosch W*
Lehrbuch der Lebensmittelchemie
Springer, Berlin, 1059 S, 5. Aufl, 2001

34 *Täufel A, Ternes W, Tunger L, Zobel M*
Lebensmittel-Lexikon (2 Bde)
Behr's, Hamburg, 852 bzw. 922 S, 3. Aufl, 1998

35 *Maid-Kohnert U* (Red)
Lexikon der Ernährung (3 Bde)
Spektrum, Heidelberg, 462 S, 435 S bzw. 471 S, 2001/2

36 *TransGen*
Transparenz für Gentechnik bei Lebensmitteln
www.transgen.de

Schadstoffe/Zusatzstoffe in Lebensmitteln

37 *Mersch-Sundermann V* (Hrsg)
Umweltmedizin
Thieme, Stuttgart, 740 S, 1999

38 *Nau H, Steinberg P, Kietzmann M*
Lebensmitteltoxikologie
Thieme, Stuttgart, 243 S, 2003

39 *Katalyse-Institut für angewandte Umweltforschung*
Neue Chemie in Lebensmitteln
Zweitausendeins, Frankfurt/M, 544 S, 52. Aufl, 1998

40 *Elmadfa I, Muskat E, Fritsche D*
GU Kompaß E-Nummern – Lebensmittelzusatzstoffe
Gräfe und Unzer, München, 96 S, 9. Aufl, 2002

Ernährungsökologie

41 *Müller-Reißmann KF, Schaffner J*
Ökologisches Ernährungssystem
CF Müller, Karlsruhe, 224 S, 1990

42 *Spitzmüller EM, Pflug-Schönfelder K, Leitzmann C*
Ernährungsökologie – Essen zwischen Genuß und Verantwortung
Haug, Heidelberg, 200 S, 1993

Umwelt/Ökologie

43 *Club of Rome – Weizsäcker EUv, Lovins AB, Lovins LH* (Hrsg)
Faktor vier. Doppelter Wohlstand – halbierter Naturverbrauch
Droemer und Knaur, München, 352 S, 1997

44 *Capra FJ*
Wendezeit – Bausteine für ein neues Weltbild
dtv, München, Bd 33018, 1998

45 *Umweltbundesamt*
Daten zur Umwelt 2000 – Der Zustand der Umwelt in Deutschland
Erich Schmidt, Berlin, 380 S, 2001

46 *Worldwatch Institute*
Zur Lage der Welt 2002
Fischer Taschenbuch, Frankfurt/M, 337 S, 2002

Ökologische Landwirtschaft

47 *Vogtmann H* (Hrsg)
Ökologische Landwirtschaft – Landbau mit Zukunft
CF Müller, Karlsruhe, 350 S, 2. Aufl, 1992

48 *Herrmann G, Plakolm G*
Ökologischer Landbau – Grundwissen für die Praxis
Verlagsunion Agrar, Wien, 428 S, 1991

49 *Leitzmann C, Beck A, Hamm U, Hermanowski R* (Hrsg)
Praxishandbuch Bio-Lebensmittel
Behr's, Hamburg, Loseblattsammlung 2004

50 *Thomas F, Vögel R*
Gute Argumente: Ökologische Landwirtschaft
CH Beck, München, 134 S, 2. Aufl, 1993

51 *Schmidt G, Jasper U*
Agrarwende – oder die Zukunft unserer Ernährung
Beck, München, 220 S, 2001

52 *Dabbert S, Häring AM, Zanoli R*
Politik für den Öko-Landbau
Ulmer, Stuttgart, 121 S, 2002

53 *Internetportal Ökolandbau*
Ökolandbau.de – Das Informationsportal
www.oekolandbau.de

Entwicklungsländer

54 *Oltersdorf U, Weingärtner L*
Handbuch der Welternährung – Die zwei Gesichter der globalen Nahrungssituation
Dietz, Bonn, 208 S, 1996

55 *Strahm RH*
Warum sie so arm sind – Arbeitsbuch zur Entwicklung der Unterentwicklung in der Dritten Welt
Hammer, Wuppertal, 217 S, 1995

56 *Nuscheler F*
Lern- und Arbeitsbuch Entwicklungspolitik
Dietz, Bonn, 560 S, 4. Aufl, 1996

57 *Kracht U, Schulz M* (Hrsg)
Food security and nutrition: the global challenge
Lit Verlag, New York, 692 S, 1999

58 *Semba DR, Bloem MW*
Nutrition and health in developing countries
Humana Press, Totowa NJ, 569 S, 2001

Nachhaltigkeit

59 *BUND* und *Misereor* (Hrsg)
Zukunftsfähiges Deutschland – Ein Beitrag zu einer global nachhaltigen Entwicklung
Birkhäuser, Basel, 466 S, 4. Aufl, 1997

60 *Umweltbundesamt* (Hrsg)
Nachhaltige Entwicklung in Deutschland – Die Zukunft dauerhaft umweltgerecht gestalten
Schmidt, Berlin, 513 S, 2002

61 *Öko-Institut* (Hrsg)
Globalisierung in der Speisekammer: Auf der Suche nach einer nachhaltigen Ernährung
Band 1: Wege zu einer nachhaltigen Entwicklung im Bedürfnisfeld Ernährung
Band 2: Landwirtschaft und Ernährung im internationalen Kontext
Freiburg, 163 S bzw. 91 S, 1999

62 *Bundesministerium für Umwelt, Naturschutz und Reaktorsicherheit* (Hrsg)
Umweltpolitik – Agenda 21 – Konferenz der Vereinten Nationen für Umwelt und Entwicklung im Juni 1992 in Rio de Janeiro
Bundesministerium für Umwelt, Naturschutz und Reaktorsicherheit, Bonn, 359 S, 1997

63 *Club of Rome – Dieren Wv* (Hrsg)
Mit der Natur rechnen – Der neue Club-of-Rome-Bericht: Vom Bruttosozialprodukt zum Ökosozialprodukt
Birkhäuser, Berlin, 338 S, 1995

Ernährungspraxis/Kochbücher

64 *Clausen A, Plitzko U*
Vollwertküche
Verbraucherzentrale NRW, Düsseldorf, 241 S, 2000

65 *Dörr E*
Vegetarisch schnell und gut
Gräfe und Unzer, München, 64 S, 2001

66 *Früchtel I*
Vollwert-Küche
Gräfe und Unzer, München, 140 S, 2001

67 *Leitzmann C, Million H*
Vollwertküche für Genießer
Bassermann, München, 256 S, 2003

68 *Walker H*
Schnelle Vollwertküche mit Pfiff
Pala, Darmstadt, 140 S, 2001

69 *Weber M*
Gesunde Küche für eine Person
Hädecke, Weil der Stadt, 108 S, 1999

Weiterführende Links

Vollwert-Ernährung

Verband für Unabhängige Gesundheits-Beratung (UGB)	www.ugb.de
Naturkost-Informationen	www.naturkost.de

Grundlagen der Ernährung/Lebensmittelkunde

aid infodienst Verbraucherschutz, Ernährung, Landwirtschaft (aid)	www.aid.de
Was-wir-essen.de – Alles über Lebensmittel	www.was-wir-essen.de
Verbraucher-Zentrale Nordrhein-Westfalen	www.verbraucherzentrale-nrw.de
Die Verbraucher Initiative	www.verbraucher.org
Deutsche Gesellschaft für Ernährung (DGE)	www.dge.de
Bundesministerium für Verbraucherschutz, Ernährung und Landwirtschaft (BMVEL)	www.verbraucherministerium.de
Verbraucherzentrale Bundesverband (vzbv)	www.vzbv.de
Transparenz für Gentechnik bei Lebensmitteln	www.transgen.de

Ernährungsökologie und Nachhaltigkeit

Plattform Ernährungsökologie	www.ernaehrungsoekologie.de
Universität Gießen, Arbeitsgruppe Ernährungsökologie	www.uni-giessen.de/fbr09/nutr-ecol
Beratungsbüro für ErnährungsÖkologie	www.bfeoe.de
Rat für Nachhaltige Entwicklung	www.nachhaltigkeitsrat.de

Umwelt/Ökologie

Öko-Institut, Institut für angewandte Ökologie	www.oeko.de
Katalyse, Institut für angewandte Umweltforschung	www.katalyse.de
Wuppertal-Institut für Klima, Umwelt, Energie	www.wupperinst.org
Umweltbundesamt	www.umweltbundesamt.de

Ökologische Landwirtschaft

Internetportal Ökologischer Landbau	www.oekolandbau.de
Forschungsinstitut für biologischen Landbau	www.fibl.org
Stiftung Ökologie und Landbau	www.soel.de
Bio-Siegel für ökologisch erzeugte Lebensmittel	www.bio-siegel.de

Entwicklungsländer/Fairer Handel

Kampagne zum Fairen Handel	www.fair-feels-good.de
Fairer Handel und Öko-Lebensmittel	www.oeko-fair.de
Terre des Hommes (Kinderarbeit)	www.tdh.de

Stichwortverzeichnis

Erläuterungen

Seitenzahl **fett** gedruckt:	Hauptverweis
f hinter Seitenzahl:	Verweis auch auf folgende Seite
ff hinter Seitenzahl:	Verweis auch auf folgende Seiten
A hinter Seitenzahl:	Verweis auf Abbildung
T hinter Seitenzahl:	Verweis auf Tabelle
Ü hinter Seitenzahl:	Verweis auf Übersicht

A

B

C

D

N

O

P

Q

R

S

T

U

V

W

Z